D1704347

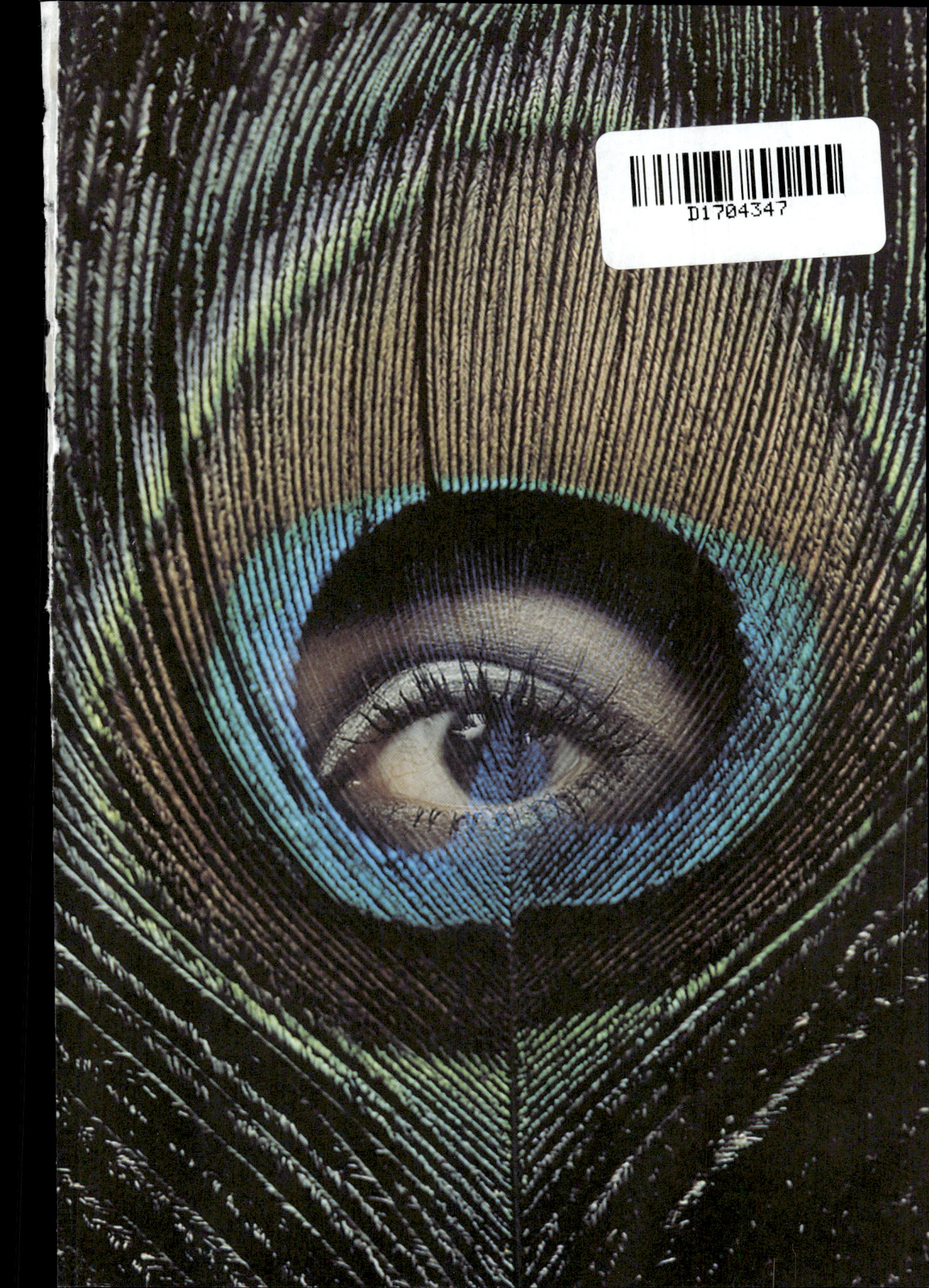

PETER RABA

HOMÖOPATHIE

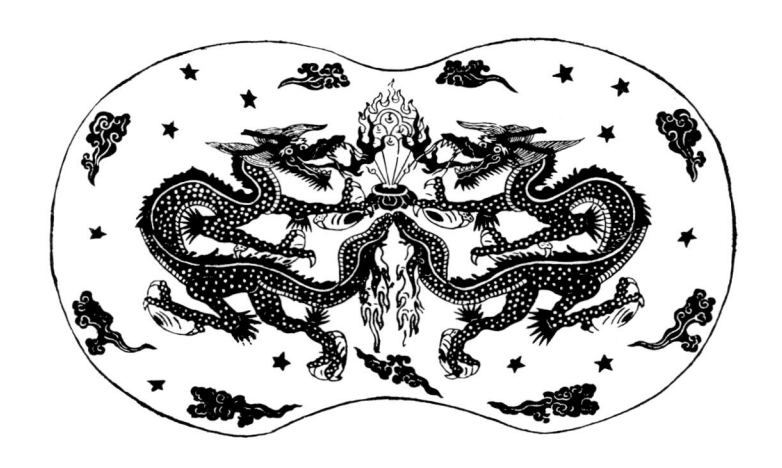

DAS KOSMISCHE HEILGESETZ

ANDROMEDA

Titelbild: Vorgang der Zellteilung auf einem chinesischen Holzschnitt. Die Chromosomen, hier dargestellt durch Drachen, symbolisieren die Schlangenkraft. Sie speien das Feuer des Lebens, das die Zellteilung in Gang setzt und unterhält.

Vor- und Nachsatz: *Gnothi se auton* – Erkenne Dich selbst! – Photographisches Ideogramm (Doppelbelichtung) von PETER RABA:

Der Pfau gilt von alters her als ein Symbol des über die Finsternis siegenden Lichts. Im Buddhismus wurde der sonnenhafte Vogel deshalb zu Buddhas Reittier erkoren und die Schönheit seiner Federn galt als Ausdruck der Verwandlung des Giftes, das er im Kampf mit den niederen Mächten in sich aufgenommen hatte. Diese Mächte sind symbolisiert in der Schlange, mit der im Schnabel der Pfau bisweilen abgebildet wird.
Der Islam sieht in seinem Rad ein Abbild des Universums und im frühen Christentum begegnen wir Pfauendarstellungen als einem Sinnbild für Unsterblichkeit und die Freuden des jenseitigen Lebens.
Das alle Farben des Regenbogens in sich vereinende Rad des Pfaues galt in der esoterischen Tradition als das Symbol der wiedererlangten Ganzheit.
Die Alchimisten sprachen vom »Pfauenschwanz« als jener schillernden Erscheinung in ihrem Tiegel, die sich – oft erst nach jahrelanger Arbeit – herausbildete und anzeigte, daß sich das Reine vom Unreinen zu trennen begann und sie einen bedeutenden Schritt vorangekommen waren, auf jenem Weg zum Lebenselixier oder »philosophischen Pulver«, das man auch als »Stein der Weisen« bezeichnet. (Vergleiche hierzu auch das Gedicht »Alchymie« von ALEXANDER VON BERNUS, ganz am Ende dieses Buches).

2. Auflage 2001

Copyright: Andromeda-Verlag für geisteswissenschaftliche
und ganzheitsmedizinische Literatur Peter Raba, 82418 Murnau,
Telefon (0 88 41) 95 29, Fax (0 88 41) 4 70 55, Internet: www.Andromeda-Buch.de
Alle Rechte der Vervielfältigung auf diversen Informationsträgern sowie deren Verbreitung über sämtliche Medien wie Druckerzeugnisse, Film, Funk und Fernsehen, beim Verlag.

Titelgrafik: Siegfried Dostal, 82393 Iffeldorf
Innenabbildungen: Siehe Bildnachweis S. 734
Layout: Satzstudio Kreativ & mehr Padberg, 82441 Ohlstadt, Telefon (0 88 41) 7 90 91
Druck: Grafische Kunstanstalt & Verlag Jos. C. Huber KG, 86911 Dießen/Ammersee
Buchbinderei: G. Frauenberger, A-7201 Neudörfl

ISBN 3-932938-93-3

Peter Raba

HOMÖOPATHIE

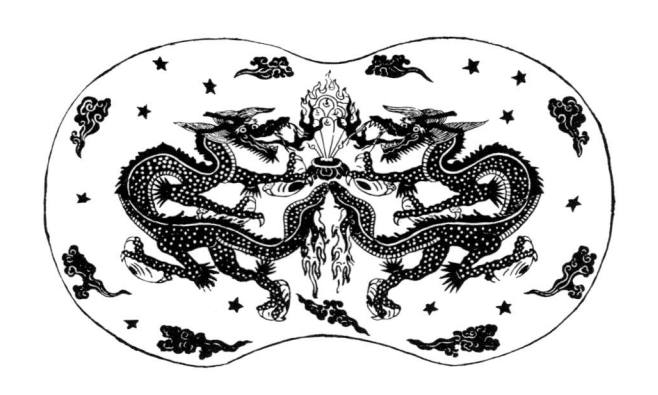

DAS KOSMISCHE HEILGESETZ

Mit 18 S/W-Fotografien, 17 Farbbildern aus
älteren und neueren Quellen,
60 Farbfotografien und 5 Tafeln des Autors,
sowie 70 pan-optischen Signaturen von Peter Raba
höchst liebevoll aufbereitet, »hochpotenziert« und zur
Darstellung gebracht von Christine Padberg

ANDROMEDA

*»Krankheitssymptome sind Leuchtfeuer der Seele
im Konflikt von Gut und Böse,
im Kampf mit unerträglicher Wirklichkeit.
Krankheit ist der Schiffbruch des Körpers im Meer der Veränderung.
Fieber das Fegefeuer auf dem Weg zur Erneuerung.*

*Homöopathie ist Katalysator im Prozeß der Evolution allen Lebens.
Der Unmündige kapituliert vor der Wucht selbsterzeugten Schicksals.
Ein Künstler sucht und findet Lösungen aus der Verstrickung.
Allein – wir alle sind Künstler!«*

Peter Raba

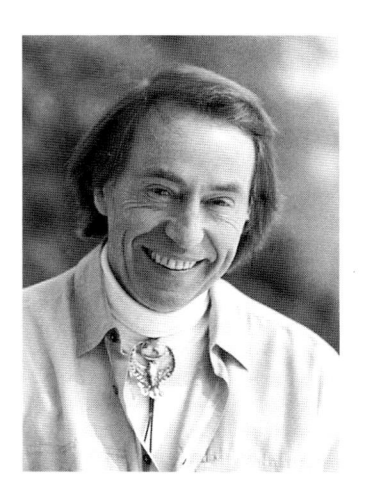

WIDMUNG

Dieses Werk widme ich meinen geistigen Lehrern
Samuel Hahnemann und James Tyler Kent sowie meinen
irdischen Lehrern Adolf Voegeli und Otto Eichelberger, die mir
alle mit ihrem Wissen und ihrer Erfahrung täglich zur Seite stehen.
Darüber hinaus all den Lernenden der »Reinen Lehre«,
an die ich die Aufforderung des Altmeisters Hahnemann weitergebe:
»Macht's nach, aber macht's genau nach!«

DANKSAGUNG

Mein Dank gilt meiner Frau Eva
sowie meinen Kindern Adrian und Ariane,
die mir Monate lang alles aus dem Weg räumten,
was mich am Schreiben gehindert hätte –,
einschließlich ihrer selbst.

Johannes von Buttlar verdanke ich einen entscheidenden
Anstoß zur Neugestaltung des Werkes,
damit dessen vielschichtiger Inhalt einer möglichst
breiten Leserschicht dienlich sei.

Dank an Gerhild von Schuch,
die mich immer wieder anfeuerte und,
getragen von ihrer Begeisterung für die Sache,
mir mit wertvollen Ratschlägen bei der Endfassung der ersten
Auflage dieses Werkes zur Seite stand.

Dank schließlich an Christine Padberg
die mit unermüdlicher Geduld ihre Nächte zu Tagen machte,
um dieser zweiten, verbesserten und erweiterten Auflage
zu einer schöneren Gestaltung zu verhelfen.

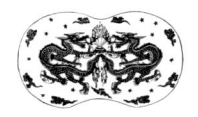

*Allen gehört was du denkst; dein eigen ist nur was du fühlest.
Soll er dein Eigentum sein, fühle den Gott, den du denkst.*

FRIEDRICH VON SCHILLER

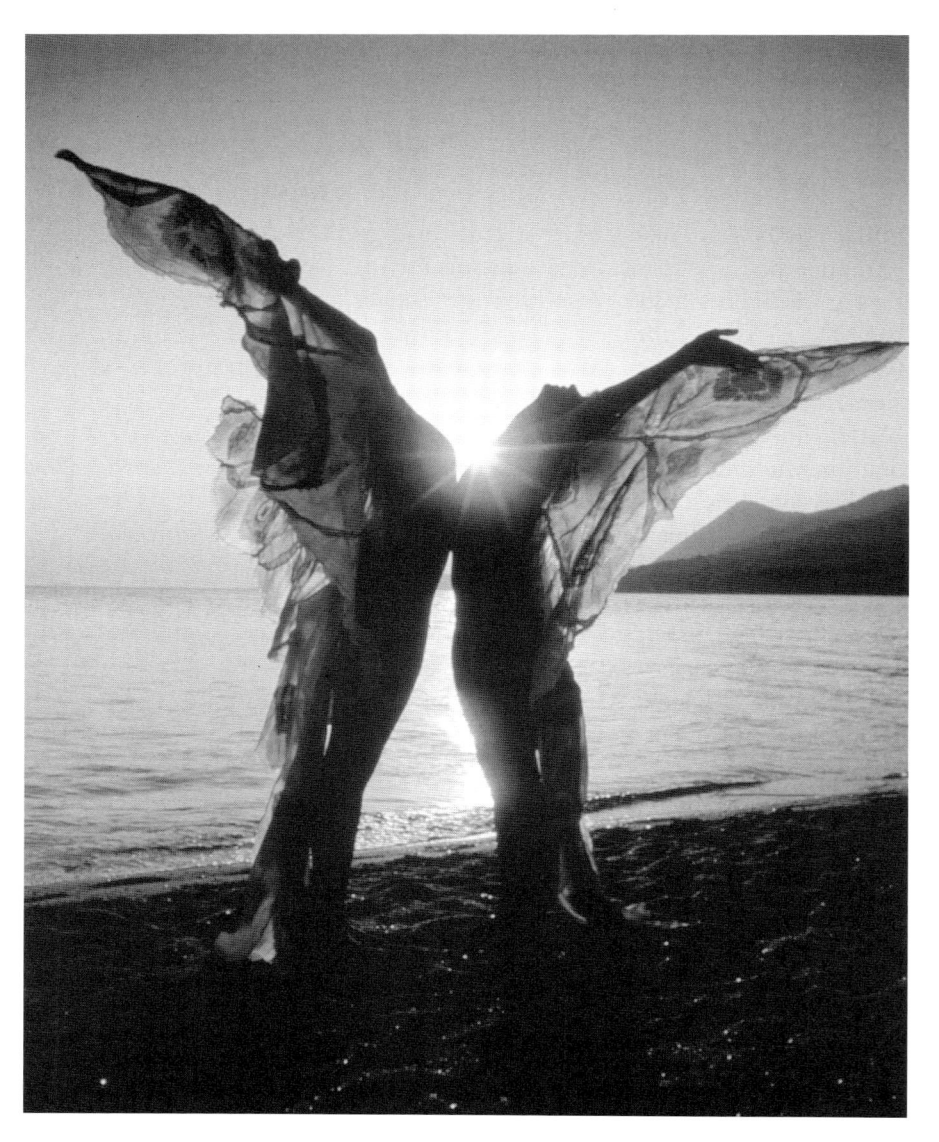

Wichtiger Hinweis

Die eigenverantwortliche medizinische Versorgung des mündigen Patienten, wie sie durch das Heilsystem der Klassischen Homöopathie Samuel Hahnemanns in vielen Fällen möglich und gegeben ist, wird sich in Zukunft als ein immer wichtiger werdender Bestandteil medizinischer Vorsorge erweisen. Auch im Sinne einer Dämpfung der explodierenden Kosten im Gesundheitswesen, sind die Möglichkeiten der Homöopathie mehr als beachtenswert. Die in diesem Buch beschriebenen Heilmittel und Methoden müssen jedoch mit Vorsicht und Umsicht angewandt werden. Ein gewisses homöopathisches Grundwissen ist unabdingbar. Ich empfehle deshalb allen Lesern u.a. das aufmerksame Studium meines diesbezüglichen Werks *Homöopathie – Das kosmische Heilgesetz* sowie den Besuch von Seminaren zur Grundausbildung und Fortbildung in Klassischer Homöopathie. Näheres zu meinen eigenen Seminaren findet sich im Anhang dieses Werks.

Weder Verlag noch Autor können für Folgen verantwortlich gemacht werden, die durch unrichtige, unvollkommene oder übertriebene Anwendung der hier beschriebenen Methoden oder Pharmaka entstehen sollten. Das Angebot der etablierten Medizin zur Sicherstellung klarer klinischer Diagnosen sollte wahrgenommen werden. Für die Behandlung der Infektionskrankheiten, speziell der meldepflichtigen, akuten Geschlechtskrankheiten, ist die Lehrmedizin bzw. der Facharzt zuständig. Bei chronischen Beschwerden empfiehlt es sich darüber hinaus, einen homöopathischen Arzt oder Heilpraktiker aufzusuchen.

Heilreaktionen in Form sogenannter Erstverschlimmerungen sind bei der Homöotherapie nicht unerwünscht, sollen aber gegebenenfalls dem behandelnden Arzt angezeigt werden. »Nebenwirkungen« durch Anwendung der hochpotenzierten Arznei sind ausgeschlossen. Bisher gewohnte allopathische Medikamente auf die der Patient ärztlicherseits eingestellt wurde, können bzw. müssen noch über das Einsetzen einer heilenden Wirkung des homöopathischen Mittels hinaus eingenommen werden. Eine gegenseitige Beeinträchtigung oder Unverträglichkeit ist nicht zu befürchten, da die homöopathische Arznei auf andere und höherstrukturierte Schaltkreise einwirkt, als ein Pharmakon chemischer Provenienz. Erst nach deutlich erkennbarer Heilwirkung können solche Mittel allmählich abgesetzt bzw. »ausgeschlichen« werden.

Inhalt

Wichtiger Hinweis	7
Vorwort von Otto Eichelberger	19
Einleitung	23

I Was ist Homöopathie?

Die vier Säulen der Homöopathie	**33**
Die leidende Lebenskraft	35
Chi – Prana – Pneuma – Od – Dynamis – Orgon	35
Die Säftelehre des Hippokrates	38
Wirklichkeit – Wirkendes – Erwirktes	43
Ausprägung von Urprinzipien in verschiedenen Ebenen der Manifestation	46
»Sternenwirken in Erdenstoffen«:	48
Die Rosenessenz-Metallsalz-Bilder von MAJA MEWES	49
HAHNEMANNS Psora-Begriff	52
Die fünf Entitäten des PARACELSUS	55
Similia similibus – das Ähnliche dem Ähnlichen	62
Mit den wichtigsten Paragraphen aus HAHNEMANNS »Organon der Heilkunst«	
Fall: Begegnung mit der dunklen Seite (Sepsis)	74
Prüfung der Arzneien am gesunden Menschen	80
Ausprägungen des Kohlenstoffs im Reich des Lebendigen und Toten	91
Die geistartig gemachte Wirkung der Arznei:	94
Die spagyrische Potenzierungsmethode der Alchimie	94
Die rhythmisch-dynamische Methode der Homöopathie	107
Wirksamkeitsnachweis homöopathischer Potenzen	110
Besitzt Wasser Intelligenz?	111
Kupferchloridkristallisation	113
Gold-Einwirkung auf Hafer-Saatgut nach ALLA SELAWRY	115
Farbindikatoren in elektrischen Halbleitern nach PETER MICHAEL PFEIFFER	116

Colorplate-Verfahren nach DIETER KNAPP 122
Schlaflose Nächte für JAQUES BENVENISTE 129

Die Herstellung der LM-Potenzen 132
Zur Haltbarkeit homöopathischer Potenzen 133
Höhe der Potenz und Häufigkeit der Gabe 135
Potenzierungsphänomene in anderen Lebensbereichen 139
Über das »Leichte«: Levitationsphänomene
WILFRIED HACHENEY – VICTOR SCHAUBERGER –
NICOLA TESLA 140

Ausblick: Das Urprinzip der Bewegung – Der Wirbel 147

II Was kann Homöopathie? 153

Der Eid des HIPPOKRATES 155
Die Behandlungsmethoden der traditionellen Medizin
Substitution – Suppression – Amputation – Notfallmedizin –
Transplantation – Dialyse 156
Die Phasentheorie nach H. H. RECKEWEG 166
Rückschreitende Stellvertretung von Symptomen 170
Der Ansatz der Homöopathie:
§§ 1-4 »*Organon der Heilkunst*« von HAHNEMANN 176
WAS KANN HOMÖOPATHIE?
Woran erkennt man einen guten Homöopathen? 178
WIE WIRKT HOMÖOPATHIE? 187
Wie vollzieht sich die homöopathische Heilung? 190

Ausblick: Handeln in eigener Verantwortung 192

III Homöopathie mit Blütenessenzen nach EDWARD BACH 197

IV Heilende Ähnlichkeit ohne Arznei 201

Das Fasten 202
Haustiere als Simile 203
Der Heilmagnetismus 204
Musik- und Farbtherapie 205
Malerei zur Erlösung dunkler Seelenanteile 208

Partner, Eltern und Kinder als Spiegel	215
Homöostase – Das Gleichgewicht von Yin und Yang	217
Das Neuro-visuelle Training nach GEORGES QUERTANT	217
Der *Garten der Einweihung* von CHARTRES	219

V   Psycho-Homöopathie   225

Das Gleichnis – Heilung durch eine »ähnliche Geschichte«   226

    RICHARD BANDLER und JOHN GRINDER – zwei Modellbauer der Sprache und ihr »Neurolinguistisches Programmieren« (NLP)   231

    FRITZ PERLS, FRANK FARELLI, MILTON H. ERICKSON, drei Genies im Umgang mit Wörtern und der »Verschreibung des Symptoms«   233

Träume – Psycho-Homöopathie der Seele

Der Sinn des Traums kommt aus der Zukunft	242
Das Buch der Wahrheit	243
Der Stein der Weisen	245
Der eigene allwissende Bord-Computer	245
Der Tanzmeister Gottes	246
Gnothi se auton – Erkenne Dich selbst	248
Er betrügt sich selbst	252
Sie findet zurück zur Lust	253
Die Funktion des Alptraums	254
Er versöhnt sich	255
Der stumme Schrei	255
Bei lebendigem Leibe gehäutet	257
Im wahrsten Sinne des Wortes »erleichtert«	259
Sie ist eine graue Maus	259
Sie hat »Pan-ische« Angst	263
Eine Leiche im Keller	265
Symbolische Reinigung	267
Sie ist beim Ausmisten	269

Homöopathische Mittelwirkungen im Spiegel des Traumlebens   271

    Arzneimittel-Charakterstudien von

    Arnica – Bergwohlverleih   271

Apis – Honigbiene	273
Natrium muriaticum – Kochsalz	273
Argentum metallicum – Metallisches Silber	275
Aurum metallicum – Metallisches Gold	276

VI Klärung des Begriffs »Geistes-Krankheiten« 281

Die vier Temperamente der alten Griechen	282
Der Unterschied zwischen Geist und Bewußtsein	283
Krankheit und Krankheiten	284
Wechsel zwischen Gemüts- und Körpersymptomen	285
Fall: Er ist mit sich selbst geschlagen	287
Der Denkansatz der Reinkarnationslehre	292

VII Die sieben hermetischen Prinzipien – das kosmische Heilgesetz 296

HERMES TRISMEGISTOS und seine »*Tabula smaragdina*«	298
Das Prinzip der Geistigkeit	302
Das Prinzip der Entsprechung	302
Das Prinzip der Schwingung	304
Das Prinzip der Polarität	304
Das Prinzip des Rhythmus	305
Das Prinzip von Ursache und Wirkung	306
Das Prinzip des Geschlechts	306

VIII Vom Sinn der Erkrankung 310

Kybernetische Regelkreise	311
Die Organsprache des Körpers	315
Die Konfrontation mit dem sogenannten Bösen	316
Prinzip Saturn	321
Der Kampf mit dem Drachen	323
Herausforderung zum Wachstum	328
Die Auflichtung des Schattens durch Liebe	331
Panzerung gegen die eigene Heilung	332
Sie hat keine Lust (Uterus-Myom)	338
Sie ist geschockt (sekundärer Krankheitsgewinn)	341
Bettnässen (Enuresis)	344

INHALT

IX Die Lebenskraft in erweiterter Sicht — 347

WILHELM REICH – ein verkanntes Genie — 348
  Orgon-Energie – Die Dynamis HAHNEMANNS — 349
  Orgon-Akkumulator und Krebserkrankung — 350
ROLAND PLOCHER – und sein Energie-System — 352
Sexualität und Spiritualität — 355
Kundalini, Tantra und die Vergeistigung der Energie — 355
  Sexualität im Licht der Homöopathie — 358
    »Sie ist außer sich« (Ein »Kundalini-Opfer«) — 362
    Phosphor – eine Arzneimittel-Charakterstudie) — 366
GOPI KRISHNA und die Erweckung des Schlangenfeuers — 371
PAN und NYMPHE — 375
  Sexus – Eros – Agape, Vergewaltigung oder Hingabe? — 375
  Kreosot – ein lebensfeindliches Prinzip — 376
  Täter und Opfer — 378
    Film: Die Augen der LAURA MARS — 380
    Das »Ausschreiben« des Symptoms — 382

X Leidensgeschichten und Heilungsprozesse — 387

Einführung — 388

Akute Fälle — 392
Homöopathischer Baby-Alltag und Kinderzeit — 392
  Entbindung — 392
  Gelbsucht — 393
  Stillzeit — 394
  Nässender Nabel — 395
  Wochenbett-Fieber — 395
  Grippaler Infekt — 396
  Zahnungsbeschwerden — 397
  Dunkelangst — 398
Carbo vegetabilis – Ein Exkurs in die Signaturenlehre — 399
  Lagerfeuer-Homöopathie — 402
  Insektenstiche — 402
  Akutes Fieber — 403
  Bauchgrimmen — 406
  Schlaflosigkeit — 409

Kinderkrankheiten	411
Impfungen	412
Homöopathie-Resistenz?	416
Auf den Zahn gefühlt (Zahnbeschwerden)	418
Der Hals zugeschnürt (Angina tonsillaris)	423
Verletzungen	426
Er hat eine draufbekommen (Paroxy. Cephalgie)	426
Sie hat eine Aufs Auge gekriegt	428
Es geht nichts mehr aus dem Handgelenk (Periostitis)	429
Das Mittel ihres Lebens (Folgen von Überheben)	431
Sie ist aufs Kreuz gefallen (Sacralgie)	434
Ein tauber Arm (gestörte Innervation)	437
Ein Unfall beim Holzfällen (Ischialgie)	438
Kunstkrankheiten (Artefakte)	441
Vergiftungen durch »Nebenwirkungen«	444
Symptombildung durch Überdosierung	444
Hormonelle Entgleisungen	444
Nux vomica – eine Arzneimittel-Charakterstudie	449
Symptomverschiebungen durch Suppression	452
Er hat »sein Gesicht verloren« (Gesichtsekzem)	454
Er steht unter Druck (Hämorrhoiden unterdrückt)	457
Man hat ihr den Bauch aufgetrieben (Bauchspiegelung)	460
Sulphur – eine Arzneimittel-Charakterstudie	462
Chronische Fälle – Einführung	470
KRANKHEITEN DES GEMÜTS	472
Deutsch mangelhaft (Schulschwierigkeiten)	472
Ihm ist das Lachen vergangen (Depression)	477
Ein Stachel im Herzen (hysterische Eifersucht)	480
KOPF	
Kopfschmerzen (Cephalgien)	483
Sie zerbricht sich den Kopf (Migräne)	485
Sepia – Ein Exkurs in die Signaturenlehre	489
»Hirn-verbrannt« (Folgen eines Sonnenstichs)	491
AUGEN	
Wie vom Blitz getroffen (Ablatio retinae)	494

INHALT

    Sie ist kurzsichtig und hat Kummerspeck
    (Myopie und Adipositas)   497
Calcium carbonicum – eine Arzneimittel-Charakterstudie   503

KEHLKOPF
    Es hat ihr die Sprache verschlagen (Stimmverlust)   507
Causticum – eine Arzneimittel-Charakterstudie   510

HUSTEN (chronisch)
    Die gleiche Luft mit anderen atmen   516

SPEISERÖHRE (Ösophagus-Striktur)
    Ihm ist der Bissen im Hals steckengeblieben   519

LUFTRÖHRE
    Ein »Frosch« im Hals (Verschluckte Empörung)   524

DARM
    Er kann etwas nicht verdauen   526
    In die Hose gegangen (Diarrhöe, chronisch)   526
    Er hat Schiß (Angst-Syndrom)   533
    Da ist der Wurm drin (periodisches Fieber mit
    Wurmbefall)   537

HAUT
    Ihn juckt's in den Fingern (»Berufs«-Ekzem)   539

EXTREMITÄTEN
    Sie ist verkrampft (Varizen)   543
Pulsatilla – eine Arzneimittel-Charakterstudie   549
    Er hat »das Reissen« (Coxarthrose)   553

GESCHLECHTSORGANE
    Sie hat sich verschlossen (Herzneurose mit Vaginismus)   558

Miasmen – Geistige Entweihung der Erbinformation   564
    PSORA – Allgemeines zum Verständnis   564
        Tabellarische Übersicht   570
    SYKOSIS – Allgemeines zum Verständnis   571
        Er wollte ein Monster sein (Gesichtswarzen)   576
    Thuja – eine Arzneimittel-Charakterstudie   581
        Angst vor dem Leben (Schwangerschafts-Nephritis)   586
    Medorrhinum – eine Arzneimittel-Charakterstudie   593

TUBERCULINISCHES MIASMA (Pseudopsora) ... 601
   Ihm ging der Dampf aus (chronische Bronchitis) ... 602
   »Knieschnaggler« (Kniegelenks-Arthritis) ... 604
   Sie sind chronisch verschnupft ... 606
   »Lymphatische Diathese« ... 608
SYPHILITISCHES MIASMA – Allgemeines zum Verständnis ... 615
   AIDS ... 620
   Ein homöopathischer Pilz? ... 624
Carcinosinum – eine Arzneimittel-Charakterstudie ... 626
Homöopathie und Radioaktivität ... 632
   Die Misere von TSCHERNOBYL ... 632
   Was können wir tun? ... 637
   Strahlenschutz durch Homöopathie? ... 638
   Ein neues Seminar ... 638
   Mittel bei Strahlenbrand? ... 639
Zum Geleit: Gebet eines Pferdes ... 643

XI Hochpotenz-Homöopathie bei kranken Tieren   645

   Er kann ihn nicht riechen (Eine Katzenneurose) ... 646
   Ihr läuft das Wasser im Mund zusammen
   (Katzenseuche) ... 651
   Licht ins Dunkel (Altersschwäche einer Katze) ... 654
   Sie kann ihnen die Brust nicht geben (Milchstau) ... 657
   Sie hat sich »über-geben« (Läufigkeit einer Hündin
   nach Sterilisation) ... 659
   Er hat seinen Herrn verloren (Ein Hund trauert) ... 662
   Ihm ist etwas über die Leber gelaufen (Wurmkur) ... 663
   Die Stimme seines Herrn verloren (Innenohrtumor) ... 667
   Er beißt – aber nicht ins Gras (Schreckfolgen bei
   einem Rüden) ... 670
   Ein Schaf als Rabenmutter (Ablehnung des Lämmchens) ... 673
   Hasengluckerbäuche (durchnäßtes Futter) ... 675
   Der geschockte Kanari (Schreckfolgen bei einem Vogel) ... 679

Nur so zum Spaß ... 685
  Nackt wie Gott sie schuf ... 685
  Die »Karlsbader Kur« ... 688

XII Bibliographie — 691

1. Homöopathie
   - A. Grundlagen – Theorie und Philosophie — 692
   - B. Forschung — 694
   - C. Geschichte und Kunst — 695
   - D. Arzneimittellehren und homöopathische Mittelbilder — 696
   - E. Signaturenlehre — 697
   - F. Repertorien — 698
   - G. Schulung – Kasuistik – Praxis — 700
   - H. Spezielle Gebiete — 701
2. Alchimie und Spagyrik — 703
3. Anthroposophie — 705
4. BACH-Blüten-Therapie — 705
5. Farbenlehre und Farbtherapie — 705
6. Psychotherapie — 706
7. Träume und Traum-Arbeit — 708
8. Krankheit und Heilung — 710
9. Lebensenergie — 711
   - A. Autonom Dynamische Phänomene — 711
   - B. Die technisch gebändigte Energie — 712
10. Hermetische Philosophie und Religion — 714

Register 1:
Die zu den Fallgeschichten gesuchten
Ergänzungsarzneien (Auflösung) — 716

Register 2:
Suchregister für die in diesem Werk angesprochenen
homöopathischen Mittel (mit Seitenangaben) — 717

Register 3:
Firmenverzeichnis von Herstellern
homöopathischer und spagyrischer Mittel — 723
Literatur-Versand, Verbände, Stiftungen etc. — 728

Bildnachweis — 734
Seminare — 735
In eigener Sache — 738
Anamnese-Bogen — 746
Interview — 747

Mut zur Kreativität

*Der Mensch wird ständig hin- und hergerissen
zwischen dem Wunsch, in den Mutterleib
zurückzukehren und dem Wunsch,
ganz geboren zu werden.*

*Jeder Geburtsakt erfordert Mut,
etwas loszulassen, den Mutterleib aufzugeben,
ihre Brust und ihren Schoß zu verlassen
und die Mutterhände loszulassen, um
schließlich auf alle Sicherheiten zu verzichten
und sich nur noch auf eines zu verlassen:*

*auf die eigenen Kräfte, die Dinge
wirklich wahrzunehmen
und auf sie zu antworten,
das heißt auf die eigene Kreativität.*

*Kreativ sein heißt, den gesamten Lebensprozeß
als einen Geburtsvorgang ansehen
und keine Stufe des Lebens als endgültig zu betrachten.
Die meisten Menschen sterben,
bevor sie ganz geboren sind.
Kreativität bedeutet geboren werden,
bevor man stirbt.*

Erich Fromm

*Nichts ist so stark wie eine Idee,
deren Zeit gekommen ist.*

VICTOR HUGO

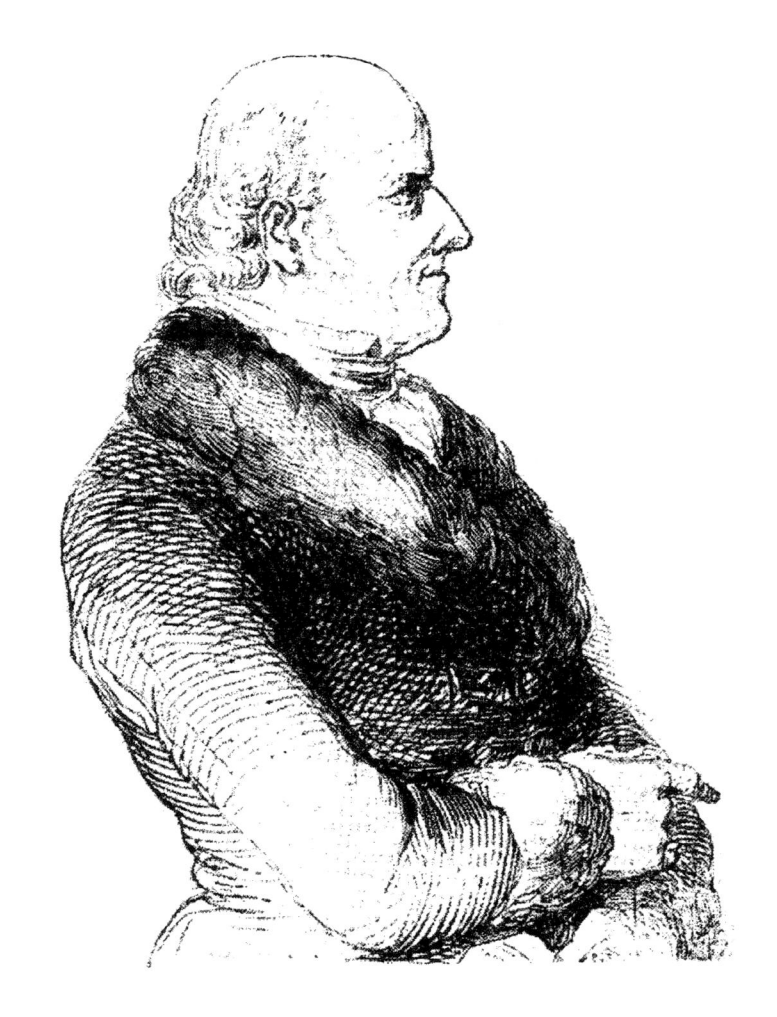

Der Arzt SAMUEL HAHNEMANN

Vorwort

»Das kosmische Heilgesetz« nennt Peter Raba die Homöopathie im Titel seines Werkes. Damit bewegt er sich als ein Grenzgänger: Einerseits gibt es da die lange umstrittene Medizindisziplin Homöopathik, andererseits eine Anschauung, die ›nicht von dieser Welt‹ ist, aber der Reinen Lehre HAHNEMANNS systemimmanent ist. Das bedeutet eine Attacke auf den widersinnigen Atheismus-Materialismus, der eben das verkündet, was den modernen Naturwissenschaften in den Kram paßt, die einfach alles auf Chemie und Physik reduzieren, von der Großhirnaktivität bis hin zu den 3,5 Milliarden menschlicher Erbfaktoren.

Nun, der mündige Bürger hat diese alleinseligmachende Interpretation, die Idee von einer geist- und gottlosen Schöpfung meist hinter sich gebracht. Das gilt auch dann, wenn er nicht mit allem, was er in dieser Veröffentlichung zu lesen bekommt, einverstanden sein wird. Der Geist weht, wo er will!

Sicherlich wird die Leserin, wird der Leser Dinge und Fakten erfahren, die ihm neu sind, jedenfalls was die Verknüpfung der gestellten Themen angeht. Das meint, Fachleute ebenso wie Laien kommen hier nicht um neue Gedanken herum, mit denen sie sich intellektuell-esoterisch auseinandersetzen müssen. Warum nicht nur intellektuell allein? Was diesbezüglich innerhalb der Naturreiche beschädigt und ruiniert wurde, weiß und sieht ein jeder, der wachen Geistes durch die Lande zieht. Ohne die esoterische Komponente der Intellektualität verdirbt das Menschliche; und das »Geistige« zu eliminieren, das Erde und Kosmos durchwebt, führt in das Chaos.

Universalia ante rem, »das umfassende Ganze vor der eigenen Sache«, galt früher als das Prinzip der Achtung vor diesem ›Geistigen‹. Heutzutage hat man den Eindruck, der total von der Naturwissenschaften eingenommene moderne Mensch umklammert verbissener denn je den eigenen Schopf, um sich, wie weiland der Baron von Münchhausen, daran aus dem Sumpfe zu ziehen, um all den Kalamitäten zu entgehen, die dieser Materialismus pur eingebrockt hat.

VORWORT

Einspruch! ... im Grunde wissen natürlich schon viele nachdenkliche Menschen, daß sie mit so manchen der von ihnen gesteuerten und benutzten Systeme längst auf dem Holzweg sind. Das betrifft im besonderen Maße die zeitgenössische Lehrmedizin. Auch hier gibt es kein Umdenken; ihre Krankheitslehre, die Zellenstaatslehre ist durchaus veraltet. Aber wo findet sich einer von all denen, die in dem System verhaftet sind, der jenes Manko des medizinischen Grundverständnisses etwa dem kranken Menschen gegenüber eingestehen würde? Keiner wird das eingestehen. Das bleibt ein eiserner Grundsatz. Elfenbeinturm-Mentalität nennt man das.

Das zweite Gebot folgt auf dem Fuße: Alle anderen Medizinsysteme, die Naturheilkunde ebenso wie die Homöopathie als die herausragenden unter ihnen, werden geschäht als Heilkunst für Bagatellerkrankungen und für die Dummen im Lande. Allerdings hat man dabei »das Volk« vergessen. Das ist gar nicht so dumm. Gegenwärtig wird die offiziell geltende Lehrmedizin, diese zutiefst agnostische Heilwissenschaft, ein Ableger der als »exakt« bezeichneten Naturwissenschaften, demnach gleicher Couleur, von den Naturheilweisen abgelöst – in einem Ausmaß, das sich bis vor wenigen Jahren keiner hätte träumen lassen.

Im Zuge dieser Entwicklung entpuppt sich die Klassische Homöopathie HAHNEMANNS immer mehr als das vorrangige Heilsystem, das dieses Erbe übernehmen wird. Wer es weiß, was bei vielen Erkrankungen die Homöopathie bewirken kann, dazidiert bei den chronischen Übeln, der wird ihre Arzneien hoch einschätzen. Sie wirken in einer Unzahl von Fällen, bei denen die Schulmedizin regelmäßig bewiesen hatte, daß sie nicht mehr helfen konnte oder daß sie, ganz im Gegenteil, sogar eher Schaden stiftete. Weiterhin freilichgefragt bleiben wird – zu Recht! – die sogenannte klassische Medizin bei den komplizierten Leiden aller Art und Ursache. Und jeder Patient wird für solche Hilfe dankbar sein!
Die aktuell gewordene Gentechnologie hingegen wird unter den Aspekten einer Ausheilung auch in Zukunft nicht von Bedeutung sein. Was sie womöglich an gesundheitlichen Defiziten schaffen wird, ist nicht überschaubar. Die Verantwortung für vorstellbare Schäden, inklusive Spätfolgen tragen die Spezialisten- und die Politiker.
Nun denn, der Zweck dieser Buchveröffentlichung ist es, darauf aufmerksam zu machen angesichts der immer schlechter werdenden gesundheit-

lichen Verhältnisse der Menschen, daß diese Homöopathik, diese Simile-Medizin eine Heilkunst der Zukunft ist und als solche lange schon von ihren Adepten angekündigt wurde!

Für die oben proklamierte esoterische Intellektualität zeugt vergleichsweise auch derjenige Inhalt des Werkes, der als Kontext gewissermaßen »zwischen den Zeilen steht« – in respektabler Fülle versteht sich. Wie aller andere Buchtext muß er ergründet und kritisch beurteilt werden.

Es handelt sich immer wieder auch um das Weisheitsgut unserer Vorfahren. Warum und wie sie in der Tat beurteilt und dieses und jenes »praktiziert« haben, ist aus ihrer Sicht heraus zu apperzipieren, das heißt bewußt wahrzunehmen: Man denke nur an die Alchimisten damals, die eindeutig das »Geistige« noch im Sinne hatten, das vorher genannte Universalia ante rem!

Und da wären wir bei der »Causa formalis« des ARISTOTELES, dem »Arche aus« des Paracelsus, bei der von HAHNEMANN so beschriebenen »leidenden Lebenskraft« dem von GOETHE als »Morphogenese« und von RUDOLF STEINER als »Bilderkräfteleib« bezeichneten geistigen Formprinzip. Um diese »Gestaltungskräfte« drückt sich bekanntlich die Naturwissenschaft der Jetztzeit herum wie um das höllische Feuer: Genau diese Kräftestrukturen sind es, die ihre Erkenntnistheorie schlagartig ad absurdum führen würden!

Interessant ist das Gesamte allemal: Es bringt uns näher heran an etwas, das jeden Erdenmenschen bedrängen sollte – und daran erinnert auch der Autor, an die insgeheime Frage nämlich, »was die Welt im Innersten zusammenhält«. Ich bin der Meinung, die Heilkunst Hahnemanns und ihre Gesetze rundherum, helfen mit, diesen Schleier zu lüften.

Dr. med. Otto Eichelberger

*Begründer und Ehrenpräsident
der Deutschen Gesellschaft für
Klassische Homöopathie e.V.*

Nur wer bereit zu Aufbruch ist und Reise,
Mag lähmender Gewöhnung sich entraffen.
Es wird vielleicht auch noch die Todesstunde
Uns neuen Räumen jung entgegensenden.
Des Lebens Ruf an uns wird niemals enden.
Wohlan denn, Herz, nimm Abschied und gesunde!

HERMANN HESSE

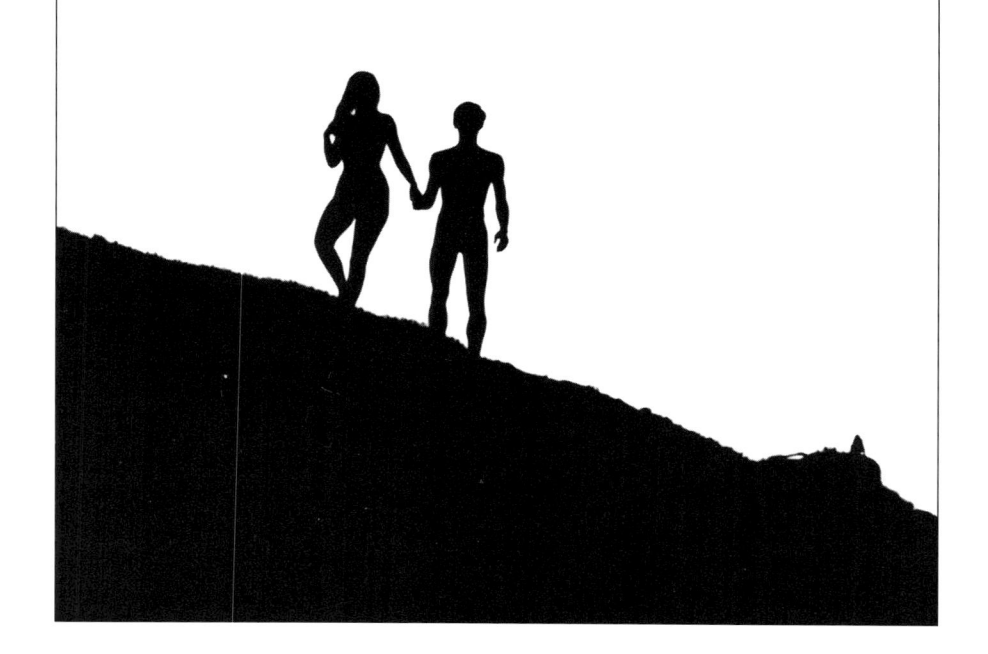

Einleitung

Wie kommt ein Germanist, Regisseur und Photograph schließlich dazu, sich der Heilkunde, der Heilkunst, zu widmen?
Viele meiner Vorfahren mütterlicherseits waren Ärzte – einige davon recht einflußreich und angesehen. Allein, als nach dem Abitur für meinen künftigen Weg das Medizinstudium in Betracht kam, fehlte mir die Motivation. Eine nur auf den materiellen Bereich des Menschen angewandte Medizin der chemischen Formeln und rein anatomischen Gegebenheiten interessierte mich nicht, ja sie war mir instinktiv verdächtig, ohne daß ich damals hätte begründen können, warum.

Eine höchst bemerkenswerte Schrift meines Urgroßvaters, des Hofraths DR. FRIEDRICH WILHELM HAGEN, seines Zeichens Professor der Psychiatrie in Erlangen, »Über die Verwandtschaft des Genies mit dem Irresein«, hätte vielleicht meinen damaligen Entschluß, mich dem Studium der deutschen und englischen Literatur zu widmen, noch verändern können, allein, sie fiel mir erst viele Jahre später in die Hände.

Meine Motivation erhielt ich dann im Jahre 1973, als mir als Antwort auf die Frage nach dem Sinn meines Lebens ADOLF VOEGELIS (1898 - 1993) Buch »*Heilkunst in neuer Sicht*« in die Hände gespielt wurde. Das öffnete mir die Augen, daß nicht nur in der Medizin alles ganz anders ist, sondern daß gewissermaßen »überhaupt alles ganz anders ist«, als ich mir das bislang vorstellen konnte.

Mit einem Schlag veränderte sich mein Weltbild, und mit der Erkenntnis von der »geistartig gemachten Wirkung der Arznei« wurde mir blitzartig auch bewußt, daß die Welt der Erscheinungen nicht die Wirklichkeit, sondern das Er-wirkte ist, und daß wir mit dem Heilgesetz der Homöopathie ein Instrument zur Korrektur des Erwirkten in der Hand haben, nämlich durch Veränderung des immateriellen Bewußtseins des Menschen in Richtung Heilung und Ganzwerdung.

Somit verließ ich vorerst die Welt der äußeren Bilder – die Photographie – und die Welt der Regie von Schau-Spielern. Ich wandte mich der Welt der

EINLEITUNG

inneren Bilder, den Träumen, und der Regie von Bewußtseinsprozessen des Menschen zu, geleitet von dem Bemühen, den »Nächsten« nicht mit meinen Ansichten zu überprägen, sondern Katalysator für seine eigene Bewußtwerdung und Selbst-Findung zu sein.

Dieser Aufgabe widme ich mich seit nunmehr zwanzig Jahren und habe dabei meine Fühler mehr und mehr auch in andere der Homöopathie verwandte esoterische Disziplinen ausgestreckt. So erwuchs aus vielen geistigen Mosaiksteinchen allmählich eine Ahnung davon, »was die Welt im Innersten zusammenhält«.

In jüngerer Zeit begann ich dann damit, in Seminaren und Colloquien meine Erfahrungen und Erkenntnisse an eine kleine Gruppe Interessierter weiterzuvermitteln. Aus diesem Kreis kam schließlich der Anstoß, das bisher nur auf Tonbändern Festgehaltene in Buchform einer breiteren Öffentlichkeit zugänglich zu machen.

Grundlagen

Es kann nicht die Aufgabe dieses Werkes sein, bis in die letzten Ansätze hinein darzulegen, auf welchem Boden die inzwischen immer mehr zur Blüte gelangende Homöopathie gewachsen ist. Der ernsthaft Interessierte muß sowieso zu den Quellen gehen und lese das *»Organon der Heilkunst«* von SAMUEL HAHNEMANN (1755 - 1843), dem Begründer der Homöopathie, *»Zur Theorie der Homöopathie«* von JAMES TYLER KENT (1849 - 1916) oder – aus jüngerer Zeit – die *»Klassische Homöopathie«,* Band I bis IV, von OTTO EICHELBERGER, um nur drei Autoren aus der Fülle der Großen der Homöopathie zu nennen.

Da die Homöopathie kein eigenes erkenntnistheoretisches Gebäude hat, ihre Gesetzmäßigkeiten vielmehr von dem Genie HAHNEMANN geradezu traumwandlerisch erspürt wurden, ist der um tieferes Verstehen der geistigen Hintergründe bemühte Leser darüber hinaus aufgefordert, sich um die Erkenntnislehre der Anthroposophie RUDOLF STEINERS (1861 - 1925) also der »Weisheit vom Menschen« – zu bemühen.

EINLEITUNG

Leitidee des vorliegenden Werkes ist die Bewußtmachung der Möglichkeit einer Erlösung der dunklen Seite des Menschen durch die Homöopathie und eine neue Ethik, wie sie der Tiefenpsychologe ERICH NEUMANN (1905 - 1960) bereits 1948 in seinem Buch »*Tiefenpsychologie und neue Ethik*« formuliert hat.

Grundideen

Da nur heil sein kann, was auch ganz ist, geht es bei dieser Ethik darum, das sogenannte »Böse« im Menschen zu versöhnen und, im Sinne einer Ganzwerdung, der Person wieder einzugliedern. Die »alte« Ethik forderte, daß der Mensch einem – von Gesellschaft, Politik und Kirche etablierten – Idealbild folgen müsse. Solch ein Idealbild muß unerreichbar bleiben, weil es den Bedürfnissen der Natur und des Lebens zuwiderläuft. Ziel der Evolution wird immer sein, das kosmische Wesen Mensch zur schrittweisen Bewußtwerdung seiner göttlichen All-Einigkeit zu bringen. Es ist unschwer zu erkennen, daß die Forderungen der alten Ethik mit diesen, dem Fluß des Lebens und der Energie entspringenden Zielvorstellungen, unvereinbar sind.

Die oftmals aus der Unterdrückung unserer inneren Kind-Natur entstehenden Scham-, Schuld- und Haßgefühle werden ins Schattendasein des Unbewußten verdrängt und richten sich von dort aus gegen uns selbst. So gesehen ist also Selbsthaß die einzige wirkliche Sünde – Sünde verstanden als Ab-sonderung von der Einheit des Denkens, Fühlens und Handelns. Denn er führt unweigerlich zu Symptomen im Körper, die wir dann »Krankheit« nennen. Krankheit kann also letztlich nur entstehen, wenn der Mensch in seiner Seele ge-kränkt wird.

Wodurch? Durch Dogmen und daraus resultierende Glaubensmuster, die dem freien Fluß des Lebens zuwiderlaufen, – denn es geschieht uns »nach unserem Glauben«.

Der Begründer der wissenschaftlichen Heilkunde im alten Griechenland, HIPPOKRATES (etwa 460 - 377 v. Chr.), sprach bereits von der Dyskrasis, der »*Säfteentmischung*«, wie sie entsteht, wenn durch »Seelengifte« im Blut, wie Haß, Neid, Geiz, Gier, Eifersucht und Zorn, Krankheiten aller Art der Boden bereitet wird.

Eine neue Ethik wahrer menschlicher Güte fordert also ein Sich-Einlassen auf einen kontinuierlich fortschreitenden seelischen Entwicklungsprozeß in Richtung Ganzheit. Sie ist deshalb logischerweise eine Individualethik und läßt sich nicht zur Grundlage einer allgemeinen Gesetzgebung machen. Sie fordert, daß jeder einzelne wieder die Verantwortung für sein – auch unbewußtes – Denken und Tun und dessen Auswirkungen auf die Umwelt übernimmt. In dieser Ethik gibt es kein strafendes Prinzip mehr, denn unsere sogenannten Fehler sind keine Verfehlungen eines Ideals. Vielmehr bieten sie Möglichkeiten zum Lernen und zum persönlichen Wachstum, um schließlich zu der Frau und dem Mann zu werden, als die wir ursprünglich angelegt waren. Im Grunde geht die Botschaft also dahin, uns selbst lieben zu lernen, mit all unseren Ecken und Kanten, unseren nicht in schöpferisches Handeln umgesetzten Aggressionen, unseren Trieben, Wünschen und nicht transformierter Sexualität. Dieses »Liebe Deinen Nächsten wie Dich selbst«, muß also folgerichtig bei uns selbst ansetzen, bei unserer eigenen dunklen Seite, wenn die Liebe zum anderen glaubhaft werden soll.

Anwendung

Homöopathie ist eines der elegantesten Instrumente, um diesen Prozeß der Selbstfindung zu beschleunigen, denn die spezifischen Arzneiinformationen haben die Macht, an die Wurzeln unserer »Kränkungen« und Verletzungen vorzudringen, die meist gut durch physische und psychische Schutzwälle getarnt und abgeschirmt sind.

Fast immer treffen wir bei der Behandlung auf diese Schichten von Maske und Wall vor der eigentlichen Wunde. Die – meist seelische – Wunde schmerzt. Ähnlich dem Vorgang der Perlmutt-Einhüllung eines Sandkorns in der Muschel bildet sich ein Wall um die Verletzung, und zuletzt tarnt sich das leidende Gemüt noch mit der Maske eines fröhlichen Gesichts. Es leuchtet ein, daß wir nicht so tief eindringen, wenn wir lediglich »Masken-Therapie« betreiben. Homöopathie ist jedoch vorzüglich zur »Wall-Behandlung« geeignet.[1]

Ein weiteres Hauptanliegen dieses Buches ist also die Beschreibung und Auswertung von diesbezüglichen Krankengeschichten aus meiner mittlerweile zwanzigjährigen Praxis. Da es bei der Behandlung von Krankheit letztlich um Anstöße zur Veränderung von Bewußtsein geht, Bewußtsein aber eine immaterielle Instanz ist, können somit auch nur gleichsam körperlose Agentien bei ihrer ur-sächlichen Behandlung wirksam werden.

Also erfolgt die Behandlung fast ausschließlich mit Hilfe substanzfreier Hochpotenzen, das heißt durch die »geistartig gemachte Wirkung der Arznei« (HAHNEMANN). Hierbei handelt es sich um Arznei-Informationen, die durch stufenweise Verdünnung und einen rhythmischen Verschüttelungsprozeß in immer höhere geistige Dimensionen transportiert wurden. Der verwendete Alkohol ist dabei nur das Transportmittel, also der Informationsträger, nicht die Information selbst, so wie die Seiten dieses Buches nur Informationsträger sind, aber nicht das, was ich dem Leser an geistigem Gehalt übermittle.

Medizin kann also im homöopathischen Sinne nur sein, was geeignet ist, die »leidende Lebenskraft als Ursache der Krankheit« (HAHNEMANN) wieder aufzurichten. Das kann jeder geistige Wirkmechanismus mit »Botschaftscharakter« sein, der der Ähnlichkeitsregel Rechnung trägt, da aufgrund des Resonanzgesetzes nur das Ähnliche ein Ähnliches zum Erlöschen bringt.

Außer der Information in Arzneiform kommen hierfür auch visuelle, auditive, kinästhetische (Gefühls-), ja sogar olfaktorische (Geruchs-) und gustatorische (Geschmacks-) Reize in Frage, die das Bewußtsein gleichnishaft an ein ver-innerlichtes kränkendes Geschehen er-innern und auf diese Weise den Anstoß zur Heilung geben. Wir können mit Bildern heilen, aber auch mit Tönen oder Be-rührung. Jemand, der die Sprache durch einen Schock

---

[1] Die amerikanische Homöopathin ANANDA ZAREN führte die Begriffe »Wunde, Wahl zur Maske« als erste in die Homöopathie ein. Siehe Bibliographie.

verloren hat, kann sie erst wiederfinden, wenn er mit einer »ähnlichen« – das homöopathische »Simile« – schreckerzeugenden Situation noch einmal konfrontiert worden ist, sei es, daß er seinem eigenen verdrängten Bewußtseinsinhalt noch einmal gegenübersteht, sei es, daß er sich unbewußt Situationen sucht, die eine ähnlich geartete Heilpotenz in sich tragen und die ihm scheinbar zu-fällig in seinem äußeren Schicksalslauf begegnen.

Bedingungen

Die Homöopathie wird in diesem Buch in ihrer klassischen Form gelehrt, das heißt nach der »Reinen Lehre«, wie sie SAMUEL HAHNEMANN vorgestellt hat. »Macht's nach, aber macht's genau nach!« war seine Aufforderung an die Schüler, mit anderen Worten, lernt begreifen, daß ein einziges Pharmakon ein breites – am gesunden Menschen geprüftes – Wirkungsspektrum aufweist, welches in der Lage ist, einer Vielzahl von Krankheitserscheinungen gerecht zu werden. Sucht und findet dieses Mittel, das wie ein Maßanzug dem individuellen, ganzheitlichen Muster des Patienten angepaßt ist. Das genügt, um Heilung in Gang zu setzen.

In welcher Form Homöopathie heute praktiziert werden sollte, darüber gehen die Meinungen auseinander. Wie weit man sich auch von HAHNEMANNS Gedankengut entfernen mag, für eine Art besserer Pflanzentherapie sollte sie keinesfalls gehalten werden. Auch kann es im Sinne Hahnemanns nicht angehen, daß mehrere Pflanzentinkturen oder daraus hergestellte sogenannte Tiefpotenzen nach Gutdünken miteinander vermischt und solcherart zur Anwendung gebracht werden. Damit wären wir bestenfalls bei einer sich auf einzelne Organe des Menschen ausrichtenden Phytotherapie.[2]

Homöopathie ist aber sowohl von ihrem Wesen her als auch vom besonderen Herstellungsmodus ihrer Arzneien, der »geistartig gemachten Wirkung der Arznei« (HAHNEMANN) letztlich eine spirituelle Heilweise. Diese

---

[2] Pflanzen-Heilkunde, von griech. *phyein* = »wachsen«, bzw. *phyton* = »Pflanze«.

äußert sich von der höheren Schwingungsebene einer geistigen Wirklichkeit (der Ich-Organisation) aus, über den ätherischen Körper des Menschen (den »Ätherleib« RUDOLF STEINERS) ins Er-wirkte hinein –, (den grobstofflichen Körper).
Das will gründlich verstanden sein, und wir werden uns gleich im ersten Kapitel dieses Buches damit beschäftigen.

Die Aufnahme der Krankengeschichte (Anamnese) ist – aus der Sicht der Homöopathie – eine Kunst. Kleinigkeiten, die bei rein klinischer Betrachtung belanglos erscheinen, können für die homöopathische Mittelfindung entscheidend sein. Umgekehrt ist oft die klinische Bezeichnung einer Krankheit von untergeordneter Bedeutung, um den »fehlenden«, der Beschwerde angemessenen Heilstoff zu finden.
Denn wenn der Homöopath einen Kranken fragt: »Was fehlt Ihnen denn?«, dann meint er – zu sich selbst gesprochen – nicht die Krankheit, die hat derjenige nämlich schon. Er meint vielmehr die fehlende, genau dem Beschwerdebild angepaßte Arznei. Er findet diese mittels der sogenannten Repertorisation, dem Sammeln und Ordnen von Symptomen und dem Ausfindigmachen der dahinter verborgenen ursächlichen Zusammenhänge. Hierzu benützt der versierte Praktiker das »Repertorium«, ein Nachschlagewerk, in dem er eine Unzahl von Symptomen und Modalitäten mit den ihnen entsprechenden Mitteln verzeichnet sind. Das bis auf den heutigen Tag bekannteste ist jenes des schon erwähnten amerikanischen Arztes JAMES TYLER KENT.

Ordnung

Ein Homöopath gab einstmals die Anstöße zur Heilung von Kents todkranker Frau. Dies soll Kent derart beeindruckt haben, daß er selbst anfing, sich mit Homöopathie zu beschäftigen. Er wurde sehr schnell zu einem der berühmtesten Männer seiner Zeit auf diesem Gebiet.
Unter seiner Leitung wurden die Prüfungsbilder vieler homöopathischer Mittel erweitert und inklusive neuer Prüfungen in seinen »Arzneimittelbildern« veröffentlicht. Er hielt Vorlesungen, kümmerte sich selbstredend ständig um kranke Menschen und stellte sich darüber hinaus der ungeheu-

ren Herausforderung, aus den vorhandenen Arzneimittellehren einschließlich seiner eigenen Prüfungen eben dieses Nachschlagewerk, sein »*Repertorium*« zu erstellen.

Hier sind nun von den Gemütssymptomen bis zum Wehweh am kleinen Zeh alle Mittel verzeichnet, die ähnliche Erscheinungen jemals bei einem gesunden Menschen hervorgerufen haben. Das KENTsche Repertorium gilt bis auf den heutigen Tag immer noch als das präziseste Nachschlagewerk seiner Art. Es ist das unentbehrliche Rüstzeug für einen klassisch arbeitenden Homöopathen und wurde inzwischen auch für die Arbeit am Computer aufbereitet. KENT differenzierte die Symptome, welche die einzelnen Arzneien beim Gesunden hervorriefen, sogar in einer **dreistufigen Wertigkeit.**

Das heißt, die Arzneien, welche ein Symptom bei allen Prüflingen besonders stark und heftig in Erscheinung brachten, schrieb er in der entsprechenden Rubrik in Fettdruck **(dreiwertig)** nieder. Solche Symptome, die etwas weniger stark imponierten, erscheinen bei ihm in Kursivdruck *(zweiwertig)*. Die Symptome, die gerade noch als recht ordentliche bezeichnet werden können, erscheinen im Normaldruck (einwertig).

Aus Gründen der Einheitlichkeit und Vereinfachung werde ich im Folgenden von einwertigen, zweiwertigen oder dreiwertigen Mitteln sprechen. Die in meinem Buch angegebenen römischen Ziffern entsprechen dem jeweiligen Einzelband des dreibändigen Werks, die arabischen der Seitenzahl.[3]

---

[3] Das »KENTsche Repertorium« gibt es in verschiedenen Ausgaben, sowohl in einem kompakten Band, als auch in drei Bänden. Hier wurde die dreibändige Ausgabe des Haug-Verlags Heidelberg in der Übersetzung von KÜNZLI VON FIMELSBERG verwendet. Für meinen persönlichen Gebrauch bevorzuge ich die Originalfassung des »KENT« im indischen Nachdruck von JAIN-Publishers, New Delhi, die in einschlägigen medizinischen Buchhandlungen oder über den Homöopathie-Vertrieb PETER IRL, 82131 Buchendorf, Telefon (0 89) 89 35 63-0, Fax (0 89) 89 30 53 21 erhältlich ist.

EINLEITUNG

Darstellung

Zur Auflösung – das heißt Mittelfindung – der hier vorgestellten Krankengeschichten wurde dieses Repertorium von KENT mitverwendet. Der interessierte Laie kann also den faszinierenden Weg der Mittelsuche und -findung genau nachvollziehen. Auch wenn er dieses Nachschlagewerk nicht zur Verfügung hat, wird er großen Gewinn aus der vorliegenden Lektüre ziehen können und zu tieferem Verständnis der Hintergründe von Erkrankungen gelangen. Darüber hinaus wird er vielfach die Motivation finden, sich bei einer Unzahl akuter Störungen selbst helfen zu wollen. Hier findet er den nötigen Unterbau zu einem sinn- und verantwortungsvollen Einstieg in die Heilkunst HAHNEMANNS.

Aber auch der Fachmann wird auf vielerlei Neues stoßen. Vor allen Dingen wird auch er sich an den Fallgeschichten erfreuen, denn wir lernen Homöopathie nirgends so gut wie am konkreten Beispiel. Jeder »Fall« bedeutet ein kleines Stück Detektivarbeit vergleichbar mit der Suche nach dem »Täter«. Und diese Täter sind wir letztendlich immer selbst, deshalb sind wir ja auch im wahrsten Sinne des Wortes in Krankheit »gefallen«.

Als besonderes Schmankerl für die »Spezialisten« wurden hin und wieder noch kleine Rätselspiele mit eingebaut, nämlich die Suche nach bestimmten Ergänzungsarzneien. Man kann die Auflösung jedoch auch aus dem ersten Register erfahren.

Bei der sprachlichen Formulierung wurde darauf geachtet, den ursprünglichen Sinn der Wörter wieder ans Licht zu bringen. Deshalb wurden diese oft in einzelne Teile zertrennt, wie es in diesem Vorwort bereits einige Male geschehen ist. In unserer Alltagssprache kommt eine Fülle von Informationen auf uns zu. Nur ein begrenzter Teil davon wird jedoch mit dem Wachbewußtsein verarbeitet. Der größere Anteil prägt mehr oder weniger unbemerkt unser Unbewußtes und erzeugt dort Programme, die sich wiederum in bestimmten Verhaltensmustern äußern können. Unser Unbewußtes nimmt nämlich alles wortwörtlich. Deshalb sollte Sprache so bewußt und präzise wie möglich gebraucht werden, und der Zuhörer sollte so wach sein wie nötig, um harmlos Dahingesagtes (zum Beispiel: »Die ist Kummer gewöhnt!«) nicht zu unbewußten Glaubenssätzen werden zu lassen. Ich hoffe, daß der Leser ein Höchstmaß an Wissen und Genuß aus meinem Buch ziehen kann und daß neben der Information auch für genügend Spannung und Amusement gesorgt ist.

»Heilende Ähnlichkeit«, zieht sich gleichnishaft durch alle Gebiete des menschlichen Seins und Daseins. Sie taucht in unseren Träumen genauso auf wie in unbewußt ablaufenden Prozessen künstlerischen Ausdrucks und bewußter psychotherapeutischer Arbeit. Die gezielte Anwendung dieses allumfassend gültigen »kosmischen Heilgesetzes« mittels ausgewählter Arzneien bleibt allerdings unbestritten dessen Krönung. Sie wird sich als *via regia* – der »königliche Weg« der Heilkunst des nächsten Jahrtausends erweisen.

Peter Raba im Jahr 1996,
zum 200. Geburtstag
der Homöopathie

> *Wie an dem Tag, der dich der Welt verliehen,*
> *Die Sonne stand zum Gruße der Planeten,*
> *Bist alsobald und fort und fort gediehen*
> *Nach dem Gesetz, wonach du angetreten.*
> *So mußt du sein, dir kannst du nicht entfliehen;*
> *So sagten schon Sibyllen, so Propheten;*
> *Und keine Zeit und keine Macht zerstückelt*
> *Geprägte Form, die lebend sich entwickelt.*
>
> JOHANN WOLFGANG VON GOETHE

KAPITEL I

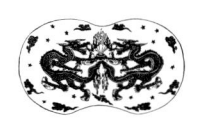

WAS IST HOMÖOPATHIE?

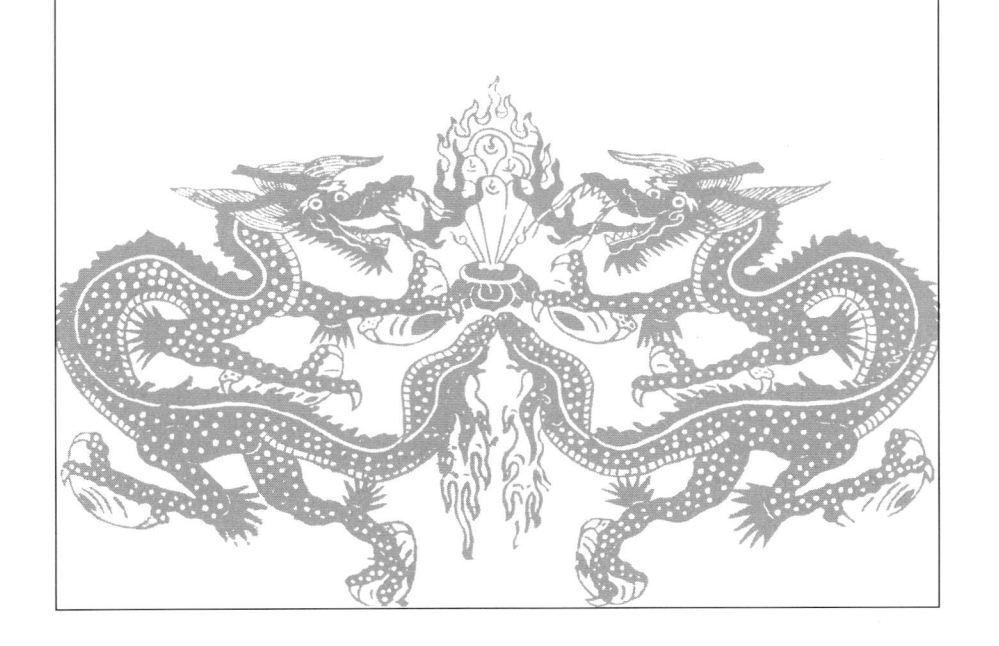

So wie in China aus den Bemühungen um das Verständnis des Wesens der Lebenskraft und ihrer gezielten Lenkung die Akupunktur erwuchs, so ist auf dem Boden des Abendlandes ein Heilverfahren gewachsen, das die »leidende Lebenskraft« wieder aufzurichten imstande ist: die Homöopathie. Diese ist der Akupunktur, was Dauerhaftigkeit und Tiefenwirkung angeht, deshalb überlegen, weil sie den Fluß der gestörten Energie im kranken Organismus nicht nur korrigierend beeinflußt, sondern durch die spezifischen arzneilichen Impulse tief auf unseren innersten Wesenskern wirken und von dort her Seelenkorrekturen vornehmen kann. Das bedeutet, daß ihre Auswirkungen in die Ebene der Körperlichkeit hinein die Macht haben, auch eine schwächliche und durch vielerlei »ererbte« Faktoren belastete Konstitution nachhaltig positiv zu verändern.

Vier Säulen sind es, auf denen das Gebäude der Homöopathie ruht, wie es hier verstanden und beschrieben wird:

1. das Postulat von der »leidenden Lebenskraft« als Ursache der Krankheit, wie HAHNEMANN es nannte;

2. das gefundene Heilgesetz *»Similia similibus curantur«* – »Ähnliches wird durch Ähnliches geheilt«;

3. die Erstellung von gesicherten Arzneimittelbildern durch Prüfung der Arzneien am »gesunden« Menschen;

4. das Gesetz von der »geistartig gemachten Wirkung der Arznei«.

Versuchen wir als erstes zu erkennen, was HAHNEMANN meinte, wenn er von »leidender Lebenskraft« spricht.

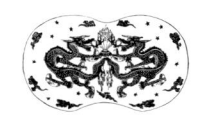

Die leidende Lebenskraft als Ursache der Erkrankung

Chi – Prana – Pneuma – Dynamis – Od – Orgon – viele Namen für ein und dasselbe Phänomen!

Die Lebenskraft ist den verschiedensten Völkern und Denkern diverser Epochen durchaus bekannt und wird unterschiedlich bezeichnet. Im Japanischen bedeutet *chi* oder *ki* das »universelle Fluid«, das alles Lebendige einschließlich der sogenannten toten Materie durchströmt. Der Mensch kann es durch Konzentration und Vorstellungskraft anreichern und erzielt dabei für Außenstehende erstaunliche Ergebnisse (z.B. in den östlichen Kampfsportarten wie Karate etc.).

Beim sogenannten Rei-Ki *(rei-chi)* wird diese Energie direkt über die Hände auf einen anderen Menschen übertragen und bewirkt oft spontane Heilungsergebnisse. Dabei lösen sich körperliche Symptome auf, und der seelische Hintergrund der Störung tritt zutage. Der Empfänger der Kraft hat dabei die Möglichkeit, sich mit den bisher unbewältigten und maskierten Inhalten auf eine neue Weise auseinanderzusetzen.

Wird Energie auf diese Weise einem anderen Menschen übertragen, dann ist das vergleichbar einem Regen, der ein weitgehend trockenes Flußbett – den menschlichen Organismus – wieder auffüllt. So wie die einsetzende Strömung nun Bollwerke aus früher angeschwemmtem Schlamm, Steinen, Zweigen und Wurzelwerk hinwegschwemmt, so durchbricht die Energie bei diesem Vorgang – oft unter schmerzhaftem Bewußtwerden – Schutzwälle und bietet dadurch Gelegenheit zur Versöhnung und zu persönlichem Wachstum.

Bereits nach einer sogenannten Reiki-1-Einweihung in einem unserer Kurse begann sich bei einer Teilnehmerin unter den Händen des Behandelnden ein Kropf aufzulösen. Sie spuckte dann mehrere Tage hintereinander all das aus, was sie jahrelang nicht hatte schlucken und verdauen können.

Die Methode kam durch einen japanischen Lehrer und Geistlichen, Dr. MIKAO USUI auf uns. Dieser lebte Mitte des 19. Jahrhunderts. Seine Schüler baten ihn zu untersuchen, wie Jesus durch die Kraft seiner Hände gewirkt habe. Er unternahm daraufhin ausgedehnte Reisen und entdeckte in tibetanischen Klöstern drei Heilssymbole in Sanskrit, welche auf Wandbehänge gemalt waren. Die Klosterschüler meditierten häufig vor diesen Zeichen, um sich zutiefst mit deren Bedeutung zu identifizieren. Die Wirkung der Symbole auf die Lebenskraft und das Bewußtsein wurde Usui nach einer dreiwöchigen Klausur auf einem Berge von dem ihm innewohnenden Gott offenbart. Fortan wirkte er als ein Kanal für diese heilende Energie.

Die Anwendung der drei Symbole erlaubt auch eine Übertragung der Energie über Zeit und Raum hinweg. Offenbar haben sich durch den häufigen Gebrauch derselben über Jahrzehnte hinweg und durch viele Menschen sogenannte *Elementale*[4] und *morphogenetische Felder*[5] gebildet.

Auch HAHNEMANN spricht gegen Ende seines »*Organon der Heilkunst*« über diese Phänomene (§ 288 Mesmerismus) unter anderem folgendermaßen:

»Am glänzendsten aber zeigte sich die Wirkung von Kraftübertragung auf den ganzen Organismus bei Wiederbelebung verschiedener scheintoter Personen durch den kräftigsten Willen des Geistes eines in voller Lebenskraft stehenden Mannes eine Art Totenerweckung, wovon die Geschichte mehrere unleugbare Beispiele aufweist.«[6]

---

[4] Als »Elemental« bezeichnet der 1996 verstorbene griechische Geistheiler DASKLOS das in den nicht-euklidischen Raum projizierte, mit emotionaler Energie aufgeladene Gedankenbild einer Sache oder eines Wunsches.
[5] »Gestaltbildende Felder« aus griech. *morphe* = »Gestalt« und genetisch (eine moderne Bildung zu *genesis* = »Erschaffung«), vgl. hierzu RUPERT SHELDRAKE, *Gedächtnis der Natur*, Piper Verlag.
[6] Nach FRANZ ANTON MESMER, (1734 - 1815), der zu erkennen glaubte, daß dem Körper ein geheimnisvolles »Fluidum« innewohne, welches zu Heilzwecken verstärkt werden könne. Ihm ähnlich formulierte Freiherr CARL VON REICHENBACH (1788 - 1869) diese belebende Lebenskraft als Od.

DIE LEIDENDE LEBENSKRAFT ALS URSACHE

»Der mesmerische Lebensodem« war auch den Griechen bekannt. Sie nannten ihn *Pneuma*[7], was aber auch bei ihnen mehr umschloß, als es der Begriff »Luft« ausdrücken kann. Die Inder fanden dafür das Wort *Prana*.[8] HAHNEMANN sprach, wie gesagt, von *dynamis*[9] und trug damit dem inneren Antrieb dieser Kraft Rechnung.

Im § 9 des *»Organon«,* über die Lebenskraft, drückt er es so aus:

»Im gesunden Zustand des Menschen waltet die geistartige, als Dynamis den materiellen Organismus belebende Lebenskraft unumschränkt.«

Und er fährt in § 10 fort:

»Der materielle Organismus – ohne Lebenskraft gedacht – ist keiner Empfindung, keiner Tätigkeit und keiner Selbsterhaltung fähig; er ist tot und, wenn er bloß der physischen Außenwelt unterworfen ist, fault er und wird wieder in seine chemischen Bestandteile aufgelöst.
Nur das inmaterielle, den materiellen Organismus im gesunden und kranken Zustand belebende Lebensprinzip, die Lebenskraft verleiht ihm alle seine Empfindungen und bewirkt seine Lebensverrichtungen.«

Der geniale Biologe und Seelenforscher WILHELM REICH (1897 - 1957) prägt das Wort *Orgon,* weil er feststellte, daß diese Energie von jedweder organischen Substanz angezogen wurde. Es gelang ihm, sie in seinem »Orgon-Akkumulator« anzureichern und vielfältigen Zwecken dienstbar zu machen.[10]

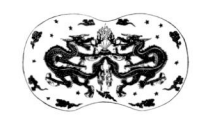

---

[7] Griech. *pneuma* = »der Hauch, das Wehen«.
[8] Sanskrit *prana* = »der Atem«.
[9] Griech. *dynamis* = »Kraft, Vermögen, Leistung«.
[10] Vgl. hierzu Kap. IX. **Die Lebenskraft in erweiterter Sicht.**

Die Säftelehre des Hippokrates

Wodurch denn beginnt nun diese wunderbare Kraft zu leiden? In § 11 seines *»Organon«* sagt es HAHNEMANN so:

»Wenn der Mensch erkrankt, so ist ursprünglich nur diese geistartige, in seinem Organismus überall anwesende selbsttätige Lebenskraft durch den lebensfeindlichen, dynamischen Einfluß eines krankmachenden Agens verstimmt. Nur das zu einer solchen Anomalität verstimmte Lebensprinzip kann dem Organismus die widrigen Empfindungen verleihen und ihn so zu einer regelwidrigen Tätigkeit bestimmen, die wir Krankheit nennen.

Wenn man etwas Ekelhaftes sieht und Brechreiz bekommt, war da etwa ein materielles Brechmittel in den Magen gekommen, was ihn zu dieser antiperistaltischen Bewegung zwang? War es nicht einzig und allein die dynamische Wirkung des eklen Anblicks auf die Einbildungskraft? Wenn man einen Arm aufhebt, geschieht es etwa durch ein materielles, sichtbares Werkzeug wie einen Hebel? Ist es nicht einzig die geistartige dynamische Kraft des Willens, die ihn hebt?«

Müssen es also demnach nicht aus unserem tiefsten Inneren heraus geborene Entscheidungen sein, welche bewirken, daß unsere Lebensenergie verstimmt wird? Schon der erste uns bekannte Arzt des Altertums, der bereits erwähnte HIPPOKTATES, der »Alte von Kos«, wie er auch genannt wird, erkannte mit sicherem Instinkt, daß für die Entstehung dessen, was wir »Krankheit« nennen, endogene – also von innen heraus wirkende – Hintergründe verantwortlich gemacht werden müssen. Auf seiner Idee von der *Dyskrasis,* der pathologischen Veränderung der Körpersäfte: Blut, Lymphe, Schleim, Galle, Gewebewasser, basiert das, was wir »Humoralpathologie« nennen.

Das lateinische Wort *humor* heißt eigentlich »Flüssigkeit« oder »Körpersaft«. Wer also heiteren Gemüts ist oder, wie es heißt, über einen »guten Humor« verfügt, der wird auch über ein wohlausgewogenes Verhältnis seiner Körpersäfte zueinander verfügen.

Wenn wir befreit lachen können, bedeutet das, daß wir uns dem Augenblick hingeben, unsere Körperpanzerungen durchbrechen können und unsere innersekretorischen Drüsen zu gesteigerter Tätigkeit anregen. Lachen ist Ausdruck von Lebensfreude. Wenn uns »das Lachen vergangen ist«, kommen die Säfte in Stagnation, und wir sterben ab.

DIE SÄFTELEHRE DES HIPPOKRATES

Ich habe von einem Mann gehört, der, wie es hieß, unheilbar an Krebs erkrankt war. Man hatte ihm nur noch eine geringe Lebensfrist zugestanden. Da er nichts mehr zu verlieren hatte, wollte er die ihm noch verbleibende Zeit wenigstens einigermaßen fröhlich verbringen und begann damit, Witze zu sammeln. Über der ihn erfassenden Heiterkeit vergaß er seine Krankheit und genas zur großen Überraschung der Ärzte und seiner Freunde vollkommen.

Genauso übel, wie ein Mensch, der nicht mehr lachen kann, ist einer dran, der nicht mehr weinen kann. »Der Fluß der Trauer muß frei fließen, sonst vernichtet er die Ufer«, heißt ein arabisches Sprichwort. Wer vor lauter Lachen weinen muß oder unter Tränen wieder lächeln kann, ist seelisch im Lot, sein Fließgleichgewicht – im wahrsten Sinne des Wortes – ist perfekt.

Aus all dem erhellt die ungeheure Bedeutung unserer seelischen Verfassung auf die »Stimmung« oder »Ver-stimmung« unserer Körpersäfte. Befinden sich diese in innerer Ordnung, weil wir uns durch nichts aus der Ruhe bringen lassen, fühlen wir mehr Lebensfreude, geraten in eine höhere Schwingung und verfügen über gesteigerte Abwehrkraft gegenüber Viren und Bakterien. Sinkt diese durch die bereits eingangs erwähnten Seelengifte oder andere Umstände, denen wir Macht über uns einräumen, ab, dann geraten jene Mikroorganismen in Resonanz mit uns und finden einen guten Nährboden vor, auf dem sie sich entfalten können. Irrtümlicherweise wird ihnen dann der Stempel des »Erregers« aufgedrückt, dabei handelt es sich lediglich um Begleiter einer Erkrankung.

Große Vertreter der ärztlichen Kunst haben das immer gewußt. So trank MAX VON PETTENKOFER (1818 - 1901), der Begründer der wissenschaftlichen Hygiene, im Angesicht seiner Studenten ein ganzes Glas Wasser mit Typhusbakterien aus. Vorher hatten seine Studenten unter dem Mikroskop sie als solche identifizieren dürfen. Ihren besorgten Mienen erklärte Pettenkofer anderntags lachend, die Mikroben seien alle »hinten schon wieder raus«. Es war ihm darum gegangen, klar zu machen, daß sich selbst eine derartige Infektionskrankheit wie Typhus nur in einem entsprechend gestörten sozialen und klimatischen Milieu entwickeln könne.[11]

[11] Kaum vom Typhus befallen waren die in höheren und sonnigeren Teilen der Münchner Gegend lebenden Menschen bei der Typhusepidemie im letzten Jahrhundert.

WAS IST HOMÖOPATHIE?

Im Prinzip nicht viel anders äußerte sich der französische Bakteriologe und Erforscher der Infektionskrankheiten LOUIS PASTEUR (1822 - 1895), wenn er sagt: »La bactérie n'est rien, le terrain est tout!« »Der Bazillus ist nichts, der Boden (auf dem er gedeiht) ist alles!« Und dieser Boden ist eben die »leidende Lebenskraft« oder *Dynamis,* wie HAHNEMANN es nannte. PASTEUR fährt fort: »Wenn Sie meinen, Krankheiten einfach dadurch beseitigen zu können, daß sie die dabei auftretenden Bakterien unterdrücken und abtöten, dann können Sie ganz schlimme Wunder erleben. Vergessen Sie nicht, daß Mikroben Zeichen für Krankheiten sind und daß wir unsere wissenschaftliche Sorgfalt auf die Erforschung des Rätsels verwenden müssen, warum die Mikroben bei manchen Individuen so verheerend wirken.«

EICHELBERGER drückt ähnliches mit unbekümmerter bayerischer Urwüchsigkeit aus:

»Ein Schwammerl wächst nicht auf dem Asphalt – jedoch auf dem Mistbeet. Das Milieu zu ändern, ist das Gebot der Stunde; und viel weniger das Killen eines Virus ... Das Waldsterben, um auch darauf hinzuweisen, ist vielleicht ein isoliertes Geschehen für Nadeln, Blätter und Bäume. Mehr und mehr erwischt es auch die höheren Lebewesen. Und unter diesen den Homo sapiens, der sich allerdings zu einem nackten Affen zurückzuentwickeln droht, wenn er seinen geist- und gottlosen Sinn nicht ändert. Das geht natürlich uns alle an. Keiner kann sich mehr ausnehmen und sich dumm stellen jetzt und in der nächsten Zukunft. Der Tanz um das Goldene Kalb tritt in seine nächste Phase; die moderne Medizin tanzt weiter emsig mit.«[12]

Nun werden einige fragen, wie es sich mit äußeren Ursachen, also zum Beispiel Durchnässung, Überhitzung oder Schlafverlust verhält. Denen könnten wir entgegnen, daß es im Himalaya eine kleine Gruppen außergewöhnlicher Menschen gibt, die sich einen Spaß und Sport daraus machen, in viertausend Metern Höhe bei Temperaturen unter Null zu baden, um sich im Anschluß daran in Decken zu hüllen, die vorher durch das eisige Wasser gezogen worden waren. Während sie auf diese Weise im Schnee sitzen, beginnen sie damit, diese Decken mit ihrer Körperenergie, welche gelenkt wird durch kontrollierte Atmung und die Vorstellungskraft innerer Bilder, dampfend aufzutrocknen. Wessen Decke zuerst wieder trocken ist, hat dann gewonnen. Fragt sich allerdings, was? – auf jeden Fall die Fähigkeit, Lebenskraft zu akkumulieren und zu kontrollieren.

---

[12] *Rundbrief zur Weiterbildung in Klassischer Homöopathie* vom 31.7.1985.

Da so etwas also möglich ist, müssen wir uns entscheiden, ob sich der Begriff »Ursache«, der unserem kausalen Denken entspricht, in einem solchen Kontext überhaupt aufrecht erhalten läßt, oder ob es nicht vielleicht sinnvoller wäre, von wechselseitigen Beziehungen zu sprechen, hier Mensch – da Kälte und Nässe, eine besondere Art verminderter Bewegung von Molekülen. Offensichtlich bleibt dem Menschen sogar hier die Entscheidung, wieviel Macht er einem solchen Umstand einräumt. Auch Hahnemann hatte das schon erkannt und beginnt den §31 seines »*Organon*« folgendermaßen:

»Es besitzen die feindlichen – teils psychischen, teils physischen Potenzen im Erdenleben, welche man krankhafte Schädlichkeiten nennt, nicht unbedingt die Kraft, das menschliche Befinden krankhaft zu stimmen. Wir erkranken durch sie nur dann, wenn unser Organismus dazu disponiert und aufgelegt ist.«

Der umgekehrte Fall: Man hat mir erzählt, daß im Jahr 1956 beim Aufstand der Ungarn ein Flüchtling sich im Güterwaggon eines Zuges versteckte, dessen Ziel Deutschland war. Der Wagen wurde verschlossen und verplombt, und der Zug rollte an. Zu spät entdeckte der Mann, daß er in einen Waggon für Tiefkühlkost geklettert war. Als der Zug seinen Bestimmungsort erreicht hatte, und der Waggon geöffnet wurde, fand man den Mann tot auf mit allen Anzeichen von Erfrierung. Das Merkwürdige war allerdings, daß das Kühlaggregat die ganze Zeit über nicht in Betrieb war.

Nun werden die nächsten fragen: und was ist mit den großen Epidemien, den Geißeln der Menschheit – der Pest im Mittelalter, den Pocken, den Grippeepidemien, der »erworbenen Immunschwäche« – AIDS?[13] Hier gilt es Folgendes zu erkennen: Die »ein ganzes Land erfassenden Seuchen« *(Epidemien)*[14] haben ihren inneren Genius oder *Daimon*.[15] Dieser »Dämon« folgt seinem not-wendigen ureigensten Gesetz, um Schick-sal – nicht zu spielen, sondern – zu vollziehen, zu schicken. Er kümmert sich nicht um Impfungen. Es ist eine Tatsache, daß seinerzeit viele Geimpfte von den Pocken dahingerafft wurden, während andere Ungeimpfte verschont blieben. Warum ist das so? Es hängt zusammen mit einer tief in der

---

[13] AIDS = »Aquired Immune Deficiency Syndrom«.
[14] Griech. *epi* = »in über auf«, *demos* = »Volk«.
[15] Griech. *daimon* = »Gottheit, göttliches Wesen, Schicksal«.

Seele getroffenen Entscheidung, sich affizieren zu lassen. Es entsteht als eine Folge dessen, was wir die »Anlage« oder Konstitution nennen, auch wenn die heutige auf weiten Strecken agnostische[16] – »erkenntnisfeindliche« – Wissenschaft das nicht wahr haben will. Wie die Erfahrung zeigt, wirkt die richtig gewählte homöopathische Arznei nicht nur auf diese sogenannte Anlage ein, indem die »Gesamtheit der Symptome« (§ 27 »*Organon*«) aufgehoben wird. Wir erleben konsequenterweise bei einem solcherart geheilten Menschen auch eine deutliche Steigerung seiner Ich-Organisation, sprich seines Selbstbewußtseins. Und es hängt des weiteren zusammen mit dem, was im Buddhismus *karma* genannt wird, hier ausgeprägt als »Völkerkarma«, die Folge eines kollektiven Abirrens vom Weg der All-Einigkeit durch ein den kosmischen Gesetzen zuwiderlaufendes Denken und Handeln. Das führt in der Folge dann wiederum zur krankhaften Veränderung der Körpersäfte. Somit beruhen Seuchen geisteswissenschaftlich gesehen auf ganz spezifischen kollektiven menschlichen Verirrungen. Diese ziehen dann wiederum ihren ureigenen *daimon* an, gewissermaßen zur Korrektur der Seele – ein kybernetischer Regelkreis[17] im Dienste der Absichten der Evolution des Menschen in Richtung seiner Selbstfindung und Gottverwirklichung.

Die Anthroposophie RUDOLF STEINERS (der in die Homöopathie einzugliedern ist) wie überhaupt alle esoterischen[18] Disziplinen – im besten Sinne dieses Wortes – arbeiten mit anderen Wahrnehmungsorganen als die nur auf meßbare Ergebnisse im Bereich der Stofflichkeit ausgerichtete Naturwissenschaft. Wer hier nicht bereit ist, alte Denkmuster in Frage zu stellen, beschränkte Sichtweisen aufzugeben und einen Sprung zur Erweiterung seines Bewußtseins zu machen, der wird in unserer sich wandelnden Welt in Zukunft auf Dauer nicht mehr bestehen können.

---

[16] Aus griech. *a* = »nicht, weg, von« und *gnostos* = »erkennbar«, zu *gnosis* = »Erkenntnis«.
[17] Ein kybernetischer Regelkreis ist ein sich selbst steuerndes autarkes System, griech. *kybernetes* = »Steuermann«.
[18] Griech. *esoterikos* = »einem inneren Kreis (von Eingeweihten) zugehörig«, von *eso* = »innen, drin«.

Wirklichkeit – Wirkendes – Erwirktes

Eines darf als sicher angenommen werden: wenn die auf die waagerechte Ebene der Materiewelt ausgerichtete Naturwissenschaft sich nicht endlich dazu entschließt, den senkrechten Denkansatz (von oben nach unten) der Geisteswissenschaft[19] zu reintegrieren und durch entsprechendes Tun zu verwirklichen, dann wird es keine Erlösung von den Übeln geben, die unserer Zeit anhaften, denn die apokalyptischen Reiter sind bereits unterwegs.

In der nachfolgenden Tabelle (S. 46/47) versuchen wir, dem Leser eine andeutungsweise Vorstellung zu vermitteln, wie sich ein Urprinzip von oben nach unten in die verschiedenen Ebenen der Materialisation hinein ausprägt. Unter anderem dabei auftauchende homöopathische Mittel erscheinen in Klammern. Die Tabelle wurde so erstellt, daß die Prinzipien in den entsprechenden Ebenen möglichst rein zum Ausdruck kommen. Der Leser kann versuchen, seinen Blick zu schärfen, um von nun an analoge Phänomene in der Welt der Erscheinungen vielleicht besser zu erkennen und zu verstehen.[20]

Natürlich unterliegen in der Regel die Phänomene den Einstrahlungen unterschiedlicher Prinzipien. So finden wir beispielsweise bei der Tomate drei verschiedene Informationsmuster vor: die reife Frucht ist *marsisch* von der Farbe rot her, *solar* von ihrer Wirkung auf das Herz (man beachte die Signatur der Herzkammer einer aufgeschnittenen Frucht) und *saturnin* von ihrer Art her (alkaloidhaltiges Nachtschattengewächs).

---

[19] Geisteswissenschaft, hier verstanden als Erkenntnis einer übergeordneten geistigen Wirklichkeit (die *causa formalis* des ARISTOTELES) über das Wirkende (die Information oder ursächliche Formkraft) hin zum »Er-wirkten« (der auf tieferen Schwingungsebenen der Energie verwirklichten Welt der materiellen Erscheinungen.) Diese Weisheiten finden wir bei HERMES TRISMEGISTOS, bei PLATON, GOETHE, NOVALIS, in RILKES *»Duineser Elegien«*, im *Idealismus* HEGELS und zusammengefaßt in den Werken RUDOLF STEINERS.
[20] Zur Signaturenlehre vgl. unter anderem EMIL SCHLEGEL: *»Die Religion der Arznei«*, Verlag Johannes Sonntag, Regensburg, 1987.

WAS IST HOMÖOPATHIE?

Wir haben uns hier auf die sieben wichtigsten Prinzipien und wenige Beispiele beschränkt. Man könnte die Liste um die Wesenszüge des *Uranus*, *Neptun* und *Pluto* ergänzen.

Wer sich hierfür interessiert, findet Anregungen dazu im Vorlesungsmanuskript zur »Ausbildung in traditioneller abendländischer Medizin«, in: »*Natura Naturans*«, von Dr. MAX AMANN und OLAF RIPPE, (München 0 89/39 46 82).

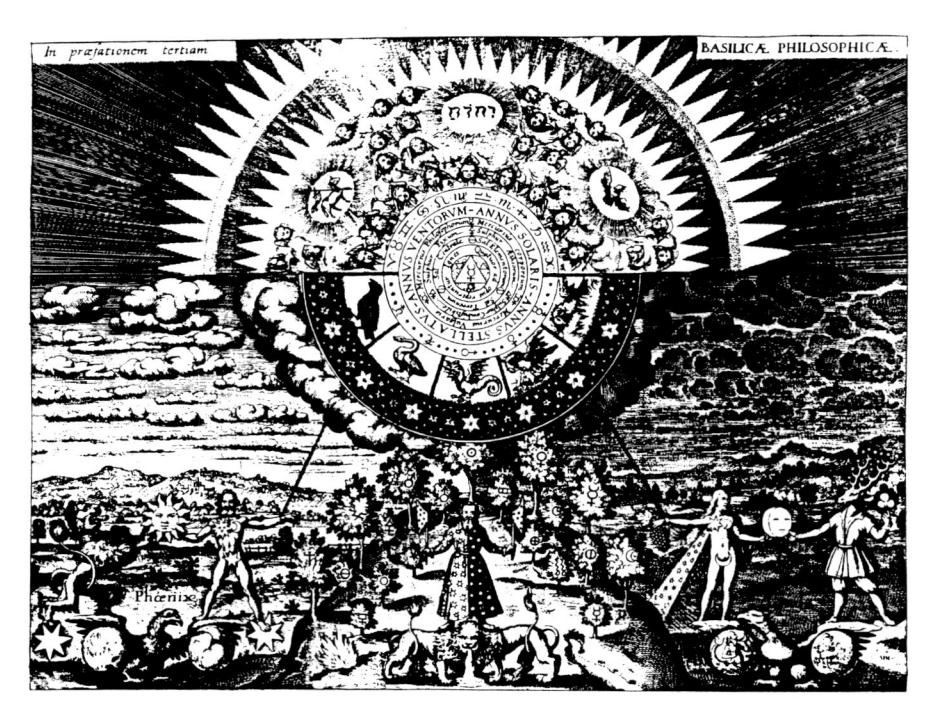

Die himmlischen und die irdischen Sphären
Wirklichkeit – Wirkendes – Erwirktes

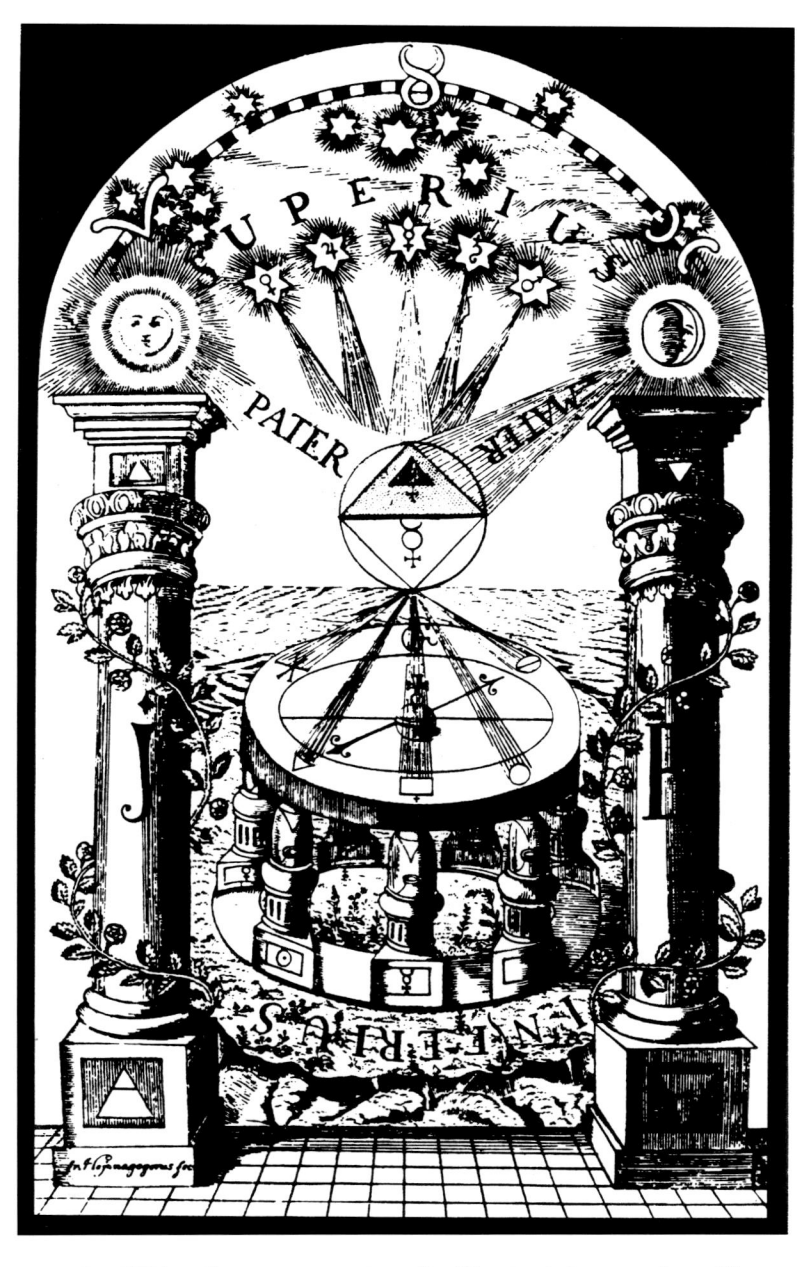

*Das Weltenfeuer transportiert die Urprinzipien aus dem All
in die Welt der Erscheinungen*

DIE SIEBEN URPRINZIPIEN

URPRINZIP	LEBEN SPENDEN SENDEN, ABGEBEN MACHT, MITGEFÜHL IDEALISMUS	LIEBE, HINGABE HARMONIE KUNSTSINN ENTSPANNUNG REGENERATION	VERSTAND WANDLUNG IDEEN, SPRACHE KOMMUNIKATION ("der Götterbote")
HIMMELSEBENE	SONNE	VENUS	MERKUR
KÖRPEREBENE MENSCH (ORGAN)	HERZ, KREISLAUF AUGEN THYMUS	GESICHT (TEINT) NIEREN, GENITALIEN ZELLMETAMORPHOSE VENÖSER KREISLAUF	GEHIRN (Linke Hirnh.) LUNGE, NERVEN MAGEN, DARM LYMPHE, DRÜSEN
TIEREBENE	ADLER, FALKE BIENE (APIS) LÖWE KOBRA (NAJA tripud.) (Symbol f.d. aufsteigende Lebenskraft - "Kundalini")	PFAU, PAPAGEI MUSCHELN PURPURSCHNECKE (Murex) TINTENFISCH (Sepia) (Signatur des Uterus)	VÖGEL FLIEGENDE FISCHE DELPHINE
DÜFTE (ÄTHER. ÖLE)	MYRRHE, BAYÖL OLIBANUM-WEIHRAUCH	ROSE MOSCHUS, AMBRA YLANG-YLANG	LAVENDEL ANIS, FENCHEL DILL, MAJORAN
PFLANZENEBENE	SONNENBLUME (Helianthus) JOHANNISKRAUT (Hypericum) RINGELBLUME (Calendula) SONNENTAU (Drosera) AUGENTROST (Euphrasia) ORANGEN -und ZITRONENBAUM ROSMARIN	ROSE (Rosa centifolia) ORCHIDEEN TIGERLILIE (Lilium tigrinum) SCHAFGARBE (Millefolium) FRAUENMANTEL (Alchemilla vulg.) GÄNSEBLÜMCHEN (Bellis) SPARGEL (Asparagus offic.) BIRNE, BIRKE, ERLE, OLIVE MAISKOLBEN, BANANE DIVERSE EßBARE SCHIRMPILZE (z. B. PARASOL)	KÖNIGSKERZE (Verbascum) EBERRAUTE (Abrotanum) BOHNENKRAUT (Satureja) OREGANO (Origanum) KÜMMEL, ANIS, FENCHEL AZALEEN, AKAZIEN HASEL
MINERALEBENE	GOLDTOPAS BERNSTEIN ROSENQUARZ GRÜN-PURPURNER TURMALIN PHOSPHOR SCHWEFEL PYRIT	SMARAGD MALACHIT JADE CHRYSOPRAS RHODOCHROSIT KUPFERSULFAT	BLAUER TOPAS AQUAMARIN CITRIN CHALCEDON TÜRKIS PERIDOT (OLIVIN)
METALLEBENE	GOLD (Aurum metallicum)	KUPFER (Cuprum metallicum)	QUECKSILBER (Mercurius vivus)
ALTE EBENE DER ELEMENTE (nach Vehlow)	FEUER LICHT	ERDE	LUFT
FARBEN	GOLD ORANGE	GRÜN	BLAU / GRÜN / GELB

DIE SIEBEN URPRINZIPIEN

SPIEGELUNG REPRODUKTION FRUCHTBARKEIT EMPFANGEN, INTUITION ERINNERUNG	TATKRAFT WILLE STÄRKE ANGRIFFSLUST POTENZ	GÜTE, ANSEHEN ORDNUNG, VERNUNFT HERRSCHAFT REIFE, UMSICHT LEBENSFREUDE	WEISHEIT, ALTER DAUER, ZEIT (CHRONOS) KÄLTE DEMUT, EINSICHT INNENSCHAU
MOND	MARS	JUPITER	SATURN
GEHIRN (Rechte Hirnhälfte) UTERUS (Menstruation) EIERSTÖCKE BRUSTDRÜSEN	GALLE, MAGEN BLUTBILDENDES SYSTEM ARTERIEN HÄMOGLOBIN	LEBER, PANKREAS HYPOPHYSE (Hinterlappen) (Dirigent der Hormone) KNORPEL, BANDSCHEIBEN	KNOCHEN, HAUT HYPOPHYSE (Vorderlappen) MILZ, KNOCHENMARK BINDEGEWEBE
EULE UHU FLEDERMAUS NACHTSCHWÄRMER FISCHE	SPANISCHE FLIEGE (Cantaris) HORNISSE (Vespa) ROTE WALDAMEISE (Formica rufa) STIER, FEUERQUALLE HAI, STACHELROCHEN	ELEFANTEN WALE BERNHARDINER (Kluge, leicht zu zähmende sanft- mütige Tiere)	SCHILDKRÖTEN KROKODILE, LEGUANE KRUSTENECHSE (Heloderma horr.) MAULWURF (Fell) (Pel talpae) SKORPION (Scorpio)
JASMIN, PATCHOULI MAIGLÖCKCHEN EUKALYPTUS	KNOBLAUCH, SENF THYMIAN WACHOLDER	NELKEN, YSOP HYAZINTHEN LORBEER	ZYPRESSE WEIHRAUCH SANDELHOLZ
KÖNIGIN DER NACHT (Cactus grandiflorus) WEIßE LILIE (Lilium candida) WEIßE SEEROSE (Nymphea alba) WALNUß (Gehirn-Signatur) (Juglans regia) HOLUNDERBLÜTE (Sambucus nigra) KÜRBIS (Cucurbita pepo)	BRENNESSEL (Urtica urens) GIFTSUMACH (Rhus tox.) SCHÖLLKRAUT (Chelidonium) CHEYENNEPFEFFER (Capsicum) BRECHNUß (Nux vomica) EISENKRAUT (Verbena off.)	LÖWENZAHN (Taraxacum) ARTISCHOCKE (Cynara) SALBEI (Salvia glutin.) EICHE (Quercus) LORBEER (Laurus nobilis) ROßKASTANIE (Aesculus hipp.) AHORN	BLAUER EISENHUT (Aconitum nap.) TOLLKIRSCHE (Belladonna) STECHAPFEL (Stramonium) BILSENKRAUT (Hyoscyamus) CHRISTROSE (Helleborus niger) BUCHE (Fagus silvatica)
PERLE (Calcium carb.) MONDSTEIN WEIßER MARMOR WEIßER OPAL MEERSALZ WEIßE JADE	BLUTSTEIN (Hämatit) RUBIN ALMANDIN GRANAT KARNEOL ROTE KORALLEN	BLAUER UND GELBER SAPHIR AMETHYST LAPISLAZULI SODALIT LABRADORIT TIGERAUGE	ONYX OBSIDIAN SCHWARZER TURMALIN RAUCHQUARZ OPAL, BERGKRISTALL (Silicea) MAGNETSTEIN
SILBER (Argentum metall.)	EISEN (Ferrum metall.)	ZINN (Stannum)	BLEI (Plumbum met.)
WASSER	FEUER	HOLZ (Chinesische Elementenlehre)	ERDE
SILBER	ROT ORANGE	TIEFES GELB KLARES BLAU	SCHWARZ, GRAU INDIGO, MAUVE

47

»Sternenwirken in Erdenstoffen«

*Kapillar-dynamische Arbeiten und Aufnahmen von maja mewes,
Firma WALA, Eckwälden/Bad Boll:
Steigbildserie »Rose im Gespräch mit den sieben Planeten-Metallen«.*

Verfahren: Spezial-Fließpapier waagerecht knapp über die Rosenblüten-Lösungen gelegt. Die Ausprägung des Abbildes erfolgt zentrifugal vom – der Lösung am nächsten gelegenen – Mittelpunkt des Papiers aus. Dabei steigt die Flüssigkeit in einem Docht auf, der das Fließpapier in seinem Mittelpunkt berührt. Die Blütenessenz breitet sich kreisformig aus und prägt mit der einer Rosenblüte arteigenen Formtendenz ihren »Bildekräfteleib« dem Papier auf. »Sodann wird eine wäßrige Metallsalzlösung wiederum im Mittelpunkt aufgetragen; während diese sich ausbreitet, begegnet sie dem Saft, löst ihn vom Papier und trägt ihn mit sich, bis auch diese Lösung verdunstet.[21]

Aus der strömenden Begegnung von Metallsalz und Pflanzensaft gehen am Licht unerwartet farbige und in sich fein gestaltete Strukturen hervor, die sich zu teilweise räumlich wirkenden Bildern fügen. Diese Bilder haben ein für Pflanzenart, Erntezeit, Zubereitungsweise usw. charakteristisches Gepräge.[22]

Bei den Abbildungen stehen sich jeweils ein »unter«- und ein »obersonniger Planet« gegenüber repräsentiert durch die Wahl der ihnen zugeordneten Metalle.

1. Das *Venus*-Prinzip, repräsentiert durch Kupfer, in der Begegnung mit der Rosenessenz. Deutlich erkennbar das Pentagon der Rosenblüte.

---

[21] L. KOLISKO, Saturn und Blei ein Versuch, die Phänomene der Chemie, Astronomie und Physiologie zusammen zu schauen. J. M. Voith, Heidenheim (Brenz) 1952.
[22] MARKUS SOMMER/GEORG SOLDNER, Entstehung und Sinn der Rosen-Metall-Studien. In: *Die Rose und die sieben Metalle, eine Begegnung im Steigbild.* Zum 100. Geburtstag von Dr. RUDOLF HAUSCHKA. Hrsg. vom Medizinischen Seminar Bad Boll, Seminar für Naturkunde, Menschenkunde und Therapie, Aichelberg.

ROSENESSENZ-METALLSALZ-STEIGBILDER

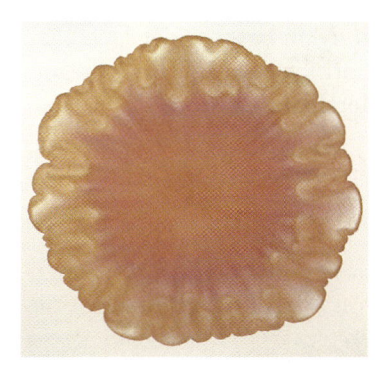

Venus-Kupfer-Rose

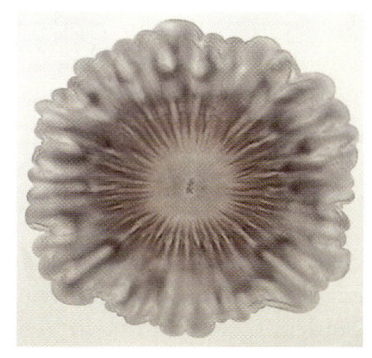

Mars-Eisen-Rose

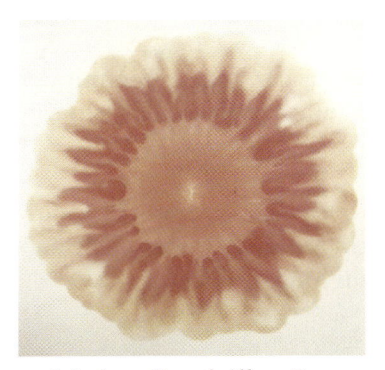

Merkur-Quecksilber-Rose

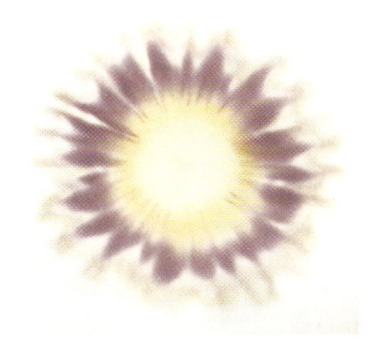

Jupiter-Zinn-Rose

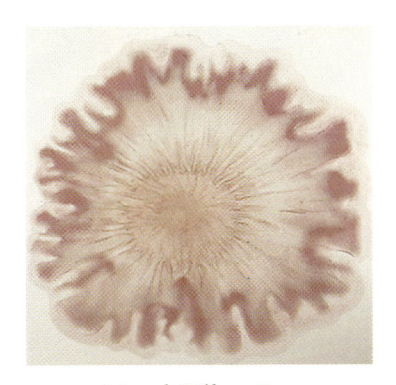

Mond-Silber-Rose

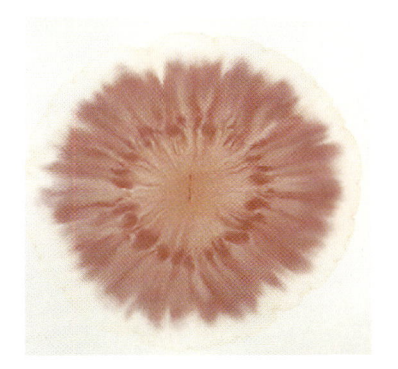

Saturn-Blei-Rose

2. Das *Mars*-Prinzip, repräsentiert durch Eisen. Man beachte die speerartig von der Mittelzone nach außen gerichteten Formen und die Rosttönung, im Außenbereich getriebenem stahlblauem Metall ähnelnd.

3. Das *Merkur*-Prinzip, repräsentiert durch Quecksilber: flüssig wechselnde Tropfenform »in jugendlicher Bewegung«.

4. Das *Jupiter*-Prinzip, repräsentiert durch Zinn: »vollendet im Gleichgewicht gehaltene Polarität von Licht und All, von Kraft und Form« in strahlendem Gelb und tiefem Violett.

5. Das *Mond*-Prinzip, repräsentiert durch Silber: im Vordergrund der Betrachtung die Ausprägung des zarten Silberfiligrans im Innern der Blüte.

6. Das *Saturn*-Prinzip, repräsentiert durch Blei: in der Begegnung mit der Rosenessenz. Der Rosenpurpur durchwebt scheinbar mühelos den saturnischen Bleiprozeß.

7. Das *Sonnen*-Prinzip, repräsentiert durch Gold: ein Großteil der Goldsalzlösung behauptet die Mitte, während sich der Purpur der ursprünglichen Rosenblüte schwerelos zur Peripherie hin hinausbildet.

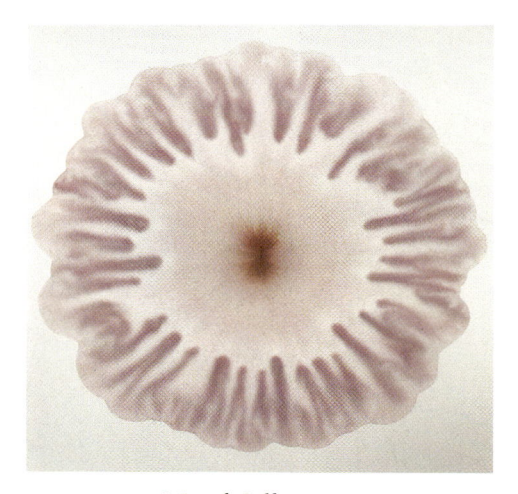

Mond-Silber-Rose

DIE LEIDENDE LEBENSKRAFT

In der ehemals vom ganzheitlichen Denken beseelten Alchimie war die Einheit des Menschen mit den übergeordneten Prinzipien des Kosmos noch vorhanden. Solange nicht verstanden wird, daß die heutige Chemie nur eine um die Essenz des Lebens beraubte, gewissermaßen kastrierte Alchimie darstellt, werden die Elemente sich nicht in andere verwandeln lassen, wird kein Gold im Kessel glänzen, und bevor »das Große Werk« nicht am und im eigenen Herzen geleistet ist, wird die Menschheit den »Stein der Weisen« nicht finden.
Ansätze hierzu sind vorhanden, werden aber noch weitgehend unterdrückt. Es ist die bekannte Angst des Alten vor dem Neuen, welche verbunden ist mit schmerzhaften Lernschritten – allein, es sind lediglich Wachstumsschmerzen.

Die Menschheit windet sich in Geburtswehen. Was soll geboren werden? Der neue Mensch! Die Zeit des homo sapiens ist abgelaufen. Der *Homo spiritualis* – der weise, vergeistigte, ganzheitlich Denkende – muß geboren werden. Ein Mensch, der seine religio wieder gefunden hat, die Rückbindung seiner unsterblichen Seele an Gott, ein Mensch, der Verantwortung für sein Denken und Handeln übernimmt, der seine Macht zurückerhält, weil er seinen Herrschaftsbereich mit Weisheit und Güte verwaltet.

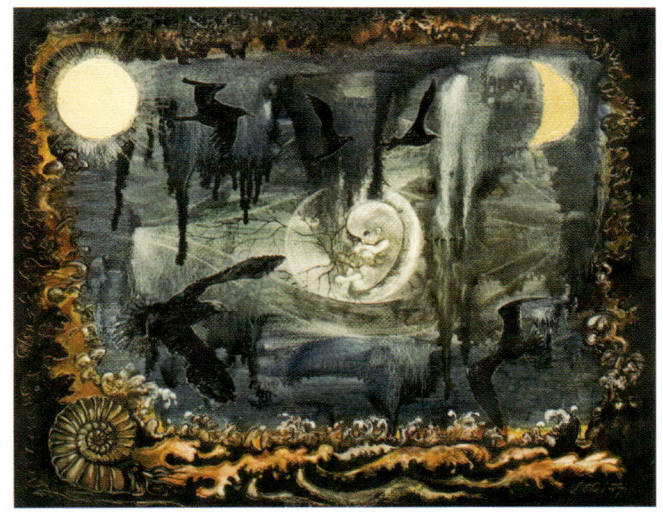

»Stirb und Werde« Ölgemälde des Autors von 1979 (gez. LORI)

Hahnemanns Psora-Begriff

Zurück zu HIPPOKRATES und seiner *Dyskrasis*. Wodurch kommt sie zustande? Lassen Sie mich hier durch den Mund eines Künstlers antworten, der von einer völlig anderen Warte aus spricht. In einem Interview mit JOACHIM KAISER antwortete ANDRÉ HELLER diesem auf die Frage, ob er sich erlaube, Fehler zu machen, sinngemäß folgendermaßen:

»Zu wissen was richtig ist, und es nicht zu tun, kann man ungestraft nur eine zeitlang. Dann verwandelt sich das nicht in die Tat umgesetzte Wissen in Gift. Wir tragen dann in Teilen unseres Gehirns eine Totenkammer.«

Perfekter kann man es kaum ausdrücken, was allmählich zur Vergiftung unserer Körpersäfte hinführt. HAHNEMANN nannte solch einen Zustand *Psora*.[23] Ursprünglich benutzte er den Ausdruck nur für die Folgen eines Krätzmilben-Befalls. Bald erkannte er jedoch, daß er diesen Begriff in einem viel umfassenderen Zusammenhang sehen müsse. Genie, das er war, muß er wohl traumtänzerisch erahnt haben, daß Psora aus der Summation falschen Denkens und Handelns den kosmischen Kräften gegenüber resultiert, und auf dem entstehenden Sumpf der schlechten Säfte gedeiht. In der Folge führt das unter anderem dazu, daß der menschliche Organismus in einen Zustand gerät, in dem er bestimmte Mineralien und Spurenelemente, also »Stoffe des Lebens«, nicht mehr assimilieren kann. Die weiteren Auswirkungen davon sind unter anderem Erscheinungen im körperlichen Bereich, die wir mit dem Ausdruck »*Allergien*«[24] belegen.

Die sogenannten »Herd-Erkrankungen« gehören ebenfalls hierher. Auch sie sind Ausdruck der zugrundeliegenden *Dyskrasis,* also deren Folge und nicht ihre Ursache. Nur selten wird ein Mensch nach einem chronischen Krankheitsfall heil, nachdem ein Herd ausgeräumt ist. Das widerspricht einfach der Logik der »Lehre von den schlechten Säften«.

---

[23] Griech. *psora* = »Krätze, Räude«, von *psen* = »reiben, kratzen«. Die berühmt-berüchtigte Psoriasis, die Schuppenflechte, leitet sich von diesem Wort her.
[24] Griech. *allos* = »anders, fremd« und *ergon* = »Werk«, also eigentlich: »eine andere Reaktion als üblicherweise zeigend«. Vgl. hierzu auch unsere Fallgeschichte: **Er kann etwas nicht verdauen** (Zöliakie).

Halten wir also fest: keine Allergie ohne darunterliegende *Psora,* oder leichter verständlich: Was uns nicht juckt, läßt uns nicht kratzen. Dahinter verbirgt sich die lapidare Aufforderung, ständig um innere Ausgeglichenheit bemüht zu sein, keinen äußeren Umständen die Macht einzuräumen, uns aus der Ruhe zu bringen.

Wenn dieser Abfall von der Einheit des Fühlens und Denkens noch weiter greift und sich in hartnäckiger Lieblosigkeit des Handelns ausdrückt, wird der geistige Boden gelegt für das, was Hahnemann *Miasma*[25] nannte. Und dieser Boden geistiger Verwahrlosung, der auch für unsere Zeit wieder charakteristisch ist, liefert die Grundlage für jene Krankheiten, die als »Menschheitsgeißeln« bekannt wurden wie beispielsweise Pest, Pocken, Syphilis, Gonorrhoe und Tuberkulose.[26] In der heutigen Zeit heißt die Geißel AIDS. Viele auslösende Faktoren treffen hierbei zusammen. Wir werden davon zu sprechen haben.

Vom Denkansatz her führt ein direkter Weg von Hippokrates über Paracelsus zu Hahnemann. Ihnen allen war klar, daß die Krankheitsursachen immer primär im Geistigen zu suchen sind – (wie wir noch sehen werden, bis hin zu innerseelischen Entscheidungen, einen Unfall zu erleiden) – also *endogener* Natur sind. Und diese drei hatten auch richtig erkannt, daß es ein gleichgearteter oder ähnlicher Reiz sein muß, der die gestörte und geknickte Lebenskraft dazu anregt, sich wieder zu erheben. Das begründete die Idee des *Simile,* des einem Krankheitsgeschehen ähnlichen Mittels, um dieses zu kurieren.

Parallel zu dieser ersten verläuft eine zweite Linie ärztlicher Bemühungen um den kranken Menschen, von dem griechischen Arzt Galen aus Pergamon (129 - 199 n. Chr.) bis hinauf zu dem Zellularpathologen Rudolf Virchow (1821 - 1902). Die Vertreter dieser Linie blieben hartnäckig bei ihrer Überzeugung, daß die krankmachenden Ursachen *exogener* Natur – also im Außen zu suchen – seien. Das führte dann dazu, daß in jüngerer

---

[25] Griech. *miasma* = »Schandfleck, geistige Entweihung«, von griech. *miainein* = »beflecken, beschmutzen«. Dem tiefer Interessierten sei an dieser Stelle empfohlen: J. Henry Allen: *Die chronischen Krankheiten – die Miasmen,* Renée v. Schlick-Verlag, Aachen.
[26] Siehe Kapitel über **Die Miasmen.**

Zeit die – durch die Erfindung des Mikroskops sichtbar gewordenen – Mikroben für die Entstehung der Krankheiten verantwortlich gemacht wurden. VIRCHOW führte Krankheit auf eine veränderte Zelltätigkeit zurück, ohne zu bedenken, warum denn die Zellen sich so verändert verhielten. Allerdings hatte er gegen Ende seines Lebens seinen Irrtum bzw. seine Beschränkung erkannt: »Es gibt keine wissenschaftliche Formel für den Geist ... Ich muß noch immer als einen wesentlichen Grund des Lebens eine mitgeteilte, eine abgeleitete Kraft von den physikalischen Kräften unterscheiden. Ich nehme keinen Anstand, sie mit dem alten Namen »Lebenskraft« zu nennen.«[27]

Bereits GALEN hatte die Lehren des HIPPOKRATES vom Kern her nicht mehr begriffen und begründete seine Überzeugung von den *contraria,* also gegensätzlichen Mitteln, mit denen die Krankheit ausgetrieben werden sollte, wie wir sie bis auf den heutigen Tag vorfinden. So kann man sagen, daß GALEN eigentlich den Grundstein legte zu dem, was wir heute die analytische Richtung der Medizin nennen. Demgegenüber finden wir in der Linie HIPPOKRATES, PARACELSUS und HAHNEMANN bis zur Medizin RUDOLF STEINERS den Zweig der Medizinkunst, welchen wir synthetische Medizin nennen können.

Analytische Medizin, das heißt, man unterstellt, daß die krankhaften Veränderungen durch äußere Einflüsse zustande kommen und analysiert die Folgen, also das geschädigte Organ, ohne den wahren Ursachen hierfür nachzugehen: »Die Schule mitsamt ihrer Zellenstaatslehre ist im wesentlichen nur auf die »Endzustände« versesen, sie will quasi vollendet die Löcher im Strumpf stopfen, hat aber niemals die Vorstellung von dem Nagel im Schuh, der die Löcher produziert.«[28]

Die synthetische Medizin hebt darauf ab, daß Krankheit aus einer Reihe von Faktoren zustandekommt, die im Organismus selbst verborgen sind.

---

[27] Rede des Zoologen und Naturphilosophen ERNST HAECKEL (1834 - 1919) über den vermeintlichen Materialismus der Naturforschung.
[28] EICHELBERGER *Rundbrief zur Weiterbildung in Klassischer Homöopathie* vom 15.8.1990.

Die fünf Entitäten des Paracelsus

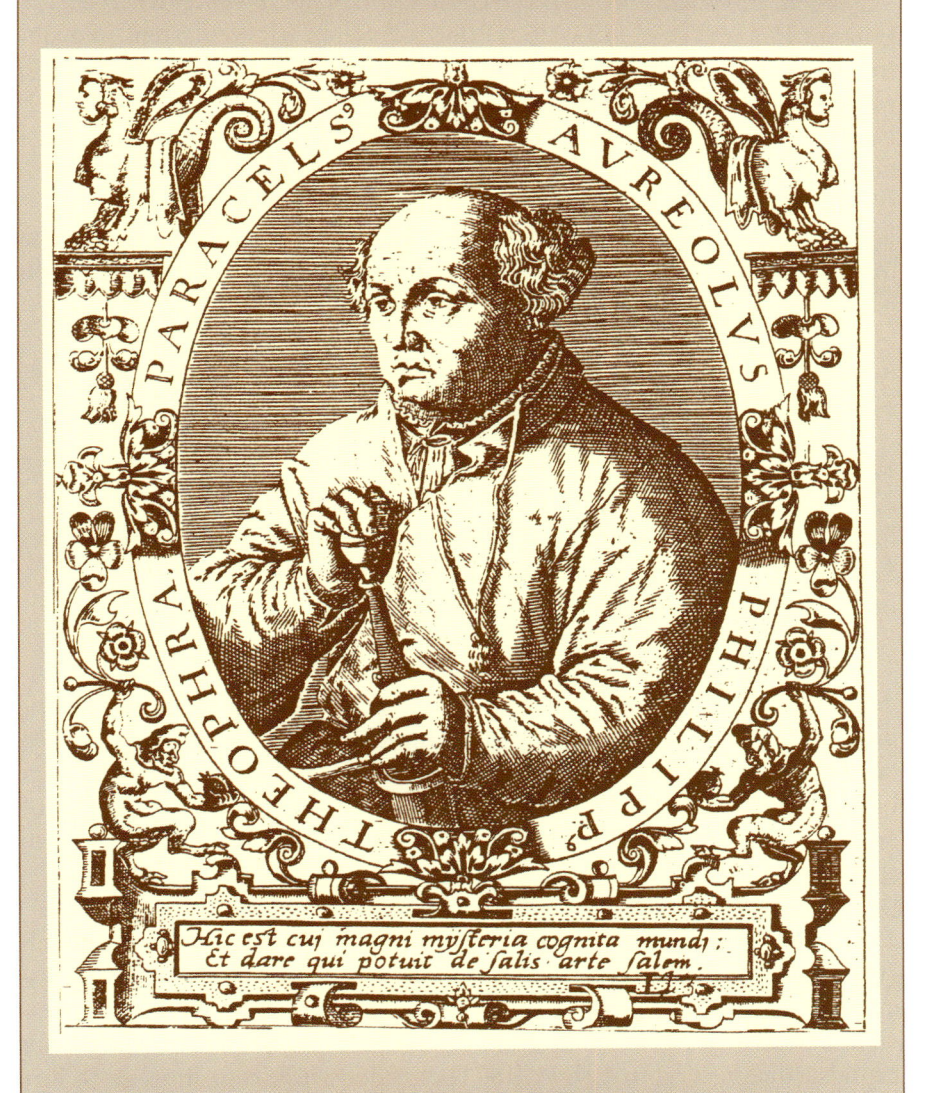

Hic est cuj magni mysteria cognita mundi;
Et dare qui potuit de salis arte salem.

Das ist kein Arzt, der das Unsichtbare nicht weiß,
das keinen Namen trägt, keine Materie hat und doch seine Wirkung.
PARACELSUS

Verweilen wir noch kurz bei Theophrast Bombast von Hohenheim, genannt Paracelsus (1493 - 1541) und skizzieren wir wenigstens in gröbsten Umrissen, auf welchem geistigen Boden seine für die Zeitgenossen so verblüffenden Heilungen fußen.
Es ist im wesentlichen der Boden, auf dem eine synthetische Medizin gedeihen kann.

Durch scharfsichtige innere Schau und mit großem Einfühlungsvermögen in den inneren Aufbau unseres Kosmos erfaßte Paracelsus die für den Menschen – als ein getreues Abbild dieses Kosmos – gültigen Prinzipien.

In einer dunklen und für uns heute schwer verständlichen Sprache formulierte er seine Hierarchie der fünf »Wesenheiten«.

1. das *ens astrale* — das »Sternenwesen«,
2. das *ens veneni* — der »innere Alchimist«,
3. das *ens naturale* — das »angeborene Wesen«,
4. das *ens spirituale* — das »vom Geist ,der Liebe, beseelte Wesen«,
5. das *ens dei* — das» göttliche Wesen, das Hohe Selbst«.

1. Das *ens astrale* umschreibt den Menschen als in den Kosmos eingebundene Wesenheit, die in Wechselbeziehung steht zu den geistigen Urprinzipien, die durch die Gestirne auf der Himmelsebene repräsentiert werden (also weder »zwingen« die Sterne zu etwas, noch machen sie »geneigt«, oder bewirken irgendetwas, wie fälschlicherweise von einer Pseudoastrologie angenommen wird. Es sind vielmehr die hinter ihnen verborgenen geistigen Wirkkräfte).

2. Das *ens veneni,* der im Inneren des Menschen waltende Alchimist, welcher den Ab- und Umbau körperfremder Substanzen bei der Nahrungsaufnahme besorgt, um sie dadurch assimilierbar zu machen. Paracelsus erkannte, daß jede dem Menschen zugeführte fremde Substanz von diesem grundsätzlich erst einmal als »Gift«[29] behandelt wird. Also muß sie in ihre Einzelbestandteile zerlegt und körpergerecht umgeformt werden.

---

[29] Lat. *venenum* = »Gift, Verderben«.

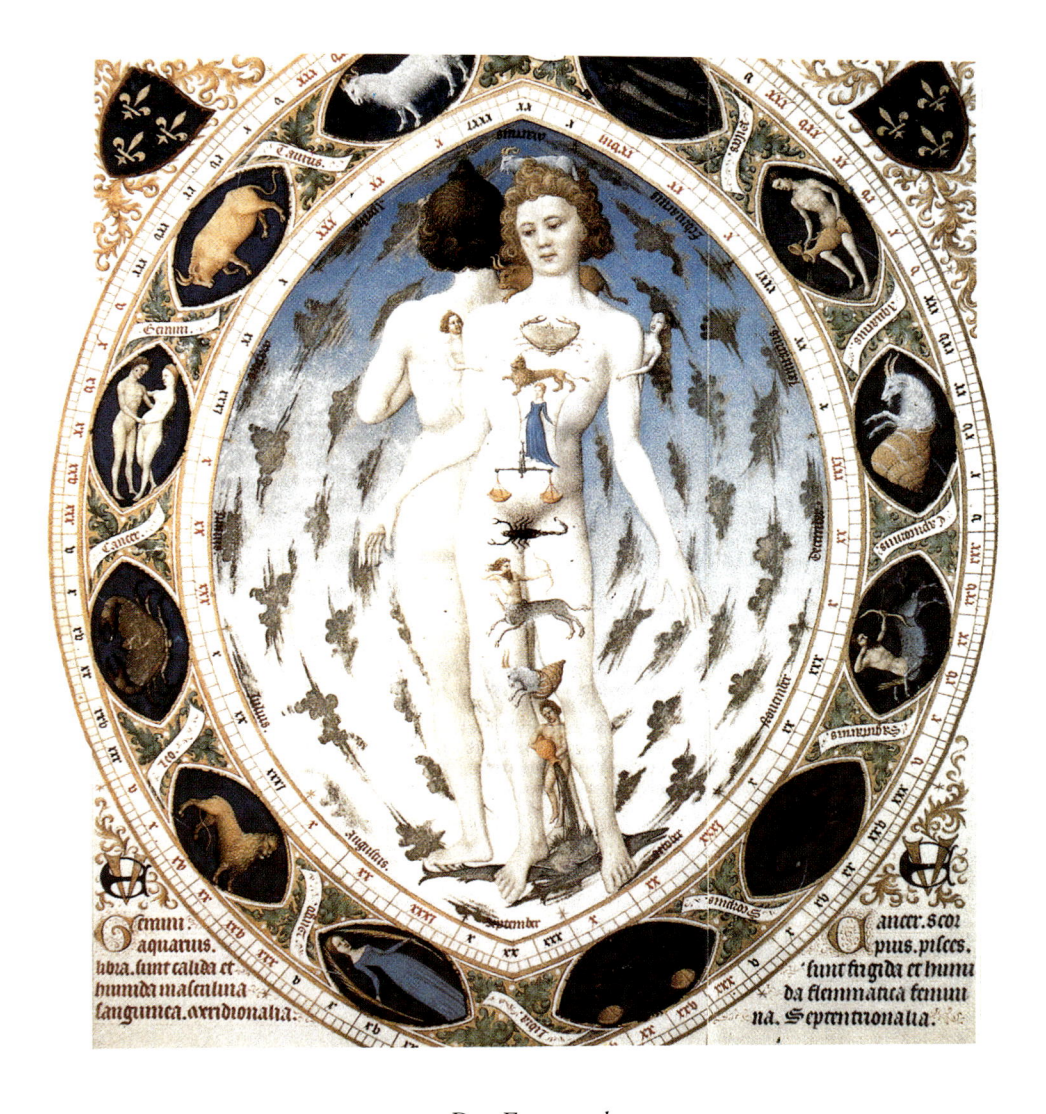

Das Ens astrale

*Miniatur: »Der anatomische Mensch«
aus den »Stundenbüchern der Duc von Berry«, (15. Jahrh.)
gezeichnet von den Brüdern Limburg.*

3. Das *ens naturale,* die »angeborene Wesensart«, die Ich-Organisation des Menschen, seine ihm innewohnende Individualität, sein unverwechselbares unteilbares inneres Königreich, das allein von ihm regiert wird und seiner Gesetzgebung unterstellt ist.

Das heißt, der Mensch verantwortet als getreues Abbild des Weltenschöpfers sein Denken und Handeln nach dem Prinzip »Wie wir säen, so werden wir ernten« und prägt dieses geistige Saatgut der ihn durchströmenden Lebensenergie als der vermittelnden Kraft auf. Diese teilt die Informationen wieder seinen Zellen mit, wo sie letztlich den Genen einprogrammiert werden. So beruhen unsere Instinkte auf verinnerlichten persönlichen Erfahrungen, die aus dem Zellgedächtnis abgerufen werden. Das *ens naturale* ist also in Kurzform die mit persönlichen Daten programmierte Lebensenergie oder, anders ausgedrückt, das, was das Blut und die Gewebe des einen Menschen von denen eines anderen unterscheidet. (Die Einteilung in Blutgruppen ist ja nur ein sehr grober Raster, man denke an die Gewebeunverträglichkeiten bei Transplantationen).

4. Das *ens spirituale,*[30] – die den Menschen befeuernde seelische Energie, welche ihn zur Begeisterungs- und Liebesfähigkeit bringt, seine Gefühle, seine spezifische Ausstrahlung, welche ihn in Sympathie mit oder Antipathie zu anderen Wesenheiten bringt. Menschen, welche diese Liebesfähigkeit in sich kultivieren, strahlen das aus, was wir *Charisma* nennen »göttliches Gnadengeschenk«.

Menschen sowohl wie Tiere, welche in einer Umgebung leben, in der sie von Liebe und Sympathie eingehüllt sind, werden in ihrer Vitalität günstig beeinflußt. Sie genesen schneller, wenn sie einmal erkrankt sind, besitzen mehr Schaffensfreude und Kraft, haben mehr Mut, schwierige Aufgaben anzugehen und sind insgesamt stabiler als andere, weniger begünstigte: Junge Ratten, die während der ersten Lebensmonate von ihren Pflegern liebevoll betreut und immer wieder liebevoll gestreichelt wurden, erwiesen sich als ungewöhnlich widerstandsfähig, wenn ihnen ein krebsfördernder Faktor unter das Fell gespritzt wurde. Nur 4% erkrankten. Bei der Kontrollgruppe, Jungtieren, die ohne emotionale Zuwendung aufwuchsen, waren es 96%.

---

[30] Lat. *spiritus* = »Lebenshauch, Seele, Gesinnung, Begeisterung«; *spiritualis* = »vom Geist erfüllt«.

DIE FÜNF ENTITÄTEN DES PARACELSUS

5. Das *ens dei,* jene Wirkkraft, welche uns die höchsten göttlichen Impulse aus der Welt der reinen (platonischen) Ideen als so genannte »Ein-fälle« zukommen läßt – wenn wir vom Bewußtsein her eine Öffnung hierfür erschaffen, die »innere Stimme«, unser Gewissen, jene Instanz in uns, die gewiß weiß, was in jedem einzelnen Augenblick für uns gut ist, wenn wir unser Wahrnehmungsvermögen schärfen, um auf sie zu hören. Wo wir lediglich vom Ego – hier verstanden als »Eigen-nutz« – getrieben werden, verfehlen wir diese Stimme, da unsere subtilsten seelischen Antennen für deren Empfang offenbar durch solche Handlungsweisen abstumpfen. Wenn das auf breiter Ebene stattfindet, kommt es zu den großen kollektiven »Heim-suchungen« in Form der schon besprochenen Epidemien. Hierbei suchen tatsächlich ganze Völker den Weg nach Hause in ihre geistige Heimat, damit jede Seele, die den Weg verloren hat, sich wieder reorganisieren und heilen kann.

So betrachtet sind, die über das Land galoppierenden apokalyptischen Reiter Teil eines großen »Heimholungswerkes« Gottes. Wo das individuelle Karma des Einzelnen das zuläßt, bedient sich Gott, wie PARACELSUS sagt: »des Arztes als Instrument zum Heilen. Die Heilung kann jedoch erst dann eintreten, wenn ihre Zeit gekommen ist«, das heißt, wenn der Mensch seine Lektion gelernt hat und anzunehmen ist, daß er nicht mehr der übergeordneten Zielsetzung seiner Seele zuwiderhandeln wird.

Nur besonderen Ärzten, welche von ihrem Bewußtseinsstand weit genug entwickelt sind, wird von Gott die hohe Aufgabe zuteil, die aus dem *ens dei* entspringenden Krankheiten zu heilen. Sie müssen die höheren Gesetze der Schöpfung kennen, danach leben und um den Sinn einer Krankheit für den Betroffenen wissen. Sie müssen fähig sein zu erkennen, ob der Patient seinen notwendigen Lernschritt in Richtung Ganzheit getan hat. Die ärztlichen Diplome der Universitäten genügen hierzu nicht.[31]

---

[31] Der griechische Heiler STYLIANOS ATTESHLIS, besser bekannt als DASKALOS, »Lehrer«, darf als ein solch Begnadeter gelten. Ich empfehle jedem Leser, sich mit den von seinem Landsmann KYRIAKOS MARKIDES über ihn geschriebenen Büchern zu beschäftigen. Es gibt derzeit kaum Besseres und klarer Verständliches über die geistigen Hierarchien zu lesen als in diesen drei, im Knaur-Verlag erschienenen, Taschenbüchern.

WAS IST HOMÖOPATHIE?

Es leuchtet ein, daß ein solcher Arzt nicht mit grobstofflichen Medizinen – (sog. *simplizia* – »Rohdrogen«) an einen kranken Menschen herangehen wird. Er wird vielmehr erfüllt sein von der Idee, wie er aus den ihm vorliegenden pflanzlichen, mineralischen und metallischen Ausgangsstoffen deren *essentia,* das ihnen zuinnerst eigene Wesen, herausdestillieren könne. Denn nur deren *Arcanum*[32] kann auf den verstimmten »*Archaeus*«[33] reorganisierend und heilend einwirken.

BOJI

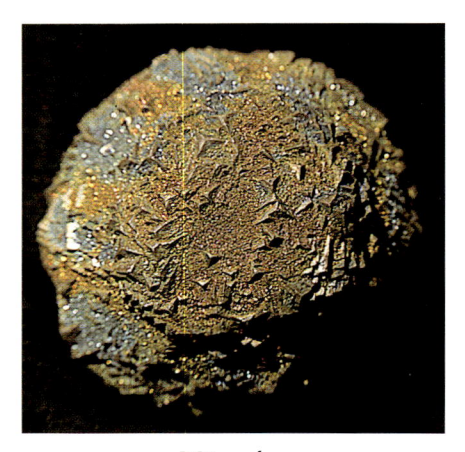

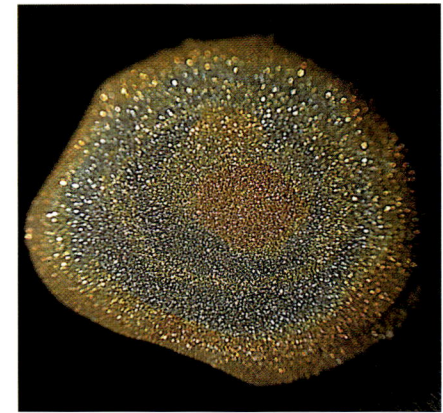

»Weibchen«

STEINE
aus Arkansas/USA

»Männchen«

---

[32] Lat. *arcanum* = »das Geheime, Verborgene«. Unter den Ausführungen zur 4. Säule der Homöopathie, wo vom Wesen der geistartig gemachten Arznei gesprochen wird, werden wir auf die Herstellung eines Arcanums nach Art der Alchimisten ein wenig näher eingehen.
[33] Griech. *archaios* = »alt«, – gemeint ist hier unter Archaeus der durch die leidende Lebenskraft verzerrte ätherische – oder »Bildekräfte-Leib«, wie er bei RUDOLF STEINER auch heißt.

DIE FÜNF ENTITÄTEN DES PARACELSUS

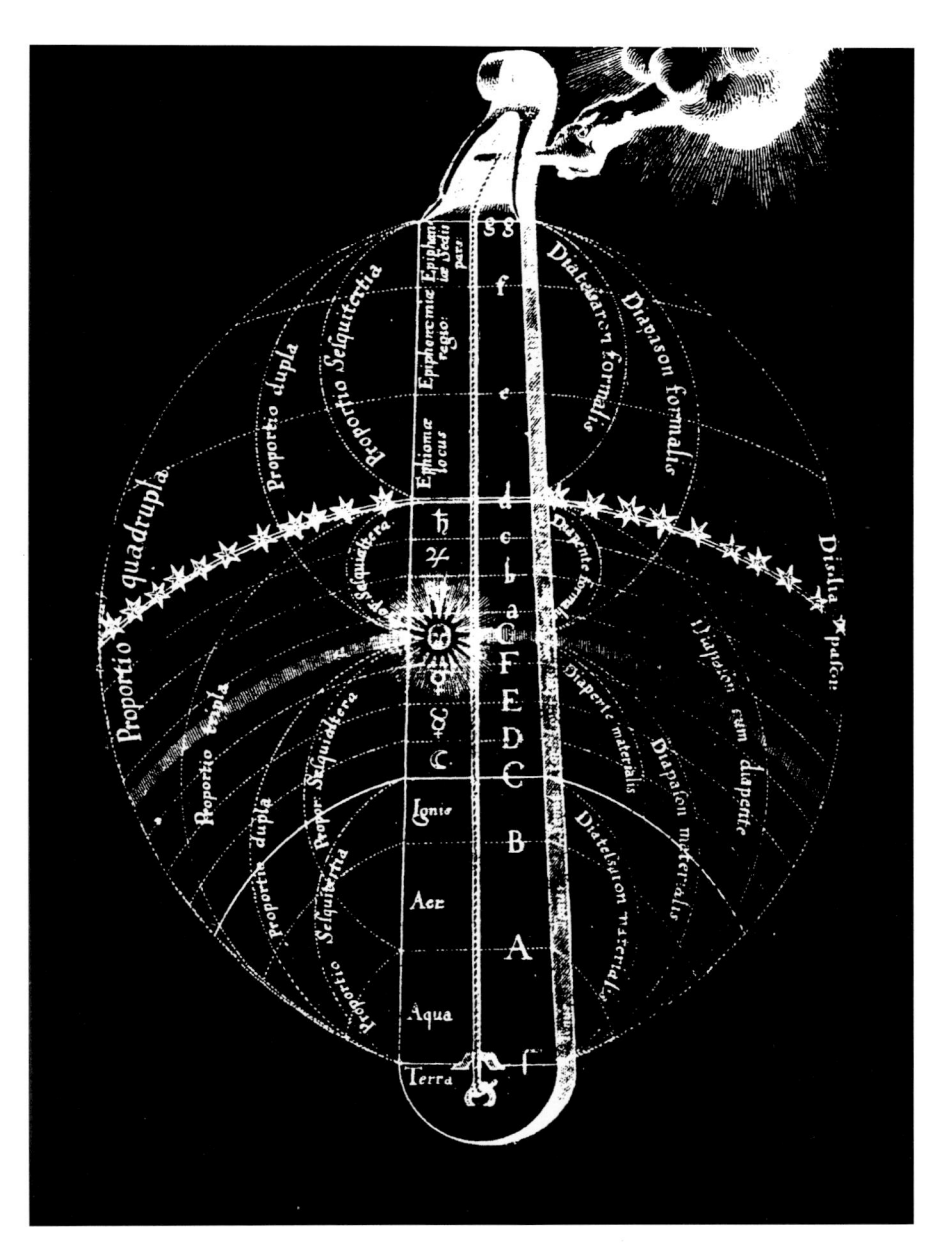

Gott Vater stimmt die Sphären ein

Similia similibus curantur: »Ähnliches wird durch Ähnliches geheilt«

Das Simile-Gesetz ist die zweite Säule, auf der das Gebäude der Homöopathie ruht. Griechisch heißt »das Ähnliche« *to homoion*. Die *»Homoiopathie«* ist also die Lehre von der Heilung durch das dem Leiden Ähnliche. Das Gegenteil, das andere, heißt *allos*. Mit dem von ihm eingeführten Kunstwort *»Allopathie«* belegte HAHNEMANN die anderen Methoden zur »Bekämpfung« von Krankheiten, um sie von seiner eigenen Heilweise abzugrenzen, wobei für ihn klar war, daß Kampf kein Mittel ist, um zu siegen, auf keiner Ebene, also auch nicht auf der Ebene eines Krankheitsgeschehens.

Die Heilung nach dem Ähnlichkeitsprinzip war jedoch nicht seine eigene Erfindung. Er hat diese Therapie nur durch das besondere Verfahren der Aufbereitung der Arzneien für sich und uns praktikabel gemacht. Bereits vor ihm wußten HIPPOKRATES und PARACELSUS um die heilende Wirkung des ähnlichen Reizes.
Was hat es nun damit auf sich? Im Klartext: es handelt sich um die knappste Formulierung eines kosmischen Gesetzes zur Behandlung und Heilung von Krankheit.

Dieses Gesetz besagt, daß Substanzen, gleichgültig, ob pflanzlicher, tierischer oder mineralischer Herkunft, die in Überdosis bei einem gesunden Menschen bestimmte, ihnen eigene, charakteristische gleichsam »künstliche« Krankheitssymptome zu erzeugen imstande sind, daß solche Substanzen bei einem den Symptomen nach ähnlichen Krankheitsbild fähig sind, dieses zu heilen. Dies ist dann möglich, wenn sie dem Organismus in *potenzierter*[34] Form zugeführt werden, und sie dadurch ein natura-sanat-Ge-

---

[34] Eine homöopathische Potenz entsteht durch stufenweise Verdünnung und sich daran anschließende rhythmische Verschüttelung des Ausgangsheilstoffes. Was hierbei genau passiert, erfährt der Leser im Kapitel **»Über das Potenzieren«**.

schehen[35] stimulieren, das ohne diese spezifische arzneiliche Information nicht hätte ausgelöst werden können.

Das Fundament für dieses Ähnlichkeitsgesetz bilden Tausende und Abertausende von Einzelerfahrungen bei akuten und chronischen Erkrankungen unterschiedlichster Herkunft und Entstehungsgeschichte – und das über Jahrhunderte hinweg.

HAHNEMANN erkannte:

»Durch Beobachtung, Nachdenken und Erfahrung fand ich, daß im Gegensatz zu der alten Allopathie die wahre, richtige und beste Heilung zu finden sei in dem Satz: Wähle, um sanft, schnell, gewiß und dauerhaft zu heilen, in jedem Krankheitsfall eine Arznei, welche ein ähnliches Leiden erregen kann als sie heilen soll!«

Die Homöopathie ist also eine Erfahrungsheilkunde.

Die Sternstunde für den Chemiker und Arzt HAHNEMANN zur Erkenntnis dieser Wahrheit vollzog sich, als er seinen berühmt gewordenen Versuch mit der Rinde des China-Baumes machte. Er hatte sich nämlich schon des öfteren gewundert, warum bestimmte Arten von Wechselfieber so gut auf die Behandlung mit dieser Rinde ansprachen. Also folgte er einer Eingebung und nahm selbst die rohe Droge zu sich. Er beschreibt den Ablauf wie folgt:

»Ich nahm des versuchshalber etliche Tage zweimal täglich jedes Mal vier Quentchen gute China ein; die Füße, die Fingerspitzen usw. wurden mir erst kalt, ich ward matt und schläfrig, dann fing mir das Herz zu klopfen an, mein Puls ward hart und geschwind; eine unleidliche Ängstlichkeit, ein Zittern (aber ohne Schaudern), eine Abgeschlagenheit durch alle Glieder; dann Klopfen im Kopfe, Röte der Wangen, Durst, kurz alle mir sonst beim Wechselfieber gewöhnlichen Symptome erschienen nacheinander, doch ohne eigentlichen Fieberschauder. Mit kurzem: auch die mir bei Wechselfiebern gewöhnlichen, besonders charakteristischen Symptome, die Stumpfheit der Sinne, die Art von Steifigkeit in allen Gelenken, besonders aber die taube widrige Empfindung, welche in dem Periostum über allen Knochen des Körpers ihren Sitz zu haben scheint – alle erschienen. Dieser Paroxysme[36] dauerte 2 - 3 Stunden jedesmal und erneuerte sich, wenn ich die Gabe wiederholte, sonst nicht. Ich hörte auf und war gesund …«

---

[35] »Selbstheilung«, von lat. *natura* »Lauf der Dinge, Gesetz der Welt« und *sanare* »heilen«.
[36] »Anfall«, griech. *paroxysmos* »Antrieb, Anregung, Reizung« aus *para* »hinzu« und *oxynein* »schärfen, aufregen«.

Homöopathie kann also auch als Reiztherapie besonderer Art angesprochen werden. Durch einen dem krankmachenden Agens ähnlichen Reiz wird die darniederliegende Lebenskraft stimuliert, sich aus eigenem Antrieb wieder aufzurichten. Die vermeintliche Hilfeleistung durch Unterdrückung der Symptome mittels konträrer Behandlungsmethoden erweist sich hingegen als Schwächung derselben.

Es ist eine alte Wahrheit, daß innerhalb von Evolution jeder Art, ein unverbrüchlicher Gewinn nur durch eigene Kraftanstrengung erworben wird. Das gilt im Besonderen für die Evolution jedes Einzelwesens. Will uns die Natur helfen, so fordert sie uns heraus. Will uns der Gott in uns erhöhen, so stellt er uns Aufgaben. Irgendwann habe ich einmal den schönen Satz gehört: »Gott liebt mich, denn ich habe jede Menge Probleme.« Man könnte auch sagen: Gott, gib mir Probleme, oder hast du kein Vertrauen mehr in mich?

Aus eigener Kraft muß der werdende Schmetterling seinen Kokon sprengen, um sich in die Lüfte erheben zu können. Helfen wir ihm dabei, diese Hülle zu öffnen, so fehlt ihm danach der nötige Impuls zu fliegen, und er stirbt.

Der Reiz des homöopathischen Heilstoffes muß aber sanft sein, um den Organismus in seinen Selbstheilungsbemühungen zu fördern, nicht ihn zu überfordern oder gar zu schwächen.

Im Vorwort zu seinem »*Organon der Heilkunst*« schreibt HAHNEMANN 1842:[37]

»Die Homöopathie vermeidet daher selbst die mindeste Schwächung und möglichst jede Schmerzerregung, weil auch Schmerz die Krafte raubt. Daher bedient sie sich zum Heilen nur solcher Arzneien, deren Vermögen, das Befinden dynamisch zu verändern und umzustimmen, sie genau kennt. Sie sucht dann eine solche heraus, deren das Befinden verändernde Kräfte (Arzneikrankheit) die vorliegende natürliche Krankheit durch Ähnlichkeit aufzuheben imstande ist (Similia similibus). Sie gibt dieselbe einfach und in feinen Gaben – so klein, daß sie, ohne Schmerz oder Schwächung zu verursachen, eben ausreicht, das natürliche Übel aufzuheben – dem Kranken ein. Die Folge davon ist, daß, ohne ihn im min-

---

[37] Die Erstausgabe des Werks war bereits 1810 erschienen.

desten zu quälen oder zu schwächen, die natürliche Krankheit ausgelöscht wird und der Kranke schon während der Besserung von selbst bald erstarkt und so geheilt wird. Dies Unterfangen scheint zwar leicht, ist aber sehr nachdenklich, mühsam und schwer.«

Und eben diese »Nachdenklichkeit« scheuen heute die meisten Jünger Äskulaps, abgesehen davon, daß kaum Zeit bleibt für derlei Überlegungen, wenn sie eingebunden sind in den normalen Ablauf einer Kassenpraxis. Man muß wirklich von der »Milch der reinen Denkungsart« getrunken haben, um zu begreifen, welches Angebot HAHNEMANN dem heute nach Auswegen suchenden Medizinmann macht. Und selbst dann erfordert es einen ungeheuren Mut, die eingefahrenen Schablonen zu verlassen, den »Hades zu durchschreiten«,[38] vorübergehende finanzielle Unsicherheit in Kauf zu nehmen, um sich der »Reinen Lehre« zu verschreiben.

Denn die Crux dieser Heilkunst ist nicht die Frage nach ihrer Wirksamkeit. Die läßt sich nicht mehr hinwegdiskutieren. Das Problem liegt vielmehr in der Schwierigkeit, dieselbe zu handhaben. Das erfordert neben einer gehörigen Portion »Gehirnschmalz«, Einsatzbereitschaft und Ausdauer, denn – so EICHELBERGER:

»Wenn ich bei einem fieberhaften Brechdurchfall als Homöopath Phosphor aufschreibe statt Arsen, was das Heilmittel sein würde, also eine schlechte Similewahl treffe, dann ist das so, als ob ich überhaupt keine Krankheitsbehandlung vorgenommen hätte. Auch das ist ein Problem dieser Heilweise, aber auch Ansporn, sich mit ihr in der täglichen Arbeit intensivst auseinanderzusetzen.«[39]

Und an anderer Stelle, sagt er:

»Wer direkt von der Allopathie mit ihrer Gesinnung auf die Klassische Homöopathie mit ihrer polaren Gesinnung überwechseln wollte, wäre einfach überfordert. Wer Zither spielt, kann darauf nicht plötzlich die Neunte Symphonie von BEETHOVEN oder BRUCKNER spielen wollen; dazu braucht er einen Bechsteinflügel und mehr. Aber er kann, um beim Bild zu bleiben, mit dem Schifferklavier sich an die Mondscheinsonate heranwagen – er kann also einmal statt Lipostabil, Carduus aufschreiben für die Leber und statt einem Antibioti-

---

[38] Bis auf den heutigen Tag hat sich bei den Griechen im Gebiet des Flüßchens Acheron der Brauch erhalten, symbolisch diesen Fluß der Toten zu durchtauchen, wenn sie mit ihrem alten Leben brechen wollen.
[39] *Klassische Homöopathie,* Band III, S. 53.

kum einmal Cinnabaris für eine Nebenhöhlenvereiterung. Das alles darf jedoch nur ein Übergang sein, einer, der sozusagen bei Nacht und Nebel geschehen muß, um so bald wie möglich in den hellen Sonnenschein echter Homöopathie zu gelangen.«[40]

Nur wer über Jahre hinweg sich um diese Heilkunde und -kunst bemüht hat, kann in einer Diskussionsrunde überhaupt mithalten. Wer erkenntnisfeindliche Wissenschaft betreibt, hat weder das Recht noch den Durchblick, über eine Homöopathie zu urteilen, deren Gesetze und Möglichkeiten er nicht kennt. Solange ein Chefarzt bei der Visite die chronisch Gastritiskranke fragt, ob sie »denn auch richtig kaue« – solange also eine Magenschleimhautentzündung unter anderem noch auf mechanische Reize zurückgeführt wird, kann als empfohlene Therapie kaum mehr als eine Rollkur herauskommen.

Auf der anderen Seite werden wir dankbar annehmen, was moderne medizinische Diagnosetechnik uns anzubieten hat. Wenn das der Mediziner traditioneller Schule auch täte, das heißt, wenn er wenigstens eine Ahnung von der verfeinerten Diagnose- und Anamnesekunst der Homöopathie hätte, könnten sich beide medizinische Disziplinen freundschaftlich die Hand reichen. Jedoch hat der »polare Zunftgenosse« so EICHELBERGER »noch gar nicht begriffen, daß beides obligat ist. Er führt sich auf wie ein infantiler Autofahrer, der behauptet, weil ich doch einen modernen Wagen besitze, genügt mir auf alle Fälle die Handbremse.«[41] Welche Auswahlkriterien sind denn nun maßgeblich beteiligt, um in einem Krankheitsfall den möglichst ähnlichen Heilstoff zu finden?

Da ein einziges Pharmakon bei seiner Prüfung am gesunden Menschen natürlich hunderte, unter Umständen Tausende von Einzelsymptomen und Modalitäten in Erscheinung ruft, ist es sicher nicht möglich, diese alle zur Abdeckung mit einem entsprechenden Krankheitsbild zu bringen. Hier nun fand HAHNEMANN, daß vor allen Dingen zwei Hauptkriterien eine gute Mittelwahl begründen. Diese schrieb er nieder in den Paragraphen 7 und 153. Beginnen wir mit dem berühmten § 153:

---

[40] *Klassische Homöopathie,* Band I, S. 33.
[41] *Rundbrief zur Weiterbildung in Klassischer Homöopathie* vom 5.4.1994.

Die auffallenden Symptome

»Bei dieser Aufsuchung eines homöopathisch spezifischen Heilmittels sind allerdings die auffallenderen, sonderlichen, ungewöhnlichen und charakteristischen Zeichen und Symptome des Krankheitsfalles besonders und fast ausschließlich ins Auge zu fassen. Denn besonders diesen müssen sehr ähnliche in der Symptomenreihe der gesuchten Arznei entsprechen, wenn sie die passendste zur Heilung sein soll. Die allgemeinen und unbestimmten Symptome wie Appetitmangel, Kopfweh, Mattigkeit, unruhiger Schlaf, Unbehaglichkeit etc. verdienen in dieser Allgemeinheit, wenn sie nicht näher bezeichnet sind, wenig Aufmerksamkeit, da man so etwas Allgemeines fast bei jeder Krankheit und jederzeit sieht.«

Es geht also bei der Mittelwahl nicht um den pathologischen Prozeß oder den klinischen Namen der Krankheit, der hilft uns meist nur wenig bis gar nicht weiter. Es geht vorwiegend um die Beachtung der Symptome. Diese müssen allerdings mit größter Genauigkeit beobachtet und notiert werden. Und innerhalb dieser Symptome muß dann eine *Hierarchisierung*[42] nach ihrer Wichtigkeit vorgenommen werden. Wichtig in diesem Sinne ist, was sich während der Arzneimittelprüfung beim Gesunden als sogenanntes Leitsymptom herausgestellt hat, also ein Arzneimittelzeichen, das bei möglichst allen Prüflingen mit entsprechender Heftigkeit hervortrat.

Um das Gesagte an einem Beispiel anschaulich zu machen: Zwei Kinder, Brüder, sind völlig durchnäßt und durchgefroren nach Hause gekommen. Beide haben sich erkältet und bekommen hohes Fieber. Soweit sind sie sich noch ähnlich. Beide aber reagieren gemäß ihrer individuellen Wesensart (dem *ens naturale* des PARACELSUS entsprechend) völlig unterschiedlich, was die spezifische Symptomatik der Erkrankung angeht. Bei dem einen fängt alles ganz plötzlich an. Er bekommt schlagartig einen hochroten Kopf, weitgestellte Pupillen und dabei ein recht zorniges Gemüt. Er beginnt zu phantasieren, glaubt Gesichter vor dem Fenster zu sehen, beißt in sein Kissen und fordert die Mutter auf, das Licht auszumachen, weil dieses in den Augen schmerze.
Die Entwicklung bei dem anderen Jungen verläuft jedoch bei genauem Hinsehen ganz anders. Das Fieber bildet sich langsamer heraus, denn er hat schreckliche Angst im Dunkeln zu sein, ist totenblaß und sagt, an dieser Krankheit werde er bestimmt sterben.

[42] »Heilige Ordnung«, aus griech. *hieros* = »heilig, gottgeweiht« und *arche* = »Herrschaft«.

Wir sehen hierbei übrigens sehr schön, wie dieselbe die Lebenskraft zur Entgleisung bringende Störung, selbst unter Geschwistern zu völlig unterschiedlichen Reaktionsweisen führen kann. Möge niemand kommen und sagen, so etwas gäbe es nicht. Jede Mutter von mehreren Kindern wird sich bei genauem Nachdenken an derlei Unterschiede erinnern können.

Im ersten Fall haben wir eine vollkommene Entsprechung zu sechs Leitsymptomen, welche die *Tollkirsche* (**Belladonna**) bei einem gesunden Menschen zum Ausdruck bringt:

1. das plötzliche Auftreten der Symptome,
2. der hochrote Kopf,
3. das zornige Gemüt,
4. das Phantasieren von Wahnideen,
5. die Lichtscheu,
6. die Beißlust.

All diese Symptome deckt **Belladonna** in besonders auffälliger Weise ab. Der zweite Junge führt uns drei Leitsymptome vor, welche exakt auf den *blauen Eisenhut* (**Aconitum napellum**) hinweisen:

1. die Blässe,
2. die Angst vor Dunkelheit,
3. die Überzeugung, sterben zu müssen.

Wir sehen, daß bei dieser Anschauung das klinische Symptom Fieber nicht an die erste Stelle rückt – in bezug auf unsere Mittelwahl.

Der angehende Homöopath muß also lernen, seinen Blick zu schärfen für diese feinen Unterschiede, die bei rein klinischer Betrachtungsweise des »fieberhaften Infekts« einfach unter den Tisch fallen würden. Die oberflächliche Bezeichnung mag für beide Kinder gleich lauten: fieberhafte *Tonsillitis* (Mandelentzündung). Aber bereits hierbei kann es Unterschiede geben, indem nämlich der eine Junge auf genaues Nachfragen erklärt, sein Schmerz beim Schlucken sei allein auf die rechte Seite seines Halses beschränkt, wohingegen der andere sagt, bei ihm sei es genau die andere Seite.

Die starke Rechtsseitigkeit der Beschwerde bei dem einen Jungen würde in diesem Fall die **Belladonna** bestätigen, wohingegen wir uns beim zweiten Jungen darüber klar werden müssen, wie hochkarätig wir dieses Symptom der Linksseitigkeit bewerten wollen. Ist es »sonderlicher, charakteristischer« (im Sinn des § 153) als die Blässe und Dunkelangst, oder können wir es bei unserer Mittelwahl vernachlässigen?

Ist beispielsweise das Innere des Halses auf dieser Seite zusätzlich blaurot verfärbt, wird sich die Waagschale bei der Wahl des zu verabfolgenden Mittels wohl mehr und mehr **Lachesis**, der *Grubenotter,* zuneigen, weil diese bei den Arzneimittelprüfungen am Gesunden vorwiegend linksseitige Beschwerden und eben diese blauroten Verfärbungen erzeugen konnte.

Wir sehen also, die richtige Anwendung der homöopathischen Gesetze erfordert, daß wir über die exakte Beobachtung der Phänomene hinaus auch eine Hierarchisierung nach deren Bedeutung vornehmen und uns entscheiden, welche Rangordnung nach Wichtigkeit wir ihnen geben.

Betrachten wir nun ein wenig näher den oft mißverstandenen § 7 »Gesamtheit der Symptome«. Dort spricht HAHNEMANN unter anderem davon:

»Wenn er (der Arzt) aber an einer Krankheit nichts wahrnehmen kann als die Krankheitszeichen, so müssen es – unter Berücksichtigung etwaiger Miasmen und der Nebenumstände auch einzig die Symptome sein, durch welche die Krankheit die zu ihrer Hilfe geeignete Arznei fordern und auf dieselbe hinweisen kann. Also muß die Gesamtheit dieser ihrer Symptome **dieses nach außen reflektierende Bild des inneren Wesens der Krankheit, das heißt des Leidens der Lebenskraft** das Hauptsächlichste und Einzigste sein, wodurch die Krankheit zu erkennen geben kann, welches Heilmittels sie bedürfe, das einzige, was die Wahl des angemessensten Hilfsmittels bestimmen kann. Mit einem Worte, die Gesamtheit der Symptome muß für den Arzt das hauptsächlichste, ja einzige sein, was er an jedem Krankheitsfalle zu erkennen und durch seine Kunst **wegzunehmen hat,** damit die Krankheit geheilt und in Gesundheit verwandelt werden kann.«

Hier kann natürlich nicht die Rede davon sein, daß jeweils alle in einem Krankheitsfall in Erscheinung tretenden Symptome und Symptömchen von unserer gewählten Medizin abgedeckt sein müssen. Wir sollen sie möglichst *alle* in unsere Betrachtung mit aufnehmen, das wohl. Dann aber beginnt selbstverständlich die Auswahl der Zeichen und Modalitäten nach

Maßgabe des vorbesprochenen § 153. Gemeint ist hier eigentlich ganz un-mißverständlich – denn es erscheint sogar bei HAHNEMANN fettgedruckt – daß die Krankheit dem aufmerksamen Beobachter durch eben diese Gesamtheit ihrer Symptome das nach außen reflektierende Bild des inneren Wesens offenbare, also den ihr innewohnenden *Archäus* oder *Genius* oder ihr »wahres Gesicht«. Das wird auch ganz deutlich, wenn man bedenkt, daß sich dieser Paragraph vor allem auf chronische Erkrankungen bezieht, – wie auch aus dem vorangestellten Einschub ersichtlich wird, wo HAHNEMANN eben »etwaige Miasmen und Nebenumstände« mit berücksichtigt wissen will.

Noch deutlicher wird es, wenn wir den § 258 betrachten, wo der Meister gleichsam eine Synthese aus § 7 und § 153 schafft, wenn er davon spricht, daß stets nur »diejenige unter den arzneilichen Krankheitspotenzen Beachtung und Vorzug verdient, welche in dem jedesmaligen Krankheitsfall der Gesamtheit der charakteristischen Symptome am treffendsten an Ähnlichkeit entspricht«.

Die Homöopathie wird – vor allem bei der Behandlung der chronischen Erkrankungen – zur Farce, wenn wir das mißverstehen und reine Symptomen-Abdeckerei betreiben. Hier ist der ganze Arzt gefordert, der Wissenschaftler, der mit penibler Sorgfalt diese Zeichen ordnet, und der Heilkünstler, der hinter ihnen den roten Faden erkennt, der Zuordnungen schafft, ein geistiges Band knüpft und seine Instinkte walten läßt. Dabei müssen Wissen, Erfahrung und Intuition einander aufs Fruchtbarste durchdringen, sonst wird und kann solch einem Heiler auf Dauer kein Erfolg beschieden sein.

Natürlich können und sollen wir in solch komplizierten Fällen den Wust an Zeichen und Modalitäten auch einem Rechner – sprich Computer eingeben. Der wird zwar nur so gut rechnen können, wie wir ihn füttern, kann uns die Arbeit jedoch erleichtern. Sein Ergebnis wird so vollkommen sein, wie wir perfekt waren bei der Hierarchisierung wichtiger Symptome und etwaige die Krankheitserscheinungen auslösende Faktoren.

Um etwas anschaulicher zu machen, was mit der »Gesamtheit der Symptome« ganz sicher nicht gemeint ist, sei hier eine Begebenheit geschildert, die

sich vor vielen Jahren ereignete: Damals suchte mich eine Krankenschwester aus der Schweiz auf mit der Frage, wie sie sich die Arzneimittelbilder besser einprägen könne, sie käme beim Lernen immer ganz durcheinander. Bereits ahnend, wo ihr Mißverständnis begann, fragte ich sie, wie sie denn beim Lernen vorginge.
Sie antwortete, sie nehme sich jeden Tag ein Mittelbild vor und versuche dann, es sich möglichst auswendig herzusagen. Am nächsten Tag sei sie verwirrt über viele dem vorher eingelernten Mittel ähnliche Symptome bei der nächsten Arznei, so daß sie »schier verzweifle«. Ich machte sie darauf aufmerksam, sich vor allem die Leitsymptome einzuprägen und forderte sie auf zu versuchen, mehr und mehr ein Gespür dafür zu entwickeln, »wes Geistes Kind« solch ein Heilstoff sei. Sie solle sich die Mittel mit »Gesichtern« vorstellen, ihre ureigene Wesenheit betrachten, und da unterscheidet sich dann eben das Phosphor-Wesen vom Arsen-Wesen doch sehr deutlich.[43]

Es dauerte einige Zeit, bis sie begriff. Ich konnte mir ein Schmunzeln nicht verkneifen, denn ich mußte an meinen verehrten Meister EICHELBERGER denken, welcher – seine Kolloquien des öfteren mit allerlei Späßen und Stilblüten verzierend – einmal von sich gegeben hatte: »Die Schweizer sind ganz Nette, – wenn sie die Homöopathie begriffen haben, sind sie ganz begeistert, aber bis sie es begriffen haben, dauert's eine Zeit.«

Selbstverständlich ist das homöopathische Gesetz auch auf einer rein materialistisch-korporalen Ebene wirksam. Das entspricht einer Art »Primitiv-Homöopathie«, welche aber nichtsdestoweniger bisweilen sehr wirkungsvoll sein kann. Auch HAHNEMANN hatte das erkannt, und er spricht in seiner Einleitung zum »*Organon der Heilkunst*«[44] davon. Einige kurze Zitate mögen hier genügen.

---

[43] Dem um tieferes Verständnis der »Signaturen« der Arzneimittel bemühten Leser seien zwei hervorragende Bücher zu diesem Thema empfohlen: 1. EMIL SCHLEGEL, *Die Religion der Arznei,* Verlagsbuchhandlung J. Sonntag (antiquarisch), Regensburg; 2. RUDOLF HAUSCHKA, *Substanzlehre,* Verlag V. Klostermann, Frankfurt. Letzteres ist aus dem Geist der Anthroposophie heraus geschrieben und hat mir selbst unschätzbare Dienste zum tieferen Verstehen vieler Phänomene geleistet.
[44] Vgl. S. 27-33 der Ausgabe 6 B von KURT HOCHSTETTER, Haug-Verlag Heidelberg.

WAS IST HOMÖOPATHIE?

»Auf frisch erfrorene Glieder legt man gefrorenes Sauerkraut oder reibt sie mit Schnee. Eine mit heißer Brühe begossene Hand hält der erfahrene Koch dem Feuer in einiger Entfernung nahe und achtet den dadurch anfänglich vermehrten Schmerz nicht, und da er aus Erfahrung weiß, daß er hiermit in kurzer Zeit, oft in wenigen Minuten, die verbrannte Stelle zur gesunden, schmerzlosen Haut wiederherstellen kann …

Andere verständige Nichtärzte, zum Beispiel die Lackierer, legen auf die verbrannte Stelle ein ähnliches Brennen erzeugendes Mittel, nämlich starken wohl erwärmten Weingeist oder Terpentinöl und stellen sich binnen weniger Stunden wieder her, während kühlende Salben, wie Sie wissen, das in ebensovielen Monaten nicht erreichen und kaltes Wasser das Übel nur schlimmer macht …«

HAHNEMANN bringt dann noch ein weiteres Beispiel, bei dem ein verbrühter Arm, auf diese konträre Weise behandelt, erst nach 14 Tagen und unter großen Schmerzen sowie einer ausgedehnten Entzündung sich langsam zur Heilung anschickte.

»So ließ JOHN BELL einer verbrühten Dame den einen Arm mit Terpentinöl benetzen, den anderen aber in kaltes Wasser tauchen. Der eine Arm befand sich schon nach einer halben Stunde wohl; der andere fuhr 6 Stunden fort zu schmerzen. Wenn er nur einen Augenblick aus dem Wasser gezogen wurde, empfand sie daran weit größere Schmerzen und er bedurfte weit längere Zeit zur Heilung als der erstere.«

Wenn wir über solch kosmische Gesetzmäßigkeiten Bescheid wissen, liest es sich wie Hohn, wenn eine Fernseh-Moderatorin in einer der großen TV-Zeitschriften zum Thema Verbrennungen mit der Überschrift »Schmerz mit kaltem Wasser löschen!« Millionen von Lesern empfiehlt: »Bei Verbrennungen ist kaltes Wasser Erste-Hilfe-Maßnahme!« und weiter ausführt, daß man den in ein Becken mit kaltem Wasser gehaltenen Arm dort »zwischen 10 und 30 Minuten« belassen solle. »Ob die Zeit ausreicht oder nicht, merken Sie daran, daß sich der Schmerz sofort wieder verschlimmert, wenn Sie die verbrannte Stelle aus dem Wasser ziehen.« Un-heilige Einfalt! Die Flüche zehntausender »gebrannter« Hausfrauen, die dieses Rezept befolgen, müßten ihr eigentlich in den Ohren klingen. Ein gebranntes Kind scheut das Wasser! – könnte man auch sagen.

Der sogenannte »Primitive« einer tropischen Insel legt sich ja auch kein Eis auf, wenn er beim Fischen in Berührung mit einer Feuerqualle gekommen ist. Wer je solch wenig liebevollen Hautkontakt mit diesen Tieren hatte, weiß, wie geradezu höllisch dieser Schmerz sein kann und daß die probate

Erste-Hilfe-Maßnahme darin besteht, sich Zitronensaft, Essig, Alkohol oder vergleichbar Saures oder Brennendes auf die verbrannte Stelle zu träufeln. Was ein echter Beduine ist, der trinkt in der Hitze der Wüste keine eisgekühlte Cola, sondern nach wie vor seinen heißen Minzentee mit Mandeln.

EDUARD SIECKMANN erzählt in seiner Arbeit »*Die älteste homöopathische Heilung*« von der Verletzung des Telephos, des Königs von Mysien, durch Achill mittels dessen Wurfspeer. Die Wunde schwärte und wollte nicht heilen. Die mystische Antwort des befragten Orakels lautete: »Der die Wunde schlug, der heilt sie auch.« Man rätselte, wie das zu bewerkstelligen sei und brachte den kranken König zu Achill. Erst dem schlauen Odysseus, so heißt es, soll eingefallen sein, letzteren dazu anzuregen, dem Gegner großzügig seinen Speer zur Verfügung zu stellen. Von dessen Spitze schabten die Ärzte auf sein Geheiß hin Rost ab – (viel scheint er ihn nicht benutzt zu haben zu jener Zeit, der Achill) – und streuten ihn auf die Wunde, woraufhin diese sich in kurzer Zeit schloß. Ein »Ähnliches« also heilte die Wunde – Rost, ein Oxydationsprodukt des Eisens.[45] EURIPIDES hat später diese Geschichte zum Anlaß einer »homöopathischen« Tragödie mit dem Titel »*Telephos*« genommen, in der er HIPPOKRATES auftreten läßt mit Sätzen wie: »Durch das Ähnliche entsteht eine Krankheit und durch das Ähnliche, das man anwendet, werden aus Kranken Gesunde gemacht.«

Ein letztes Beispiel sei hier noch angeführt, zum einen, weil es unter Umständen von praktischer Bedeutung für den Leser sein kann, im betreffenden Fall hierüber Bescheid zu wissen, zum anderen, weil es eine gute Überleitung zu unserer ersten Fallgeschichte darstellt.

In der »*Erlösung durch die Schlange*« des tiefsinnigen deutschen Geisteswissenschaftlers und Esoterikers Herbert Fritsche[46] findet sich eine Stelle, in der er von einem königlichen Hofbarbier namens JOHN DIETZ spricht, der bei einer Rast von einer Kreuzotter in den Finger gebissen wurde. Jenem fiel ein, bei dem Paracelsus-Verehrer CROLLIUS gelesen zu haben, man

---

[45] In *Deutsche Zeitschrift für Homöopathie* 1942, Heft 8.
[46] Verlag Otto Burgdorf, 35094 Göttingen.

müsse in einem solchen Fall die erlegte Schlange selbst zum Heilmittel machen. Also erstach er das Reptil mit seinem Degen und nahm es mit zu seinem Gasthof, wo er den Wirt bat, die Schlange abzuziehen und ihm Fett und Leber ausgebraten zu bringen. Inzwischen war ihm der Arm bis zur Schulter angeschwollen, und er selbst sah leichenblaß aus. Der Wirt tat, wie ihm geheißen.

»Indes hatte ich ein gut Teil von Theriak[47] aus meiner Feldkiste eingenommen, als er mir den Tiegel mit der ausgebratenen Leber und Fett ins Bett brachte. Ich schmierte damit meinen Arm und Hand recht durch, deckete mich zu und war eingeschlafen. Nach drei oder vier Stunden wachte ich auf und war zur großen Verwunderung aller, so fleißig nach mir gesehen, Geschwulst und Schmerz weg. – Das war eine geschwinde Kur, welche die Leute dort anmerkten!«

Hätte ein Arzt aus unserer Verwandtschaft hiervon Gebrauch machen können, wäre aller Voraussicht nach nicht geschehen, was passierte, und er hätte den Bericht von JOHN DIETZ bestätigen können. Die folgende Schilderung fügt sich hier gut ein, denn sie beleuchtet das Gesetz von der notwendigen Ähnlichkeit des Heilstoffes noch von einer höheren Warte aus.

Begegnung mit der dunklen Seite
(Sepsis)

Es war auf einer Fahrt durch Südfrankreich, als dieser Arzt von einem natürlichen Drang – im wahrsten Sinne dieses Wortes – »angehalten« wurde, sein Fahrzeug zu verlassen, um in einem nahegelegenen Gebüsch einem notwendigen Geschäft nachzugehen.

Für seine Frau muß es ein sehr komischer Anblick gewesen sein, als er plötzlich mit heruntergelassenen Hosen wild gestikulierend auf sie zukam

---

[47] »Der Theriak«, bis zum 18. Jh. eines der bekanntesten Arzneimittel, das als wirksam gegen alle Gifte galt. Theriak wurde nach verschiedenen Rezepten aus vielen Bestandteilen zusammengestellt, unter anderem aus Theriakwurzel (z.B. Angelika, Pimpinelle), Opium und Schlangenfleisch. Die am weitesten verbreitete Vorschrift ging auf den Leibarzt NEROS, ANDROMACHUS, um 60 n. Chr., zurück: »THERIAKA ANDROMACHI«.

und laut schrie: »Eine Schlange hat mich gebissen!« Sie wollte sich fast ausschütten vor Lachen bei dem Gedanken, was ihrem immer zu Späßen aufgelegten Gatten wieder einmal eingefallen war, um sie zu erheitern. Das änderte sich allerdings schnell, als sie die Bißstelle an dessen Bein sah, die unmißverständlich anzeigte, daß ihr Mann diesmal nicht scherzte. Leider hatte er die Schlange nur einen kurzen Augenblick lang gesehen und konnte, als sie in einer Klinik der näheren Umgebung von Lyon angekommen waren, ihren Namen nicht angeben. So rätselte man herum, und die Sache wurde wegen der Unsicherheit der Ärzte in bezug auf das zu gebende Serum heruntergespielt. Daraufhin ließ sich unser Freund von einem Kollegen aus Deutschland mit dem Krankenwagen in Lyon abholen.

Aufgrund seiner Beschreibung und der geographischen Lage konnte es sich eigentlich nur um eine Aspis- oder eine Sandviper gehandelt haben.
Aber diese Angaben waren auch seinen Kollegen in Deutschland zu ungenau. So bekam er, man höre und staune – Antibiotika.[48] Was es in einem solchen Zusammenhang an »Erregern« zu vernichten galt, wird mir ewig ein Rätsel bleiben, jedenfalls wurde mit dieser »Therapie« wohl mehr seine Abwehr vernichtet, und gerade die hätte er jetzt gebraucht. Inzwischen war das Bein – nach Aussage seiner Frau – blauschwarz geworden.

Aus einer übergeordneten Sicht der Dinge kann man sich nun einige Gedanken machen, warum sich ein starker, gesunder – und das war er nun wirklich Zeit seines Lebens gewesen – dreißigjähriger Mann eine Situation sucht, wo er erstmals wirklich in Kontakt mit der dunklen »kränkenden« Seite des Lebens kommt. Wird dieser Gegenpol lange gemieden, – und wenn auch nur unbewußt, so kommt er eines Tages mit umso größerer Heftigkeit auf uns zu. Warum in Form einer Schlange? Dazu gäbe es einiges zu sagen, aber wir wollen die Gutmütigkeit des Lesers, solchen Gedankengängen zu folgen, nicht übermäßig strapazieren.

Inzwischen war ein Zustand erreicht, der den Kollegen dieses Mannes nahelegte, sein Bein zu amputieren. Und in dieser Not muß er seiner Frau zu

---

[48] Ein Antibiotikum ist ein Mittel, was sich genau genommen »gegen das Leben« richtet, griech. *anti* = »gegen« und griech. *bios* = »das Leben«; gegen alles Leben, wohlgemerkt, nicht nur gegen etwaige »böse« Erreger.

verstehen gegeben haben, daß er nun sogar bereit wäre, »Homöopathie zu nehmen«. Jedenfalls rief diese bei mir an und erbat Hilfe für ihren Mann, mit dem Hinweis, er selbst habe danach verlangt. Im Gegensatz zu ihm war seine Frau »unserer Art zu therapieren« stets aufgeschlossen gegenübergestanden, und so gab ich ihr zwei Mittel durch, mit der Bitte, sie schnellstmöglich zu besorgen.

Ich hielt mich dabei nur an die Causa und die Idee, daß man die Schlange mit der Schlange heilt – mit einer »ähnlichen« wohlgemerkt; (ähnlich, das will sagen, es muß eine Schlange sein, deren Biß primär vergiftende Auswirkungen auf das Blut erzeugt, nicht aber auf Nerven, Atemzentrum und Herz, wie das zum Beispiel bei einer Kobra der Fall wäre). Das heißt, selbst wenn wir die Schlange nicht gesehen haben, so können wir doch aus den Auswirkungen der Bißwunde Rückschlüsse auf ein ähnliches Mittel ziehen.

Sehen wir im »*Kentschen Repertorium*« nach,[49] so finden sich folgende relevante Rubriken:

ALLGEMEINES / WUNDEN / BISSE VON GIFTIGEN TIEREN und	(14 Mittel)	I, 454
EXTREMITÄTEN / FARBE / BLAU	(13 Mittel)	II, 413

Für den Fall, daß die schwärzliche Verfärbung weiter zunehmen würde, hielt ich noch die folgenden Abschnitte bereit:

EXTREMITÄTEN / FARBE / DUNKELFARBIG	(1 Mittel)	II, 413

und

EXTREMITÄTEN / FARBE / SCHWARZ	(3 Mittel)	II, 414

---

[49] Die römischen Ziffern bezeichnen die entsprechenden Bände der dreibändigen Ausgabe des »KENT«, erschienen im Haug-Verlag, Heidelberg.

In den gesamten Spalten mit Verfärbungen verschiedener Farbtöne auf diesen zwei Seiten des *»Kentschen Repertoriums«* wimmelt es nur so von Schlangen und anderen giftigen Tieren wie zum Beispiel der **Tarantel**.[50]

Ich entschied mich vorderhand für **Lachesis**, die ***Grubenotter.*** Ich regte an, es in einer LM 12[51] zu besorgen. Zwei weitere Medizinen ***(welche?)*** hielt ich in Reserve.[52] hielt ich in Reserve. Bei einer davon hatte ich die Idee der allgemeinen »Fleischvergiftung« durch biologische Gifte im Auge, bei der anderen wiederum eine Schlange. Das Bein wurde relativ schnell besser, die Verfärbung löste sich auf und von der angedrohten Amputation mußte kein Gebrauch gemacht werden. Jedoch einen Jünger für die Homöopathie habe ich nicht gewinnen können.

In HERBERT FRITSCHES Biographie über HAHNEMANN[53] – der wohl besten Lebensbeschreibung des Meisters – heißt es:

»Hahnemann hat – wir erinnern uns, daß sein Wahlspruch ›Aude sapere!‹ sowohl das ›Wagnis des Weiseseins‹ als auch das des Schmeckens befiehlt – viel Bitteres geschluckt. Viel Gift ist in seinem Leben. Es kann nicht anders sein, denn nie zuvor hat sich ein Arzt so wie er mit dem Gift eingelassen. Die Homöopathie zeigt und schafft nicht nur die universale, kunstgerechte Nutzbarmachung des Giftigen für den Kranken, sie bringt vielmehr solche Möglichkeiten erst dadurch zustande, daß sie den Gesunden den Giften aussetzt; sie führt den Gerechten ›methodisch in Versuchung‹ und macht dadurch Heilung möglich. Arznei ist in jedem Falle Gift. Wer Arzt sein will, muß das Giftige der Arzneien im Selbstversuch, muß es vom Gesundsein, das dadurch krank wird, muß es von der Erzeugung tausendfältiger Vergiftungen und ihrer Symptome her erkunden und erleiden.«

Der zeit seines Lebens gesunde *Doctor medicinae,* unser von der Schlange gebissener Freund, holte sich diese Arzneimittelbegegnung mit dem Pharmakon Schlangenbiß – wunderlich-wundervolles Gesetz – ganz sicherlich nicht zu-fällig.

---

[50] **Tarantula hispanica** und **tarantula cubensis.**
[51] Siehe Anmerkungen über das **Potenzieren** im Kapitelteil »Über die geistartig gemachte Wirkung der Arznei«.
[52] Wer Spaß daran hat, mit dem »Kentschen Repertorium« zu arbeiten, um seine diesbezüglichen Schlüsse selbst zu ziehen und dabei zu lernen, möge das tun. Wer es sich einfach machen will, kann jedoch auch im Anhang die Auflösung nachsehen. Dies gilt für alle folgenden derartigen Angebote zum Selbstsuchen.
[53] FRITSCHE, HERBERT: *»SAMUEL HAHNEMANN – Idee und Wirklichkeit der Homöopathie«,* Verlag Ullrich Burgdorf, 35094 Göttingen.

WAS IST HOMÖOPATHIE?

In alten Sprachen finden wir häufig Wörter, in denen die Polaritäten des Lebens noch vereint Ausdruck fanden. So kann das Wort *pharmakon* einmal »Gift« und ein anderes Mal »Heilmittel« bedeuten. Im Englischen ist das Wort *gift* gleichbedeutend mit »Geschenk, Gabe«, was der mittelhochdeutschen Bedeutung entspricht.

»Wir suchen unsere Probleme, weil wir die Geschenke brauchen, die dahinter verborgen sind«, sagt RICHARD BACH, der Autor des berühmten Buches »*Möve Jonathan«,* und wir suchen uns die Portion »Gift« im Leben, die uns den Tod ein wenig fühlen läßt, auf daß wir um so mehr zum Leben erwachen.

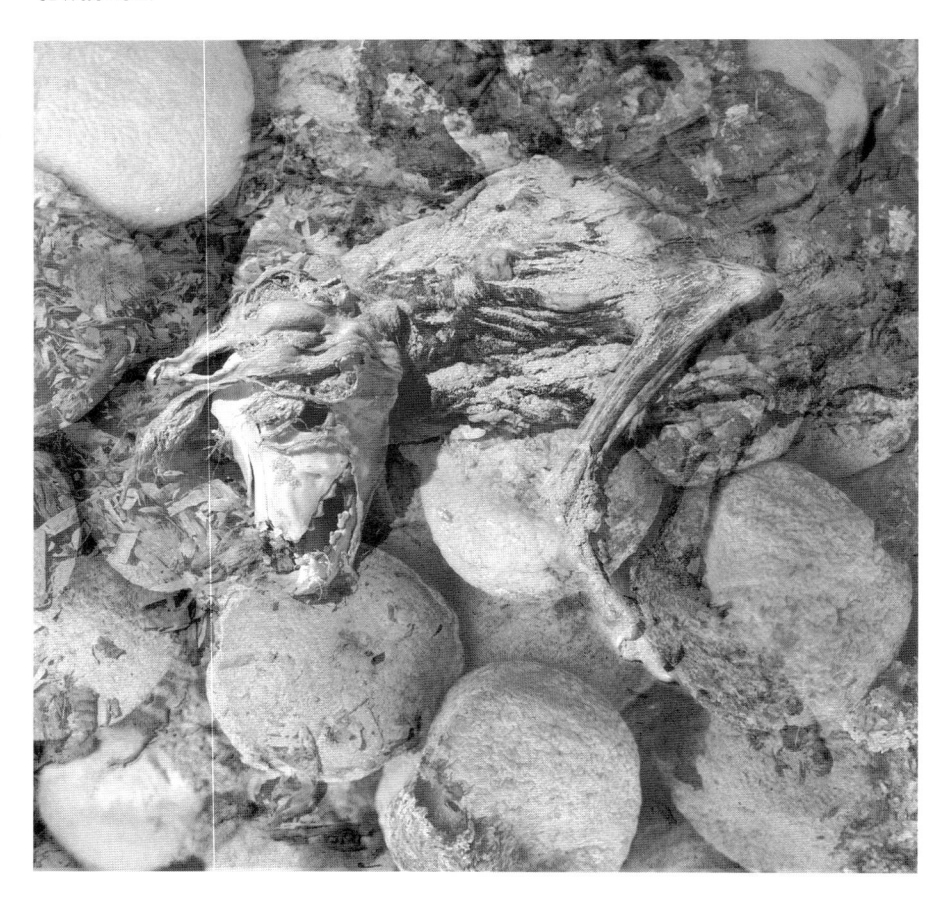

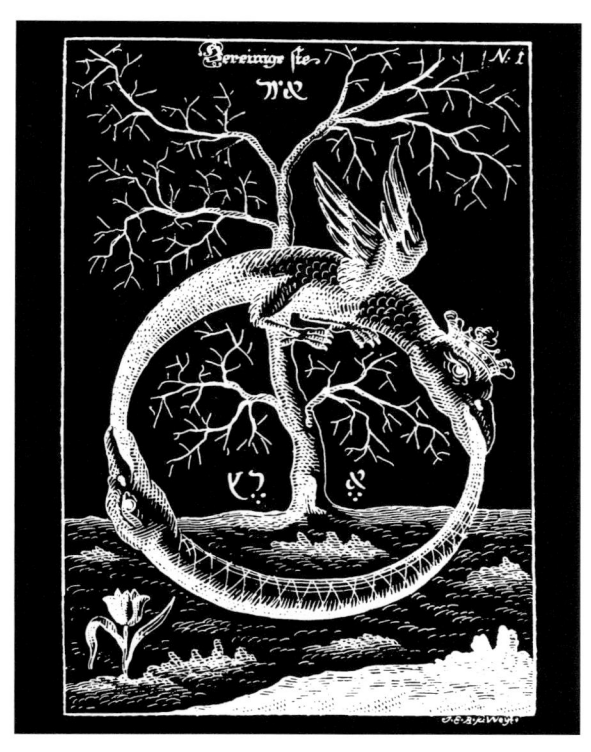

Solve et coagula – Löse und Verbinde
Vereinige das was oben ist mit dem was unten ist (Geist und Materie)

Schlange und Drache sind uralte Symbole für Heilkunst und Lebenskraft. Durch die Schlange ist der Mensch aus dem Paradies – der All-Einigkeit – gestürzt in die Ver-zweifachung (Verzweiflung). Er erlebt die Welt gespalten in Gegensätze. Durch die Schlange wird er aber auch wieder erhöht und geeint. Das war die tiefere Bedeutung der Begegnung Kranker mit den harmlosen Nattern des griechischen Heilgottes Aeskulap in Epidauros. Die Verletzung durch die Schlange »kränkt«. Die Wieder-Begegnung mit ihr macht heil, führt den Menschen zurück zu seiner Ganzheit, wie sie im Sinnbild des ewigen Uroboros, der Schlange die sich in den Schwanz beißt, gegeben ist. Ihre Aufrichtung ist gleichbedeutend mit der Wiederaufrichtung der Lebenskraft und ihrer sinnvollen Beherrschung durch den Menschen. Die Inder sprechen von der Kundalini-Energie und meinen damit die Erweckung der Schlangenkraft, die zusammengerollt (»kundala« = zusammenrollen) am untersten Ende der Wirbelsäule ruht.

Prüfung der Arzneien am gesunden Menschen

In den §§ 118 - 145 des »*Organon*« spricht HAHNEMANN von der Prüfung der Arzneien am gesunden Menschen; es ist die dritte Säule des heiligen Tempels der Homöopathie.

Jedes Pharmakon besitzt ein eigenes, unverwechselbares, am gesunden Menschen geprüftes Arzneimittelbild. In § 118 des »*Organon*« heißt es:

»Jede Arznei zeigt besondere Wirkungen im menschlichen Körper! welche von keinem anderen Arzneistoff verschiedener Art genau so erzeugt werden.«

Diese besonderen Wirkungen vor allem versucht der Homöpath ins Auge zu fassen und bei seiner Mittelwahl dann später mit den Symptomen seines Patienten zur Deckung zu bringen. Das ist es, was ein gutes Simile (der Krankheit ähnliches Mittel) ausmacht. Es muß gesagt werden, daß es für einen Krankheitsfall durchaus mehrere gute bis hin zu einem einzigen, ausgezeichneten Simile geben kann. Letzteres würde man dann als Similimum (das der Krankheit ähnlichste Pharmakon) ansprechen.

Bei solch einer Prüfung wird einer Gruppe von freiwilligen Prüflingen das Mittel wiederholt in seiner mehr oder weniger toxischen Form verabreicht, solange, bis bei allen Beteiligten die charakteristische Symptomatik in Erscheinung tritt.

Dazu die Aussage des § 126 »*Organon*«:

»Die Versuchsperson muß vor allen Dingen als glaubwürdig und gewissenhaft bekannt sein. Sie muß sich während des Versuchs vor Anstrengungen des Geistes und Körpers, vor allen Ausschweifungen und störenden Leidenschaften hüten. Keine dringenden Geschäfte dürfen sie von der gehörigen Beobachtung abhalten. Sie muß mit gutem Willen genaue Aufmerksamkeit auf sich selbst richten und dabei ungestört sein. In ihrer Art gesund an Körper muß sie auch den nötigen Verstand besitzen, um ihre Empfindungen in deutlichen Ausdrücken benennen und beschreiben zu können.«

Die Aufzeichnung geschieht nach dem Kopf-Fuß-Schema, das heißt, zuerst registriert man, so sich das ergibt, die geistig-seelischen Abnormitäten, sodann die Symptome im Kopfbereich, den Augen, den Ohren, der Nase, dem Mund bis hinunter zu den Füßen. Dabei fällt auf, daß jedem dieser zu prüfenden Stoffe etliche Merkmale zu eigen sind, die besonders kraß bei allen Prüflingen hervortreten. Diese bezeichnet man, wie schon erwähnt, als die Leitsymptome.

Darüber hinaus ergeben sich bei all diesen Prüfungen auch noch spezielle Modalitäten zur genauen Bestimmung des Symptoms. In § 133 (Modalitäten) macht das HAHNEMANN auf folgende Weise deutlich:

»Es ist zu beobachten:

1. ob das Symptom durch Bewegung des eben leidenden Teils,
2. durch Gehen in der Stube oder in freier Luft,
3. durch Stehen, Sitzen oder Liegen sich vermehrt, vermindert oder vergeht und etwa in der ersten Lage wiederkommt!
4. ob durch Essen, Trinken oder eine andere Bedingung sich das Symptom ändert!
5. ob durch Sprechen, Husten oder Niesen oder bei einer anderen Verrichtung des Körpers eine Änderung zu beobachten ist!
6. zu welcher Tages- oder Nachtzeit es sich hauptsächlich einzustellen pflegt. Durch diese Modalitäten wird das jedem Symptom Eigentümliche und Charakteristische offenbar.«

Hier nun wird bereits deutlich, daß der therapeutische Spielraum eines einzigen Heilstoffes ein enorm großer ist, so daß ihm eine ganze Anzahl der verschiedenartigsten Krankheitsvorgänge zugeordnet werden können. Umgekehrt können sehr viele unterschiedliche Mittel ein einziges markantes Symptom wie beispielsweise Schlaflosigkeit abdecken, weil eben viele Substanzen auch eine solche beim Probanden hervorgebracht haben. Voraussetzung ist allerdings, daß noch andere Symptome des Patienten mit einer der hierfür in Frage kommenden Medizinen in Übereinstimmung sind.

Das ist natürlich nicht gerade leicht zu verstehen für einen Mediziner entgegengesetzter Denkungsart, denn es wird ihm nur schwer einleuchten, daß man mit demselben Arzneistoff einmal einen Schnupfen, zum anderen eine Mandelentzündung, dann schließlich gar eine Eierstockentzündung und zu guter Letzt auch noch einen Rheumatismus mit Erfolg behandeln kann. Es erzeugt bestenfalls eine anfängliche Hilflosigkeit.

Aus all diesen Erfahrungen und Prüfungen diverser Arzneien am gesunden Menschen entstanden die ersten sogenannten Arzneimittellehren, mit den mehr oder weniger vollständigen Prüfungsprotokollen. Interessanterweise stellt sich jetzt heraus, daß die mit sicherem Instinkt von HAHNEMANN als erste geprüften Arzneien auch heute noch jene sind, welche sich als die wichtigsten bei der Behandlung vor allem der chronischen Erkrankungen erwiesen haben.

Es gibt nun inzwischen Dutzende dieser Arzneimittellehren. Eine solche bezeichnet man als »Materia medica«. Allen voran geht die sechsbändige »*Reine Arzneimittellehre*« von S. HAHNEMANN. Der interessierte Leser wird sich vielleicht eine davon anschaffen wollen. Für den Anfänger gut verwendbar ist die von WILLIAM BOERICKE, »*Homöopathische Mittel und ihre Wirkungen*«.[54] Sie enthält ausführliche Angaben über die einzelnen Mittel, deren Prüfungssymptome ebenfalls nach dem Kopf-Fuß-Schema eingeteilt und beschrieben sind.

Ein versierter Praktiker wird immer mehrere Arzneimittellehren sein eigen nennen. Hierdurch ist es ihm möglich, vergleichende Arzneimittelstudien zu betreiben und die Heilstoffe von den verschiedensten Seiten zu betrachten und kennenzulernen.

Wir unterscheiden *Arzneimittellehren* und *Arzneimittelbilder*. Arzneimittellehren geben immer, die reinen Prüfungssymptome wieder.

Im »*Kompendium der Homöopathischen Arzneisymptome*« von GERT WITTE (siehe Bibliographie) zum Beispiel sind die Symptome in der dreistufigen Wertigkeit aus dem »*Kentschen Repertorium*« übernommen und telegrammstilartig angeordnet. Es gibt auch »vergleichende Arzneimittellehren« wie zum Beispiel die von E. A. FARRINGTON.

Demgegenüber wird in den sogenannten Arzneimittelbildern versucht, Prüfungssymptome in Verbindung mit Erfahrungen am Patienten und tatsächlich erfolgten Heilungen durch das beschriebene Mittel anschaulich darzustellen.

---

[54] Verlag Margarete Harms, Leer.

Mit am bekanntesten sind die »*Kentschen Arzneimittelbilder*« und die 3- bzw. 10-bändige Ausgabe der »*Praktischen Materia Medica*« von JOHN HENRY CLARKE.

Warum nun bieten so viele Herstellerfirmen heutzutage Präparate an, in denen mehrere Mittel zum Teil in Urtinktur, das heißt unverdünnt, zum Teil in Tiefpotenzen miteinander vermischt sind? Sicher geschieht es auch, um all denen gerecht zu werden, die sich die Sache etwas leichter machen wollen.

Das geht zurück bis auf MORITZ MÜLLER, den Antipoden HAHNEMANNS, der wohl als einer der ersten – befangen in starren Denkmustern – forderte, man müsse die klinisch-pathologische Seite einer Erkrankung bei der Wahl des homöopathischen Mittels mit berücksichtigen. Das führte dann in der Folgezeit zu der sogenannten »kritisch-wissenschaftlichen Richtung« der Homöopathie, welche sich – gestützt auf die sogenannten WOLFschen Thesen – bis auf den heutigen Tag hartnäckig gehalten hat.

Der schlechte Kompromiß bestand einfach darin, daß man versuchte, nach klinischen Krankheitsbildern homöopathisch zu verordnen. Hierdurch wurde die Homöopathie verwässert, und die Erfolge blieben aus, was der Idee der »Reinen Lehre« schadete und das Aufblühen der Homöopathie in Deutschland um Jahrzehnte verzögerte. Es ist ja eben gerade ein Spezifikum dieser Heilkunst, präzise nach den individuellen Symptomen ihr Heilmittel finden zu können.

So werden zum Beispiel von diversen naturheilkundlich orientierten Pharma-Unternehmen unter anderem homöopathische »Allround-Kopfschmerz-Mittel« angeboten: Bei ihrer Komposition werden Pharmaka miteinander vermischt, die unter vielen anderen Symptomen auch eine Kopfschmerz-Komponente aufweisen.

Bei einem derartigen Verfahren wird außer acht gelassen, daß jeder natürliche Heilstoff in der Gesamtheit seines Wesens einzigartig und unverwechselbar ist, gemäß dem Boden, auf dem er wächst, beziehungsweise der Welt, in der er zu Hause ist. So gibt es also auch im Reich der Metalle, Mineralien, Pflanzen und Tiere Sympathien und Antipathien.

Um es deutlicher zu sagen: Auch dem homöopathischen Neuling wird unschwer einleuchten, daß zwei so verschiedenartige Tiere wie der **Tintenfisch** (Sepia) und die **Grubenotter** (Lachesis) sich nicht gerade gut sein würden, wenn sie sich begegneten, – was sie ohnehin nicht tun, da sie in völlig verschiedenen Welten leben. Die aus ihnen gewonnenen Pharmaka haben sich jedoch als besonders wirkungsvoll bei diversen klimakterischen Beschwerden der Frau herausgestellt.

Trotzdem würde kein klassischer Homöopath auf die Idee kommen, die beiden Mittel in einem Fläschchen miteinander zu vermischen, da sie so grundverschieden voneinander sind, daß das eine das andere in seinem spezifischen Wirkungsspektrum behindern würde.

Überdies entstehen bei einer solchen Vorgehensweise Mittelgemische, deren Wirkungen auf den gesunden Menschen nicht geprüft worden sind. Derartige Komplex-Arzneimittelbilder stehen bisher noch aus, und es wäre sicher auch nicht sinnvoll, zu versuchen, sie zu erstellen. Selbst wenn ein Kügelchen aus diesem medizinischen Ballermann treffen sollte, lernen wir doch eines nicht: die Homöopathie. Denn welche Mittelkomponente war es nun, die den heilenden Effekt ausübte? Diese Art der Homöopathie wird immer nur Zufallstreffer verzeichnen, und die Wirkungen bleiben mehr oder weniger an der Oberfläche. Eine solche »Schrotflinten-Homöopathie« nannte HAHNEMANN treffend »Bastard-Homöopathie«.

»Das heisse ich eine Handvoll verschiedentlich gerundeter Kugeln auf einem unbekannten Billard mit vieleckigen Banden hinwerfen und im Voraus bestimmen wollen, welchen Effekt sie zusammen thun, welche Richtung jede erhalten und welchen Stand sie endlich einnehmen müssen nach den vielfachen Abprallungen und unvorhersehbaren Gegenstößen untereinander! Und doch bleibt die Bestimmbarkeit der Resultate aller mechanischen Potenzen unendlich leichter, als die der Dynamischen.«[55]

Eine rühmliche Ausnahme machen hier die *spagyrisch aufbereiteten Komplexmittel:*[56]

---

[55] HAHNEMANNS »*Kleine Schriften 1*«, S. 1 - 9.
[56] Vergl. hierzu die Ausführungen zur Herstellung eines Arcanums im Teil 4 dieses ersten Kapitels über die **»geistartig gemachte Wirkung der Arznei«** (S. 94).

Zum einen wird bei ihrer Herstellung darauf geachtet, daß die den einzelnen Bestandteilen innewohnenden Urprinzipien – ihre astralen und planetaren Zuordnungen – einander entsprechen, somit also klare System- und Organbezüge gegeben sind. Zum anderen gewährleistet die besondere Art der alchimistischen Aufbereitung ihrer Bestandteile eine optimale Freisetzung, sowohl der ihnen innewohnenden Informationen wie auch ihrer inneren Lichtkräfte, was sie zur echten Arcana im Sinne des PARACELSUS macht.[57]

Die Homöopathie, von der wir hier sprechen, nennt sich »Klassische Homöopathie«. Was ist nun das »Klassische« hierbei?[58] Was macht sie zu einer »mustergültigen, erstrangigen« Methode der Heilkunst?
Es ist die Verwendung eben nur eines Heilstoffes und keiner Gemische von Mitteln. HAHNEMANN schreibt in § 273:

»In keinem Fall von Heilung ist es nötig und deshalb auch nicht zulässig, mehr als eine einzige, einfache Arzneisubstanz auf einmal beim Kranken anzuwenden.«

Und er fährt fort in § 274:

»Der wahre Heilkünstler findet bei ganz einfachen, einzeln und unvermischt angewendeten Arzneien schon alles, was er sich nur irgend wünschen kann ... Nach dem Weisheitsspruch: ›daß es unrichtig sei, durch vielfaches bewirken zu wollen, was durch einfaches möglich ist‹, wird es ihm nie einfallen, mehr als einen einfachen Arzneistoff als Heilmittel auf einmal einzugeben. Gesetzt, die einfachen Arzneien wären auf ihre reinen, eigentümlichen Wirkungen am Menschen in gesundem Zustand völlig ausgeprüft, so ist es doch unmöglich vorauszusehen, wie zwei und mehr Arzneistoffe zusammen in ihren Wirkungen auf den menschlichen Körper einander hindern und abändern können. Dagegen hilft ein einfacher Arzneistoff bei seinem Gebrauch gegen Krankheiten, deren Symptomeninbegriff genau bekannt ist, schon vollständig und allein, wenn er homöopathisch gewählt war.«

Gegen Ende seines Lebens war HAHNEMANN geneigt, dem Heiler auch sogenannte »Doppelmittel« zuzugestehen, sofern sie nicht miteinander, sondern im Wechsel eingenommen würden und von ihrem Wesen her einander entsprächen.

---

[57] Das von ALEXANDER VON BERNUS (1880 - 1965) gegründete und seinem Vermächtnis treu gebliebene Laboratorium SOLUNA im Schloß Donauwörth, arbeitet noch heute nach dem Vorbild der von PARACELSUS gegebenen Anweisungen zur Herstellung der spagyrischen Essenzen.
[58] Lat. *classicus* = »erstrangig, mustergültig«.

Eine Arzneimittelprüfung beinhaltet aber noch mehr. Wir dürfen sie nicht einfach nur als Prüfung des Mittels verstehen, denn es handelt sich darüber hinaus um eine echte Begegnung mit einem unbekannten Teil der Welt, den der, welcher sich dieser Prüfung unterzieht, auf sich nimmt. Die Prüfung findet nämlich auch im umgekehrten Sinne statt, das heißt, das Pharmakon prüft den Probanden, inwieweit er fähig ist, solch einer Begegnung standzuhalten und das ihm Unbekannte, Fremdartige, das ihm als »Gift« erscheint, kennenzulernen, es als lebendige Erfahrung seinem Zellgedächtnis einzuprogrammieren. Das kann so weit gehen, daß es ihm während dieser Begegnung und der dabei stattfindenden Veränderungen tatsächlich erscheint, als würde eine andere Wesenheit Besitz von ihm ergreifen.

PARACELSUS äußert sich ähnlich, wenn er sagt:

»Der Gift verachtet, der weiß um das nit, das im Gift ist ... Alle Ding sind Gift und nichts ohn Gift; allein die Dosis macht, daß ein Ding kein Gift ist.«

Und an anderer Stelle heißt es dann:

»Nun ihr das wisset, so ist weiter vonnöten, daß ihr zusammen die gleiche Anatomei der Kräuter und gleiche Anatomei der Krankheit in ein Ordnung bringet ... Dieses Gleichnis gibt Verstand der Heilung, worinnen ihr handeln sollt.«

Es ist übrigens hochinteressant und bei HAUSCHKA[59] nachzulesen, daß das Giftigwerden der Pflanzen in dem Maße ansteigt, wie mit zunehmender Bewußtwerdung und Hinwendung der Pflanze zur Tiersphäre die lebensbefeuernden Elemente Sauerstoff und Wasserstoff aus dem pflanzlichen Eiweiß verschwinden, so daß sich das Eiweiß immer mehr verzerrt und schließlich zum Cyan wird, das nur noch aus Kohlenstoff und Stickstoff besteht. HAUSCHKA sagt:

»Wenn die Pflanze Prozesse vorausnehmen will, die erst im Tier ihre volle Berechtigung haben, also Organisationsprozesse, für welche sie nicht veranlagt ist, so äußert sich dies in der Zurückdrängung der Elemente des Lebens in der Eiweißsubstanz selbst. Wo bewußte Empfindung und Eigenbewegung entsteht, da muß Eiweißabbau stattfinden. Bewußtsein geht immer auf Kosten des rein aufbauenden vegetativen Lebens. Bei der Pflanze führt dieser Prozeß, weil er eben kein pflanzlicher ist, zum Gift.

---

[59] *Substanzlehre,* S. 104 f., Verlag Vittorio Klostermann, Frankfurt/Main.

Was geschieht nun, wenn aus der Substanz des Eiweißes die Elemente des Lebens, das heißt des belebenden Wassers, Lebensstoff und Feuerstoff, herausgenommen werden? Es entsteht, wenn alles Leben restlos getilgt ist, das Cyan.«[60] HAUSCHKA fährt fort:

»In der Giftpflanze erfolgt nun dieser Abbau, diese Verdrängung der Elemente des Lebens stufenweise und langsam. Es entsteht dabei der ganze Fächer der Pflanzengifte, lauter Substanzen zwischen Eiweiß und Cyan.«

Eiweiß	C_7	H_{11}	$O_{2,5}$	N_2
Coffein	C_7	H_9	O_2	$N_{3,5}$
Atropin	C_7	H_9	–	$N_{0,5}$
Morphium	C_7	H_8	O	$N_{0,5}$
Strichnin	C_7	H_7	O	N
Nikotin	C_7	H_{10}	–	$N_{1,5}$
Cyan	C_7	–	–	N_7«.

Werden die Arzneien in Substanz oder tiefen bis mittleren Potenzen getestet, so wirken sie in ihrer Grobstofflichkeit mehr auf den Körper, werden also überwiegend somatische, also organbezogene Beschwerden erzeugen.

Entschließen wir uns aber zu einer Begegnung auf der höheren Ebene der substanzfreien Dynamisation, dann werden unsere Erfahrungen bis tief in psychische und geistige Bereiche hinein gehen.

Im § 128 spricht HAHNEMANN von der Prüfung mit der 30. Potenz:

»Die neueren und neuesten Erfahrungen haben gezeigt, daß die Arzneisubstanzen in ihrem rohen Zustand – wenn sie zur Prüfung ihrer eigentümlichen Wirkungen von der Versuchsperson eingenommen wurden – lange nicht so den vollen Reichtum der in ihnen verborgen liegenden Kräfte äußern, als wenn sie in hohen Verdünnungen durch gehöriges Reiben und Schütteln potenziert, in dieser Absicht eingenommen werden. Durch diese einfache Bearbeitung werden die in ihrem rohen Zustand verborgenen und gleichsam schlafend gelegenen Kräfte bis zum Unglaublichen entwickelt und zur Tätigkeit erweckt.«

Es zeigt sich dabei auch, daß die verschiedenen Personen von der gleichen Arznei in völlig verschiedenem Grad beeinflußt werden. (§ 129)

---

[60] HAUSCHKA benennt in seinem Buch sinnigerweise den Sauerstoff in »Lebensstoff« und den befeuernden Wasserstoff in »Feuerstoff« um.

Womit könnte diese völlig unterschiedliche Reaktionsweise zusammenhängen? Während der Begegnung mit der Arznei kommt der Prüfer auch in Berührung mit Schichten seines Wesens, die ihm bisher unbekannt – weil gut versteckt – waren. Berührt und zum Schwingen gebracht kann aber nur werden, was in ihm latent angelegt ist. Was seine Seele schon als einen ihr bekannten Teil der Welt integriert hat, darauf wird er nicht ansprechen. Das, worauf er aber reagiert, ist ihm noch fremd. Er bekommt somit die Gelegenheit, sich selbst und diesen Teil der Welt intensiver kennenzulernen.
Arzneien machen Angebote. Ein weiteres Angebot des Pharmakons ist, sich selbst – und dadurch auch anderen – gegenüber toleranter zu werden, sich besser einfühlen zu können, nach dem Grundsatz: *Jeder handelt seinem Bewußtsein entsprechend bestmöglich.*

Wenn ein Prüfer sich dabei ertappt, daß er unter der Einwirkung des Pharmakons plötzlich seine Frau oder seine Kinder anschreit oder sich von ihnen abwendet, sie nicht mehr berühren will **(Sepia),** obwohl das normalerweise nicht seine Art ist, daß er – beim Anblick eines Messers Lust bekommt zu töten **(Alumina)** oder plötzlich exhibitionistische Anwandlungen hat **(Hyoscyamus),** dann wird er bei einer Begegnung mit einem Menschen, den er vielleicht vorher ob solcher Eigenschaften verurteilt hat, nun auch mehr Nähe zulassen können, ihn besser verstehen und überhaupt kommunikationsfreudiger sein.

So kommt der Prüfer bei jeder Arzneimittelbegegnung eben auch zu einer Begegnung und Auseinandersetzung mit sich selbst und wird dadurch auch seinen Patienten gegenüber – so er als Homöopath tätig ist – mitfühlender und ihnen ähnlicher. Das führt hin zu der tiefsinnigen Betrachtung, die HERBERT FRITSCHE in seiner *»Erlösung durch die Schlange«*[61] anstellt, der Heiler müsse selbst »un-heil« sein, um für den Heilsuchenden zum Pharmakon zu werden.[62]

---

[61] Heute wieder zu haben unter dem Titel »Erhöhung der Schlange«, Verlag Ullrich Burgdorf, Göttingen.
[62] Für den russischen Geistheiler SARY AULIE könnte zutreffen, wovon FRITSCHE spricht: SARY AULIE hat eigenen Angaben zufolge eine sich nie schließende Wunde am Rücken, durch welche, wie er behauptet, »die Sünden und Verfehlungen der bei ihm Heilsuchenden ausbluten«.

ANDREAS KRÜGER und HANS JÜRGEN ACHTZEHN drücken es in ihrer Abhandlung mit dem Titel »*Prozeßorientierte Homöopathie*«[63] sehr schön aus, wenn sie feststellen:

»Um dem Patienten ähnlich zu werden, muß der Homöopath über eine sehr reichhaltige und lebendige Wissens-, Erfahrungs- und Erlebensquelle verfügen. Das Großartige besteht darin, daß diese Quelle uns durch die Arzneimittel selbst gegeben wird, wenn wir sie prüfen oder, wie wir besser sagen, wenn wir uns auf eine Arzneimittelbegegnung einlassen. Wie wichtig diese Erfahrungen sind, wurde anfangs durch unsere erschütternde Erkenntnis deutlich, daß wir als Therapeuten den Verwandlungsprozeß unseres Patienten nur so weit begleiten können, wie wir ihn auf unserem eigenen Erkenntnis- und Verwandlungsweg erlebt haben.«

Ich möchte diese Erfahrungen bestätigen mit dem Ausspruch: Niemand kann einen anderen aus der Hölle holen, wenn er nicht vorher durch diesen Teil seiner eigenen bereits gegangen ist.

Nähern wir uns allmählich nun der letzten Säule an unserer *Casa homöopathica,* dem Haus mit den vielen Wohnungen. Die Basis dieses Hauses bildet die Lehre von den Urprinzipien, wie sie unter anderem in den fünf Entitäten des PARACELSUS zum Ausdruck kommt, oder den »hermetischen Prinzipien«, von denen noch zu sprechen sein wird. Den Säulen entsprechen die vier Gesetze, auf denen die hier vorgestellte Erkenntnistheorie der Homöopathie ruht. Die vielen Wohnungen schließlich sind unsere Arzneimittel – gut 2000 an der Zahl – die mehr oder weniger intensiv geprüft sind. Hiervon sind an die 300 in häufigerem Gebrauch. Wenn wir bedenken, daß man bereits mit den ursprünglich rund 60 von HAHNEMANN geprüften Arzneien wahre Wunder – vor allem bei den üblicherweise als therapieresistent geltenden Krankheiten wirken kann, so ist das einerseits eine sehr beglückende Tatsache. Wenn wir auf der anderen Seite sehen, daß die Medizin traditioneller Schule rund 50 000 Mittel chemischer Provenienz zur Verfügung hat, von denen nach Angaben vernunftbegabter Ärzte nur etwa 500 wirklich gebraucht würden – (der Leser weiß, warum die anderen auf dem Markt sind) – so stimmt uns das, gelinde gesagt, ein wenig traurig. Dies nicht nur, weil wir an die Nebenwirkungen denken, welche diese Medizinen erzeugen, sondern auch beim Gedanken an die Kostenexplosion im Gesundheitswesen.

---

[63] Zeitschrift *Homöopathische Einblicke* 18, 1994.

Warum nun können chemische Arzneimittel nicht wirklich heilen, warum schaffen sie bestenfalls Linderung bei Schmerzen und ansonsten lediglich Unterdrückungen und Symptomverschiebungen?

Chemische Arzneimittel sind sterile – »unfruchtbare«[64] Produkte des Steinkohlenteers, eines Abfallprodukts, das bei der Koksherstellung anfiel und jahrzehntelang auf Halde lag, bis durch AUGUST FRIEDRICH KEKULE (1829 - 1896) die Ringstruktur des Benzols aufgedeckt wurde.[65]

Seine Idee begründete die moderne Strukturchemie und die Erfindung der Kunststoffe, des synthetischen »Zuckers« (Saccharin), synthetischer Öle, Duftstoffe, Anilinfarben[66] und schließlich Arzneimittel. Sie alle aber entbehren der Essenz des Lebendigen, des »Weltenfeuers« des Lebens und können deshalb auch nicht befruchtend und heilend auf das lebendige, beseelte Wesen Mensch einwirken. Diese Essenz ist bei der Koks- und Gasgewinnung nämlich verlorengegangen. Zurück blieben die ausgebrannten und auf ihren materiellen Korpus reduzierten Kohlenstoffstrukturen.

Das Mißverständnis des naturwissenschaftlich-analytischen Zweiges der Medizin besteht darin, zu versuchen, mit Stoffen, die der Spiegelwelt der toten Materie entstammen, auf das lebendige Wesen Mensch gesundheitsfördernd einwirken zu wollen. Der aufmerksame Leser wird nunmehr leicht einsehen, daß sich solche rein chemischen Substanzen auch längst nicht so gut bis gar nicht in eine potenzierte Form überführen lassen wie organisch gewachsene und beseelte Stoffe. RUDOLF HAUSCHKA, der Begründer der anthroposophisch ausgerichteten Arzneimittelfirma WALA bemerkt hierzu:[67]

---

[64] Lat. *sterilis* = »unfruchtbar«.
[65] Nach jahrelangen Bemühungen um den richtigen Einfall träumte KEKULÉ, nachdem er übermüdet in einem Londoner Bus eingeschlafen war, schließlich die Lösung: Die Kohlenstoffatome führten, einander die Hand reichend, einen Reigen um ihn herum auf. Er erwachte und erkannte die Ringstruktur des Benzols.
[66] »Die aus dem Dunkel kommenden Farben« aus arab. *an* = »aus« und Sanskrit *nilah* = »dunkelblau«, portug.: *anil* = »Indigo (Farb-Strauch)«.
[67] *Substanzlehre*, S. 151.

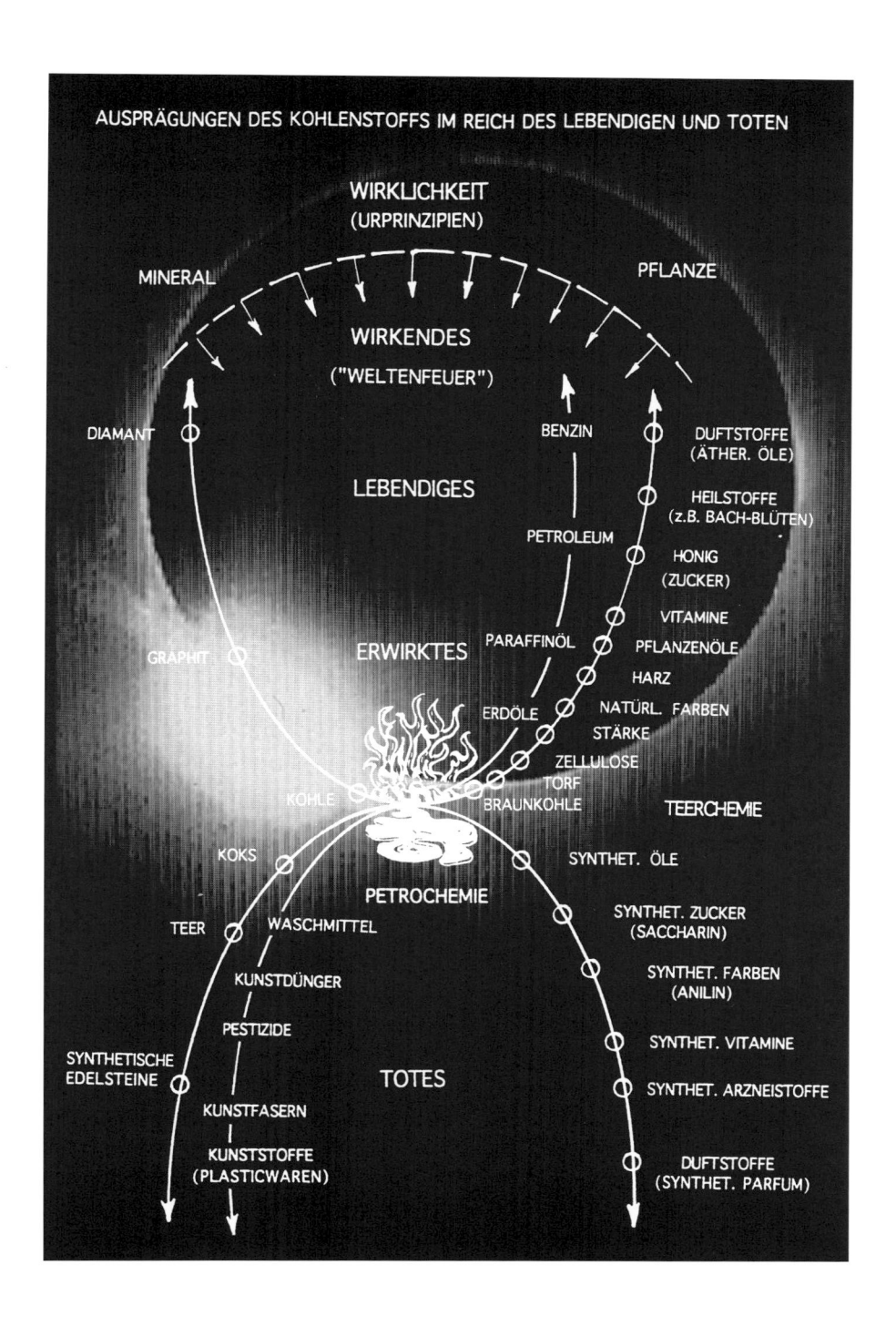

AUSPRÄGUNGEN DES KOHLENSTOFFS IM REICH DES LEBENDIGEN UND TOTEN

WIRKLICHKEIT
(URPRINZIPIEN)

MINERAL — PFLANZE

WIRKENDES
("WELTENFEUER")

LEBENDIGES

- DIAMANT
- BENZIN
- DUFTSTOFFE (ÄTHER. ÖLE)
- PETROLEUM
- HEILSTOFFE (z.B. BACH-BLÜTEN)
- HONIG (ZUCKER)
- VITAMINE
- PARAFFINÖL
- PFLANZENÖLE
- HARZ
- **ERWIRKTES**
- ERDÖLE
- NATÜRL. FARBEN
- STÄRKE
- ZELLULOSE
- TORF
- GRAPHIT
- KOHLE
- BRAUNKOHLE
- **TEERCHEMIE**
- KOKS
- SYNTHET. ÖLE
- **PETROCHEMIE**
- TEER
- WASCHMITTEL
- SYNTHET. ZUCKER (SACCHARIN)
- KUNSTDÜNGER
- SYNTHET. FARBEN (ANILIN)
- PESTIZIDE
- SYNTHET. VITAMINE
- SYNTHETISCHE EDELSTEINE
- **TOTES**
- SYNTHET. ARZNEISTOFFE
- KUNSTFASERN
- KUNSTSTOFFE (PLASTICWAREN)
- DUFTSTOFFE (SYNTHET. PARFUM)

»Die Teersubstanzen werden durch den rhythmischen Prozeß des Potenzierens nicht mehr aufgelockert und aufgelöst bis zu einem Wesen. Sie sind aus allen Rhythmen zwischen Kosmos und Erde herausgefallen und antworten infolgedessen nicht mehr, wenn man sie durch Rhythmen anspricht.«

HAUSCHKA erhärtete diese These durch Ermittlung von Potenzkurven für die natürliche und die synthetische Benzoesäure. Die Kurve der organisch gewonnenen Benzoesäure ergab Höhen und Tiefen im rhythmischen Verlauf, die der synthetischen verlief annähernd in einer Geraden, ähnlich der von destilliertem Wasser.

Um das anschaulicher zu machen, benutze ich ein Modell von HAUSCHKA, das ich ein wenig verändert und erweitert, hier einbringe.

In der graphischen Darstellung sehen wir sehr schön, wie sich der Kohlenstoff auf dem pflanzlichen Ast der organischen Seite nach oben hin immer mehr vergeistigt und schließlich als ätherisches Öl verdunstend in seine geistige Heimat zurückkehrt. Es findet also eine echte Metamorphose statt.

Auf dem mineralischen Ast der Parabel wandelt sich der Kohlenstoff über seine amorphe, noch unreine Form im Graphit, bis hin zu seiner klarsten und feurigsten Form, dem Diamanten, welcher geboren wird aus Glut, Dunkelheit und Druck.

Jeder, der schon einmal künstliche »Edel«-steine gesehen hat, wie man ihnen bisweilen auf großen Mineralienmessen begegnet, weiß, daß sie zwar leuchten wie eine Neonreklame, aber kein wirkliches Feuer haben. Sie sind bunt, aber tot.

Der Mensch kann nun diese Metamorphose, vom rohen Stoff zum ätherischen Öl, von der Materie zurück zum »Geist der Arznei« nachvollziehen und kommt auf diese Weise zu sehr wirkungsvollen Heilstoffen – das ist kaum das rechte Wort, denn was hierbei entsteht, hat mit »Stoff« eigentlich schon nichts mehr zu tun. Von der »geistartig gemachten Wirkung der Arznei« handelt das nächste Kapitel. Diese Wirkung ist die vierte und letzte Säule der Homöopathie.

*Mensch, werde wesentlich,
denn wenn die Welt vergeht,
dann fällt der Zufall fort,
das Wesen, das besteht.*

ANGELUS SILESIUS

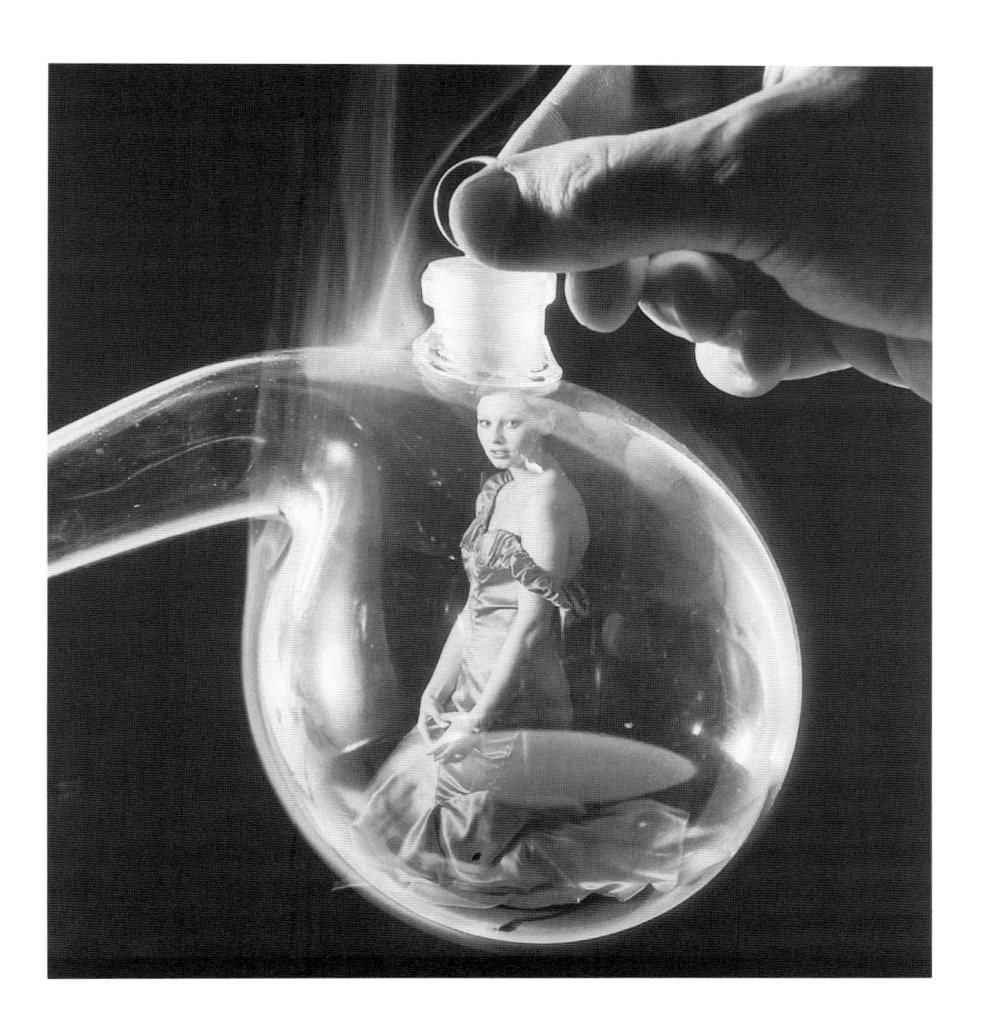

Die »geistartig gemachte Wirkung der Arznei«

Es gibt nun mehrere Möglichkeiten, die dem Suchenden offenstehen, um eine solche Wirkung zu erzielen. Beschränken wir uns hier in der Hauptsache auf zwei: die trennend-reinigende, die »spagyrische« Methode der Alchimie und die rhythmisch-dynamische Methode der Homöopathie.

Die spagyrische Potenzierungs-Methode der Alchimie

Beginnen wir mit der spagyrischen Methode, weil wir an ihr noch einmal das soeben Erklärte deutlicher herausdestillieren können. Destillieren ist wohl das richtige Wort dafür, denn um zu einem spagyrischen Heilmittel zu kommen, muß viel »geträufelt und getröpfelt«[68] werden. Die Kunst der *Spagyrik*[69] reicht mit ihren Wurzeln zurück bis zu HERMES TRISMEGISTOS (ca. 3000 v. Chr.). Sie wurde von PARACELSUS und anderen in der Alchimie Bewanderten praktiziert, um zu den *Arcana* zu gelangen – dem »im Inneren der Materie verborgenen Geheimwissen«, dem eigentlichen »Licht der Natur«:

»Das was wir sehen, ist nicht die Arznei, sondern das Corpus, darinnen sie liegt. Denn die Arcana der Elementen sind unsichtbar.«

weiß PARACELSUS.

---

[68] Herabtröpfeln, lat. *de* = von »herab« und *stilla* = der »Tropfen«.
[69] »Trennen, Reinigen und Wiedervereinigen«, griech. *spagein* = »trennen, herausziehen« und *ageirein* = »sammeln, vereinigen«.

DIE »GEISTARTIG GEMACHTE WIRKUNG« DER ARZNEI

Wie geht nun ein Alchimist vor bei einem, für alchimistische Begriffe noch recht einfachen Verfahren, um aus einer Pflanze ein Arcanum zu gewinnen,[70] und was wird hier eigentlich im Sinne der Spagyrik »getrennt«, »gereinigt« und dann wieder »vereinigt«? Versuchen wir es an einem einfachen Beispiel klar zu machen und beschränken wir uns dabei auf die wesentlichen Schritte. Genauere Beschreibungen der Vorgänge findet der interessierte Leser in den einschlägigen Büchern.[71]

Nehmen wir als Ausgangsmaterial eine solare – der Sonnenkraft zuzuordnende Pflanze –, den wildwachsenden Rosmarin. Welches wäre nun der »geistartigste« Anteil dieser Pflanze? Es ist ihr ätherisches Öl. Wie wird es gewonnen? Durch Destillation.

Es gibt verschiedene Arten von Destillation, um dieses Öl aus der Pflanze zu befreien. In unserem Fall käme eine Wasser- oder Dampfdestillation mit Quellwasser oder mehrfach destilliertem Wasser in Frage.[72] Bei der Wasserdestillation werden die zerkleinerten Pflanzen direkt dem Wasser im Glaskolben beigemengt, bei der Dampfdestillation durchströmt Wasserdampf das frische Pflanzengut. In beiden Fällen wird das ätherische Öl durch die Befeuerung unter dem Kolben – heute meist eine Heizspirale – sanft herausgelöst. Es schwimmt dann auf der Wasseroberfläche des Destillats und kann mit einem Scheidetrichter separiert und in einem gut verschließbaren Glasbehälter aufbewahrt werden. Das ätherische Öl ist die vergeistigte Antwort der Pflanze auf das Weltenfeuer der Sonne.

---

[70] Um zum Beispiel Arcana aus Mineralien oder Metallen zu gewinnen, müssen weitaus kompliziertere Verfahren stattfinden, als hier beschrieben. Eine Ahnung davon bekommt der Leser, wenn er sich unter anderem folgende Bücher vornimmt: LOUIS POWELLS, JAQUES BERGIER, »*Aufbruch ins dritte Jahrtausend – von der Zukunft der phantastischen Vernunft*«, Goldmann-Verlag, S. 142 - 153, oder FRATER ALBERTUS, »*Praktische Alchimie im zwanzigsten Jahrhundert*«, Paracelsus Research-Society, Salt Lake City, Utah, USA, oder ALEXANDER VON BERNUS »*Alchimie und Heilkunst*«, Anthroposophischer Verlag Rudolf Steiner, Schweiz.

[71] Zum Beispiel MANFRED M. JUNIUS, »*Praktisches Handbuch der Pflanzenalchimie*«, Ansata-Verlag, oder ULRICH JÜRGEN HEINZ, »*Spagyrik, – die medizinische Alternative*«, Bauer-Verlag, Freiburg (antiquarisch).

[72] Wasser wird um so »hungriger«, je öfter es destilliert wird. Eine Tatsache, über die manch rein materialistisch ausgerichteter Chemiker nur den Kopf schütteln mag. Mehrfach destilliertes Wasser ergreift die Pflanze tiefer und löst die essentiellen Bestandteile besser aus ihr heraus als nur einfach destilliertes Wasser.

An diesen ersten Trennungsvorgang schließen sich weitere Aktionen an. Im nächsten Schritt wird das bei der Destillation als Dampf übergegangene und daraus mit der Abkühlung wieder niedergeschlagene Wasser den Pflanzenrückständen im Kolben wieder zugesetzt. Unter Hinzufügung von Spezialhefe und Zucker (zwecks Gewinnung von Alkohol) läßt man das Gemisch vergären, wobei auf besonders schonende Weise die Seele der Pflanze aus ihren Nadeln gesogen wird und sich in der Lösung anreichert.

Es entsteht eine Art »Rosmarinwein«. Dieser wird nun seinerseits destilliert. Früher wurde meist über den einfachen Helm destilliert. Um eine gute Trennung von Wasser und Alkohol zu gewährleisten, werden heute auch sogenannte Kolonnen verwendet, das sind vierzig bis sechzig Zentimeter hohe Glasrohre, die direkt an den Kolben angeschlossen sind, in welchem sich unser Pflanzenwein befindet. In das Glasrohr sind Widerstände eingebaut, zum Beispiel in Form eingefüllter Glaskugeln.

An diesen vorbei müssen nun die alkoholischen Bestandteile des Weins aufsteigen, um nach der Passage eines daran anschließenden, in leichtem Gefälle verlaufenden Kühlrohrs abzutropfen und sich in einer höher gelegenen Phiole, der sogenannten Vorlage, zu sammeln. Alles, was von dem dabei waltenden Gesetz noch als nicht leicht genug befunden wird, kondensiert bereits an den Glasperlen und tropft wieder in das Ausgangsgefäß zurück.

Als ich diesem Vorgang das erste Mal beiwohnte, mußte ich in Analogie dazu unwillkürlich denken: »wie oft wohl müssen auch wir wieder und wieder hinunterfallen oder inkarnieren, bis wir, leicht genug geworden sind, unsere Essenz auf eine höhere Ebene des Daseins hinüberretten zu können?«

In unserem Versuch destilliert also jetzt die alkoholische Phase aus, der »Rosmarinschnaps«, wenn man so will. Auch dieser wird abgezapft, verschlossen und beiseite gestellt.

Noch vor der eigentlichen Destillation hat man bereits die Pflanzenreste, hier die Rosmarinnadeln, durch Filtration von dem gewonnenen Wein getrennt. Die Nadeln stellen den korporalen Anteil unserer Pflanze dar. Sie werden getrocknet und dann, unter geringster Sauerstoffzufuhr, in einem Muffelofen bei Temperaturen von 400° bis 800 °C verascht oder calciniert, wie es auch heißt.

In einem vereinfachten Verfahren wird danach die Asche pulverisiert und dem Destillat zugefügt. Der kompliziertere und »alchimistischere« Vorgang sieht vor, daß die Asche in einer wässrigen Vorstufe des Destillats, dem sogenannten Vorlauf, aufgelöst wird und daraus die mineralischen Anteile durch Verdampfen gewonnen werden, welche nun ihrerseits durch besondere Verfahren »flüchtig« gemacht werden, bevor man sie dem eigentlichen Destillat wieder zusetzt.

»Das Salz aus der Aschen vermag viel und sind viel Tugenden in ihm verborgen, doch sei das Salz nichts nütze,«

schreibt BASILIUS VALENTINUS [73]

»es sei denn, sein Inneres herausgebracht und umgekehrt worden.«

Immer wieder stoßen wir beim Studium alter Texte der Hermetiker [74] auf Hinweise, daß bestimmte Salze als Ausgangsbasis zur Bereitung eines allumfassenden Lebenselixirs anzusehen sind. Wann immer es dem Alchimisten gelang, das innere Licht aus den Kristallen zu befreien, kam er auf jeden Fall zu Arcana von wundertätiger Heilkraft.

In VOEGELIS »Heilkunst in neuer Sicht« findet sich eine Stelle [75] wo er CROLLIUS, einen Zeitgenossen des PARACELSUS, zu Wort kommen läßt, was die genaue Herstellung eines Arcanums aus Meersalz angeht:

»PARACELSUS kannte diese Arznei sehr gut. Denn er gab sie häufig nur drei Tropfen einmal pro Monat, um, wie er sagte, das Blut und den Körper zu erneuern.«

Bei genauem Hinsehen entpuppt sich diese spagyrische Aufbereitung des Meersalzes als das uns bekannte **Natrium muriaticum** in etwas anderer Form.

---

[73] Neben ISAACUS HOLLANDUS und VAN HELMONT einer der großen heilkundlich orientierten Chemiker des Mittelalters.
[74] Anwender der sieben Prinzipien des HERMES TRISMEGISTOS. Näheres über diese Prinzipien im Kapitel »Von der Sinnhaftigkeit hinter der Erkrankung«.
[75] »Heilkunst in neuer Sicht«, Haug-Verlag, Heidelberg, S. 91 - 92.

VOEGELI wählt, um das anschaulich zu machen, einen Vergleich, der jedermann geläufig ist, indem er die aus Steinkohle gewonnene Elektrizität gewissermaßen als ein Arcanum der ersteren ansieht:

»Bei dieser dreifachen Umwandlung (in Dampf, mechanische Energie und schließlich Elektrizität) wird die Kohle verbraucht, aber an ihrer Stelle entsteht eine Energie, die zwar unsichtbar und unwägbar ist, jedoch viel mächtigere Wirkung entfalten kann als die Ausgangssubstanz.«

MARINO LAZZERONI[76] sagt es in einem Artikel mit dem Titel »*Im Lichte der Natur schauen zu können*«[77] so:

»Das Licht ist in das Salz verzaubert. Es ist Aufgabe der Alchimie, das hineinverzauberte Licht wieder zu erlösen, der Information, die diesen und nicht einen anderen Kristall entstehen läßt, als Urkraft zu einer Wiedergeburt zu verhelfen.«

Der nächste Schritt der langwierigen Prozedur: Nunmehr wird der verbleibende wässrig-braune Teil der Flüssigkeit aus der unteren Retorte in einen Topf geschüttet und erhitzt, bis ein blubbernder brauner Brei zurückbleibt.

Dies ist, wie der Alchimist sagt, die noch ungereinigte Seele der Pflanze. In dem bereits gewonnenen alkoholischen Destillat ist ihr Geist enthalten, deshalb heißt es auch richtig Weingeist.

Das vorher bereits gewonnene ätherische Öl befindet sich demgegenüber auf einer noch höheren Stufe, wäre also gewissermaßen die Seele dieses Geistes, wohingegen das aus dem Auszug der Asche gewonnene Salz den gereinigten Körper der Pflanze darstellt.

Der Alchimist nennt diese drei Schwingungsebenen oder »philosophischen Prinzipien« ein und derselben Pflanze

    ihr *sal*   – Corpus (trocken – fest)
    ihren *sulphur* – Anima   (feucht – flüssig)
    ihren *mercur* – Spiritus (flüchtig – luftig).

---

[76] Der ehemalige Geschäftsführer des Laboratoriums SOLUNA, Donaumünster.
[77] Zeitschrift *Naturheilpraxis* 6, 1993.

Das ätherische Öl wäre also so gesehen der *sulphur* des *mercur* oder die *anima* des *spiritus*.

Diese Bezeichnungen haben wohlgemerkt nichts zu tun mit unseren homöopathischen Mitteln derselben Namensgebung. Sie entstammen der von oben nach unten orientierten Denkungsart des ganzheitlich ausgerichteten Alchimisten. So gesehen ist *Merkur* der Götterbote, der fließende, wandernde, auf geistigen Ebenen Kommunizierende, während der *Sulphur* den aus der Tiefe der Seele erblühenden Gefühlen entspricht, ihrem spezifischen Duft. Man denke daran, daß der Schwefel vulkanischen Ursprungs ist und das aus der Tiefe Gehobene symbolisiert. Das *Sal* schließlich entspricht der körperlichen Ebene.

Fahren wir fort mit der Herstellung unseres spagyrischen Medikaments: Die – noch verunreinigte – Pflanzenseele muß jetzt geläutert werden. Hierzu wird der verbliebene braune Brei aus dem Gefäß genommen, getrockne und dann in einem Brennofen bei 400° C gebrannt. Der Vorgang wäre vergleichbar der Läuterung einer Seele im sogenannten Fegefeuer.

Danach erhalten wir ein graues Pulver. Dieses wird in einem Porzellanmörser gerieben, wobei sich die Oberfläche der Substanz enorm vergrößert. Das Pulver kommt sodann wieder in den Ofen. Der Vorgang wird solange wiederholt, bis wir ein weißes Pulver erhalten, die gereinigte Seele der Pflanze.
Ich habe diese Prozedur selbst einmal praktiziert und zwar mit einem aus der Vergißmeinnicht-Pflanze auf diese Weise gewonnenen Wein. Nach mehreren Durchgängen im Brennofen erhielt ich die Seele dieser Pflanze in Form des gewünschten weißen Pulvers, das zusätzlich von einem überirdisch zarten Blau überhaucht war: die geistartige Erinnerung an die Vergißmeinnicht-Blüte.

Nunmehr haben wir vier voneinander getrennte und gereinigte Anteile der Pflanze gewonnen:[78]

---

[78] Unter gewissen Umständen arbeitet man bei diesem Vorgang mit der ganzen Pflanze, also auch mit ihren Wurzeln. Der Einfachheit halber haben wir uns hier auf die Nadeln des Rosmarin beschränkt.

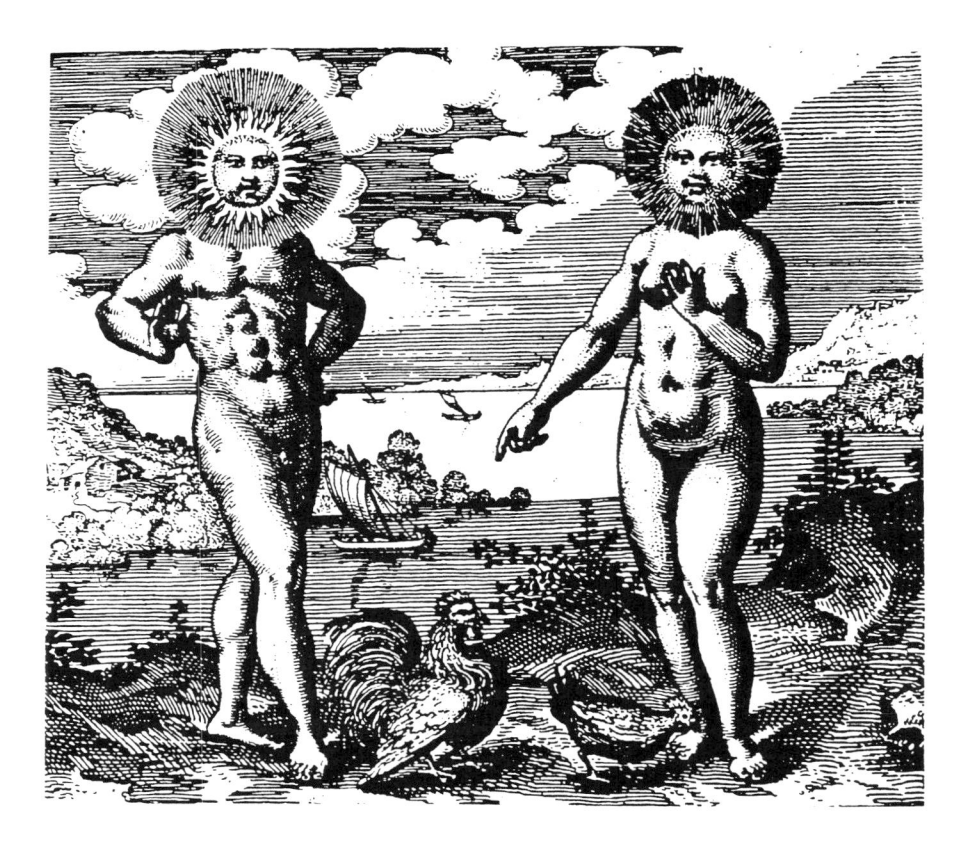

*Sol und Luna – Sonne und Mond, die alchimistische Vereinigung
der beiden Polaritäten zu Soluna*

1. die Seele ihres Geistes – sulphur des mercur – das ätherische Öl
2. ihren Geist – mercur oder spiritus – den Weingeist
3. ihre Seele – sulphur oder anima – das weiße Pulver
4. ihren Körper – sal oder corpus – die mineralischen Anteile.

Jetzt endlich werden die so gereinigten Anteile wieder miteinander vereinigt und rhythmisch gut verschüttelt.

Solve et coagula! heißt es bei den Alchemisten: löse und verbinde, reinige und vereinige die geläuterten Bestandteile wieder miteinander. Somit ist das spagyrische Heilmittel – ein Arcanum im Sinne des PARACELSUS – fertig.

Es leuchtet ein, daß ein auf diese Weise hergestelltes Präparat eine ganz andere Durchschlagskraft, ein ganz anderes Eindringungsvermögen besitzt als eine durch alkoholischen Auszug gewonnene Pflanzentinktur.[79]

In Analogie zu seinem eigenen Wesen ist es fähig, auf alle drei Körper des Menschen gleichzeitig einzuwirken: den grobstofflichen, den ätherischen und den geistigen:

»Die ständige Wiederholung der Prozesse gleicht noch heute alten Ritualen. – Als ich das erste Mal Zeuge dieser so sorgfältig und liebevoll geführten und bewachten Arbeiten war, ergriff mich eine Ahnung von dieser hohen Kunst, die die äonenlangen Zirkulationen in der Natur nachahmt und sie mit den gleichen Verfahren, die die Natur vorgibt, einfach nur beschleunigt. Und ich verstand, daß ein Alchimist ein Mensch ist, der die Evolution katalysiert.«[80]

Quintessenz spagyrisch-alchimistischen Arbeitens ist das Anreichern verschiedener geistartiger Prinzipien, die an eine stoffliche Matrix gebunden sind, zur Wiederherstellung ursprünglich von der Natur vorgedachter Idealzustände.

---

[79] Das Laboratorium SOLUNA in Donaumünster bereitet seine Essenzen in einem von dem hier geschilderten Ablauf abweichenden Verfahren. Dabei wird unter anderem sieben Mal destilliert. Dann wird neues Pflanzengut in die Matrix des arteigenen Destillats eingebracht und von diesem ausgesogen. SOLUNA spart die Veraschung aus und bringt stattdessen flüchtig gemachte Antimon- und Metallsalze in die Präparate mit ein. Die auf diese Weise entstehenden spagyrischen Kompositionen basieren auf astrologischen Gesetzmäßigkeiten (entsprechend unserer Tabelle über die planetarischen Wirkprinzipien und bilden ein in sich geschlossenes höchst wirkungsvolles Arzneisystem. Bei der Herstellung kommt nur überwachtes Pflanzengut aus den italienischen Bergen zur Anwendung. Neuerdings bilden ähnlich sorgfältig hergestellte Urtinkturen, welche jeweils bei Sonnenauf- und Untergang sechs Wochen lang einem rhythmischen Verschüttelungsprozeß unterzogen werden, die Ausgangsbasis für die Herstellung von handverschüttelten homöopathischen Hochpotenzen.
[80] DAGMAR LANNINGER-BOLLING in einem Vortrag anläßlich der Gedenkfeier zum 500. Geburtstag von PARACELSUS im Oktober 1993 in Regensburg. Abgedruckt in der Zeitschrift raum & zeit, Januar/Februar 1994 – im Ehlers-Verlag, 83623 Dietramszell.

Es sieht so aus, als ob PARACELSUS am Ende recht behielte, indem er sich schon zu seiner Zeit gegen eine erkenntnisfeindliche, rein materialistisch ausgerichtete Wissenschaft wandte mit seinem berühmten Spruch:

»Mehr will ich richten nach meinem Tode wider Euch, der Theophrastus wird mit Euch kriegen ohne den Leib.«

Diese Prophezeiung scheint sich zu erfüllen. Inzwischen ist es möglich geworden, durch spagyrische Techniken wie Calcination, Destillation und Kristallisation auch menschliches Blut auf pathologische Veränderungen hin zu untersuchen. Diese sogenannten Blutkristalle liefern dem in der Methode Bewanderten ungeheuer präzise Hinweise auf krankhafte Veränderungen jedes einzelnen Organs und ganzer Systeme. Die Erkennung metabolischer[81] funktioneller Prozesse, evtl. Degeneration bzw. pathogene Faktoren und äußere Belastung durch geopathische und elektromagnetische Störeinflüsse können dabei genau abgelesen werden. Auch verschiedene Stadien präkanzerösen Geschehens können exakt bestimmt werden.

Das HSI-Labor für klinische und spagyrische Diagnostik in Braunschweig hat sich auf diese Art der Blutanalyse spezialisiert und darüberhinaus ein Archiv mit Hunderten von Kristallisaten der uns bekannten Heilpflanzen angelegt.

Dies macht es nun möglich, durch direkten optischen Vergleich von Blutkristallisat und Kristallisationsbildern der dem Blutkristall möglichst ähnlichen Mittel Aussagen darüber zu machen, welche Heilstoffe dem vorliegenden Fall am besten entsprechen würden. Es wird also hierbei nicht mit einem verbalen Symptomenregister gearbeitet, sondern gleichsam mit einem »optischen Repertorium«.

Das Verfahren darf als enorme Erweiterung des üblichen klinischen Blutstatus angesehen werden. Es erlaubt nicht nur präzise Diagnosen aller den drei Keimblättern zugeordneten Organe sondern läßt zugleich die erforderliche Therapie einschließlich der notwendigen spagyrischen Heilmittel erkennen.

---

[81] Griech. *metaballein* = »verändern, umwandeln«; davon *metabole* = »Stoffwechsel«.

DIE »GEISTARTIG GEMACHTE WIRKUNG« DER ARZNEI

Diese lösen sodann aufgrund des Gesetzes der »heilenden Ähnlichkeit« zuerst die körperlichen Komponenten der Erkrankung auf und dringen im folgenden bis zu den seelischen Hintergründen vor, welche letztlich das Krankheitsgeschehen in Szene setzten.
Es sind die chronisch therapie-resistenten Fälle, die konstitutionellen »ererbten« und von Kindesbeinen an mitgeschleppten Schwächen und eingefressenen Siechtümer, bei deren Auflösung spagyrische Essenzen ebenso profunde Dienste leisten können wie die hochpotenzierte homöopathische Arznei.

Ähnlich einem gutgewählten Pharmakon wirken spagyrische Heilstoffe in Richtung einer »rückschreitenden Stellvertretung« von Symptomen bis hin zum Urgrund einer Störung. So ist also auch die Spagyrik keine verdrängende Therapie um der Symptomlosigkeit willen, sondern eher ein Stimulans zur Lösung von Blockaden sowie zur Bewußtmachung und Versöhnung innerer Konflikte. Dem in der Analyse der Blutkristallisate Geübten geben die sichtbaren Strukturen sogar sehr genaue Hinweise auf die Art der seelischen Probleme, an denen der Patient krankt.

Die nachfolgenden Bilder illustrieren, mit welchen Kristallisationsmustern sich spagyrische Essenzen diverser Grundstoffe zu erkennen geben. Im vorliegenden Fall läßt das allen Bildern zugrunde liegende Bienenwabenmuster vermuten, daß bei den hier vorgestellten Formen von Neurodermitis eine heilende Wirkung von der spagyrischen Essenz von **Oenothera (Nachtkerze)** sowie spagyrisch aufbereiteter Schokolade ausgehen wird.

Dasselbe Wabenmuster findet sich übrigens in pasteurisierter Milch, welche neben Kakaopulver und Zucker als Ausgangsstoff bei der Schokoladenherstellung Verwendung findet. Milch wird, wie wir wissen, vor allem von einem in Sinn der *psora* vorbelasteten Organismus als fremde Lymphe angesehen, mit welcher das eigene System nicht gut fertig wird.

Zahlreiche Fälle des altbekannten »Milchschorf« weisen darauf hin. Sobald jedoch die Milch oder Schokolade einem alchimistischen Verwandlungsprozess unterworfen wird, wie er bei den spagyrischen Prozeduren stattfindet, können diese den Körper belastenden Stoffe aufgrund des Simile-Gesetzes zu Heilmitteln werden.

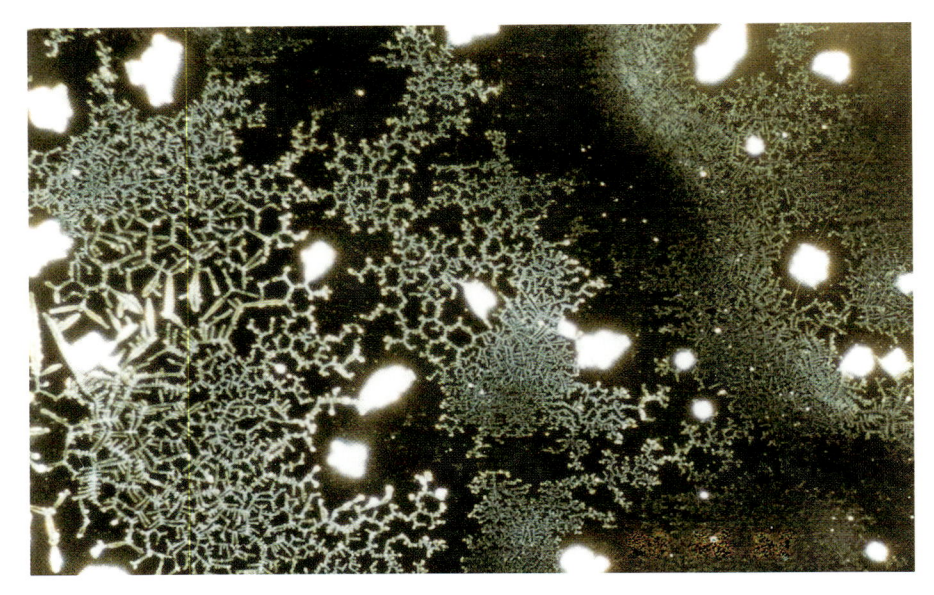

Herkunft: Mensch/Blut
Bedeutung: Neurodermitis als Beschwerdebild

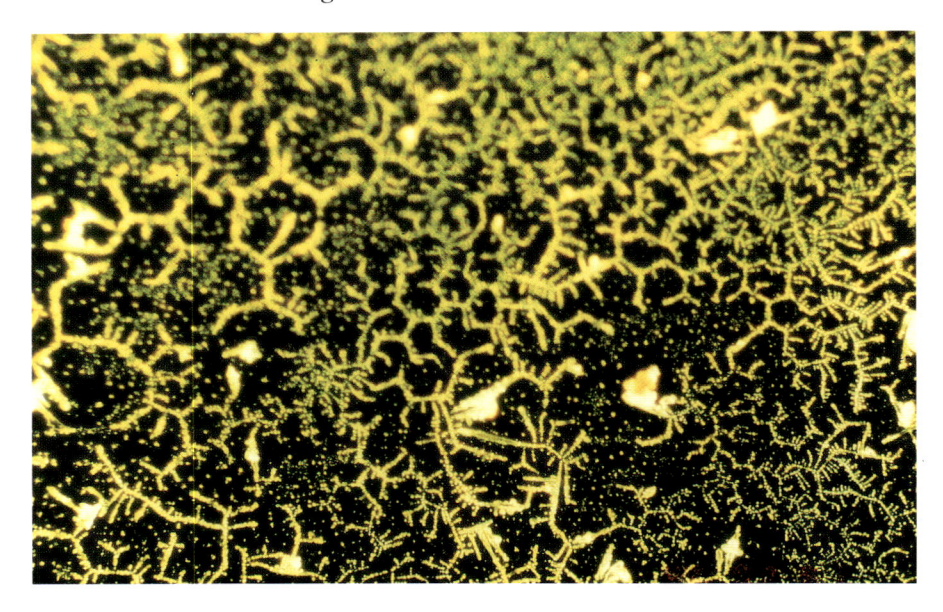

Herkunft: Tier/Pferd/Blut
Bedeutung: Island-Ekzem (Neurodermitis)

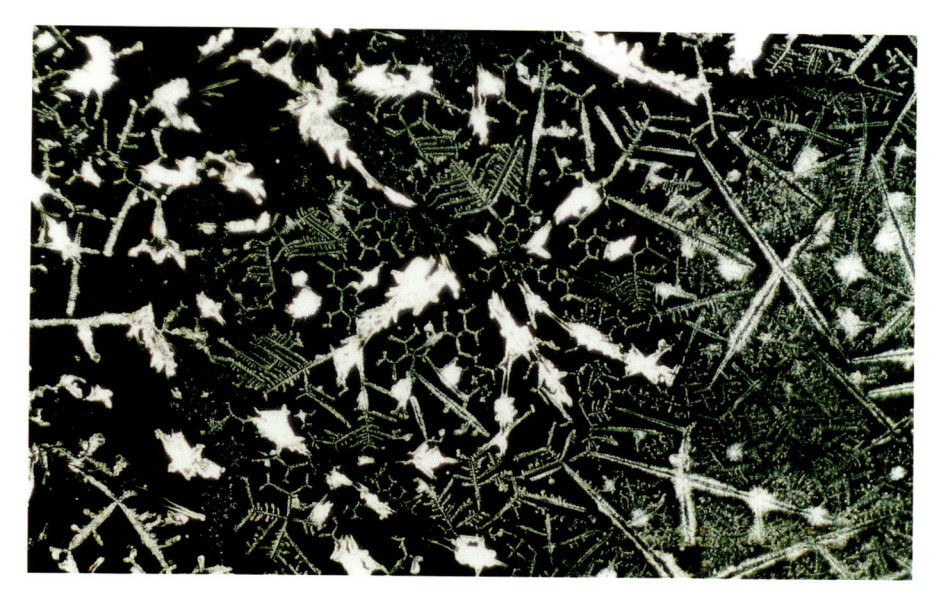

Herkunft: Pflanze/Oenothera – spagyrische Urtinktur
Bedeutung: Simile als Heilmittel (Indikation: Neurodermitis)

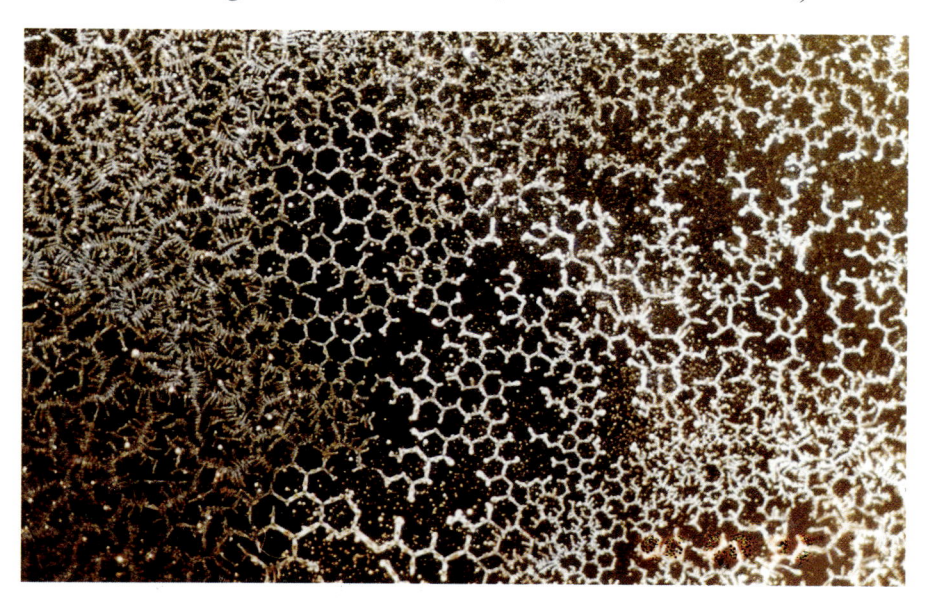

Herkunft: Lebensmittel/Schokolade – spagyrische Urtinktur
Bedeutung: Als Substanz den Körper belastend – spagyrisch aufbereitet als Heilmittel.

*Was die Zähne kauen, ist die Arznei nit;
niemand sieht die Arznei.
Es liegt nit am Leib, sondern an der Kraft.
Die Arznei soll im Leib als ein Feuer wirken
und soll so gewaltig in den Krankheiten handeln
als ein Feuer handelt in einem Scheiterhaufen.
Mag man nun ein Gewicht des Feuers finden,
wieviel in einen Holzhaufen gehöre,
Ihr sehet, wie ein Fünklein schwer genug ist,
einen Wald zu verbrennen.
Nun ist das Fünklin ohn Gewicht.
Also dermaßen versteht auch die Administrierung
der Arznei, daß nit die Qualität des Corpus
soll betrachtet werden, sondern das Fünklin;
nit in dem Gewicht, sondern außerhalb dem Gewicht
soll die Arznei administriert werden.
Denn die Arcana der Elementen ist unsichtbar.*

PARACELSUS

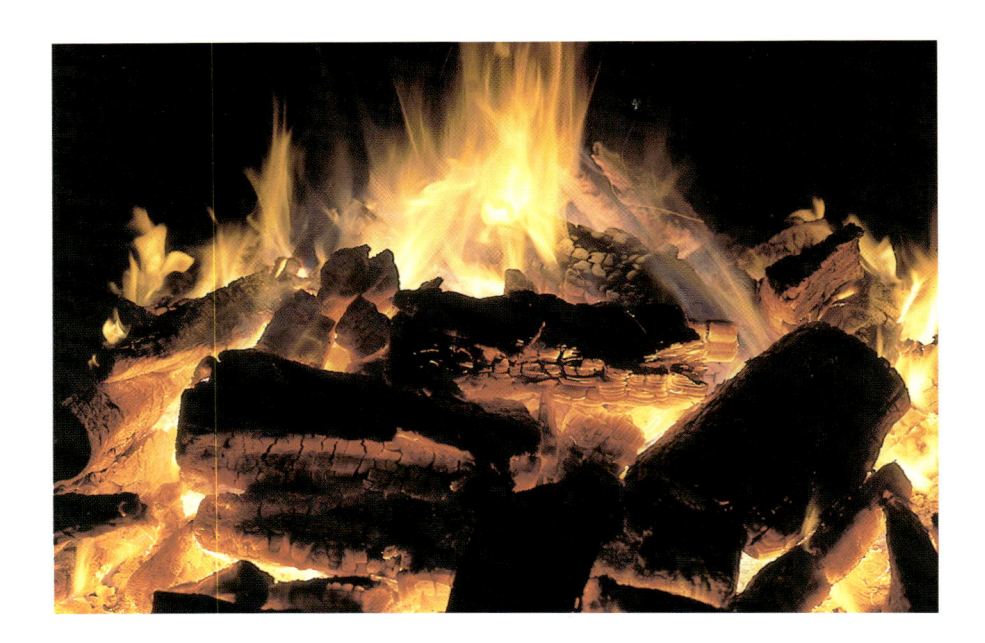

Die rhythmisch-dynamische Potenzierungsmethode der Homöopathie

Beschäftigen wir uns nun mit der rhythmisch-dynamischen Methode, der Herstellung homöopathischer Potenzen, um auch auf diese Weise zu einer geistartig gemachten Wirkung der Arznei zu kommen.

Der große Irrtum, dem die nur auf das Meßbare ausgerichteten Anhänger der Wissenschaft auflaufen, ist, daß sie die homöopathischen Dynamisationen für bloße Verdünnungen halten.

Noch immer wird mit dem echtem Wissenschaftsgeist unwürdigen Beispiel argumentiert, wenn man bei Lindau einen Tropfen Pflanzentinktur in den Bodensee einrühre und dann bei Konstanz einen Teelöffel Wassers entnehme, habe man das, was eine homöopathische Arznei sei – nämlich nichts.

Wer aus eigenem Wissensdurst heraus nicht zum Suchenden geworden ist und die Voraussetzungen für ein Gespräch nicht schafft, mit dem kann man auch einen Dialog führen:

»Mit einem Brunnenfrosch
kann man nicht über das Meer reden.
Mit einem Fachmann
kann man nicht vom Leben reden.«

sagte der chinesische Weise DSCHUNG DSI.

Ich sage absichtlich nicht: »dis-kutieren«[82] In den meisten heute üblichen Diskussionen bleibt eines auf der Strecke, die Wahrheit. Sie wird in der Hitze der Streitgespräche einfach »zer-schnitten«. Gehen wir schrittweise vor, und der geneigte Leser möge geduldig folgen. Da der Durstige am besten zur Quelle geht, lassen wir hier HAHNEMANN selbst sprechen und drucken fast den gesamten § 269 über das Potenzieren ab.

---

[82] 1 lat. *discutere* = »zerteilen, zerschneiden«.

WAS IST HOMÖOPATHIE?

»Die homöopathische Heilkunst entwickelt zu ihrem besonderen Zweck die inneren, geistartigen Arzneikräfte der rohen Substanzen mittels der »durchdringend« – wirksam und hilfreich, selbst diejenigen unter ihnen, welche in *rohem Zustand nicht die geringste Arzneikraft im menschlichen Körper äußern.*

Diese merkwürdige Veränderung in den Eigenschaften der Naturkörper durch mechanische Einwirkung auf ihre kleinsten Teile – durch Reiben und Schütteln – *während sie durch Dazwischentreten einer indifferenten Substanz trockener oder flüssiger Art voneinander getrennt* sind, entwickelt die latenten, vorher unmerklich wie schlafend in ihnen verborgen gewesenen *dynamischen Kräfte,* welche vorzugsweise auf die Lebenskraft und auf das vegetative System Einfluß haben.

Man nennt daher diese Bearbeitung derselben *Dynamisieren* oder *Potenzieren* (Entwickeln der Arzneikraft) und die Produkte davon Dynamisationen oder Potenzen in verschiedenen Graden.

Man hört noch täglich die homöopathischen Arzneipotenzen bloß *Verdünnungen* nennen; sie sind aber das Gegenteil derselben, nämlich wahre Aufschließung der Naturstoffe und Zutageförderung der in ihrem Innern verborgen gelegenen, spezifischen Arzneikräfte, durch Reiben und Schütteln bewirkt, wobei ein zu Hilfe genommenes, unarzneiliches Verdünnungsmedium bloß als Nebending hinzutritt.

Verdünnung allein, z.B. die Auflösung eines Grans Kochsalz ergibt fast reines Wasser. Das Gran Kochsalz verschwindet in der Verdünnung mit viel Wasser und wird dadurch nie zur *Kochsalz-Arznei.* Diese erreicht dagegen durch unsere wohl bereitete Dynamisation eine bewundernswürdige Stärke.«

Das Potenzieren kam wohl anfangs einfach dadurch zustande, daß ein Ausgangsstoff, – so er verdünnt wird, weil in seiner Wirkung als zu toxisch befunden, – im Lösungsmittel verrührt oder verschüttet werden muß. Hierbei waren es zu Beginn nur zwei Schüttelschläge, mit denen »früher«, wie HAHNEMANN bemerkt, die Verdünnungen im Mischungsverhältnis 1:100 (Tinktur zu Alkohol) dynamisiert wurden.

Aber bereits dieser geringe Grad an Rhythmisierung muß aus der Sicht strömungsphysikalischer Gesetzmäßigkeiten genügt haben, um dynamische Kraftentfaltung der Arznei zu ermöglichen – und das über den Punkt hinaus, wo gerade noch letzte Atome der Ausgangssubstanz in Lösung sein konnten.
Später wurden die Lösungen dann hundert Mal nach jedem Verdünnungsschritt rhythmisiert.

Zur besseren Orientierung für den Laien diene folgende Tabelle:

Ausgangsstoff: **Sulphur** – *Schwefel* Ø
(Ø = Urtinktur = alkoholischer Auszug)

1 Tropfen aus Ø   in 100 Tropfen Alkohol = 1/100 = Centesimal 1
= C 1, 100 x rhythmisch verschütteln!

1 Tropfen aus C1   in 100 Tropfen Alkohol = 1/100 x 100
= Centesimal 2 = C 2, 100 x rhythmisch verschütteln!

1 Tropfen aus C2   in 100 Tropfen Alkohol = 1/100 x 100 x 100
= Centesimal 3 = C 3, 100 x rhythmisch verschütteln!

C 10 = $1/100^{10}$
C 30 = $1/100^{30}$
C 200 = $1/100^{200}$
C 1000 = $1/100^{100}$ usw.

Ab der C 12 (bzw. D 24) sind nach der Wahrscheinlichkeitsrechnung[83] die letzten Moleküle des Schwefels aus der Lösung verschwunden.

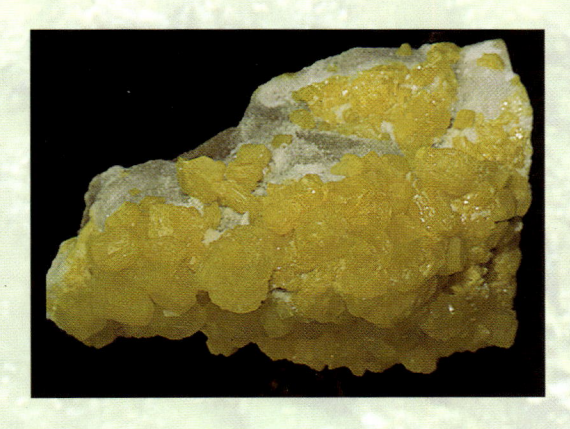

[83] LOSCHMIDT'sche Zahl, nach dem Physiker LOSCHMIDT (1821 - 1895): Zahl der Moleküle in 1 MOL (= Molekulargewicht in Gramm) beträgt 6,023 x 1023. Zum Beispiel enthalten 18 g Wasser (= 1 MOL) 6 x 1023 Moleküle.

Wirksamkeitsnachweis homöopathischer Potenzen

Das Interessante dabei ist nun, daß auch in den völlig substanzfreien Lösungen die Information des **Sulphur** erhalten bleibt und ihre Wirkung am kranken Menschen – dem Simile-Gesetz entsprechend – entfaltet. Noch erstaunlicher: der Effekt ist um so frappierender, je höher die Dynamisationen getrieben werden. Da Energie im Kosmos nicht verlorengeht, muß die Wirkung offensichtlich aus den rhythmischen Verschüttelungen resultieren, denen die Lösungen unterworfen sind.

Durch analytisch-chemische Verfahren hat man nun nachgewiesen, daß ein Mensch nach Verabreichung von **Sulphur** sogar in der tausendsten und sogar noch höheren Potenzen stofflichen Schwefel ausscheidet, und zwar in Werten, die um das Hundertfache über den üblichen Ausscheidungswerten für Schwefel liegen. Der Schwefelstoffwechsel des Organismus bekommt also durch die immaterielle Information **Sulphur** einen kräftigen Impuls, in Bewegung zu gehen.

Welches physikalische Denkmodell bietet sich nun an, um genauer zu beschreiben, was hierbei passiert? MICHAEL STRZEMPA-DEPRÉ[84] bemüht hierzu die komplexe Relativitätstheorie und erklärt dies, auch für einen Laien leicht verständlich, folgendermaßen:

»Beim Zusammenstoß der Moleküle bzw. Atome der Lösung kommt es zu elektrostatischen Wechselwirkungen zwischen den Elektronen der verschiedenen Atome. Die elektrostatische Wechselwirkung führt zum Austausch innerer Lichtmuster zwischen den beteiligten Elektronen ... Beim Zusammenstoß mit den Elektronen des Lösungsmittels können diese spezifischen Informationen der Elektronen des Schwefelatoms weitergegeben werden. Die Erfahrung »Schwefelatom« bzw. das morphogenetische Feld eines Schwefelatoms wird also hierbei beim Zusammenstoß an Elektronen weitergegeben, die sich gar nicht selbst in einem Schwefelatom befinden. Bei jedem neuen Verdünnungsschritt wird somit die geistige Information der Struktur der Atome des Konzentrats nach und nach auf die Elektronen des Lösungsmittels übertragen. Durch stetiges Verdünnen und Schütteln wird

---

[84] »*Die Physik der Erleuchtung*«, Goldmann-Verlag, 1988, (Vergriffen).

dem homöopathischen Präparat somit eine spezifische Information aufgeprägt. Dadurch kann ein homöopathisches Präparat im Körperinneren bestimmte chemische Reaktionen auslösen und z. B. eine gezielte Entgiftung des Körpers einleiten.«

Diese Vorstellungen sind für die in rein materialistischen Denkmustern Verhafteten die wohl am schwierigsten zu nehmende Hürde.[85] Doch wir sollten den Gedanken akzeptieren und uns daran gewöhnen, daß auch Dinge existent sind, die wir nicht sehen, hören, riechen oder schmecken können.

Nach der Katastrophe von Tschernobyl, von der im folgenden noch zu sprechen sein wird, haben viele Leute in meinem ländlichen Heimatort die Tatsache der radioaktiven Strahlung einfach negiert. Hätten sie diese beispielsweise als roten Belag auf ihrem Gemüse erkennen können, wäre dieses wohl kaum weiterhin so sorglos verspeist worden. Solche Strahlungen können wir mit physikalischen Meßgeräten nachweisen. Die Signalwirkungen homöopathischer Mittel dagegen entziehen sich dem direkten meßtechnischen Zugriff. Wir können sie aber auf indirektem Wege sichtbar machen.

Besitzt Wasser Intelligenz?

Die hier vorgetragenen Ideen führen zu der Annahme, daß der uralten Flüssigkeit Wasser, welche das Transportmittel für arzneiliche Informationen darstellt, Denk-, Lern- und Erinnerungsfähigkeit innewohnt. Dies wird inzwischen von Nuklear- und Biophysikern auch nicht mehr bestritten. Manch einer geht sogar davon aus, daß Wasser »alles weiß« – vom sogenannten Urknall bis zum gesamten Wissen über die Erdgeschichte. In

---

[85] Ihnen seien beispielsweise die beiden Bücher von THEODOR SCHWENK, »*Die Grundlagen der Potenzforschung*« und »*Das sensible Chaos*« empfohlen. Vgl. dazu den Abschnitt III, Anthroposophie, in der Bibliographie. Von herausragender Bedeutung zum Verständnis der strömungsphysikalischen Vorgänge beim Potenzieren sind auch die Arbeiten des Österreichers VIKTOR SCHAUBERGER. Sie wurden, ehemals in der Zeitschrift »*Implosion*« vorgestellt.

gigantischen Rechenexperimenten überprüften sie ihre Hypothesen und kamen zu Ergebnissen, die der Wissenschaftspublizist MICHAEL KNEISSLER in burschikos gleichnishafter Form folgendermaßen formuliert:

»Wassermoleküle sind sozial aktiv. Sie lieben es, Gesellschaft zu haben und stehen auf Partnertausch! Schuld daran ist die V-Gestalt des Wassermoleküls: Weil der Sauerstoff eine höhere Kernladungszahl (mehr positive Ladungen) besitzt als der Wasserstoff, zieht er dessen Elektronen etwas weiter zu sich heran.«

Das führt zu einer unsymmetrischen Verteilung der positiven und negativen Ladungen im Wassermolekül. Dann bilden sich mit Hilfe der sogenannten Van-der-Waals-Kräfte Wasserstoffbrücken, und die winzigen Moleküle schwirren gleichsam händchenhaltend durch die Flüssigkeit. Das scheint benachbarte Einzelgänger so zu stimulieren, daß sie auch mitmachen wollen. Plötzlich faßt jeder jeden an, besonders wenn sich die Temperatur dem Gefrierpunkt nähert. Und im Nu wird daraus eine Orgie mit bis zu 700 Teilnehmern. Die Forscher nennen dieses Gebilde »Cluster«. Lange dauert der Spaß allerdings nicht. Nach wenigen Sekundenbruchteilen lassen die ersten Moleküle schon wieder los und fingern nach anderen Partnern. Es entsteht eine Art chaotischer Tanz wie in einer überfüllten Disco. Auf den ersten Blick ist alles überschaubar. Wenn man den Trubel jedoch eine zeitlang beobachtet, erkennt man gewisse Strukturen.«[86]

In den geheimen Datenbanken der so beschriebenen Cluster – so vermutet man an der Universität Michigan – werden die homöopathischen Informationen abgespeichert. Die Komplexität und Dynamik des dabei stattfindenden Signalaustauschs ist jedoch offenbar derart überwältigend, daß sogar ein Großcomputer wie die gigantische Cray-C90 Maschine im Supercomputing Center von Pittsburg schon mehrfach abstürzte.

Wassermolekül-Cluster scheinen darüber hinaus ein Form-Erinnerungsvermögen zu besitzen. Selbst wenn sie sich ständig verändern, springen sie doch wieder in ihre ursprüngliche Position zurück. So vergleichen manche Forscher diese Strukturen mit einem vorgeknitterten Stoff. Ein Plisseerock behält beim Waschen oder Reinigen seine eingeprägten Falten. Nur bei Zufuhr großer Wärme, wie z. B. beim Bügeln, können sie gelöscht werden. Ähnlich verhält sich Wasser. Lediglich durch Zufuhr großer Energiemengen, also wenn wir Wasser kochen, den Dampf auf 400° C erhitzen, das Wasser mit Röntgen- oder atomarer Strahlung beschießen, oder es mit 100 000 Umdrehungen pro Minute durch Wirbelkammern jagen, verschwinden nahezu all seine Erinnerungen.

[86] Wissenschaftsmagazin *PM* Nr. 3/97, S. 8 ff.

Die homöopathischen Informationen, so fanden die Forscher heraus, breiten sich im Wasser wie eine Eilmeldung und kettenreaktionsartig nach allen Richtungen hin in der von STRZEMPA-DEPRÉ beschriebenen Weise aus. Ein Molekül reicht die Botschaft an das nächste weiter. Der rege Gedankenaustausch kommt nur zum Erliegen, wenn das Wasser längere Zeit ruht, was jedoch nicht heißt, daß die Information verlorengegangen ist. Sie verstaubt nur in den Regalen des innersten Zentralarchivs der Cluster, kann aber jederzeit wieder aktiviert werden, wenn wir das Wasser in rhythmische Bewegung bringen, was bei der Verschüttelung homöopathischer Dilutionen geschieht. Am Göttinger Max-Planck-Institut für Strömungsforschung wurden hierbei Schockwellen gemessen, die sich mit 90 km/h durch das Glas bewegten. »In unbewegtem Wasser langweilen sich die Cluster schnell«, sagt MICHAEL KNEISSLER.

Quintessenz der bisherigen Versuche und Berechnungen von H_2O-Molekülen: »Wasser-Cluster senden typische Energiesignale aus, die von den Bewegungen ihrer Einzelmoleküle abhängen. Wenn die Signale aufgezeichnet werden, ähnelt das Bild einer Reliefkarte. Im Wasser bilden Cluster kristallähnliche Strukturen. Diese kristallinen Gitternetze vibrieren mit hohen Frequenzen. Sie können ähnlich wie Radiowellen aufgefangen werden.«

Nach diesem Exkurs in die derzeitige Wasser-Molekular-Forschung wird leichter verständlich werden, was folgt:

Kupferchlorid-Kristallisation

Die Anthroposophin ALLA SELAWRY hat die Wirkung potenzierter Stoffe in Hunderten von Versuchsreihen getestet. Sie benutzte dabei die indirekte *Nachweismethode der Kupferchloridkristallisation* und behandelte unter anderem Haferkeimlinge unter gleichen Temperatur- und Lichtbedingungen mit einer Gold-Tiefpotenz-, Hochpotenz- und reiner Wasserlösung. Es zeigten sich drei völlig unterschiedliche Kristallisationsbilder des Filtrats:

»Vergleicht man die Einwirkung von Goldpotenzen auf Haferkeimlinge, so stellt man erstaunlicherweise eine gemeinsame Formtendenz für die Goldtiefpotenz auf Same und

WAS IST HOMÖOPATHIE?

Keimling, wiederum eine andere gemeinsame Formtendenz der Hochpotenz auf beide fest ... Hier scheinen bestimmende Formtendenzen potenzierten Goldes ins Samen- und Keimlingseiweiß einzugreifen und deren eigene Formeinwirkungen geradezu zu überprägen. Von besonderem Ineresse ist die Beobachtung, daß sich die genannten Veränderungen bereits nach 24 Stunden Keimungsdauer einstellen. Während die Tiefpotenz-Wirkungen im Rahmen der Spurenelement-Forschung heute erklärlich sind, erscheinen die Hochpotenzwirkungen in ihrer Prägnanz umso erstaunlicher ... Bei der 30. Dezimalpotenz kommen nur mehr dynamische Wirkungen des Goldes in Betracht. Hier bestätigen die Kristallphänomene die Grundkonzeption HAHNEMANNS, der beim Potenzieren von einer Dynamisierung der Substanz im Gegensatz zu bloßer Verdünnung spricht.«[87]

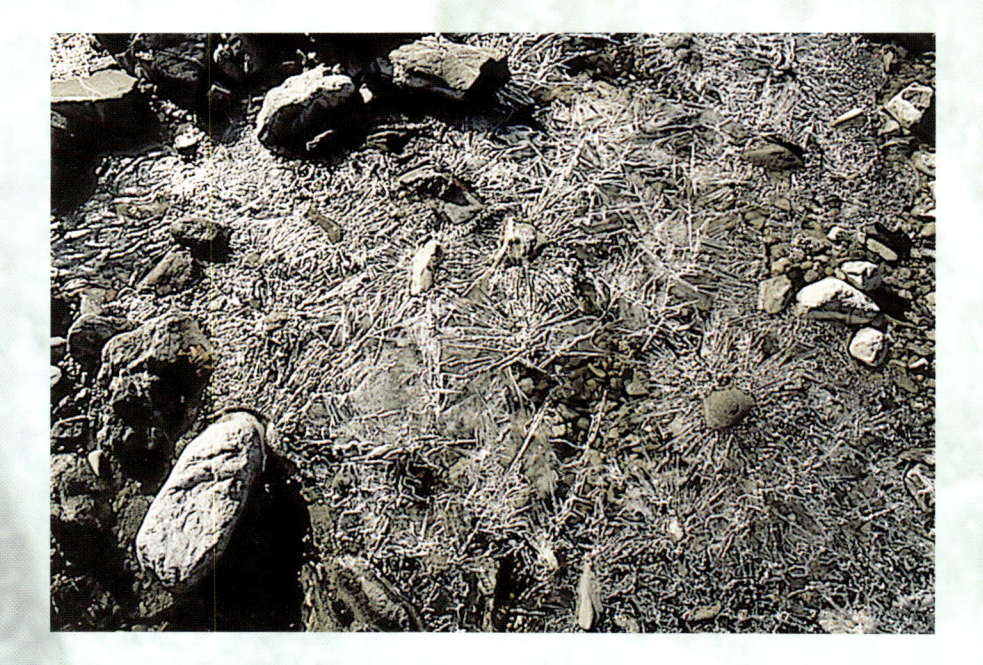

[87] Dies ist nachzulesen in dem Buch »*Potenzierte Heilmittel*« von VIKTOR ITSCHNER, Verlag Freies Geistesleben.

Gold-Einwirkung auf Hafer-Saatgut (5. Keimungstag)

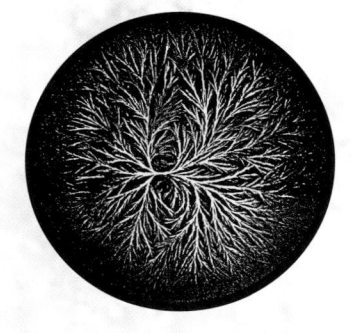

Extrakt aus Gold-Tiefpotenz-Nährlösung (D6)

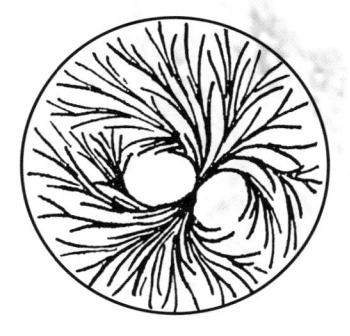

Tiefpotenz-Bild große Vacuolen

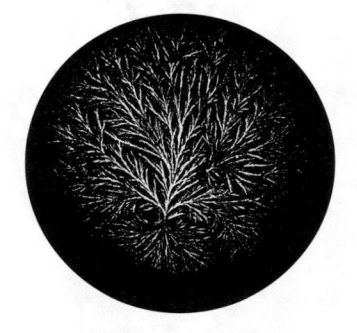

Extrakt aus Wasserkontrolle (Hafertypusbild)

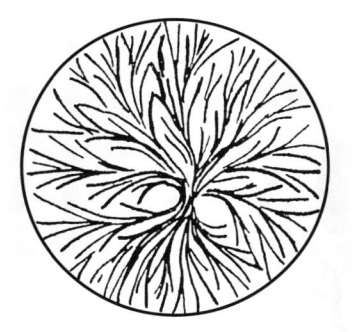

Wasserkontrolle Mittelstellung

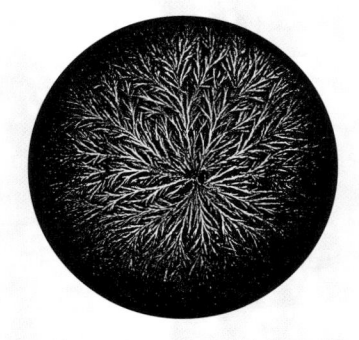

Extrakt Gold-Hochpotenz-Nährlösung (D30)

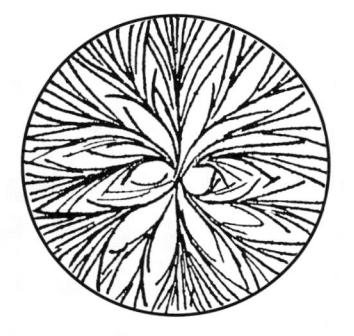

Hochpotenz-Bild periphere Fächerung

In Gold-Nährlösungen gekeimtes Hafer-Saatgut zeigt im Kristalltest deutliche Abwandlungen des üblichen Hafer-Typus für Haferkorn und -keimling gegenüber der Wasser-Kontrolle.

Farbindikatoren in elektrischen Halbleitern
(nach PETER-MICHAEL PFEIFFER)

Heute gibt es weitere hochinteressante Nachweismethoden für die Wirksamkeit substanzfreier Hochpotenzen.

Ein Verfahren wurde von PETER-MICHAEL PFEIFFER entwickelt. Es ist inzwischen patentiert.[88] Hierbei hinterlassen hochpotenzierte Arzneien eindeutige und hochsignifikante Informationsmuster. Die Signatur der Arznei wird dabei dem kinetischen Feld der wässrigen Lösung aufgeprägt und in verschiedenen Farben und Formen sichtbar.[89]

Das Interessante dabei ist, daß hier auf sicherem Boden der uns bekannten Physik und Chemie (weiterentwickelte Elektrolyse) gearbeitet wird, um die Bildekräfte an der Grenze zum Stofflichen sichtbar werden zu lassen. Somit nähern wir uns bereits dem Bereich der homöopathischen Hochpotenzen.

Die Methode ist ebenso einfach wie verblüffend und sei hier zum besseren Verständnis wenigstens im Ansatz kurz skizziert:

Ein flacher, poröser Träger, der physikalisch-chemische Indikatoren enthält, ist gleichzeitig vollständig mit der Probe der zu untersuchenden wässrigen Flüssigkeit durchtränkt. Bei Anlegen elektrischer Spannung entstehen unter dem Einfluß des elektrischen Gleichstromfeldes auf dem Träger fein abgestufte und mehr oder weniger wohlgeformte Farbmuster, welche Rückschlüsse auf die Qualität der zu untersuchenden Flüssigkeit erlauben. Diese zeichnen sich entlang eines axialen Schnittes ab. Dieser axiale Schnitt, in dem sich die Flüssigkeit konzentriert, verbindet die beiden Elektroden ähnlich einem Glühfaden oder einer »Glasfaser«. Das elektromagnetische Feld als solches bleibt unsichtbar. Jedoch entsteht im Träger

---

[88] P.-M. PFEIFFER, Wasserzentrum München, Fürstenriederstr. 279a, 81377 München.
[89] Das Verfahren wurde in der Zeitschrift *raum & zeit,* Nr. 70 und 71/1994 ausführlich beschrieben und mit entsprechenden Abbildungen dargestellt. Redaktion »*raum & zeit*«, Ehlers Verlag GmbH, Geltinger Str. 14 e, 82515 Wolfratshausen, Telefon (0 81 71) 4 18 46.

ein hierdurch induziertes, sichtbares Abbild seiner Kraftlinien in Farben. Die zu untersuchende wässrige Flüssigkeit auf dem Träger verdunstet allmählich. Dabei sind Farbmuster in Phasen ihres Entstehens und Vergehens beobacht- und dokumentierbar.

Ursprünglich verwendete PFEIFFER die Methode zur Untersuchung unterschiedlicher »Lichtwerte« oder »lebenbegünstigender Potentiale« im Trinkwasser.

Hierzu angeregt wurde er durch den in Tirol lebenden Naturforscher JOHANN GRANDER.[90] Dieser verfügt über ein hochwertiges Quellwasser, das solche Eigenschaften haben soll. Durch Induktion hoher Lichtschwingungen mittels seiner Methode, so glaubt GRANDER, könne dieses Wasser in seiner Wirkung noch gesteigert werden.

Mit Hilfe der pH-Indikatoren können nun diese hier angesprochenen »Lichteffekte« sichtbar gemacht werden. Eine der gängigen pH-Wert-Skalen drückt den Säure- bzw. Basengehalt in Zahlen von 1 - 10 und Farben von Rot bis Dunkelblau aus. Normales Trinkwasser sollte sich im leicht basischen Milieu bei einem pH-Wert von etwa 7,4 bewegen. Das entspricht im Träger einem mittleren Grün mit leicht bläulichem Einschlag. Den sauren Bereich zeigt der Indikator, wie die meisten der Leser wissen werden, Gelb bis Rot an, mit Werten von ca. 5 - 1. Den basischen Bereich offenbart er durch die Farbe Blau bis Gelbgrün, mit Werten von 10 bis ca. 5.

Durch einfachen Versuch stellte PFEIFFER nun fest, daß dem elektrischen Plus-Pol die Farbe Rot entspricht, wohingegen dem Minus-Pol die Farbe Blau zuzuordnen ist. So lassen die in den Bildern entstehenden Farbwerte auch erkennen, welche Einflüsse das spezifische elektromagnetische Feld auf das Wasser als Reagens wechselwirkend nehmen kann.

Nach der P.-M.-PFEIFFER-Methode treten nämlich über die pH-Werte-Skala hinausgehend alle Regenbogenfarben auf. Dazu noch Weiß und Schwarz am Minus-Pol und ein bis zum Braunschwarz verdichtetes Rot am Plus-Pol.

[90] Grander Johann, A 6373 Jochberg 370, Telefon (00 43) 53 55 oder 52 66.

Wie man an dem nachfolgend vorgestellten Elektrolytbild von Wasser sehen kann, zeigt sich darüber hinausgehend auch noch eine weitere, sehr zarte bläulich-violette Farbe. Dabei handelt es sich um das von RUDOLF STEINER sogenannte »Pfirsichblüt« – von GOETHE mit dem Ausdruck »himmlischer Purpur« belegt.

In den Jahren 1914 bis 1924 beschäftigte sich STEINER mit dem Wesen der Farben[91] und der Farbenlehre GOETHES und entwickelte diese weiter, indem er die uns bekannte Farbskala kreisförmig zwischen den Polen Licht und Finsteris – Weiß und Schwarz – anordnete. Dabei entsteht an der Stelle des Zusammentreffens und Ineinandergreifens von Blau und Rot und unter dem Einfluß des »ineinanderwellenden« Weiß und Schwarz eben diese geheimnisvolle »Pfirsichblüt«, bzw. jener Purpur im GOETHEschen Sinne, gleichsam als himmlische Komplementärfarbe zum irdischen Grün. Dieser Purpur kommt normalerweise in der Natur nicht vor. Bisweilen können wir ihn innerhalb des Weiß von Pfirsich- oder Apfelblüten wahrnehmen, wie einen hingehauchten Abglanz himmlischer Seligkeit.

Der Autor hatte das Glück, solch ein Geschehen im Jahr 1986 vom Himmel selbst vorgeführt zu bekommen. Das nachfolgende Bild eines Regenbogens über dem Hechendorfer Moor zeigt, was gemeint ist. Dabei bildet sich mit zunehmender Intensität der Erscheinung auch dieser lichte Purpur – logischerweise im Inneren des Bogens – zum Licht einer gedachten Sonne im Zentrum hin aus. In gewisser Ähnlichkeit tritt dieser Farbton nur noch beim Menschen als »Inkarnatfarbe« auf und wir sind geneigt, den Grad seiner Gesundheit am Grad dieses rosigen Durchstrahltseins ablesen zu wollen.

Alchimisten und Glasbläser wissen um ein Verfahren, bei dem durch Hinzufügen geringer Menge Goldes Glas von innen heraus den gewünschten Anhauch von Purpur entwickelt. Dabei wird dieser umso zarter und überirdischer, je weniger Gold bei der Prozedur Verwendung findet.

---

[91] RUDOLF STEINER, »*Das Wesen der Farben*«, 3 Vorträge 1921 und 9 Vorträge aus den Jahren 1914 bis 1924. »*Farbenerkenntnis*«, Ergänzungen zum vorgenannten Band; »*Geisteswissenschaftliche Impulse zur Entwicklung der Physik*«; »*Erster naturwissenschatlicher Kurs Licht, Farbe, Ton, Masse, Elektrizität, Magnetismus*«, RUDOLF STEINER-Verlag, Dornach/Schweiz.

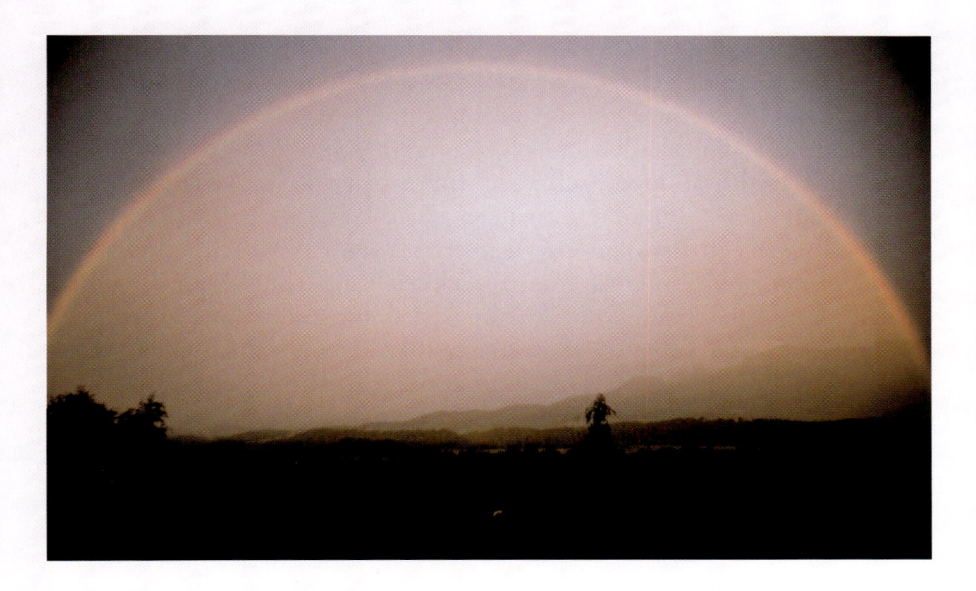

STEINER regte um 1921 physikalische Experimente an, diese besondere Farberscheiung auf (elektro-)magnetischem Weg zu erzeugen. Das war offensichtlich auch gelungen, konnte aber nur von wenigen bestätigt werden.[92]

Sein Wissen um die Forschungsergebnisse der Anthroposophen ALLA SELAWRY und EHRENFRIED PFEIFFERS weckte schließlich auch PETER-MICHAEL PFEIFFERS[93] Neugier auf die bildliche Darstellbarkeit potenzierter Arzneimittel. Dabei zeigte sich, wie wir an den nachfolgenden Abbildungen gut erkennen können, daß das urprünglich vorhandene geringe Signal von **Arnica**-Urtinktur sich zu einem beeindruckenden Gebilde auswächst, wenn wir stattdessen *Arnica* in einer 1000sten Potenz einbringen, die sich sozusagen »Lichtjahre« jenseits stofflich nachweisbarer Grenzen bewegt. Aber wie wir schon an anderer Stelle beschrieben haben, hat eben Wasser ein besonders gutes Gedächtnis für Licht und »Leichtekräfte«.

---

[92] RUDOLF STEINER, »*Farbenerkenntnis*«, Ergänzungen zu dem Band »*Das Wesen der Farben*«. Schriftliche und mündliche Darstellungen von RUDOLF STEINER und anderen, Abbildungen, Handschrtiftenwiedergaben und Dokumente 1889 - 1925. Herausgegeben und kommentiert von Hella Wiesberger und Heinrich O. Proskauer. RUDOLF-STEINER-Verlag, Dornach/Schweiz, 1990.

[93] Die beiden sind nicht miteinander verwandt oder verschwägert.

Nach ersten Versuchen scheinen sich die Ergebnisse Rudolf Hauschkas zu bestätigen, der nachgewiesen hatte, daß die Wirksamkeit der homöopathischen Potenzen eine Zeitlang zunimmt und – dem Prinzip des Rhythmus folgend – danach wieder, bis zu ihrem scheinbar gänzlichen Verschwinden abnimmt. Dabei schneidet eine artspezifische Wellenbewegung irgendwann den Nullpunkt, um nach einer Periode der Unsichtbarkeit plötzlich wieder in Erscheinung zu treten. Pfeiffers Verfahren und Vorrichtung wird mit großer Wahrscheinlichkeit Rückschlüsse auf die unterschiedlichen Qualitäten von Ausgangssubstanzen für homöopathische Heilmittel wie auch den daraus hergestellten Potenzen zulassen. Darüber hinaus wird diese einfache Versuchsanordnung aus dem Physik- und Chemie-Unterricht des 3. Jahrtausends nicht mehr wegzudenken sein, weil sie direkten Einblick in subatomare, quantenmechanische Vorgänge erlaubt. Ganz zu schweigen von den Möglichkeiten einer wissenschaftlichen oder kommerziellen Verwertung.

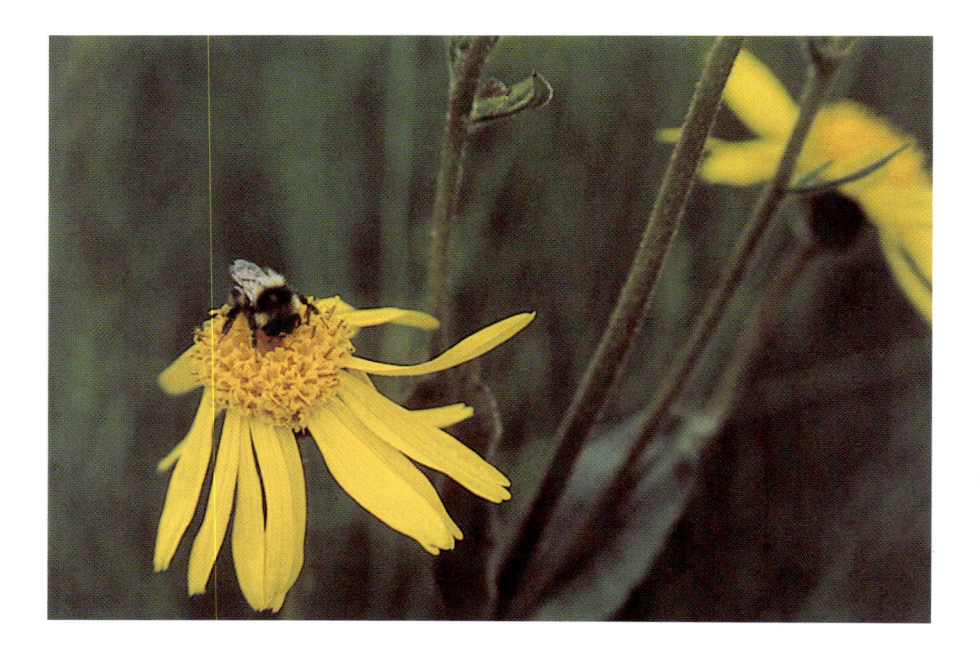

Rechts oben:
Elektrolyt-Bild von Trinkwasser mit Auftreten der Farbe »Pfirsichblüt«

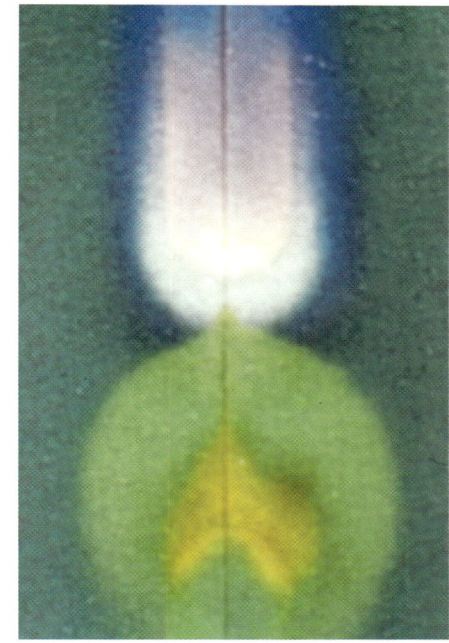

Links unten:
Arnica-Urtinktur

Rechts unten:
Arnica C 1000

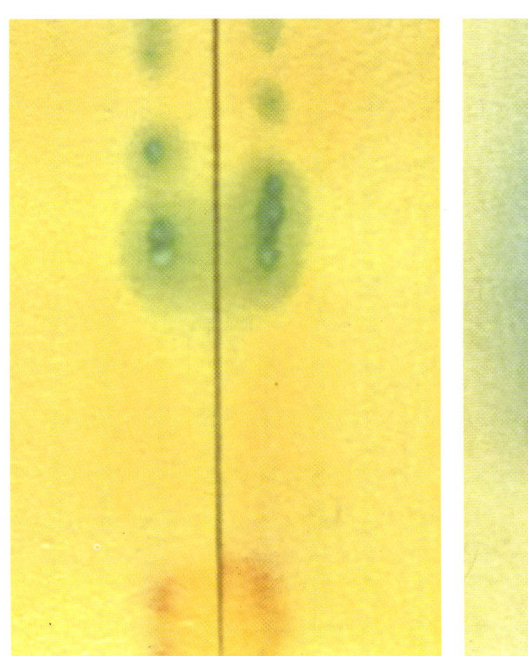

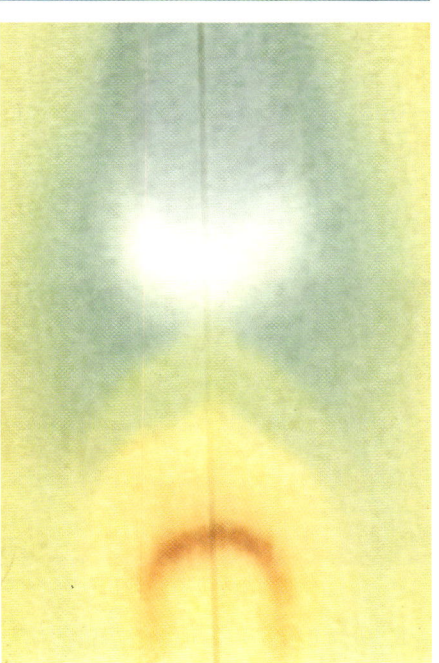

Colorplate-Verfahren
(nach Dieter Knapp)

Eine andere Möglichkeit, die spezifischen bioenergetischen Strahlungsbilder von Tinkturen und ihren Potenzen sichtbar zu machen, wurde von Dieter Knapp[94] entwickelt.

Es handelt sich um sogenannte Colorplate-Bilder, eine Weiterentwicklung der Kirlian-Photographie. Dabei werden die Strahlungsfelder biologischer Organismen (z.B. menschlicher Fingerkuppen, Blätter oder eben auch potenzierter Arzneien) sichtbar. Das geschieht vermittels einer Hochspannungsinduktion über einen Impulsgenerator auf eine Metall- und Isolationsplatte und von da auf den photographischen Film. »Das Verfahren beruht darauf, daß ein winziger, gleichmäßig dosierter Tropfen auf einen Spezialfilm gebracht wird. Dieser Film befindet sich in einer kleinen Kammer, die nur einmal benutzt werden kann. Das Bild entsteht durch Ionisierung der Probe, die dann verdampft und dabei eine Strahlung erzeugt.«[95]

Ein neu entwickelter Bildschirm gestattet direkte Beobachtung sowie die photographische Fixierung der Bilder, neuerdings auch mit Video. Hierdurch bekommt man auch während therapeutischer Einflußnahme bei einem Patienten eine direkte Kontrolle über die veränderte Abstrahlung seiner Fingerkuppen nach Einnahme bestimmter Heilstoffe.

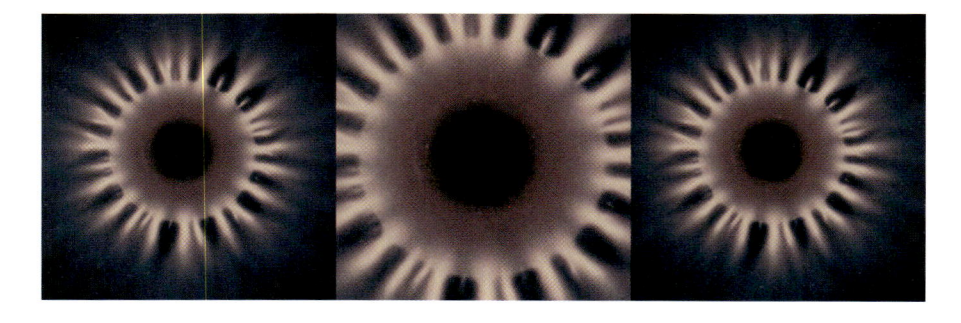

[94] Dr. Dieter Knapp, Privates Forschungsinstitut für bioenergetische Medizin.
[95] Aus einem Schreiben von Dieter Knapp an den Autor.

DIE »GEISTARTIG GEMACHTE WIRKUNG« DER ARZNEI

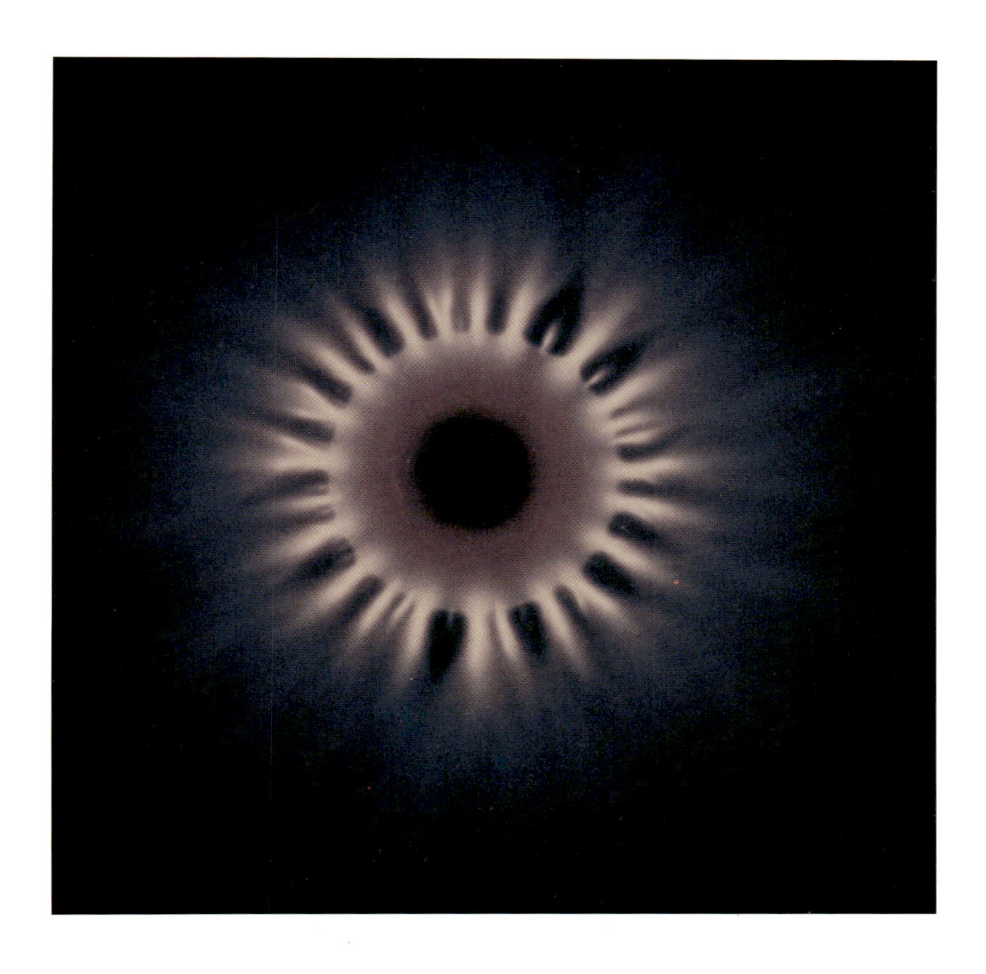

Belladonna – *Tollkirsche* Ø *(Urtinktur)*
Die gleichsam irdische Ausprägung der Tollkirsche

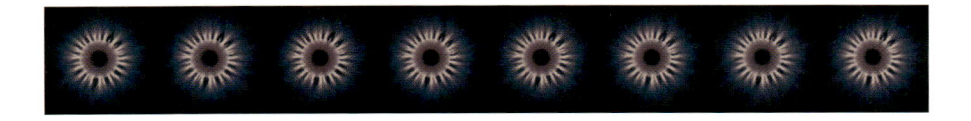

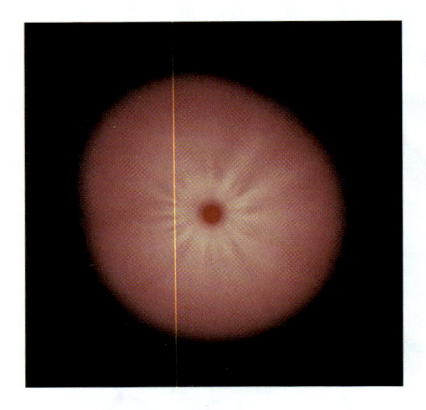

Belladonna D200

Der »Geist der Arznei«: ein völliges Umschlagen von Blau nach Rot, zu der Signatur einer akuten Entzündung. Nur noch in der äußersten Corona ist das zum Violett hin veränderte Blau sichtbar.

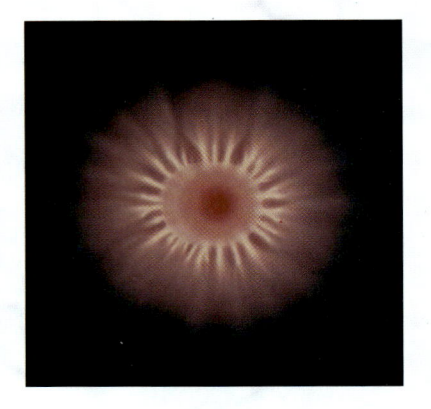

Belladonna

*Potenzakkord Ø, D1, D12, D30, D200
Das Bild läßt verschiedene Stadien der Potenzierung erkennen.*

Wie die beiden nächsten Bilder zeigen, besitzt jedes Pharmakon auch in höheren Potenzen, eine unverwechselbare und seinem ureigensten Wesen entsprechende Signatur:

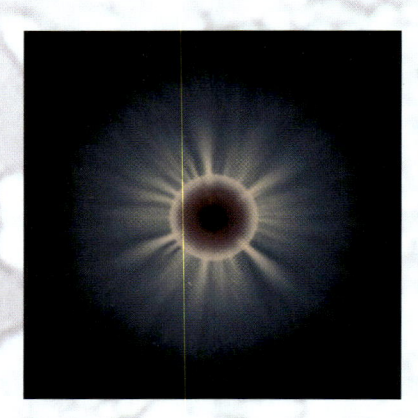

Spongia
Der Meerschwamm D6

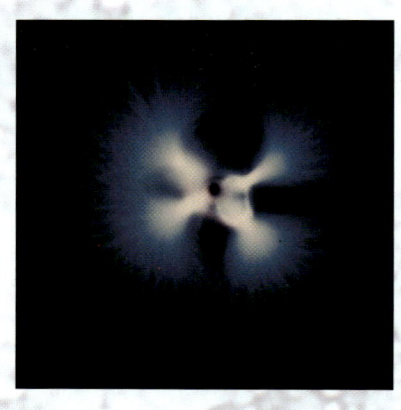

Argentum Nitricum
Silbernitrat D12

DIE »GEISTARTIG GEMACHTE WIRKUNG« DER ARZNEI

Ein schönes Gleichnis, um die unsichtbare Informationswirkung der hochpotenzierten Mittel verständlich zu machen, führt Fritz Albert Popp in seinem Artikel »*Homöopathie – Placeboverfahren oder Leitschiene einer modernen Medizin*«[96] an:

»*Simile* bedeutet nichts anderes als das System mit den gleichen Informationen in schwächster Dosierung »assoziieren« zu lassen, wie es sie bei der Erkrankung assoziativ eingespeichert hat. Physikalisch verständlich wird dieser Vorgang bereits in einem Schaukelmodell: Um eine stark schwingende Schaukel (Krankheitsoszillation) ohne Entropieabgabe (also ohne Bremsbacken) zum Stillstand zu bringen, müssen wiederholt ruhende Schaukeln der gleichen Resonanzfrequenz (zum Beispiel »Hochpotenzen«) daneben gehängt werden. Sie nehmen jeweils die Hälfte der Schwingungsenergie auf und können sie beim Ausleiten abladen.«

Auch eine nichtstoffliche Größe wie zum Beispiel die Schwerkraft können wir nicht mit unseren fünf Sinnen erfassen. Das heißt aber nicht, daß sie nicht innerhalb eines bestimmten Systems vorhanden wäre. Denn wenn wir vom Baum fallen, wird uns schmerzhaft bewußt, daß es Schwerkraft gibt. (Wie dieselbe physikalisch zu definieren ist, ist allerdings eine andere Sache, denn inzwischen kann sie aus einem höheren Verständnis heraus nicht mehr als »Masseanziehung« gedeutet werden.) Wir sehen nicht die Kraft, die einen Kristall von einem Zentrum nach außen wachsen läßt, also zentrifugal (zum Beispiel **Grauer Spießglanz** – **Antimonium crudum**) und einen anderen von außen nach innen treibt, also zentripetal (z.B. das in Form einer Hohlkugel auskristallisierte Eisenerz **Markasit**). Aber an der Form des Kristalls können wir erkennen, daß hier unterschiedliche Kräfte wirksam waren.

So können wir von den Phänomenen auf die treibenden Kräfte hinter der Welt der äußeren Erscheinungen schließen. Homöopathie ist Erfahrungsheilkunde. Sie beobachtet die Phänomene ganz im Sinne der Forderung der modernen Physik, die in jüngster Zeit geradezu überrannt wird von immer neuen unerklärlichen Erscheinungen jenseits der Grenzen der rein stofflichen Welt. Es wird also wieder empirische Wissenschaft betrieben. Man sammelt Erfahrungen und versucht, sich einen Vers darauf zu machen. Der Anspruch auf ein einheitliches Weltbild ist längst dem Wunsch nach einem einigermaßen befriedigenden Naturbild gewichen.

[96] Zeitschrift »*Gesundes Leben*« Nr. 6/1989.

WAS IST HOMÖOPATHIE?

Das Groteske dabei ist die Tatsache, daß es sogar unter den Homöopathen solche gibt, die eigentlich auf halbem Wege stehengeblieben sind und die hier vorgetragenen Gedankengänge, welche längst zum täglichen geistigen Brot eines echten Hahnemannianers gehören, nicht begriffen haben.

Sie haben zwar A gesagt, wollen aber nicht B sagen, das heißt, die Simile-Idee gefällt ihnen, die Hochpotenz aber nicht. Anders ausgedrückt, sie befinden sich etwa in der Lage einer Frau, die gerne schwanger wäre, aber eben nur ein bißchen.

EICHELBERGER drückt es so aus:

»Manchmal könnten einem die Freudentränen kommen, wenn man erlebt, wie sogar waschechte Homöopathen sich bei den Physikern anstellen, um von ihnen das Placet zu haben, in den homöopathischen Medikamenten seien auch in den hohen Potenzen noch letzte Atommohikaner, welche die Heilung verständlich machen könnten. Nun, die ganze Fragestellung ist falsch ... .

Neben den Arzneimolekülen stecken drinnen zweifellos noch andere feine, quasi atomare Sachen, nämlich jene des benutzten Alkohols oder des verriebenen Zuckers; auch wimmeln noch Flußsäuremoleküle und manch anderes herum, was von den Töpfen, den Gläschen, den Flaschen stammt, in welchen die Medizin aufbereitet wurde. Das alles interessiert überhaupt nicht in Hinsicht auf die eigenständige Wirkung des similemäßig verordneten Medikaments.«[97]

Erst in jenen Bereichen, in denen eben auch dieser letzte »Atommohikaner« aus der Lösung verschwunden ist und die Arzneiinformation in immer höhere geistige Dimensionen vordringt, wird die Homöopathie zu dem wunderbaren Instrument, das wir von unseren Heilerfolgen her kennen.

Ja, es sieht so aus, als ob man die arzneiliche Information aus der Lösung überhaupt nicht mehr herausbekommt, wie hoch auch immer die Potenzen getrieben werden. So gibt es in Europa Firmen, welche auch diese hohen und höchsten Potenzen von der tausendsten bis zur millionsten herstellen und vertreiben.[98]

---

[97] EICHELBERGER, *»Klass. Homöopathie«*, Bd. III, S. 50 f.
[98] Diese werden mit römischen Ziffern bezeichnet: M = mille = 1000, XM = decimille = 10 000, CM = centomille = 100 000, MM = mille-mille = 1 Million.

Wegen der fulminanten Wirkung, die solche hohen und höchsten Potenzen im kranken Organismus auslösen können, lehnte HAHNEMANN diese gegen Ende seines Lebens ab. Er wollte sie durch die weicher wirkenden LM-Potenzen ersetzt wissen, über deren Herstellungsmodus wir gleich noch sprechen müssen. In § 270 seines »Organon« sagt er unter anderem hierzu folgendes:

»Diese Präparate habe ich nach vielen mühsamen Versuchen und Gegenversuchen als die kräftigsten und zugleich mildest wirkenden, also die vollkommensten befunden.«

Das ist der Grund, warum wir hier in der überwiegenden Mehrzahl Geschichten von Kranken besprechen, die mittels LM-Potenzen kuriert wurden.
Zu den vorgenannten besonders hohen C-Potenzen bemerkte er in demselben Paragraphen folgendes:

»Wurden aber bei einem so geringen Verdünnungsverhältnis wie 1:100 der Arznei sehr viele Stöße mittels einer kraftigen Maschine gleichsam eingezwungen, so entstanden Arzneien, welche besonders in höheren Dynamisationen fast augenblicklich mit gefährlicher Heftigkeit besonders auf schwächliche Kranke einwirken, ohne dauernde, gelinde Gegenwirkungen der Lebenskraft zur Folge zu haben. Das von mir jetzt angegebene Verfahren hingegen erzeugt Arzneien von höchster Kraftentwicklung und mildester Wirkung, die aber bei richtiger Wahl alle kranken Punkte heilkräftig berühren.«[99]

Bereits zu HAHNEMANNS Lebzeiten hatten einige seiner Schüler damit begonnen, die Potenzen in immer höhere Regionen zu treiben. Allen voran ein General KORSAKOFF, welcher allerdings beim Verschütteln der jeweils folgenden *Dilution*[100] nicht immer wieder ein neues Glas benutzte. Er schüttete die Lösung einfach aus und potenzierte mit dem im Glas verbliebenen Rest weiter. So wurde dieses von ihm erfundene Verfahren im Gegensatz zu HAHNEMANNS »Mehrglasmethode« die »Einglasmethode« genannt, und bei den mittels solcher Vorgehensweise gewonnenen Potenzen spricht man von KORSAKOFF-Potenzen.

---

[99] HAHNEMANN bezieht sich auf die ebenfalls in diesem Paragraphen beschriebenen LM-Potenzen.
[100] lat. *dilutus* = »verdünnt, zersetzt«.

WAS IST HOMÖOPATHIE?

In einem Brief vom 12. September 1829 an einen Dr. SCHRETER bringt HAHNEMANN sein Bestreben zum Ausdruck, diesem Treiben Einhalt zu gebieten:

»Ich billige es nicht, wenn Sie die Arzneien höher (als bis zur 30. C) potenzieren wollen –, einmal muß doch die Sache ein Ziel haben und kann nicht ins Unendliche gehen –.«

Allerdings konnte auch HAHNEMANN bisweilen der Neugier nicht widerstehen, ob auch Potenzen über der C30 noch Heilkraft zeigen würden und stellte deshalb von diversen Arzneien auch solche bis zur C60 her, wobei sich herausstellte, daß diese durchaus kein Nachlassen ihrer therapeutischen Wirksamkeit erkennen ließen.

Da ihm selbst bei der Verwendung der C30 in manchen Fällen die eintretenden Reaktionen als zu stark erschienen, ließ er Patienten bisweilen an den mit Arzneikraft getränkten *Globuli*[101] auch nur riechen, und das mit gutem Erfolg, sofern seine Wahl des Simile richtig war.

KORSAKOFF behauptete sogar, durch Einbringen eines einzigen Körnchens von Sulphur C30 in Tausende anderer unarzneilicher Milchzuckerkügelchen würden diese derart affiziert, daß sie fortan die Arzneikraft ebenfalls in sich trügen. VOEGELI hat das nachgeprüft und fand es bestätigt, was wiederum für die Richtigkeit der oben zitierten Vorstellungen von STRZEMPA-DEPRÉ und der von ihm bemühten komplexen Relativitätstheorie spricht. Sogar durch das Glas hindurch können die Wirkungen von hochpotenzierten Arzneien mit den Möglichkeiten moderner elektronischer Medikamententestung wahrgenommen werden.

Es gehört inzwischen zum wissenschaftlichen Allgemeingut, zumindest im Lager der Physiker, daß Photonen biologische Informationen weitergeben. Photonen oder Lichtquanten sind Teile jener inneren »Lichtmuster«, von denen STRZEMPA-DEPRÉ spricht. Somit haben also die potenzierten Arzneien der Homöopathie keine stofflich-pharmakologische Wirkung, wie sie die Schulmedizin fordert. Vielmehr handelt es sich bei ihren Effekten um dynamisch-therapeutische Signale von höchster Brisanz.

---

[101] Milchzuckerkügelchen als Träger der arzneilichen Information, von lat. *globus* =»Kugel«, *globulus* = »kleine Kugel«.

So wird also in Zukunft die Naturwissenschaft nicht mehr daran vorbeikommen, neben Energie und Materie, – welche letztere übrigens schon EINSTEIN als »gefrorene Energie« bezeichnete –, die Information als nichtstoffliche Fundamentalgröße zur Erklärung der Kommunikation zwischen kleinsten Entitäten anzuerkennen.

Und auch der Nobelpreisträger MAX PLANCK (1858 - 1947) zog gegen Ende seines Lebens das folgende Resumé:

»Als Physiker, als ein Mann, der sein ganzes Leben der nüchternen Wissenschaft der Erforschung der Materie widmete, bin ich sicher von dem Verdacht frei, für einen Schwarmgeist gehalten zu werden. Und so sage ich nach meinen Erforschungen des Atoms folgendes: Es gibt keine Materie an sich! Alle Materie entsteht und besteht nur durch eine Kraft, welche die Atomteilchen in Schwingung bringt und sie zum winzigen Sonnensystem des Atoms zusammenhält ... So müssen wir hinter dieser Kraft einen bewußten intelligenten Geist annehmen. Dieser Geist ist der Urgrund aller Materie. Nicht die sichtbare, aber vergängliche Materie ist das Reale, Wahre, Wirkliche, sondern der unsichtbare, unsterbliche Geist ist das Wahre.«[102]

Nicht ohne Schmunzeln nimmt der »homöopathische Hochpotenzler« wahr, daß die etablierte Wissenschaft sich immer öfter, ohne das zu wollen, in Situationen hineinmanövriert, innerhalb derer Ergebnisse auftauchen, die dann nicht mehr mit den geltenden und anerkannten *Paradigmen*[103] in Übereinstimmung gebracht werden können.

Schlaflose Nächte für JAQUES BENVENISTE

So berichteten 1988 verschiedene Zeitschriften und Zeitungen über die erstaunlichen Versuchsergebnisse des französischen Immunologen JAQUES BENVENISTE von der Universität Paris-Süd, welche von seinen Kollegen aus Israel, Italien und Kanada bezeugt wurden:

Benveniste wollte prüfen, in welcher minimalen Konzentration bestimmte Antikörper (Anti-Immunglobulin E) konzentriert sein müssen, um eine

---

[102] E. WUNDERLI, »Materie ist verdichteter Geist«, In esotera 8/1973.
[103] Denkmuster, von griech: *paradeiknynai* = »vorzeigen, als Beispiel hinstellen«.

spezielle Sorte menschlicher weißer Blutkörperchen *(basophile Leukozyten)* gerade noch aktivieren zu können. Die Ergebnisse bereiteten den Forschern schlaflose Nächte:
Selbst bei einer Verdünnung der Testlösung auf ein Hundertbillionstel des Ausgangswertes ergaben sich Reaktionen der Leukozyten. Bei diesem Wert, der einem Verdünnungsfaktor von 10^{14} entspricht, befinden sich nach LOSCHMIDT bereits weniger als ein Antikörper-Molekül in der Lösung.

BENEVENISTE ging noch weiter und »wollte es wissen«. Ob in Anlehnung an die bekannten Dynamisierungsverfahren der Homöopathie oder nicht, steht nicht in den Artikeln, – jedoch er verdünnte schrittweise bis zum unvorstellbar kleinen Faktor von 10^{120}, mit dem Ergebnis, daß die Leukozyten, welche mit dieser Lösung in Berührung kamen, keineswegs aufhörten auf die offensichtlich inzwischen rein informativen Reize zu antworten. Wenn man hört, daß diese Lösungen bei ihrer Herstellung von Stufe zu Stufe jeweils »mindestens zehn Sekunden lang kräftig gemischt« worden waren, staunt hierüber höchstens noch der (homöopathische) Laie, derselbige Fachmann hingegen wundert sich nicht einmal. Über die logische Schlußfolgerung des internationalen Arbeitsteams um BENEVISTE darf allerdings gestaunt werden. Man nimmt an, daß die Antikörpermoleküle dem Wasser eine »spezifische Information« aufprägen.[104]

Und noch etwas setzte die Forscher in Erstaunen: Die Lösungen zeigten eine periodisch schwankende biologische Aktivität. Die Wirkung konzentrierte sich auf bestimmte Knotenpunkte, nahm bei weiterer Potenzierung – (ich gebrauche hier den vertrauten Terminus der Homöopathie) – ab und dann wieder zu. Das stimmt völlig überein mit den Feststellungen, die RUDOLF HAUSCHKA (1891 - 1969) schon Jahrzehnte vorher gemacht hatte. Er schreibt:

»Es wird der Forschung der nächsten Jahrzehnte vorbehalten bleiben, auf diesem Gebiete heute noch Ungeahntes zu entdecken. Ein erster Schritt auf diesem Wege ist das Studium von sogenannten Potenzkurven.
Die Versuchsanordnung zur Ermittlung solcher Potenzkurven kann darin bestehen, daß in 30 Blumentöpfen Weizenkörner mit den fortlaufenden Potenzen eines Stoffes begossen, zum Keimen und Wachsen gebracht werden. Nach einigen Wochen werden die Pflanzen gemessen und die Durchschnittslänge bei jeder Potenz als Ordinate aufgetragen (Kolisko).

[104] *Frankfurter Allgemeine Zeitung* vom 13.7.1988.

Die Potenzkurve ist wirklich eine charakteristische Konstante für jeden Stoff. Auf diesem Wege fortschreitend wurden im Forschungslaboratorium des Verfassers Potenzkurven einer großen Zahl mineralischer und pflanzlicher Stoffe ermittelt. Die Schwellenpunkte der Kurve (Maxima und Minima) dürften den Ausdruck dieses Emporsteigens der Substanz durch die Seinsbereiche darstellen.«[105]

BENEVENISTES Arbeit wurde in der englischen Fachzeitschrift *Nature* (30.6.88) erstmals publiziert, – mit fast einem ganzen Jahr Verzögerung, denn das Manuskript war dort bereits im August des Vorjahres eingegangen. Ganz offensichtlich fürchtete die Chefredaktion um den guten Ruf dieses renommierten wissenschaftlichen Forums. Unter dem Originalartikel findet sich deshalb der warnende Hinweis an die Leser: »Es gibt keine wissenschaftliche Grundlage für solch eine Aktivität« (Anm.: der biologischen Testlösungen). In der *WELT* vom 9.7.88 heißt es unter dem Titel: »Wenn man das Unglaubliche glauben soll«:

»PETER NEWMARK, Chefredakteur von *Nature* formuliert das Unbehagen der Wissenschaftler: ›Die Beobachtungen rütteln an den Wurzeln von 200 Jahre alten rationalen Erkenntnissen über physikalische Erscheinungen.‹ Für das zukünftige Schicksal von JAQUES BENVENISTE gibt es nur noch eine Alternative: Sollte sich herausstellen, daß seine Resultate nicht haltbar sind, werden seine Kritiker kein gutes Haar an ihm lassen. Falls er aber auf ein neues Phänomen gestoßen ist, wird seine Arbeit Nobelpreis-verdächtig.«

Es ist wirklich rührend, mit welcher Treuherzigkeit hier die inzwischen 200 Jahre alten Erkenntnisse eines SAMUEL HAHNEMANN als das »Ei des Benveniste« hingestellt werden, denn wenn überhaupt einer den Nobelpreis hierfür verdient hätte, dann wäre es – postum – eben das Genie HAHNEMANN.

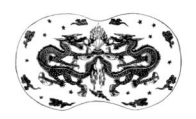

---

[105] HAUSCHKA, RUDOLF: »*Substanzlehre*«, S. 146 f.

Die Herstellung der LM-Potenzen

Es soll uns nunmehr noch kurz die Herstellung der LM- oder 50 000er-Potenzen beschäftigen, wie sie HAHNEMANN gegen Ende seines Lebens befürwortete. Diese werden Quinquaginta-millesimal-Potenzen oder kurz auch Q-Potenzen genannt. LM steht für L = röm. Zahlzeichen 50 und 1000 (M = lat. *mille*)

Die Basis für ihre Herstellung bildet eine in drei Stufen jeweils einstündiger Verreibung gewonnene sogenannte C3-Trituration, also eine Milchzucker-Arzneidispersion[106] von 1:1 Million. Die genauen Anweisungen zum Bereiten der Milchzuckerverreibungen hat HAHNEMANN im vorher zum Teil schon zitierten § 270 niedergelegt. Durch die dreistündige Prozedur des Verreibens wird die Oberfläche der Ausgangssubstanz ins Unermeßliche vergrößert und dadurch ihre eigentliche Arzneikraft erweckt.

Von dieser C3-Trituration wird ein Gran[107] in 100 Tropfen Alkohol aufgelöst. Nach 100 Schüttelschlägen läßt man hiervon einen Tropfen auf 500 winzigkleine Milchzuckerkügelchen fallen. Dabei breitet sich die arzneiliche Kraft zentrifugal aus, was überdies ganz offensichtlich eine besondere Art der Dynamisation bewirken muß.

Auch EICHELBERGER rückt dieses Detail in den Vordergrund, über das es sich lohnt, ein wenig nachzudenken:

»Und das ist eine besondere Art der Dynamisierung, dieses explosive Hinaustreiben der 1-Tropfen-Flüssigkeit in die 500 Globuli, in die Peripherie.
Dieses Befeuchten hört sich zunächst ganz harmlos an. Es hat aber mit Sicherheit einen unerhörten zusätzlichen Potenzeffekt. Diesen letzteren könnte man im Gegensatz zu der üblichen stufenweisen rhythmischen Verschüttelung eine lineare Potenzierung nennen.
Damit ist eine LM-Potenz, welcher Stufe auch immer, in ihrer Mächtigkeit sprunghaft angewachsen im Vergleich zu den »ordinären«, stufenweise rhythmischen Verschüttelungen der C- und D-Stärken, welche Höhe diese auch immer erreichen.«

---

[106] »Feinverteilung« von lat.: *dispersum* = »zerstreut, auseinandergestreut«.
[107] Altes Apothekergewicht = 0,06 Gramm.

Bei der Verordnung geht man heute in der Regel von einer LM6 aus und läßt dann bei gut erfolgter Mittelwahl eine LM 12, LM 18 oder LM 30 folgen.

Diese LM-Potenzen sollen laut HAHNEMANN möglichst in flüssiger Form eingenommen werden. Der Grund dafür ist, daß man nach jeder Einnahme der Tropfen die Potenz durch Zuführung erneuter Schüttelschläge um ein Geringes in ihrem Dynamisationsgrad verändern kann, was bei Verabfolgung von Kügelchen nicht möglich ist. HAHNEMANNS Begründung hierfür (§ 247) lautet folgendermaßen:

»Die Lebenskraft nimmt solche ganz gleichen Gaben nicht ohne Widerstreben an ... Denn die vorherige Gabe hatte schon die zu erwartende Umstimmung der Lebenskraft vollführt; eine zweite, an Dynamisation ganz gleiche, unveränderte Gabe derselben Arznei kann daher ganz dasselbe auf die Lebenskraft nicht mehr ausführen ...
Sobald man aber die folgende Gabe jedesmal in ihrer Potenz um etwas abändert, das heißt etwas höher dynamisiert, so läßt sich die kranke Lebenskraft unbeschwert weiter durch dieselbe Arznei umstimmen und so der Heilung näher bringen.«

Erwähnen wir noch kurz die heute stark verbreiteten D-Potenzen. Diese ist keine Erfindung HAHNEMANNS. Sie wurde später eingeführt, stehen aber den C-Potenzen nicht nach, was ihre therapeutische Wirksamkeit angeht. Hierbei wird ganz einfach in Zehnerschritten potenziert, es werden also Dilutionen hergestellt im Verhältnis 1:10 = D1 (Dezimal-1-Potenz). Eine D2 ist somit eine Lösung von 1:10 x 10 = 1/100tel der Ausgangssubstanz. Nach jedem Verdünnungsschritt wird wie üblich – in diesem Fall zehnmal – rhythmisch verschüttelt. Etwa ab der D 23 sind auch hier die letzten Moleküle der Ausgangssubstanz verschwunden, und wir betreten den nichteuklidischen Raum.[108]

Zur Haltbarkeit homöopathischer Potenzen

Oft werde ich gefragt: »Wie lange halten sich diese Mittel?« Nun, da Information nicht gerade leicht auszulöschen ist, darf angenommen werden,

---

[108] Virtueller Raum (Gegenraum) – in Erweiterung der in den Schriften des EUKLID (den »Phainomena«, 4. Jh. v. Chr.) über sphärische Astronomie entwickelten räumlichen Vorstellungen.

daß – vor allem die höheren – Potenzen unbegrenzt haltbar sind, vorausgesetzt, wir werfen sie nicht in kochendes Wasser oder beschießen sie mit massiver Röntgenstrahlung. Auch die ionisierende Strahlung geopathischer Störzonen dürfte ihnen wohl kaum etwas anhaben. Immerhin, – für besonders vorsichtige Naturen – gibt es inzwischen strahlengeschützte Haus- und Reiseapotheken aus Leder mit dicken Alufolieneinlagen, die vor allem für den Flugverkehr gedacht sind.[109]

Ich selbst bin oft ohne diese Vorsichtsmaßnahme mit homöopathischen Arzneien geflogen und habe nie feststellen können, daß diese in ihrer Wirksamkeit nachgelassen hätten. Die inneren Lichtmuster der Elektronen, welche die spezielle Arznei-Information bewahren, scheinen sich in derartig hohen Schwingkreisen zu bewegen, daß sie praktisch unbeeinflußbar von den meisten äußeren Einflüssen in sich »ruhen«.

Zwar konnte ich das selbst nicht nachprüfen, habe aber immer mal wieder munkeln hören, es gäbe sogar noch Potenzen aus HAHNEMANNS Zeiten, welche bis auf den heutigen Tag unverändert wirksam wären.

Demgegenüber stellt DAGMAR LANNINGER-BOLLING die Frage in den Raum:

»...warum wir vielfach die Beobachtung machen, daß die Wirksamkeit homöopathischer Mittel, vor allem der Hochpotenzen, die ja durch rhythmische Verschüttelung zu einer Wirksamkeitserhöhung dynamisiert werden, auffällig nachlassen. – Ist es nur die zunehmende Schadstoffbelastung und somit mangelnde Reagibilität unseres Körpers oder spielen nicht vielmehr Faktoren, wie die Nichtbeachtung der Biorhythmen bei Anbau, Ernte und Zubereitung der Urtinkturen einerseits und die maschinellen Potenzierungsverfahren andererseits die entscheidende Rolle? Sind die technisierten Verfahrensweisen nicht auch eine Reduktion auf das Formale?«[110]

Ich selbst konnte diese Beobachtung – vor allem und ganz besonders was den Gebrauch der LM-Potenzen angeht, – bisher nicht machen. Ich habe

---

[109] Fa. Homöo-Set, Taschen-Apotheken und mehr, Königstraße 92 - 94, 89165 Dietenheim, Telefon (0 73 47) 91 90 06, Fax (0 73 47) 91 90 07.
[110] Vortrag: »Solve et coagula«: Das alchimistische Ritual des »Stirb und Werde« aus Anlaß des 500. Geburtstags von PARACELSUS im Oktober 1993 in Regensburg. Abgedruckt in *raum & zeit* Januar/Februar 1994.

diese Zubereitungen bisher immer zur vollen Zufriedenheit von Patient und Behandler wirken sehen, – vorausgesetzt, sie waren dem vorhandenen Beschwerdebild ähnlich genug ausgewählt.

Aber DAGMAR LANNINGER-BOLLINGS Beobachtungen sind wahrscheinlich nicht gänzlich von der Hand zu weisen. Es ist ja, vor allem in Physikerkreisen – heute kein Geheimnis mehr, daß der gleiche Versuch, am gleichen Ort, zur gleichen Zeit, mit den gleichen Mitteln und Zutaten sowie bei absoluter Übereinstimmung von Maßeinheiten und Dosierungen – jedoch ausgeführt von mehreren Akteuren – zu sowohl quantitativ wie qualitativ unterschiedlichen Endergebnissen führt, was nur heißen kann, daß das unterschiedliche Bewußtsein und die persönliche Ausstrahlung dieser Personen ganz offensichtlich Einfluß auf das Endergebnis nimmt.

Wenn es um kleinste Entitäten des Lebendigen geht, übernimmt somit die *persona,* als jene spezifische Energie und Information, welche – im wahrsten Sinne dieses Wortes – durch das entsprechende Individuum »hindurch tönt«, die führende Rolle: Der Versuchsleiter wirkt energetisch auf den Versuch ein und bestimmt durch seine Person die Qualität des Endergebnisses.

Diese Beobachtungen decken sich mit dem, was den Nobelpreisträger WERNER HEISENBERG (1901-76) zur Formulierung seiner sogenannten Unschärferelation geführt hat.
Dieser wundervolle Planet, auf dem wir leben, dieses große atmende Lebewesen Erde, sehnt sich nach Veränderung, einer Verwandlung, die wir Menschen entscheidend mitbestimmen in dem Maß, wie jeder Einzelne von uns die Alchimie seiner eigenen Wandlung im Sinne von Veredelung zu beschleunigen beginnt.

Höhe der Potenz und Häufigkeit der Gabe

Noch einige Worte zu den verschiedenen Potenzhöhen und der Häufigkeit der Gaben. Wir können folgende grobe Einteilung treffen (die Übergänge sind fließend):

Tiefe Potenzen (etwa von D3 bzw. C3 bis D12 bzw. C12) wirken vornehmlich organotrop, also unmittelbar auf den materiellen Leib des Menschen und seine Organe. Man kann sie gut zur Kompensierung eines akuten Geschehens – auch innerhalb eines chronischen Prozesses, der mit LM Potenzen behandelt wird – einsetzen. Selbstverständlich leisten auch höhere Potenzen in solch akuten Fällen ihren Dienst, und das oft sogar noch viel eleganter. Tiefpotenzen muß man entsprechend öfter wiederholen, was bei höheren Potenzen, falls sie – der Simile-Idee entsprechend – gut ausgewählt sind, nicht unbedingt vonnöten ist.

Mittlere Potenzen – etwa von D12 (C12) bis D 24 (C24) wirken schon etwas mehr in Richtung des Emotionalkörpers, und hohe – ab der D30 (C30) bis zur D200 (C200) und noch höhere – erfassen ein krankhaftes Geschehen direkt am ätherischen Körper und wirken deshalb darüber hinaus auch beschleunigend in Richtung seelisch-geistiger Veränderungen des Patienten.

Zu den »Hochpotenzen« zählen, so gesehen, auch die LM (oder Q)-Potenzen (ab etwa der LM 4 substanzfrei), die in der Regel einmal pro Tag in einer Menge von 1 - 5 Tropfen eingenommen werden.

Bei einer zu heftigen Erstreaktion geht man folgendermaßen vor: ein Tropfen der flüssigen LM-Potenz wird einem Glas Wasser zugefügt und dieses mit einem Plastiklöffel umgerührt. Man nimmt dann diese Zubereitung schluckweise über den Tag verteilt zu sich. Unter Umständen genügt bereits ein einziger Schluck, das andere wird weggeschüttet und zweckmäßigerweise am nächsten Tag neu bereitet. Bei einer zu starken Erstwirkung kann oder sollte man auch ohne weiteres zwei bis drei Tage mit der Einnahme der Tropfen aussetzen.

Wenn im akuten Fall Besserung einsetzt, wird die Gabe vorerst nicht wiederholt; erst wenn die Heilung von allein nicht weiter fortschreitet, nimmt man das Mittel wieder ein.

Einzelgaben sehr hoher Potenzen, wie der C200, C1000 oder höhere, sollten – im chronischen Fall – entsprechend lange Zeit (vier bis sechs Wochen) auswirken dürfen, damit sie ihr volles Potential entfalten können.

DIE »GEISTARTIG GEMACHTE WIRKUNG« DER ARZNEI

Bringt man in solch einen laufenden Prozeß zu früh ein zweites Mittel ein, so verhält es sich damit ungefähr so wie bei einem Steinwurf in ein stilles Gewässer: der Stein erzeugt sich ausbreitende Ringe. Werfen wir dem ersten sofort einen zweiten Stein hinterher, so entstehen Interferenzen der Ringbildungen der beiden Steine.

Da die entstehenden Störmuster vor allem für den Laien kaum zu erkennen sind und auch nur schwer abzuschätzen ist, ob und wann eine Mittelwirkung einsetzt und wie lange sie anhält, empfiehlt es sich, HAHNEMANNS Rat zu folgen und den LM-Potenzen in diesen chronischen Fällen den Vorzug zu geben.
Diese wirken weicher, eleganter. Man kann ohne weiteres wieder ab- und auf ein anderes besseres Simile umspringen oder eventuell gar ein zweites, dem ersten freundlich gesinntes Mittel im Wechsel mitlaufen lassen. HAHNEMANN hat ja in vorgerücktem Alter ein Zugeständnis gemacht, was die sogenannten Doppelmittel angeht.

Im allgemeinen darf gelten – auch EICHELBERGER drückt sich dahingehend aus –, daß die Potenz von zweitrangiger Bedeutung ist, wenn, ja wenn wir nur über ein gutes Simile, also ein den Krankheitserscheinungen möglichst angepaßtes Mittel, verfügen.

Auch die Anthroposophen sind der Ansicht, daß es nicht unbedingt sinnvoll ist, diese hohen und höchsten Potenzen zu geben, und sie bewegen sich deshalb bei ihren Verordnungen über eine C30 gar nicht hinaus.[111] Dieses zum einen, weil eben eine C30 sich bereits in jenen Sphären bewegt, wo binnen kurzem – im akuten Fall unbedingt – eine positive Reaktion erfolgen muß, wenn das Mittel stimmt; zum anderen, weil argumentiert wird, jenseits der magischen Zahl 30 verlasse man sogar den nicht-euklidischen Raum und betrete das »Reich der Dauer«, das heißt, man greife ins *karma*[112] des Menschen ein, was sich nicht unbedingt zum Vorteil der seelischen Entwicklung der betreffenden Person auswirken würde, selbst wenn rein äußerlich scheinbar Heilung einträte.

---

[111] Fußend auf dem geisteswissenschaftlichen Gedankengut RUDOLF STEINERS.
[112] Sanskrit: *karma* = »Tat« – (die das Schicksal bestimmenden guten und bösen Taten).

Wie immer man hierzu stehen mag – und das muß jedem einzelnen überlassen bleiben –, es gibt wohl nur wenige Fälle, die unbedingt nach absoluten Höchstpotenzen des gleichen Heilstoffes verlangen, um das auszulösen, was wir Heilung nennen. In der überwiegenden Mehrzahl der Fälle bringt es wenig bis nichts, wenn wir die Potenzen eines schlecht gewählten Homoions[113] hochquälen. Es empfiehlt sich vielmehr, nach einem neuen, – besseren Simile zu suchen.

Selbstverständlich sind allopathische Medikamente, auf die ein Patient bisher eingestellt war, ihm beim Einsatz der homöopathischen Medikation nicht einfach wegzunehmen, und zwar aus verschiedenen Gründen:

1. Es wäre einfach sträflich und überheblich anzunehmen, daß wir in jedem Fall sofort ins Schwarze mit unserer Mittelwahl treffen. (Die von ihm eingenommenen Mittel chemischer Provenienz können zwar nicht heilen, halten aber doch wenigstens sein körperliches Befinden einigermaßen aufrecht.),

2. kommt ja der Kranke, obwohl er diese Mittel einnimmt, zu uns, und wir wünschen uns bei Beginn unserer Behandlung eine unveränderte Ausgangssituation,

3. greift unsere hochpotenzierte Arznei in eine völlig andere Ebene als die Grobstoffliche ein.

Um einen Vergleich zu gebrauchen: das homöopathische Pharmakon verhält sich zum chemischen Arzneimittel etwa wie eine Raumkapsel, die in der Aura der Erde ihre Kreise zieht, zu einem Bagger, der Erdreich umschichtet. Fazit: die beiden stören sich überhaupt nicht gegenseitig. Sobald der Kranke merkt, daß unsere Arznei ihm unter den gleichen Ausgangsbedingungen besser bekommt, wird er seine anderen Medikamente von selbst allmählich weglassen.

---

[113] Griech.: *homoion* = »das Ähnliche«.

Potenzierungsphänomene in anderen Lebensbereichen

Am Ende dieses Kapitels scheint es mir wichtig, dem Leser eine über die Anwendung in der Homöopathie hinausgehende Vorstellung davon zu vermitteln, was es mit dem Begriff des »Potenzierens« auf sich hat.

Das Wort *potenzieren* kommt vom lat. *potens,* was soviel bedeutet wie »mächtig, kräftig, leistungsfähig, vermögend«. Es leitet sich her aus dem Wort *posse,* verkürzt aus *potesse* »können«. So heißt *potenzieren* also eigentlich »einer Sache Macht verleihen, sie leistungsfähig und stark machen«. Eine *Potenz* in unserem Sinne ergibt sich durch die Wiederholung eines immer gleichen Vorgangs, wobei das während dieses Prozesses entstehende Produkt allmählich seine ursprünglichen Eigenschaften verliert und sich zu immer größerer Mächtigkeit wandelt, ohne dabei sein eigentliches Wesen einzubüßen. Durch die bei quantenmechanischen Versuchen gewonnenen Erkenntnisse weiß sogar die moderne Physik um die Möglichkeit gedanklichen Einwirkens auf die Materie.

Im Fall der Potenzierung homöopathischer Heilstoffe ist es der wiederholte Vorgang der stufenweisen Verdünnung und rhythmischen Verschüttelung, der die eigentliche Leistungsfähigkeit des Stoffes aus der groben Materie befreit.

Wir können aber den Vorgang des Potenzierens mit dem Effekt der Leistungssteigerung noch in ganz anderen Bereichen feststellen:
Beispielsweise muß es selbst einem unvoreingenommenen Betrachter geradezu irrsinnig erscheinen, wenn er liest, daß die alten Alchimisten bei der Erstellung dessen, was sie »Das große Werk« nannten, wochen-, ja monatelang den immer gleichen Vorgang des Verreibens, Erhitzens und Abkühlens bestimmter in ihrem Mörser vereinigter roher Grundstoffe vornahmen mit dem Ziel, dadurch allmählich zu neuen Stoffen mit höchst wundersamen und mächtigen Eigenschaften zu gelangen.

Nach dem, was wir heute über Potenzierungsvorgänge wissen, darf als gesichert angenommen werden, daß es so etwas wie alchimistisches Kupfer, Silber und Gold gegeben hat, welche Metalle in ihrem äußeren Erscheinungsbild nicht von den uns bekannten zu unterscheiden waren, aber durch völlig überraschende Eigenschaften, wie zum Beispiel die Herabsetzung des elektrischen Widerstandes oder des Schmelzpunktes, imponierten.[114]

Das letztlich Entscheidende aber war, daß durch die Wiederholung des immer gleichen Vorgangs im Alchimisten selbst ein Transformationsprozeß einsetzte, was heißt, die stereotype Ausführung derselben Tätigkeit führte allmählich zu einer Zentrierung der Persönlichkeit in Richtung Ganzheit und All-Einigkeit. Das war Teil des Prozesses, welcher letztlich zum »Stein der Weisen« führte.

Über das »Leichte«: Levitationsphänomene

Wir brauchen aber gar nicht so weit zu gehen. Schon die fortgesetzte Destillation von Wasser beispielsweise verändert dessen Eigenschaften gewaltig. Wie schon weiter oben festgestellt, hat mehrfach destilliertes Wasser wesentlich bessere Lösungseigenschaften als nur einfach destilliertes. Es wird aktionsfreudiger, und damit hergestellte Pflanzentinkturen sind wirksamer.

Der Chemiker von heute kennt einen Prozeß, der »Rotation« genannt wird. Dabei rotiert während der Destillation eine Flüssigkeit zwischen ihrem flüssigen und dampfförmigen Zustand. Auch das stellt einen Summations- oder Potenzierungsvorgang mit dem Nebeneffekt der Bildung der den Substanzen innewohnenden »Leichtekräfte« dar:

»Und genau hier, im Bereich der existierenden, eingeborenen Leichtekräfte urständet[115] auch die Wirkungskraft der dynamisierten Arznei der Homöopathie. Diese Kräfte sind heute völlig unbekannt; sie haben natürlich mit dem Vakuum nichts gemeinsam. An sie wird überhaupt nicht gedacht. An der Universität von Florenz hat es im vorletzten und letzten Jahrhundert noch Vorlesungen über diese Fakten gegeben: De levitatione, über die »Leichte« wurde geforscht und doziert.«[116]

---

[114] Wer Näheres darüber wissen will, lese LOUIS PAUWELS/JAQUES BERGIER, »Aufbruch ins dritte Jahrtausend – Von der Zukunft der phantastischen Vernunft«. Goldmann-Verlag.
[115] (Anm. d. Verf.: »wurzelt«. Das Wort entstammt dem Sprachgebrauch der Anthroposophen)
[116] EICHELBERGER, »Klass. Homöopathie«, Bd. III, S. 62.

Nun, ganz so, daß diese Kräfte heute völlig unbekannt wären, ist es mittlerweile nicht mehr: Seit Mitte der achtziger Jahre beschäftigt sich der Detmolder Ingenieur WILFRIED HACHENEY mit Forschungen zur Antigravitation. Als Nebenprodukt seiner Experimente entstand das heute immer bedeutsamer werdende »levitierte Wasser«. Durch eine annähernd nicht – euklidische Konstruktion des Zylinders der Levitationsmaschine wird das in diesem befindliche Wasser durch Verwirbelung, Rotation und Implosion bis in seine Molekularstruktur hinein verändert. Bewegungsenergie wird in Saugenergie umgewandelt. Das Wasser geht in einen kolloidalen Zustand über und erhält dadurch vollkommen neue Eigenschaften. Die in ihm enthaltenen Umweltgifte werden neutralisiert, damit angerührter Zement wird doppelt so hart wie herkömmlicher, die Keimfähigkeit von Saatgut sowie das Pflanzenwachstum werden gesteigert, Brot wird lockerer und bekömmlicher, und wenn wir solches Wasser täglich zu uns nehmen, entgiftet sich der menschliche Organismus durch Anregung des Lymphflusses und Ausschwemmung freier Sauerstoffradikale.

Da bei der Herstellung von levitiertem Wasser ähnliche strömungsphysikalische Gesetzmäßigkeiten einsetzen wie bei der Herstellung der homöopathischen Potenzen durch rhythmische Verschüttelung wird die Wirkung homöopathischer Mittel bei gleichzeitiger Einnahme von levitiertem Wasser vorteilhaft unterstützt.[117]

Aus einer anderen Sicht muß man auch die Frage stellen, ob das Wasser bei den in der Natur so nicht vorkommenden und recht brutal anmutenden Eingriffen nicht regelrecht vergewaltigt wird. Es sei dahingestellt, ob es sich bei den von HACHENEY beobachteten und beschriebenen Phänomenen um echte *Levitation*[118] handelt.

Levitation ist der physikalische Gegenbegriff zur *Gravitation*. Man versteht darunter Phänomene, die sich der Schwerkraft entgegengesetzt verhalten. VIKTOR SCHAUBERGER fand, daß die Ei- oder Tropfenform am ehesten die

---

[117] Über die in diversen Großstädten Deutschlands bereits eingerichteten sog. Wasserstellen für levitiertes Wasser befragen Sie die Gesellschaft für organphysikalische Forschung und Entwicklung WILFRIED HACHENEY, Am Königsberg 15, Detmold, Telefon (0 52 31) 4 70 31.
[118] von lat. *levitas-atis* = »leichtes Gewicht«, sowie *levatio-onis* = »Erleichterung, Verminderung«.

Fähigkeit zur Levitation erworben hat. Er machte eine aufregende Beobachtung an einem Bach: unter den besonderen Bedingungen einer eiskalten Wintervollmondnacht und der Wirbelbildung im Bach überwanden zuerst einzelne, dann immer mehr eiförmige Steine die Schwerkraft und bewegten sich auf die Wasseroberfläche zu, wo sie sich sofort mit einer Eisschicht überzogen und schwimmend dahintrieben. Die eckigen Steine blieben am Boden liegen.
Ähnliche Vorgänge sollen den Bauern am Fluß Ankara (Ausfluß des Baikalsees) im Winter die Überfahrt über den brückenlosen Fluß ermöglicht haben.[119]

Auch durch Potenzierung von Schallwellen kann Schwerkraft überwunden und Levitation bewirkt werden. Der Yogi rezitiert zu diesem Zweck tagelang ein immer gleiches Mantra, um dann irgendwann von einer unsichtbaren Kraft erhoben in der Luft zu schweben.

Der schwedische Arzt DR. JARL berichtet, wie er anläßlich einer Tibetreise im Jahr 1939, bei der er einen Lama ärztlich zu betreuen hatte, Zeuge einer Levitation von schweren Felsquadern wurde, welche von Mönchen vermittels diverser Musikinstrumente – in der Hauptsache Trommeln und Trompeten – bewerkstelligt wurde. Die Komprimierung und Potenzierung von Schallwellen verdichtete das Medium Luft gegenüber den Steinen derart, daß sie zu schweben begannen und auf diese Weise eine 250 Meter hohe Felswand hinauftransportiert wurden, um dort beim Bau einer Mauer Verwendung zu finden.[120]

Unwillkürlich denken wir dabei an die Mauern von Jericho, welche durch Posaunen zum Einsturz gebracht worden sein sollen. Das Wort *Posaune* kommt von dem lat. *bucina,* was soviel heißt wie »schneckenförmig gewundenes Horn«. Nach den Erkenntnissen, die SCHAUBERGER bei seinen Wirbelforschungen gewann, ist es durchaus vorstellbar, daß durch das An-

---

[119] Zeitschrift *Mensch und Technik,* Sonderausgabe 14. Jahrgang 1982, Heft 4: VIKTOR und WALTER SCHAUBERGER, Zusammenfassung ihrer Aussagen zu Natur, Wissenschaft und Technik.
[120] »Die energetische Verdichtung«, in: Zeitschrift *Implosion,* Nr. 54/55, S. 15.

blasen entsprechend geformter Hörner ungeheure Druck- und Sogkräfte entstehen können, die fähig sind, bei Wahl der richtigen Entfernung zum Ort der gewünschten Aktion auch Mauern zum Einsturz zu bringen.

Denken wir auch an die Zyklopenmauern der Inkas und Mayas, deren technische Bewerkstelligung bis heute ein Rätsel ist – wenn man nicht die Vorstellung potenzierter Schallwellen oder die Elektrogravitation bemüht.

Potenzierungsvorgänge finden wir in den unentwegten Ritualen des Drehens von Gebetsmühlen bei den Tibetern – vergleichbar dem Drehen des Rosenkranzes zwischen den Fingern bei uns – und bei den täglichen Meditationsübungen der Zen-Buddhisten vor weißer Wand mit der steten Bemühung, ganz wach zu werden. Solche Anstrengungen summieren sich und führen den Übenden allmählich zu immer größerer Bewußtheit und Klarheit.

Die Bemühung täglich geschriebener oder gesprochener Affirmationen führt schließlich zur Verwirklichung dessen, worauf die Gedanken sich brennstrahlartig richten.

Die erreichte Potenz ist jedoch mehr als die Summe der einzelnen Teile: Die Herstellung eines Samurai-Schwertes mit seiner unnachahmlichen Schärfe und Geschmeidigkeit ist ein täglicher Akt der Potenzierung des vorhandenen Materials. Ein gutes Samurai-Schwert, von einem Meister gefertigt, ist deshalb sehr teuer, und es gibt nur wenige davon, weil ihre Herstellung Monate lang dauert und ungeheure Präzision verlangt. – Was geschieht hierbei?

Der Stahl wird immer wieder und wieder erhitzt, geschmiedet und abgekühlt. Bei jedem Schmiedevorgang wird das Schwert allmählich auf das Zweifache seiner vorgesehenen Länge bzw. Breite ausgeschlagen und dann zusammengeklappt. Auf diese Weise entstehen zuerst zwei, dann vier, dann acht wieder miteinander verschmolzene Schichten. Je mehr dieser Schichten ein solches Schwert aufweist, um so härter und schärfer wird es. Es wird von Schwertern mit 128 Schichten und mehr berichtet, die, in einen Bachlauf gehalten, eine dort treibende Feder in zwei Teile spalten können. Auch ein durch die Luft treibendes Seidentuch, das praktisch keinen Widerstand bietet, wird von einem solchen in die Flugrichtung des Tuches gehaltenen Schwert glatt zertrennt.

Auch in der Elektrotechnik gibt es Potenzierungseffekte. Je größer beispielsweise die Anzahl der Wicklungen in einer Spule ist, desto höhere Spannungen lassen sich erzeugen. NIKOLA TESLA (1856 - 1944), der Erfinder des Wechselstrommotors und einsames Genie auf diesem Gebiet, arbeitete mit ungeheuren, auf diese Weise induzierten Hochspannungen. Seine Arbeiten, besonders auf dem Gebiet der Skalarwellentechnik und Elektrogravitation, sind derart bahnbrechend, daß die orthodoxe Wissenschaft sie bis heute unterdrückt, weil ganze Wirtschaftssysteme und bestehende Industriezweige durch sie überflüssig gemacht würden.

Für den technisch und metaphysisch interessierten Homöopathen sind vor allem jene Versuche TESLAS und anderer wichtig, die sich mit dem Anzapfen des Hyperraums zur (schadstoffreien!) Energieversorgung beschäftigen. Hierbei spielen Spulenwicklungen in Form fortlaufender Möbius-Schleifen, sogenannte KLEIN'sche Wicklungen (in sich verdrehte Achterschleifen = ∞ = Unendlichkeitssymbol), eine entscheidende Rolle. Mit ihrer Hilfe ist es möglich geworden, das Schwerkraftfeld der Erde (die sogenannte Tachyonen-Energie) verfügbar zu machen. Das Schwerkraftfeld wurde nämlich inzwischen als von außen auf die Erde einstrahlende Energieform erkannt, die nichts zu tun hat mit der bisher postulierten Massenanziehung.[121]

Um die Aufhebung der Schwere, um die Rückführung des Stoffes in das ihm innewohnende Wesen geht es letztlich auch bei unserer »geistartig gemachten Wirkung« der Arznei. Bis zu den Wurzeln zurückverfolgt hat TH. SCHWENK, der anthroposophisch ausgerichtete Strömungswissenschaftler und Potenzforscher, diese Gedankengänge in seinen Büchern »*Das sensible Chaos*« und »*Grundlagen der Potenzforschung*«:[122]

---

[121] Das *perpetuum mobile* ist längst Wirklichkeit. Patentschriften und Kommentare finden sich unter anderem in SVEN MIELORDTS Buch »*Kompendium Hypertechnik: Tachyonenenergie – Hyperenergie – Antigravitation*«. Verlag. raum & zeit.
[122] Beide Verlag Freies Geistesleben, Stuttgart.

DIE »GEISTARTIG GEMACHTE WIRKUNG« DER ARZNEI

»Wenn der Arzt potenzierte Heilmittel verordnet, so greift er damit bis zu jenem Punkte der Natur- und Menschenentwicklung zurück, wo beide noch in ungetrennter Einheit zusammenliefen. Hier liegt eine der geisteswissenschaftlichen Begründungen für die Gültigkeit des Simile-Prinzips, gleichzeitig aber auch für die Wirksamkeit potenzierter Substanzen. Es darf von einer echten Synthese dieser beiden Zweige des Heilwesens gesprochen werden, welche durch die Geistesforschung RUDOLF STEINERS möglich wird.«

Eines ist jetzt schon ganz klar: die Medizin des nächsten Jahrtausends wird ohne Homöopathie nicht mehr auskommen. Mehr noch: die Homöopathie wird die via regia der Medizinkunst sein – eine »klassische« Homöopathie, versteht sich! Und diese kann auf Dauer ohne Computer-Repertorisation nicht erfolgreich arbeiten, anders ist die Fülle der Daten und Fakten, der Symptome und Modalitäten nicht mehr zu erfassen, wie sie der Homöopath verwerten muß, um von brauchbaren Resultaten bis hin zu exzellenten Heilungsergebnissen zu kommen. Einmal abgesehen von einigen einsamen Genies mit den Gehirnen von Schachgroßmeistern, dem Durchblick von Hellsichtigen und der Intuition von Liebenden.

Mit Ausnahme akuter Bagatellerkrankungen ist bei dieser Arbeit die Verwendung eines großen Anamnesejournals, eine unabdingbare Voraussetzung.[123] Das gilt für die chronischen Fälle notabene! Aber eben diese werden im Zeitalter von AIDS die tägliche Herausforderung an den Medizin-Künstler sein. Und ein Künstler muß er sein, der homöopathische Arzt, ohne die großartigen Leistungen der Medizintechnik im geringsten schmälern zu wollen. Diese ebenso schwierige wie faszinierende Heilkunst Homöopathie ist eine exakte Wissenschaft, denn sie beruht, wie wir sehen werden, auf ehernen kosmischen Gesetzmäßigkeiten. Sie wird aus der medizinischen Fakultät der Universitäten der Zukunft nicht mehr wegzudenken sein. Dissertationsthemen zum Erwerb eines Dr. med. hom. wird es jedenfalls genügend geben.

---

[123] Ein vom Verfasser erstellter 48-Seiten-umfassender-Fragebogen dieser Art, kann vom Patienten gegen Voreinsendung von 20 DM beim ANDROMEDA-Verlag angefordert werden (siehe Impressum S. 2).

Der Wirbel ist der letzte Nagel zum Sarg des Materialismus.

DAVID ASH

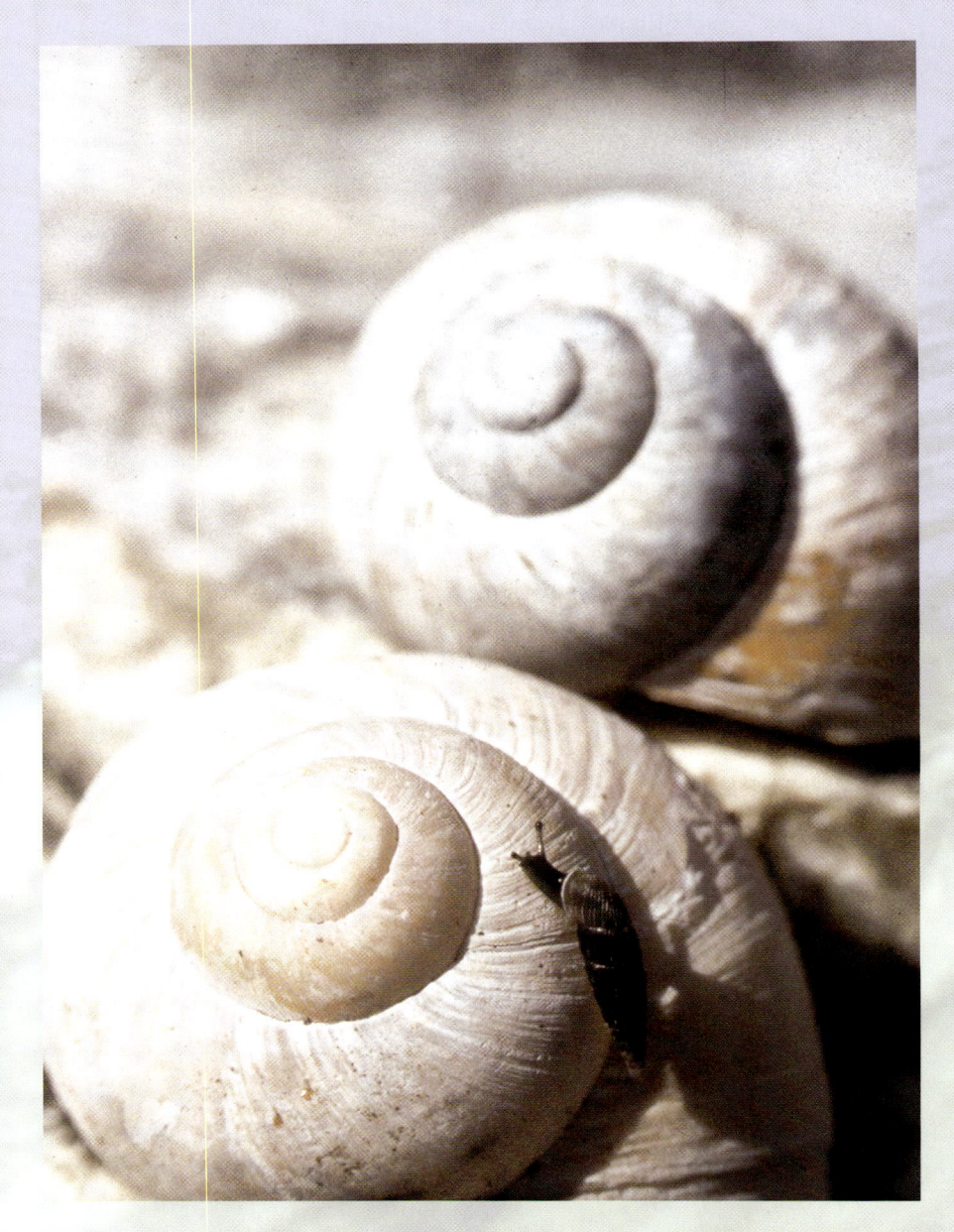

Ausblick:
Das Urprinzip der Bewegung: Der Wirbel

Wer die Natur mit der »anschauenden Urteilskraft« eines GOETHE betrachtet, wird vielerlei Hinweise finden, daß das universelle Lebensprinzip sich in Energiewirbeln artikuliert. Gemäß dem 2. Hermetischen Prinzip (der »Entsprechung«) stoßen wir auf diese Gesetzmäßigkeit:

wie oben (z.B. im Spiralnebel) – so unten (z.B. in einem Schneckenhaus)

Wir finden das Prinzip ebenso in einem eingerollten Farnkraut wie in einem Wasser- oder Luftwirbel (Taifune, Zyklone) wieder. Es handelt sich dabei um die von dem Bioenergetiker WILHELM REICH entdeckte Gesetzmäßigkeit des Sich-Einrollens kleinster biologischer Entitäten, der sog. Bione, die nichts anderes sind als das *»Prana«* der Inder, das *»Ki«* der Chinesen und Japaner oder die *»Dynamis«* eines SAMUEL HAHNEMANN.

Der natürliche spiralförmige Verlauf des *»Ki«* oder *»Ch'i«* prägte schon vor Jahrmillionen Urformen des Lebendigen in den – heute versteinerten – Ammoniten. Der aufmerksame Beobachter erkennt in den Wirbeln der Kopfbehaarung des Menschen, genauso wie in den Wirbeln der Fingerbeeren, diese formschaffende Kraft. Die spiralförmigen Einkerbungen auf Felsreliefs aus der Inka- und Maya-Zeit, in denen Menschen dargestellt sind, künden von sehr genauer Kenntnis der belebenden Energieverläufe im Menschen. Auch in kultisch-rituellen Gesichtsbemalungen von Indianern und anderen Ur-Völkern findet sich dieses instinktive Wissen wieder, und wir dürfen annehmen, daß die Energiewirbel auf den Bildern VAN GOGHS von diesem nicht nur erfühlt, sondern tatsächlich gesehen worden sind.

Wer also mit seiner Hand einen derartigen Wirbel im Raum erschafft, macht sich dieses Prinzip zunutze und ezeugt entsprechende Auswirkungen auf alles Lebendige:

Der englische Physiker WILLIAM THOMSON (1824 - 1907), im Jahr 1866 geadelt und als LORD KELVIN bekannt geworden, wies durch einfache Versuche mit Wirbelringen aus einem Rauchkasten auf die Wirbelstruktur des

Atoms hin, dessen scheinbare Substanz eine Illusion ist. – Die entscheidende Bestätigung für diesen Hinweis kam dann von dem deutschen Physiker HERMANN VON HELMHOLTZ (1821 - 1894). Dieser hatte jahrelang Wirbel in Flüssigkeiten studiert. Die letzte Schlußfolgerung seiner Untersuchungen bestand in der Offenbarung, daß Wirbel in einer reibungslosen Substanz niemals zerfallen und ewig stabil bleiben.

Der Begriff des »Äthers« als eines reibungsfreien Fluidums, welches das All erfüllt, brachte diese Beobachtungen dann auf einen Nenner: So wie Licht eine Wellenbewegung im Äther darstellt, stellt Materie – also auch die einzelnen Atome derselben – eine Wirbelbewegung dar. Wenn Wellen aus purer Energie existent sind, dann, so schlußfolgerte man, müssen auch reine Energiewirbel möglich sein.

Im Jahr 1875 schrieb ein weiteres Genie auf den Gebiet der Physik, JAMES CLARK MAXWELL (1831 - 1879), welcher die Theorie des Elektromagnetismus begründete, ganze zwei Seiten in der Neuausgabe der »*Encyclopaedia Britannica*« über KELVINS Wirbel und schloß mit der Feststellung:

»... die Wirbelringe von HELMHOLTZ, die sich THOMSON als wirkliche Form des Atoms vorstellt, tun mehr Bedingungen Genüge als jede bisherige Vorstellung des Atoms.«

Damit war das »Billardkugel-Atom« wenigstens vorläufig überholt. KELVIN darf, so gesehen, als eigentlicher Begründer der Thermodynamik angesehen werden, der Wissenschaft von der Energie.

EINSTEIN beschreibt Materie als »gefrorene Energie«, jedoch ist hier nichts wirklich gefroren; die Schwingungsrate der Wirbel ist lediglich geringer. Eine Beschleunigung der Schwingungsraten bringt jede Materie zur Auflösung. DAVID ASH und PETER HEWITT formulieren in ihrem Buch »*Wissenschaft der Götter*«[124] folgendes hierzu:

»Energie ist nicht materiell. Es gibt kein Meer von Energie, wie das Äthermeer. Sie ist kein ›Stoff‹ oder irgendeine Flüssigkeit. Energie ist dynamisch, ist Aktion und Veränderung. Wir könnten Energie auch als Bewegung bezeichnen.

---

[124] ASH/HEWITT: »*Wissenschaft der Götter – Zur Physik des Übernatürlichen*«, Zweitausendeins-Verlag.

DAS URPRINZIP DER BEWEGUNG: DER WIRBEL

Bewegung kann nicht ohne Richtung existieren und Energie kann nicht ohne Form existieren. Es ist nicht etwa so, daß Energie den Wirbel oder die Welle formt. Der Wirbel ist Energie. Die zwei fundamentalen Formen von Energie in unserer Welt sind Materie und Licht. Licht wird oft als Wellenform von Energie gedacht. Wir unterstellen, daß Materie ein Wirbel ist. So wie Lichtwellen ohne irgendeinen Äther existieren können, in dem sie wogen, ist Materie nicht ein Wirbel in irgend etwas; der Wirbel ist pure Energie, ohne Materie, die sich bewegt … Jahrhunderte vor KELVIN beschrieb BUDDHA Materie als Strudel in einem lebhaften Strom. Yogi-Philosophen erkannten, daß ›*Materie … nichts als ein Wirbel von Energie ist*‹.

Im Osten wird seit Jahrtausenden gelehrt, daß die Welt nichts als eine Illusion ist – die Illusion von *maya*. Der Wirbelbegriff zeigt, wie die Illusion zustandekommt.«

Es darf hierüber hinaus heute als sicher angenommen werden, daß es kaum jemals so etwas wie eine intergalaktische Raumfahrt geben wird, die ohne Verwertung dieser Grundlagenforschungen über Wirbelenergie in jenem offenen System, das wir »Weltall« nennen, auskommt.

Was unser Thema Homöopathie angeht, so findet der Austausch und Transport spezifischer Lichtmuster von Elementarteilchen bei der Potenzierung von Pharmaka durch die Anschauung der Materie als Wirbelenergie eine perfekte Erklärung.

VIKTOR SCHAUBERGER fand in dem universellen Prinzip der Spiralform und des Wirbels jene der Explosionskraft entgegengesetzte Energie-Form, die nicht zentrifugal nach außen gerichtet ist, sondern zentripetal, nach innen. Er nannte sie *Implosion*.[125]
SCHAUBERGER war ein äußerst sensibler Beobachter, der auch die richtigen Schlüsse in Richtung praktischer Nutzanwendung des von ihm Beobachteten zog. »Zuerst kapieren, dann kopieren«, war seine Devise.

Das ähnelt sehr der Aufforderung unseres Meisters HAHNEMANN:

»Macht's nach, aber macht's genau nach!«

---

[125] Eine Fundgrube für jeden, der sich um diese Phänomene bemüht, sind die Hefte der Zeitschrift: *Implosion,* Hrsg. von ALOYS KOKALY. Restbestände erhältlich über KURT LOREK, Windschlägerstraße 58, 77652 Offenburg-Windschläg, Telefon (07 81) 7 35 41, sodann die Hefte der Zeitschrift *Mensch und Technik – Naturgemäß,* Vertrieb UDO WIESEKE, Verlüßmoorstraße 6, 27729 Vollersode, Telefon (0 47 93) 16 98. Die Arbeit VIKTOR SCHAUBERGERS wird speziell in den Sonderausgaben 14. Jahrg. 1982, Heft 4, sowie 18. Jahrg. 1986, Heft 4 behandelt.

WAS IST HOMÖOPATHIE?

Im Zentrum eines nach unten gerichteten Wirbels entsteht als reactio ein röhrenförmiger Sog nach oben. Dieser befähigt beispielsweise die Forellen und Lachse, meterhohe Wasserfälle zu überwinden, ohne sich dabei zu verausgaben. Sie lassen sich »im Zentrum des Zyklons« der stürzenden Welle nach oben tragen. Jedermann kann das leicht nachvollziehen, wenn er z.B. einen Glaszylinder auf dessen Grund ein rohes Ei gelegt wird, mit Wasser füllt. Nimmt er sodann einen Kochlöffel und rührt mit dem Stiel von der Glaswandung ausgehend, in immer enger werdenden konzentrischen Kreisen, bis ein trichterförmiger Strudel entsteht, so kommt das Ei im Inneren des Strudels von unten nach oben auf den Kochlöffel zu. Es überwindet also die Schwerkraft.

Diese und andere Erkenntnisse führen uns zum besseren Verständnis der Informationsübermittlung in hochpotenzierten homöopathischen Heilmitteln.

Der einrollenden Spiralbewegung wohnt eine stark regenerierende Wirkung inne. Dieses kosmische Grundgesetz ist auf alle Seinsbereiche anwendbar, z.B. bei der Wasserregenerierung ganz allgemein und der Trinkwasseraufbereitung im besonderen. Das in starre Leitungssysteme eingezwängte und energetisch tote Trinkwasser kann durch eingeschaltete Verwirbelungsgeräte vor der Entnahme wieder aufgeladen werden.

Die Erkenntnis der Grundgesetze von Sog und Pulsation führte SCHAUBERGER auch zu einem neuen Verständnis der Vorgänge im Atom. Nach dem esoterischen Analogie-Axiom »wie oben so unten«, handelt es sich beim atomaren Aufbau nicht um geschlossene (Elektronen)-»Schalen«, sondern um ein offenes System, vergleichbar einem Spiralnebel, in dessen Arme gesetzmäßig soviele Elektronen einschwenken, wie der Kern durch seine Ladung zu binden vermag. Die Quanten-»Sprünge« – (Wandlungen von einem Element in das nächst höhere im Periodischen System) – vollziehen sich also nicht sprungartig, sondern fließend nach dem Grundsatz »*panta rhei*«.[126]

---

[126] Griech.: »alles ist im Fluß« – Philosophische Lehre des HERAKLIT.

151

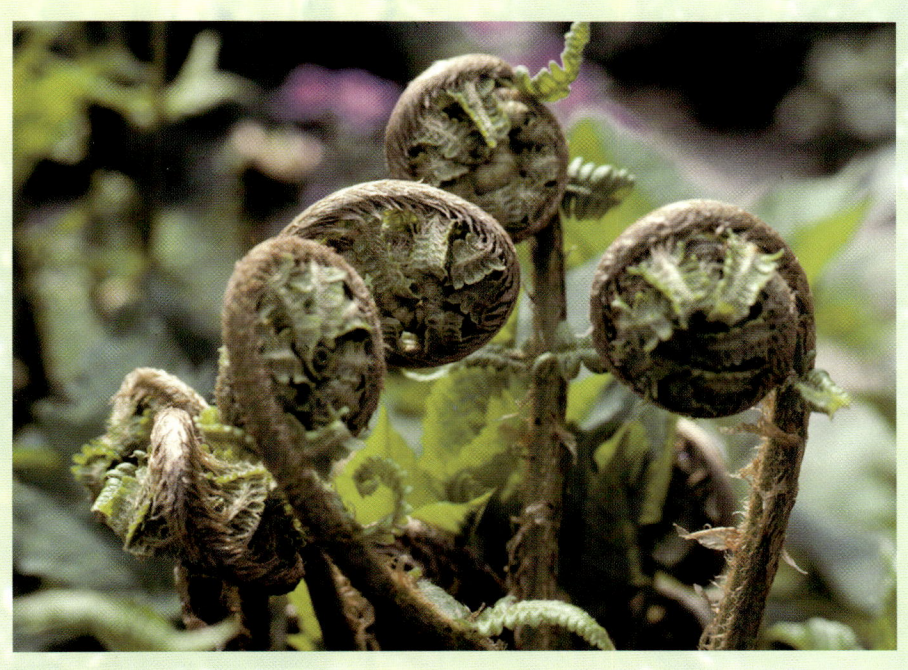

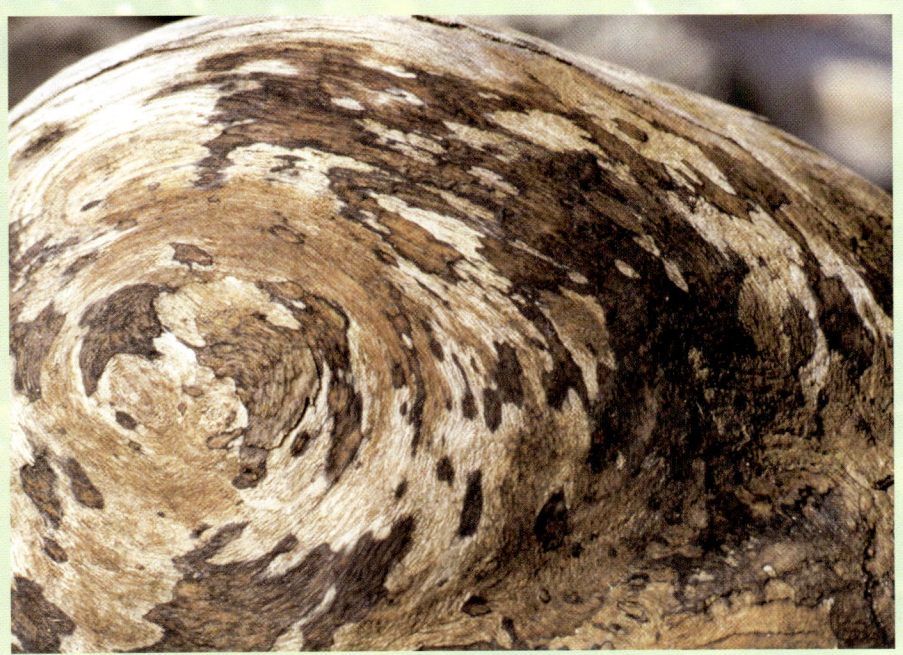

Die Wirbelbildung als strömungsphysikalisches Phänomen und treibende Kraft innerhalb der Wachstumsprozesse alles Lebendigen.

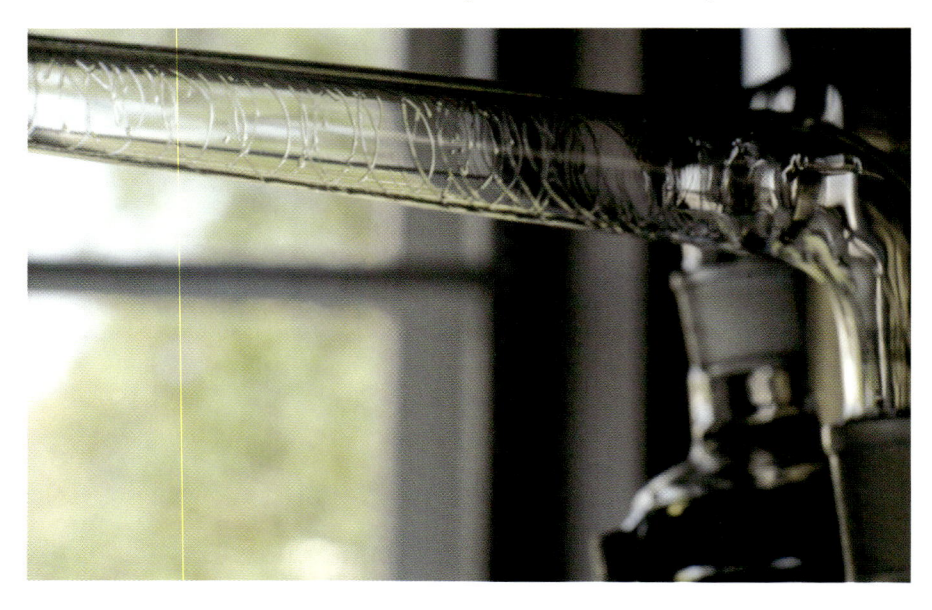

Im Laboratorium S<small>OLUNA</small>
Dem universellen Gesetz folgend, schlägt sich auch das Destillat in langsam dahingleitenden Spiralen nieder.

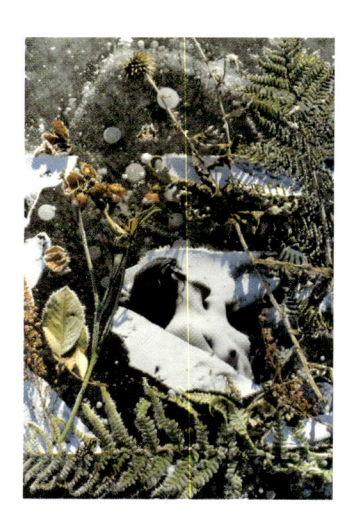

Alles ist durch eine weitläufige Ähnlichkeit miteinander verkettet.

W<small>ALT</small> W<small>HITMAN</small>

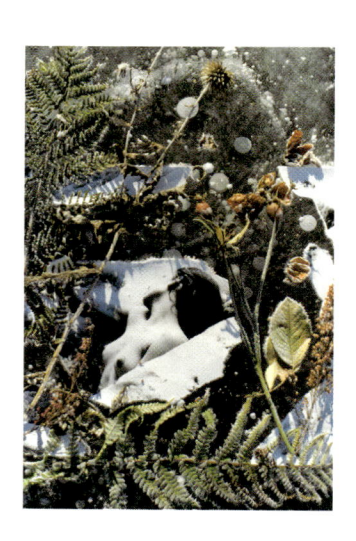

KAPITEL II

WAS KANN HOMÖOPATHIE?

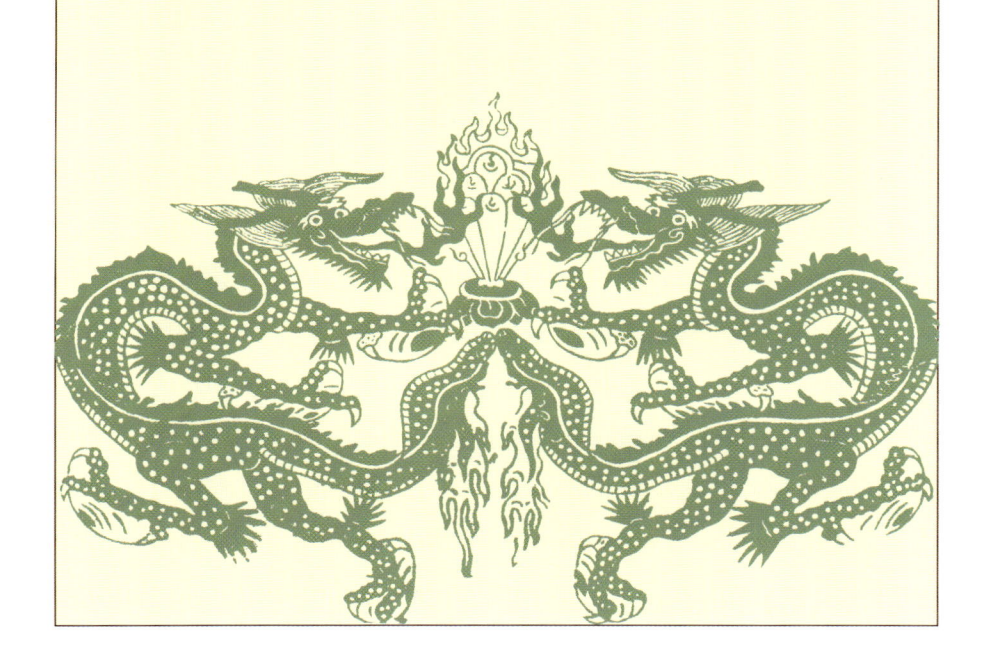

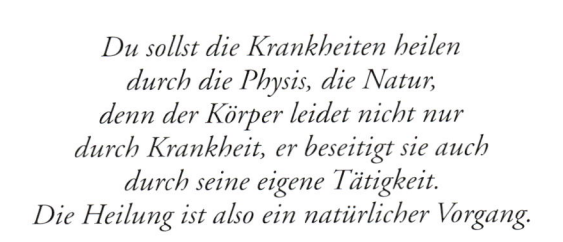

*Du sollst die Krankheiten heilen
durch die Physis, die Natur,
denn der Körper leidet nicht nur
durch Krankheit, er beseitigt sie auch
durch seine eigene Tätigkeit.
Die Heilung ist also ein natürlicher Vorgang.*

HIPPOKRATES VON KOS,
460 - 377 v. Chr.

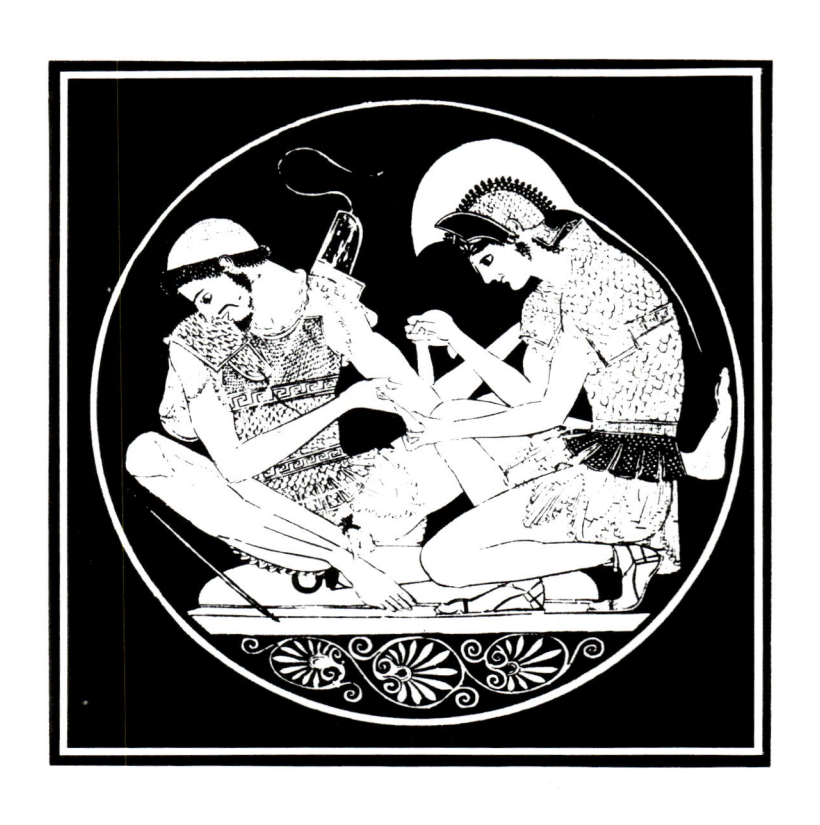

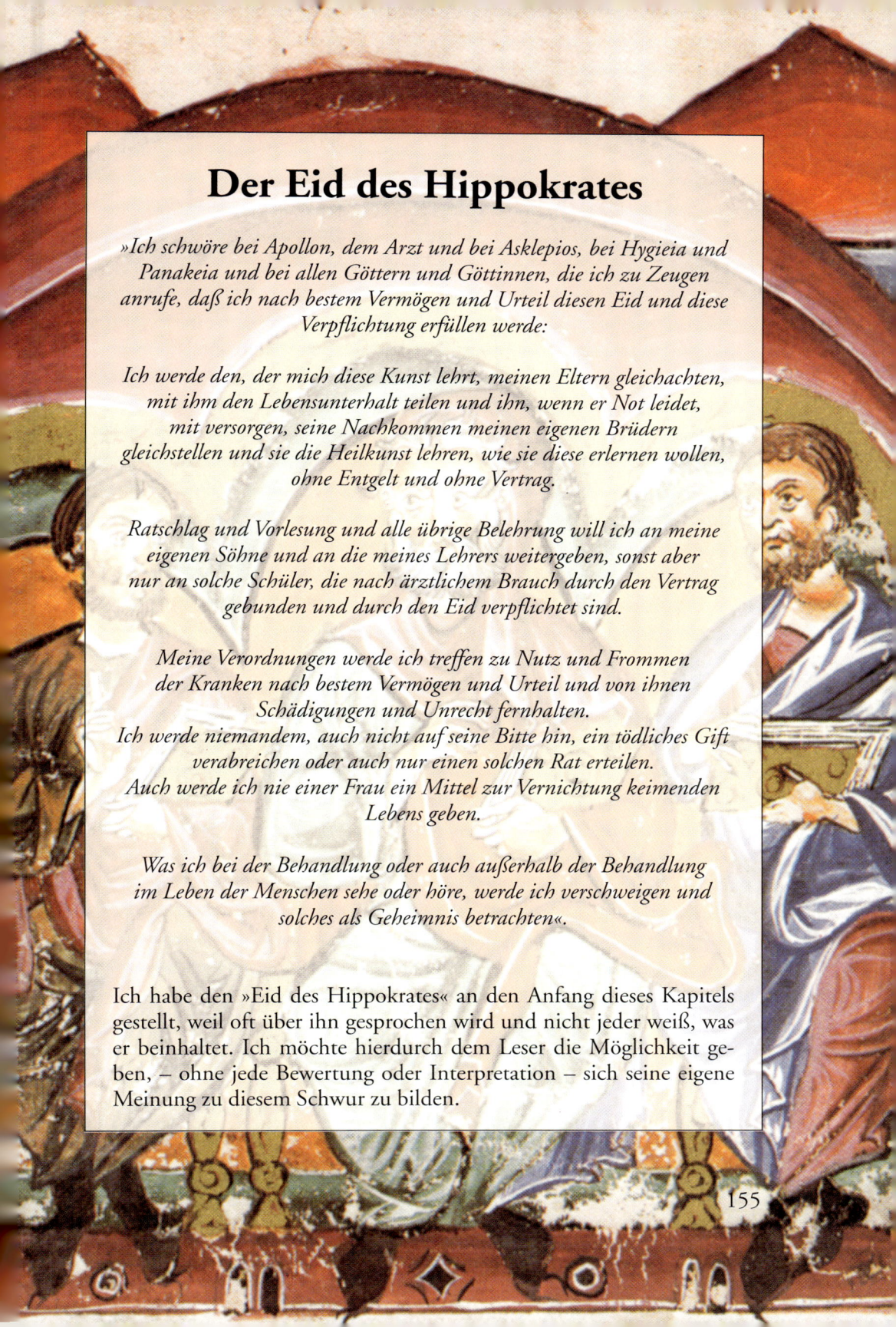

Der Eid des Hippokrates

»Ich schwöre bei Apollon, dem Arzt und bei Asklepios, bei Hygieia und Panakeia und bei allen Göttern und Göttinnen, die ich zu Zeugen anrufe, daß ich nach bestem Vermögen und Urteil diesen Eid und diese Verpflichtung erfüllen werde:

Ich werde den, der mich diese Kunst lehrt, meinen Eltern gleichachten, mit ihm den Lebensunterhalt teilen und ihn, wenn er Not leidet, mit versorgen, seine Nachkommen meinen eigenen Brüdern gleichstellen und sie die Heilkunst lehren, wie sie diese erlernen wollen, ohne Entgelt und ohne Vertrag.

Ratschlag und Vorlesung und alle übrige Belehrung will ich an meine eigenen Söhne und an die meines Lehrers weitergeben, sonst aber nur an solche Schüler, die nach ärztlichem Brauch durch den Vertrag gebunden und durch den Eid verpflichtet sind.

Meine Verordnungen werde ich treffen zu Nutz und Frommen der Kranken nach bestem Vermögen und Urteil und von ihnen Schädigungen und Unrecht fernhalten.
Ich werde niemandem, auch nicht auf seine Bitte hin, ein tödliches Gift verabreichen oder auch nur einen solchen Rat erteilen.
Auch werde ich nie einer Frau ein Mittel zur Vernichtung keimenden Lebens geben.

Was ich bei der Behandlung oder auch außerhalb der Behandlung im Leben der Menschen sehe oder höre, werde ich verschweigen und solches als Geheimnis betrachten«.

Ich habe den »Eid des Hippokrates« an den Anfang dieses Kapitels gestellt, weil oft über ihn gesprochen wird und nicht jeder weiß, was er beinhaltet. Ich möchte hierdurch dem Leser die Möglichkeit geben, – ohne jede Bewertung oder Interpretation – sich seine eigene Meinung zu diesem Schwur zu bilden.

Die Behandlungsmethoden der traditionellen Medizin

Wo befinden wir uns heute innerhalb der Szene der zeitgenössischen Universitätsmedizin, bzw. welche Möglichkeiten der Behandlung des kranken Menschen stehen zur Verfügung?

Bei genauer Betrachtung lassen sich diese Methoden im wesentlichen auf drei reduzieren. Es sind dies:

1. Die *Substitution* (die »Hinzufügung« oder Ergänzung)
2. Die *Suppression* (die «Unterdrückung«)
3. Die *Amputation* (das »Herausschneiden«)

Dazu gesellen sich dann noch, etwas weniger häufig:
,
4. Die Notfall-Medizin
5. Die *Transplantation* (die »Verpflanzung« oder der Organ-Ersatz)
6. Die *Dialyse* (die künstliche Ausleitung als eine Art »Not-Lösung«)

Was bedeutet das im einzelnen?

Substitution

Dem Körper werden Stoffe zugeführt, die ihm gemäß Analyse fehlen wie Eisen, Calcium, Magnesium und andere sog. Spurenelemente und Vitamine. Es wird dabei in der Regel nicht weiter nachgefragt, warum diese fehlen. Die Stoffe werden mit diversen Präparaten in fester oder flüssiger Form eingebracht. Hört man mit der Substitution auf, stellt sich der alte Mangelzustand meist wieder ein. Oft können die angebotenen Stoffe vom Organismus auch nicht angenommen werden. Ein Teil der Krankheit besteht – wie wir beim Hinweis auf die Psora gesehen haben – eben gerade darin, daß diverse Mineralien oder Spurenelemente gar nicht verwertet werden können. Oder es entsteht ein Überangebot, das zwar vom Körper aufgenommen wird, was aber seinerseits zur Symptombildung führt:

Ich erinnere mich an eines meiner abendlichen Colloquien – heute würde man »Workshop« sagen – wo am Fall gearbeitet wird, um mittels des KENT'schen Repertoriums[1] das jeweils heilende homöopathische Medikament zu finden. Eine Teilnehmerin breitete das Symptomenbild einer Anverwandten vor uns aus. Anhand der Repertorisation kamen einige der Anwesenden auf **Ferrum** = *Eisen.* Von der plötzlichen Erkenntnis der Zusammenhänge überwältigt, entfuhr es unserer Teilnehmerin: »Ach Gott, sie (ihre Verwandte) nimmt ja seit Jahren Unmengen von Eisenpräparaten zu sich, weil ihr Arzt einen Eisenmangel festgestellt hatte.«

Wie wir sehen, kann sich bei dieser Art von Behandlung also auch eine Arzneimittelprüfung am quasi »Gesunden« ergeben.

Ähnlich verhält es sich mit der Vitamin-Substitution. Auch hier ist ein Zuviel oft von Übel. Nicht nur deshalb, weil manche Vitamine in Überdosierung zu Vergiftungserscheinungen führen können, sondern vor allen Dingen weil den synthetisch hergestellten, der Natur nachgebauten Vitaminen das Entscheidende fehlt: nämlich die *»Vita«,* das belebende energetisierende Moment. Man betrachte diesbezüglich noch einmal unsere Tabelle mit den beiden Parabeln zur Manifestation des Kohlenstoffs (S. 91).

Natürlich gibt es auch sinnvolle, ja sogar absolut notwendige Substitutionen, man denke nur an die Insulinspritze des Diabetikers. Eine Ausnahme, die über not-wendige Maßnahmen einer Substitution hinausgeht, bildet die Frischzellen-Therapie. Der in ihr enthaltene sinnvolle Denkansatz besteht aber letztlich nicht darin, gealtertes Gewebe durch junge Zellen von noch ungeborenen Schafen zu ersetzen. Die erfrischende und lebensverlängernde Wirkung beruht vor allem darauf, daß diese Behandlung von ihrem Ansatz her eine homöopathische ist, denn auch hier kommt das Ähnlichkeitsgesetz zur Anwendung im Sinne des von PARACELSUS überlieferten Satzes:

»Herz heilt Herz, Niere heilt Niere.«

---

[1] Verzeichnis der Symptome und Modalitäten, lat. *reperire* = »Verlorenes wiederfinden«.

In der Stammesgeschichte der Arten folgt jede Zelle einander entsprechender Organe ähnlichen physiologischen Grundfunktionen. So bedient sich beispielsweise eine Therapie von Arthrose mittels Einspritzung von Knorpelextrakten dieser Idee, auch wenn die Behandler sich des zugrundeliegenden homöopathischen Gedankens nicht oder nur in den seltensten Fällen bewußt sein dürften. Weit eher spukt dabei wohl die Vorstellung einer Art »Organ-Ersatz« auf der verkleinerten Ebene der Zellen in den Köpfen herum.

Ob diese Behandlungsweise vom ethischen Standpunkt aus zu befürworten ist, bleibt eine andere Frage. Ich für meinen Teil muß sie aus meinem Verständnis dessen, was Leben bedeutet, jedenfalls ablehnen.

Neuerdings gibt es besondere Angebote sogenannter Nahrungsergänzungen, um Mangelerscheinungen durch denaturierte »Lebensmittel« auszugleichen. Sinnvoll erscheint mir auch hier wieder eine Substitution, die sich in etwa am homöopathischen Prinzip orientiert. So gibt es beispielsweise Gelatine-Präparate[2], um Gelenkknorpelschwund zu bremsen. Des weiteren diverse Algenkapseln.

Eines der wirkungsvollsten Produkte dieser Art wird wohl aus dem seit geraumer Zeit bekannten **Blasentang** – **Ascophyllum nodosum** gewonnen. Dieser taucht sogar in BOERICKES »*Arzneimittellehre*« unter der Bezeichnung **Fucus vesiculosus** auf und wird dort gegen bestimmte Formen der Fettsucht empfohlen.

Diese Alge verdient allerdings besondere Aufmerksamkeit, da sie sich »autotroph« ernährt, d.h., sie baut anorganisches Material und solche Mineralien in organische Strukturen um.

Wie man an inzwischen weiß, werden Mineralstoffe, die ihren Weg durch die Pflanze genommen haben und dadurch in ihrem Evolutionsprozess aufgestiegen sind, vom menschlichen Organismus besser resorbiert, als wenn sie in ihrem anorganischen Zustand verblieben wären. Die Alge

---

[2] z.B. Haifischknorpel, Fa. Pharmadrog Naturprodukte, 24787 Fockbeck, Telefon (0 43 31) 65 11.

selbst ist durch einen besonderen Mechanismus ihrer Zellwände in der Lage, Umweltgifte zu erkennen und – ähnlich dem Dinkel-Getreide – gar nicht erst aufzunehmen. So bekommt der Konsument dieser Alge tatsächlich eine Art alchimistisches Meereselixier, das ihn befähigt, seine eigenen Giftdepots zu binden und auszuschleusen.[3]

Suppression

Symptome werden unterdrückt. Sind sie verschwunden, hält man sie für geheilt. Wird beispielsweise ein Hautausschlag mit Cortisonsalben solange behandelt, bis er verschwindet, dann hat die Haut kein Ventil mehr für die innere Verstimmtheit. Es entwickelt sich ein tieferliegendes Übel, das mit dem Ausschlag nicht mehr in Verbindung gebracht wird. Der Patient hat eine »neue Krankheit«, ernster diesmal als die vorangegangene Misere, wie beispielsweise ein sich allmählich einschleichender Gelenkrheumatismus.

Zur Suppression gehören des weiteren sämtliche antibiotischen[4] Maßnahmen. Diese richten sich eben nicht nur gegen die Eindringlinge auf der Mikroebene, sondern schlichtweg gegen alle Mikroorganismen, worunter nicht nur die gesunde Darmflora leidet, sondern letztlich auch das körpereigene Immunsystem.

Viel zu oft werden bei Bagatellerkrankungen Antibiotika eingesetzt. Oft geschieht das einfach aus Unkenntnis anderer Möglichkeiten, bisweilen auch aus der kurzsichtigen Überlegung heraus, den Patienten arbeitsfähig zu erhalten.
So wird dem Organismus die Möglichkeit genommen, harmlose Infekte durch ein reinigendes Fieber auszuleben. Immer wieder begegnen uns Menschen, die nach einem beispielsweise in dieser Form unterdrückten Schnupfen oder einer kupierten Halsentzündung wochenlang kränkeln, ohne daß ihnen der wirkliche Zusammenhang klar wäre. Sie ahnen wohl bisweilen, daß ihr verschleppter Zustand irgendwie mit den immunsup-

---

[3] Näheres über Margarethe Goebels GmbH Pharma Food Feed, 82418 Riegsee-Hagen, Telefon (0 88 41) 43 99, Fax 43 39.
[4] »gegen das Leben gerichtet«, lat. *anti* = »gegen« und griech. *bios* = »das Leben«.

pressiven Maßnahmen zu tun haben könnte, denen sie sich vorher unterzogen haben, kommen aber meist nicht auf die Idee, irgendetwas zu unternehmen, bis die Sache untragbar wird und zu schwereren Einbußen an Lebensqualität führt. »Krankheit ist kein Zustand, sondern ein Prozeß. Prozesse sind energetischer Natur«, sagte VOEGELI einmal. Krankheit ist also Teil eines Prozesses innerhalb des Lebens mit dem Ziel, Veränderungen zu bewirken, die sich letztlich zum Positiven für den betroffenen Menschen auswirken; wir können solch einen Prozeß nicht ungestraft stoppen. Inzwischen hat es sich ja auch in breiteren Kreisen der Bevölkerung herumgesprochen, daß Fieber auf einer Strategie des Körpers beruht, mit dem Ziel, Krankheit zu überwinden. Es ist keine Krankheit an sich, die es zu bekämpfen gilt. Menschen, die kein Fieber mehr erzeugen oder dauernd an Untertemperatur leiden, sind oftmals ernsthaft gefährdet und bewegen sich mitunter auch schon im Vorfeld eines Krebsgeschehens.

Abgesehen davon, daß der Organismus bei jedem Mal höhere Dosen von Penicillin, Sulfonamiden oder Tetracyclinen benötigt, um überhaupt noch darauf zu reagieren, kauft sich manch ein Patient mit einer solchen Behandlung zusätzlich schwerste allergische Erscheinungen ein.

Antibiotische Mittel sollten also Notfällen vorbehalten bleiben, wo es darum geht, ob ein Patient am Leben bleibt, oder nicht. Wobei natürlich immer wieder darüber gestritten werden kann, ab wann solch ein Notfall gegeben ist.

In der *Ärzte Zeitung* vom 6.2.1987 wurde bereits bekannt gemacht: »... Menschen, die jahrelang fieberfrei bleiben oder aufkommendes Fieber stets durch Medikamente unterdrücken, erkranken etwa achtmal häufiger an Krebs als andere, die gelegentlich eine fieberhafte Erkältung oder andere Infektionen mit Fieber durchstehen. Das ergab vor kurzem eine Studie des »Deutschen Krebszentrums«. Diese Studie wurde gemeinsam mit jugoslawischen Wissenschaftlern bei 1353 Frauen und Männern über einen Zeitraum von 10 Jahren gemacht.«

EICHELBERGERS Kommentar hierzu:

»Bedenkt man, in welcher Großartigkeit und Instinktlosigkeit weltweit und täglich Fieber in exorbitanter Weise unterdrückt wird, fieberhafte Prozesse, die völlig unnötig abgeblockt werden, dann ist diese irgendwie kaltschnäuzige Feststellung der Herren vom Krebszentrum schon beeindruckend.«

Vor allem bestätigt sich durch diese Feststellung die bereits Anfang des 20. Jahrhunderts von RUDOLF STEINER postulierte Polarität von Entzündung und Geschwulst. H. H. RECKEWEG, auf dessen Phasen-Theorie wir gleich noch zu sprechen kommen, hat der Erkenntnis dieser Polarität auf breiterer Ebene die Bahn bereitet, und inzwischen haben diese Thesen längst die luftigen Gefilde einer Theorie verlassen und sich zu handfesten Tatsachen verdichtet.

Amputation

Wie schon erwähnt, wollen wir mit diesem Begriff in diesem Zusammenhang **kein** Abtrennen von Gliedmaßen verstanden wissen. Beim Herausschneiden krankhaft veränderter Organe geht man meist von dem Glauben aus, daß dieses Organ gleichbedeutend mit dem Sitz der Krankheit sei.

Wenn also bei einer Gallensteinoperation gleich die ganze Gallenblase entfernt wird, in der Annahme, man hätte damit die Ursache der Steinbildung beseitigt, dann ist das Vogel-Strauß-Politik, denn die Steinbildung war nur ein Symptom der gestörten Reaktionslage des Organismus und diese besteht weiter, auch nach Entfernung der Gallenblase. Es knüpft sich vielleicht die Hoffnung daran, daß der Patient nun beschwerdefrei sei. Doch wird er unter Umständen, wenn er sein Problem gestauter Aggresssion in der Galle nicht mehr »ablagern« kann, neuerdings mit einer Migräne aufwarten, an deren speziellen Zeichen der Kundige erkennt, daß es sich um eine Symptomverschiebung des alten Übels in Richtung Kopf handelt. Das passende homöopathische Medikament heilt dann nicht nur die Migräne, sondern befähigt den Patienten zu einer anderen Verhaltensweise, was seiner Symptomatik den Boden entzieht.

Manch chronische Trigeminus-Neuralgie behauptet sich, auch wenn dem Patienten sämtliche Äste des Nervus-Trigeminus durchtrennt und das *Ganglion Gasseri* (Zentrum des Nerven) verödet wurden. Ein Beweis, daß nicht der Nerv selbst die Ursache für den Schmerz war. Hier haben versierte Operateure einfach Scheuklappen auf und sehen nicht ein, daß Schmerz letztlich immer im Bewußtsein sitzt, also eine Sache der Seele ist, die es zu bereinigen gilt. – Auf das richtige homöopathische Mittel, das für jeden Trigeminusfall zu finden gilt, weicht dieser Schmerz oft spontan, ohne jemals wiederzukehren. Dabei wird dem Patienten meist auch klar, was ihn ausgelöst und unterhalten hat.

Ein Jodmangelkropf ist der Versuch der Schilddrüse, den bestehenden Jodmangel durch eine Vergrößerung ihrer Oberfläche und ihres Volumens auszugleichen. Daß in diesem Fall eine operative Entfernung des Organs dem Jodmangel keine Abhilfe schaffen würde, ist klar. Wir schneiden ja auch keinen Muskel heraus, der sich stark entwickelt hat, weil er in besonderem Maße über lange Zeit beansprucht wurde. Das soll nicht heißen, daß allerorten Jodmangelkröpfe gedankenlos wegoperiert werden.

Selbstredend gehört ein vereiterter *Appendix* (Wurmfortsatz, im Volksmund »Blinddarm« genannt) unters Messer, und wenn bei einem *Ileus* (Darmverschluß) nicht rechtzeitig operiert wird, kann das den Patienten das Leben kosten. Hier kann man den Hut ziehen vor den Leistungen der modernen Chirurgie.

Wir dürfen uns nur nicht darüber hinwegtäuschen, daß durch eine Operation der Hintergrund der Entstehung solcher Geschehnisse bereinigt wäre. Dieser Hintergrund, die energetische Störung, ausgelöst durch vorangegangene und von der geistig-seelischen Ebene gesetzte Informationsmuster, die zum Teil sogar genetisch programmiert sind, wirkt weiter. Betrachten wir noch die drei anderen Methoden ärztlicher Versorgung:

Notfallmedizin

Wie auf der chirurgischen Ebene im allgemeinen, wird hier im besonderen wirklich Hervorragendes geleistet.

Es ist wohl dieser Zweig der heutigen Medizin, den wir am rückhaltlosesten befürworten und bewundern können, unter anderem auch deshalb, weil die hier ihren Dienst am Menschen verrichtenden Ärzte sich nicht als Heilkünstler verstanden wissen wollen.

Sie vollbringen ehrliche und oftmals von großer Kunstfertigkeit geprägte Arbeit.

Transplantation

Auch hierbei bewegen wir uns auf chirurgischem Boden. Über die Qualität der Leistungen braucht kein Wort verloren zu werden, solange sich jeder darüber im klaren ist, daß nur Flickwerk in besonderer Perfektion vollzogen wird.

So starb der von CHRISTIAN BARNARD so glänzend mit einem neuen Herzen versorgte BLAIBERG im Grunde genommen zwei Jahre später an seiner alten Krankheit, der Arterioesklerose, welche eben in relativ kurzer Zeit auch das ihm eingepflanzte Herz eines 28-jährigen Mädchens zerstörte.

Ausnahmen bestätigen wie immer die Regel:

In einem Artikel der *Süddeutschen Zeitung* vom 1.5.1986 mit der Überschrift: »Leukämiekrankes Mädchen überlebt mit dem Knochenmark eines Mannes«, heißt es:

»Inzwischen liegt die Operation 70 Tage zurück und der Schülerin geht es weiterhin sehr gut. Voraussetzung – (Anm.: für Knochenmark-Transplantationen) – sind jedoch Geschwister, deren Blutzellen mit denen des Patienten in wichtigen Oberflächeneigenschaften (HLA-Antigene) übereinstimmen. Im Spenderpool einer württembergischen Blutspendezentrale des Roten Kreuzes entdeckte man einen 24 Jahre alten Mann, dessen Blutzellen mit denen der elfjährigen Patientin weitgehend übereinstimmten. Der Blutspender war bereit, sich auch als Knochenmarkspender zur Verfügung zu stellen.«

Das Kind war mit 10 Jahren an einer akuten *myeloischen*[5] *Leukämie* erkrankt – auf dem Hintergrund tiefsitzender Psora, wie der Homöopath weiß. Interessant ist bei derlei gelungenen Transplantationen die Tatsache, daß diese umso besser gelingen, je »ähnlicher« das Transplantat des Spenders dem Knochenmark des Empfängers ist.

[5] Knochenmark, griech. *myelos* = »Mark«.

Aus der Sicht der Schulmedizin geht es dabei einfach nur um Antigen-Antikörper-Reaktionen und eine eventuelle Transplantat-Abstoßung. Für einen mit den Gesetzen der Homöopathie Vertrauten ist jedoch auf viel tiefer liegender Ebene verständlich, warum hier sogar auf operativem Wege die Heilung eines chronischen Miasmas eingeleitet werden kann. Es geht ja dabei nicht einfach um den Ersatz von »schlechtem« durch »gutes« Knochenmark, sondern wieder einmal darum, daß hier ein Ähnliches sein ihm Anverwandtes zu neuer Kraftentfaltung stimulieren kann.

Dialyse

Diese soll stellvertretend stehen für alle *palliativen*[6] Maßnahmen, welche keine echten Lösungen darstellen, sondern eben nur »Not-Lösungen«.

Im engeren Sinn ist damit eine Methode der Befreiung des Bluts von harnpflichtigen Substanzen wie Harnstoff, Kreatinin und Glukose gemeint, welche der Patient in seinem Blut festhält, so wie er in seinem Leben an manchem festhält, was ausgeschieden werden müßte, um von den psychischen Traumata der Vergangenheit freizukommen. Würde man ihm nicht mittels der Dialyse helfen, seine Niereninsuffizienz zu überbrücken, würde der Patient letztlich an einer Eigenharnvergiftung *(urämisches Koma)* sterben.

Die Dialyse stellt insofern eine »Zwischen-Lösung« im wahrsten Sinne dieses Wortes dar, als der Leidende den schmerzhaften Prozeß des Loslassens üben muß, um zu einer wirklichen Lösung seiner Probleme zu gelangen und damit zu einer Wiederherstellung gesunder Ausscheidefunktionen.

Die homöopathische Behandlung eines Dialysepatienten ist nicht einfach. Die ausleitenden Verfahren der Homöopathie müssen unterstützt werden durch eine optimale psychotherapeutische Begleitung, weil der Patient mit seiner Problematik meist alleine nicht fertig wird. Der Fortschritt der homöopathischen Behandlung kann an der Kontrolle der Blutwerte abgelesen werden.

[6] lindernd, lat. *pallium* = »Mantel«, also eigentlich »bemäntelnd«.

Fazit

Die Methoden der Schulmedizin zur Verarztung des kranken Menschen beruhen einerseits auf einer Verkennung der wahren Hintergründe von Krankheiten in der Fehlannahme ihrer exogenen Ursachen und zum anderen auf dem Mißverständnis einer Kampfansage gegen jene angenommenen Ursachen wie Viren, Bakterien und andere Mikroorganismen. Vor allem die Strahlenbehandlung mittels Radium, Kobalt u.a. stellt eine der Lebenskraft diametral entgegengesetzte Suppressionsmethode dar, welche dem hinter dem äußeren Erscheinungsbild eines Karzinoms verborgenen Aufschrei sauerstoffarmer Gewebe nicht gerecht werden kann und die leidende Lebenskraft noch mehr unterminiert.

Auf keiner Ebene innerhalb kosmischer Abläufe bietet Kampf eine Möglichkeit, um wirklich zu siegen, und so stehen wir heute vor dem Dilemma, daß die Zahl der Erkrankungen sich vervielfacht, die »Erreger« gegenüber den eingesetzten Waffen immer resistenter und bösartiger werden, die menschlichen Abwehrsysteme immer schwächer. Gleichzeitig wachsen die Kosten für diese scheinbar errungenen Siege der Medizin ins Unermeßliche. Das Fiasko ist weltweit vorprogrammiert, der Zusammenbruch bestehender Systeme, wie zum Beispiel der Krankenkassen, kaum mehr aufzuhalten.

HAHNEMANN hat, wie die meisten genialen Menschen, das Unglück gehabt, zu früh auf die Welt gekommen zu sein. Die Menschheit war noch nicht reif, seine Lehre zu begreifen. Hat sich dies heute geändert?

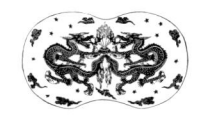

Die Phasen-Theorie nach H. H. RECKEWEG

Was wir hier noch Theorie nennen, um – wie es HAHNEMANN von der *Psora* sagt – »einen Namen zu haben«, hat sich in der Praxis längst als erwiesen herausgestellt. Ich gebe die Auffassung von RECKEWEG in stark vereinfachter Form wieder, um dem Leser die Zusammenhänge zwischen dem, was wir Gesundheit und Krankheit nennen, möglichst leicht verständlich zu machen:

Jeder Organismus stellt ein fließendes System dar, das bestrebt ist, bestmöglich sein Gleichgewicht aufrecht zu erhalten. Das System reagiert auf Stoffe, welche innerhalb seiner selbst durch »Seelengifte« im Sinne der *Dyskrasis* gebildet werden, – endogene Toxine – und natürlich auch auf solche, die von außen an es herangetragen werden und von ihm integriert werden müssen. Hierzu gehören Umweltgifte aller Art, Schwermetalle (Quecksilber in Amalgamfüllungen der Zähne, Impfnoxen etc.), also exogene Toxine.

Jedes Toxin löst eine Abwehrreaktion des Organismus aus, welche als Symptom in Erscheinung tritt. Das »System der Großen Abwehr« (Lymphsystem, Milz, Hypophysenvorderlappen, Nebennierenrinde, Leber etc.) arbeitet dabei autonom im Sinne des »*ens naturale*« des PARACELSUS, um die Gesamtökologie des Systems zu bewahren.

Je nach Disposition und Ausgangslage (erbbelastete Konstitution) sind dem Organismus verschiedene Möglichkeiten optimaler oder weniger guter Reaktion gegeben, um mit den entsprechenden Giften fertig zu werden. RECKEWEG unterscheidet dabei sechs Phasen:

1. Die Exkretions-Phase

Gesunde Exkretionen sind: Schweiß (unterstützt z.B. durch den Besuch einer Sauna), Speichel, Talg (»Mitesser«), Schnupfen, Gallefluß (bei Ärger gesteigert), Menses, Urin und Stuhl (mit Stoffwechselendprodukten), Milchsäure (bei Überanstrengung der Muskeln) u.a.. Gifte werden also über die physiologischen (körpereigenen) Pforten ausgeschieden. Ein gesunder Körper reagiert. Ist die Tätigkeit der Drüsen und Ausscheidungsorgane wegen eines Ansturms von Giften besonders gesteigert, so finden wir als nächstes vor:

2. Die Reaktions-Phase

hier werden Gifte in krankhaft veränderter Ausscheidung eliminiert:

Typische Reaktionsphasen sind all jene Erscheinungen, die wir als *Entzündung* bezeichnen und welche in der Fachsprache die Endung *-itis* tragen, also z.B. eine eitrige *Tonsillitis* (Mandelentzündung), *Dermatitis* (Hautentzündung), *Stomatitis* (Mundschleimhautentzündung), *Appendizitis* (»Blinddarm«-Entzündung), *Hepatitis* (Leberentzündung), *Nephritis* (Nierenentzündung), *Arthritis* (Gelenkentzündung), *Bronchitis* u.a.m. Bei Reaktionsphasen ist die Körpertemperatur oftmals erhöht. Die Gifte verbrennen im Fegefeuer des Fiebers. Können, infolge verringerter Reaktionsbereitschaft des Organismus, Giftstoffe nicht oder nur mangelhaft ausgeschieden werden, so besteht die Neigung, diese in irgendeiner Form abzulagern, um sie zu neutralisieren. Um einen Vergleich zu gebrauchen: Wenn Müll nicht verbrannt werden kann, wächst die Deponie. Dann haben wir

3. Die Depositions-Phase

Typische Depositionsphasen finden wir u.a. vor in Nasenpolypen, einer *Cholelithiasis* (Gallensteinen), *Nephrolithiasis* (Nierensteinen), Zysten aller Art, z.B. *Ovarial-* (Eierstocks)-Zysten, *Varizen* (Krampfadern), *Ödemen* (Wasseransammlungen), *arteriosklerotischen* Veränderungen (gefäßverhärtenden Verkalkungen) und auch *Neuralgien* (Nervenschmerzen) infolge von Ablagerungen, z.B. durch kristallisierte Harnsäure.

Die Phasen 1-3 gelten als biologisch zweckmäßig. Die Funktionen der Zellen des Organismus bleiben ungestört erhalten.

Wird jedoch innerhalb dieser Phasen mit Chemotherapeutika gearbeitet, so bilden wichtige Fermentsysteme mehr oder weniger schnell eine Blockade. Es entsteht ein Toxin-Rückstau und die Gifte dringen in das Innere der einzelnen Zellen vor. In solch einem Fall haben wir dann

4. Die Imprägnationsphase

Imprägnationsphasen erkennen wir an veränderter Hautpigmentierung, dem Anwachsen von Sommersprossen oder der Zunahme von Leberflecken. Lymphdrüsenschwellungen zeigen an, daß das Lymphsystem krampfhaft bemüht ist, dem Ansturm der Toxine gerecht zu werden, es aber nicht mehr schafft.
Migräne-Anfälle, Leberschäden, Asthma, innere Geschwürbildungen, *Angina pectoris* (eigentlich »Eng-Brüstigkeit« – angstbedingte Atemnot), *Myokarditis* (Herzmuskelentzündung), *Myome*, *Osteomalazie* (Knochenerweichung) u.a. sind typische Imprägnationsphasen.

Bei wiederholter Rückvergiftung beginnen die Gewebe allmählich zu entarten und so kommen wir an

5. Die Degenerations-Phase

Diese ist gekennzeichnet durch eine fortschreitende Zerstörung intrazellulärer Strukturen (Fermente, Gene).

Typische Degenerationsphasen sind beispielsweise psoriatische Entartungen der Haut in Form chronischer Ekzeme, Lepra, *Paresen* (Lähmungserscheinungen), *Tuberkulose* der Lunge und des Darms oder der Hüftgelenke, *Leberzirrhose*, fortschreitende *Muskeldystrophie* (Muskelschwund) und Impotenz.

Schreitet der Sauerstoffmangel im Blut dann noch weiter fort, kommt es zu Neubildungen innerhalb der Gewebe. Wir haben dann

6. Die Neoplasma-Phase[7]

Diese ist gekennzeichnet durch das, was wir gemeinhin mit »Krebs« bezeichnen. Hierher gehören *Basaliome* (Hautgeschwülste) *Neurome* (Geschwülste der Nervenfasern und Ganglien), *Osteosarkome* (von Knochen ausgehende Geschwülste), Krebs[8] des Uterus, der Ovarien und Hoden und viele andere.

Sinn einer erfolgreichen Behandlung muß es sein, die Phasen umzukehren. Bis zur Phase 3, der Depositionsphase, sind die Giftablagerungen relativ einfach homöopathisch zu beeinflussen und durch rückläufig stellvertretende Symptome aufzulösen. Zwischen Phase 3 und 4 liegt der sogenannte *Biologische Schnitt.*

Ab der Imprägnationsphase gestaltet sich eine Behandlung schwieriger. Das sind jene chronischen, therapieresistenten Fälle, mit denen es der Homöopath meist zu tun hat. Hier kommt er ohne Fragebogen-Aktion oder großes Anamnese-Journal, das der Patient gewissenhaft auszufüllen hat, nicht mehr oder nur sehr mühsam zurecht. Hier muß der Patient ganz besonders zum Verbündeten und Mitarbeiter des Behandlers werden. Vorher kommt er ja sowieso kaum zu einem Meister der homöopathischen Zunft, weil er seine Sache nicht ernst genug nimmt. Erst wenn ihm, wie es so treffend heißt, ein gewisser Körperteil mit Grundeis geht, wird er sich aufraffen, die Verantwortung für sich zu übernehmen, um freiwillig nach neuen Wegen zu suchen.

Es gab jedoch immer wieder große homöopathische Ärzte, die auch in solch ausweglos scheinenden Situationen, in denen die leidende Lebenskraft zu schwach war, um Notausgänge für die Stoffwechselschlacken des Organismus zu schaffen, noch helfen konnten.

---

[7] Neubildungen, aus griech. *neos* = »neu« und *plasma* = »Gebilde«.
[8] Das Wort Tumor, das in diesem Zusammenhang oft gebraucht wird, heißt primär nur »Geschwulst« oder »Schwellung«, welche aber noch nicht näher definiert ist.

Beispiele hierfür sind die Engländer J. C. BURNETT, M.D. und JOHN H. CLARKE, M.D.[9] Von letzterem gibt es ein aufschlußreiches Buch über die homöopathische Therapie von Krebsfällen.[10]

In Amerika war es vor allem ELI G. JONES, M.D. Seine Bücher sind geradezu eine Fundgrube an Rezepturen, geboren aus 40-jähriger Erfahrung.[11]

Die Schilderungen der von ihm inszenierten Heilungen in den aussichtslos scheinenden Krebsfällen sind beeindruckend. Interessant auch, welchen bedeutenden Anteil innerhalb der einzelnen speziellen Rezepte immer wieder die den Homöpathen in solchen Zusammenhängen bekannte nordamerikanische **Kermesbeere** – unser **Phytolacca** – spielt.

ELI JONES war noch einer jener guten alten, ganzheitlich denkenden und geschulten Ärzte, der keine modernen Apparate brauchte, um bei seinen Untersuchungen zu wissen, worum es sich handelte. Er forderte, der Arzt müsse »seine Augen an den Enden seiner Fingerspitzen« haben, um ein guter Diagnostiker zu sein.

Die rückschreitende Stellvertretung von Symptomen

Die rückläufige Stellvertretung von Symptomen nennt der Homöopath *vikariierende Regression*.[12]

Leider wird durch chemotherapeutische Hemmung von Entzündungen oft der umgekehrte Weg in eine progressive (fortschreitende) Vikariation gegangen. So kann aus einer einfachen Mandelentzündung (Reaktionsphase)

---

[9] M.D. engl.: *medical doctor*.
[10] JOHN H. CLARKE: »*The Cure of Tumors by Medicines – with special Reference to the Cancer Nosodes*«, Jain Publ. New Delhi.
[11] ELI G. JONES: »*Cancer, its Causes, Symptoms and Treatment*« und »*Rational Treatment of Cancer*«, beide: Jain Publ. New Delhi. Inzwischen auch in dt. Übersetzung erhältlich über Homöopathie-Vertrieb PETER IRL, 82131 Buchendorf.
[12] Lat. *vicarius* = der »Stellvertreter«.

durch Unterdrückung eine ganze Reihe von stellvertretenden Krankheitserscheinungen in Richtung jenseits des Biologischen Schnitts liegender Phasen ausgelöst werden, was schließlich zu chronischem Siechtum und in lebensbedrohlichen Situationen führen kann.

Ein typisches Beispiel für ein derartiges Geschehen bietet folgende wahre Geschichte, aus der unter anderem hervorgeht, wie wichtig in solch einem Fall von Beginn an die Auswertung eines Fragebogens gewesen wäre:

Ein Patient mit einem »chronischen Herzleiden« erhält ein, seinen Beschwerden angepaßtes homöopathisches Medikament. Die Herzbeschwerden bessern sich und verlieren sich allmählich ganz; dafür hat der Mann jetzt plötzlich Kniegelenksbeschwerden. Auf Nachfragen ergibt sich, daß er solche schon einmal hatte und zwar vor 5 Jahren. Damals, so meint er, habe ihm ein Arzt diese mittels einer Spritzenkur geheilt. Die jetzt wieder aufgetretenen Schmerzen verlangen ihrerseits nach einem bestimmten, den Modalitäten angepaßten Heilstoff. In dem Maß, wie sie verschwinden, bekommt der Leidende einen Ausschlag am ganzen Körper, von dem er, wie ihm jetzt einfällt, schon einmal befallen war und zwar vor 10 Jahren.
Nun wird die Sache einigermaßen schwierig für den Homöo-Arzt, denn es gibt sehr viele verschiedene Arzneien, welche bei Ausschlägen unterschiedlichster Art zur Anwendung kommen und helfen können, – wenn sie passen. Was aber ist die eigentliche Idee dieser Störung? – Ein Fragebogen wird mitgegeben und nun kommt endlich heraus, daß dieser Ausschlag zum Vorschein kam, als unser Mann sich seinerzeit einer bei bestimmten Auslandsreisen noch obligatorischen Pockenschutzimpfung unterziehen mußte.

Nun wird es wieder einfach, denn unter den vielen Mitteln rückt eines ganz besonders in den Vordergrund: **Thuja**, ein Haupt- und Staatsmittel bei nicht verkrafteten Impfungen (u.a. mit der möglichen Folge eines Hautausschlags), wie sie nur auf dem *miasmatischen Boden* einer *Sykosis* Fuß fassen können.

Wäre dieser Tatbestand durch den ausgefüllten Bogen von Anfang an aufgedeckt worden, hätte man sich die eingangs gegebenen Mittel sparen und gleich mit dem hochpotenzierten **Lebensbaum** beginnen können. Die rückschreitende Stellvertretung der Symptome bis zur Auflösung des Ausschlags hätte dann genauso stattgefunden, nur eben mit der einen einzigen Arznei.

Die Tatsache, daß der Ausschlag verschwindet und der Mann sich danach wieder rundum gesund fühlt, darf als Beweis gelten, daß die gesamte Erkrankung eine Folge der Enzymblockierungen durch die eingebrachte Pocken-*Noxe*[13] war. Kaum ein anderes Mittel, außer vielleicht der Pocken-Nosode **Variolinum** selbst, hätte den Mann von deren üblen Auswirkungen kurieren können.[14]

Das Tragische an der Geschichte ist, daß vorher jahrelang durch die verschiedenartigsten allopathischen Therapien am wahren Sachverhalt vorbeibehandelt worden war. Der Mann war zuerst beim Hautarzt gewesen, welcher ihm den Ausschlag mittels Cortisonsalben vertrieben hatte. Danach hatten sich – logischerweise – innere »Verstimmungen« eingestellt, die nach einem Internisten verlangten. Es waren eine Fülle von Labortests gemacht worden, welche – wegen des groben Rasters der Meßtechniken – das Entscheidende nicht aufdecken konnten.
An die Pockenschutzimpfung dachte zu diesem Zeitpunkt schon lange niemand mehr und selbst wenn: Man hätte nicht die Spur einer heilenden Arznei dagegen, denn es gibt nichts ursächlich Wirkendes für solche Tatbestände unter den chemischen Arzneien. – Nachdem »die Krankheit« immer weiter nach innen getrieben worden war, landete der Patient – nach einer Episode beim Orthopäden in Sachen Kniegelenke – dann schließlich beim Herzspezialisten, bis er endlich – ultima ratio – den Weg zum Homöopathen fand.

Es ist übrigens hochinteressant unter welchem Aspekt diese Labortests betrachtet werden: Wenn bei deren Auswertung etwas nicht gefunden wird, dann ist es auch nicht vorhanden, – so heißt es. Man kann sich einfach

---

[13] Schadstoff, lat. *noxa* = »Schaden«.
[14] Als Nosoden bezeichnet der Homöopath die krankmachenden Stoffe in hochpotenzierter Form, von griech.: *nosos* = »Krankheit«. Eine Nosoden-Behandlung kommt also genau genommen einer iso-pathischen Behandlung gleich, keiner homöopathischen; – von griech.: *isos* = »gleich«. Es wird also Gleiches mit Gleichem behandelt, gewissermaßen »der Teufel mit dem Beelzebub ausgetrieben«.

nicht vorstellen, daß es bei den heute immerhin recht verfeinerten Meßmethoden noch »Stoffe« gibt, welche durch die Maschen dieser Netze schlüpfen könnten.

Es verhält sich damit etwa so, wie wenn ein Fischer, wie es so schön heißt »Stein und Bein schwört«, es gäbe in dem Meer, an dem er wohnt, keine kleineren Fische, als die, welche er jeden Tag fange, denn seine Netze seien die feinmaschigsten, die hergestellt würden.

Es ist wie bei einem Vulkan

Gesetzt den Fall, es wäre möglich, einen feuerspeienden Berg durch Aufsetzen einer Betonkappe am Ausbruch zu hindern, es käme wohl niemand auf die Idee, zu behaupten, die Erde habe plötzlich eine neue Krankheit, weil nunmehr ein Vulkan in 500 km Entfernung zu spucken beginnt. Jedem wird einleuchten, daß ein unterirdischer Zusammenhang zwischen den beiden Bergen besteht. Nur wenn es um den Menschen geht, werden solche Zusammenhänge auf weiter Ebene von den meisten sogenannten Fachleuten abgestritten. Fast jede krankhafte Hautveränderung hat ihre Ursache in einer inneren Störung und kann dann eben niemals Heilung durch äußerliche Salbenbehandlung finden, wie das zu 99% so gehandhabt wird.

Ein »Berufsekzem« kann niemals nur von außen entstanden sein. Es braucht den Boden der *Psora,* um überhaupt zum Ausbruch kommen zu können.[15]

Die Haut ist eben »keine Tapete, die von außen auf den homo sapiens aufgeklebt ist«, wie OTTO EICHELBERGER das mit der ihm eigenen charmanten Ironie einmal bemerkte.

Deshalb kann eine erfolgreiche Behandlung also nur durch Umstimmung des Gesamtorganismus und der Reaktionslage des Patienten erfolgen, indem diese durch die homöopathische Behandlung dahin gebracht wird, sich der angestauten Stoffwechselgifte zu entledigen.

---

[15] Vergleiche hierzu die Krankengeschichte: »**Ihm juckt's in den Fingern**«.

Homöopathie ist Kosmetik von innen

Sie bringt den inneren Kosmos wieder in Ordnung. Dabei kann es verständlicherweise zu *Heilreaktionen* kommen, wenn die Lebenskraft durch die gesetzten Impulse wieder zu fließen beginnt und der Organismus sich anstrengen muß, um Gifte auszuschleusen.

Homöopathie ist also auch eine *Reiztherapie*. Sie reizt den Organismus zur Mobilmachung von Kräften, um krankhafte Abläufe zu überwinden.

Noch einmal ein Zitat von EICHELBERGER, der nicht müde wird, das Verhalten seiner ärztlichen Zunftgenossen in vielen Bereichen anzuprangern:

»All das mag mehr oder weniger penetrant klingen. Aber eine ganze Masse von Erkrankungen läuft auf der Schiene dieser Betrachtungen von Gesundheits- und Krankheitsprozessen ab und muß unter diesem Gesichtswinkel therapiert werden, homöopathisch, versteht sich. Das stumpfsinnige Jagen nach Viren, Bazillen und Bakterien, das schwachsinnige Therapieren nach Laborergebnissen – Ausnahmen bestätigen wie immer die Regel – ist nicht nur einfach eines Heilkünstlers unwürdig, es ist auch die bequemste, allerdings auch risikoloseste Manier, den kranken Menschen zu verarzten. Einfälle sind dafür nicht erforderlich. Und um das Bedenken und Beurteilen eines tieferen Krankheitsgeschehens drückt man sich herum: und wenn man noch mehr Tierversuche und anderen Schnick-Schnack macht ohne eigene geistige Leistung diagnostischer und therapeutischer Art geht es nicht.

Der geistige Anteil an der guten Diagnose wäre, daß man den oben genannten Zusammenhang erkennt. Der therapeutische Akt wäre diejenige Leistung, bei der man nicht einfach Cortison gibt, Penicillin gibt, Herzmittel gibt, jahrzehntelang gibt, sondern bei der man das nötige passende Heilmittel gibt, was aus der Sache heraus allerdings nur ein homöopathisches sein kann.

Wenn man den Gigantismus der Diagnostiken einschließlich der Diagnostikmätzchen dazu nimmt, kann man eigentlich von einer ziemlichen Pleite dieser modernen Heilkunst sprechen vor allem, wenn man die Schäden, die iatrogenen Krankheiten die sie setzt, noch dazu addiert. Ausnahmen bestätigen auch hier die Regel.

Auf dieser Basis wird übrigens bis zum heutigen Tage überall auf der Welt Heilkunst betrieben – schade! Es ist sofort hinzuzufügen, daß niemandem die Ehrenhaftigkeit des Handelns abgestritten werden soll und darf: ehrenwert sind wir alle, sagte Brutus and hatte längst den Dolch für den guten Cäsar im Gewande.«[16]

---

[16] *Rundbriefe f. Klass. Homöopathie.*

Harte Worte eines Kenners und Könners beider Disziplinen, der schulmedizinischen und der homöopathischen.

Bevor ich anfing die Homöopathie zu lernen, erinnere ich mich eines Besuchs meiner Frau bei ihrem derzeitigen Hausarzt wegen zu niedrigen Blutdrucks und damit verbundener Müdigkeits- und Schwindelgefühle. Der saß da, mit seiner dicken »Roten Liste«[17] in der Hand und meinte: »Was soll ich Ihnen geben, gute Frau? geb' ich Ihnen dieses, bekommen Sie's an der Leber, geb' ich Ihnen jenes, bekommen Sie's an der Niere; verschreib' ich Ihnen das da, dann erbrechen Sie womöglich. Am besten, ich verschreib' Ihnen gar nichts und Sie machen sich ein großes Schild. Schreiben Sie mit wunderschönen Farben, die Sie lieben, in Ihrer schönsten Schrift das Wort JA darauf. Das hängen Sie sich dann so übers Bett, daß am Morgen, wenn Sie aufwachen, als erstes Ihr Blick darauf fällt.«

Ein weiser Mann, aber gleichzeitig ein bedauernswerter Arzt.

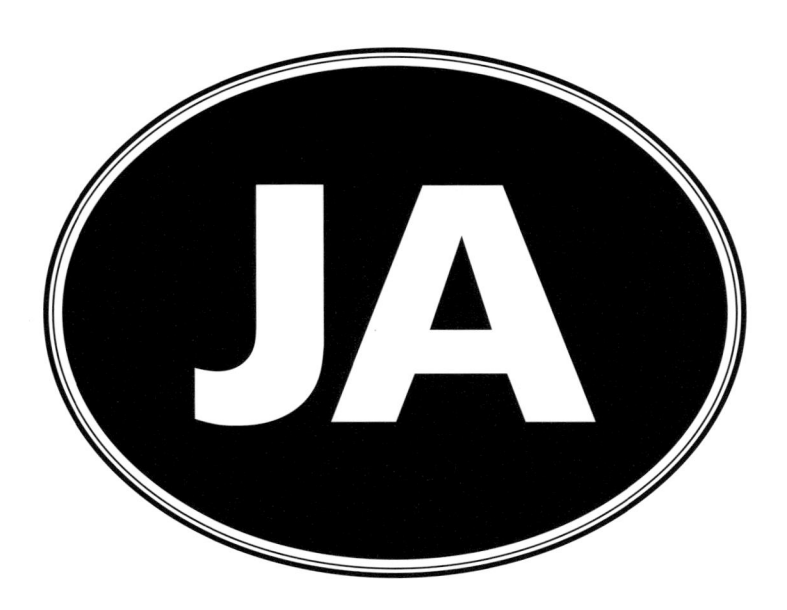

---

[17] Verzeichnis der rund 50 000 Arzneimittel chemischer Provenienz.

Der Ansatz der Homöopathie
(§§ 1 - 4 des »*Organon der Heilkunst*«)
WAS KANN HOMÖOPATHIE?

Stellen wir dem gegenüber, was HAHNEMANN in den ersten Paragraphen seines »*Organon der Heilkunst*« sagt. Bereits beim Paragraphen 1 müßte sich mancher moderne Medizinmann innerlich im Spiegel betrachten, um zu erkennen, wes Geistes Kind er ist:

»Des Arztes höchster und einziger Beruf ist, kranke Menschen gesund zu machen, was man heilen nennt. Seine Aufgabe ist aber nicht das ruhmsüchtige Schmieden von sogenannten Systemen durch Zusammenspinnen leerer Hypothesen über das eigentliche Wesen des Lebensvorgangs und das Entstehen der Krankheit im unsichtbaren Innern des Organismus. Solche gelehrten Schwärmereien nennt man theoretische Arzneikunst und es gibt sogar eigene Professuren dazu. ... Mit der gleichen Absicht erdichtet der gewandte Allopath vor allen Dingen einen bestimmten, am liebsten griechischen Namen für das Übel des Kranken, um ihn glauben zu machen, er kenne diese Krankheit schon lange – wie einen alten Bekannten – und sei daher am besten imstande, sie zu heilen.«

Der letzte Absatz entbehrt zwar nicht einer gewissen Polemik; trotzdem kann man beim Lesen ein Schmunzeln kaum verbergen, denn selbst in unseren Zeiten – HAHNEMANN lebte, daran sei erinnert, vor 200 Jahren – findet sich schon noch ein Körnchen Wahrheit in diesen Worten – trotz guten Willens vieler Ärzte, dem Kranken auf einer Ebene von Mensch zu Mensch zu begegnen.

HAHNEMANN fährt fort und beschließt diesen ersten Paragraphen mit der Aufforderung:

»Die Ärzte müssen endlich anfangen, zu handeln, das heißt wirklich zu helfen und zu heilen.«

Um klar erkennen zu können, welche Anforderungen HAHNEMANN an sich selbst und andere Ärzte stellte, lassen wir noch die nächsten drei Paragraphen folgen:

§ 2

Das höchste Ideal der Heilung ist die schnelle, sanfte und dauerhafte Wiederherstellung der Gesundheit oder Behebung und Vernichtung der Krankheit in ihrem ganzen Umfang auf dem kürzesten, zuverlässigsten und unnachteiligsten Weg. Die Behandlung soll nach deutlich einzusehenden Gründen erfolgen.

§ 3

Der Arzt soll

a) deutlich einsehen, was an jedem einzelnen Krankheitsfall zu heilen ist (Erkenntnis der Krankheit),
b) wissen, was an jeder Arznei das Heilende ist (Kenntnis der Arzneikräfte = Pharmakologie)
c) verstehen, aus klaren Gründen das Heilende der Arzneien dem, was er als unzweifelhaft krankhaft erkannt hat, so anzupassen, daß Genesung erfolgen muß, (Wahl des Arzneimittels),
d) die nach ihrer Wirkungsart geeignetste Arznei dem Fall anpassen, indem er die genaue erforderliche Zubereitung, die geeignetste Menge (rechte Gabe) und die gehörige Wiederholungszeit der Gabe kennt,
e) endlich die Hindernisse der Genesung in jedem Fall kennen und sie hinwegzuräumen wissen, damit die Wiederherstellung der Gesundheit von Dauer ist. Nur dann versteht er, zweckmäßig und gründlich zu handeln und ist ein echter Heilkünstler.«

§ 4

Er ist zugleich ein Erhalter der Gesundheit, wenn er die Dinge kennt, welche die Gesundheit stören und die Krankheit erzeugen und unterhalten und sie von den gesunden Menschen zu entfernen weiß (Vorbeugende Medizin).

Das ist ein hoher Anspruch. Er fordert, daß der Arzt Liebe, Wissen und Können zu echtem Vermögen miteinander vereine.
Ich erinnere mich eines Ausspruchs meines Urgroßvaters, des Hofraths FRIEDRICH WILHELM HAGEN, seines Zeichens Professor für Psychiatrie an der Universität Erlangen. Dieser Spruch stand als Motto über einem der von ihm verfaßten Bücher. Er lautete:

»Das höchste Gebot des Arztes ist die Liebe, doch vermag diese nichts ohne die helle und klare Leuchte des Wissens.«

HAHNEMANN verfügte über beides und war darüber hinaus geleitet von jenem untrüglichen Gespür für die Zusammenhänge hinter der Welt der äußeren Erscheinungen, wie es nur ein echtes Genie auszeichnet. Ein ähnlich tiefgreifender Durchblick war zu seiner Zeit vor allem einem GOETHE mit seiner »anschauenden Urteilskraft« zueigen.

Wie geht nun ein Homöopath vor, wenn er seinen Patienten vor sich hat? Er erstellt zuerst eine Anamnese.[18]

Der Homöopath nimmt also den Fall auf. Diese Fallaufnahme muß aber nach unserem Gusto sein, das heißt, wir werden auf Dinge achten, mit denen der Schulmediziner wenig oder gar nichts anfangen kann, weil ihm in der Regel das Wissen über die Arzneien nicht zugänglich ist, die diese spezifischen Signaturen tragen.

Dieses »den-Fall-Aufnehmen« gestaltet sich in der Praxis oft als sehr zeitraubend und schwierig, weshalb der versierte Praktiker heutzutage gerne besagten Fragebogen von Heilsuchenden ausfüllen läßt. Mit »Sprechminuten«, wie es in der gängigen Kassen-Praxis oft gar nicht anders möglich ist, ist es nämlich nicht getan. Hier brauchen wir wirklich noch »Sprech-Stunden«.

Wenn wir uns die ursprüngliche Bedeutung des altgriechischen Wortes *Anamnese* vor Augen halten, was nach griechischer Philosophie in etwa bedeutet »die liebevolle Erinnerung der Seele an ihre vorgeburtlichen Ideen«, – dann müssen wir uns allerdings fragen, wer heute überhaupt noch über ein derart tiefgreifendes Verständnis und Einfühlungsvermögen in diese Zusammenhänge verfügt, daß er seine Patientenbefragung nach solchen Vorstellungen ausrichten kann.

Woran erkennt man einen guten Homöopathen?

Bisweilen werde ich gefragt: »Wie erkenne ich denn, ob ich bei einem guten Homöopathen in der Praxis sitze oder nicht?«

Dann erzähle ich vom Altmeister ADOLF VOEGELI und gebe – unter Nachahmung seines kehligen Schwyzerdütsch – wieder, was er in ähnlichen Situationen zu sagen pflegte:

---

[18] Vorgeschichte der Krankheit, griech. *ana* = »weg von, zurück« und *mnestis* = »Gedächtnis, Erinnerung« eigentlich: »Erinnerung der Seele an ihre vorgeburtlichen Ideen«.

»Beobachten Sie, ob der Mann zwei dicke Bücher[19] auf dem Tisch hat, in denen er ständig herumblättert, während er Ihnen viele merkwürdige Fragen stellt. Wenn er das tut, bleiben Sie sitzen, dann ist er ein guter Homöopath wenn nicht, dann gehen Sie wieder.«

Heutzutage könnte man diese Anweisung durch den Hinweis ergänzen, daß ein guter Homöo-Therapeut unter Umständen auch mit einem Computer arbeitet, in den das »KENT'sche Repertorium« eingespeist ist.

Auf den Bereich der Psychotherapie angewendet, möchte ich dem Leser ergänzend noch folgenden Rat geben:

Wenn Sie bei Ihrem Psychotherapeuten sitzen und hören zum wiederholten Male, was Sie alles falsch machen und wie Sie es richtig machen sollten, – wenn jener Sie also mit seiner Meinung von dem, was er für richtig oder falsch hält, zu überprägen sucht, – dann erheben Sie sich schleunigst von dero Couch und verlassen Sie den Mann, denn Sie haben schon zu lange dort gelegen und mit Sicherheit zu viel Geld verloren. Wenn er sie aber mit Ihrem ureigensten Bordcomputer – Ihrem Unterbewußtsein – kurzschließt, in dem Ihre kreativen Möglichkeiten zur Selbsthilfe und zur Lösung Ihrer Probleme schlummern, dann bleiben Sie liegen oder sitzen und lernen Sie sich selbst als Ihren besten Berater in allen Lebenslagen und bei allen Ihr Leben betreffenden Fragen kennen und anzunehmen.

Zurück zu unserer Frage bezüglich der Aufnahme der Vorgeschichte einer Erkrankung aus homöotherapeutischer Sicht.

HAHNEMANN widmet dieser schwierigen Kunst 22 Paragraphen, auf die wir hier nicht im einzelnen eingehen können.

JAMES TYLER KENT, der große amerikanische Homöopath, bemerkte einmal, daß unter hundert sich um die Ausübung der Homöopathie Bemühenden kaum ein einziger zu finden sei, der es verstünde, eine ordentliche Anamnese aufzunehmen.

---

[19] Das »KENT'sche Repertorium« und die »Arzneimittellehre« von BOERICKE.

Dabei geht es eben keineswegs nur um bloßes Abdecken von Krankheitszeichen und die Erkundung von Leitsymptomen und scheinbar kausalen Zusammenhängen. Bei den chronischen Fällen steht und fällt alles mit der Aufdeckung des geistigen Bandes einer Störung; das heißt, die familiären Hintergründe, die Vorgeschichte von Eltern, Großeltern und deren Anverwandten liefern uns oft erst die Leitschiene auf der wir eine Chance haben, mit unserer Mittelwahl in jenen Zug einzusteigen, der uns vielleicht zum Ziel und den Leidenden zu einer Heilung führt.

In diesem Licht besehen, ist auch

»die Immunschwächekrankheit AIDS nichts anderes, als eine höchstpersönliche Variante der genannten konstitutionell bedingten »Schwächen«, gründend in den Gebrechen und Leiden der Vorfahren. Hinter dem Ganzen steht eine beinahe unheimliche Logik. Niemals anders als durch Therapien, die diesen Tatbeständen kongenial sind, ist eine Stabilisierung dieses Krankheitsprozesses oder gar eine Ausheilung zu erreichen.«[20]

An anderer Stelle heißt es bei EICHELBERGER:

»Das Repertorisieren wird zum sanften Unsinn erklärt – allerdings von Leuten, die es nie gelernt haben – und die Kunst der Befragung klein schreiben. Ohne seine Instrumente würde der Chirurg die Operation ablehnen, der Homöopath arbeitet leider nicht selten ohne Beherrschung seiner Werkzeuge, ohne konsequente Anwendung derselben munter darauf los.«[21]

Welches sind nun diese Werkzeuge? Was ist von einem guten Homöopathen zu erwarten?

Er muß seine Arzneimittellehren und -Bilder kennen, er muß das Repertorisieren beherrschen, also wissen, wo das, wonach er sucht, in seinen Symptomenregistern – bei uns hier dem KENT – zu finden ist und er muß eine brauchbare Anamnese erstellen können, was darauf begründet ist, daß er nicht nur gut zuhören und wachsam hinhören kann, sondern es auch versteht, die richtigen Fragen zu stellen.

Einer der Hauptvorwürfe, die der Homöopathie von Uneingeweihten gemacht werden, ist der, daß ihre Wirkungen nicht beliebig reproduzierbar

---

[20] EICHELBERGER, *Rundbriefe zur Weiterbildung in Klass. Homöopathie,* 1.3.1989.
[21] EICHELBERGER, *»Klassische Homöopathie Lehre und Praxis«,* S. 61.

seien, zu deutsch: daß man nicht für die gleiche klinische Krankheitsbezeichnung das – oder dieselben homöopathischen Mittel mit Erfolg anwenden kann. Zur allgemeinen Verwirrung trägt bei, daß ein Homöopath das gleiche Medikament, das einer Frau den Husten kuriert hat, unter Umständen deren Ehemann mit Erfolg bei einem Magenkrampf eingibt. Dafür bekommt die Ehefrau dann beim nächsten Husten wieder eine ganz andere Arznei.

Warum das so ist und sein muß, haben wir, so hoffe ich, mittlerweile hinlänglich erörtert.

Allein durch die Erfahrung unterschiedlichster Schmerzqualitäten und -Modalitäten beispielsweise unterscheiden sich möglicherweise zwei ansonsten annähernd verwandte Heilstoffe bei ihrer Prüfung am Gesunden. Und innerhalb der gleichen klinischen Krankheitsbezeichnung gibt es vielleicht einen Patienten, dessen Schmerzen plötzlich kommen, ebenso schnell wieder verschwinden und durch Kälte verschlimmert werden, während sie sich bei einem anderen langsam entwickeln, ebenso langsam wieder abnehmen und durch frische Luft gebessert werden. Der eine verträgt nicht die geringste Berührung, der andere wird durch Druck gebessert. Einer hat anfallartige Schmerzen immer um Mitternacht, der andere anhaltende Schmerzen nur tagsüber.

Homöopathie ist Ursachenbehandlung

Da verschiedene Menschen nicht nur auf die gleiche kränkende oder krankmachende Ursache mit unterschiedlichsten Symptomen reagieren können, sondern es darüber hinaus die verschiedensten Hintergründe für ein und dasselbe Krankheitsbild geben kann, ist die zwingende Folge, daß es für die scheinbar gleiche Migräne bei verschiedenen Menschen auch verschiedene Mittel geben kann oder muß.

Ich gebrauche das Wort »Ur-sache« hier mit allem Vorbehalt und Respekt und zwar deshalb, weil zwar ein kausaler Zusammenhang bestehen kann zwischen einem Fieber durch »Sonnenstich« und dem auslösenden Faktor von übermäßig intensiver Sonneneinwirkung, was aber nicht heißen muß, daß das eine das andere zwingend bedingt. Hierbei kommt wiederum hinzu, was wir bereits als die »Anlage« des Menschen kennengelernt haben. An ihr entscheidet sich, in welchem Ausmaß jemand auf diese Herausforderung reagiert. Causa – im Sinne von »Beweggrund« für den Hitzschlag – mag die Sonne sein, aber nicht jeder bekommt ihn, bei gleicher Stärke der Einstrahlung. – Genauer betrachtet, tritt ein Mensch lediglich in wechselseitige Beziehungen mit diversen Seinsbereichen. Wir haben jedoch Arzneien in unserem Arsenal, welche solchen Symptomen ähnlich genug sind, um heilen zu können.

Wenn ich also später innerhalb der Abhandlung von Krankengeschichten von »Causa« spreche, meine ich eben diesen Sachverhalt. Wenn sich jedoch im einen oder anderen Fall solch ein kausaler Zusammenhang herauskristallisiert, dann läuft diese Feststellung bei der Suche nach dem heilenden Mittel den anderen Symptomen oft den Rang ab.

Homöopathie behandelt den ganzen Menschen – nicht ein Symptom

Noch etwas kommt hinzu, was sich fast niemand in seiner ganzen Tragweite klargemacht hat: Wer ein hochpotenziertes homöopathisches Medikament zu sich nimmt, wird in vielen Bereichen seines Wesens von dem Heilstoff ergriffen und ins Lot gebracht. Die ähnliche Arznei tut viel mehr für ihn, als er ahnen kann, und wirkt über den Zweck hinaus, dessentwegen sie gewählt wurde. Sie wird also, wenn sie gut paßt, nicht nur die bestehende Symptomatik bereinigen, sondern darüber hinaus Veränderungen in Richtung persönlichen Wachstums induzieren.[22]

So kann es bei der Einnahme von **Thuja**-Potenzen beispielsweise geschehen, daß dem Patienten nicht nur ein paar Warzen aus dem Gesicht oder von den Händen fallen, sondern daß er ein jahrelang bestehendes Unwohlsein verliert, das er seit einer Impfung zurückbehalten hat. Gekommen war er aber ursprünglich nur wegen der Warzen. Das heißt nun aber wiederum

---

[22] Vergl. hierzu z. B. die Geschichte: **»Er wollte ein Monster sein«**.

nicht, daß Thuja generell bei allen Warzen hilft. Wird also unser Mann nach diesem Überraschungserfolg zu seinem Freund gehen, der auch unter Warzen leidet und ihm ein Fläschchen **Thuja** LM 12 andienen, so kann es sein, daß jener eine herbe Enttäuschung erleidet und die Homöopathie vielleicht geringschätzig betrachten wird, was völlig unberechtigt wäre. All diese kleinen Fallstricke tragen dazu bei, daß die Homöopathie – vor allem von den in klinischen Diagnose-Schubläden denkenden Medizinern – so scheel betrachtet wird.

Bei einem kranken Menschen ist letztlich immer die Harmonie zwischen Seele, Geist und Körper gestört. Daraus folgt, daß eine Heilkunde, die diese gestörte Harmonie wieder in Einklang bringen möchte, ganzheitlich ausgerichtet sein muß. Die Homöopathie wird dieser Anforderung gerecht. Sie ist eine geisteswissenschaftlich orientierte Medizin. Sie nimmt endogene Ursachen für eine Erkrankung an, das heißt, Ursachen, die vom innersten Wesenskern des Menschen her wirken und allmählich zur Dyskrasis, – der »Säfte-Entmischung« führen. Das schafft in der Folge jenes Terrain, auf dem die äußeren Einflüsse sich geltend machen können.

»Homöopathie ist Heilkunst – keine Sanitätstechnik«

formulierte OTTO EICHELBERGER in einer seiner wie ein Brillantfeuerwerk verlaufenden Unterrichtsstunden.

Wir haben erkannt, daß Homöopathie alles heilen kann, was gestört ist, nicht, was bereits *zerstört* ist. Jedoch kann sie Zerstörungsprozesse durch Beseitigung der dahinter liegenden Wirkmechanismen stoppen und auch in solchen Fällen oft noch weitgehend Beschwerdefreiheit erzielen. Ohne zu übertreiben, darf der ernsthaft bemühte Homöopath sagen, daß rund ein Drittel, der sich den üblichen Behandlungsmethoden entziehenden Erkrankungen allein aufgrund eines sorgfältig von Patienten ausgefüllten und vom Behandler bearbeiteten Fragebogens, einer Heilung zugeführt werden kann. Ich sage »einer Heilung zugeführt«, denn es geht mir darum, herauszustellen, daß kein Arzt, Heilpraktiker oder Geistheiler jemals einen Patienten geheilt hat. Vielmehr ist er bestenfalls ein Katalysator, der den innerseelischen Prozeß der Bewußtwerdung durch Überwindung einer persönlichen Beschränkung beim Heilungssuchenden in Gang setzt und beschleunigt und diesen mit einem Teil seiner dunklen Seite – oder seines Schattens, – wie C. G. JUNG [23] das nannte – versöhnt.

»Medicus curat, natura sanat«, – der Arzt behandelt, die Natur heilt, – beschleunigt, durch die richtigen Impulse, die der Arzt zu setzen hat. So gesehen, heilt natürlich jeder Leidende sich selbst, das aber nur, wenn sein Leidensdruck groß genug geworden ist, um ihn zum Suchenden zu machen, der bereit ist für seine ganz persönliche Veränderung und Verantwortung.

Das heißt nun nicht, daß diese Heilung sich in jedem Fall einfach gestalten muß. Zwar wird eine gut gewählte Arznei relativ schnell zeigen, ob sie etwas kann, jedoch kann sich die Ausheilung einer chronischen, anlagebedingten Beschwerde durchaus über ein bis zwei Jahre hinziehen. Das deckt sich auch mit dem, was HAHNEMANN in seinem großen Werk *»Die Chronischen Krankheiten«*[24] sagt.

EICHELBERGER äußert sich ähnlich:

»Wir können bei einem chronischen Gelenkrheumatismus, wenn wir das Mittel überhaupt finden (oder die zwei oder drei, die nacheinander gegeben werden), vor einigen Wochen kaum eine wesentliche Wirkung erwarten. Bestenfalls werden die subjektiven Beschwerden bald besser, aber die Schwellungen, die Ablagerungen verschwinden nur langsam – allerdings stetig. Dabei muß berücksichtigt werden, daß diese Krankheitsfälle mit Sicherheit schon das ganze Arsenal schwerer und weniger schwerer allopathischer Medikamente ohne Erfolg durchexerziert haben: vor allem die Cortisone setzen auch dem homöopathisch passenden Mittel einen großen Widerstand entgegen. Ähnlich ist es bei Bronchialasthmafällen, bei denen ebenfalls eine Cortisonvorbehandlung eine erfolgreiche Therapie in Frage stellt. Wer übrigens behauptet, daß der Asthmatiker, wenn er über die Homöopathie kuriert werden konnte eben dann über psychotherapeutische Effekte zum Ziel gekommen ist, beweist eine vollkommene Ignoranz der vorhandenen Zusammenhänge.«[25]

---

[23] CARL GUSTAV JUNG lebte von 1875 - 1961. Das zentrale Thema seiner Lehre ist das von ihm so benannte »kollektive Unbewußte«, welches die archetypischen Bilder und Symbole beinhaltet.
[24] *»Die Chronischen Krankheiten«*, 5 Bände, 3. Nachdruck, Haug-Verlag.
[25] *»Klassische Homöopathie – Lehre und Praxis«*, S. 65.

Ich bin der Ansicht, daß der heutige Patient ein Recht darauf hat, die Hintergründe seiner Erkrankung zu begreifen, soweit man sie ihm begreifbar machen kann und ich glaube, daß dieser Patient in vielen Fällen mündiger ist, als es oft angenommen wird. Deshalb die vorausgegangenen Ausführungen.
Ich bin aber auch der Ansicht, daß der Patient selbst aktiv an seiner Gesundung mitarbeiten kann und muß, indem er exakt beobachtet, diese Beobachtungen regelmäßig schriftlich mitteilt und dadurch dem Homöo-Therapeuten die Grundlage für seine Behandlung schafft. Das gilt vor allen dann, wenn er weiter weg wohnt und die Praxis nur selten besucht.

Natürlich ist es auch von großer Bedeutung, wie ein Mensch im Hier und Jetzt lebt. Wenn er durch einen ausschweifenden Lebenswandel seine Dynamis ständig schwächt, leistet er dem schnelleren Verfall seines Körpers Vorschub und verzögert die Heilung bestehender Krankheiten.

HAHNEMANN spricht sich im § 260 eingehend über »dergleichen Schädlichkeiten und andere krankhaft wirkende, oft unerkannte Fehler in der Lebensordnung« aus, die ich hier nicht im einzelnen aufzähle. Jedoch ist es ohne weiteres einleuchtend, daß ein Mensch, der seine Lebenskraft ständig durch sexuelle Ausschweifungen verschleudert, im Bereich seiner Genitalsphäre einen sog. *locus minoris resistentiae,* einen Ort verringerter Widerstandskraft, erzeugt. In der Folge davon wird seine Vitalität auf ein Schwingungsniveau absinken, auf welchem sich eine Geschlechtskrankheit leichter einnisten kann als bei einem Menschen, der hier genußvoll das rechte Maß wahrt.

Der Homöopath wiederum weiß, daß sich oft in der Folge von derlei Erkrankungen chronische Zustände und Symptome einstellen können, die den Patienten über Jahre und Jahrzehnte hin quälen können und die dann kaum noch ein Mediziner der traditionellen Schule mit der früheren akuten Erkrankung in Verbindung bringt.

So kann ein chronischer Gelenkrheumatismus durchaus in der Folge einer allopathisch »geheilten« *Gonorrhoe* (Tripper) auftreten, Es sind in diesem Falle nicht mehr die Bakterien, sondern deren ehemals ausgestreute Toxine, die den Organismus belasten und die auszuscheiden er ohne den Anstoß einer passenden homöopathischen Arznei unfähig ist. Selbst Unfruchtbarkeit oder die ständige Neigung zu Fehlgeburten kann unter Umständen die Folge einer solch toxischen Belastung sein.

Die Toxine setzen sogar dem Erbgut ihren Prägestempel auf und machen Kind und Kindeskinder anfällig für ganz bestimmte Krankheitszeichen – (im Falle einer Gonorrhoe z.B. die Neigung zu Warzen oder eine Impfunverträglichkeit). Der Homöopath faßt Anfälligkeiten, die ihrer Entstehung nach oft auf ein chronisches Trippersiechtum zurückgehen können (jedoch nicht unbedingt müssen) unter dem Sammelbegriff *Sycosis* oder *Sykose*[26] zusammen.

Immer wieder stößt man im Verlauf eines homöopathischen Heilungsversuchs zwischenzeitlich auf solche oder ähnliche Barrieren, die dann mit spezifischen Arzneien – oft sind es die entsprechenden *Nosoden* – zuerst aus dem Wege geräumt werden müssen. Dies ist bisweilen angezeigt, wenn gut gewählte Mittel nicht oder nur kurzfristig helfen und die anfängliche Besserung wieder in sich zusammenbricht. Relativ oft ist das der Fall, wenn etwa eine Erbbelastung durch Tuberkulose in der direkten Blutsverwandschaft des Patienten vorliegt.
Oft genügt sogar schon eine TB-Impfung, um den Menschen für sein ganzes weiteres Leben in seiner Entwicklung zu behindern, weil ein latent in ihm schlummerndes tuberkulinisches Miasma stimuliert wurde.[27]

Der Homöopath bezeichnet solche Erbübel, wie schon im Kapitel I erklärt, als **Miasmen**.[28] Er unterscheidet eine **sykotische** *Diathese,*[29] eine **syphilitische** und eine **tuberkulinische** gleichsam als Unterabteilungen der schon auf S. 52 besprochenen **Psora**, jenes Urübels der Menschheit, das in direktem Zusammenhang steht mit ihrem Abfall von der Schöpfungsordnung, mit ihrem aus der Alleinigkeit herausgefallenen falschen Denken, Wollen und Handeln. Das schafft dann durch Störung der Lebenskraft jenen Boden, auf dem alle anderen Miasmen erst gedeihen können.

[26] Griech. *sycosis* = »Feigwarze«; Sykose also eigentlich »Feigwarzen-Krankheit«.
[27] Vergl. JOACHIM F. GRÄTZ: *»Impfung aktiviert tuberkulinisches Miasma«* in *Naturheilpraxis* 9/94.
[28] Siehe Kapitel X, 5, S. 575 ff.
[29] von griech.: *diathesis* = »Zustand, Beschaffenheit, innere Verfassung«.

WIE WIRKT HOMÖOPATHIE?

Eine Behandlung mittels des Ähnlichkeitsgesetzes wirkt als ein sanftes Messer, das – in den meisten Fällen – kaum merklich die »Auswüchse« im psychischen und körperlichen Bereich beschneidet und den Patienten zu der ihm eigenen Norm zurückführt, bzw. sein persönliches Wachstum steigert. Darum möchte ich an dieser Stelle vor allem darauf hinweisen, daß es natürlicherweise eine Domäne der Hochpotenz-Homöopathie ist, psychische Barrieren wegzuräumen und Veränderungen im Gemüt des Menschen in Gang zu setzen, welche im Endeffekt einer Entspannung des gesamten Systems zugutekommen.

Hier wirkt der Geist der Arznei auf den Geist des Menschen

So fällt in den besonderen Wirkungsbereich der potenzierten Arznei eben auch die Einflußnahme auf seelische Störungen und »Charakterfehler« wie extreme Formen von Geiz, Neid, Verschwendungssucht, Geschwätzigkeit, Zorn, Streitsucht und Gewalttätigkeit. Überheblichkeit und Arroganz sind ebenso gut behandelbar wie übertriebene Schüchternheit und Minderwertigkeitskomplexe. Auch Eifersucht, Intoleranz, Nörgelei, übertriebene Neugier, Faulheit, Willensschwäche (z.B. bei Süchtigen) sowie extreme Ängste, Kümmernisse und Begabungssperren bei Schulkindern sind durchaus einer gezielten Behandlung mittels der Klassischen Homöopathie zugänglich.

Dies sind keineswegs Lappalien! Es kann schon zum Alptraum für eine ganze Familie werden, wenn jedesmal zum Ende eines Schuljahres gezittert wird, ob Sohn oder Tochter versetzt werden, weil sie in Mathematik zwischen 5 und 6 stehen oder ihre große Schwäche der deutsche Aufsatz ist, weil sie sich einfach nicht ordentlich ausdrücken können, geschweige denn die Rechtschreibung beherrschen.

Dann sind wir als Homöopathen froh über Rubriken in unseren »schlauen«Büchern, die da heißen:

»Denkunfähigkeit, läßt Buchstaben und Worte aus; Gedankenflucht beim Lesen, Reden, Schreiben; kann sich nicht an richtige Wörter erinnern; Gedanken langsam, buchstabiert oder schreibt falsche Wörter oder Silben; kann nicht lesen was er schreibt.«[30]

Das muß einmal ganz klar ausgesprochen werden, weil die Unwissenheit darüber, wie weit die Macht der homöopathischen Heilstoffe reicht, groß ist. Viele Menschen, welche das Wort Homöopathie nur vom Hörensagen her kennen, halten diese sowieso nur für eine Art besserer Pflanzentherapie.

Ebenso deutlich muß noch einmal herausgestellt werden, daß unsere Heilungen nichts zu tun haben mit irgendeinem »Glauben« an die Wirkung des verabfolgten Medikaments. Auch ein »Ungläubiger« kann Heilung finden, wenn die passende Arznei für ihn bestimmt werden konnte. Im übrigen kann an den Mittelwirkungen bei kranken Tieren eindrucksvoll abgelesen werden, daß jedwede »Suggestions-Theorie«, was die Hochpotenzwirkungen angeht, auf tönernen Füßen ruht – und spontane Remissionen fallen auch nicht jeden Tag vom Baum des Lebens, vor allem nicht bei den chronischen Erkrankungen.
Da muß schon mal von den diversen Jüngern Äskulaps der Mut aufgebracht werden, eine neue Landschaft zu betreten und vom Baum der Erkenntnis zu essen – also jene Früchte zu kosten, die die Erkenntnis von der »Wirksamkeit kleinster Entitäten« beinhalten, welche Botschaft ein RUDOLF STEINER bereits im Jahre 1921 verkündet hat.

Übrigens wäre es auch ganz erstaunlich, daß es immer nur im Lager der homöopathischen Ärzte und Heilpraktiker die besseren Suggestoren geben sollte.

Wer jemals die Wirkung einer hochpotenzierten Arznei an sich selbst oder einem anderen erlebt hat und den Glauben an das System hinter den Dingen verloren oder nie gefunden hatte, wird allerdings dann zum gläubigen Menschen, der sich wieder eingebettet weiß in göttliche Güte und Allmacht.

---

[30] BOERICKE: »*Homöopathische Mittel und ihre Wirkungen*«, zu **Lycopodium.**

DER ANSATZ DER HOMÖOPATHIE

Ein kleines Stück Detektivarbeit

ist es freilich schon, vergleichbar mit der Suche nach dem Täter – sprich: dem krankmachenden Agens –, das uns Homöopathen ganz schön ins Schwitzen bringt, wenn wir unsere Sache und die Leiden unserer Patienten ernst nehmen; und ernst genommen werden müssen sie, auch wenn noch so viele Labortests ihnen bescheinigen, daß »alles in Ordnung« sei. Was nützt es dem Betreffenden oder Betroffenen, wenn er sich subjektiv »saumäßig« fühlt und man ihm achselzuckend versichert, es sei alles »nur« psychosomatisch.

Selbstverständlich ist letzten Endes alles psychosomatisch. Die Wechselwirkungen von Seele und Körper sind hinreichend bekannt, auch wenn manch hochgelehrter Herr das immer noch nicht wahrhaben will; jedoch, man darf das nicht mit einem »nur« herunterspielen wollen. Ebensowenig wie man herunterspielen darf, welcher Aufwand an sogenanntem »Gehirnschmalz« oft notwendig ist, um – hömöopathisch gesehen – zu brauchbaren bis exzellenten Ergebnissen zu kommen.

Das alles spielt sich in stundenlanger Arbeit, wohlgemerkt, oft erst ab, wenn der Patient die Praxis längst schon wieder verlassen hat … Man muß besessen sein von dieser Heilkunst, um Optimales leisten zu können.

Zwar braucht die Geliebte nicht unbedingt von der Bettkante verwiesen zu werden, aber es kann schon einmal vorkommen, daß man auch mit dem »KENT« zu Bett geht und noch darin herumblättert. Es kam auch schon vor, daß ich morgens – mit Gedanken an einen bestimmten Menschen und sein Leiden beschäftigt – ein Buch aus dem Regal nahm, um noch vor dem Frühstück, gepackt von einem plötzlichen Einfall etwas nachlesen wollte.

Erfreulich ist, daß das Bemühen von Ärzten und Heilpraktikern um die Beherrschung unserer schwierigen Heilkunst Homöopathie allerorten zunimmt, aus der Einsicht heraus, daß wir mit der Chemotherapie mehr und mehr in eine Sackgasse geraten, die oft genug auch noch eine Einbahnstraße ist, sodaß es kein Zurück mehr gibt.

Wie vollzieht sich die homöopathische Heilung?

Bei guter Wahl des Heilmittels erfolgt die Besserung meist spontan, sanft und problemlos. Vor allem in *akuten Fällen* führt das passende Simile schnell zur Linderung und Auflösung der Beschwerde.

Beispiele: Ein Zahnschmerz muß unter dem Anstoß der richtigen Arznei schnell verebben. (Was hier manchmal möglich ist, selbst wenn ein Zahn unbedingt »saniert« werden muß und schon unter Eiter steht, ist erstaunlich, sowohl für den Leidenden wie für den Behandler – vergleichen Sie hierzu die Fallgeschichten mit dem Titel »Auf den Zahn gefühlt« im Kapitel **Akute Fälle**.)

Ebenso problemlos müssen Schmerz und Schwellung bei einem Bienenstich verschwinden (es sei denn die darunter schwelende Psora hält überschießende allergische Reaktionen aufrecht, welche dann ihrerseits nach passenden Arzneien verlangen); ein Bluterguß muß relativ rasch resorbiert werden, eine Gallenkolik fast spontan aufhören etc.

Bei *chronischen Fällen* müßte eine allmähliche Veränderung nach einigen Tagen, spätestens nach drei Wochen spürbar sein bzw. erkennbar werden – Ausnahmen bestätigen wie immer die Regel.

Der Patient sollte jedoch wissen, daß auf dem Weg zur Heilung frühere Stadien im Sinne einer regressiven Vikariation wieder auftauchen können. Die Krankheit nimmt gewissermaßen ihren Weg zurück zum Ausgangspunkt. Das kann sich auf dreierlei Art und Weise abspielen:

1. Von oben nach unten:
Symptome im Kopfbereich werden – falls vorhanden – zuerst von unserem Heilstoff bearbeitet, sodann tauchen vielleicht solche im Bereich der Lunge auf, verschwinden wieder und machen anderen im Magen-Darmtrakt Platz, zum Beispiel, wenn unser Mann an einer chronischen Gastritis leidet. Dabei kann jedoch vom Impuls des Heilmittels immer nur angesprochen werden, was dieser Mensch mehr oder weniger latent schon hat, nie etwas Neues im Sinn einer »Nebenwirkung« wie bei chemischen Stoffen.

2. Von innen nach außen
Unser Mittel regt die Lösung und Befreiung von Toxinen und Ablagerungen an. Das kann sich äußern in verstärkt auftretenden Absonderungen, z.B. aus dem Nasen-Rachenraum, den Bronchien, dem Darmtrakt (etwa in Form eines kurzfristig anhaltenden Durchfalls), der Blase in Form eines trüben, griesigen Urins (etwa bei Gicht oder arthritischen Beschwerden) oder an der Haut in Form eines Ausschlags, welcher bereits in früherer Zeit durch eine Salbenbehandlung vertrieben worden war.

3. In umgekehrter Reihenfolge des zeitlichen Auftretens der Symptome
Vieles, was sich während der Entstehung der Beschwerde über Monate und Jahre hin aufbaute, wird nun gewissermaßen im Eilzugstempo zurückgespult.

Hierbei kann es geschehen, daß sich der Patient vorübergehend auch mit verdrängten psychischen Konflikten und negativen Einstellungen konfrontiert sieht, die letztlich hinter seinem körperlichen Leiden gestanden hatten und die jetzt zum Vorschein kommen, in dem Maße wie die Körpersymptome nachlassen, z.B. unterdrückter Zorn, wie er hinter einem in Heilung übergehenden Magengeschwür stehen kann oder Tränen, welche endlich fließen dürfen, in dem Maß wie sich ein Kloßgefühl im Hals oder eine Schulterverspannung zu lösen beginnt.

Ein arabisches Sprichwort sagt ja sehr treffend:

»Der Fluß der Trauer muß frei fließen, sonst vernichtet er die Ufer.«

HAHNEMANN spricht im § 210 sehr klar über diese psychischen Hintergründe einer sogenannten »Körperkrankheit«.[31]

Dies zu wissen, ist nicht nur für den Patienten wichtig, sondern auch für die Familienmitglieder, die im richtigen Licht sehen müssen, was da unter Umständen in einem Befreiungsakt der Seele an »Psychoschmutz« herauskatapultiert wird.

---

[31] Vergl. hierzu unser Kapitel zur Klärung des Begriffs der sogenannten »Geisteskrankheiten« sowie die dort angeführte Krankengeschichte **»Er ist mit sich selbst geschlagen«**.

So kann ein Mensch, der vielleicht jahrelang geschwiegen hatte und in Melancholie versunken – aber »angepaßt« – war, endlich seinen angestauten Groll auf diesem Wege loswerden und erstmals wieder laut herausbrüllen. Auf solche Weise wird er dann wieder seiner selbst gewahr und findet zu einem gesunden Selbst-Bewußtsein – im wahrsten Sinne dieses Wortes – zurück.

Oft treten unterdrückte Konflikte auch in einem gesteigerten Traumleben zutage und können dann von uns in Zusammenarbeit; mit dem Patienten – beispielsweise durch psychotherapeutische Ansätze wie NLP[32], Gestalt und Traumarbeit – einer Lösung zugeführt werden.

Ausblick: Handeln in eigener Verantwortung

Wenn man bedenkt, welche Wege, Irrwege und Schmerzen, welchen Aufwand an Zeit – vom Geld ganz zu schweigen – es oft kostet, der einen oder anderen hier andeutungsweise angeführten Beschwerde auch nur einigermaßen gerecht zu werden, dann erwacht vielleicht eine Ahnung davon, was es heißen kann, sich selbständig, schnell, sanft und in eigener Verantwortung helfen zu können – in akuten Fällen notabene! Von anderem soll die Finger lassen, wer die »Heilerei« nicht gerade auf sein berufliches Banner geschrieben hat.

Jeder, der die segensreiche Wirkung einer homöopathischen Arznei am eigenen Leibe erfahren hat, wird früher oder später von selbst damit beginnen, sich in die weiterführenden Möglichkeiten dieser Heilweise zu vertiefen. Das Studium meines Buches und vor allem die angebotenen Seminare werden ihm dabei helfen.[33]

Immer wieder werde ich gefragt, warum die Homöopathie, wenn sie so segensreich ist, wie sie hier dargestellt wird, nicht auf breiterer Ebene praktiziert wird.

---

[32] Neuro-linguistisches Programmieren (Vergl. das Kapitel über die »Geisteskrankheiten«).
[33] Vergl. die Hinweise in der Einleitung.

Nun, das liegt zum einen an der Schwierigkeit der Handhabung, wovon der Leser nach der Lektüre der vorangegangenen Seiten eine Ahnung bekommen hat. Zum anderen daran, daß sie von Staats wegen nicht gefördert wird, obwohl gerade das dem Gesundheitswesen ungeheuren Aufschwung verleihen und die Krankenkassen entlasten würde. Des weiteren daran, daß sie von einer agnostischen Wissenschaft schlichtweg nicht begriffen wird.

Diese Heilkunst hat in den letzten zwanzig Jahren dank des unermüdlichen Einsatzes von VOEGELI, EICHELBERGER und anderen sowie dank der Unzufriedenheit manches Patienten mit den herkömmlichen Behandlungsmethoden bereits enorm an Popularität gewonnen. Auch mein hier vorliegendes Buch versteht sich als kleiner Beitrag dazu, Menschen in dieser Richtung wacher zu machen. Das funktioniert aber nur, wenn derjenige, der danach greift, bereits innerlich in Resonanz dazu steht, also – ein Suchender ist. Und so wird also auch nur derjenige sich durch dieses Werk durcharbeiten, der

1. die obige Bedingung erfüllt, weil er aus tiefstem Herzen heraus Veränderung, Bereicherung und Sinnfindung anstrebt und ein Unbehagen an den ihm zur Verfügung stehenden Therapiemethoden verspürt, der
2. sich nicht zu gut ist, nach einem Buch zu greifen, das ein Heilpraktiker geschrieben hat,
3. sich nicht scheut, umzudenken und alte Denkmuster aufzugeben oder zumindest in Frage zu stellen und der
4. so er den ärztlichen Beruf ausüben sollte, in Kauf nimmt, weniger zu verdienen, weil er mehr Zeit als bisher für den einzelnen Ratsuchenden investieren muß.

Wer ehrlich ist und sich selbst um diese Forderungen nicht herumdrückt, wird früher oder später zu einem echten Jünger HAHNEMANNS werden.

Hören wir RUDOLF STEINER zum Schluß dieses Kapitels:

»Lassen Sie nur die Medizin so sich materialistisch weiterentwickeln; wenn Sie vierzig Jahre voraussehen könnten, Sie würden erschrecken in welch brutaler Weise diese Medizin vorgehen wird, bis zu welchen Formen des Todes die Menschen von dieser Medizin gar kuriert würden. Wie erforscht denn heute die Medizin ihre Heilmittel? Nun, an dem Menschenmaterial, das sie in den Spitälern und anderenorts findet, also durch äußerliche Beobachtung. Spirituelle Weisheit aber ist eine solche, die in die inneren Zusammenhänge des Geistigen hineinwirkt, die weiß, was im Physischen dem Spirituellen entspricht. Eine völlige Neuschöpfung alles medizinischen Wissens wird ausgehen von dem, was man Rosenkreuzerei nennt.«[34]

Wie wir alle wissen, hat sich viel von dieser ersten Aussage STEINERS heute bereits erfüllt. Ebenso der lapidare Hinweis aus dem Jahr 1917, daß der Bolschewismus nach etwa 70 Jahren verschwinden werde, »weil ihm der Geist fehlt!«
Und auch was die Vereinigten Staaten von Europa angeht, behielt STEINER recht. Er hatte im Jahr 1924 behauptet, es werde – analog zur Staatenfusion von Amerika – dahin kommen – »in ca. 70 Jahren«. Heute schreiben wir das Jahr 1996 und können nur staunen über diese prophetische Schau.

Es wäre zu wünschen, daß im Zeitalter von Tschernobyl und anderen Umweltkatastrophen die Zahl derer zunimmt, die ein neues Verständnis für ein Mahnmal wie AIDS entwickeln und erkennen, daß eine zunehmende Immunschwäche aus der Sicht der Zellularpathologie unverbesserlicher Mikrobenjäger nicht zu verstehen ist und ein Waldsterben sich nicht nur im Bereich der Flora abspielt. Die »Rückkehr der Seuchen«, über die im Oktober 1994 anläßlich der Pest-Epidemie in Indien im Fernsehen diskutiert wurde, spricht eine deutliche Sprache. Nur, daß es die bösen »Erreger« sind, denen man die Schuld an all dem in die Schuhe schieben will, darüber werden spätere Generationen genauso herzhaft lachen, wie wir heutzutage darüber, daß die Erde eine Scheibe sei, über der die Sonne auf- und untergeht.

Das Angebot der Homöopathie zu ergreifen ist das Gebot der Stunde und ich wünsche mir, daß es viele tun mögen. »Die Zeit drängt«, heißt ein ebenso gängiger wie unsinniger Satz. Denn Zeit ist nicht existent außer in unserem Bewußtsein, und drängen tut sie schon gar nicht. Wir sind es, die drängen. Wonach? Nach Erkenntnis!
Im folgenden wollen wir den homöopathischen Ansatz in verschiedenen therapeutischen Disziplinen aufspüren, welche teils mit, teils ohne Arznei arbeiten:

---

[34] RUDOLF STEINER: *»Die Theosophie des Rosenkreuzers«*, 3. Juni 1909.

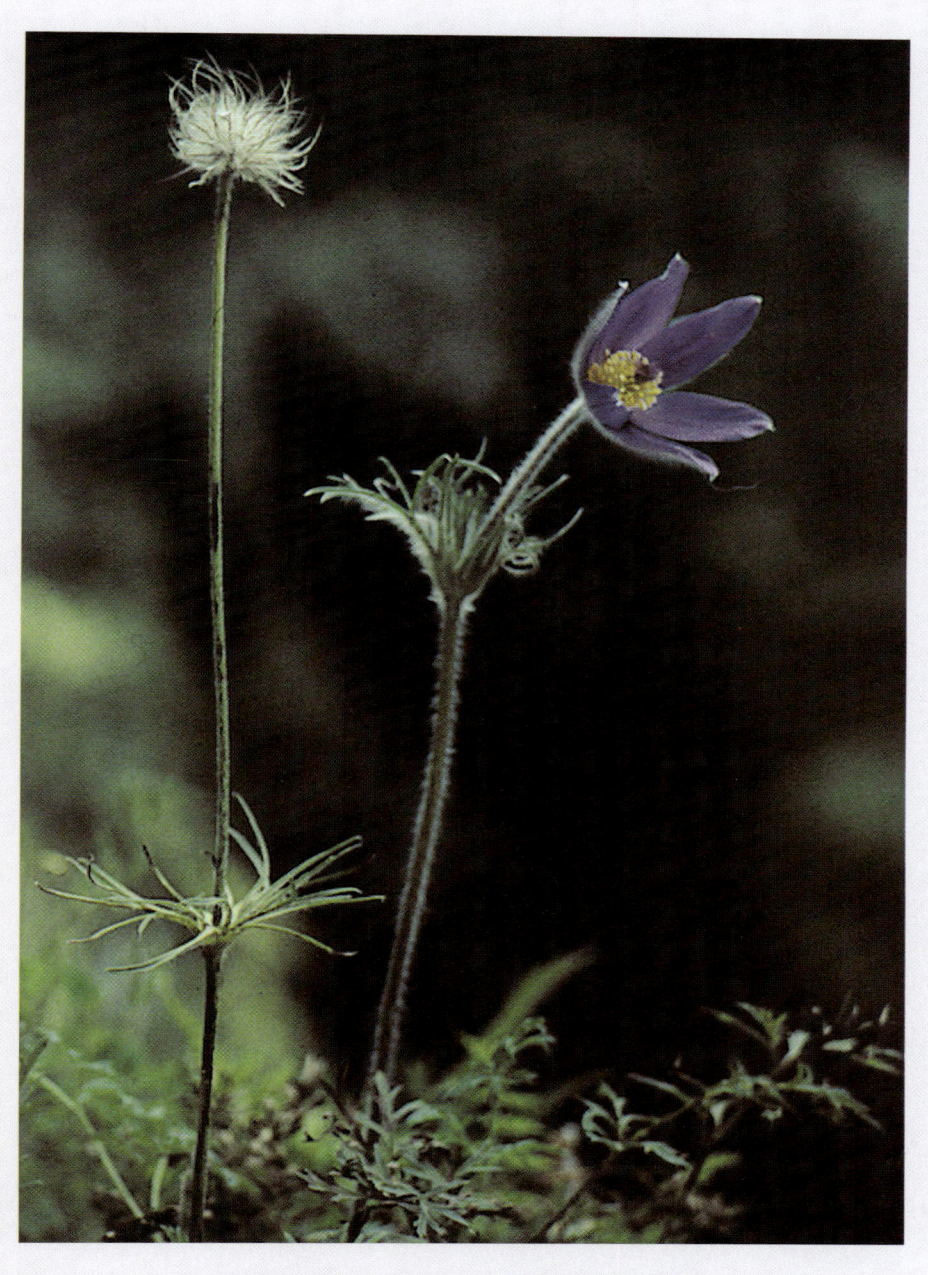

Pulsatilla pratensis – *Die Küchenschelle*
(Vgl. die Charakterstudie der Küchenschelle S. 560 ff.)

*Der Zufall ist das Pseudonym,
das der liebe Gott sich zulegt,
wenn er unerkannt bleiben will.*

ALBERT SCHWEITZER

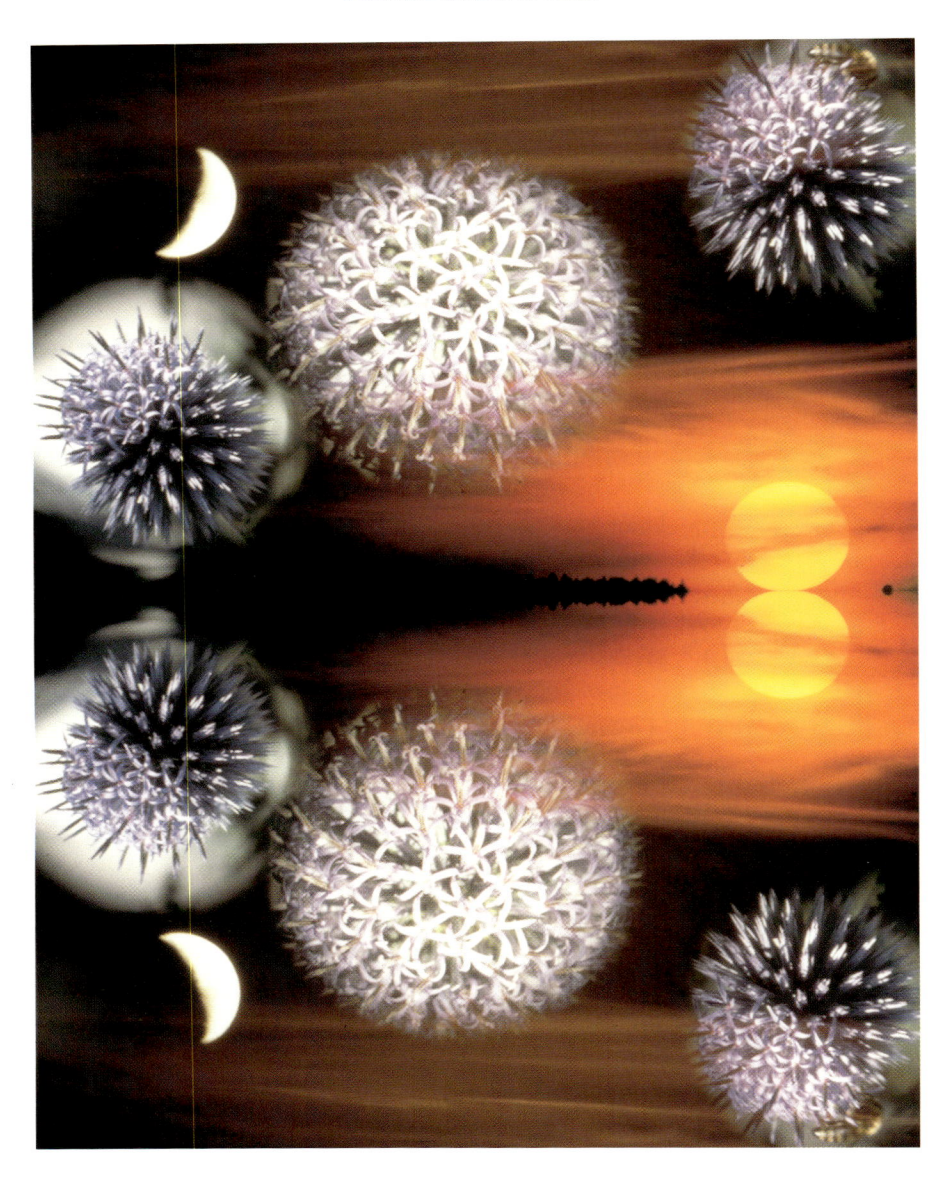

KAPITEL III

HOMÖOPATHIE MIT BLÜTENESSENZEN NACH EDWARD BACH

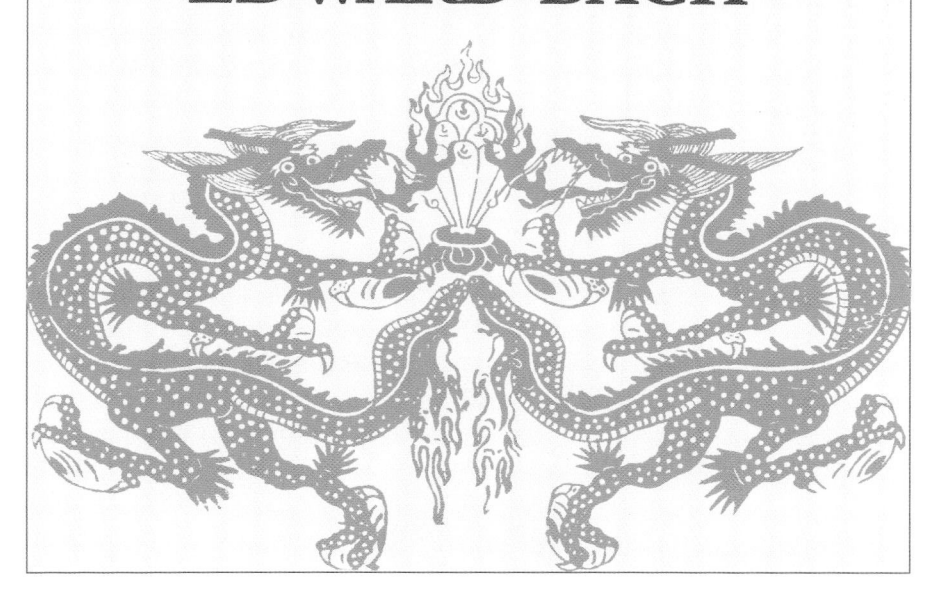

BACH-BLÜTEN-THERAPIE

Die inzwischen populär gewordene sogenannte BACH-Blüten-Therapie benutzt den Informationsgehalt der Blüten, um damit ähnliche Seelenschwingungen beim Menschen auszugleichen.

Wer z.B. jemals auf einer Waldlichtung das *Springkraut* **(Impatiens)** absichtslos gestreift hat und vor dessen abschnellenden Samenständen erschrocken zurückwich, kann sich leicht vorstellen, wie gut die Essenz der Blüte zu einem Seelenzustand von innerer Spannung, Ungeduld und »Aus-der-Haut-fahren-Wollen« passen muß.

Der in Wales beheimatete Arzt DR. EDWARD BACH war, bevor er zu dem System der 38 auf feinere Seelenstrukturen einwirkenden Blüten fand, Bakteriologe und Homöopath. Auf ihn gehen die sieben »BACH-Nosoden«[1] zurück.

EMIL SCHLEGEL hat in seinem Buch *»Fortschritte der Homöopathie in Lehre und Praxis«*[2] eine ausführliche Darstellung dieser Nosoden und ihrer Anwendung mit Fallbeispielen gegeben. (Die Nosoden **Bac. Gaertner** und **Proteus** finden vor allem bei präkanzerösen und kanzerösen Prozessen ihre Anwendung).

BACH verbrachte seine letzten sechs Lebensjahre damit, nach einer Methode zu suchen, welche ermöglicht, die »Seelen-Potenz« bestimmter Blüten zu konservieren, um damit auf Seelenstörungen beim Menschen im Sinne des »ähnlichen Leidens« einzuwirken. Er soll gegen Ende seines Lebens derart feinfühlig gewesen sein, daß er die Schwingung einer Pflanze in all ihren Charakterzügen wahrnahm, wenn er nur ein Blütenblatt von ihr auf seine Zunge legte.

BACH suchte und fand 38 Blüten von Blumen und Bäumen, deren Schwingungsmuster ihm als homöopathisch zu den seelischen Hauptstörungen des Menschen zu sein schienen. Die Blüte als der am höchsten organisierte Teil einer Pflanze ist deshalb – auch aus der Sicht der Anthroposophie – am besten geeignet, sich mit Seelenstrukturen des menschlichen Organismus gleichzuschalten.

---

[1] **Dysenterie, Gaertner, Faecalis, Alkaligenes, Morgan, Proteus** und **Coli Mutabile.**
[2] Verlag Johannes Sonntag, Regensburg 1928.

BACH potenzierte seine Blüten, indem er sie in Quellwasser legte und dieses dem Sonnenlicht aussetzte, bis das Wesen der Blüte das Wasser völlig durchdrungen hatte und er auf diese Weise eine Essenz der Blüte erhielt, die er dann mittels Alkohol haltbar machte. BACH bevorzugte diese Art der Herstellung, weil dabei die Blüte nicht zerstört wurde, wie bei der Zubereitung üblicher Pflanzentinkturen. Aus der Essenzflasche wird dann jeweils ein Tropfen zur weiteren Verdünnung und Potenzierung verwendet.

Ich schätze die Blüten als feine »Seelen-Regulatoren«. Meine Erfahrungen mit ihnen gehen jedoch dahin, daß sie nur in seltenen Fällen fähig sind, bereits tief ins körperliche eingedrungene Manifestationen aufzuweichen. Bei einer *Psora*, einem *Tuberkulinismus*, einer *Sykosis* – also eingefressenen miasmatischen Zuständen wird man kaum je tiefer greifende Erfolge verzeichnen können. Aber ich lasse mich gerne von Praktikern eines Besseren belehren.

Um nur ein Beispiel zur besseren Anschauung herauszugreifen: Gute Erfolge hatte ich mit der **Kastanienknospe** – **Chestnut-Bud** bei Schülern mit Lernproblemen. Ein Schüler, der auf **Lycopodium** nicht ansprach, wurde der »Einfachheit halber« von mir mit dieser Blüten-Essenz behandelt, und – er hörte auf, immer wieder dieselben Fehler zu machen.

Das ist überhaupt das Bestechende an diesen Blüten. Wir haben ein einfaches, überschaubares System vor uns, mit dem nicht nur ein Psychotherapeut, sondern auch ein einfühlsamer Laie gut zurecht kommt. Inzwischen gibt es ja eine Fülle einschlägiger Literatur auf dem Markt, angeführt von MECHTHILD SCHEFFERS »Klassiker« »*Bach-Blütentherapie – Theorie und Praxis*«.[3]

Siehe auch unter: Register III: Hersteller homöopathischer Arzneien und spagyrischer Essenzen am Endes dieses Buches!

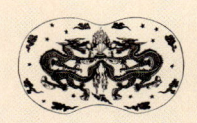

---

[3] Siehe die Bibliograhie am Ende dieses Buches.

Der Hammer Gottes Wort, schlägt auf der Herzen Stein;
Jetzt aber will der Stein des Hammers Hammer sein.

FRIEDRICH VON LOGAU

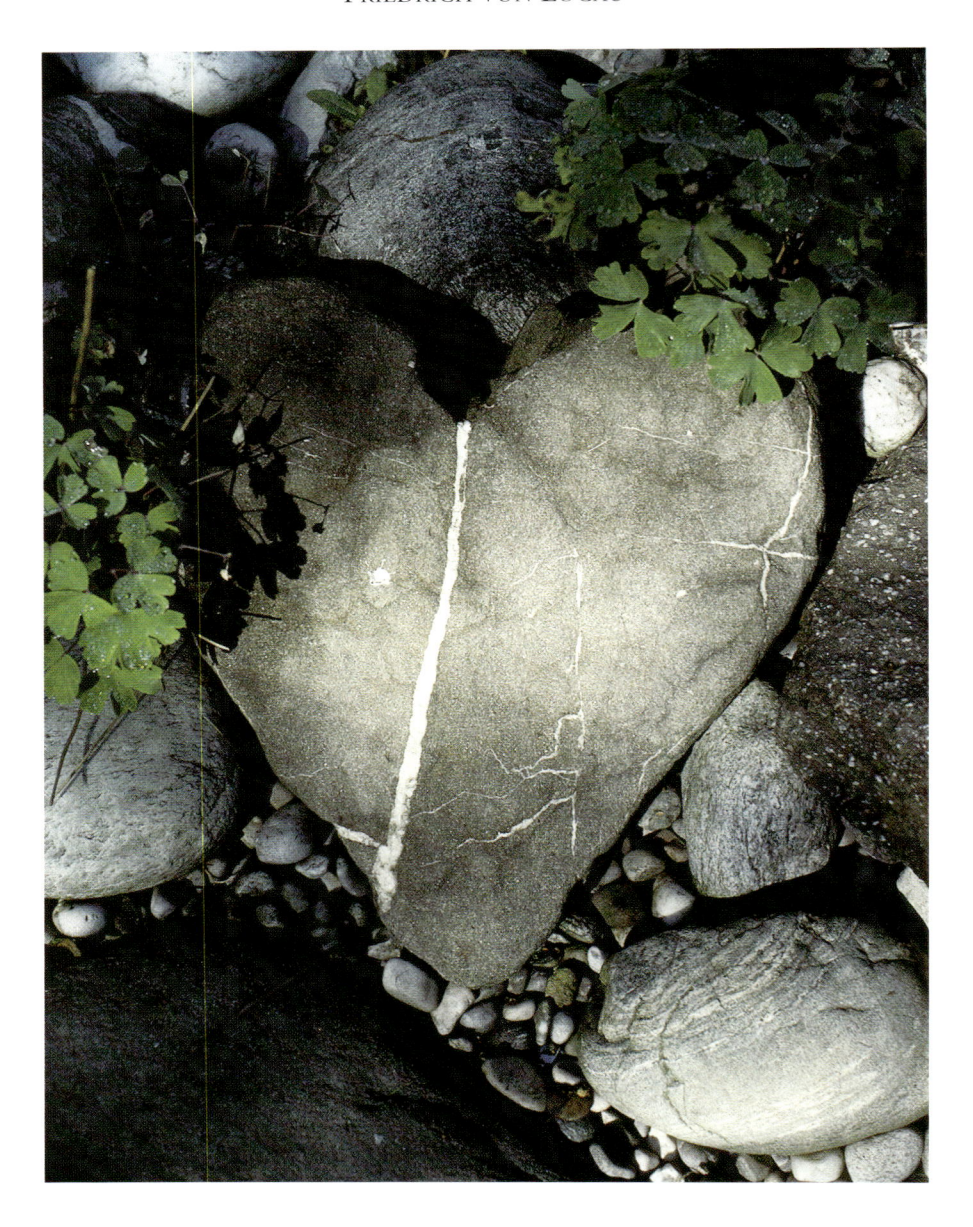

KAPITEL IV

HEILENDE ÄHNLICHKEIT OHNE ARZNEI

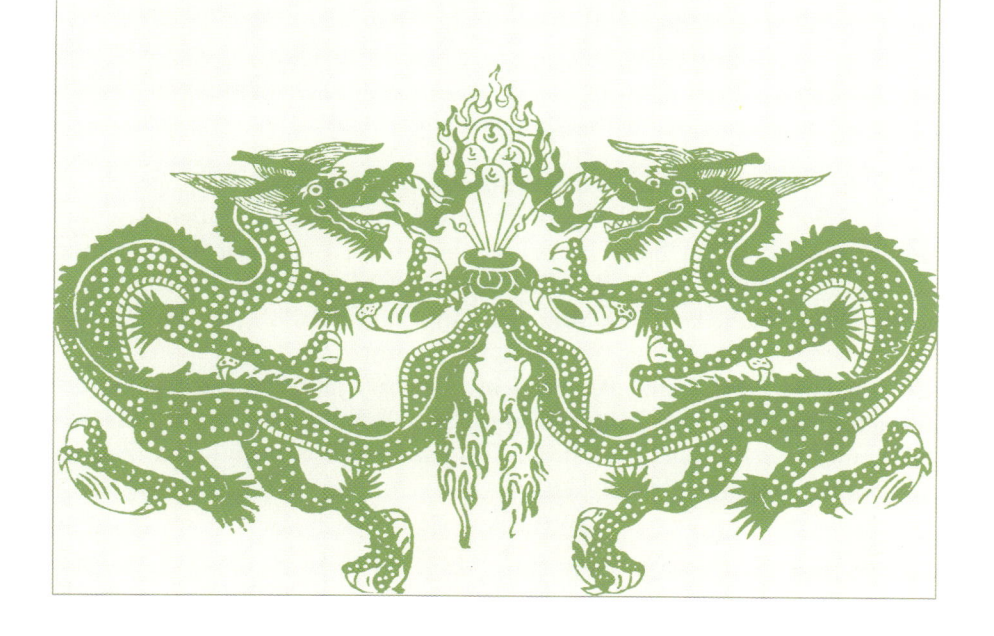

HEILENDE ÄHNLICHKEIT OHNE ARZNEI

Das Ähnlichkeitsgesetz durchwirkt viele Ebenen menschlichen Lebens und Zusammenlebens. Wer es anwendet, tut das meist völlig unbewußt.

In dem Kapitel »Heilende Ähnlichkeit jenseits des Arzneiprinzips«, seines – jedem Homöopathen (und nicht nur diesen) wärmstens ans Herz gelegten – Buches »*Die Erhöhung der Schlange*«[1], hat HERBERT FRITSCHE viel Tiefsinniges zu diesem Thema geäußert, so daß, wir hier nicht in allen Einzelheiten darauf einzugehen brauchen.

Das Fasten

Dem vielgerühmten »Heil-Fasten« wohnt letztlich nur deshalb eine Heilwirkung inne, weil es seiner Natur nach ein isopathisches Verfahren ist. Doch nicht, weil hierbei Stoffwechselschlacken ausgeschieden werden, ist das Fasten heilsam, sondern weil es nach unserer eingangs geschilderten Auffassung beim Vorgang des Heil-werdens um eine Konfrontation mit abgelehnten und im Verborgenen des Bewußtseins gehaltenen Wirklichkeitsanteilen geht und genau das bei der Aufarbeitung der toxischen Ablagerungen im Organismus der Fall ist.

»Das in den Schmutzwinkeln und minderwertigen Geweben abgelagerte Selbstgift-Material führt dadurch, daß der Fastende es verstoffwechselt, zu einer Auseinandersetzung seines Organismus mit dessen pathologisch körpereigenem Simile.«[2]

Auch die rückschreitende Stellvertretung von Symptomen in umgekehrter Reihenfolge ihres Entstehens, verbunden mit den entsprechenden Bewußtseinsprozessen, findet beim Fasten wie bei einem exakt passenden Simile statt. Der Fastende wird sich seiner selbst bewußter, er wird wacher. Das kann oft, wie bei jeder guten Similewirkung, zur Schlaflosigkeit führen.

Zu mir fand einmal eine Patientin in mittleren Jahren, belastet mit verdrängten Konflikten, welche zu Depressionen geführt hatten. Auf **Pulsatilla** in einer LM 12, welches zu ihrem Fall paßte, kam es nach kurzer Zeit zu einer anhaltenden Schlaflosigkeit.

---

[1] Verlag Ullrich Burgdorf, Göttingen.
[2] FRITSCHE, HERBERT: »*Die Erhöhung der Schlange*«, S. 87, Verl. Otto Burgdorf, Göttingen.

Die Patientin suchte mich einigermaßen erregt auf und meinte, es sei ja nun nicht Zweck der Übung gewesen, daß sie keinen Schlaf mehr fände. Völlig unbeeindruckt erwiderte ich ihr, sie solle dankbar sein für diese Schlaflosigkeit, welche ihr ohne die Verschlüsselung der Traumysmbolik sicherlich einiges zur Klärung ihrer inneren Verhältnisse ins Wachbewußtsein gerufen habe. Etwas kleinlauter gab sie zu, daß dem so sei. Es kämen ganze Wagenladungen an unbearbeitetem Material hoch, zum Teil zurückreichend bis in ihre Kindheit.

Ich empfahl ihr, die Schlaflosigkeit zu begrüßen als Gelegenheit, jene, die Depression erzeugenden Konfliktsituationen noch einmal anzuschauen, aus einer reiferen Sicht heraus zu versöhnen und dann zu entlassen. Derart umgestimmt und dem Wachsein keinen Widerstand mehr entgegensetzend, schlief sie am gleichen Abend nach fünf Minuten ein.

FRITSCHE sagt hierzu:

»Die Schlaflosigkeit des Fastenden – und die Schlaflosigkeit überhaupt – ist nur für Uneingeweihte ein Fluch. Für Eingeweihte eine Gnade: sie ist eine ganz besonders dramatische homöopathische Situation, der der Kranke gern ausweicht.«[3]

Haustiere als Simile

FRITSCHE kommt sodann auf die Haustierwahl zu sprechen, weil auch sie nach homöopathischen Gesichtspunkten stattfindet. Besonders eindrucksvoll spiegelt die Wahl des Hundes das Problem seines Herrn wider. Nicht nur, daß der Hund meist von der äußeren Physiognomie her seinem Herrn ähnelt, er gleicht sich auch in seinem Verhalten similartig dem an, was sein Herr benötigt. Herr und Hund wirken auf feinstofflich-fluidalem Wege wechselseitig aufeinander ein.

Ich möchte empfehlen, in dieser Richtung eigene Beobachtungen zu machen. Ich selbst konnte immer wieder sehen, daß Hunde oder Katzen, ja

---

[3] FRITSCHE: »*Die Erhöhung der Schlange*«, S. 89.

sogar Vögel die Beschwerden ihrer Herren oder Frauen kompensieren, indem sie ähnliche Symptome, oft auch den – von ihrer Herrschaft unterdrückten – Gegenpol ausleben (z.B. Geschwätzigkeit bei Papageien).

Mir ist eine Boutiquen-Besitzerin mit einem Pudel bekannt, der – asthmatisch mit-leidend – deren eigenes Asthma im Gleichgewicht hält, bzw. es ihr in modifizierter Form simileartig zurückgibt.

Der Heilmagnetismus

Ein ähnliches Phänomen finden wir beim Heilmagnetismus. Der Behandler überträgt hierbei nicht etwa ein Übermaß an Lebenskraft auf den Kranken. Damit könnte er ihn zwar kurzfristig energetisch aufladen, aber das allein käme keiner Bearbeitung seiner wahren Problematik nahe.

FRITSCHE sagt:

»In Wahrheit macht der Magnetiseur seinen Organismus, ihn »odisch infizierend«, flüchtig krank: und zwar auf die für einen Kranken individualspezifische Weise, so daß der Magnetiseur die Symptomengesamtheit seines Patienten übernimmt. Sie wird in ihm »ätherisiert« zur homöopathischen Potenz, und als solche gelangt sie, similia similibus, durch die weiteren mesmerischen Manipulationen in den Organismus des Behandelten zurück. Eine HAHNEMANN-Kur im Gewande Mesmers. Je homöopathischer die Potenz (dosismäßig) zum Kranken gelangt, je mehr sie Hochpotenz ist, desto erstaunlicher sind die Erfolge des Magnetiseurs ... Mit den Händen – buchstäblich – werden Hochpotenzen arzneilicher Art (HAHNEMANNS »geistartige Pharmaka«) und werden auch Hochpotenzen mesmerischer Art geschaffen und gespendet. Beim Magnetiseur ereignet sich das in der tief bedeutsamen Form, daß er »die Sünde des Patienten auf sich nimmt«, sie ihm aber nicht abnimmt, sondern als Heilpotenz – nun nicht mehr das Gleiche, vielmehr das Ähnliche zurückreicht.«[4]

FRITSCHE ist einer der wenigen, die das Phänomen der magnetischen Heilbehandlung richtig gedeutet haben. Alles, was in jüngerer Zeit über Wert und Unwert solcher Behandlung gerätselt und, mit Verlaub »geschwafelt« wird, müßte sich zu allererst an dieser Erkenntnis orientieren. Das gilt auch und vor allem für Reiki.

[4] FRANZ ANTON MESMER, Dt. Arzt (1734 - 1815) begründete die Lehre von der Heilkraft des sogenannten animalischen Magnetismus, nach ihm kurz »Mesmerismus« benannt.

Musik- und Farbtherapie

Musiktherapie, wie sie heute mehr und mehr in Mode kommt, muß, will sie wirklich Heilcharakter haben, homöopathisch sein, d.h. wer als Therapeut über das verfügt, was man Ein-fühlung nennt, wird einem Schwermütigen keine Polka vorspielen, um ihn fröhlicher zu stimmen. Sehr oft wählt sich der Patient *seine* Musik rein intuitiv, und das werden dann immer Musikstücke sein, die nach dem Prinzip der Ähnlichkeit ausgewählt wurden. Musik, die zum Weinen bringt (KENT I, 146, 8 Mittel), trägt in sich schon eine Botschaft, die zu einer Katharsis durch Tränen führt.

Es gab einmal einen französischen Eiskunstläufer, der – von Natur überaus hektisch – deswegen meist bei der Konzentrationsübung auf die Pflichtfiguren versagte. In der Kür verbesserte er seine Noten auf erstaunliche Weise, indem er sich eine seinem Seelenzustand ähnliche Musik auflegen ließ, und das war, seiner Wesensart entsprechend, eine sehr aufgeregte und hektische. Nach kurzer »Erstverschlimmerung« zentrierten diese Rhythmen ihn dann.

Interessant ist, zu beobachten, wie die Tanzmusik und das Tanzen selbst sich in den letzten Jahrzehnten verändert haben. Die jüngere Generation sucht Entspannung weitgehend nicht mehr bei schmelzender Soul-Musik und im engumschlungenen Miteinander beim Tanzen.

Die seelenlose Welt der Computer, die den Arbeitsplatz der meisten jungen Leute ganz wesentlich mitbestimmt, und die Isolation der Menschen in Großraumbüros und Werkhallen brachten als homöopathische Entsprechung die Rap[5]- und Techno-Szene hervor. Hier werden die gleichen technischen Hilfsmittel, die am Arbeitsplatz für Anspannung sorgen, benutzt, um auf künstlerische Weise für Entspannung zu sorgen. Dabei wird auf Begegnung verzichtet. Jeder läßt sich von den hackenden technisierten Rhythmen im Alleingang behämmern, um seine Verkrampfungen abzuschütteln.

---

[5] Engl. *rapture* = »Taumel, Verzückung« (von *to rap* = »pochen, klopfen«).

Positive Wirkungen von Musik auf den Organismus kommen dann zustande, wenn die Klänge in Resonanz zu den Schwingungsmustern der Zellen stehen, also diesen Mustern *ähnlich* sind. ENRICO CARUSO konnte ein Glas durch Einstimmung auf dessen Grundton mit seiner Stimme brechen. Auch Kerzen können allein durch Klang gelöscht werden. Klänge sind eine Form der universellen Energie und können demzufolge in unseren Körperzellen bestimmte Reaktionen hervorrufen, welche bei entsprechender Auswahl Heilungsvorgänge stimulieren.

Diese Erkenntnisse veranlaßten den amerikanischen Musikpsychologen STEVEN HALPERN schon vor vielen Jahren als einen der ersten dazu, den ganzen Menschen als Resonanzkörper anzusehen und spezielle zur Tiefenentspannung geeignete Musiken zu komponieren, welche der allgemeinen – auch akustischen – Reizüberflutung des heutigen Menschen entgegenwirken. Seine ersten LPs »*Spectrum Suite*« und »*Starborn Suite*« streben solch eine ganzheitliche Harmonisierung an und werden auch heute noch von vielen gern gehört, weswegen man sie neu aufgelegt hat.

Inzwischen gibt es eine schier unübersehbare Flut sogenannter »New-Age-Musik«, welche da tingelt und klingelt und meist als mehr oder weniger flacher Brei dahinfließt. Der ernsthaft Interessierte findet aber immer wieder auch Stücke von Tiefgang und echter therapeutischer Wirkung, wie z.B. solche von AL GROMER KHAN, MATHIAS GRASSOW, ANUGAMA oder PAUL HORN, um nur einige zu nennen.

Als nächstes gehört zur Betrachtung allgemeiner homöopathischer Behandlungsmöglichkeiten auch noch die Farbtheorie. Sie ist bei richtiger Anwendung sehr wirksam, erfordert jedoch ein genaues Wissen um die einer Beschwerde angepaßte Farbschwingung oder – um mit einem altehrwürdigen Ausdruck zu sprechen – ihre *Homöopathik*. Natürlich spielen auch der Ort der Bestrahlung sowie ihre Intensität und zeitliche Dauer eine Rolle.

Wenn wir uns die Farben des Regenbogens von Rot über Orange zu Gelb, Grün, Grünblau, Blau, Violett – den Energiekreisen der Körperchakren folgend – über den Rumpf nach oben bis zum Kopf verteilt vorstellen, dann erkennen wir die Affinität der Farbe zum entsprechenden Organ.

So werden wir beispielsweise feststellen, daß die dem 3. Chakra (Solarplexus) entsprechende Farbe Gelb gleichzeitig jene ist, die bei Leber-Galle- und Verdauungsbeschwerden eine entscheidende Rolle spielt. Die Farbe des Gallensekrets ist Gelb. Auf unsere Arzneien übertragen entspricht das den gelbblühenden Pflanzen **Chelidonium** und **Taraxacum** (*Schöllkraut* und *Löwenzahn*). Ihre Beziehung zum Leber-Galle-System ist altbekannt.

Versuche mit Manisch-Depressiven, die keinerlei Appetit zeigten, ergaben einen baldigen Stimmungswechsel mit Hungergefühlen, nachdem sie in einen gelb-orangefarbenen Raum ihrer Klinik gebracht worden waren. Tobsüchtige fanden besser zu innerer und äußerer Ruhe in einem blaßviolett gestrichenen Zimmer, als in einer Zwangsjacke. Hinter der Erfindung einer Zwangsjacke steckt ja wieder einmal nur die Idee der Unterdrückung eines Aufschreis der Seele.

»CELSUS, der zu Beginn des christlichen Zeitalters lebte, glaubte, daß das Anbringen farbiger Wundverbände beim Patienten den Heilungsprozeß unterstützen würde, insbesondere wenn die Verbände die gleiche Farbe hätten wie die Krankheit selbst. So würde beispielsweise ein roter Verband eine Wunde schnell vernarben lassen. Diese Vorstellung erinnert an ein Prinzip der Homöopathie, nämlich die Praxis, Gleiches mit Gleichem zu heilen.«[6]

Menschen wählen sich ihre Lieblingsfarbe nach den Kriterien der Ähnlichkeit aus. Ich konnte eine Frau beobachten, die über längere Zeit depressiv verstimmt, dunkle und schwarze Kleidung bevorzugte. Die Verstärkung der eigenen Seelenschwingung durch die düstere Kleidung trug wohl mit dazu bei, daß der lichte Pol in ihr sich beschleunigt durchsetzte. Hierin ist wohl auch der tiefere Sinn des Tragens von Trauerkleidung zu sehen.

In meinem Bekanntenkreis gibt es ein Architekten-Ehepaar, das sein ganzes Haus in den Polaritäten Schwarz-Weiß ausgestaltet hat, darin seine Mitte sucht und offenbar auch findet.

Eine Patientin aus meiner Klientel mit Leber-Galle-Beschwerden bevorzugte Gelb bei der Ausgestaltung ihres Hauses und ihrer Kleidung. Instinktiv weiß jeder, welche Farbe ihm gut tut.

---

[6] SUN, HOWARD und DOROTHY: »*Neuer Schwung durch Farbe*«, Bauer-Verlag, S. 105.

Eine Dame, die sich vorzugsweise in ein lichtes Lila kleidete, erlebte ich stets heiter, ausgeglichen und gelassen.

Vor Jahren habe ich einmal Versuche mit Blattläusen gemacht, die ich auf abgerissenen Rosenblättern unter gelbe, rote, blaue und grüne Farbtäfelchen aus mundgeblasenem Antikglas legte: Die unter dem gelben Glas befindlichen, entwickelten, aus dem Schlafzustand erwachend, eine gesunde Aktivität, die unbeschadet anhielt. Die unter das rote Glas gebrachten, wurden hyperaktiv und waren nach zehn Minuten tot. Diejenigen unter dem blauen Glas schienen zuerst auch angeregt, verstarben aber nach ungefähr zwanzig Minuten und die unter dem grünen Farbtäfelchen blieben einfach sitzen, wo sie waren, ohne sich zu rühren, da Grün ihre Eigenfarbe ist.

Diese wenigen Andeutungen mögen genügen, um zu erkennen, daß auch mit der Farbtherapie ein Instrument von großer Wirkungskraft zur Verfügung steht, das ein Meister dieses Fachs, wie der indische Arzt DINSHAH P. GHADIALI, an seinem in New Jersey gegründeten Spectro-Chrome-Institut mit Erfolg auch bei Gelähmten und anderen chronischen Kranken angewendet haben soll.[7]

Malerei zur Erlösung dunkler Seelenanteile

Innerseelische Probleme in Form von Tagträumen durch die bildenden Künste zu »ver-äußern« ist deshalb heilsam, weil es durch die Beschäftigung mit dem, was unerlöst ist, zu einer *Katharsis*[8] und dadurch in der Folge zu einer Bewußtseinserweiterung kommt:

Eine meiner Nichten, Malerin, arbeitete vor Jahren, – damals noch als Kunststudentin – an einem Zyklus von Ölbildern mit dem Titel: »Flughemmung«. Auf den Bildern sind unter anderem Gestalten zu sehen, die,

---

[7] Die Literatur zur Farbtherapie ist reichhaltig und wächst an. Siehe Bibliographie. Wesentliches auf knappem Raum ist zu finden in der Zeitschrift *esotera:* 12/93, 1/94, 2/94 unter dem Titel »Heilung durch Farbe und Licht I, II und III« von LUTZ BERGER und ULLRICH ARNDT.
[8] Griech. *katharsis* = »Reinigung, Sühnung«.

eingepfercht von viel zu engen Ballonkörben ohne Ballon, am Boden festgehalten werden. Aus den Körben erheben sich abstrahierte Vögel, als Symbol für die gesuchte Befreiung.

Wir können die Bilder jedes Künstlers als Ausstülpung eines innerseelischen Vorgangs auffassen. Dieser wirkt bereits während des Malens als ein Ähnliches verwandelnd auf den Maler zurück. Ein Bild kann als Katalysator innerseelischer Prozesse angesehen werden. Auch wenn der Maler nicht »Patient« im üblichen Sinne der Pathologie ist, so »leidet«[9] er doch an einer bestimmten für ihn be-zeichnenden Problematik, die er in seinem Bild bearbeitet. Nähme man ihm die Möglichkeit hierzu, würde er allerdings bald zum Patienten im üblichen Sinn werden, d.h. er würde an seiner nicht zum Ausdruck gebrachten »Flughemmung« erkranken, soweit sich sein Selbst nicht anderer Regulationsmechanismen bediente, wie z.B. des Träumens.

Als schönes Beispiel hierfür diene der Lebensweg des Malers RUDOLF HAUSNER, eines Vertreters der sogenannten Wiener Phantasten, der seine Malerei gerne als »Psychischen Realismus« verstanden wissen will.

Zeit seines Lebens war er ebenso sanft wie unnachgiebig auf der Suche nach diesem selbst, was sich einerseits ausdrückt in einer fortlaufenden Folge phantastisch-allegorischer Selbstportraits von »Adam«[10] und andererseits in der Bemühung um eine Versöhnung mit seiner Anima, der inneren weiblichen Seite, die er in wunderschönen Frauenakten Gestalt werden läßt.

Solange noch keine innerseelische Verschmelzung mit diesem Teil seines Wesens erreicht ist, fügt er seiner *Anima* Schmerz zu. So sticht sie sich auf einem der mit großer Sorgfalt gemalten Bilder einen langen spitzen Draht in ihr wundervoll schwellendes Fleisch, dessen Duft man gleichsam durch die zarten Farbtönungen hindurch wahrzunehmen glaubt. Mit fortschreitender Versöhnung wird die Gestalt der Anima rosiger, ihre Brüste üppiger.

---

[9] Lat. *patiens* = »duldend, leidend, ertragend«.
[10] Nach kabbalistischer Lehre wurde das »Urbild des Menschen«, der *Adam Kadmon* geschaffen, bevor der einzelne Mensch »in die Erscheinung« treten konnte. Die Seele berührt dieses Urbild des androgynen Menschen, bei ihrem Entschluß, sich zu verkörpern.

Auf einem der Bilder hat sie gar sechs Brüste, ähnlich der bekannten Figur der Diana von Ephesos, und präsentiert sich damit als bildhafter Ausdruck des nährenden Prinzips der inneren Muse des Künstlers.

HAUSNER ist ein »Archäologe auf der Suche nach seinem inneren Gesicht«, heißt es in einem Filmporträt des ORF von 1994.

In dem Bild *Das Labyrinth* ist er dann schließlich bei sich selbst angekommen, der in den Matrosenanzug hineingequälte Schuljunge von damals. Er hat das Zentrum seiner selbst erreicht. Und was findet er dort vor?: den heilig-melancholischen Narren mit dem Papierschiffchen auf dem Kopf auf der rechten Seite (als Ausgleich für die die dementsprechende linke intellektuelle Seite des Gehirns) – den »Adam« mit dem Helm des LAOKOON[11] – Symbol für ein allumfassendes Bewußtsein – auf der linken Seite (entsprechend der rechten intuitiven Gehirnhälfte). Die beide Hälften einende Anima befindet sich im Zentrum des innersten Kreises inmitten der beiden.

So wurde RUDOLF HAUSNER zu einem Meister, für den diese Bezeichnung zurecht gilt, denn es liegt ihm nichts daran, seine Schüler ihm ähnlich zu machen. Er vermittelt ihnen lediglich Techniken, um das besser ausdrücken zu können, was für ihre eigene Selbstverwirklichung wichtig ist.

Der Maler kann nun seine Beschränkungen durch das Malen aufbrechen und überwinden. Hat er auf diese seine Weise alle Probleme »aus ihrer Problemhaftigkeit erlöst«, um mit DETHLEFSEN zu sprechen, dann brauchte er nicht unbedingt mehr zu malen. Falls er es dennoch tut, wird er zu einer heiter-unbeschwerten, souveränen, oft kindlichen Form des Malens hingefunden haben, welche sein tiefergreifendes Verständnis der Welt widerspiegelt. Die beiden russischen Maler MARC CHAGALL und NICHOLAS ROERICH[12] sprechen eine beredte Bildersprache dieser Art. Der letztere – er lebte von 1874 bis 1947 – bereiste jahrelang die Hochebenen von Tibet und

---

[11] Der Seher LAOKOON hatte seinerzeit die Trojaner vor den im Inneren des hölzernen Pferdes verborgenen Kriegern der Griechen gewarnt.
[12] »NICHOLAS ROERICH, Leben und Werk eines russischen Meisters«, Sphinx-Verlag, Basel 1989, – ein wunderschöner, großzügig aufgemachter Bildband von 224 Seiten.

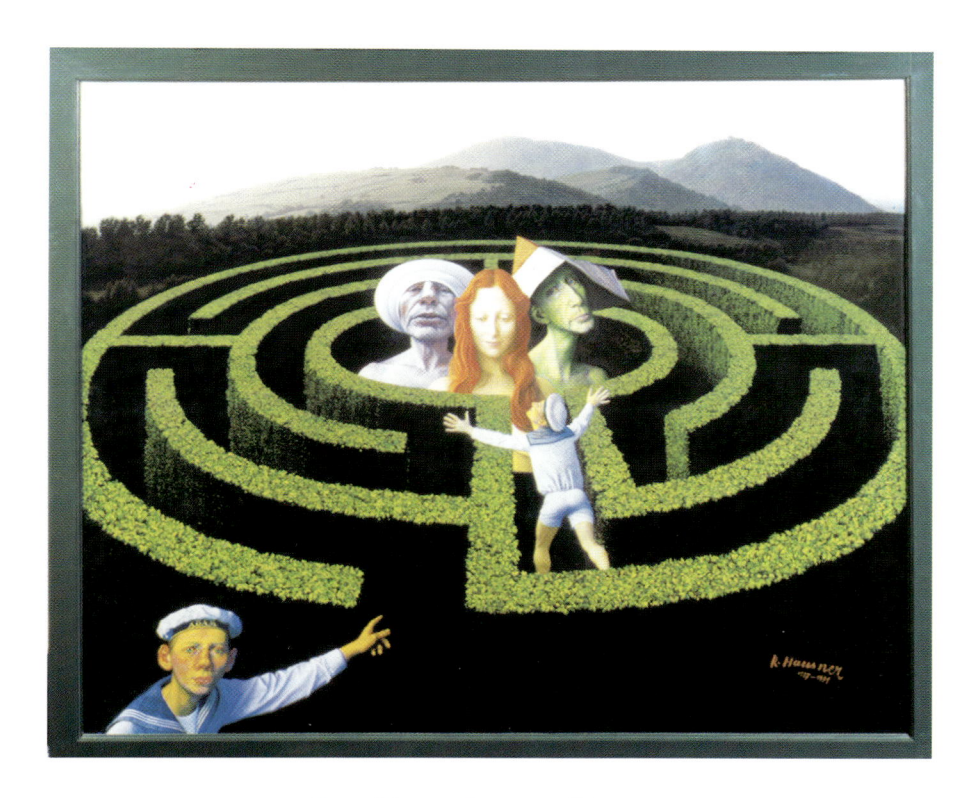

Gemälde von RUDOLF HAUSNER
Das Labyrinth

den Himalaya als ein Botschafter des Friedens zwischen den Nationen. Viele seiner in glühenden Farben komponierten Gemälde entwerfen die Vision des inneren »Shambhala«, jenes geheimnisvollen Ortes, an dem alle Gegensätze aufgehoben sind und dessen Bewohner in Frieden miteinander leben.

Die letzten Bilder KANDINSKYS, PAUL KLEES und MIROS liefern beredte Beispiele dafür, wie auf eine kindliche Weise die Erkenntnisse der Quantenphysik Einzug in die Psychologie und Malerei halten. Die Welt dieser

Gemälde besteht aus einem webenden Meer energetischer Teilchen, der Raum ist gefüllte, mit schöpferischem Potential geladene Leere.[13]

JOLANDE JACOBI, die bekannte C. G. JUNG-Schülerin, betrieb lange Zeit Maltherapie in einer Züricher Klinik. Sie stellte dabei immer wieder eine Art homöopathischen Rapport zu den Klienten her und schreibt darüber in ihrem Buch »*Vom Bilderreich der Seele*«[14] folgendermaßen:

»Das aus dem Unbewußten des Analysanden auftauchende Bild berührte das im Unbewußten des Analytikers ruhende gleiche oder ähnliche Bild, rief es sozusagen zu einer Reaktion auf und bewirkte damit ein innerseelisches Zusammenklingen, das ein Gefühl des Verstandenwerdens hervorrief. Wenn es außerdem noch von Seiten des Analytikers durch eine entsprechende Geste, einen mitgehenden Gesichtsausdruck oder ein spürbares und sichtbares seelisches Mitschwingen begleitet wurde, dann trat eine merkliche Entspannung, ja eine Art ›Befreiung‹ im Zustand des Patienten ein. Die Erfahrung, die ich immer wieder in meiner Arbeit mit den Hilfesuchenden gemacht habe, hinterließ stets einen tiefen Eindruck in mir.«

Zur Zeit meiner Münchner Colloquien in den 70er Jahren beschäftigten wir uns auch eine zeitlang mit homöopathischer Maltherapie. Ich wies die Gruppe an, Bäume zu malen. Der Baum ist ein starkes Symbol für das selbst und aus der Art wie ein Mensch einen Baum malt, können wir manchen Rückschluß darauf ziehen, woran es bei ihm »krankt«. Durch Korrekturen seiner Bilder kann der betreffende dann selbsttherapeutisch auf sich einwirken.

Eine Teilnehmerin malte wunderschöne und farbenprächtige, etwas abstrahierte Bäume mit prächtigen Kronen, die aber viel zu schwache Stämme hatten, als daß sie derartige Kronen hätten tragen können, ohne umzufallen. Überdies strebten vom Fuß des Stammes keine Wurzeln in den Boden, sodaß der Baum überhaupt nicht verankert war. Ich machte sie darauf aufmerksam, daß dies genau ihr Problem sei: Standfestigkeit. Sie war höchst

---

[13] Vergl. hierzu STEPHEN WOLINSKY: »*Quantenbewußtsein – Das experimentelle Handbuch der Quantenpsychologie*«. Hier werden die Lektionen der modernen Physik in einer erregenden Weise auf die Psychologie angewendet.
[14] JACOBI, JOLANDE: »*Vom Bilderreich der Seele – Wege und Umwege zu sich selbst*«, Walter-Verlag, Freiburg.

überrascht, gab mir aber recht. Sie malte in der Folgezeit noch viele Bäume, die von Mal zu Mal ein ausgeglicheneres Verhältnis von Krone zu Wurzeln aufwiesen. Zuletzt hatte sie sogar das die Wurzeln umgebende Erdreich mit Wasseradern versorgt und es mit KIeintieren belebt.

Ein anderes Mädchen, das an einem ständigen Kloßgefühl im Hals litt, malte Bäume, welche alle eine Art Kropf an der Stelle aufwiesen, wo sich normalerweise die ersten Äste vom Stamm trennen, ein deutlicher Hinweis auf den Energiestau in ihrem Hals. Die Äste und Zweige verliefen dünn wie die Ruten einer Weide und waren unbelaubt. Ich wies sie an, Bäume ohne Kropf zu malen und die Farben des Regenbogens von Rot in den Wurzeln bis zum Violett in der Krone zu verwenden.[15] Nach einer Woche hatte sie ungefähr dreißig Bäume gemalt. Besonders die letzten waren wunderschön und von dem Kloßgefühl im Hals war nichts übrig geblieben. Es war ihr in dieser Woche auch klar geworden, was alles sie in der Vergangenheit nicht hatte »schlucken können«. Durch gezieltes Aussprechen der Konfliktinhalte innerhalb ihrer Familie konnte sie verabschieden, was sie bedrückt hatte, und fühlte sich danach prächtig.

Bisweilen ist homöopathisches Malen bereits eine ausreichende Therapie: Ein mir befreundeter Psychiater hat in jüngeren Jahren, als er noch Assistenzarzt an einer psychiatrischen Klinik war, durchgesetzt, daß er mit einer Gruppe von Patienten eine solche Maltherapie durchführen durfte. Die Probanden machten schnelle Fortschritte in Richtung Gesundung, was aber von der Klinikleitung wohl nicht erkannt und gebührend gewürdigt wurde. Die Folge war, daß nach erreichter innerer Befreiung der Patienten von ihren Nöten und Zwängen diese auch not-wendiger-weise die äußere Befreiung suchten und – aus der Anstalt ausbrachen. Man hat sie nie wieder gefunden. Sie waren durch die Therapie auf ihre Weise »flugfähig« geworden. Die Klinikleitung hat das natürlich anders gesehen und meinem Freund eine Rüge erteilt: Die Mal-Therapie wurde wieder aus dem Programm gestrichen.

Das gemalte Bild wirkt selbstverständlich nicht nur auf den Maler homöopathisch zurück, sondern auch auf einen dazu in Resonanz stehenden Be-

---

[15] Diese Anordnung entspricht in ihrer Schwingung den Energiekreisen der Chakren.

trachter. Wenn dessen eigene seelische Schwingung der des Bildes ähnlich ist oder er an einem ähnlichen Problem herumlaboriert, wie es in dem Bild symbolisch zum Ausdruck kommt, tut es ihm gut, das Gemälde längere Zeit zu betrachten. Er wird in einer Ausstellung davor stehen oder sitzen bleiben oder den Wunsch haben, es zu kaufen.

Es kann aber auch sein, daß er von einem Bild berührt wird, das ihm überhaupt nicht zusagt, das er aus nennbaren oder unnennbaren Gründen ablehnt. Auch in diesem Fall wirkt ein »ähnlicher« Reiz auf ihn ein, nur eben in Richtung auf einen unterdrückten, weil dem Betrachter widerlichen Anteil der Realität. Der Impuls von außen sorgt dann für eine Reaktion im Inneren des Menschen dahingehend, daß er vielleicht seinen Widerstand gegenüber diesem abgelehnten Teil der Welt aufgibt oder ein altes Trauma versöhnen kann.

Besonders deutlich kann so etwas in der Portrait-Malerei zum Ausdruck gebracht werden. Natürlich geben die meisten Menschen ein Abbild ihrer selbst aus Eitelkeit in Auftrag, oder um sich in einem bestimmten Augenblick quasi unversehrt für die Nachwelt und ihre Anverwandten zu erhalten. Und so galt jahrhundertelang für die Portrait-Malerei auch, sie müsse ein dem Original möglichst »ähnliches« Konterfei liefern.

Große Meister sind aber auch schon in früheren Jahrhunderten weit über die photographische Ähnlichkeit hinausgegangen und haben immer wieder auch das Abgründige in einem Gesicht hinter der äußeren Fassade aufzuzeigen gewußt.

Das Abgründige, das ist die – meist gut unter Kontrolle gehaltene Schattenseite des Abgebildeten. Zeitgenössische Maler wie GRÜTZKE oder LUKASCHEWSKI kehren ganz ungeniert diese verborgenen Seiten ihres Modells heraus. Ihre Auftraggeber wissen das und lassen sie frei agieren.

In einer Zeit beginnender Bewußtseinswandlungen, in der viele Menschen bestrebt sind, sich selbst besser kennenzulernen, kann deshalb ein Maler wie GRÜTZKE bei einem Fernseh-Interview sinngemäß sagen: Das Modell liefert sich mir aus. Es sammelt sich, während ich mich gehen lasse, um zu malen, was ich empfinde. Das Modell gibt sich preis, ich fühle mich ein.

Der Maler ROGER BARON, der pro Jahr etwa 30 bis 35 bestellte Portraits malt, sammelt, bevor er sich überhaupt an die Leinwand setzt, Details aus dem persönlichen und beruflichen Hintergrund seiner Klienten und bringt bestimmte, ihm wichtig oder charakteristisch erscheinende Dinge in symbolischer Form – das eigentliche Portrait durchdringend – in sein Bild mit ein. Er hält den Portraitierten den Spiegel vor, in dem jener sein *homoion* erblickt.

Als PICASSO das Portrait von GERTRUDE STEIN beendet hatte und sie sich dahingehend äußerte, daß ihr das Bild aber gar nicht ähnlich sehe, soll er gesagt haben: »Das Modell muß dem Portrait ähnlich werden«.

Wir kennen OSCAR WILDEs großartige Parabel vom *Bildnis des Dorian Gray*. Während dieser scheinbar heil und alterslos durchs Leben geht, erleidet sein Bild stellvertretend all die Auswirkungen, die niedere Begierden und Laster in das Portrait zeichnen.
Letztendlich ist GRAY bereit, die Verantwortung für seine Handlungen und sein Leben zu übernehmen. Er durchsticht das Gemälde und vereint sich mit seinem Schatten, woraufhin er zwar stirbt, aber wieder heil ist an seiner Seele.

Partner, Eltern und Kinder als Spiegel

Im Alltagsleben findet auf vielen Ebenen – meist unbemerkt – Homöopathie statt. So auch innerhalb zwischenmenschlicher Beziehungen. Wir sprechen von Sym-pathie[16] und Anti-pathie. Demgemäß wählen wir unsere Partner aus, und wir wählen sie stets nach homöopathischen Gesichtspunkten. Unser Partner hat die Fähigkeit, uns ein Stück zu heilen, denn er spiegelt durch sein Verhalten unsere verdrängten Schattenanteile. Im Volksmund heißt das: Wir sollen unseren Partner nicht wegen seiner Vorzüge, sondern wegen seiner Fehler lieben, denn das, was uns als Fehler erscheint, könnten Teile von uns selbst sein, die wir bisher ablehnten. Part-

---

[16] griech. *syn* = »zusammen, mit« und *pathos* = »Gemütsbewegung, Seelenstimmung«.

nerschaft, auf diese Weise gesehen, böte die Möglichkeit zu fortlaufender Reintegration eigener Schattenanteile. Wem das schwerfällt, der konfrontiere sich mit folgendem Grundsatz:

Ein Mensch handelt, dem Stand seines Bewußtseins entsprechend, in jeder Situation bestmöglich.

Wer sich diesen Satz vorurteilsfrei immer wieder vor Augen hält, wird schnell mehr Toleranz und Respekt für die Verhaltensweisen seines Partners und seiner Mitmenschen aufbringen. Natürlich spiegeln wir uns auch in unseren Kindern und es gehört zur göttlichen Vorsehung, daß unsere Kinder uns zwar ähnlich sind, aber nicht gleich:

»Eure Kinder sind nicht eure Kinder.
Es sind die Söhne und Töchter von des Lebens Verlangen nach sich selber.
Sie kommen durch euch, doch nicht von Euch;
Und sind sie auch bei euch, so gehören Sie euch doch nicht.
Ihr dürft ihnen eure Liebe geben, doch nicht eure Gedanken.
Denn sie haben ihre eigenen Gedanken.
Ihr dürft ihren Leib behausen,[17] doch nicht ihre Seele.
Denn ihre Seele wohnt im Hause von Morgen,
das ihr nicht zu betreten vermöget,[18] selbst nicht in eueren Träumen.
Ihr dürft euch bestreben, ihnen gleich zu werden,
doch suchet nicht, sie euch gleich zu machen.«

In diesen schönen Worten KAHLIL GIBRANS klingt übrigens sehr dezent, aber unmißverständlich die Wiedergeburtslehre an: »Sie kommen durch euch, doch nicht *von* euch.«[19]
Unsere Kinder sind wahrhaft Homöopathie für uns. Sie verfügen über Möglichkeiten, uns heiler zu machen, und wenden diese oft an, ohne daß wir – oder sie selbst – es bemerken. Kinder, wenn sie nicht frühzeitig verbogen wurden, gleichen unschuldigen Riesen. Wir Erwachsenen machen sie bisweilen unbedacht zu Zwergen, weil wir vergessen haben, wie groß wir selbst einmal waren in unserer Kindnatur und hindern so andere und uns selbst am Wachstum.

---

[17] Anm. d. Verf.: Mißverständliche Übersetzung: Das engl.: *to house* = »ein Heim geben«, also eingentlich: ›Ihr dürft ihren Leiben ein Heim geben, aber nicht ihren Seelen‹.
[18] Das engl.: *visit* = »besuchen«, also eingentlich: ›das ihr nicht besuchen könnt‹.
[19] KAHLIL, GIBRAN: *»Der Prophet«*, Walter-Verlag, Freiburg.

Homöostase – Das Gleichgewicht von Yin und Yang

Zwei wunderbare Methoden zur Einigung unserer Polaritäten und damit zur Wiederherstellung der *Homöostase* in uns haben wir in folgenden Verfahren:

A. Neuro-visuelles Training nach GEORGES QUERTANT (1884 - 1964)
B. »Garten der Einweihung« von CHARTRES

Das neurovisuelle Training nach QUERTANT

Ich will kurz darauf eingehen, weil es vom Ansatz her homöopathisch ist und einen kybernetischen Regelkreis darstellt, wie er im Kapitel **Vom Sinn der Erkrankung** näher besprochen wird. Der Übende bekommt dabei ein Biofeedback zur Korrektur seiner Fehlleistungen durch ihm unbewußte Metaprogramme und Glaubensmuster.

Das Verfahren macht sich die Tatsache zunutze, daß große Anteile unserer vegetativen Nervenbahnen mit den Sehnerven gekoppelt verlaufen. Deshalb ist es möglich durch ein »ganzheitliches« Augentraining gleichzeitig Einfluß auf unsere Bewußtsein und unsere Körperfunktionen zu nehmen.

Das Wort Bewußt-sein kommt übrigens von dem neuhochdeutschen »bewissen«. Dieses leitet sich her aus der indogermanischen Wurzel *voida*, was soviel heißt wie »ich habe gesehen, also weiß ich«.[20] Gemeint sind hier die ursprünglichen hellseherischen Fähigkeiten der Menschen.

Bewußtsein resultiert also, so betrachtet, aus der Tatsache, daß wir mit unseren Sinnen – vorzugsweise dem Seh-Sinn – etwas in Erfahrung bringen. Schon der Fötus blickt nach innen, in die Bilderwelt seiner Seele hinein.

---

[20] Reclams Etymologisches Wörterbuch.

HEILENDE ÄHNLICHKEIT OHNE ARZNEI

Anfang der 70er Jahre hat der Münchner OTTO K. HANUS die QUERTANT'sche Apparatur nachgebaut und die Methode in seinem Buch »*Sehen und Heilen*«[21] ausführlich beschrieben.

Ich selbst konnte beachtliche Anfangserfolge an mir verspüren und habe eigentlich nur damit aufgehört, weil mir die Anreise aus meinem Heimatort allmählich zu mühsam wurde.

Ein Klient von OTTO HANUS formulierte seine Erfahrungen bei der Übung am QUERTANT'schen Gerät folgendermaßen:

»Diese Stabilität und richtige Wahrnehmung des Bildes scheint mit der Intensität meiner Gedankensprünge zusammenzuhängen. Ich habe da wirklich viel zu lernen, gerade das zu tun, was ich tue, und mich nicht ablenken zu lassen vom inneren Geschwätz.«

Das ist im übrigen das Anliegen aller Weisheitslehren vom Tao und dem ZEN-Buddhismus bis zu OSHO RAJNEESH: Tu, was du tust, *ganz,* mit ungeteilter Aufmerksamkeit. Geh' auf in dem, was du tust, und werde ein Teil davon. Indem du aber ein Teil wirst von allem, hast du auch an allem teil, und damit wirst du heil und ganz. Scheinbar ein Paradoxon – aber nur scheinbar: Der Meisterschütze ist Bogen, Pfeil und Zielscheibe zugleich; indem er aber zum Ziel wird, wie kann er sich selbst verfehlen?

Tu, was du tust, meditativ, mit »entspannter Aufmerksamkeit«, tu es »gelassen«, – laß es dich tun, und du findest deine Mitte. Das ist der tiefere Sinn, warum ein Seiltänzer oder Balancekünstler diesen Weg beschreitet. Indem er lernt, seine innere Balance zu finden, kommt er auch ins äußere Gleichgewicht.

Es ist dieselbe innere Suche nach Ausgeglichenheit, die einen Rennfahrer motiviert, mit 300 Sachen über die Piste zu jagen. »Dynamische Entspannung« nennt OTTO HANUS[22] das.

---

[21] OTTO K. HANUS: »*Sehen und Heilen – das Neuro-Visuelle Training von* GEORGES QUERTANT«, Verlag Holler, München 1982.
[22] OTTO HANUS, Neurovisuelles Training und Kunsttherapie, Ickstattstraße 22, 80469 München, Telefon (0 89) 2 01 04 30.

Die Aufrechterhaltung dieser dynamischen Entspannung über einen längeren Zeitraum ist es, welche die energetischen Impulse über unser Zentralnervensystem an die fehlgesteuerten Organe heranbringt und sie zur Umstimmung anregt. Eine überaktive Verhaltensweise (z.B. ein übersteigertes Leistungsbedürfnis oder ein »Aus-der-Haut-fahren-Wollen«) wird gedämpft. Dementsprechend kann eine erregte Haut sich beruhigen und ein Hautausschlag abklingen. Parasympathisch übersteuertes Verhalten – (z.B. erhöhtes Schlafbedürfnis, phlegmatische Antriebslosigkeit mit Schilddrüsenunterfunktion) – wird durch entsprechende Impulse zur Aktivität stimuliert, bis irgendwann eine Homöostase erreicht ist.

Der »Garten der Einweihung« von Chartres

In einem Artikel der Zeitschrift *esotera* (4/86) weist GEORGE PENNINGTON auf eine ähnliche Methode hin, welche aus wesentlich früherer Zeit stammt. Sie ist von bestechender Einfachheit und für jeden nachvollziehbar: Den Kirchenschiffen der großen Kathedralen von Chartres und Amiens liegen drei »Tafeln« zugrunde, die in ihrer Gesamtheit einen »Garten der Einweihung« darstellen. Es sind dies – so führt PENNINGTON weiter aus – eine runde, eine quadratische und eine rechteckige Tafel mit einem Seitenverhältnis von 1:2. Die Tafeln liegen paarweise nebeneinander. Ihr Flächeninhalt ist im Idealfall identisch.

LOUIS CHARPENTIER stellt in seinem Buch *»Les Mystères de la Cathedrale de Chartres«*[23] fest, daß der Legende vom heiligen Gral eben dieser Einweihungsweg über die drei Tafeln zugrundeliegt, welcher zu einer fundamentalen Veränderung des menschlichen Bewußtseins führt:
Zigeuner haben in der Folge das Wissen um die Möglichkeiten der Arbeit mit diesen Tafeln bewahrt.

In *Gärten der Einweihung*[24] beschreibt PIERRE DERLON diese bis dahin geheime Überlieferung, wonach der Übende dabei vom normalen Sehen zu einer vertieften Schau und Selbsterkenntnis gelangt.

---

[23] Laffont, 1966.
[24] Sphinx-Verlag, 1978.

Unsere Abbildung zeigt in stark verkleinertem Maßstab die drei Tafeln in den Farben Rot und Blau. Der in die Kontemplation Versunkene sitzt der Abbildung in einem bestimmten, ihm angenehmen Abstand etwa 30 - 40 cm gegenüber und fixiert einen Punkt, der etwa auf halbem Weg davor liegt. Bei dieser Betrachtungsweise wandern die dahinterliegenden Täfelchen optisch auseinander und es bildet sich dazwischen eine dritte Kolonne in der Mischfarbe Violett.[25]
Hält der Betrachter mit entsprechender Aufmerksamkeit die ganze Figur in seiner Wahrnehmung, so wird das Bild der mittleren »Säule« immer klarer hervortreten, bis es schließlich frei im Raum zu schweben scheint.

Bei diesem Vorgang zentrieren sich die linke (rationale) und rechte (intuitive) Gehirnhälfte, bzw. der Betrachter erlebt das Ungleichgewicht seiner beiden Hemisphären, entsprechend dem Überwiegen der Farbe Rot oder Blau in der Mittelkolonne. Dieses neue entstehende mittlere Bild dient der Wahrnehmung – so PENNINGTON – als eine Art »Anker«, um sich meditativ zu konzentrieren und dabei in einen wachen Zustand des ICH-BIN-Bewußtseins zu gelangen.[26]

Laut PENNINGTON erreichen die meisten Menschen nach längstens zwei Tagen ein ausgewogenes Verhältnis der Augen zueinander.

»Die spürbaren Auswirkungen dieser ›visuellen‹ Phase sind häufig: Verbesserungen der Sehkraft und der Sehschärfe, Wiederherstellung beziehungsweise Verfeinerung des räumlichen Sehvermögens (das bei allen einseitigen Dominanzen, besonders häufig aber bei ›umgelernten‹ Linkshändern gestört ist), tiefe Entspannung bei zunehmender geistiger Klarheit ...« In dem Zustand, in dem keine äußeren Inhalte das Bewußtsein mehr binden, löst sich Verdrängtes aus dem Unbewußten und bricht von innen an die Oberfläche durch. Angestaute Gefühle entladen sich im Weinen, Lachen oder anderen körperlichen Ausdrücken, während der Blick weiterhin auf den Tafeln ruht ...

Ich habe beobachtet – an mir und vielen anderen –, daß die Lösung unbewußter psychischer Knoten vor den Tafeln einen bleibenden Einfluß auf psychosomatische Störungen hat. Verdauungsbeschwerden, Schlaflosigkeit, Sehstörungen, Schwerhörigkeit, Allergien, Migränen, chronische Entzündungen und viele andere Symptome verschwinden spurlos, wenn der unbewußte Stau einen Durchlaß gefunden hat und machen einer Ruhe Platz, die auch weiterhin die Lebensqualität entscheidend prägt ...

[25] Hilft anfangs dabei, die Spitze des dazwischengehaltenen Zeigefingers zu fixieren.
[26] Die Figur entspricht in etwa derjenigen, welche auch bei einer Grundübung am optischen Gerät von QUERTANT entsteht.

Wer sich auf den Weg der Betrachtung der Tafeln von CHARTRES begibt, begegnet sich selbst. Sie erinnern an das Zauberspiegeltor in MICHAEL ENDES »Unendlicher Geschichte«, das sich nur dem öffnete, der in der Lage war, seine eigene innerste Natur im Spiegelbild zu betrachten.«[27]

Wir wollen das Wort »betrachten« ersetzen durch das Wort »ertragen«. Denn was natürlich hochkommt bei dieser Übung, ist der »kränkende« Anteil unserer selbst, unser Schatten, das unserer Symptomatik »Ähnliche« – das *Homoion*.

So wird es nicht selten vorkommen, daß der Übende zu einem bestimmten Zeitpunkt, an dem diese tiefliegenden innerseelischen Strukturen berührt werden, in Tränen oder Wut ausbricht, bis dann irgendwann der andere Pol von Heiterkeit und Frieden folgen kann.

Daß bei einer täglichen Übung von ca. 30 Minuten das sogenannte dritte Auge, die Hypophyse – der Dirigent im Konzert unserer Hormone – angeregt wird, braucht kaum noch erwähnt zu werden. Ebenso scheint die wiederholte Meditation vor und mit den Tafeln das »zweite Gesicht« oder die Hellsichtigkeit zu stimulieren.

Wer die Tafeln in etwas größerem Maßstab nachbauen möchte, um seine Meditationsübungen auf dem Boden sitzend oder stehend in der freien Natur zu vollziehen, beachte die den Abmessungen der großen Pyramide entnommenen Zahlenverhältnisse, welche entsprechend zu verkleinern sind:

Oberes Rechteck:	Länge:	326,16 m
	Diagonale:	364,65 m
	Breite:	163,08 m
Quadrat:	Seite:	230,63 m
Diagonale:		326,16 m
Kreis:	Durchmesser:	260,23 m

[27] GEORGE PENNINGTON: *»Das Geheimnis der alten Kathedralen«, esotera 4/86.*

Eine um das tausend- bis zweitausendfache Verkleinerung hat sich als günstig erwiesen. So erhalten wir für das **obere Rechteck** folgende Abmessungen:
Länge: 32,61 cm
Diagonale: 36,46 cm
Breite: 16,30 cm

oder entsprechend die Hälfte hiervon, also 16,30 cm für die Länge usw. Die Abmessungen für die übrigen Figuren verhalten sich entsprechend. Die Spitze der linken oberen Ecke des Rechtecks sollte nach Norden ausgerichtet werden, sodaß die Figur in etwa nach Nord-Nord-Osten liegt.

Es empfiehlt sich, ein rechteckiges Feld um die Figur herum abzustecken. Die Begrenzungen ergeben sich aus der persönlichen Schrittlänge des Übenden – (2 Schritt in der Länge, ein Schritt in der Breite).

Das Feld ist durch vier Pflöcke (Bambusstöckchen), um die eine Kordel in der Farbe Violett gespannt ist, zu begrenzen.

Diese Anregungen mögen genügen, um dem Leser Einblick in die Möglichkeiten eines Trainings zur Einigung der Polaritäten über die Augen zu vermitteln.

Das Ziel der Bemühungen ist auch hierbei wieder die Homöostase – das »Gleichgewicht des einander Ähnlichen«.
Noch immer bewegen wir uns auf der Ebene homöopathischer Behandlung ohne Arznei. Es erscheint mir aber angebracht, dem was jetzt zu diesem Thema zu sagen ist, ein eigenes Kapitel zu widmen.

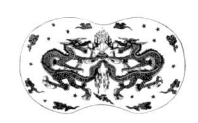

---

[28] Vergl. Raba: »Göttliche Homöopathie«, S. 232 ff., Andromeda-Verlag 2000.

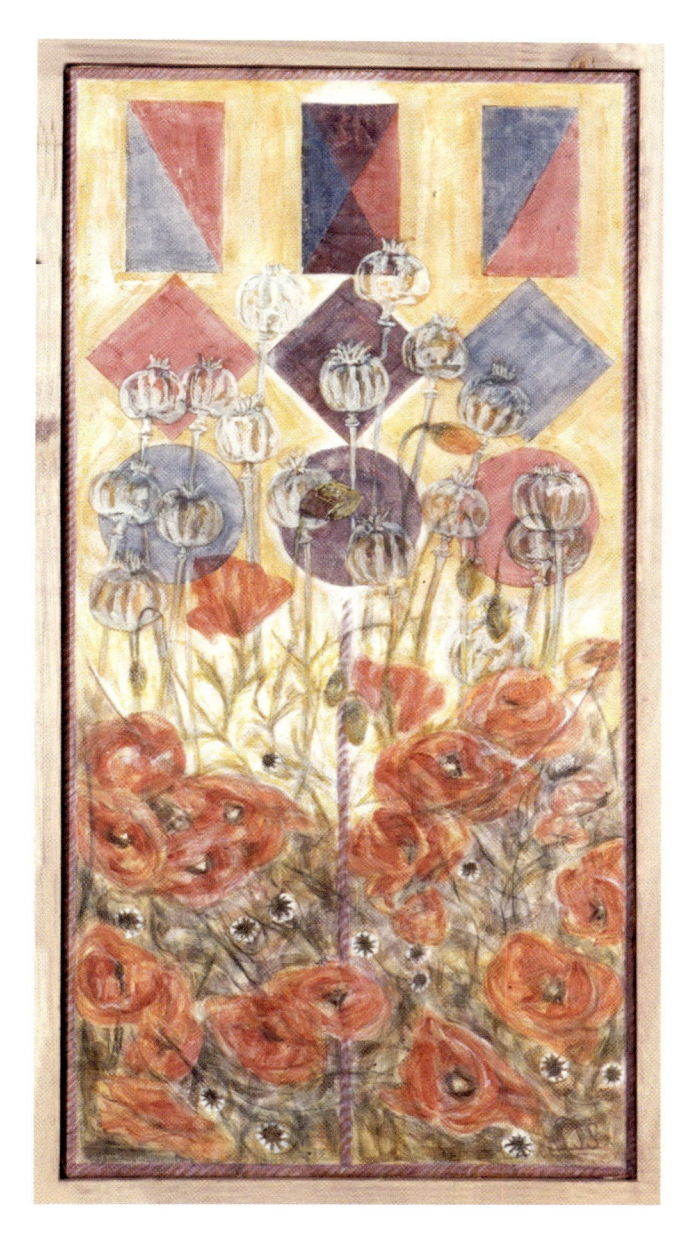

Gemälde des *Gartens der Einweihung* von SUSANNE SCHICK, Hofheim. Auffallend ist die intuitive Vergesellschaftung der Figur mit Mohnblumen, einem Symbol für die wiedererlangte All-Einigkeit.[28]

Es gibt kein Problem,
das nicht auch ein Geschenk für Dich in den Handen trüge.
Du suchst Probleme, weil Du ihre Geschenke brauchst.

RICHARD BACH
(*»Illusionen«*)

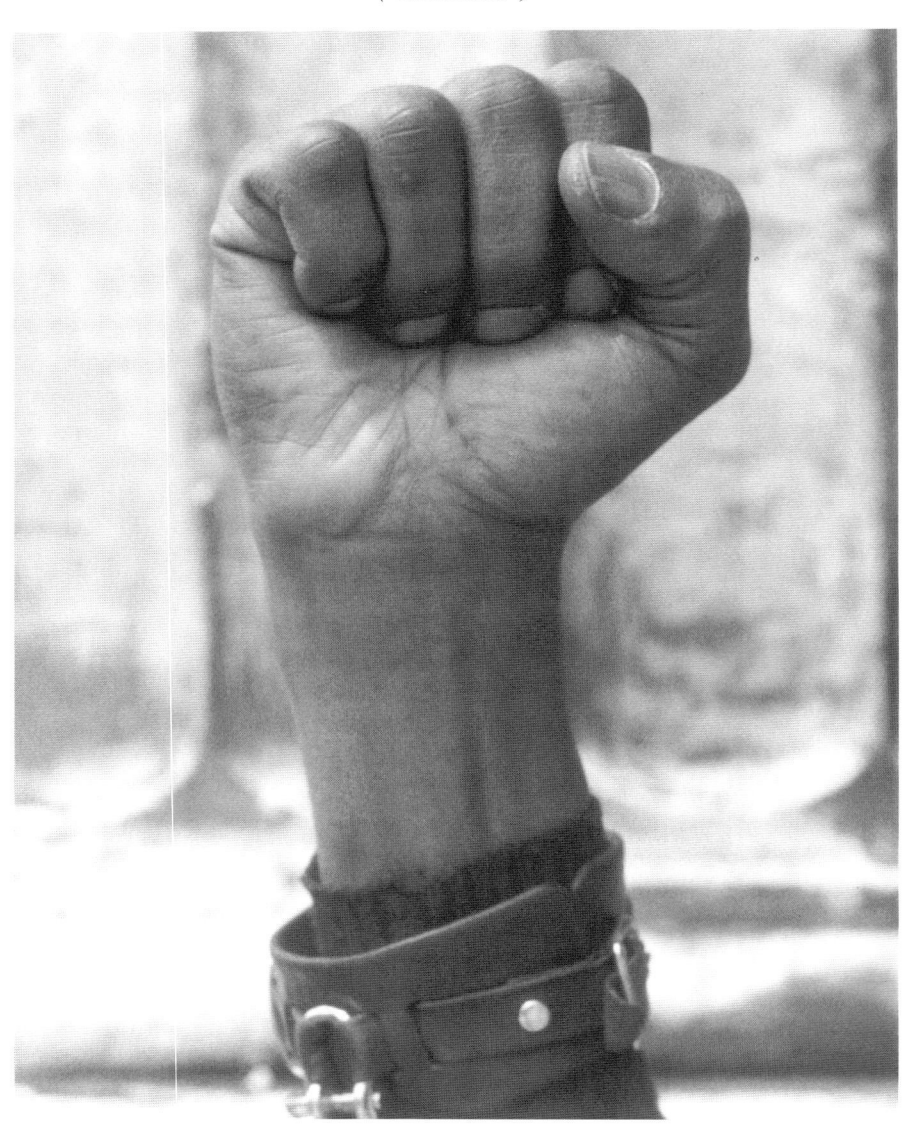

KAPITEL V

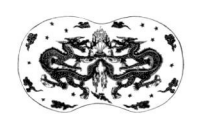

PSYCHO-HOMÖOPATHIE

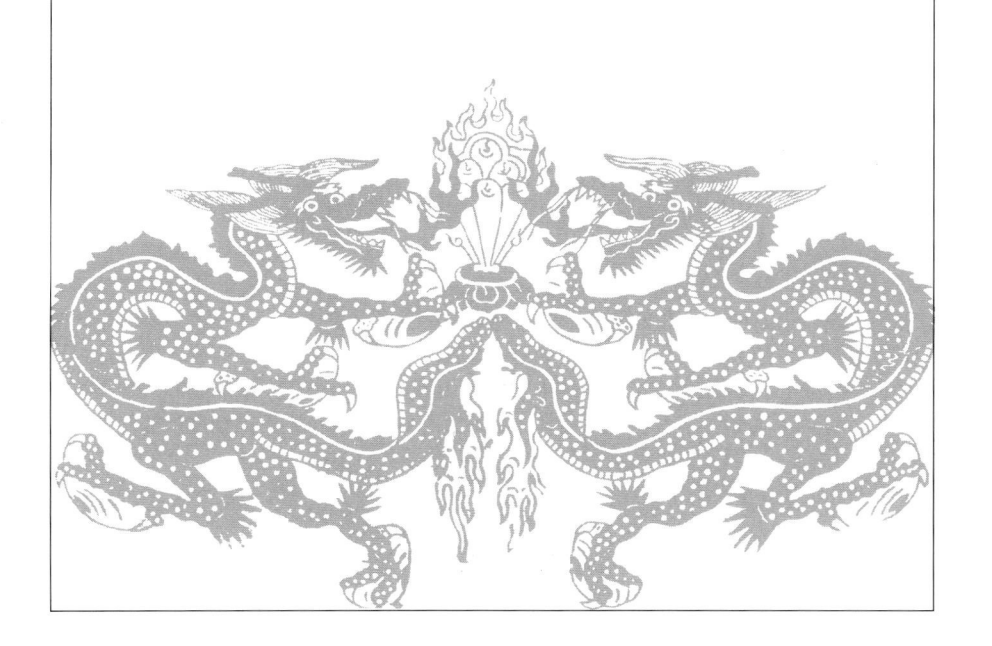

Das Gleichnis: Heilung durch eine »ähnliche Geschichte«

Seit Urzeiten verwenden Menschen Gleichnisse, wenn sie anderen helfen wollen, sich besser zu erkennen oder ihre Persönlichkeitsstruktur zu verändern. Religionsführer, Propheten und Schamanen gehören hierzu genauso wie die Erzähler von Märchen und Mythen sowie Philosophen und Psychotherapeuten. Sie alle wußten und wissen um die den Metaphern[1] innewohnende Kraft.

Warum ist das so und was geschieht hierbei?

Zum ersten Teil der Frage: Warum haben Gleichnisse Heilcharakter? Das beruht auf dem kosmischen Gesetz, daß ein Ähnliches dem Ähnlichen heilsam ist. Was hierbei zur Anwendung kommt, ist wieder einmal das Gesetz der Homöopathie, – nur eben auf psychischer Ebene. Gleichnisse geben keine direkte Antwort auf das Problem oder die Fragestellung eines Klienten bzw. Patienten. Sie hüllen das Problem ein in eine Geschichte von ähnlichem Inhalt und gleicher äußerer Gestalt.

Ein Gleichnis muß also der Problematik des Patienten möglichst ähnlich sein, wenn es eine Wirkung haben soll. Nur dann kommt es in Resonanz mit tiefen Schichten des Unbewußten, in denen das Problem wurzelt. Leicht einzusehen: Ein Glas, dessen Rand wir mit dem feuchten Finger bestreichen, gibt einen bestimmten Ton von sich. Sein Klang wird jedoch aus einer Fülle von weiteren Gläsern in seiner Umgebung nur dasjenige in Schwingung versetzen, also auch zum Erklingen bringen, dessen Grundschwingung möglichst ähnlich oder mit ihm identisch ist.

Homöopathie ist u. a. so wirksam, weil sie auf einem der sieben hermetischen Prinzipien (oder kosmischen Gesetzmäßigkeiten) beruht – dem Gesetz der Entsprechung. Es spielt dabei keine Rolle, ob wir mit homöopathi-

---

[1] Bildlicher Ausdruck, griech. *metamorpha* = »Übertragung« (ins Bildhafte), aus: *meta* = »nach ... hin« und *pherein* = »tragen«.

schen Tropfen behandeln, mit »homöopathischer Musik«, »homöopathischer Malerei« oder durch ein anderes Medium. Medizin kann jede geistige Botschaft sein, die Informationen in unbewußte Anteile der Seele pflanzt.

Nun zum zweiten Teil der Frage: Was geschieht bei der Anwendung von Gleichnissen?

Ein mit einem bestimmten Problem Beladener sucht Erlösung von eben diesem Problem. Er hat auf der rationalen Ebene schon alles Erdenkliche versucht, um eine Lösung herbeizuführen. Ohne jeden Erfolg.

Sein Unbewußtes sperrt sich gegen die Wünsche und Überlegungen (»Darüber-Legungen«) seines Verstandesdenkens, wobei es durchaus einen guten Zweck verfolgt. In vielen Fällen ist der gute Zweck solcher Blockaden, das Individuum vor schmerzlichen »Er-innerungen« und Gefühlen zu bewahren. Immer jedoch verstecken sich hinter diesen guten Absichten unbewußter Teile Denk- und Glaubensmuster, die das Ego schützen und somit seelisches Wachstum unterbinden. Vor nichts hat das Ego so sehr Angst, wie eben seine Ich-Schranken aufzuheben und mit dem Unendlichen zu verschmelzen.

Gleichnisse indes sind wie Samenkörner, die ins Unbewußte des Menschen einsinken und dort aufgrund ihrer, dem Problem ähnlichen Gestalt, mit diesem in Resonanz kommen. Sie sind wie ein Strom, der nach langer Dürre plötzlich ein Flußbett wieder füllt und mit einem Schwall frischen Wassers alte Bollwerke aus Zweigen, Ästen und Gestein wegschwemmt. Oder wie ein Schwungrad, das auf die gleiche Drehzahl des Problemkreises beschleunigt wird, um synchron in dieses »Problem-Zahnrad« einzugreifen und es dann in eine höhere Schwingung zu versetzen.

Was ich mit diesen letzten drei Sätzen getan habe, war, meinerseits Metaphern zu bilden für das, was Gleichnisse bewirken.

Warum funktioniert diese Methode so gut? Unser Unbewußtes denkt in Bildern. Es rationalisiert nicht wie unser Intellekt. Es visualisiert – so wie in unseren Träumen. Deshalb erreichen wir es auch am besten über den bildhaften Vergleich.

Ein Gleichnis ist also eine kurze Geschichte mit Symbolcharakter, die aufgrund ihrer Ähnlichkeit zur Konfliktsituation des Patienten geeignet ist, als homöopathischer Reiz im Unbewußten zu wirken und persönliche Veränderungen in Gang zu setzen.

Nicht zufällig sind übrigens die Schriftsymbole alter Sprachen allesamt *Ideogramme:*[2] die *Hieroglyphen*[3] der Ägypter, das *Sanskrit*[4] der Inder, das Chinesische, die *Runen*[5] der Germanen sowie die Bildsymbole der Azteken.

Auch in Mythen, Märchen und Fabeln stecken diese gleichnishaften, allgemeingültigen Urbilder mit Heilcharakter. Unsere Zeit ist auf weiten Strecken so heillos, weil wir keine Mythen mehr hervorbringen. Die sogenannte Fantasy- und Science-Fiction-Literatur ist nur ein schwacher Versuch, neue Mythen zu schaffen.

In jüngster Zeit ist jedoch eine Renaissance des Märchens zu beobachten. In der Antike war die Tragödie eine homöopathische Ausdrucksform, die den Keim zur *Katharsis*[6] durch Erzeugung von Furcht und Mitleid in sich trug.

Das ist im übrigen auch die – meist völlig versteckte – Botschaft hinter jedem Theaterstück und Film. Die gespielte Geschichte liefert in gleichnishaften Abläufen Spiegelungen menschlichen Verhaltens in bestimmten Situationen. Eine Problemstellung wird auf die eine oder andere Weise gelöst oder auch nicht. Der Betrachter der Szene wird dabei konfrontiert mit seinen eigenen Möglichkeiten zur Bewältigung ähnlicher Gegebenheiten.

Ist ihm die vorgeführte Situation vertraut, so befindet er sich in einer Metaposition – auf einer höhergelegenen Warte. Er bleibt leidenschaftsloser Beobachter. Kann er das Geschehen nicht meistern, wird er emotional involviert. Es wird sich in ihm etwas bewegen.

---

[2] Griech. *idea* = »Aussehen, Erscheinung, Gestalt« und *graphein* = »schreiben«.
[3] Griech. *hieros* = »heilig« und *glyphein* = »einritzen, einmeißeln«.
[4] altind. *samskrta* = »zusammengeordnet, vollendet«.
[5] altnord. *run* = »Zauberzeichen, Geheimnis, Erforschung der göttlichen Bestimmung, des Schicksals«.
[6] griech. *katharos* = »sauber, rein«.

DAS GLEICHNIS

Warum sind bestimmte TV-Familien-Serien so erfolgreich? Was erklärt die ungeheure Popularität einer Serie wie beispielsweise der amerikanischen BILL-COSBY-Show? Sehr einfach: Hier werden Alltagssituationen innerhalb einer Familie gut beobachtet und dann in gleichnishaft ähnlicher, meist ironisch karikierender Weise dargestellt. Der vor dem Schirm sitzende Betrachter erkennt ein Stück von sich selbst, kann sich darüber erheitern und nimmt Ähnliches in seinem eigenen Leben beim nächsten Mal nicht mehr so ernst.

Man kann sich ein Grundrepertoire therapeutischer Metaphern zulegen, um damit wirkungsvoll zu arbeiten. Besser ist es in jedem Fall, zuerst das Problem des Patienten kennenzulernen, um ihm dann eine für ihn maßgeschneiderte homöopathische Metapher zu servieren. LESLIE CAMERON-BANDLER gibt in ihrem Buch »Wieder zusammenfinden, NLP – Neue Wege der Paartherapie«,[7] eine Anweisung ihres Mannes RICHARD BANDLER, zum Aufbau solcher Gleichnisse wieder.

Die Aufgabe besteht im wesentlichen darin, eine Geschichte zu erfinden, die eine wirkungsvolle Spiegelung des Problems oder der Situation darstellt, die der Klient mit in die Praxis bringt. Die erfundene Geschichte muß nun möglichst unter Umgehung des Wachbewußtseins an das Unbewußte herangebracht werden. Sie wird um so wirkungsvoller sein, je mehr sie ihrer Struktur nach dem Problem des Klienten entspricht. Sie enthält dann eine oder mehrere Lösungen, die dem Unbewußten neue Wahlmöglichkeiten erschließen oder völlig neue Einsichten liefern. Das Unbewußte benutzt den seinem Problem ähnlichen Inhalt als Stimulans zur persönlichen Veränderung.

Ein Beispiel aus der eigenen Praxis: Eine Patientin, die aus falsch verstandener Liebe zu ihrem Sohn diesem jeden »Stein aus dem Weg räumte« und ihm jeden nur erdenklichen »Gefallen« tat, beklagte sich bitter über die Schwierigkeiten, die sie mit eben diesem – ihrem einzigen Kind – habe, und daß dieses zu sehr »ins Kraut schieße«. Ich fragte sie, ob ihr daran gelegen sei, den Sohn dergestalt zu sich zu bringen, daß er künftig selbst, wie

---

[7] Junfermann-Verlag, Paderborn, S. 134.

auch andere, die »wohlschmeckenden Früchte seiner selbst bewältigten Probleme ernten« könne. Die Frau bestätigte, das sei genau das, was sie wolle. Daraufhin machte ich beiläufig eine Trance-Induktion und ließ unter anderem folgendes Gleichnis in meine Suggestion einfließen:

Um über das Verhältnis von Düngung und Frucht näheren Aufschluß zu bekommen, hatte eine Gruppe von Agrarforschern in der Wüste Versuche mit Tomatenpflanzen gemacht. Man teilte die Pflanzen in zwei Gruppen und brachte die einen auf sandigen Grund, düngte sie reichlich und versorgte sie ausreichend mit gutem Wasser. Die anderen pflanzte man auf steinigen Grund und gab ihnen nur Brackwasser.

Die ersteren „schossen unmäßig ins Kraut« (ich verwendete hier den Ausdruck, den die Frau selbst gebraucht hatte), produzierten große Früchte, die zwar schön aussahen, sich aber als wässrig und geschmacklos erwiesen, wohingegen die zweiten merk-würdigerweise (ich betonte das »merk« ein klein wenig anders, um ihm zusätzlich noch die Botschaft: Merk dir das! mit auf den Weg zu geben) von kleinem, aber schönem Wuchs waren und Früchte von überragendem Wohlgeschmack produzierten, weil ihnen niemand »einen Stein aus dem Weg räumte« (ich gebrauchte hier wiederum die Worte, die die Frau selbst verwendet hatte).

Solche Arbeit erfordert natürlich ein hohes Maß an Aufmerksamkeit, Erinnerungsvermögen und Spontaneität. Wir müssen Rapport herstellen mit unserem Patienten, müssen darauf achten, ob er mehr ein Bilder-, ein Gehörs- oder Gefühlsmensch ist, um uns dann mit seinen Mustern – wiederum homöopathisch – gleichzuschalten.

Drei Menschen werden ihr Problem auf dreierlei Weise schildern:

Visuell: »Wenn ich so zurück*blicke* und mir *anschaue,* was ich da gemacht habe, dann *sehe* ich nur Scherben.«
Auditiv: »Wenn ich so in mich hinein*höre,* was ich im Umgang mit meinem Mann alles *gesagt* habe, dann *klingt* das nicht wohl in meinem Ohr.«
Auf Muskeln und Tastsinn bezogen: »Ich bemerke, daß ich mein Leben in letzter Zeit überhaupt nicht mehr im *Griff* habe. Es *fühlt* sich alles recht *eckig* und *kantig* an.«

Je mehr sich der Therapeut diesen Eigenarten seines Patienten anpaßt – auch in der Gestik –, um so mehr wird sich dieser gut aufgehoben fühlen und unbewußt Vertrauen entwickeln. Darauf aufbauend kann man dann maßgeschneiderte Gleichnisse einfließen lassen.

Während der Arbeit mit besagter Frau fiel mir ein, daß ich in RESHAD FEILDs Buch *»Ich ging den Weg des Derwisch«*[8] sinngemäß gelesen hatte: Wenn die Rose wüßte, zu wieviel schönerer Blüte sie gelangt, so sie geschnitten wird – sie würde die Schere des Gärtners herbeisehnen.

Dies war in Kurzform ein weiteres »Ähnliches« für die Situation, in der die Frau sich mit ihrem Sohn befand und ich gab ihr diesen Gedanken zusätzlich mit auf den Weg. Die beiden Gleichnisse, tief in ihr Unterbewußtsein versenkt, genügten, das Verhalten gegenüber ihrem Sohn zu ändern.

Ich erinnere mich an das kürzeste Gleichnis, das ich jemals formuliert und an eine junge magersüchtige Patientin weitergegeben habe. Wie meistens in solchen Fällen, bestand ihr Problem darin, daß sie sich aus Angst nicht von ihrem Elternhaus lösen wollte. Es war zwei Tage vor Ostern. Sie hatte gerade unter furchtbaren Ängsten einen Brief zum Briefkasten gebracht, in dem sie sich um eine annoncierte Wohnung bewarb. Meine letzten Worte an sie bei diesem Gespräch waren: »Ich wünsche Ihnen ein frohes Osterfest, und denken Sie daran: Ganz gleich, ob Sie sich daran er-innern oder nicht, Sie ver-innerlichen jetzt: Ostern bedeutet: Er-Lösung!«

Dem Interessierten liefert DAVID GORDONS Buch: *»Therapeutische Metaphern«*[9] gute Hinweise auf die bewußte Gestaltung von Gleichnissen.

»Neurolinguistisches Programmieren«

Des großen Homöopathie-Genies ADOLF VOEGELIS herrliches Bonmot: *»Das Unterbewußtsein hat auch noch niemand gesehen, – weiß kein Knochen,*

---
[8] Fischer TB-Verlag, Frankfurt a. M. 1981, Nr. 3387.
[9] Junfermann-Verlag, Paderborn.

was das ist«, das er vor Jahren in einem seiner Seminare mit dem ihm eigenen trockenen Humor in herrlichstem Schwyzerdütsch vorbrachte, läßt sich natürlich bei näherer Betrachtung nicht aufrechterhalten.
Wir haben recht gute Einblicke in die Arbeitsweise des Unterbewußtseins. Es ist weder gut noch böse. Es arbeitet wie ein Computer. Es speichert Informationen, vorwiegend in Form von Metaprogrammen und Glaubensmustern, gemäß dem Satz: »Nach eurem Glauben wird euch geschehen.«

Ein Mensch kann mit »vernünftigen Vorstellungen« und »gutmeinendem Zureden« (§ 224, *»Organon der Heilkunst«*) über den wachen Anteil seines Bewußtseins nicht erreicht werden. Jede Umprogrammierung von Bewußtseinsanteilen muß mit deren Einverständnis erfolgen, d.h. nur eine verbale gleichnishafte – also »homöopathische« – Intervention wird hier Erfolg haben oder Veränderungen induzieren.

Solche Interventionsmuster haben in jüngerer Zeit die beiden Amerikaner JOHN GRINDER und der schon erwähnte RICHARD BANDLER erarbeitet. Sie untersuchten, was große Therapeuten wie MILTON H. ERICKSON, die Familientherapeutin VIRGINIA SATIR und den Gestalttherapeuten FRITZ PERLS auszeichnete und über andere hinaushob, was ihre Vorgehensweisen und Erfolgsquoten betraf. Indem sie deren Muster nachmodellierten, kamen sie zu jener Methode, die – inzwischen auch in Deutschland unter dem Begriff NLP – Neurolinguistisches Programmieren – Einzug gehalten hat.

Diese Methode ist lehrbar, leicht nachvollziehbar und für jedermann, der entsprechende Kurse besucht, mit Gewinn in der zwischenmenschlichen Kommunikation anwendbar. Der zungenbrecherische Ausdruck trifft das Wesentliche übrigens nicht genau. Gemeint ist ursprünglich, daß mittels bestimmter sprachlicher Muster – also *via lingua* und auf dem Weg über die *Neuronen* (Nerven), Umprogrammierungen bestehender Bewußtseinsinhalte erzielt werden können.[10]

---

[10] Eine gute Adresse zum Erlernen der vielfachen Möglichkeiten, die sich durch eine Beherrschung des NLP eröffnen: Thies Stahl Seminare, Drosselweg 1, 25451 Quickborn, Telefon (0 41 06) 8 23 81, Fax (0 41 06) 8 23 83, Internet: www.thiesstahl.de.

NLP ist eine der effektivsten, mir bekannten psychotherapeutischen Methoden, weil sie den Patienten in keiner Weise mit dem Gedankengut, den Wertungen und Projektionen des Therapeuten überprägt. Jeder ist sein eigener Hypnotiseur, Ratsuchender und Ratgeber in einer Person. Der Therapeut lenkt und beschleunigt lediglich den Prozeß, indem er den Leidenden simileartig mit seinen ihn »kränkenden« Situationen konfrontiert und ihn aus dem unendlichen Reservoir seiner ureigensten Schöpferkraft neue Ausdrucksmöglichkeiten finden läßt, um eingefressene Verhaltensmuster zu verändern. Das alles geht mit großem Respekt vor der Persönlichkeit des Patienten vor sich.[11]

Da der heutige Homöopathie-Interessierte mehr denn je mit den psychischen Schwierigkeiten seiner Mitmenschen konfrontiert wird, möchte ich ihm anraten, sich in dieser Richtung entsprechend weiterzubilden.[12] Das führt uns zu
FRITZ PERLS, FRANK FARELLI und MILTON H. ERICKSON – drei Genies im Umgang mit Wörtern und der

»Verschreibung des Symptoms«

Da ist zunächst einmal die von FRITZ PERLS geschaffene Gestalttherapie, die vor allem deshalb verblüffende Ergebnisse zeigt, weil der Leidende, auf sich selbst geworfen, sein eigenes psychisches Material ausagiert, wodurch homöopathische Rückkopplungseffekte entstehen. Besonders schön läßt sich Gestalttherapie in der Arbeit mit Träumen anwenden, wie wir gleich noch sehen werden.

---

[11] Innerhalb einzelner Fallgeschichten wird andeutungsweise auch mit NLP-Interventionen gearbeitet. Vergl. hierzu z.B. **Er hat Schiss** in der Sektion *Magen/Darm* oder **Sie hat ihre Selbständigkeit verloren,** in der Sektion *Extremitäten*.
[12] Gute Bücher zum Einstieg in dieses Gebiet sind z.B.: MILTON H. ERICKSON: »*Meine Stimme begleitet sie überall hin*«, ein Lehrseminar, Verlag Klett-Cotta, Stuttgart 1985; ANTHONY ROBBINS: »*Energie im Überfluß*«, Heyne TB, 1991, ein NLP-Handbuch für jedermann: RICHARD BANDLER und JOHN GRINDER: »*Neue Wege der Kurzzeit-Therapie*«, Junfermann Verlag, Paderborn, 1984; FREDERICK S. PERLS: »*Gestalttherapie in Aktion*«, Klett-Cotta, Stuttgart, 1979; LESLI CAMERON-BANDLER: »*Wieder zusammenfinden. NLP – Neue Wege der Paartherapie*«, Junfermann-Verlag, Paderborn, 1985, um nur einige wenige zu nennen.

Sodann können wir jeder Art von »Rapport-Herstellung« mit unserem Gegenüber bereits homöopathischen Charakter beimessen. Wenn wir uns also in Sprachmustern und Gebaren unserem Patienten angleichen, trägt das den Keim zu seiner persönlichen Veränderung schon in sich. Ein Beispiel hierfür ist die folgende psycho-homöopathische Kurz-Intervention, die JOHN GRINDER in *»Neue Wege der Kurzzeit-Therapie«* zum besten gibt:

In einer Anstalt gab es eine Frau, die ständig behauptete, sie sei die Geliebte von Jesus. Sie nervte damit die gesamte Belegschaft des Hauses. Als diese Patientin wieder einmal in den Raum posaunte: »Ich bin die Geliebte von Jesus«, sah eine junge Sozialarbeiterin sie kurz über die Schulter an und erwiderte: »Ich weiß – er spricht von Dir!« Eine Stunde später kam die etwas betroffen wirkende Frau zurück und meinte: »Hör' mal zu, ich möchte nichts mehr von diesem ganzen Jesuskram wissen.«

Oder der Bluttrinker: GRINDER stieg sofort auf seine Realität ein: »Oh ja, mach mir bitte auch eine Tasse warm!« Hierauf erfolgte eine erste Annäherung des Patienten. Er begann Vertrauen zu entwickeln und konnte als nächstes dazu motiviert werden, herauszufinden, welche Halluzinationen sozial akzeptiert sind und welche nicht.

Im NLP nennt man ein derartiges Vorgehen *spiegeln* oder englisch *pacing*. Wenn der andere dann allmählich eine gewisse Bereitschaft erkennen läßt, neuen Anregungen Folge zu leisten, kann man dazu übergehen, zu *führen* (engl. *leading*). *Pacing* und *leading* spielt sich als ein Grundmuster menschlicher Interaktionen innerhalb vieler Begegnungen ab.

Kürzlich begegnete mir, anläßlich eines Klassentreffens, ein Kamerad aus meiner Schulzeit, ein sehr expressiver Typ, der dieses Spiel umgekehrt spielte und ein Ähnliches bei seinem Gegenüber induzierte, indem er seine Reden mit entsprechenden Gesten und einer Physiognomik begleitete, welche die von ihm gewünschte Reaktion des Zuhörers schon vorwegnahm. Völlig unbewußt bedient er sich dabei einer Strategie, die ihm in seinem Beruf als Rechtsanwalt natürlich enorm zustatten kommt.

Der Amerikaner FRANK FARELLI spiegelt in seiner »Provokativen Therapie« dem Klienten die eigene Problematik in derart übersteigerter Form wider, daß der unvoreingenommene Beobachter sich fragt, warum ihm dieser nicht geradewegs ins Gesicht springt.

Beispielsweise wurde er bei einer Patientin mit Spinnenphobie fast selbst zur Spinne und tat auf eine unglaublich herausfordernde Art alles, um zum Homoion für die Frau zu werden: Er begann plötzlich damit, imaginäre Spinnen im Raum zu fangen, sie in seinen Händen zu zerdrücken und die – »geistartig gemachte« – Arznei an ihrem Gewand abzustreifen, während er gleichzeitig in geradezu schauerlicher Weise über den Film *Arachnophobia*[13] berichtete.

Merkwürdigerweise fühlen sich seine Klienten nach solch einer »Simile-Behandlung« bedeutend wohler und verlassen ihn um ein gut Stück befreiter. MILTON ERICKSON, das Psychotherapie-Genie aus den USA, wird heute nach allen Regeln der Kunst analysiert, um die erstaunlichen Heilerfolge, die er bei den oft hartnäckigsten Krankheiten und Verhaltensstörungen erzielte, verständlich werden zu lassen. Dabei ist es aus unserer Sicht oft sehr einfach zu erkennen, warum er erfolgreich war: Seine Heilungen beruhten darauf, daß sein Behandlungsansatz ein homöopathischer oder isopathischer war.

Einem Studienkollegen, der sich aus Verlegenheit beim Umgang mit anderen Menschen ständig im wahrsten Sinn des Wortes in die Hosen machte, verschrieb er, alte Hosen anzuziehen und sich mit zwei Litern guter Limonade und Salzpillen in seinen Garten zu begeben, um dort Löwenzahn zu jäten. Jedesmal, wenn er das Gefühl hätte, urinieren zu müssen, solle er es einfach durch die Hosen bewußt auf den Boden laufen lassen. »Und du sitzt da und pinkelst, und da bleibst du den ganzen Tag«, sagte er zu ihm. Das funktionierte. »Nach diesem einen äußerst peinlichen Erlebnis machte er sich nie wieder die Hosen naß. Er hatte genug davon. Er hatte gelernt zu *leben*, auch wenn er nasse Hosen hatte und dabei mit Fremden redete. Also begriff er, daß er *leben* konnte.«

Big Louise, eine Rausschmeißerin in illegalen Kneipen von Providence auf Rhode Island, nur aus Muskeln und Knochen bestehend, die bereits meh-

---

[13] »Spinnenangst« von griech.: *arachne* = »Spinne« und *phobos* = »Furcht«.

rere Polizisten krankenhausreif geschlagen hatte und deshalb in eine Anstalt eingeliefert worden war, behandelte er mit einer einzigen Gabe des ihr Ähnlichen: Er bestellte 15 Schwesterschülerinnen, die auf ein Signal hin das Zimmer, in dem sich ERICKSON mit Big Louise befand, nach allen Regeln der Kunst »auseinandernahmen«, wie es so schön heißt. Louise sprang auf und bat die Mädchen flehentlich, »doch damit aufzuhören, denn sie konnte ihr *eigenes* Verhalten nicht mitansehen. Von da ab hat Louise keinen Schaden mehr angerichtet.«[14]

ERICKSON entwöhnte eine 16-jährige Daumenlutscherin von dieser Angewohnheit, indem er ihr unter anderem auftrug, jeden Abend 20 Minuten lang daumenlutschend ihren Vater zu ärgern. Er verschrieb ihr das Symptom in modifizierter Weise und bewirkte dadurch eine Veränderung. Es wurde dem Mädchen schnell langweilig.
Darüber hinaus arbeitete ERICKSON oft mit dem Polaritätsprinzip. Verstärke den unerwünschten Pol, und du ziehst automatisch den anderen herbei. Eine homöopathische Vorgehensweise: Sie ist provokativ, sie »ruft den anderen Pol« hervor, wie ein homöopathischer Heilstoff in Globuli-Form.

Einen Sprachgehemmten beispielsweise provozierte er mit vielen kurzen Fragen, ließ ihm aber keinen Raum zu einer Antwort. Jedesmal, wenn der Patient sich gerade mühsam zu einer Antwort durchringen wollte, kam ERICKSONS nächste Frage. Auf diese Weise wurde seine anfängliche Hemmung zu sprechen verwandelt in den Wunsch sich zu »äußern«, bis er es nicht mehr aushielt und ERICKSON unterbrach mit den Worten: »Halten Sie bitte mal den Mund, die Antwort lautet ...«.

Eine eigene Erfahrung: Mein seinerzeit 13jähriger Sohn durchlief gerade eine Phase großer Unordentlichkeit, über die sich vor allem meine Frau aufregte. Sein Zimmer war ein einziges Tohuwabohu von Spielsachen, Schulheften, Kleidern und anderen Utensilien, so daß er oft selbst nicht mehr fand, was er suchte, und da er diese Seite bei sich nicht ertragen konnte, projizierte er sie nach außen mit einem: »Mama, wo is'n?« Meine Frau zerrieb sich mit Aufräumungsarbeiten. Der Sohn aber hatte nichts anderes im Sinn, als den anderen Pol so schnell wie möglich wiederherzustellen.

[14] Beide Zitate aus: *»Meine Stimme begleitet Sie überall hin«*, Verlag Klett-Cotta, Stuttgart.

Ich nahm daraufhin meine Frau beiseite und motivierte sie, die Sache in der nächsten Zeit mir zu überlassen und dem Jungen gegenüber Gleich-gültigkeit an den Tag zu legen. Gleich-gültig ist ein schönes Wort, in dem versteckt ist, daß uns jeder Pol gleichermaßen gültig ist, daß wir bereit sind, jede Erscheinungsform der Welt als gleich gut zu akzeptieren.

Nachdem der mütterliche Druck ausgeschaltet war, konfrontierte ich den Sohn mit »seinem eigenen Mist« *(Isopathie)*. Ich ließ hin und wieder in Gesprächen unauffällig einfließen, daß *jeder* Junge in seinem Alter ein Recht habe, seine Unordnung auszuleben, und daß dieses Zimmer so, wie es war, gut zu ihm passe. Die Mutter habe das jetzt eingesehen und er solle nur ja nichts daran *ändern*.
Hierdurch passierten verschiedene Dinge. Erstens wollte mein Sohn nicht *jeder* sein. Zweitens provozierte die Bestätigung und Verstärkung des Pols der Unordnung sofort den Pol der Ordnungsliebe, und drittens hatte ich in meinen Sätzen versteckt Worte mit Botschaftscharakter eingebaut, wie z.B. die Information *ändern,* die in einem unmerklich andern Tonfall gesprochen wurden.

Er war etwas verdutzt, und bereits am nächsten Tag holte er sich heimlich den Staubsauger und war für zwei Stunden in seinem Zimmer verschwunden. Als er wieder zum Vorschein kam und ich beiläufig sein Zimmer betrat, gab ich meinem Entsetzen über die plötzliche Veränderung gebührend Ausdruck, was ihn mit unsäglicher Freude erfüllte. Er meinte beschwichtigend, er habe ja noch ein klein wenig Unordnung gelassen und deutete auf den Boden. In der Tat hatte er in einer Ecke des Zimmers – gleich dem kleinen schwarzen Yang-Pol im großen weißen Yin-Symbol – einen Kreis aus lose ineinandergeschütteten Bausteinen gebildet, was ihn sehr zu beruhigen schien. Wir mußten beide herzlich lachen.

Ich habe ihn mit dem gleichen Konzept der »Symptom-Verordnung« noch ein paarmal »drangekriegt«. Ich verbot ihm, sich zu waschen, und verschrieb ihm »Zwangsfernsehen« bis nachts um 1 Uhr, wobei von einem ins andere Programm übergewechselt werden mußte. Nach drei Tagen Waschverbot machte er sich – wiederum heimlich – ein großes Bad mit besonders viel Schaum und parfümierte sich nach Beendigung desselben ausgiebig. In der Wahl seiner Fernsehprogramme ist er inzwischen bedeutend kritischer geworden, und er hat seinen Konsum an fremdem Bildmaterial stark eingeschränkt. Dafür begann er umso ausgiebiger, seine eigenen bildhaften Visionen zu Papier und sogar auf Leinwände zu bringen.

Es ist eine merkwürdige Tatsache, daß das Unterbewußtsein Verneinungen nicht mithört, sondern dem eigentlichen Reizwort mehr Gewicht verleiht. Sagen wir zu jemandem: »Denken Sie nicht ans Geld!«, so denkt natürlich jeder erst einmal daran, wobei sich der eine Scheine, ein anderer Wertpapiere und der nächste vielleicht seine Bankschulden vorstellt. Erst danach findet eine psychische Manipulation statt, die diese Vorstellung auszulöschen versucht.
Diese Erkenntnis gibt uns im übrigen Gelegenheit, unsere Worte zu filtern, bevor wir sie äußern, um so möglichst sanft auf unser Gegenüber einzuwirken.

Wenn wir unserer Besorgnis Ausdruck verleihen, indem wir einem Kleinkind, das mit einem Glas Limonade auf einer steilen Treppe steht, zurufen: »Gib acht, daß du nicht fällst« oder noch schlimmer: »Gib acht, – du fällst!«, dann wird zumindest ein Moment der Unsicherheit im Gesicht des Kindes erkennbar sein. Wenn uns aber bewußt wird, daß wir im Begriffe stehen, unsere eigene Besorgnis auf dieses Kind zu projizieren, und – uns selbst korrigierend – sagen: »Geh vorsichtig und langsam!« dann bringen wir eine ganz andere Botschaft an das Unbewußte des Kindes heran.

Die isopathische Konfrontation mit dem eigenen Schatten findet übrigens ständig – meist ohne daß es den Beteiligten überhaupt auffällt – innerhalb einzelner Familien statt. Oft übernimmt dabei ein Familienmitglied nicht gelebte Schattenanteile eines anderen, sodaß die Ökologie innerhalb der Familie immer bestmöglich gewahrt bleibt. Zur Illustration hier eine weitere Geschichte:

In meinem näheren Bekanntenkreis gibt es eine Familie, welche mit der Schwiegermutter der jungen Frau im gleichen – allerdings sehr weiträumigen – Haus wohnt.

Die alte Dame war es ein Leben lang gewohnt gewesen, von Dienstboten umgeben und umsorgt zu sein. Nun machte sie unbewußt ihre Schwiegertochter zum Dienstmädchen, indem sie die Wäsche, verschmutztes Geschirr und anderes, einfach hinter sich liegen ließ. Die junge Frau, in dem Glauben christlichen Dienens am Nächsten erzogen, putzte und räumte ständig hinter der Schwiegermutter her und wurde dabei fast von jener erdrückt, d.h. sie ließ zu, was sie als Druck oder »Sachzwang« empfand, wobei es ihr immer häufiger passierte, daß sie mitten in der Nacht mit einem Alb auf der Brust erwachte und »schier keine Luft mehr bekam«.

Sie verlor schließlich jegliche Lust am Leben und als notwendige Konsequenz fünf Kinder zwischen dem 3. und 7. Schwangerschaftsmonat. Beim jüngsten Abortus wäre sie fast selbst mit verstorben. Dieses Erlebnis sowie entsprechende homöopathische Medikation und die daraus resultierenden Erkenntnisprozesse brachten sie schließlich an den Punkt der Ent-scheidung für ihr eigenes Leben. Sie bot der Schwiegermutter die Stirn und konfrontierte sie mit ihren ungelösten Problemen, die sie ihr von nun an nicht mehr aus dem Weg räumte. Und – man sollte es kaum glauben, – die damals 80-jährige lernte noch dazu und erreichte einigermaßen wohlbehalten ein Alter von 90 Jahren.

Bei besonders eindrucksvollen Spiegelungen ihres Unvermögens lief sie hin und wieder immer noch davon, aber insgesamt gesehen, war aus einer Stagnation eine für beide Teile äußerst fruchtbare Lernsituation geworden, von dem Augenblick an, wo jeder gezwungen war, Verantwortung für sich und nur für sich zu übernehmen.

Bisweilen fielen zwar Ausdrücke wie »Boden-los!« oder »Un-erhört!«, wodurch die alte Dame unbewußt zum Ausdruck brachte, daß in dem Maß wie sie auf sich selbst gestellt wurde, ihr der gewohnte Boden unter den Füßen weggezogen war oder sie nicht mehr von ihrem Gegenüber »erhört« wurde.

»Ich gebe meine Selbständigkeit nicht auf«, hatte die Schwiegermutter immer wieder leichtfertig gesagt, worauf die junge Frau ihr antwortete: »Dann steh' auch selbst! Mach' keine Einladungen und Kaffeekränzchen und überlaß mir die Sorge für Dein Essen und das Geschirr, das danach stehen bleibt!« Die daraufhin erfolgende »Ent-rüstung« führte nach einiger Zeit tatsächlich dazu, daß Rüstungen auf beiden Seiten abgelegt wurden.

Das ist der schwerere Teil der Liebe: Bisweilen dem Nächsten im Interesse seiner Selbstfindung etwas nicht abzunehmen, sondern es ihn selbst tun zu lassen, auch wenn er es vielleicht nicht ganz vollkommen ausführen kann oder – wie in unserem Beispiel – 80 Jahre alt ist.

Es muß also nicht immer gleich auseinandergelaufen werden, um Problemen auszuweichen. Zwei diametral verschiedene Persönlichkeiten können auch das allen Menschen Gemeinsame hinter ihrer äußeren und inneren Diskrepanz zu entdecken suchen und jenseits von Wertungen sich gegenseitig als Spiegel benutzen, um liebevoll annehmen zu lernen, was ihnen selbst fehlt.

Diese isopathische Begegnung mit dem eigenen Schatten wird übrigens mehr oder weniger stark auch bei allen Formen von Eigenbluttherapie erreicht. Wird hierbei das Blut der Vene entnommen und im Direktverfahren dem eigenen Gewebe durch eine Einspritzung wieder zugeführt, spielt sich das natürlich nur auf der Körperebene ab. Energetisiert man jedoch das Blut durch dynamische oder spagyrische Potenzierungsverfahren und erreicht dadurch feinstofflichere Ebenen, so erfolgt eine Begegnung mit tieferliegenden Schichten des Bewußtseins und konfrontiert uns mit dem eigenen »Seelenmist«.

Das kann sich unter anderem in einer gesteigerten Tätigkeit des allnächtlich stattfindenden Traumlebens äußern, einer besonders eindringlichen Form psychohomöopathischer Selbstregulation.

FRITSCHE spricht in seiner *»Erhöhung der Schlange«* vom Traum als einem »selbstbereiteten Simile der Psyche« und sicher können wir die Bewußtmachung der Traumbotschaften durch gestalttherapeutische Arbeit als die *via regia* der Psychotherapie ansehen.

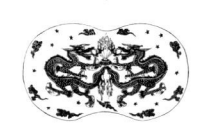

Der Mensch besteht aus zwei Teilen:
einer wacht in der Dunkelheit,
und der andere schläft im Licht.

KAHLIL GIBRAN

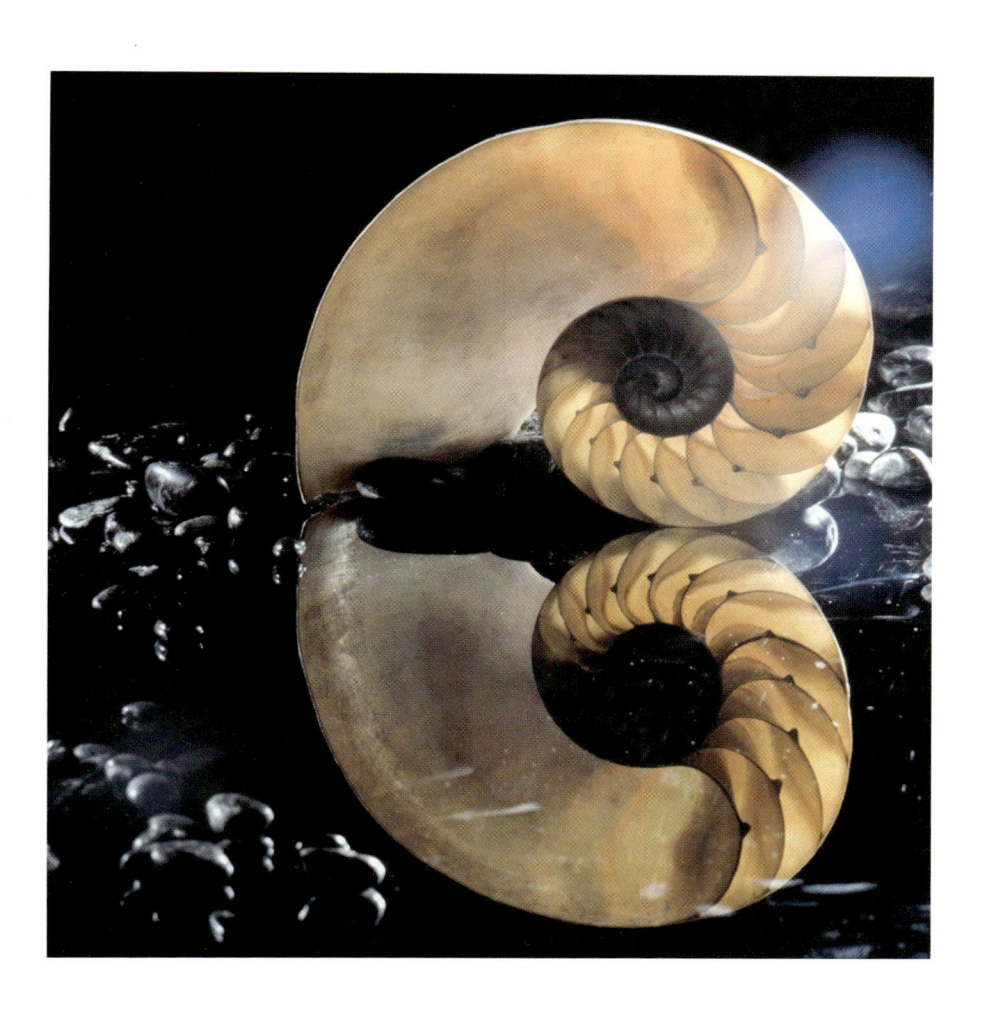

Träume:
Psycho-Homöopathie der Seele

Der Sinn des Traums kommt aus der Zukunft

Auch unser Traumleben folgt homöopathischen Gesetzmäßigkeiten: Träume sind heilende Gleichnisse, inszeniert von einer höher gearteten Absicht der Seele, mit der Zielvorstellung, abgelehnte Anteile der Wirklichkeit aus ihrem Schattendasein herauszuholen, zu integrieren und uns dadurch schneller zum wahren Kern unseres Wesens zu bringen.

Träume verlaufen scheinbar akausal, – aber eben nur scheinbar. Gemessen an naturwissenschaftlichem Denken hat Kausalität immer eine Ursache, die in der Vergangenheit liegt. Das was sich in der Vergangenheit abspielte, hat bestimmte Auswirkungen auf unser Sein im Hier und Jetzt. Mit diesem Denkansatz ist dem Sinn der Träume nicht beizukommen, d.h. wenn wir es tun, erscheinen sie uns unsinnig.

Unterstellen wir aber, daß es – dem Gesetz der Polarität folgend – auch eine Ursache geben muß, die aus der Zukunft zurück wirkt auf unseren jetzigen Bewußtseinszustand, und die einem bestimmten Zweck folgt, nämlich uns zu uns selbst zu bringen, dann bekommen die Traumbotschaften plötzlich Sinn. Wir erkennen, daß die Seele um diesen Sinn bereits weiß. Er ist die Ursache für den Traum.

Wer Schwierigkeiten hat, sich das vorzustellen, möge sich vor Augen halten, daß er sich beispielsweise von seinem Alltagsgewand befreit und »in Schale wirft«, um zu einer Gala-Vorstellung zu gehen. Hier wirkt die Tatsache, daß zu einer bestimmten Uhrzeit – die in der Zukunft liegt – ein Empfang, eine Party oder eine Theaterpremiere sein wird, zurück auf unsere jetzige Entscheidung, nämlich uns umzuziehen.

Das Endziel nun, das die Seele für uns errreichen will, ist immer wieder das gleiche: Einswerdung, Selbstfindung, SELBST-Verwirklichung. Sie will uns den Weg erleichtern, um herauszufinden aus dem Labyrinth der Maja, – der Illusionen und SELBST-Täuschung – wohin uns der andere Pol in uns, unser Eigen-Wille meist zieht.

Hier vier Beispiele für den *finalen Zweck,* dem Träume folgen und aus dem heraus sie geboren werden:

Das Buch der Wahrheit

Eine junge Frau in einem der von mir abgehaltenenen Traum-Seminare, bringt einen Traum zur Sprache, mit dem sie nichts anzufangen weiß:

Sie steht vor einem Bücherregal, das über und über angefüllt ist mit Büchern. Bei näherem Hinsehen bemerkt sie, daß sogar das Regal selbst aus Büchern besteht. Sie weiß, wenn sie ein einziges Buch herausnimmt, wird das ganze labile Gebilde in sich zusammenstürzen. Sie weiß aber auch, daß sie nicht darum herumkommt, eines der Bücher in die Hand zu nehmen. Sie tut es und tatsächlich fällt das ganze Regal auseinander und die Bücher bilden nunmehr ein auf dem Boden verstreutes Durcheinander. Bei näherem Hinsehen bemerkt sie, daß all diese Bücher den gleichen Titel tragen. Er lautet: »Die Wahrheit«. Der Titel prangt auf sämtlichen Umschlagseiten und zwar in allen Sprachen dieser Erde.

Sie steht etwas ratlos davor, als eine weißgekleidete, weißhaarige weise Frau auftaucht, sich nacheinander die Augen, die Ohren und den Mund zuhält, dann abwechselnd auf die Träumerin und auf den Bücherberg am Boden deutet und wieder verschwindet.

Eine gute Methode, psycho-homöopathisch mit Träumen zu arbeiten, ist die schon angesprochene *Gestalttherapie* nach FRITZ PERLS.

Wir gehen davon aus, daß jedes Bild des Traums das Symbol eines nicht gelebten und integrierten Teils der Persönlichkeit darstellt und verleihen dem »Gestalt«, indem wir den Träumer diesen Teil bei Wachbewußtsein spielen lassen. Er geht dabei in ein Zwiegespräch mit sich selbst, um mehr über die gute Absicht zu erfahren, die dieser Teil für ihn hegt.

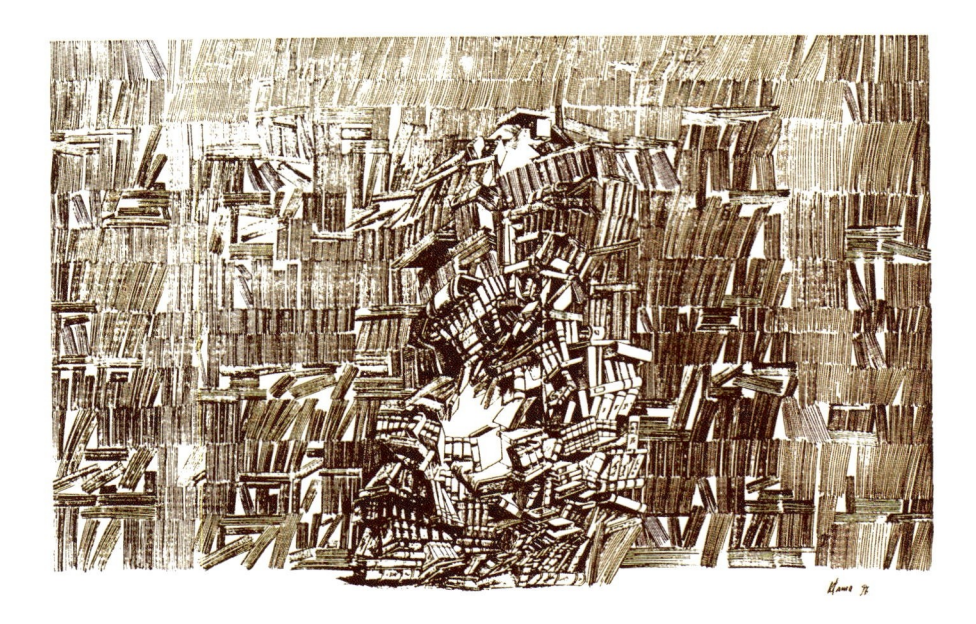

»Das Buch der Wahrheit«

Das ist wahrscheinlich die sinnvollste Möglichkeit, um gewinnbringend mit Träumen zu arbeiten. Die Traumbilder beinhalten fast immer für jeden Träumer unterschiedliche Aussagen und sind verbunden mit sehr differenzierten Gefühlen, so daß man nur in wenigen Fällen Traumdeutungsbücher mit Gewinn zu Rate ziehen kann. Natürlich gibt es archetypische Symbole, aber selbst sie bedeuten meist recht Unterschiedliches für den einzelnen. Außerdem kommt es auf den Zusammenhang an, in dem sie erscheinen.[15]

Dem gestalttherapeutischen Prinzip folgend, lasse ich die Frau den Traum spielen. Sie beginnt also:

---

[15] Folgende Bücher leisten Gutes, wenn es um Archetypen geht: AEPPLI, ERNST, *»Der Traum und seine Deutung«*, Rentsch-Verlag, Zürich/Konstanz. WEINREB, FRIEDRICH, *»Traumleben – Überlieferte Traumdeutung«*, Band I-IV, Thauros-Verlag, München, Nachdruck in Diederichs gelbe Reihe.

»Ich bin ein Buch«. »Weiter!« ermuntere ich sie. »Ich bin das Buch der Wahrheit.« »Nochmal!« fordere ich sie auf. »Betonen Sie mal etwas anders!« »Ich bin das Buch der Wahrheit« – kam es erstaunt aus ihr heraus.
Mehr war nicht nötig. Natürlich war die weißgekleidete weise Frau ebenfalls ein Aspekt ihrer selbst. Die junge Frau hatte diesen Traum erhalten, wie ihr dann aufging, damit sie weniger über Wahrheit lesen solle, als vielmehr sie aus sich selbst zu empfangen. Sie hatte eine Fülle esoterischer Literatur zuhause und sollte lernen, mehr auf ihre innere Stimme zu hören, welche allein das Buch der Wahrheit für sie sei.

Der Stein der Weisen

Eine Patientin bekommt auf eine homöopathische Arznei hin, die für ihre Symptomatik herausgesucht worden war, einen Traum von ähnlichem Charakter, aber mit anderem Inhalt:

Auf der Suche nach dem »Stein der Weisen« muß sie viele beschwerliche Reisen unternehmen, welche sie in Berührung mit fremden Ländern (Integration des Schattens) und andersartigen Menschen bringen. Sie muß dabei verschiedene Teile unserer Erde aufsuchen und kommt nach langen Jahren der inneren und äußeren Wanderschaft müde und resigniert nach Hause, in dem Glauben, nicht gefunden zu haben, wonach sie suchte. Im Garten vor der Tür ihres Hauses trifft sie auf ein Kind, – (ihren innersten kreativen Wesenskern) – das ihr sein kleines offenes Händchen hinhält, in welchem ein Kieselstein liegt. Sie erwacht mit Tränen der Erlösung.

Fazit: Wir haben alles, was wir brauchen in uns. Es gilt, in jedem Augenblick mit der Quelle unserer eigenen Kreativität in Kontakt zu bleiben.

Der eigene allwissende Bord-Computer

Eine Patientin wünscht sich nach ihrer Scheidung und einer Zeit des Alleinseins eine neue Partnerschaft. Sie erzählt, sie spiele mit dem Gedanken, einen Gefährten über einen Partnervermittlungsdienst zu suchen. Ich kann ihr nicht zuraten das zu tun, stelle es aber ihrer Entscheidung anheim und

weise sie an, ihren inneren Gott um einen richtungweisenden Traum zu bitten. Sie schläft also mit diesem Wunsch ein und bekommt auch tatsächlich einen Traum, der sehr plastisch abläuft und den sie mit allen Einzelheiten behält:
Sie befindet sich in besagtem Vermittlungsbüro und füttert den dort vorhandenen Computer mit allen Daten und Wunschvorstellungen in Bezug auf den von ihr gewünschten Ideal-Mann. Der Rechner arbeitet seine offenbar sehr reichhaltigen Möglichkeiten durch und findet auch tatsächlich einen einzigen optimal zu ihr passenden Partner. Der Computer spuckt eine lange Rolle Papier aus, auf welchem die körperlichen Merkmale und seelischen Eigenschaften dieses Mannes aufgelistet sind. Diese decken sich zu ihrem großen Erstaunen in fast keinem einzigen Punkt mit ihren Eingaben, jedoch scheint der von der Maschine errechnete Partner tatsächlich optimal zu ihr zu passen, – ein Hinweis, wie wenig unsere Vorstellungen oft dem entsprechen, was unserer Seele gut tut.

Fazit: Jeder von uns hat seinen eigenen, allwissenden Bordcomputer in sich, der in Kenntnis darüber ist, was uns zu unserem Glück fehlt, nur stimmt das meistens nicht mit den Wünschen des Ego überein.

Der Tanzmeister Gottes

Mein Sohn hatte im Alter von sechs Jahren einen sehr bezeichnenden Traum, der ihm in bildhafter Form den Sinn des Lebens enthüllte: Er fliegt mit einer Rakete zu einer »Raumstation«, wo er, wie er sich ausdrückt, »die Anwesenheit Gottes« spürt. Stellvertreter Gottes ist ein Tanzmeister, der viele Kinder dort unterrichtet. Nach einer Zeit freien Spiels werden die Kinder zur Ordnung gerufen. Auf dem Boden des Raumes sind Tanzfiguren aufgezeichnet, Ellipsen und Kreise mit »merk-würdigen« Ausbuchtungen, Ecken und Kanten. Diese Figuren müssen von den Kindern getanzt werden. Kommentar des Sechsjährigen: »Die Ecken waren sehr schwierig zu tanzen«. Die Ecken, das sind die vor ihm liegenden Probleme, der Grund, weswegen er hier angetreten ist. Die Tanzschritte sind die Aktionen seines Lebens.
Ein Traum von schöner Einfachheit und Klarheit, dessen Botschaft ihm trotz oder gerade wegen seines Kindesalters sofort einleuchtete.

Ihr möchtet in Worten wissen,
was Eure Seele stets gewußt.
Ihr möchtet mit Händen rühren an den nackten Leib
eurer Träume. Und das ist gut so.
Die verborgene Quelle muß unbedingt aus eurer Seele
entspringen und murmelnd dem Meer zufließen;
denn der Schatz in eurem tiefsten Inneren
möchte eurem Auge sichtbar werden.

KAHIL GIBRAN

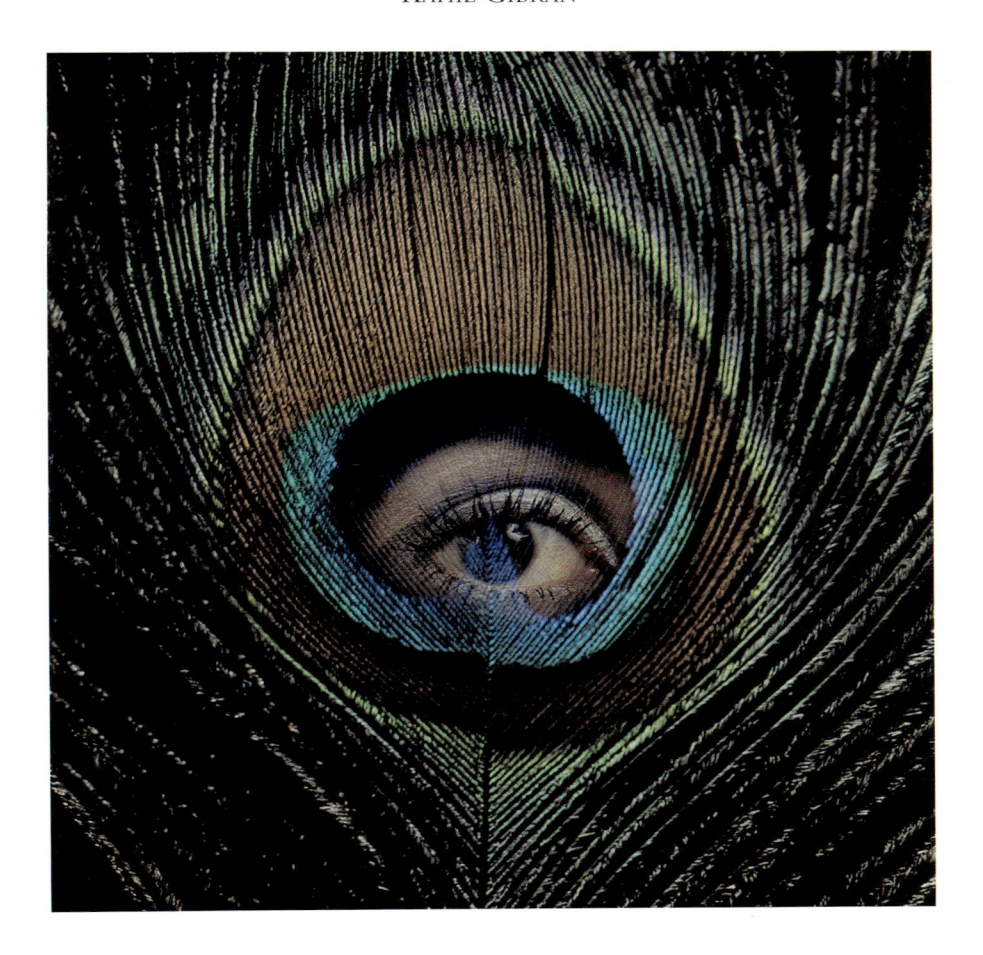

Gnothi se auton – Erkenne Dich selbst!

Es gibt viele Wege, um sich selbst zu erkennen. Der über den Traumspiegel und über den Spiegel anderer Personen – Partner und Freunde, Berufskollegen etc. – gehört wohl zu den wichtigsten. Leider wird aus beiden Möglichkeiten im allgemeinen nicht der Gewinn gezogen, der sich wie selbstverständlich anbietet. Warum nicht?

Es ist höchst un-angenehm, sich selbst zu erkennen und so projiziert man das eigene Unvermögen von sich weg auf den Anderen und gibt ihm »die Schuld«. Der Blick für die eigene Unzulänglichkeit ist getrübt, weswegen der Buddhist auch in diesem Zusammenhang von »Ver-blendung« spricht.

Kleine Kinder schließen bisweilen die Augen und glauben, wenn sie nicht sehen können, seien sie auch selbst unsichtbar geworden. So meint auch mancher Erwachsener, er könne sich von einer Hälfte der unliebsamen Wirklichkeit befreien, wenn er nicht hinschaut. Und so schiebt er alles, was er nicht einsehen will, unter einen unsichtbaren Teppich in ein abgelegenes Zimmer seiner Seele. Es ist aber Teil des universellen Gesetzes, daß uns die abgelehnten Wirklichkeitsanteile, von der Außenwelt gespiegelt, wieder einholen und zur Auseinandersetzung mit nachfolgender Einverleibung zwingen.

Der autonom ablaufende Wachstumsprozeß vollzieht sich vom Zentrum des selbst aus bis in die äußeren Schichten des Ego hinein. Er erfolgt nach den kybernetischen Prinzipien der Selbst-Regulation – im wahrsten Sinne dieses Wortes.
Es ist im übrigen ein Gesetz des Wachstums, daß die Gestaltung einer Erscheinung immer von deren Zentrum aus erfolgt.

Bei Pflanzen, vor allem den konzentrisch wachsenden, wie Agaven, Hauswurzen etc. kann man das schön beobachten. Sie bilden sichtbare Mandala-Formen der Natur. Das Wort *Mandala* kommt aus dem Sanskrit und bedeutet »Kreis«. C. G. JUNG verwendete den Begriff, um die Eigenschaft der

Traumbilder zu charakterisieren, die Persönlichkeitsentwicklung in konzentrischen Ringen voranzutreiben.[16]
Sehr schön hat das auch PATRICIA GARFIELD beschrieben in ihrem Buch *»Der Weg des Traummandala«*.[17] Ebenso spannend wie freizügig schildert sie hierin ihre intimsten Erfahrungen auf dem Weg zu sich selbst.

Ich will versuchen, den kybernetischen Regelkreis des »Erkenne Dich selbst« über die Träume anhand einer Figur etwas anschaulicher zu machen: Vom Zentrum des *Mandala* aus wirkt unser sogenanntes hohes selbst, jener ewige Beobachter in uns, der jenseits von Zeit und Raum in direkter *religio* zu Gott steht.

Die unerlösten Anteile unserer Seele drängen aus dem Schattenbereich des Unbewußten in unser Traum- und auch Tagesbewußtsein herein. Vollziehen wir die damit verbundenen Lernschritte, so gelingt ein Stück Bewußtseinserweiterung in Richtung Ganzheit und Heilwerdung. Häufen wir durch fortgesetzt falsches und egoistisches Denken und Handeln weiteres *karma* an, so nimmt die Verdunkelung der Seele und der Verlust an Bewußtheit und Beweglichkeit zu. Die Seelengifte schleichen sich dann entweder immer alptraumartiger in den Schlaf hinein oder werden uns durch die Reaktionen unserer »Umwelt« – die beruflichen und privaten Wahlpartner – gespiegelt. Das ist verbunden mit entsprechend schmerzlichen Erlebnissen und Begegnungen im Außen, welche wir uns aufgrund des Resonanzgesetzes vermittels unserer Ausstrahlung selbst erschaffen. So gesehen geschieht uns wiederum nichts zu-fällig, und das, was wir Schick-sal nennen, ist letztlich die Ernte, welche der von uns ausgestreuten Saat folgt. Gelingt es uns, aus aus einem Gegner ein Gegenüber zu machen und aus einer *Diskussion*[18] einen *Dialog*,[19] dann sind wir ein wesentliches Stück vorangekommen auf unserem Weg zu uns selbst und in der Erkenntnis, daß wir letztlich alle eins sind. Einmal mehr geht uns die tiefe Bedeutung des einfachen Satzes auf: »Was Du nicht willst, das man Dir tu, das füg' auch keinem anderen zu!«

---

[16] JUNG, C. G.: Sämtliche Werke, Walter-Verlag, Freiburg.
[17] Ansata-Verlag, CH-Interlaken.
[18] Lat. *discutere* = »zerschneiden«.
[19] Griech. *dia-logos* = »Unterhaltung, Gespräch«, eigentlich: Zwischen-Sinn.

GNOTHI SE AUTON
ERKENNE DICH SELBST

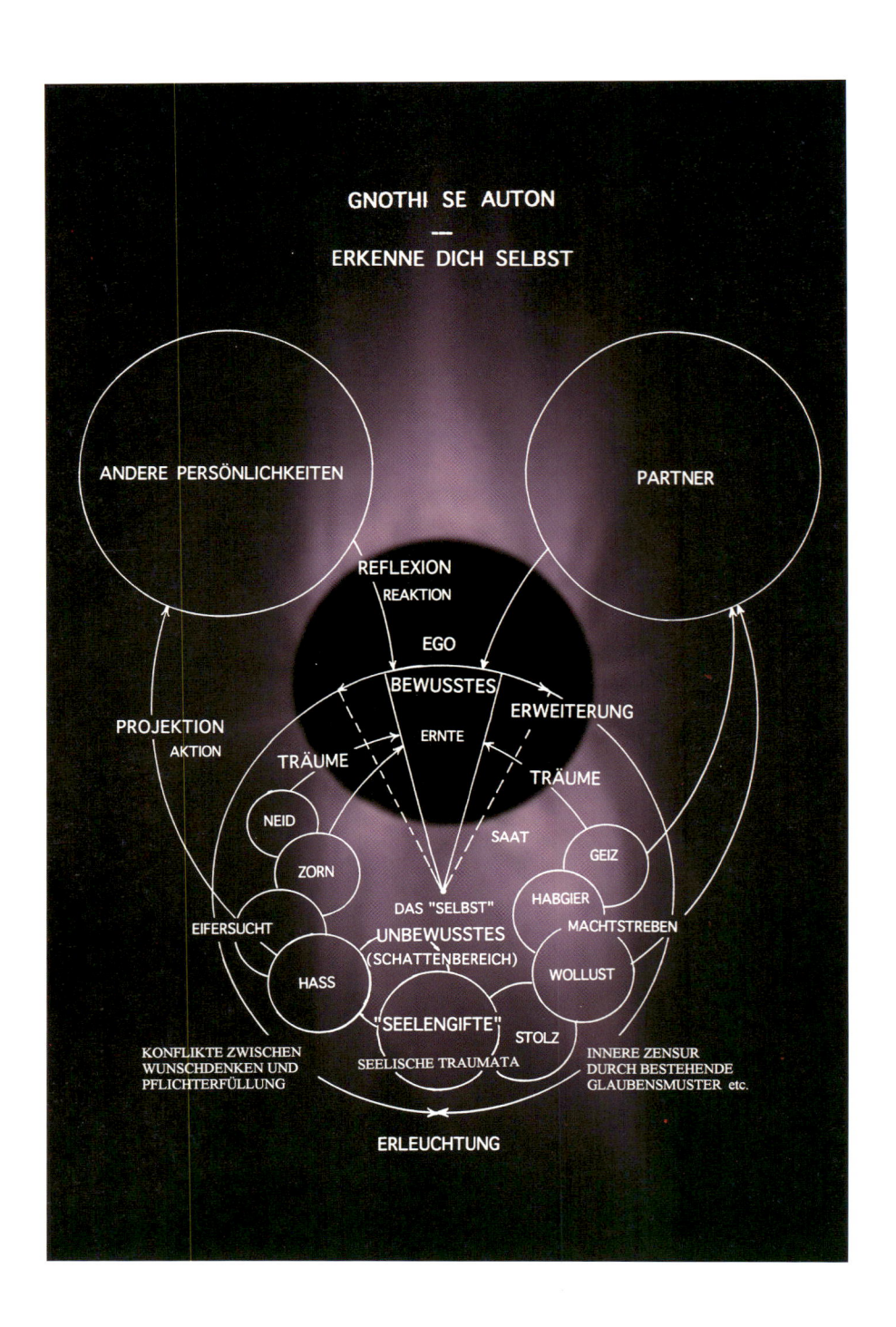

- ANDERE PERSÖNLICHKEITEN
- PARTNER
- REFLEXION / REAKTION
- EGO
- BEWUSSTES
- ERWEITERUNG
- ERNTE
- PROJEKTION / AKTION
- TRÄUME
- TRÄUME
- NEID
- ZORN
- SAAT
- GEIZ
- HABGIER
- MACHTSTREBEN
- EIFERSUCHT
- HASS
- DAS "SELBST"
- UNBEWUSSTES (SCHATTENBEREICH)
- WOLLUST
- "SEELENGIFTE"
- STOLZ
- KONFLIKTE ZWISCHEN WUNSCHDENKEN UND PFLICHTERFÜLLUNG
- SEELISCHE TRAUMATA
- INNERE ZENSUR DURCH BESTEHENDE GLAUBENSMUSTER etc.
- ERLEUCHTUNG

Geschürt wird der Prozeß der allmählichen Erkenntnis vom Feuer der Lebensenergie. Gebremst wird er von den im Unbewußten wirkenden Zensoren diverser Glaubensmuster.

Jemand »springt über seinen Schatten«, heißt ein altes Sprichwort. Das will sagen, daß derjenige es fertig bringt, etwas ihm Unbekanntes, Fremdes anzunehmen, oder etwas zu tun, von dem er nicht genau weiß, ob er es kann, weil es eben neu für ihn ist, – weil er es zum ersten Mal tut. Er überwindet sich und erobert sich damit einen Teil seines Schattenbereichs. Aus dieser Tat erwächst dann neue Erkenntnis und innerseelisches Wachstum.

So findet also mit jeder kleinen Erkenntnis eine Miniatur-Bewußtseinserweiterung statt, bis wir uns zuletzt ganz erkannt haben, welche Erfahrung der Buddhist »Erleuchtung« nennt. Nichts an uns ist uns mehr fremd. Wir sind versöhnt und im Einklang mit uns und der Welt, so wie sie ist.

Auf dem Weg dahin werden wir gemahlen, wie ein Kiesel im Meer. Es ist die Brandung des Lebens, die uns an diesen Strand gespült hat, den wir »Erde« nennen. Wir reiben uns aneinander, um rund zu werden. Das ist der Sinn all der kleinen und größeren »Reibereien«, denen wir uns aussetzen.

Der zu Zeiten HAHNEMANNS lebende Sproß einer thüringischen Adelsfamilie, der Dichter NOVALIS (1771 - 1801) – wie sich FRIEDRICH VON HARDENBERG nannte – beschreibt in seiner Erzählung »Die Lehrlinge von Sais« (1798) einen Menschen, der voll Sehnsucht den Schleier der ISIS im Tempel zu Sais hebt »und er erkannte – Wunder über Wunder – sich selbst«.

Auf seine Weise fand NOVALIS zur Erkenntnis der magisch die Natur durchwirkenden Geisteskräfte. Auch er wußte um die Austauschbarkeit von Ursachen und Wirkungen, bzw. ihr wechselseitiges Zusammenspiel.

Durch das Erlebnis des frühen Hinübergehens seiner Geliebten SOPHIE VON KÜHN fand er zu jenem Verständnis der Liebe als einer kosmischen Elementargewalt, welche die Grenzen zwischen Tod und Leben aufhebt. In der magischen Erfahrung des Eingebettet-Seins in den Kosmos erwirbt er das Bewußtsein vom Einssein aller Dinge, und so gibt es für ihn keinen

Unterschied mehr zwischen einem Seher, einem Dichter und einem Priester, zwischen Traum und Wirklichkeit, denn aus der Wirklichkeit der inneren Traumwelten wird schließlich erwirkt, was wir äußerlich wahrnehmen.

Die Traumtätigkeit wird vorzugsweise von dem Teil unseres Bewußtseins gesteuert, der seine körperliche Entsprechung in der rechten Gehirnhemisphäre findet. Dieser sorgt nachts für den Ausgleich unserer tagsüber vorwiegend linkshirnorientierten intellektuellen Tätigkeit.

Es gibt Menschen, die behaupten, sie würden nicht träumen. Das stimmt natürlich nicht. Sie wären ohne den homöopathischen Selbstregulierungsprozeß des Traums längst tot. Viele haben nur den Zugang zu dieser Schatzkammer in ihrem Inneren verschüttet. Man kann diesen jedoch leicht wieder freilegen, wenn man sich jeden Abend mit der folgenden oder einer ähnlichen Affirmation ins Bett legt:

»Ich werde jetzt einen Teil meiner selbst im Traum erleben. Ich werde die Kraft haben, alles zu ertragen, was ich sehe. Ich reagiere liebevoll und überlegen in jeder Situation. Ich werde erwachen, um aus meinem Traum zu lernen.«

Hier ein typisches Beispiel für einen Traum, welcher dem Träumer eine Seelenschlacke bewußt machen wollte:

Er betrügt sich selbst

Der Träumer fährt mit seinem Auto aus einer Seitenstraße kommend über den Bürgersteig und rempelt einen dort auf Krücken humpelnden Einbeinigen an, sodaß dieser rückwärts zu Boden fällt. Zwar ist diesem nichts weiter passiert, er kann auch sofort wieder aufstehen, fordert aber von dem Autofahrer 300 Mark als Entschädigung, was diesem ein wenig hoch vorkommt. Er sagt deshalb zu dem Mann, er habe nicht soviel bei sich, obwohl er genau weiß, daß er das Geld sehr wohl in der Tasche hat. Der Einbeinige erwidert nichts und die beiden laufen eine Zeit lang schweigend nebeneinander her. Der Träumer erwacht und bemerkt sofort, daß er sich selbst betrogen hat. Er hatte geglaubt, seinen aus Sorge um die Zukunft geborenen Geiz längst durch gelebte Großzügigkeit überwunden zu haben. Der Traum zeigte ihm aber das noch im Unterbewußtsein verankerte Programm. Hätte er sich dazu überwinden können, mit dem Krüppel gefühlsmäßig zu verschmelzen, so hätte er das Seelengift Geiz vermutlich endgültig aus seinem System ausscheiden können und wäre zumindest diese Gefühlsverkrüppelung los gewesen. Unsere Seelen sind jedoch geduldig. Sie machen uns das gleiche Angebot in anderer Verpackung so lange, bis wir den gewünschten Sprung schaffen.

Ich glaube, HENRY TIETZE[20] war es, der mir einmal von einer Frau erzählte, welche sich zu ihm in Therapie begab, weil man ihr nachsagte, frigide zu sein.

Nun gibt es ja eigentlich keine frigiden Frauen, sondern nur Frauen, welche von Männern falsch behandelt werden und welche dann allmählich lernen, »mit ihrem Körper nein zu sagen«, weil sie das mit ihren Mund nicht formulieren konnen oder wollen.

Sie findet zurück zur Lust

Diese Frau wurde also von TIETZE während der therapeutischen Sitzung in einen *Alpha*-Zustand[21] versetzt und schrittweise verbal zu ihrem Problem hingeführt.

Sie erlebt sich vor einer Höhle stehend. Der Eintritt wird ihr von einem Wächter (dem inneren Zensor) verwehrt. Nach längerer Auseinandersetzung mit diesem (Übernahme der eigenen Verantwortung) gelingt es ihr, in die Höhle (Vagina) einzudringen. Dort hängen in Ketten an den Wänden

---

[20] TIETZE, HENRY: »*Die punktierte Seele*«, Moewig Verlag, München 1981. Ders.: »*Spiegel der Träume*«, Moewig-Verlag, 1981. Ders.: »*Imagination und Symboldeutung – wie innere Bilder heilen und vorbeugen helfen*«, Ariston-Verlag, Genf, 1983. – Alle Bücher ausgestattet mit vielen Symbolphotos aus der Zeit PETER RABAS als Photograph.
[21] Trance mit verminderter Gehirnwellentätigkeit der linken Hemisphäre, sodaß sich leichter innere Visionen einstellen.

halb verhungerte, in Lumpen gekleidete Frauengestalten (ihre unterdrückten Orgasmen). Sie befreit diese Geschöpfe und führt sie ans Tageslicht. Der Wächter ist inzwischen verschwunden. Sie badet die Frauen in einer nahen Quelle und bettet sie auf einer Wiese, wo sie sich am Sonnenlicht erwärmen können.

Wir gehen davon aus, daß in den meisten Fällen, jeder Teil eines Traums und jede Figur, die darin auftaucht, ein unbewußter Teil des Träumers selbst ist, der danach strebt, der Ganzheit dieses Menschen bewußt angegliedert zu werden.

Träume sind wie Scherben eines Spiegels, die uns einen Teil von uns selbst zeigen, meist einen un-annehmbaren Schattenteil. Unsere Seele bietet uns an, durch Arbeit im oder nach dem Traum, den Spiegel zusammenzusetzen, welchen Vorgang man Selbst-Erkenntnis nennt.

Die Funktion des Alptraums

Zu der Rubrik SCHLAF/TRÄUME im »KENTschen Repertorium« findet sich eine Unterrubrik, die überschrieben ist mit SICH WIEDERHOLENDE TRÄUME (I, 402). Vermerkt sind drei homöopathische Arzneien: **Arnica** im Kursivdruck, **Ignatia** die *Ignatiusbohne* und **Natrium muriaticum** – unser **Kochsalz**. Es ist auffallend, daß alle diese Heilstoffe einen Bezug zu Kummer, Schock und Verletzung aufweisen.

Wenn Träume sich wiederholen, bedeutet es, daß das ins Licht drängene Problem nicht erlöst werden konnte. Je mehr der Mensch sich weigert, das, was versöhnt werden soll, zu bearbeiten, damit sein innerer Kosmos wiederhergestellt ist, umso drängender und bedrückender wird ihm die Seele das gleiche Angebot unterbreiten.

Wie wir gesehen haben, sind Träume von ihrem Wesen her an sich schon homöopathisch, d.h., sie konfrontieren den Träumer in symbolisch verschlüsselter Bildersprache mit einem Teil seines Wesens, zu dem er bislang keinen Zugang hatte. Häufig (nicht bei in die Zukunft weisenden Wahrträumen) verbergen sich hinter den Bildern auch Gefühle, die der Träumer nicht zulassen konnte oder wollte und die er deshalb aus seinem Wachbewußtsein ausgesperrt hatte. Ist er bereit, sich selbst gegenüber aufgeschlossener zu werden, wird die Seele ihn mit seinen unterdrückten Gefühlen in Kontakt bringen. Ein Beispiel:

Er versöhnt sich

Ein Patient – ehemals Regisseur – träumt, er habe einen Film mit der Thematik eines Familiendramas zu drehen. Der mit der Mutter verfeindete Sohn kehrt von einer langen Reise zurück. Die Mutter erwartet ihn vor dem Haus. Der Träumer – als Regisseur des Films – verlangt eine Versöhnungsszene. Der Darsteller des Sohnes agiert nicht überzeugend genug. Die Szene wird mehrere Male wiederholt. Das Ergebnis bleibt unbefriedigend. Da erhebt sich der Träumer aus seinem Regiestuhl, um dem begriffsstutzigen Darsteller zu demonstrieren, wie er sich die Szene denkt. Er geht auf die Mutter zu, umarmt sie und beginnt dabei regelrecht mit ihr zu verschmelzen. Er erwacht mit Tränen der Rührung, in der Erkenntnis, daß er selbst dieser Sohn ist.

Ist die neurotische Abwehrspannung gegen innere Versöhnungstendenzen sehr stark, werden die Bilder immer alptraumartiger. ARTHUR JANOV sagt: »Ein Alptraum ist das durch den neurotischen Abwehrmechanismus durchbrechende Urgefühl«[22] und »Neurotiker sind ein wandelnder Schrei« (nach Liebe und Aufmerksamkeit):

Der stumme Schrei

Nach dem Einsatz eines zu ihm passenden homöopathischen Mittels berichtete mir ein Patient, er habe einen Traum gehabt, in welchem er sich *in persona* gegenüberstand und während des Träumens so klar war, daß er wußte, daß er träumte (*Lucides* Träumen). Er dachte, dies sei eine gute Gelegenheit, etwas über die Ursache seines Leidens zu erfahren, indem er sein Traum-Gegenüber direkt befragen könne:

[22] JANOV, ARTHUR: *»Der Urschrei«*, Fischer-Verlag, Frankfurt.

Noch bevor er ansetzen kann, die Frage zu formulieren, beobachtet er, daß sein Gegenbild den Mund in »un-säg-licher« Qual öffnet, ohne daß sich ein Schrei aus ihm lösen kann.
Er war noch nicht bereit, das hinter dem Schrei verborgene und mit ihm verbundene, unendliche körperliche Verlassenheitsgefühl zu ertragen.

Diese Hoffnungslosigkeit ist direkter Ausdruck des Abgespaltenseins von der göttlichen Einheit. Das neurotische Abwehrsystem erlahmt, wenn der Patient demütig anzunehmen beginnt, was höhere Weisheit ihm beschert. Wenn er mehr und mehr zulassen kann, wovor er sich am meisten scheut und fürchtet, wird er überraschenderweise feststellen, daß seine Furcht reine Ein-bildung war und er in Wirklichkeit bestens aufgehoben ist.

Wenn das im Traum durchbrechende Urgefühl unerträglich wird, wacht der Patient auf. Er flieht vor der Wirklichkeit seiner Gefühle, so wie er umgekehrt durch eine Ohn-Macht aus der Unerträglichkeit der Realität im Wachzustand flieht.

Wir haben so lange Alpträume, wie die Gefühle, die dahinter stehen, nicht empfunden werden. Um diese Gefühle abzuwehren, brauchen wir Energie, und diese Energie wird dazu benutzt, die Traumbilder aufzubauen. Deshalb ist der Neurotiker sehr oft unausgeschlafen und wacht entsprechend zerschmettert auf. Ist der Zugang zu den Gefühlen hergestellt, braucht der Patient viel weniger Schlaf und der Schlaf ist erholsamer. Sehr tiefer und traumloser Schlaf läßt auf totale Verdrängung und ein gut blockierendes Abwehrsystem schließen.

Ein JANOV-Patient drückt es so aus: »Früher hatte ich, wenn ich schlief, gleichsam eine dicke Decke über mein Bewußtsein ausgebreitet. Jetzt schlafe ich unter einem leichten Gazeschleier.«

Hier bietet sich eine neue Sicht der Idee des Vampirismus an: Graf Dracula[23] als Sinnbild für jene unerledigten Geschäfte in uns, welche verdrängt im Schattenbereich leben müssen und ständig von unserer Kraft zehren.

---

[23] Griech. *drakon* = »Schlange, Drache«. Vergl.: »Der Kampf mit dem Drachen«, im Teil VIII **Vom Sinn der Erkrankung** in diesem Buch.

Es braucht kaum noch betont zu werden, daß der übliche Schlafmittelkonsum die Neurosen weiter aufheizt und den Selbstfindungsprozeß unterbindet. JANOV findet folgenden treffenden Vergleich:

»Die Einnahme von Beruhigungsmitteln und Schlaftabletten ist ähnlich, wie wenn man einen auf großer Flamme kochenden Topf mit dichtschließendem Deckel versieht. Zuletzt wird irgend ein Teil des Systems, wenn nicht der ganze Organismus versagen ... .

Wenn spannungsmildernde Mittel abgesetzt werden, übernehmen Träume eine doppelte Last. Umgekehrt läßt die Schlafforschung erkennen, daß die jenigen, die Schlaftabletten nehmen, um fest zu schlafen, weniger träumen als ohne Tabletten. Aber die Nachwirkungen, wenn die Freisetzung im Traum unterbunden wird, sind darin zu sehen, daß der Betreffende reizbarer und bedrückter ist und mehr spannungsmildernde Mittel wie das Rauchen gebraucht. Das neurotische System sucht sich, kurz gesagt, schon einen Weg.«

Bei der gefühlsmäßigen Einverleibung der Traumbilder durch das Stimulans eines gut gewählten homöopathischen Simile werden die eingesperrten Gefühle frei und damit der Patient ein Stück heiler. Es versteht sich von selbst, daß das im Falle psychotischer Patienten nicht geschehen kann, ohne eine begleitende Führung des Psychotherapeuten, um das schubartig anfallende Material aufzuarbeiten, das andernfalls den Patienten zu überschwemmen droht, so daß er unter Umständen in einer Anstalt landet.

Bei lebendigem Leibe gehäutet

Anläßlich eines Traum-Seminars in den Räumen des MAHALO-Instituts von MECHTILDE WIEBELT in Scheibenhardt, erlebten wir gegen Ende des Jahres 2000 eine beeindruckende Szene.

Zwei Nächte nachdem sie sich dazu entschlossen hatte, an diesem Seminar teilzunehmen, wurde eine junge Frau von einem fürchterlichen Albtraum heimgesucht. Sie träumte, daß sie von vier widerlichen Kerlen vergewaltigt wurde. Aber damit nicht genug: Nachdem diese die Träumerin unterjocht und sich gefügig gemacht hatten, zogen sie ihr auch noch bei lebendigem Leib die Haut ab, woraufhin sie schreiend aus dem Schlaf hochfuhr.

Sie konnte es denn auch kaum erwarten, als erste ihren Traum zu erzählen, um ihn dann unter meiner Anleitung zu bearbeiten.

Schon vorher war mir aufgefallen, daß diese junge, blonde und mit langem Haar ausgestattete hübsche Frau, sich in lederne Motorradhosen gekleidet hatte, die überhaupt nicht zu ihrem zarten Wesen zu passen schienen. Des weiteren traf es mich wie ein Keulenschlag, als ich bemerkte, in welcher Art und Weise sie sich bewegte. Als sie vor Beginn des Kurses noch einmal aufstand und sich zur Tür begab, glich ihr ganzes Gebaren eher dem eines derben Bauernburschen als einem grazilen Mädchen.

Aufgefordert, sich gedanklich in die vier Burschen hineinzubegeben und ihrem Anführer Stimme zu verleihen, kam sinngemäß aus ihr heraus: Wir vergewaltigen Dich, weil Du Dir selbst Gewalt antust. Schnell wurde ihr danach klar, daß sie sich unterbewußt ihr ganzes bisheriges Leben lang bemüht hatte, ein burschikoses Wesen an den Tag zu legen, weil ihre Eltern sich einen Jungen gewünscht hatten und dies das Kind auch spüren ließen. Um wenigstens ein klein wenig Liebe zu ergattern, hatte sich das Mädchen daraufhin instinktiv bemüht, sich möglichst »mannhaft« zu gebärden. Auf meine Frage, warum es denn vier Männer sein mußten, die ihr im Traum Gewalt antaten, meinte sie: Gegen weniger hätte ich mich behauptet und dann hätte mein Traum keinen Sinn gehabt.

Bereits an dieser Stelle dämmerte ihr, daß der Traum durchaus positiv zu bewerten sei. So war es ihr nun möglich, als nächstes ihrer abgezogenen Haut eine Stimme zu geben. In Gestalt dieser Haut sagte sie zu sich selbst: Ich bin deine alte Haut, die du ablegen sollst, damit darunter dein wahres Wesen zum Vorschein kommt.

Die Erkenntnis welchen Liebesdienst ihr ihre Seele mit diesem so schrecklichen Traum erwiesen hatte, traf die Frau wie ein Blitz. Sie fing hemmungslos an zu weinen. Im weiteren Verlauf mischten sich Tränen der Freude in ihre Tränen des Leids und danach erblühte sie regelrecht. Sie sprach von einem Energiestrom, der plötzlich ihren Leib durchschoß und einem inneren Licht, das in ihr erstrahlte. Dann fiel sie abwechselnd ihrer Freundin und mir um den Hals und war vollkommen verwandelt.
Die Metamorphose ihrer Persönlichkeit hielt an. Als wir uns telephonisch nach vier Wochen unterhielten, berichtete sie, daß sich immer noch körperliche und seelische Symptome aus früheren Zeiten bei ihr meldeten, die sich nach und nach in rückschreitender Stellvertretung auflösten.

Im wahrsten Sinn des Wortes »erleichtert«

Bei einem Traum-Seminar in meiner allernächsten Nähe in Murnau war eine meiner Patientinnen erschienen, die wegen typischer Symptomatik seit einiger Zeit **Lac caninum** in LM-Potenzen eingenommen hatte.

Beiläufig berichtete sie von einem ihr unheimlichen Gefühl, das ihren Körper betreffe: Ihre rechte Seite, speziell ihr rechter Arm fühle sich ungewohnt leicht an. Es sei geradezu, als ob der Arm zu schweben anfangen würde.

Sehr schnell kam heraus, daß diese Frau als Kind gewaltsam zur Rechtshänderin umgezogen worden war. Unter dem Einfluß der heilenden Arznei, die wie man weiß, für einen Ausgleich der beiden Körperhälften bzw. Gehirnhemisphären sorgen kann, begann sich das ursprünglich dominante und gewaltsam unterdrückte Programm wieder zu restabilisieren. Der lange Zeit gequälte rechte Arm fühlte sich buchstäblich »erleichtert«. Ich empfahl der Frau, mehr und mehr wieder die linke Hand einzusetzen und auch wieder links zu schreiben, was ihr, wie sie kurze Zeit später berichtete, zu ihrer großen Verwunderung fast auf Anhieb recht gut und flüssig gelang.

Nicht ganz so dramatisch ging es in dem folgenden Fall sich wiederholender Träume zu:

Sie ist »eine graue Maus«
(Minderwertigkeitskomplex)

Im Jahre 1984 kommt die 29-jährige Ehefrau eines Gastwirtes zu mir. Sie ist von unscheinbarem Äußeren und wirkt schmuddelig und ungepflegt. Die Kleidung ist grau, und das lange blonde Haar hängt ihr in etwas fettigen Strähnen in das schmale, hübsche Gesicht. Mein erster Eindruck ist: sie könnte mehr aus sich machen.

Sie erzählt, daß sie wenig Schlaf habe, weil die Gastwirtschaft bis 2 Uhr früh geöffnet sei und sie um 7 Uhr schon wieder aus dem Bett müsse. Sie traut sich nicht, dem Personal gezielte Anweisungen zu geben. Schon als

Kind sei sie schüchtern gewesen: »Wenn ich gemerkt habe, daß ich irgendwo besser bin, z.B. im Sport, hab' ich mich automatisch zurückgenommen.« Das ärgerte sie dann. Sie macht sich oft selbst Vorwürfe und weint, wenn sie getröstet wird, manchmal auch ohne Anlaß. Sie hat Angst vor Menschen. Aus der Ehe sind zwei Kinder hervorgegangen. Seit der letzten Entbindung, bei der sie sehr viel Blut verloren hat, fühlt sie sich »wie ausgelaugt«.

Ihr Problem ist klar: Mangel an Selbstbewußtsein.

Ich denke, daß die Folgen des Blutverlusts nicht so hoch bewertet werden sollten und gehe bei meiner Mittelwahl mehr von der seelischen Grundkonstitution aus:

GEMÜT/WEINEN,	WENN SIE GLAUBT, BEDAUERT ZU WERDEN	(1 Mittel) I,144
”	TRÖSTEN VERSCHLECHTERT	(21 Mittel) I,146
		davon drei dreiwertige
”	UNWILLKÜRLICH	(23 Mittel) I,147
		davon sechs dreiwertige
GEMÜT	TADELT SICH SELBST	(20 Mittel) I,101
	FURCHT VOR MENSCHEN	(55 Mittel) I,145
	MANGEL AN SELBSTVERTRAUEN	(52 Mittel) I,194
ALLGEMEINES/MODALITÄTEN/FOLGEN VON SÄFTEVERLUST		(78 Mittel) I,518
	SCHWÄCHE NACH ZU WENIG SCHLAF	(1 Mittel) I,446

Es zeigt sich, daß hier praktisch nur mit Gemütssymptomen gearbeitet wird. Zwar ist es von Vorteil, wenn wir bei einem Fall, in dem die Gemütssymptome überwiegen, wenigstens ein körperliches Symptom von Rang haben, und umgekehrt, bei einem Fall, in dem die körperliche Symptomatik überwiegt, ein solches aus dem Gemütsbereich vorfinden, was uns in unserer Mittelwahl bestätigt.
In dem vorliegenden Fall genügen aber die ins Auge fallenden seelischen Probleme der Patientin, um zu einer guten Mittelwahl zu kommen. Es geht hier vor allem um Arzneien, die einen Bezug zum Kummer haben. Selbst die Schwäche durch zu wenig Schlaf beinhaltet wiederum ein einziges, dreiwertiges, »Kummermittel« (welches?*), das ich aber vorerst nicht einsetze, weil es nicht so ursächlich mit den übrigen Beschwerden konform geht.

* Wer es nicht weiß, oder es sich selbständig erarbeiten kann, sieht nach im Register I.

Auf den entsprechenden Heilstoff setzte bei der Patientin sofort ein gesteigertes Traumleben ein. Die Träume waren sehr lebendig und wiederholten sich ständig. Da war einmal ein Traum, in dem sie mit einem Serviertablett eine Treppe hinunterging und immer wieder stolperte, wobei ihr alles vom Tablett fiel. Sie dachte: Was werden nur die Gäste von mir denken! In einem anderen Traum wurde sie von einer struppigen, großen, grauen Maus verfolgt, vor der sie sich auf einen Tisch flüchtete.

Dieser Traum quälte sie zu wiederholten Malen, wobei die Maus immer größer und bedrohlicher wurde und zuletzt die Höhe eben dieses Tisches erreichte.

Im vorliegenden ersten Traum der jungen Frau war das Entscheidende, daß die Treppe jedesmal verschwunden war, als die Frau sich nach ihrem Sturz wieder aufrappelte. Also ließ ich sie als erstes die Treppe spielen, und als diese sagte sie zu sich: »Ich bin gar nicht da, du stolperst über dich selbst.« Als nächstes ließ ich sie die Leute im Lokal spielen, und heraus kam: »Wir denken gar nicht, was du denkst, daß wir denken.«

Das ihrer Unsicherheit entsprechende *Homoion* des Traums und sein spielerisches Ausagieren halfen ihr schnell ein Stück weiter. Sie merkte, daß die Leute nie das denken, was man glaubt, und daß wir Verantwortung nur für das tragen, was wir sind, und nicht für das, was andere von uns denken.

Der nächste Traum war noch aufschlußreicher, denn in der großen grauen Maus begegnete sie dem Symbol für ihre äußere Unscheinbarkeit. Sie begann also, noch völlig im Unklaren, was es mit der Maus auf sich hatte: »Ich bin eine große, graue Maus«. Ich: »Nochmal, etwas lauter.« Sie, weinend und sich plötzlich erinnernd: »Ich hab' mich schon als Kind so häßlich gefühlt, daß meine Mutter ganz verzweifelt war und mit mir von Arzt zu Arzt ging, aber keiner konnte mir helfen.«

Schließlich hatte sie das Gefühl ihrer Häßlichkeit aus ihrem Wachbewußtsein verdrängt und sich stattdessen schäbig gekleidet, um ihren Glaubenssatz im äußeren Erscheinungsbild zu verwirklichen. Jetzt bot sich durch die Konfrontation mit der »ähnlichen« Situation im Traum zum ersten Mal wieder die Möglichkeit, über diese Schwäche hinauszuwachsen.

Die Arbeit bestand im folgenden darin, daß wir gemeinsam daran gingen, die Maus vorerst zum Erdulden von Berührungen zu bringen. Dann glättete die Patientin ihr das Fell und fragte sie, ob sie etwas dagegen hätte, etwas kleiner zu werden. Die Maus hatte nichts dagegen. Als sie klein genug war, um keine Angst mehr einzuflößen, haben wir sie gefragt, ob sie künftig die Patientin in allen persönlichen Fragen beraten wolle. Die Maus war einverstanden. Wir haben dann aus der kleinen grauen Maus eine goldene gemacht, und der Patientin wurde empfohlen, sich oft und ausführlich mit dieser Maus zu beschäftigen und sie zu liebkosen.

Der ganze Vorgang dauerte etwa eine Stunde. Damit war der Grundstein zu einer persönlichen Veränderung gelegt, die ohne die psychotherapeutische Akzeleration nie oder nicht so schnell vonstatten gegangen wäre. Hier liegen zweifellos Grenzen der Homöopathie, wenn wir sie als reine Globuli-Homöopathie betreiben. Wenn wir das Gesetz aber auf allen Ebenen anzuwenden wissen, werden seine Auswirkungen entsprechend rasanter sein.

Die Patientin kam nach drei Wochen wieder in die Sprechstunde, und ich hätte sie fast nicht wiedererkannt. Aus der grauen Maus war eine attraktive junge Frau geworden. Sie hatte ein hübsches Kleid an, und Haare und Nägel waren gepflegt. Ihr Problem war jetzt ein anderes, wie man sich leicht denken kann: sie hatte Ärger mit ihrem Ehemann. Klar, denn der hatte ja, aus welchen Gründen auch immer, eine graue Maus geheiratet. Mit dieser Metamorphose in der Persönlichkeitsstruktur seiner Frau kam er nicht zurecht.

In solchen Fällen ist es von Vorteil, wenn der Ehepartner auch zur Therapie kommt. Wo nicht – überreden kann man niemanden –, führen derlei Entwicklungen meist zur Trennung eines Paares, was im Sinne der Selbstfindung beider Partner durchaus legitim erscheint. Ich sage: beider Partner, weil nach einem Eklat dieser Art meist auch dem verlassenen Teil schneller die Augen über bestimmte Unzulänglichkeiten aufgehen, als wenn der alte Zustand ständig so weiter gegangen wäre. Das ist zwar schmerzlich für den einzelnen, aber Wachstum ist oft mit Schmerzen verbunden, weswegen es nicht nur auf der Körperebene »Wachstums-Schmerzen« gibt.
Das Mittel, das hier die »Traumsteine« ins Rollen bzw. die graue Maus zum Auftauchen brachte, war **Natrium muriaticum** in einer LM-Potenz.

Eine ähnliche Symbolik erlebte ich, als im März 1986 ein magersüchtiges Mädchen zu mir fand:

Sie hat »Pan-ische Angst«

Ich hatte ihre Geschichte in der Urfassung zu diesem Buch in allen Details auf über 20 Seiten beschrieben, vor allem um dem Praktizierenden unserer Kunst den Weg zu den diesem Fall entsprechenden homöopathischen Mitteln aufzuzeigen.

Hier wollen wir lediglich ein paar kurze Traumszenen betrachten, um daran erkennen zu können, mit welchem Einfallsreichtum die Seele das jeder Situation entsprechende *Homoion* anbietet.

Das eigentliche Problem des Mädchens war, wie oft in derlei Fällen, die Loslösung vom Elternhaus einerseits und das Nicht-zur-Frau-erwachen-wollen andererseits, ein Hin- und Her-Gerissensein zwischen erotischem Wunschdenken und tabuisierter Sexualität.

Sie erzählt von Träumen, die sich schon früher sehr oft wiederholt hätten und in denen jedesmal Katzen vergiftet worden waren, worüber sie sich sehr aufregte. Verständlich, – denn was hier vergiftet wurde, war ihre ureigene schnurrende Weiblichkeit, für die die Katze ein archetypisches Symbol ist.

Sodann gab es Träume von einer Ratte, die sie verfolgte und von der sie letztendlich gebissen wurde. Beide Träume waren ihr vollkommen unverständlich geblieben. Aufgefordert, die Ratte zu spielen und ihr eine Stimme zu geben, brachte sie zuerst zögernd hervor: »Ich bin eine Ratte.« »Was sagt denn die Ratte zu Ihnen, wenn sie spricht«, ermunterte ich sie. Da kam es wie aus der Pistole geschossen: »Ich tu, was ich will«! »Na, das ist ja hochinteressant!« erwiderte ich, »sagen Sie das gleich nochmal!« »Ich tu, was ich will!«

Sie begriff immer noch nicht. Erst allmählich ging ihr auf, daß sie einen sehr starken Teil in sich hatte, einen Teil der freiheitsliebend war und der sie hinausführen wollte in die Welt. Die Ratte ist ein starkes und unabhängiges Tier. Sie verläßt das sinkende Schiff (Familie) und schwimmt an Land. Sie will ihr sagen: »Ich beiß Dich, damit Du endlich aufwachst und zu Dir findest! Komm' mit mir, ich finde immer eine Futterstelle! Hab keine Angst, wir kommen überall auf der Welt durch!«

Das junge Mädchen lernte nun als erstes ein völlig neues Verständnis ihrer Träume. Sie begriff, daß jene aus ihrem Innersten kommen, aus einer Instanz die es gut mit ihr meint, selbst wenn der Traum beim ersten Hinsehen auch unverständlich oder schreckerregend scheint. In späteren Träumen wandelt sich die Ratte zum Dachs, welcher ebenfalls für die urwüchsige Freiheitsliebe ihrer Seele stand. Er führt sie in einen Raum, in welchem eine Bauchtänzerin tanzt, die sie auffordert: »Probier's doch mal!«

Sodann bringt ihr der Dachs noch ein Brennesselblatt als Symbol für das *Marsische* Prinzip, das sie nötig hat, um zum Leben angestachelt zu werden. Der Rat der Bauchtänzerin: »Iß Brennesseln«. Die reinigende Kraft von **Urtica urens** – der ***Kleinen Brennessel*** ist bekannt.

Auch die Bauchtänzerin steckt immanent in ihr, als ein Teil, der sie mit Lebenskraft erfüllen will. Bauchtanz ist der Tanz, welcher den Fluß der Lebensenergie am besten fördert.

PATRIZIA GARFIELD beschreibt sehr schön[24] wie sich nicht nur ihre Figur, sondern ihr ganzes Wesen positiv verändert hat, nachdem sie anfing, den Bauchtanz unter Anleitung zu üben:

»Das Bauchtanzen bewirkte auch in anderen Bereichen meines Körpers einen tiefgreifenden Wandel. Meine einst durch Asthma beengten Lungen weiteten sich durch das tiefe Atmen während des intensiven Trainings, an dem ich drei- bis viermal in der Woche teilnahm. Der Schweiß rinnt mir herunter und mein Körper, der früher immer fröstelte, kann der Kälte standhalten. Ohne Zweifel hat sich die dauernde Übung auf Kreislauf und Stoffwechsel günstig ausgewirkt, doch es scheint, als ob eine innere Energie und Stärke wirksam ist, die größer ist als körperliche Kraft.«

Ich empfahl also meiner Patientin einen Kursus für Bauchtanz aufzusuchen. Sie hatte große Angst davor, versprach aber mutig, es zu tun.

---

[24] »*Der Weg des Traum-Mandala*«, Ansata-Verlag, CH-Interlaken.

Unter der Wirkung von **Pulsatilla,** der *Küchenschelle,* abgestimmt auf ihre damalige Symptomatik, träumt das Mädchen nun nicht nur von Katzen – übrigens ein Leitsymptom dieser Arznei –, sondern gleich von Tigern, auf denen sie reitet.
Im Traum zerbricht ihr des weiteren eine Glasvase, und eine Perlenkette bricht auf, wobei die Perlen im Bad verstreut werden. Zur Vase fällt ihr ein, daß sie »aufbrechen soll«; zur Perlenkette, daß sie ihre Weiblichkeit in Fluß bringen, ihren krampfhaften »Halt verlieren«, – auch »un-gehalten« sein soll. In einem weiteren Traum sieht sie ein pickliges Mädchen an einer Schreibmaschine. Ihr fällt dazu ein, daß sie sich »häßlich macht, um ein un-beschriebenes Blatt zu bleiben.«

Mit ungeheurem Ideenreichtum bringt ihr Unbewußtes immer neue homöopathische Traum-Gleichnisse für ihren Zustand hervor:
Der nächste Traum handelt von einer Glühbirne, die in einer Fassung aus Schokoladenguß steckt, die »bei Körperwärme schmilzt«. Die Arbeit mit dem Traum ergibt, daß die Glühbirne – ihr Kopf, der ihr von den vielen Gedankengängen glüht – endlich »aus der Fassung geraten soll«, damit ihr Gefühlsleben aufbrechen und sie »bei Körperwärme schmelzen« kann.

Die Angst der Nymphe vor PAN, dem allumfassenden Gott der Natur und der natürlichen Triebkräfte, – davon wird zu sprechen sein, wenn wir uns dem Phänomen Lebenskraft noch einmal von einer anderen Warte aus nähern.

Eine weitere Geschichte steht sinnbildlich für die unversöhnten Traumata unseres Lebens auf dieser Erdes

Eine Leiche im Keller

Im Mai 1982 sucht mich eine 69-jährige einfache Frau auf wegen Schlaflosigkeit, verbunden mit Gefühlen der Einsamkeit, Angst beim Alleinsein und anhaltender Traurigkeit. Dazu gesellt sich eine Ruhelosigkeit, die sie nachts aus dem Bett treibt und zum Hin- und Herlaufen zwingt.

Sie erzählt aus ihrer Kindheit: Die Eltern hatten sie gezwungen, Näherin zu werden, ein Beruf, der ihr absolut zuwider war. Der unterdrückte Zorn schlug ihr auf den Magen und führte schließlich zu anhaltendem Erbrechen. Im Klartext: Sie fand alles »zum Kotzen«. Dazu gesellte sich dann – wohl als Folge dieser ständig »über die Leber laufenden Läuse« – eine Gelbsucht.

Ihr fällt ein, daß die Mutter sie einmal zu Nachbarn geschickt hatte, damit sie Eier hole. In kindlich spontaner Begeisterung hatte sie beim Anblick eines Sandkastens auf dem Nachhauseweg den Wunsch verspürt, mit einem der Eier einen Sandkuchen zu backen. Daraufhin war sie von der Mutter mit einem Lederriemen verschlagen und in den Keller gesperrt worden.

Auf das passende homöopathische Simile (welches?) in einer LM-Potenz hin, setzen starke Heilimpulse ein. Das ständige Herzrasen beruhigt sich und sie bekennt nach ein paar Tagen: »Ich glaub', ich bin's zweite Mal geboren!«
Sie schläft jetzt länger und tiefer, aber der Schlaf wird unterbrochen von lebhaften Traumphasen. Sie träumt von toten Verwandten, vorzugsweise der Mutter und anderen Leichen, von Schnee und schmutzigem Wasser..
Im Traum gräbt sie jetzt die »unerledigten Geschäfte« aus, die Leichen im Keller ihres Unbewußten; die Mutter, die ihr Angst eingeflößt und sie geschlagen hatte.

Diese Art Leichen, die mehr oder weniger jeder von uns mit sich herumschleppt und die ihn an der Entfaltung eines freien und unbeschwerten Lebens hindern, sind Sinnbild einer psychischen Vergiftung, mit allen ungünstigen Wirkungen, die Leichengift ausübt. Wer solche Träume bekommt, für den wird es Zeit, mit alten Tabus zu brechen, sich von vorgefaßten Programmen und Verhaltensmustern zu lösen, sein Saatgut zu erneuern.

Er muß diese »Leichen« im Traum oder auch in Gedanken danach begraben, um sie endgültig loszuwerden. Die magische Kraft solch einer rituellen Handlung – und wenn sie auch nur in Gedanken oder Zwiegesprächen mit der Leiche geschieht – ist gewaltig.

Als die Frau diese Arbeit geleistet hat, kündigt der nächste Traum die Befreiung an: Der Zug ihres Lebens kommt wieder in Fahrt. Die Geleise führen direkt über die Wasser ihres Unbewußten. Während der Fahrt springt ihr (inneres) Kind aus dem Fenster und spielt im klaren seichten Wasser eines befreiten Lebens.

Die heilende Arznei – die übrigens einen besonderen Bezug zum »Leichengift« hat – kann, wie alle anderen Mittel nach denen im »KENT« gesucht werden soll – natürlich auch am Ende des Buches in einem eigens hierfür angelegten Register nachgeschlagen werden. Diese Arznei ziert darüber hinaus als einzige die Rubrik TRÄUME VON SCHWARZEM WASSER (I,402).

Hier noch eine Warnung an Anfänger in unserer Kunst: Tauchen durch die homöopathische Einflußnahme Träume beim Patienten auf, wie hier der Leichentraum, wäre es grundverkehrt, diesen Traum als Symptom zu werten, im »KENT« nach der entsprechenden Rubrik zu fahnden und daraufhin ein neues Mittel zu verabfolgen. Dieses könnte unter Umständen den begonnenen Prozeß unterbinden und die einmal eingeschlagene Fahrtrichtung ändern, wodurch wir lediglich Symptomverschiebungen, aber keine Lösung erreichen.

Auch durch homöopathische – nicht nur durch allopathische! – Mittel können wir »*Metastasen*«[25] von Symptomen erzielen. Auf diese Weise wird die Krankheit von einer Seite zur anderen des Spielfelds getrieben, ohne daß auf irgendeiner Seite das erlösende Tor fällt.

Es muß also während des Prozesses von uns genauso gut beobachtet werden, wie bei der Aufnahme des Falles, ob es im Sinne der Regel: »von Oben nach Unten«, – »von Innen nach Außen« und »in umgekehrter Reihenfolge der Entstehung der Symptomatik« zu einer Auflösung derselben kommt.

Symbolische Reinigung

Relativ häufig kommt es vor, daß auf die homöopathische Mittelwirkung hin eine körperliche »Wunde« geträumt wird oder ein Reinigungsprozeß in symbolischen Bildern abläuft.

[25] Griech. *metastasis* = »Umstellung, Verpflanzung«.

So träumte ein Patient, wie sich die Haut seiner Handfläche in der Gestalt eines gewundenen Grabens aufwarf. Auf den Druck der anderen Hand hin entwich dann ein Tausendfüßler aus diesem Graben.

Interessant ist es zu wissen, daß die Schamanen verschiedener amerikanischer und russischer Volksstämme Krankheit als das Eindringen von Kleinlebewesen auf der niederen Astralebene betrachten. Bei ihren Heilzeremonien, während deren Verlauf sie in der Tieftrance in den Körper des Kranken eindringen, säubern und befreien sie diesen von solchem Getier.

Offensichtlich geschieht Ähnliches durch die homöopathische Intervention. Das Schwingungsniveau ändert sich, sodaß diese niederen Wesenheiten sich nicht mehr wohlfühlen und abwandern.

Derselbe Patient träumte zu einem anderen Zeitpunkt, daß sein linkes Knie, dort, wo er eine alte Verletzung hatte, eine Erhöhung ausbildete, die schließlich aufbrach. Er zog einen Pfropf aus der Wunde und nachfolgend eine Menge verkrustetes eitriges Zeug, inklusive alter Binden. Ein kleiner Rest verblieb noch, jedoch wußte der Träumende, daß nach dieser Aktion die Wunde selbst die restliche Reinigung vollziehen würde.

Eine Patientin träumte, daß sich eine Eiterblase aus ihrem Bauchraum in die Gedärme hinein entleerte. Auf dem nachfolgenden Gang zur Toilette wurde sie diesen Eiter dann los.

Ein weiterer Patient, der sich seelisch »geschnitten« hatte, träumt in homöopathischen Bildern von einer Schnittwunde am rechten Zeigefinger. Eine hauchdünne Scheibe undefinierbarer Konsistenz, ähnlich einer Rasierklinge, verhinderte bisher, daß die Wundränder sich schließen und miteinander verwachsen konnten, da sie dazwischen lag. Der Träumende mußte die Wunde noch einmal öffnen, damit Heilung einsetzen konnte.

Was die Wunde schlug, das heilt sie. Die Rasierklinge wurde von der Seele als Symbol der die Verletzung erzeugenden Erfahrung benutzt.

Hier ein weiteres Beispiel dafür, wie ein Traum das Analogon zum homöopathischen Mittel liefert:

Unter dem Einfluß eines hochpotenzierten Heilstoffes hat ein 47-jähriger Mann mit starker toxischer Belastung durch Herpes-Viren einen Traum, der auf die beginnende Exkretionsphase hinweist: Er träumt, daß im Gebiet einer ehemaligen Gürtelrose rings um seine Taille ein Kranz großer schwammiger Pilze hervorsprießt. All das, was er an schädlichen Einflüssen wie ein Schwamm aufgesaugt hat, kommt nun wieder aus ihm heraus.

Ein schönes Beispiel für die Konfrontation mit dem eigenen »Mist« erlebte ich vor Jahren bei einer jungen Frau Mitte Zwanzig von außerordentlich schöner äußerer Erscheinung.

Auf dem Boden einer handfesten *Psora* mit den entsprechenden Symptomen bekam sie eine LM-Potenz von **Sulphur** verordnet. In der dritten Nacht nach Einnahme dieser Medizin erhielt sie einen bezeichnenden Traum, der die körperlichen Reaktionen, welche danach einsetzten, vorwegnahm:

Sie ist beim Ausmisten

Die Patientin befindet sich in einer Klinik. Sie steht inmitten einer Art Lazarett mit Betten vieler Patienten. Der Fußboden ist kniehoch überschwemmt mit Jauche und Mist. Es stinkt entsetzlich. Die Träumende versucht verzweifelt, mit einer Mistgabel den Dreck zum Fenster hinauszubefördern. Um sie herum bewegen sich Krankenschwestern, welche ebenfalls in dem Unrat herumwaten. Auf die flehentliche Bitte an diese »schwesterliche Traumseite« in ihr, doch mit anzufassen und ihr beim Ausmisten der stinkenden Fäkalien zu helfen, erhält sie jedoch lediglich die lapidare Antwort: »Das ist alles Dein Mist. Das mußt Du alleine machen!«, woraufhin sie erwacht.

In den darauffolgenden Tagen setzte dann eine äußerst stinkende Exkretionsphase mit trübem Urin und Durchfall ein.

Diese Beispiele mögen genügen, um die Möglichkeiten homöopathischer Mittelwirkungen von dieser Seite her zu beleuchten.

Wir träumen von Reisen durch das Weltall:
ist denn das Weltall nicht nur in uns?
Die Tiefen unseres Geistes kennen wir nicht. –
Nach innen geht der geheimnisvolle Weg.
In uns oder nirgends ist die Ewigkeit
mit ihren Weiten, die Vergangenheit und Zukunft.

NOVALIS
(Fragmente 1798)

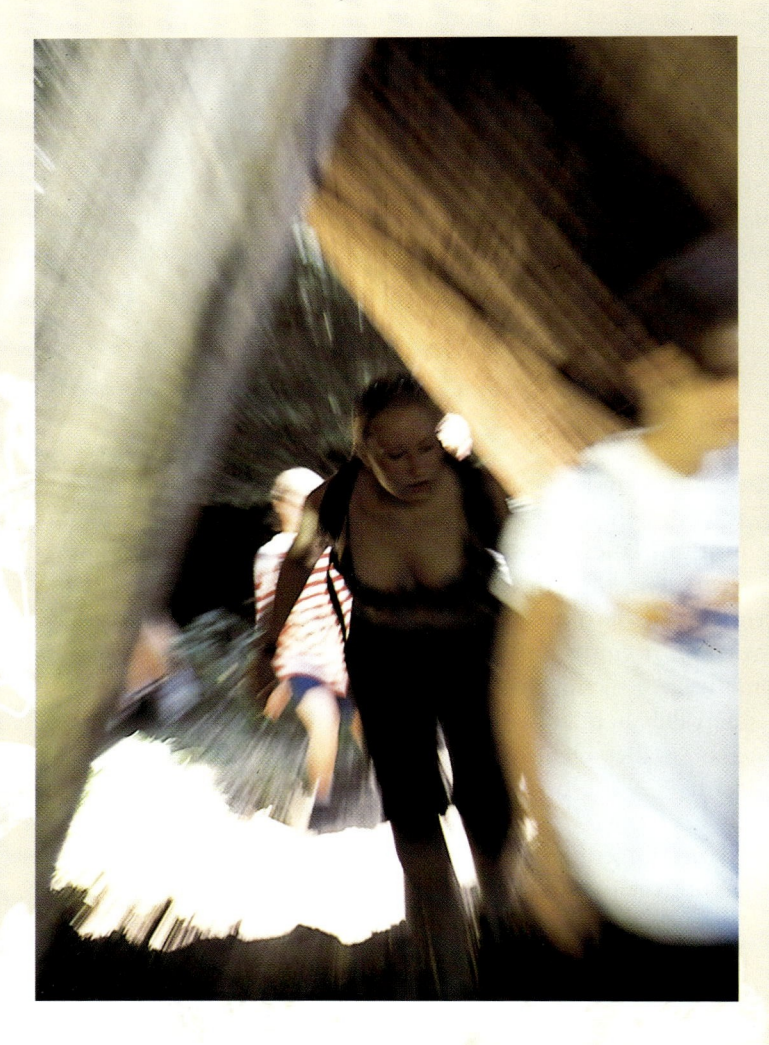

Homöopathische Mittelwirkungen im Spiegel des Traumlebens

Kommen wir nun zu einem interessanten Aspekt, um die homöopathischen Medikamente von ihrem inneren Wesen her zu erfassen: nämlich ihre Prüfung im Hinblick auf die von ihnen *selbst erzeugten* Traumbilder.

Betrachten wir also je ein Mittel aus dem pflanzlichen, mineralischen, tierischen und metallischen Bereich, um zu beobachten, wie sich ihre spezifische Signatur der Seele aufprägt, um dadurch ihren Genius besser kennenzulernen.

Beispiel aus dem Pflanzenreich:	**Arnica**, der *Bergwohlverleih*
Beispiel für das Mineralreich:	**Natrium muriaticum**, das *Kochsalz*
Beispiel für das Tierreich und	**Apis mellifica**, die *Honigbiene*
Beispiel für das Reich der Metalle, die beiden Antipoden:	**Aurum metallicum**, das *Gold*
	Argentum, das *Silber*

Beginnen wir mit **Arnica**:

Nach einer Verzerrung meines Armes, die sehr schmerzhaft war, rieb ich mir denselben mit einer aus wildgewachsener **Arnica** gefertigten Salbe einer kleinen Firma ein, die diese im Familienbetrieb herstellt, was meist für Qualität bürgt. Das geschah am Abend vor dem Zubett-Gehen. Ich muß dabei wohl des Guten zuviel getan haben, denn ich erhielt einen eindeutigen **Arnica**-Alptraum. Was passiert hierbei? Das Wesen der Pflanze überprägt das menschliche Bewußtsein. Im Fall der **Arnica** sieht das so aus:

Diese Pflanze wächst im Gebirge, auf »zer-schlagenem« pflanzlichem und mineralischem Material, wie es in Hochmooren vorkommt. Das sind Pflanzenreste, Trümmer alten Holzes, Geröll. Daher eben auch der homöopathische Bezug zu zerrissenem Gewebe von der einfachen Quetschung bis hin zur Netzhautblutung des Auges.

Entsprechend zerrissen zeigt sich die Blüte des **Bergwohlverleih**. Die einzelnen Blütenblätter sind zerschlissen und vermitteln einen zerfetzten Eindruck. Diese Pflanze steht der Sonne näher als andere Blumen und ist auf der anderen Seite auch heftigeren Stürmen und Gewittern im Gebirge ausgesetzt.

Arnica erzeugt Träume von Blitzen. Der Patient wird vom Blitz getroffen (I, 391, einziges Mittel!). Bei einer Patientin mit Hörsturz nach einem Blitzschlag erwies sich **Arnica** als die heilende Arznei.

Das Mittel erzeugt Träume vom Lebendig-begraben-werden – wie ich KENT ergänzen kann –, vor allem durch Steinschlag, wie er im Gebirge vorkommt.

Dieses nämlich passierte mir in jener Nacht. Im Traum hörte ich ungeheures Getöse, sah einige Steine an mir vorbeifliegen und konnte mich – meine kleine Tochter an mich drückend – gerade noch unter einen Felsvorsprung ducken, als eine gewaltige Steinlawine über uns hinwegschoß. Die Emotion war derart stark, daß mein damals dreijähriges Töchterlein, die in dieser Nacht neben mir schlief, meinen Namen rufend, aus dem Schlaf hochfuhr.

In folgenden KENTschen Rubriken findet sich der **Bergwohlverleih** (Oberrubrik SCHLAF):

TRÄUME VON

GEWITTER	(4 Mittel, **Arnica** zweiwertig)	I,394
GRÄBERN	(6 Mittel, **Arnica** zweiwertig)	
SCHWARZEN HUNDEN	(**Arnica** einziges Mittel)	I,395
TOTEN	(**Arnica** zweiwertig)	I,400
MORD	(**Arnica** zweiwertig)	I,397
UNFÄLLEN	(**Arnica** einwertig)	I,400
TIEREN	(**Arnica** dreiwertig)	I,399
ERSTICKEN	(3 Mittel, **Arnica** einwertig)	I,392
SCHWARZEN GESTALTEN	(3 Mittel, **Arnica** einwertig)	I,399
RÄUBERN	(**Arnica** zweiwertig)	I,397

Die Dunkelheit des moorigen Grundes und der Tiefe, in die die Pflanze ihre Wurzelausläufer entsenden muß, um Nahrung zu »rauben«, überträgt sich in Bildern der Dunkelheit und des Abgestorbenen auf den Träumer.

Ganz anders die *Honigbiene*. Ihr Wesen ist Geschäftigkeit und hat mit Fliegen zu tun. Dementsprechend träumt der Prüfer

Träume		
vom Fliegen	(6 Mittel, **Apis** zweiwertig)	I,393
von einer Reise	(**Apis** einwertig)	I,398
von einer Reise mit der Bahn	(**Apis** einziges Mittel)	I,398
von Geschäftigkeit	(**Apis** einwertig)	I,394
Er wäre ein Mädchen	(**Apis** einziges Mittel)	I,396
Phantasie- und Erfindungsreiche	(3 Mittel, **Apis** einwertig)	I,397
Verrückte	(2 Mittel, **Apis** einwertig)	I,401

Gehen wir von der Pflanze und dem Tier zum Mineral, hier dem *Kochsalz*. **Natrium** spielt eine eminent wichtige Rolle im Flüssigkeitshaushalt des menschlichen Organismus. Es wurde aus den Gesteinen in das Ur-Meer hineingespült und befindet sich noch heute in den Meeren, so wie es sich auch in unserem Blut und unseren Tränen findet. Daher auch sein Bezug zum Kummer. Es ist wahrhaftig das »Salz des Lebens«. Ein Zuwenig läßt uns genauso umkommen wie ein Zuviel. Bei beiden Extremen gerät unser inneres System aus den Fugen.

Bei den Prüfungen mit Salz ergab sich ein sehr reichhaltiges Symptomenbild mit Hunderten von Einzelzeichen. Sieht man davon einmal ab und betrachtet das Mittel nur in seinem Bezug zu den Träumen, die es hervorruft, so ergibt sich folgendes:

Träume		
von Durst	(3 Mittel, **Natrium** dreiwertig)	I,391
Wasser	(**Natrium** einwertig)	I,402
Räubern	(**Natrium** dreiwertig)	I,397
Ärgerliche	(**Natrium** zweiwertig)	I,391

Wir streuen Salz, damit Eis taut oder um ein Gefrieren zu verhindern. So verhindert **Natrium** auch, daß wir seelisch einfrieren, z.B. durch eine unbewältigte Vergangenheit, verbitterte Erinnerung an Menschen, denen wir nicht verzeihen wollen, oder Situationen, die wir nicht vergessen können.

Unser Schlaf ist belastet mit dem unaufgearbeiteten Material der Vergangenheit. Dementsprechend viel Energie brauchen wir für den Aufbau von Traumbildern, die uns unser Unbewußtes wiederholt vor unser inneres Auge führt, damit wir sie endlich erlösen und unseren Gefühlen freien Lauf lassen.

Bei den Prüfungen ergaben sich folgende weitere Träume:

TRÄUME		
WEDERHOLEN SICH	(3 Mittel, **Natrium** einwertig)	I,402
TRÄUME VON		
GEISTIGER ANSTRENGUNG	(**Natrium** zweiwertig)	I,394
KÄMPFEN	(**Natrium** zweiwertig)	I,395
GEISTERN/GESPENSTERN	(**Natrium** einwertig)	I,394
TRÄUME		
GEFANGEN GENOMMEN ZU WERDEN	(**Natrium** einziges Mittel)	I,394
TRÄUME VON		
MEUTEREIEN	(**Natrium** einwertig)	I,397
TRÄUME		
SCHRECKLICHE	(**Natrium** dreiwertig)	I,398
TRAURIGE	(**Natrium** zweiwertig)	I,400
VERGIFTET ZU SEIN	(3 Mittel, **Natrium** einwertig)	I,401
TRÄUME VON		
ZORN UND ZANK	(**Natrium** einwertig)	I,403

Fehlen uns noch die Metalle *Gold* und *Silber* bei unseren Betrachtungen.

Das *Silber* ist auf der Ebene der Metalle die Entsprechung zum Urprinzip MOND auf der Himmelsebene. Seiner Natur nach ist der Mond weiblich. Die MONDIN müßte es im Deutschen eigentlich heißen. Das Italienische und Französische trägt dem noch Rechnung: la luna heißt es dort und la lune hier.

Die Entsprechung von **Argentum,** dem *Silber,* ist auf der Ebene der Körperorgane das Gehirn; hier wiederum vorzugsweise die intellektbezogene linke Hemisphäre.

Der Mond ist ein Schwindler. Er spiegelt etwas vor. Er täuscht den unwissenden Betrachter über die wahre Natur seines Lichts. Es »scheint« so, als würde er selbst leuchten. Dem ist aber nicht so. Er erhält sein Licht von der Sonne. Diese Signatur der Spiegelbildung, welche auch das **Silber** aufweist, wird in der Photographie ausgenutzt. In den heute vielbegehrten ersten *Daguerrotypien*[26] haben wir ein Spiegelbild der Vergangenheit.

Der Vorgang des Spiegelns führt zur Täuschung des beschränkten Bewußtseins. Ver-blendung nennt man das. Dementsprechend erwirkt **Silber** auf der Körperebene Schwindel – im wahrsten Sinn des Wortes: Schwindel und Übelkeit. Diese Übelkeit kommt vom Kopf und so haben wir

TRÄUME VON		
ÜBELKEIT	mit **Argentum metallicum** als einzigem zweiwertigen Mittel	1,400
SCHWINDEL	(**Argentum m.** dreiwertig)	1,153
TRÄUMT WEITER		
NACH DEM ERWACHEN	(10 Mittel, **Argentum m.** dreiwertig)	1,400
TRÄUME SCHEINEN		
BEIM ERWACHEN WAHR	(6 Mittel, **Argentum m.** zweiwertig)	1,402

Das ist typisch für einen echten Träumer. Er lebt nicht in der Wirklichkeit des Hier und Jetzt, sondern hängt den Hirngespinsten seiner Phantasien nach und das führt zu einer Spaltung. Diese wiederum erzeugt Spannung zwischen Vorstellung und Realität und die wird als Angst erfahren.

Besonders deutlich tritt das beim Salz des Silbers in Erscheinung, dem **Argentum nitricum,** *Silbernitrat.* Hier führt die Angst bis zum Verfolgungswahn. Die eigene Vorstellung wird übermächtig gegenüber der Realität.
Lunatic – das ist im Englischen kein Mondsüchtiger, sondern ein Wahnsinniger und *lunacy* – das ist der »Wahn-Sinn«. Die Urbedeutung des Wortes weiß also um die Zusammenhänge von Silber – Mond und Irresein.

Sehr tief dringt der Anthroposoph RUDOLF HAUSCHKA in die hintergründigen Bezüge zwischen Wesen und Wirkung der Metalle in seinem Buch

---

[26] DAGUERRE, LOUIS-JAQUES (1789 - 1851), französischer Maler, erfand 1837 dieses älteste photographische Verfahren.

»*Substanzlehre*« ein. Hier ein kurzer Auszug aus seiner Wesensschau des Silbers; er spricht da von den Mondsüchtigen:

»Während der Vollmondzeit wandeln sie im Schlafe unbewußt die waghalsigsten Wege, mit ihrem physischen Körper sozusagen herausgehoben aus der Schwere, fast könnte man sagen: emporgezogen durch die Mondenkräfte, wie die Pflanzenwelt der Erde in solchen Vollmondnächten in ihrem Wachstum gewissermaßen herausgezogen wird aus dem Erdendunkel. Bei Neumond bleibt der Mondsüchtige im Bett liegen, dafür kann es geschehen, daß er die erstaunlichsten kosmischen Bilder träumt, allerdings wohl meist in verzerrten, phantastischen Formen. So kann an diesen abnormalen Zuständen gesehen werden, wie die Mondenkräfte alternativ in der physischen und in der psychischen Sphäre wirken.«

Noch ein weiteres typisches Merkmal zeigt das **Silber** in den sogenannten LIESEGANG'schen Ringen, die sich durch Auftropfen von Silbernitrat auf eine Platte mit Chromgelatine bilden. Diese Ringbildung haben wir vor Augen, wenn wir einen Stein ins Wasser werfen oder die Jahresringe eines Baumes betrachten. Es sind die Zyklen der Reproduktion, wie wir sie auch bei der Wiederholung der immer selben Gedanken finden. So hat **Argentum** natürlich auch eine Auswirkung auf die Geschlechtsorgane.

Und der **Argentum**-Intoxikierte fischt in diesen immer sich erneuernden Ringen, als ob er eine Angel ins Wasser würfe, aber er fängt den Fisch seiner Seele nicht. Er erwacht höchstens aus diesem Traum, wenn der Mond, der sich im Wasser spiegelt – und den er für die Realität hält –, beim Eintauchen seiner Angel zerfließt.[27]

TRÄUME VOM ANGELN	(4 Mittel **Argentum met.** einwertig)	1,390
TRÄUME VON WASSER	(**Argentum nitricum** einwertig)	1,402

Aurum, das *Gold,* Antipode zum *Silber,* soll hier vor allem im Hinblick seiner Wirkung auf unsere Träume betrachtet werden.
Typisch für die Wirkung von *Gold* am gesunden Menschen – und damit für den homöopathischen Ansatz beim Kranken – ist der Hang zur Selbst-Entwertung und damit zur Selbstzerstörung. Das ist letzten Endes nicht

---

[27] Bereits 1966 ist im Haug-Verlag, Heidelberg das Buch »*Silber und Silber-Therapie*« von ALLA SELAWRY erschienen, die sehr ausführlich auf alle Phänomene eingeht, die mit dem Silber-Prozeß zusammenhängen. Parallel dazu erschien ein zweites Werk mit dem Titel: »*Zinn und Zinn-Therapie*«.

möglich, da dieses SELBST – wie wir es verstehen als Zentrum der menschlichen Seele – unzerstörbar ist. Auch wenn solch ein Mensch sich ums Leben bringen würde, so wäre er doch auf der nachtodlichen astralen Ebene und im nächsten Leben wieder mit sich selbst und seinem Problem konfrontiert. Wie heißt es so schön: »Die am schlimmsten Enttäuschten sind die, die sich umbringen, weil sie glauben, daß dann alles vorbei ist.«

Dem Wesen des **Goldes** entsprechend haben wir Träume, die symbolisch diesen Sturz in Dunkelheit und Schwere (Schwer-Mut) darstellen. So wie das **Gold** selbst seine Schwingung erniedrigen muß, wenn es sich im Dunkel der Gesteine körperlich ausbilden will, so ist also **Aurum** das wohl »depressivste Mittel« der gesamten Materia Medica der Homöopathie. Es steht dreiwertig in der Rubrik der Gemütssymptome unter SELBSTMORD-NEIGUNG.

Der Bezug des solaren Prinzips SONNE zum Herz und den Augen auf der Körperebene und dem **Gold** auf der Ebene der Metalle ist klar.[28]

»Wär' nicht das Auge sonnenhaft, die Sonne könnt es nie erblicken«, sagt GOETHE. So erblickt der »**Gold**-Patient« nur noch die untere Hälfte der Gegenstände. Die obere, lichtere Seite ist ihm verwehrt:
In der KENT-Rubrik:

SEHEN/SCHWACHSICHTIGKEIT BEI HEMIOPIE[29] (III,72)
steht **Aurum** als einziges Mittel in der größten Wertigkeit.
Unter
SEHEN/BLINDHEIT/HEMIOPIE/OBERE GESICHTSHÄLFTE FÄLLT AUS (III, 59)
finden wir es unter nur 5 Mitteln ebenfalls dreiwertig.

»Zuviel Gold bringt also das Geistwesen Mensch in Widerspruch mit seiner geistigen Existenz«,

sagt der Anthroposoph WILHELM PELIKAN.[30]

---

[28] Vergl. die Tabelle über die Urprinzipien.
[29] Halbsichtigkeit, griech. *hemi* = »halb« und *opsis* = »das Sehen«
[30] PELIKAN, WILHELM: »*Sieben Metalle – Vom Wirken des Metallwesens in Kosmos, Erde und Mensch*«, Verlag Goetheanum, CH-Dornach.

Er verliert den Bezug zu seinem »Herz-Denken«. »Der Mensch muß lernen mit dem Hirn zu fühlen und dem Herzen zu denken«, sagte sinngemäß bereits HERBERT FRITSCHE in einem seiner vielen Bücher.

Nun ist ja die Schulmedizin gewohnt, das Herz lediglich als eine Art bessere Pumpe zu betrachten. Aus der Sicht der Anthroposophie ist das Herz jedoch vor allem ein rhythmisches Organ im Sinne des fünften Hermetischen Prinzips, von dem im übernächsten Kapitel zu sprechen sein wird. Dieses Herz nimmt und gibt. Aber es ist auch ein »geistiges« Organ. Es ist der Sitz unserer Liebesfähigkeit.

»Der Brief wird mit herz-lichen Grüßen geschlossen, nicht mit »lebrigen«. Das sind uralte tiefste Weisheiten, die sich in der Sprache verbergen, die man spüren kann, heute noch, wenn man nicht ganz abgebrüht ist. Das Herz, da sitzt eigentlich das Wesen des Menschen drin. Nicht im Kopf. Das ist ein Irrglaube unserer Zeit. Es kann so sein, daß der Mensch als Geistiges zu sehr mit der Materie verbunden ist. Dann tritt das auf, daß die Materie seinen Geist abdunkelt. Und das erlebt er als Depression, als Schwarzseherei. Das ist ein bildhafter Ausdruck, eine Imagination, die ganz richtig ist.«

Das ist wiederum die Sprache eines Anthroposophen, das Arztes OTTO WOLF.[31] Er fährt fort:

»Wer seelisch in seinem Herzen gesund ist, der findet den richtigen Ausgleich zwischen Erde und Himmel, oder zwischen Materie und Geist. Der hat die Dinge in Harmonie. Und das ist eigentlich Gold.«

Das ist es, worum wir alle mehr oder weniger ringen: Den Ausgleich zu schaffen zwischen Materie und Geist: »Ich will Euch Wurzeln geben in die Erde und Flügel in den Himmel«, sagt OSHO.[32]

Die Vereinigung der Polaritäten – wodurch wird sie bewerkstelligt? Heute wie vor Tausenden von Jahren: Durch Liebe. Wo das nicht gelingt, pendelt der Mensch zwischen den Extremen von Schwermut, Hochmut und Zorn hin und her:

---

[31] WOLF, OTTO und STÜBLER, MARTIN »*Gold, Kupfer, Eisen – aus der Sicht der Homöopathie und der durch Anthroposophie erweiterten Medizin*«, Edition Plato, Koblenz.
[32] BHAGWAN SHREE RAJNEESH: »*Mit Wurzeln und mit Flügeln*«, Rajneesh-Verlags-GmbH, jetzt Osho-Verlag, Köln.

GEMÜT		
ZORN	(**Aurum** dreiwertig)	I,150
SCHWERMUT	(**Aurum** dreiwertig)	I,89
HOCHMUT	(**Aurum** einwertig)	I,611
GEMÜT		
GERINGSCHÄTZUNG	(**Aurum** zweiwertig)	I,56
TRÄUME VON		
DUNKELHEIT	(Zwei Mittel, **Aurum** einwertig)	I,391
FALLEN AUS GROSSER HÖHE	(**Aurum** einwertig)	I,393
TRÄUME		
VON RÄUBERN	(**Aurum** zweiwertig)	I,397
SCHRECKLICHE	(**Aurum** dreiwertig)	I,398
VOM TODE	(**Aurum** einwertig)	I,399
ZORN	(**Aurum** einwertig)	I,403

Vor vielen Jahren hatte ich einen im äußeren Leben sehr erfolgreichen Patienten, der damals immer nur die Tagseite des Lebens zu erfahren bereit war. Diktatorisch, wie er war, ließ er keine andere Sicht der Dinge zu als seine. Von einem Schattenbereich der Seele wollte er nichts wissen. Schnell war er beleidigt, wenn man ihn in diese Richtung führen wollte, verbarg sich hinter einer unsichtbaren Wand und beendete abrupt ein Gespräch:

GEMÜT		
LEICHT BELEIDIGT	(**Aurum** zweiwertig)	I,15
WIDERSPRUCH		
VERTRÄGT KEINEN	(**Aurum** dreiwertig)	I,14
DIKTATORISCH	(**Aurum** einwertig)	I,25

Auf die hochpotenzierte Arznei bekam er einen vielsagenden Traum von schöner Einfachheit:
Er kommt bei einer Wanderung an einen Scheideweg. Er folgt dem Weg nach links (entsprechend seiner rechten Gehirnhemisphäre = Intuition und Gefühl). Hier begegnen ihm zwei Reiterinnen in Brautkleidern, welche ihn am Weiterkommen hindern. Bei genauer Betrachtung der beiden stellt er fest, daß nur die eine der beiden Bräute in das traditionelle Weiß gekleidet ist. Die andere trägt ein schwarzes Kleid. Er verbeugt sich vor der weißen Braut, aber die beiden versperren ihm weiter den Weg. Erst als er sich – widerstrebend – auch vor der schwarzen Braut, – der bislang abgelehnten schattenhaften Seite seines Wesens verneigt, – öffnen die Reiterinnen die Sperre und lassen ihn passieren. Er gelangt dann schnell an einen See, der mit Lotusblüten übersät ist, welche von der aufgehenden Sonne (seines Herzens) beschienen werden.

*Der Kampf in unserem Bewußtsein
zwischen Richtig und Falsch
führt zur Krankheit des Geistes.*

MEISTER SOSAN

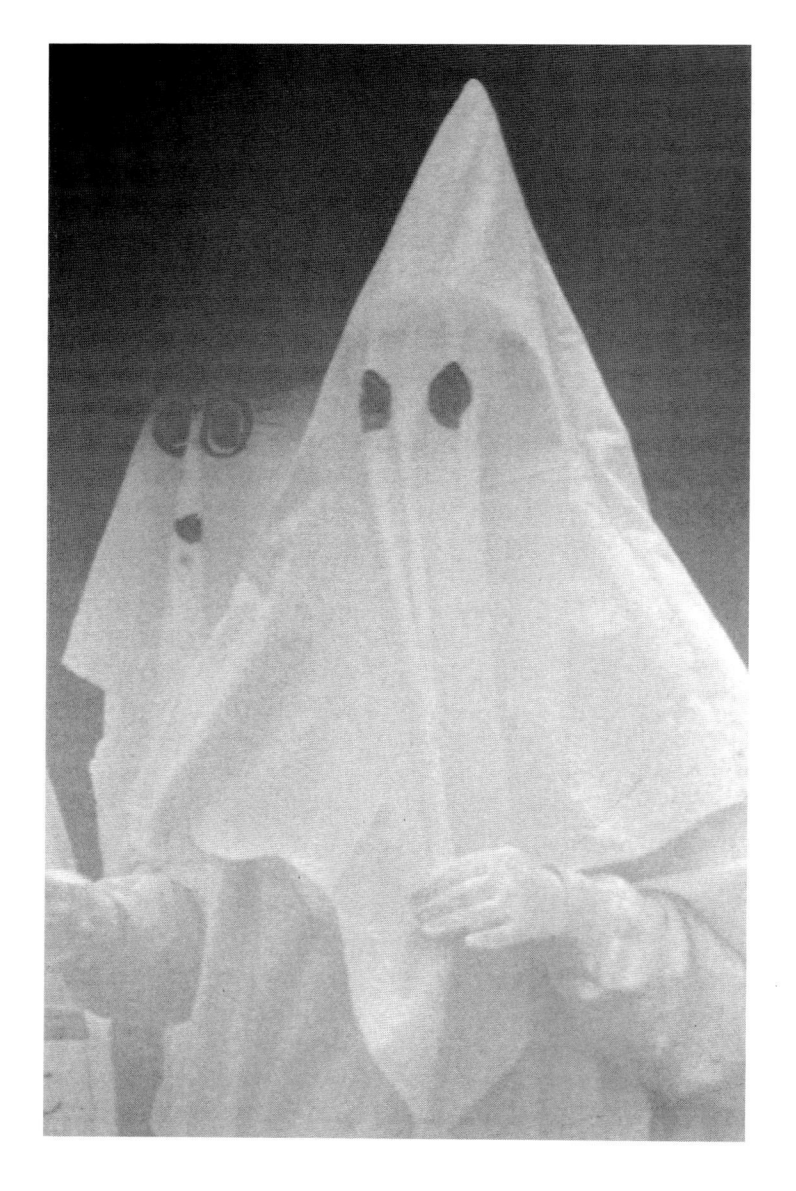

KAPITEL VI

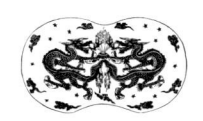

KLÄRUNG DES BEGRIFFS »GEISTESKRANKHEITEN«

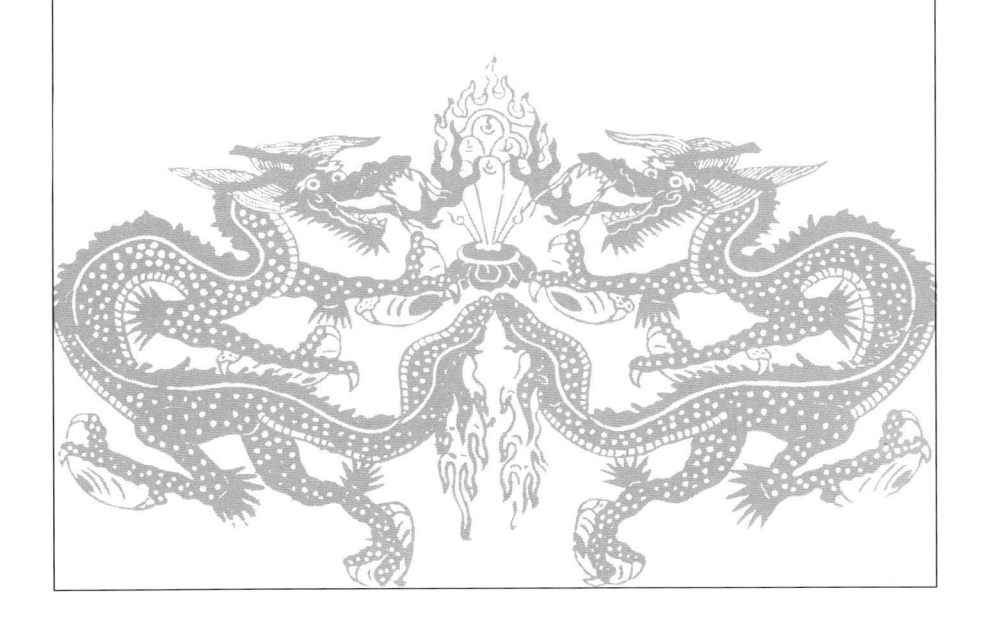

Die vier Temperamente der alten Griechen

Bewegen wir uns einen Schritt weiter, gehen wir von der Seele zum Geist und versuchen wir ein wenig Klarheit in die Zusammenhänge zwischen Geist, Seele und Körper zu bringen.

Was hat es auf sich mit den »Kränkungen« des Gemüts, die zur Gemütskrankheit führen, und was ist eigentlich gemeint, wenn – fälschlicherweise – von »Geisteskrankheiten« gesprochen wird?

Das »Ge-müt« ist ein Zustand der Seele, der unsichtbar für das normale Auge unserem ätherischen Körper innewohnt. Er ergibt sich aus dem Mut zur Begegnung mit unseren wahren Gefühlen. Bestimmte Geisteshaltungen erzeugen – wenn dauerhaft aufrechterhalten – bestimmte Gemütszustände, welche etwas zu tun haben mit dem, was wir weitläufig »Temperament«[1] nennen. Unser Gemütszustand wird in (bester göttlicher) Ordnung sein, wenn wir uns erlauben, Gefühlen wie Trauer, Wut und Schmerz gleichermaßen Ausdruck zu verleihen wie denen von Lust oder Freude.

Ursprünglich unterschied man nur vier »Grundtemperamente«:

1. *Sanguinisch*[2] – oberflächlich heiter, aber ohne Gefühlstiefe
2. *Cholerisch*[3] – zornig, aufbrausend
3. *Melancholisch*[4] – schwermütig, trübsinnig
4. *Phlegmatisch*[5] – träge, ruhig

Wir erkennen, wie in diesen Begriffen wieder die Lehre des hippokrates vom ausgewogenen Verhältnis der Körpersäfte zueinander zum Ausdruck

---

[1] Lat. *temperamentum* = »das richtige Verhältnis gemischter Dinge«.
[2] Lat: *sanguis* = »das Blut«.
[3] Griech. *chole* = »die Galle«.
[4] Griech. *melas*, Genitiv – *melanos* = »schwarz« und *chole* = »Galle«, also eigentlich »schwarzgallig«.
[5] Griech. *phlegma* = »der Hitze standhaltender, zäher Schleim«.

kommt. Durch von innen heraus *(endogen)* getroffene Ent-Scheidungen bestimmen wir also, ob wir in unserer Körperchemie eine *Eukrasis*[6] oder *Dyskrasis* erschaffen.

Ein Choleriker, der seine Wut hinausbrüllt, wird selten gallekrank; ein Melancholiker, der sie nach innen und auf sich selbst richtet, schon eher. Was nicht heißen soll, daß es die beste aller Wahlmöglichkeiten sei, immer zu brüllen, wenn uns etwas zornig macht.
Gelingt es, »gute« wie »unerwünschte« Seelenzustände ohne Wertung zu betrachten, die Etikettierungen (Namensgebungen) von ihnen zu entfernen, dann kommen wir an die Energie heran, die an diese Emotionen gebunden ist und können sie für unsere Entwicklung und Verwandlung nutzen.

Der Amerikaner STEPHEN WOLINSKY hat hier bahnbrechende Arbeit geleistet, indem er die Erkenntnisse östlicher Weisheitslehren mit denen der Quantenphysik auf die Psychologie übertrug. Sein Buch *»Quanten-Bewußtsein«*[7] enthält 80 Übungen, welche den Suchenden schrittweise erkennen lassen, daß und auf welche Weise der Beobachter in uns seine eigene subjektive Wirklichkeit erschafft und wie er sie verändern kann. Kommen wir nun zur Quintessenz dieser vorangegangenen Betrachtungen: Unter den sogenannten Geisteskrankheiten, wie sie S. HAHNEMANN in den Paragraphen 210 - 230 seines *»Organon der Heilkunst«* beschreibt, sind selbstredend also *Krankheiten des Gemüts* zu verstehen.

Der Unterschied zwischen Geist und Bewußtsein

DAVID ASH und PETER HEWITT stellen die Frage in den Raum, ob »das Universum in seiner Gesamtheit nichts anderes ist als der Geist Gottes«[8] und sie fahren fort:

---

[6] Griech. *eu* = »gut, recht« und *krasis* = »Mischung«.
[7] Verlag Alf Lüchow, Freiburg i. Br., 1994.
[8] ASH, DAVID und HEWITT, PETER: *»Wissenschaft der Götter – Zur Physik des Übernatürlichen«*, Verlag Zweitausendeins, Frankfurt a. M. .

»Im Geist sehen wir die Verbindung von Bewußtsein und Denken. Geist könnte auch als der Körper des Denkens angesehen werden. Bewußtsein ist vom Denken ganz getrennt, Bewußtsein ist nicht Denken. Das Bewußtsein liegt hinter dem Denken. Bewußtsein kann ohne Denken existieren, aber ohne Bewußtsein gibt es kein bewußtes Denken. Vielleicht gibt es nur zwei grundlegende Realitäten, Bewußtsein und Denken. Wenn das Universum der Geist Gottes ist, dann ist Gott das Bewußtsein, das dem Universum zugrundeliegt. Diese zwei Realitäten könnten auch als Bewußtsein und Energie bezeichnet werden. Bewußtsein ist das schöpferische Prinzip, Energie ist das Universum, das durch das Bewußtsein geschaffen wird. Bewußtsein ist nicht Energie, es ist auch nicht die Folge irgendeiner Form von Energie. Bewußtsein ist die Quelle aller Energie und durchzieht die ganze Schöpfung, bis hin zur subatomaren Ebene. Bewußtsein ist in allem vorhanden. Wie das Auge des Hurrikans ist Bewußtsein sogar im Energiewirbel vorhanden, genau im Herzen des Atoms. Bewußtsein ist die erste Realität, die Grundlage aller Existenz.«

Unter Geist verstehen wir also den unendlichen *Spiritus*,[9] den »Atem Gottes«, der alles Lebendige durchwebt. Somit kann er auch nicht erkranken. Er ist jenes göttliche Urprinzip reinen Lebens, das unzerstörbar und unsterblich ist; und aus diesem Grunde gibt es auch keine »Geisteskrankheiten«. Was HAHNEMANN also meint, sind Abweichungen des Menschen vom kosmischen Konzept der Ordnung in seinem Bewußtsein.

HERBERT FRITSCHE drückt es so aus:

»... Nur sollte dabei lieber vom Sprachgebrauch abgewichen und von Seelenkrankheiten gesprochen werden, wie es in der Heilkunde ja auch üblich ist, wo der Irrenarzt *Psychiater*[10] heißt. Die Psyche wohnt im Leib – ja der Leib ist sogar nach den Anschauungen vieler Forscher Psyche! – und die Psyche erkrankt, nicht der Geist.«[11]

Krankheit und »Krankheit-en«

Als nächstes muß festgehalten werden, was daraus resultiert, nämlich, daß es somit Krankheit-en nicht geben kann, sondern immer nur Krankheit. Ich halte es da mit THORWALD DETHLEFSEN, der in seinem beachtenswerten Buch *»Krankheit als Weg«* schreibt:

---

[9] Lat.: *spirare* = »atmen«.
[10] »Seelenarzt«, von griech.: *psyche* = »Seele« und *iatros* = »Arzt«.
[11] *»Tierseele und Schöpfungsgeheimnis«*, Rupert-Verlag Leipzig, 1940.

»In der Medizin wie auch im Volksmund spricht man von den verschiedensten *Krankheiten*. Diese sprachliche Schlamperei zeigt sehr deutlich das verbreitete Mißverständnis, dem der Begriff *Krankheit* unterliegt. Krankheit ist ein Wort, das man eigentlich nur im Singular verwenden kann – der Plural *Krankheiten* ist genauso sinnlos wie der Plural von Gesundheit: *Gesundheiten*. Krankheit und Gesundheit sind singuläre Begriffe, die sich auf eine Zustandsform des Menschen beziehen und nicht, wie im heutigen Sprachgebrauch üblich, auf Organe oder Körperteile. Der Körper ist niemals krank oder gesund, da in ihm lediglich die Informationen des Bewußtseins zum Ausdruck kommen. Der Körper tut nichts aus sich selbst heraus, wovon sich jeder beim Betrachten einer Leiche selbst überzeugen kann. Der Körper eines lebenden Menschen verdankt seine Funktion ja gerade jenen beiden immateriellen Instanzen, die wir meist Bewußtsein (Seele) und Leben (Geist) nennen. Das Bewußtsein stellt dabei die Information dar, die sich im Körper manifestiert und in die Sichtbarkeit transportiert wird. Bewußtsein verhält sich zum Körper wie ein Radioprogramm zum Empfänger. Da das Bewußtsein eine nichtmaterielle, eigenständige Qualität darstellt, ist es natürlich weder ein Produkt des Körpers, noch von dessen Existenz abhängig.

Deshalb ist es irreführend zu behaupten, der Körper ware krank – krank kann immer nur der Mensch sein, doch dieses *Kranksein* zeigt sich im Körper als Symptom. (Bei der Aufführung einer Tragödie ist nicht die Bühne tragisch, sondern das Stück!)«[12]

Wechsel zwischen Gemüts- und Körpersymptomen

Unter Bewußtsein wollen wir selbstredend immer das *Gesamtbewußtsein* eines Menschen verstehen, also Wachbewußtsein inklusive aller unbewußten, im Schatten der Seele liegenden Bewußtseinsanteile.

Diese unbewußten Teile – gesteuert vom inneren Selbstregulationsmechanismus der Seele – versuchen nach und nach ins Licht unserer Erkenntnis zu treten, um uns ein Stück mehr zu unserer seelischen Ganzheit zu führen, z.B. durch Lernschritte, wie sie uns in nächtlichen Träumen angeboten werden. Sehr oft erfolgreich, aber zu unserem eigenen Nachteil wehren wir diese Bilder ab, hinter denen sich meist schmerzliche Erfahrungen verbergen, die wir ehemals nicht gut verkraften konnten. Deswegen wurden sie ja

---

[12] DETHLEFESEN, THORWALD: *»Krankheit als Weg«,* Bertelsmann, München, 1983.

auch ins Unbewußte abgeschoben. Eine Versöhnung mit einem dieser abgesprengten Wirklichkeitsanteile bringt uns sodann ein Stück persönliche Heilung.

Beginnen wir also damit, einen Leidenden seiner Heilung zuzuführen, kommen diese Seeleninhalte not-gedrungen zum Vorschein. Und was dann passiert, beschreibt HAHNEMANN im § 210 des *»Organon«* so:

»Wie oft hat der Kranke in den schmerzhaftesten, mehrjährigen Krankheiten ein mildes und sanftes Gemüt. Besiegt der Arzt aber die Krankheit und stellt den Kranken wieder her – was nach homöopathischer Art nicht selten möglich ist, – da erstaunt und erschrickt der Arzt oft über solche schauderhafte Veränderung des Gemüts, und er sieht Undankbarkeit, Hartherzigkeit, ausgesuchte Bosheit und die empörendsten Launen hervortreten, welche diesem Kranken in seinen ehemaligen gesunden Tagen eigen gewesen waren. Die in gesunden Tagen Geduldigen findet man oft bei Krankheiten störrisch, heftig, hastig, unleidlich, eigensinnig und wohl ungeduldig und verzweifelt.«

In § 216 heißt es weiter:

»Die Fälle sind nicht selten, wo eine tödlich scheinende, sogenannte Körperkrankheit – eine Lungenvereiterung, die Krankheit eines anderen, edlen Organs oder eine akute Erkrankung z.B. im Kindbett – durch schnelles Steigen des Gemütssymptoms in einen Wahnsinn, eine Art Melancholie oder in eine Raserei ausartet und dadurch alle Todesgefahr der Körpersymptome verschwinden läßt. Letztere bessern sich unterdessen fast bis zur Gesundheit oder verringern sich vielmehr bis zu dem Grad, daß ihre dunkel-fortwährende Gegenwart nur von dem beharrlich und scharf beobachtenden Arzt erkannt werden kann.«

Dem hellhörigen Leser fällt auf, daß auch hier wieder einmal sowohl von Krankheit-en, wie auch vom »Sieg« über dieselben gesprochen wird.

Wie inzwischen klargeworden sein sollte, gibt es, wie eigentlich nirgends, so auch hier nichts zu besiegen, und das ist es auch gar nicht, was ein homöopathisches Mittel bewerkstelligt. Nur eine erkenntnisfeindliche Medizin wird Krankheit zu bekämpfen suchen, sie mit Stahl, Strahl und Chemowaffen zu vernichten trachten. Wie aus dem Kapitel über die *iatrogenen*[13] *Artefakte*[14] ersichtlich wird, sucht sich Krankheit – Gott sei Dank – auch nach Unterdrückung ihrer Symptome immer wieder eine neue Ausdrucksform,

---

[13] Griech. *iatros* = »der Arzt« und *gennan* = »erzeugen, hervorbringen« = »die vom Arzt erzeugten Krankheiten«.
[14] Kunsterzeugnis, lat. *arte factum* = »künstlich hervorgebracht«.

um die Gesamtökologie des menschlichen Organismus bestmöglich aufrechtzuerhalten. Nach all den »Siegen« über Krankheit, von denen berichtet wird, dürfte es eigentlich längst keine solche mehr geben. Trotzdem – oder gerade deshalb – ist die Anzahl der Erkrankungen heutzutage Legion.

Um diesen Wechsel (Auflösung von Körpersymptomen und Hervorbrechen der dahinter verborgen gelegenen Kränkungen des Gemüts) ein wenig plastischer darzustellen, möchte ich dem später folgenden praktischen Teil dieses Buches ein wenig vorausgreifen und einen Fall schildern, der sich im Jahre 1984 ereignete:

Er ist mit sich selbst geschlagen
(Halbseitenlähmung und partieller Sprachverlust nach Apoplexie)

Ich war von der Gattin eines älteren Mannes ins Krankenhaus gerufen worden, wo jener an den Folgen eines Schlaganfalls litt. Auffallend war ein fast völliger Verlust der Fähigkeit zu sprechen sowie eine ziemlich stark ausgeprägte Halbseitenlähmung *(Hemiplegie)*, die zwar ein Aufstehen aus dem Bett nicht unmöglich machte, jedoch Gehversuche nur mit Hilfe von Krücken zuließ.

Der behandelnde Arzt war mit einer homöopathischen Intervention einverstanden und so ging es an eine Mittelwahl, die sich recht einfach bewerkstelligen ließ. Ich nahm folgende Symptome auf und hierarchisierte sie in dieser Reihenfolge:

EXTREMITÄTEN/LÄHMUNG/BEINE/ NACH APOPLEXIE	(2 Mittel)	II, 504
EXTREMITÄTEN/LÄHMUNG/ MUSKELN/NACH APOPLEXIE	(21 Mittel)	II, 502
MUND/SPRACHVERLUST/NACH APOPLEXIE	(6 Mittel)	III, 207
ALLGEMEINES/LÄHMUNG/NACH APOPLEXIE	(12 Mittel)	I, 425
ALLGEMEINES/LÄHMUNG/EINSEITIG	(73 Mittel)	I, 425

Wir erkennen sehr schnell, daß die hochwertigsten Symptome, in diesem Fall Lähmung der Beine und der Sprachverlust nach Schlaganfall gleichzeitig die Rubriken mit den wenigsten Mitteln sind. Zwei Medizinen laufen

im Kursiv- und Fettdruck durch die Kolonnen: **Barium carbonicum** und **Nux vomica.**
Ich gab das eine in einer LM12 und das andere in einer LM18, wechselweise morgens und abends in einer Dosierung von fünf Tropfen einzunehmen.

Die körperliche Symptomatik besserte sich so über die Maßen schnell, daß nicht nur der Arzt das ungewöhnlich fand, sondern auch ich selbst sehr erstaunt war. Der Mann wurde relativ bald entlassen und kam nach Hause, wo die Arzneien weiter eingenommen wurden. Wie ich heute weiß, war wohl **Nux vomica,** die *Brechnuß,* jene Arznei gewesen, welche mehr Bezug zu der Störung hatte, denn was jetzt herauskam, in dem Maße wie die Sprach- und Gliederlähmung zurückging, war unterdrückter, bisher nicht geäußerter Ärger über die »Undankbarkeit« der Kinder, die sich über die geplante Verteilung der zu erbenden Güter in die Haare geraten waren und darüber auch den Vater nicht mit Anwürfen verschont hatten. Jener hatte nicht »zurückgeschlagen«, sondern mit seinem »Schlag-Anfall« sich selbst geschlagen. Er war in seinen Möglichkeiten der Handlungsfähigkeit gelähmt und die natürliche Folge war, daß er auf der Körperebene als Lähmung stellvertetend ausleben mußte, was er unfähig war, zu »ver-äußern«.

Seine Gattin rief mich eine Woche nach seiner Entlassung aus dem Krankenhaus an und beklagte sich bitter über den ausfallenden Ton ihres Mannes, der an Grobheit, Unflätigkeit des Ausdrucks sowie Lautstärke nichts zu wünschen übrig ließe, sodaß sie sich gar nicht mehr zu helfen wisse.
Der angestaute Zorn von Jahrzehnten löste sich aus diesem Manne, alte Eifersüchteleien kamen auf den Tisch des Hauses, (EIFERSUCHT, I, 26, **Nux vomica** ist zweiwertig vertreten) und machten jetzt der Frau das Leben schwer.
Ich wies sie an, »homöopathisch« zu handeln, Rapport herzustellen, dem Mann zuzustimmen, ihm Teller zu reichen, wenn er etwas an die Wand werfen wolle und ihn in jeder Weise zu ermuntern sich »aus-zu-kotzen«. Das half prompt: Unterstreiche und verstärke ein Symptom und du schwächst es ab. Unterdrücke es und du machst es stärker. Das Gesetz des *Aiki-do,* des sanften Wegs, des Nach-gebens wirkt wie überall in der Natur auch hier. Warum? Es ist das Gesetz des *homoion.* Der Partner wird zum Spiegel für den Kranken und konfrontiert ihn mit ähnlichem »Mist«.

Damit löst sich der Urgrund der Störung auf. Der Kranke hat sich zu seinen wahren Gefühlen bekannt.

Ich möchte aus diesem Grunde HAHNEMANN nicht in jedem Falle Recht geben, wenn er im § 228 fordert, man solle »einem ekelhaften und greuelvollen Benehmen völlige Unaufmerksamkeit« zollen.

Der Kranke will ernstgenommen werden, er braucht Zu-spruch, nicht Widerspruch oder Unaufmerksamkeit. Wenn er schweigt, schweigen wir auch; wenn er redet und sich gebärdet, ahmen wir ihn unauffällig nach, geben ihm »Ähnliches« zurück. Dann fühlt er sich verstanden. Er ist ja nicht »verrückt«, sondern mit seinem Bewußtsein an eine andere Stelle gerückt; er bearbeitet auf dieser Ebene ein für ihn wichtiges Problem. Nur weil es unserer Bewußtseinsnorm nicht entspricht, scheint er uns ent-rückt.

Noch ein paar Anmerkungen zum § 224 des *»Organon«*: HAHNEMANN sagt hier:

»Ist die Geisteskrankheit noch nicht völlig ausgebildet, so kann noch einiger Zweifel vorhanden sein, ob sie wirklich aus körperlichem Leiden entstanden sei oder vielmehr von Erziehungsfehlern, schlimmer Angewöhnung, verderbter Moral, Vernachlässigung des Geistes, Aberglauben oder Unwissenheit herrührt. Da dient als Merkmal, daß durch verständiges und gutmeinendes Zureden, durch Trostgründe oder durch ernsthafte und vernünftige Vorstellungen dieselbe nachlassen und sich bessern kann.«

Ob eine »Geisteskrankheit ... aus körperlichem Leiden entstanden« sein kann, sei dahingestellt. In der Regel prägt der Geist die Materie und nicht umgekehrt. So wie ein gebautes Haus nicht nach seinem Bau plötzlich einen Bauplan zum Kamin ausspuckt, so kann auch nicht rückwirkend aus dem Körper seelisches Leiden entstehen, das nie vorher da war. Es bedarf wohl schon schwerster mechanischer Eingriffe in den grobstofflichen Leib, wie etwa bei einer Folter, um rückwirkend eine Zerrüttung des Bewußtseins zu erzeugen.

Mag sein, daß eine Seele auf diesem Lern-Planeten Erde, durch Leidenschaft verwirrt, von ihrem vorgefaßten Lebensplan abkommt und Fehler begeht, durch die sie sich Leid erschafft. In einschlägigen esoterischen Schriften heißt es dann etwa: Sie wollte die Erfahrung von Leid machen, um sich zu läutern. Also ein *psycho-kybernetischer*[15] Regelkreis, ein sich selbst steuerndes System.

Verstöße gegen die Schöpfungsordnung erzeugen Leid. Leid erzeugt Reorientierung, Rückbindung – *Religio*.

Wird der Abfall von der natürlichen Ordnung gravierend, bezahlt der Mensch das mit einer weiteren Erniedrigung seines Schwingungspotentials; die Verbindung zur Welt der Ideen und (göttlichen) Eingebungen reißt mehr und mehr ab. Das ist die »Unwissenheit« von der HAHNEMANN spricht, was aber wiederum nichts damit zu tun hat, daß »der Geist« des betreffenden krank wäre. Vielmehr ist sein Bewußtsein (bewußtes Sein) getrübt. Dann erst ist Raum gegeben für »schlimme Angewöhnung und Aberglauben.«

Nun gibt es aber noch eine andere Art von »Unwissenheit«, die geradezu erst den Raum eröffnet für tieferes Wissen und Verstehen. Es ist die Unwissenheit des »Ein-fältigen«, der wieder im Zustand der Unschuld und Einheit lebt, weit jenseits jener linkshirnbetonten Kopflastigkeit, die heute so oft zu einer verhängnisvollen Spaltung von Intellekt und Gefühl führt.

Bedenken wir, daß beispielsweise ein *Idiot* bis zum Jahre 1800 einfach nur ein »Laie« oder »Ungelernter« war.[16] So gesehen ist ein Idiot also erst einmal ein Mensch, der sich in seiner ihm unverwechselbaren Eigenheit sucht, d.h. ein Mensch auf seinem ganz speziellen Selbstfindungsweg, den wir allerdings oft nicht verstehen können, weil uns die Einsicht in die Wirkmechanismen seiner seelischen Selbstregulation fehlt.

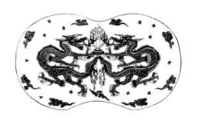

---

[15] Griech. *psyche* = »Seele« und *kybernetes* = »der Steuermann«.
[16] Griech. *idios* = »eigen, für sich«.

Des Menschen Seele gleicht dem Wasser:
Vom Himmel kommt es
zum Himmel steigt es
und wieder nieder zur Erde muß es, ewig wechselnd

GOETHE

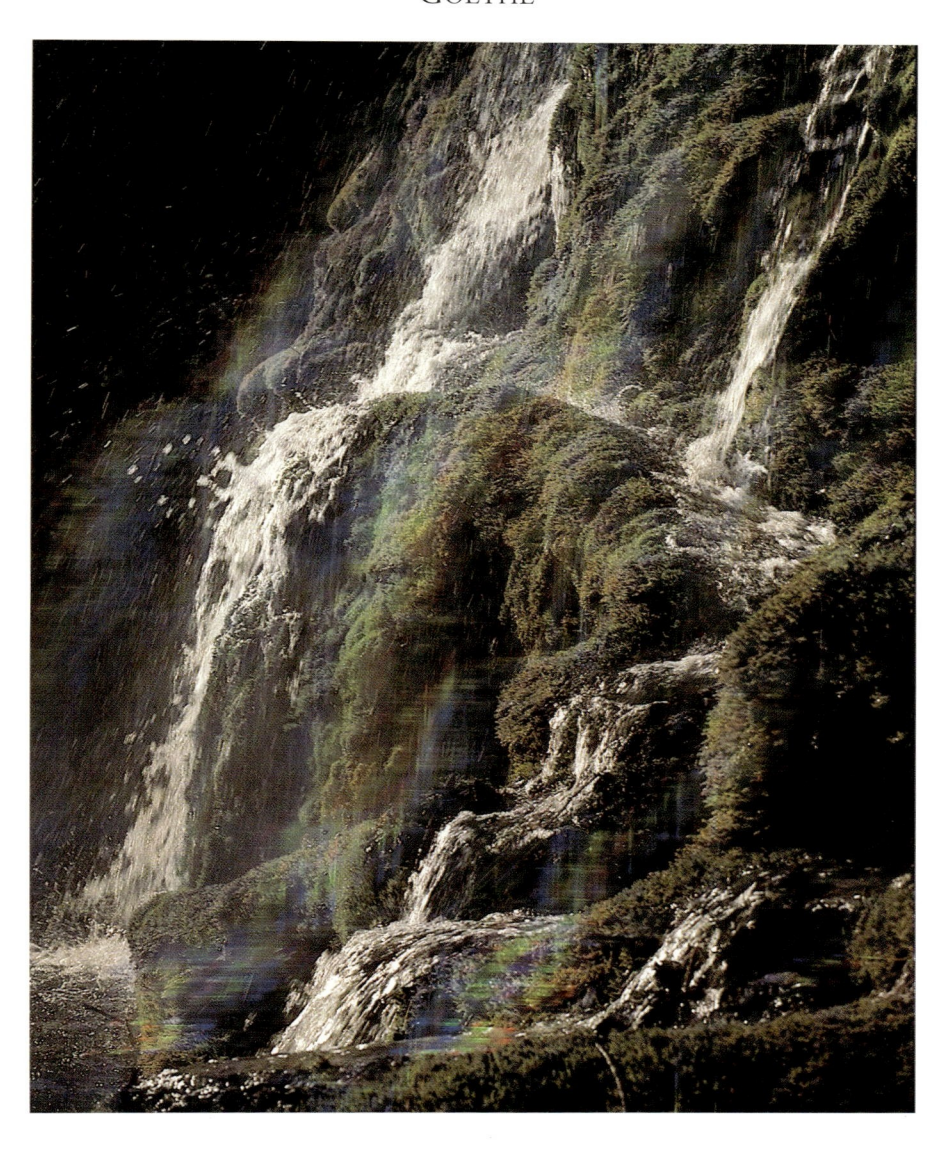

Der Denkansatz der Reinkarnationslehre

Betrachten wir diesen Paragraphen 224 des »*Organon*« noch unter einem anderen Aspekt, speziell im Hinblick auf die sogenannten »Erziehungsfehler«, von denen HAHNEMANN hier spricht.

Homöopathie ist, wie wir inzwischen gesehen haben, eine geisteswissenschaftliche Disziplin. Der Reinkarnationsgedanke ist für jeden im ganzheitlichen Denken geschulten Geisteswissenschaftler eine Selbstverständlichkeit.

Ich fordere den Leser auf, solches als Hypothese einfach einmal anzunehmen und sich mit mir auf einen gedanklichen Spaziergang einzulassen. »Spaziergang« ist sogar noch etwas untertrieben. Eher müssen wir uns schon in eine Art »geistige Raum-Zeit-Maschine« begeben und unsere Welt und ihre Bewohner von einer sehr hohen (innerseelischen) Warte aus betrachten, also gleichsam als hätten wir unseren Körper nach dessen Ableben verlassen und würden ihn und andere Menschen von außerhalb betrachten können. So gesehen könnten wir uns vielleicht vorstellen, daß uns andere Seelen als Lichtkugeln verschiedener Schwingungsmuster und Farbabstufungen begegnen. Nun müßten wir uns noch vorzustellen versuchen, daß wir die Gedanken und Gefühle dieser anderen Wesenheiten schon aus der Entfernung zu erkennen in der Lage wären. Somit fällt uns vielleicht die Annahme leichter, daß wir uns aufgrund der Ähnlichkeit unseres Wesens zu einigen von ihnen hingezogen fühlen, wohingegen wir andere eher meiden werden.

Wenn wir nun von der Annahme ausgehen, daß wir uns in einer Dimension bewegen, in der es möglich ist, immer ganz »da« zu sein, wo unsere Gedanken uns hinziehen, und wir verspürten gleichzeitig den Wunsch nach einem neuen Körper, um wieder auf dieser Erde zu erscheinen, – wo würde es uns wohl hinziehen, gemäß dem »Prinzip der Entsprechung«?

So betrachtet, sucht sich nämlich eine Seele aufgrund ihres bislang erworbenen Bewußtseinsstandes zu einem bestimmten Zeitpunkt, einer bestimmten »Zeitqualität« ein Elternpaar aus, zu dem sie in Resonanz steht. Sie inkarniert also nicht irgendwann und irgendwo ganz willkürlich, sondern folgt einem strengen Gesetz, das von ihrem sogenannten HOHEN SELBST diktiert wird. Demgemäß dringt sie innerhalb des Raum-Zeit-Gefüges in diejenige Umgebung und »Er-ziehung« ein, die ihrer Struktur *ähnlich* ist. Ein bereits weiter entwickeltes Bewußtsein, mit verminderter Anhaftung an irdische Dinge, wird sich also auch durch die berühmt-berüchtigten »Erziehungsfehler« nicht aus seinem inneren Gleichgewicht bringen lassen: allenfalls wird solch ein Mensch sein Elternhaus frühzeitig verlassen. Solch ein Bewußtsein wird auch nicht »schlimmer Angewöhnung, verderbter Moral und Vernachlässigung des Geistes« verfallen. Das kann nur ein Bewußtsein, das hierzu wiederum in Resonanz steht, und dann war die »Krankheit« schon vorhanden. Denken wir dabei an den ursprünglichen Sinn des Wortes *anamnese,* als einer »Erinnerung der Seele an ihre vorgeburtlichen Ideen«.

Worum es mir geht, ist zu zeigen, daß eine bestimmte Bewußtseinsmatrix einem Menschen immanent ist und nur auf solche Situationen reagieren wird, zu denen sie eine Beziehung hat. Derlei Situationen sind ihrer Natur nach aber stets *homöopathisch,* d.h. Prozeß-stimulierend, unabhängig davon wie ein Mensch sich in der betreffenden Situation verhält und entscheidet.

Jede Situation birgt im Keim die Möglichkeit zu einer Miniatur-Erweiterung der seelischen Struktur in sich. Was der Einzelne aus der Situation macht – das ist seine eigene »Ver-antwortung«: er hat zu beantworten, was er in Szene gesetzt hat, nach dem Gesetz: »Was ihr sät, das werdet ihr ernten.« Irgendwo habe ich einmal gelesen: »Verantwortung, das ist Deine Antwort auf die Stimme Gottes in Dir.«

Kommen wir nun zuletzt noch zu dem »gutmeinenden Zureden«, den »Trostgründen« und »vernünftigen Vorstellungen«, die in diesem § 224 als sinnvoll hingestellt werden, um seelisch Leidende einer Besserung zuzuführen.
Die Erfahrung zeigt, daß dies schlichtweg nicht funktioniert. Fast ausnahmslos ist auch hier wieder eine Vorgehensweise hilfreich, die sich an psycho-homöopathische Richtlinien hält, wie sie schon beschrieben wurden.

Ein typisches Beispiel:
Zum weiteren Bekanntenkreis eines unserer Familienmitglieder gehört eine Frau, die in Abständen immer wieder in eine Anstalt gebracht wird, weil sie »durchdreht«, wie es so schön heißt.

Nimmt man diesen Ausdruck aus der Motorwelt wörtlich, so besagt er, daß der Motor auf Hochtouren läuft, während gleichzeitig das Vehikel nicht von der Stelle kommt.

Auf den Menschen angewandt hieße das, daß die seelische Triebkraft ihn zu bestimmten Handlungen veranlassen will, die aber nicht zur Ausführung kommen können, weil der Mensch es sich nicht erlaubt, aus den selbst gewählten äußeren Umständen auszubrechen, die ihn an der Verwirklichung seiner Vorstellungen hindern. Um sich an den eigenen Haaren aus dem Dreck ziehen zu können, muß man in die Verantwortung gehen, »selbständig« zu werden, sprich: selbst zu stehen. Dieses »Durchdrehen« ist immer ein Aufschrei aus den Tiefen der Seele mit dem Wunsch, zu sich selbst zu finden.

Im vorliegenden Fall nun sieht es so aus, daß diese Frau dann jedesmal von einer Fülle von Bekannten und Freunden aufgesucht wird, die es an »verständigem und gutmeinendem Zureden« sowie Trost und vernünftigen Vorhaltungen nicht fehlen lassen, was aber der eigentlichen »Be-schwerde« ihrer Seele nicht gerecht wird, wodurch sich der ganze Zustand noch mehr aufschaukelt, was wiederum die Freunde ratlos macht und ständig in Atem hält. Natürlich streichelt es das Ego der Patientin, und sie hat mittlerweile offensichtlich gelernt, sich durch solches Gebaren Zuwendung zu verschaffen. Ein Teufelskreis. Ihre Bekannten meinen es gewiß herzlich gut, wenden eine Unmenge an Zeit und Energie auf, aber es kommt nichts heraus bei ihren Bemühungen, weil es ganz einfach am Wissen über ein paar grundlegende Zusammenhänge fehlt.

Die Krone eines Meisters fällt HAHNEMANN nicht vom Kopf, ob wir gleich aus ihr ein Steinchen, diesen etwas unglücklich formulierten § 224 ein wenig blank geputzt haben. Dies bot aber gleichzeitig Gelegenheit, einige Begriffe neu zu formulieren und eine Standortbestimmung vorzunehmen, was uns bei unseren weiteren Betrachtungen zugute kommen wird.

*Die Lippen der Weisheit sind verschlossen,
nur nicht für die Ohren des Verständnisses*

HERMES TRISMEGISTOS

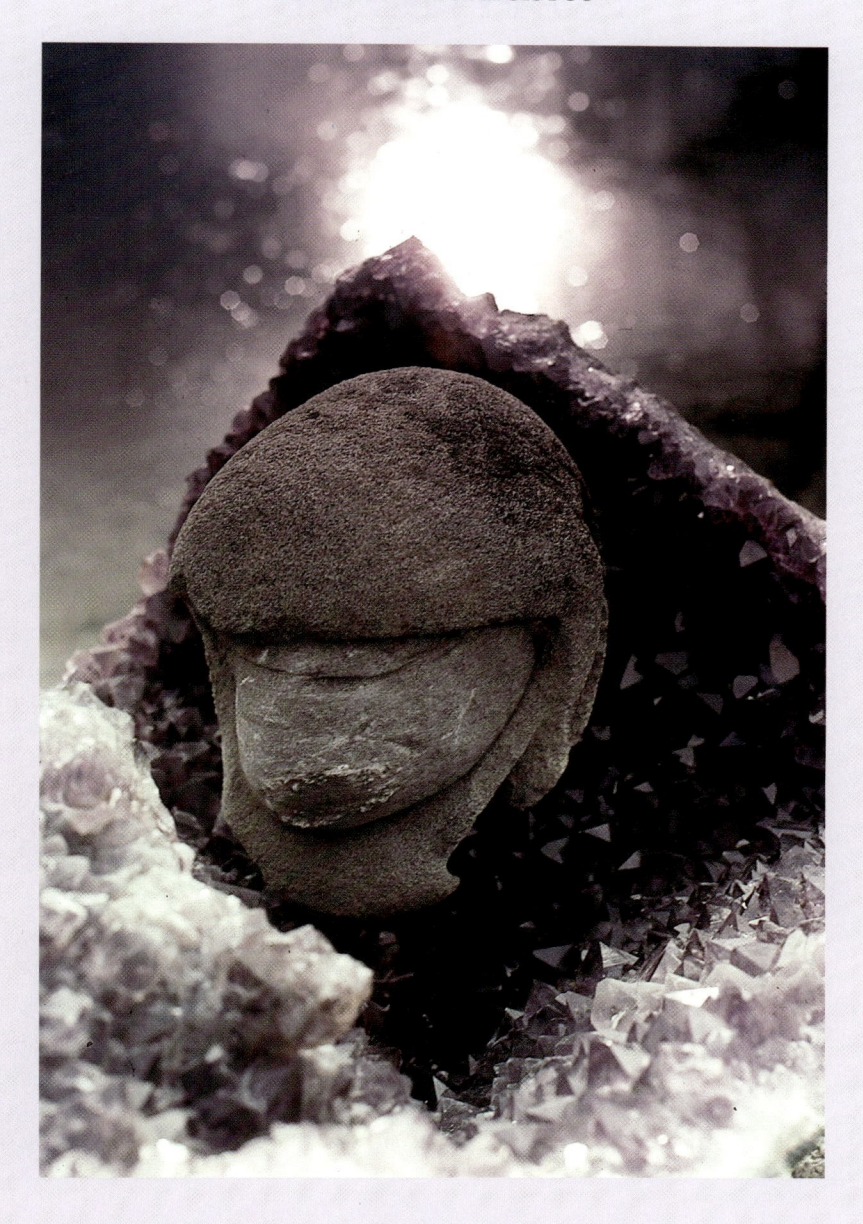

KAPITEL VII

DIE SIEBEN HERMETISCHEN PRINZIPIEN

DAS KOSMISCHE HEILGESETZ

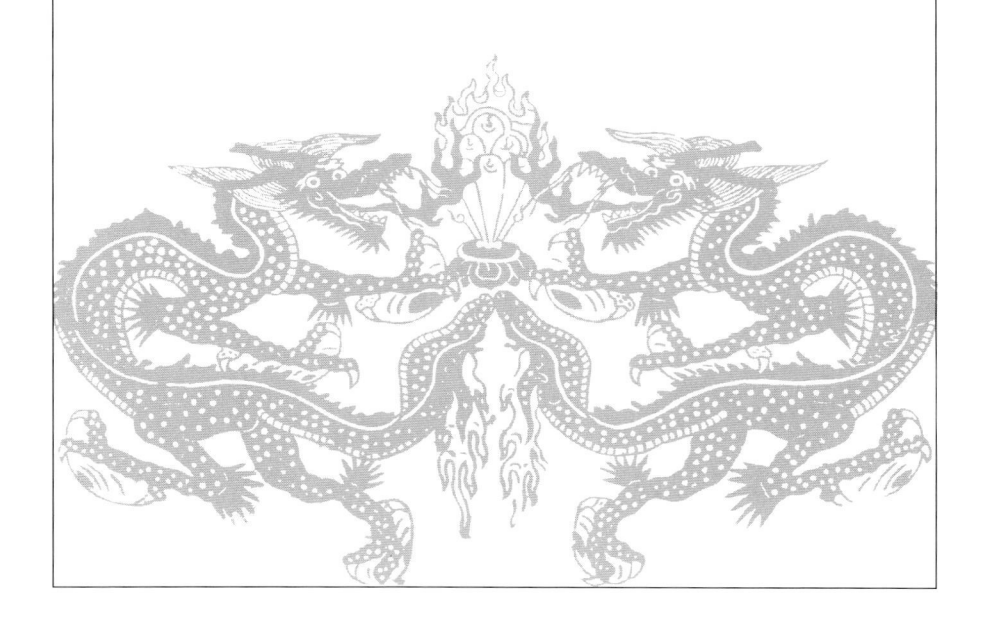

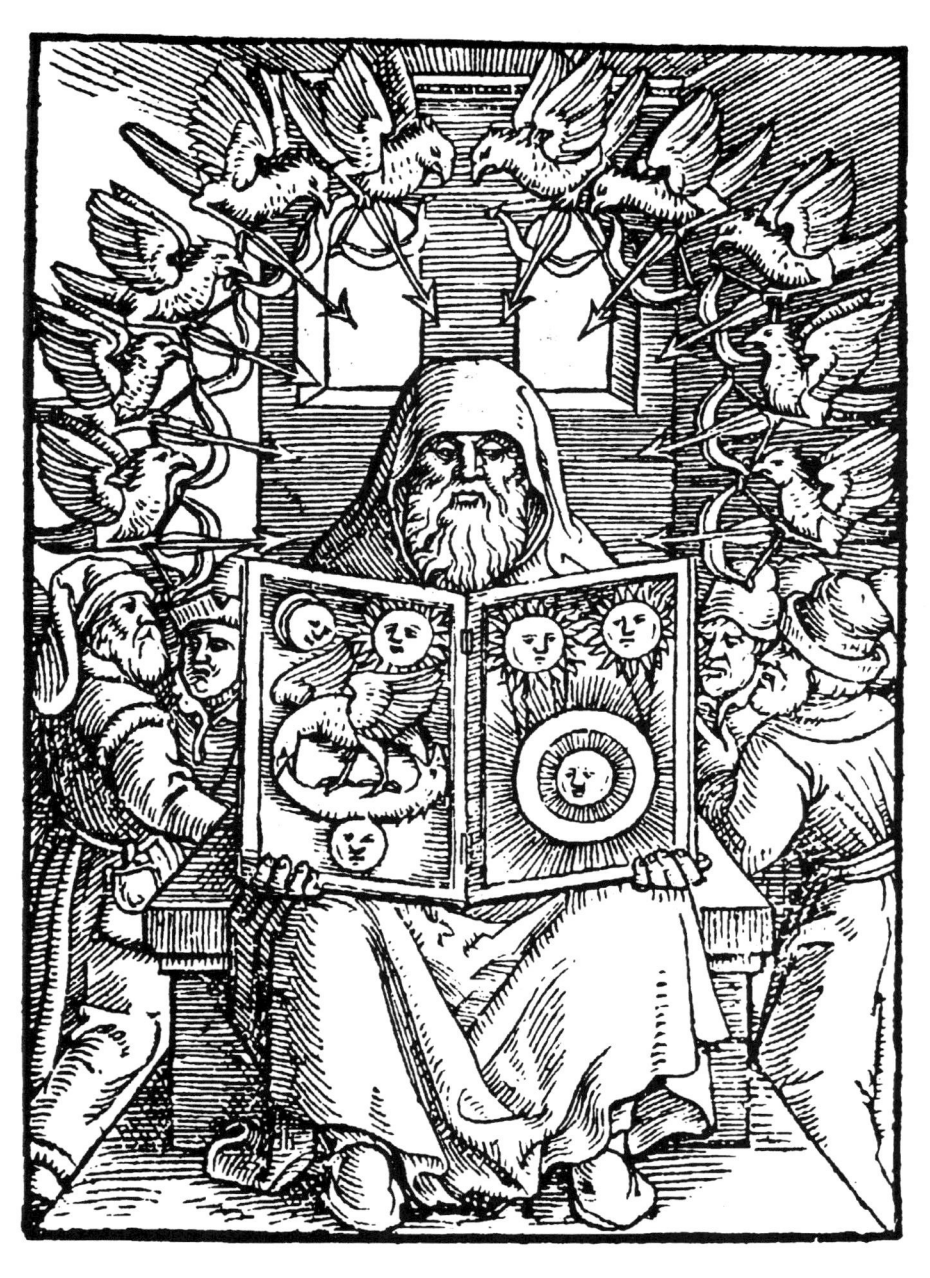

Symbolische Darstellung des Hermes Trismegistos
auf einem Holzschnitt um 1560

HERMES TRISMEGISTOS
und seine Tabula Smaragdina

Nachdem wir uns bis zu diesem Punkt schon des öfteren mit Geist und Geistigem, bis hin zu den »Geistes-Krankheiten« beschäftigt haben, bietet es sich an, dem Leser einen kleinen Einblick zu verschaffen in jene geistigen Wirkmechanismen, die als sogenannten Hermetischen Prinzipien die Jahrtausende überdauert haben bis auf den heutigen Tag. Es handelt sich bei den Hermetischen Prinzipien um eherne kosmische Gesetzmäßigkeiten, welche den Eingeweihten, der sein Leben nach ihnen ausrichtet, befähigen, sein Bewußtsein systematisch zu erweitern und die Frequenz seines Organismus allmählich anzuheben.

Diese Lehren wurden uns von HERMES TRISMEGISTOS,[1] dem »Schriftgelehrten der Götter« überliefert. Von den alten Ägyptern auch THOTH genannt, soll er als der »Meister aller Meister« vor rund 3000 Jahren dort gelebt und gewirkt haben und des biblischen ABRAHAM Lehrer gewesen sein. Manche Geschichtsschreiber datieren seine Anwesenheit auf dieser Erde noch weiter zurück und bringen ihn in Verbindung mit dem alten Atlantis. Wenn man PLATON glauben darf, geht die Entwicklung von Zahl und Maß auf ihn zurück.

Für den Karthager TERTULLIAN ist er der »*magister omnium physicorum*«, also ein »Lehrmeister aller Naturforscher«, und in der Tat hat dieser Götterbote HERMES die gesamte okkulte Philosophie, Naturwissenschaft und Medizin des Abendlands befruchtet – und tut es noch bis in unsere Zeit hinein. Auch die Verbindung von Astronomie und Astrologie zu einem echten »Sternenweistum« sowie die Leistungen der antiken und mittelalterlichen Alchimie gehen letztlich auf ihn zurück, bzw. fußen auf seinem Vermächtnis.

Die fundamentalen Lehren dessen, »was die Welt im Innersten zusammenhält«,[2] wurden über die Jahrhunderte hinweg immer nur an wenige Auser-

---

[1] aus HERMES = »der Götterbote« und griech.: *trismegistos* = »der dreifach Große«.
[2] GOETHE: »*Faust*«.

wählte »von Lippe zu Ohr« weitergegeben, also an Menschen, die vom Stand ihres Bewußtseins her aufgeschlossen genug waren, dieses Wissen entsprechend zu verwerten und zu hüten. Wir kennen den Begriff des »hermetischen Verschlusses«, der sich ursprünglich hiervon ableitet.

Bisweilen haben Alchimisten – im besten und allumfassendsten Sinn dieses Wortes – minimale notwendige Veränderungen in den Lauf der Geschichte einzubauen versucht, um der vom Weg abgekommenen Menschheit Korrekturmöglichkeiten anzubieten. Es versteht sich, daß solche Eingriffe ein hohes Maß an geistiger Klarheit und Vorausschau auf ihre möglichen Auswirkungen erfordern. Darüber hinaus darf durch derlei Maßnahmen niemals in das Selbstbestimmungsrecht der davon betroffenen Menschen eingegriffen werden.

Mehr konnte nie und zu keinem Zeitpunkt getan werden. Der oberste Grundsatz von »Wissen, Handeln und Schweigen« mußte stets gewahrt bleiben. Wer fundamentale Einsichten und Wahrheiten zu lauthals verkündete, wurde über die Jahrhunderte hinweg, immer wieder auf irgendeine Weise ausgeschaltet oder hingerichtet. Man denke nur an den Prozeß gegen GALILEO GALILEI, an den Tod MARTIN LUTHER KINGS oder JOHN F. KENNEDYS, sowie daran, auf welch elende Weise ein WILHELM REICH (1897 - 1957) von dem am Ende dieses Buches noch zu sprechen sein wird, im Gefängnis ums Leben kam. Der kroatische Physiker NICOLA TESLA (1856 - 1943) veröffentlichte seine jüngsten bahnbrechenden Erfindungen gar nicht mehr, aus der sicheren Erkenntnis heraus, daß eine dafür noch nicht reife Menschheit nur Unfug damit anstellen würde.

Der leise Fluß kosmischer Ordnung verträgt sich nicht mit den lauten Äußerungen von Profitgier, Egoismus und Machtstreben der Menschen. Viele Erfindungen, welche auf einer höheren Physik beruhen und die das Leben der Menschen total revolutionieren und vereinfachen würden, sind bereits vorhanden. Sie kommen aber nicht zum Zuge, weil sie nicht nur mit bestehenden Denkmustern kollidieren, sondern auch mit dahinter stehenden Wirtschaftssystemen. Deshalb müssen alte Ordnungen erst an sich selbst zugrunde gehen, bevor das Neue wachsen kann.
Die Quintessenz der Hermetischen Lehren ist enthalten auf der sogenannten *Tabula Smaragdina,* einer vermutlich gegossenen und zum Härtegrad

von Smaragd verdichteten Tafel, welche angeblich von ALEXANDER DEM GROSSEN während seiner Feldzüge gegen die Perser (331 v. Chr.) in einer Höhle Phöniziens gefunden worden war. So jedenfalls erzählt es der berühmte »Doctor Universalis« ALBERT MAGNUS (1206 - 1280) in seinen umfangreichen Schriften. Er zieht den Schluß, daß diese Tafel möglicherweise aus einem Schmelzfluß entstanden war, denn Smaragd kommt normalerweise in der Natur in solcher Größe nicht vor.

Auf den Guß deuten auch die in erhabener Form aus der Tafel hervortretenden phönizischen Schriftzeichen hin. Darüber hinaus ist die Fähigkeit der Eingeweihten und alchimistischen Meister bekannt, Materie aus dem kosmischen Urstoff in jede beliebige Form und Dichte hinein zu materialisieren. Man denke nur an die Manifestation diverser Gegenstände durch den indischen Weisen SRI SATHYA SAI BABA.

THOT-HERMES soll der Legende nach den hohen Priestern des alten Ägyptens eine reichhaltige Sammlung von ihm verfaßter Schriften hinterlassen haben. Die meisten von ihnen sind aber wohl beim Brand der berühmtesten Bibliothek des Altertums in Alexandria vernichtet worden. Erhalten ist uns der sogenannte *Corpus Hermeticum* mit 18 Büchern eines Dialogs zwischen HERMES und seinem Schüler ASKLEPIOS, dem griechischen Heilgott.[3]

Die wichtigsten Prinzipien der hermetischen Lehren finden sich in einem kleinen Büchlein mit dem Titel »*Kybalion*«.[4]

Es sind sieben Säulen, auf denen der Tempel der hermetischen Philosophie ruht. Wir wollen sie uns im folgenden kurz betrachten und dabei überlegen, wie sich die Homöopathie in dieses Gebäude einordnen läßt.

---

[3] mit der römischen Bezeichnung *Aeskulap*.
[4] Vermutlich »Gesteuerter Wurf« aus griech.: *kybernetes* = »Steuermann« und *ballein* = »werfen«. Das kleine Werk erschien zum ersten Mal im Jahre 1908 in englischer Sprache in Chikago. Das deutsche Copyright liegt beim Arcana-Verlag in Heidelberg. Die »akasha«-Verlagsgesellschaft, Mozartstraße 2, 85540 Haar, besorgte 1981 eine Lizenzausgabe.

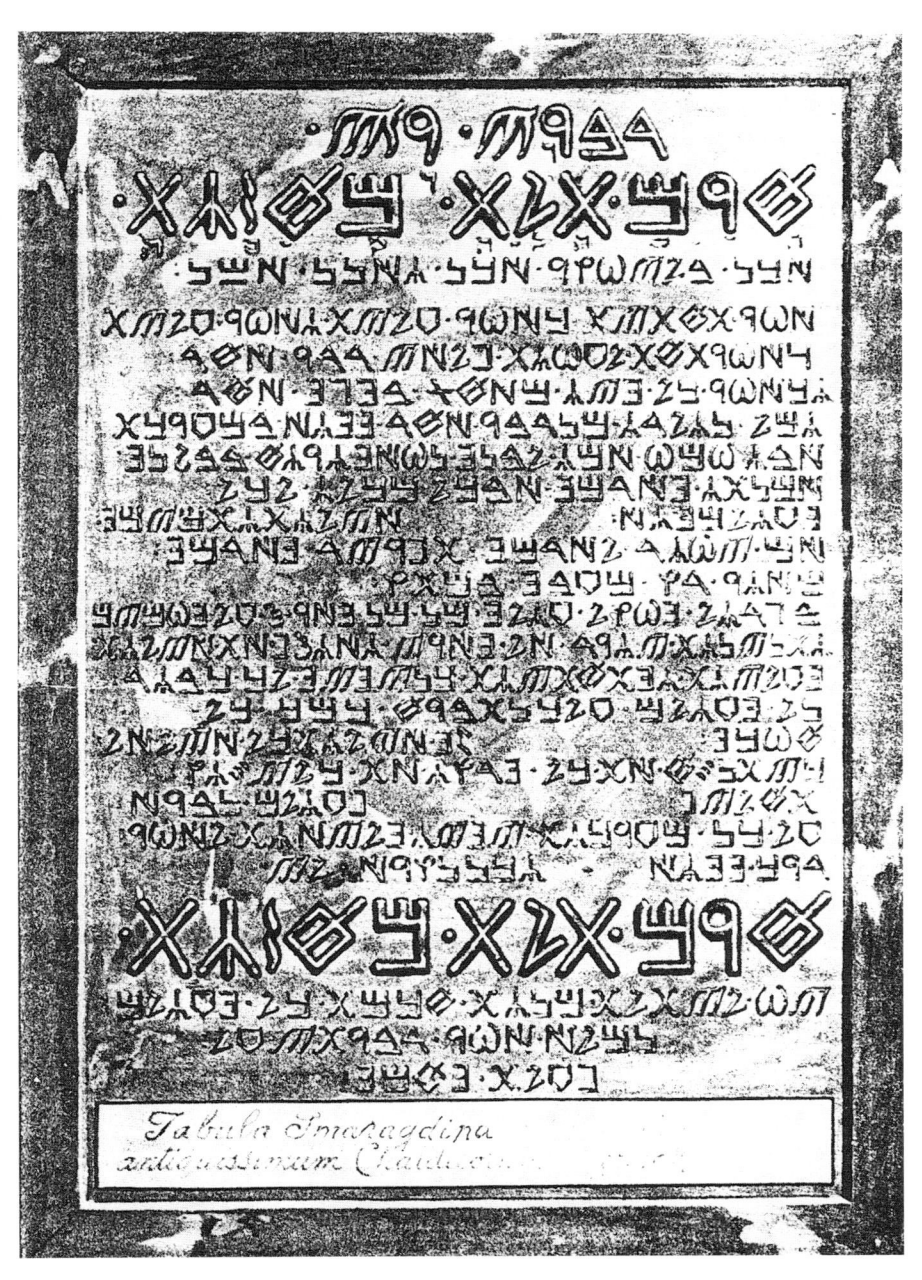

Die Tabula Smaragdina. Aus: Manly P. Hall: *»The Secret Teaching of All Ages«, Los Angeles 1977. The Philosophical Research Society, 3910 Los Feliz Blvd. L.A. CA 90027 USA*

1. Das Prinzip der Geistigkeit

»Das All ist Geist, das Universum ist geistig«.[5]

Der Kosmos ist durchwirkt von schöpferischem Geist – der »Wirklichkeit«. Die Materiewelt ist, wie wir gesehen haben, das Erwirkte. Beim Potenzieren homöopathischer Heilstoffe verfolgen wir diesen Weg zurück, vom groben Stoff ausgehend, hinein in die Vergeistigung.

2. Das Prinzip der Entsprechung

»Wie oben, so unten; wie unten, so oben.«

Dieses Prinzip enthält die Wahrheit, daß es Entsprechungen zwischen den Phänomenen der sichtbaren wie unsichtbaren Welt gibt. »Wie im Himmel – so auf Erden«, heißt es im zentralen Gebet der christlichen Kirche, dem VATER UNSER, – wobei dieser VATER selbstverständlich auch den weiblichen Aspekt mit beinhaltet.

Das Große enthält nach seinem Muster das Kleine und umgekehrt. Die Welt der Atome ist eine genaue Entsprechung der Welt der Gestirne. Dahinter verbirgt sich nicht weniger als das Gesetz vom *holistischen*[6] Aufbau des gesamten Universums. Es besagt, daß wir vom Einen auf das Andere *analog*[7] – also »der Vernunft entsprechend« schließen können, weil alles in allem enthalten und der Mikrokosmos ein getreues Abbild des Makrokosmos ist.

Veranschaulichen wir uns das anhand der Holographie. Nehmen wir beispielsweise das photographische Abbild eines Apfels. Zerschneiden wir ein entsprechendes Dia, dann wirft uns der Projektor nur noch einen halben Apfel auf die Leinwand. Zerbrechen wir hingegen eine holographische Platte von eben demselben Apfel, dann projiziert der Laserstrahl – mit dem

---

[5] *»Kybalion«*.
[6] Griech.: *holos* = »ganz, vollständig«.
[7] Griech.: *ana* = »gemäß« und *logos* = »Vernunft«.

diese Platte abgetastet wird – immer noch ein dreidimensionales Phantombild des ganzen Apfels in den dunklen Raum. Diesen Vorgang können wir fortsetzen, bis in Bereiche hinein, wo der Rest der Platte mit bloßem Auge schon gar nicht mehr wahrnehmbar ist. Wir erhalten trotzdem immer noch das Abbild des ganzen Apfels: wesentlich schwächer zwar, aber seine Ganzheit bleibt erhalten.

So enthält auch eine einzelne menschliche Zelle den Bauplan des gesamten Menschen.

»Der Tag wird kommen, an dem man einen Tropfen Blut nimmt und mit dessen Hilfe den Zustand eines jeden Körpers diagnostizieren kann«, sagte der hochsensible amerikanische Seher EDGAR CAYCE schon vor langer Zeit voraus.

Inzwischen ist es bereits soweit: HANNELORE AURAS-BLANK und ihr Mann KARLHEINZ BLANK entwickelten ein Verfahren zur Sichtbarmachung krankhaft veränderter Organe in einem getrockneten und präparierten Blutausstrich bei 1000facher Vergrößerung unter dem Mikroskop. In deutlich erkennbaren, korrekten Miniaturbildern zeigt sich das Organ im Blutausstrich, nach dem Prinzip der Entsprechung.[8]

Über ein ganz ähnliches holistisches Diagnoseverfahren berichtet der Arzt und Psychologe LÜDER F. RAKOW.[9]

Seine »Blood-Imprint-Analysis« erschließt ein selbständiges Bild aller somatischen (organischen) wie auch psychischen (geistig-seelischen) Zustände eines Patienten.[10]

Daß Homöopathie »wirkt«, weil sie dem Prinzip der Entsprechung folgt, braucht nunmehr kaum noch erwähnt zu werden.

---

[8] »Holistische Miniaturen«, von SIGRID LECHNER-KNECHT. Vergl. hierzu: »Auraskopie: In jedem Tropfen Blut ist ein Bild des ganzen Organismus« in Zeitschrift *esotera* 12/1980.
[9] Zeitschrift *Naturheilpraxis* 11/1994.
[10] Cytologisches Institut, Groeninge 1, B-8000 Brügge, Telefon (00 32) 50-34 44 18.

3. Das Prinzip der Schwingung

»Nichts ist in Ruhe, alles bewegt sich, alles ist in Schwingung«.

Vom höchsten Logos des Alls bis hinunter in die dichteste Materie ist alles in Schwingung. Das weiß auch die heutige Physik. Vor Tausenden von Jahren aber haben die alten ägyptischen Meister dieses Prinzip verkündet. Je materieller ein »Stoff«, umso langsamer schwingt er; je vergeistigter er ist, umso schneller seine Schwingung. Erscheint uns Wasser als Eis, ist seine Molekularbewegung langsam, erhitzen wir es, schwingen die Moleküle schneller, das Eis schmilzt. Bringen wir das Wasser zum Kochen, steigt es als Wasserdampf auf, es wandelt sich in eine sublimere Form. Hätten wir nicht gelernt, daß es an anderer Stelle wieder kondensiert, wir wären geneigt zu behaupten, es existiere gar nicht, nur weil wir es nicht mehr sehen können.

Verlangsamte Schwingungen täuschen dem Auge vor, daß eine Erscheinung sich in Ruhe befindet. Aber ständig verwandelt sich Materie in Energie und umgekehrt. Nirgends wird das so deutlich wie beim radioaktiven Zerfall, wo wir nach einer bestimmten Zeit – der sogenannten Halbwertszeit – nur noch die Hälfte der Quellenmaterie vorfinden, weil die andere Hälfte sich in ihre wellenförmig schwingende Form zurückverwandelt hat. Das Verständnis dieses Prinzips befähigt die hermetischen Schüler, unter Anwendung der entsprechenden Vorschriften – Formeln –, ihre eigenen geistigen Schwingungen, sowie die anderer zu beherrschen. Die Meister wenden dieses Prinzip auch in verschiedener Weise an, um Naturphänomene zu überwinden.
»Derjenige, der das Prinzip der Schwingung versteht, hat das Zepter der Macht ergriffen«, schrieb einer der alten Meister.

4. Das Prinzip der Polarität

»Alles ist zwiefach, alles hat zwei Pole, alles hat sein Paar von Gegensätzlichkeiten; gleich und ungleich ist dasselbe; Gegensätze sind identisch in der Natur, nur verschieden im Grad; Extreme berühren sich; alle Wahrheiten sind nur halbe Wahrheiten; alle Widersprüche können miteinander in Einklang gebracht werden.«

Gegensätze sind nicht real, besitzen kein Eigenleben, sondern sind Pole ein und derselben Sache, nur mit unterschiedlicher Namensgebung.

So sind z.B. *Kosmos*[11] und *Chaos*[12] beides Manifestationen des einen Alls.

Der »ganze Tag« besteht aus Tag und Nacht. Aber diese Polaritäten gelten nur, solange wir uns innerhalb der Erdatmosphäre bewegen. Verlegen wir unseren Standort nach außerhalb der Stratosphäre in den freien Raum, verschmelzen Tag und Nacht in eins. Wir können beide Erscheinungen gleichzeitig auf der Erde beobachten.

Ganz ähnlich verhält es sich mit extremer Hitze und Kälte. Rein subjektiv sind die beiden gegensätzlichen Temperaturen nur noch als Schmerz wahrnehmbar.

Im § 22 des »*Organon*« heißt es:

»Auf der anderen Seite hingegen folgt, daß für den Inbegriff der Symptome der zu heilenden Krankheit diejenige Arznei gesucht werden müsse, welche *ähnliche oder entgegengesetzte Symptome* zu erzeugen die meiste Neigung bewiesen hat.«

Wenn wir unsere Arzneimittelbilder gut kennen und zu einer wirklichen »Wesensschau« des Heilstoffes vordringen, erkennen wir das Januskopf-artige in jeder Medizin. Das liegt übrigens schon in dem Wort *pharmakon* selbst begründet. Es heißt »Heilmittel« und »Gift« gleichzeitig. Es gibt keinen Unterschied. Das Gift wird zum Heilmittel oder »allein die Dosis macht, ob ein Ding Gift ist« wie PARACELSUS sagte.
Die homöopathische Arznei eint Polaritäten. Sie wirkt in Richtung einer Reintegration von uns abgelehnter Wirklichkeitsanteile.

5. Das Prinzip des Rhythmus

»Alles fließt aus und ein, alles hat seine Gezeiten, alle Dinge steigen und fallen, das Schwingen des Pendels zeigt sich in allem; das Maß des Schwunges nach rechts ist das Maß des Schwunges nach links; Rhythmus kompensiert.«

---

[11] Griech.: *kosmos* = »Ordnung«.
[12] Griech.: *chaos* = »schöpferische Leere«.

Dieses Gesetz durchwirkt von rein geistigen Bereichen bis in die materielle Welt hinein alle nur erdenklichen Phänomene. Denken wir nur an Ebbe und Flut oder unseren Atemrhythmus. Es ist uns nicht möglich, den natürlichen Rhythmus länger als nur für kurze Zeit zu unterbinden. Irgendwann müssen wir wieder ein- oder ausatmen.

Untersuchungen haben ergeben, daß auch beim Potenzieren homöopathischer Dilutionen Wellenberge und Wellentäler entstehen. Innerhalb beider Bereiche ist die Wirksamkeit des potenzierten Heilstoffes gewährleistet. Jene Potenzen aber, bei denen die sinusförmige Kurve den Nullpunkt schneidet, zeigen tatsächlich keine oder nur geringe Wirkung.

6. Das Prinzip von Ursache und Wirkung

»Jede Ursache hat ihre Wirkung; jede Wirkung ihre Ursache; alles geschieht gesetzmäßig, Zufall ist nur der Name für ein unbekanntes Gesetz. Es gibt viele Ebenen der Ursächlichkeit, aber nichts entgeht dem Gesetz.«

Das Prinzip gilt auf allen Ebenen geistiger, psychischer und körperlicher Ausdrucksformen. Es befähigt den Meister, sich auf dem Schachbrett des Lebens zum Spieler zu erheben, anstatt eine Figur zu bleiben, die an den Auswirkungen der eigenen gesetzten Ursachen leidet. Auch homöopathische Medizinen wirken ur-sächlich, vorausgesetzt sie passen auf den Fall. Sie setzen gewissermaßen an der Verursachungskette letztem Glied an.

Den kausalen Zusammenhang zu eruieren – das geistige Band einer Störung zu entdecken – ist für die Mittelfindung von überragender Bedeutung.

7. Das Prinzip des Geschlechts

»Geschlecht ist in allem, alles hat männliche und weibliche Prinzipien, Geschlecht offenbart sich auf allen Ebenen.

Auch dieses Prinzip erstreckt sich natürlich wieder durch alle spirituellen, psychischen und physischen Seinsbereiche. Es stellt eine Sonderform des

Prinzips der Polarität dar. Jeder Pol enthält im Keim seinen Gegensatz: Im Männlichen ist das Weibliche verborgen mit angelegt und umgekehrt. Man erinnere sich nur an das Symbol von *Yin* und *Yang*, welches im jeweiligen Feld den gegensätzlichen Pol als kleinen Kreis umschließt. Keine Schöpfung kommt ohne dieses Prinzip zustande. Selbst die bei manchen Tieren oder Früchten vorkommende *Parthenogenese,* »die Jungfernzeugung«[13] gründet auf diesem Urprinzip.

Wie alles Lebendige die geschlechtlichen Polaritäten beinhaltet, so auch die homöopathische Arznei; und so wirkt sie auch auf beide Geschlechter gleichermaßen ausgleichend. Sie kann unter Umständen den unterdrückten weiblichen Pol im Manne, seine Intuition, seine Empfindungs- und Hingabefähigkeit hervorholen und in einer zu sehr in Passivität versunkenen Frau die verborgene, nicht gelebte aktive Seite stimulieren. Das materialisierte Symbol für die Vereinigung des männlichen und weiblichen Pols in einem einzigen Wesen, ist in der griechischen Mythologie der *Hermaphrodit.*[14]

Im *androgynen*[15] Menschen haben sich die beiden Pole vergeistigt. Da Homöopathie, wie wir gesehen haben, all diesen kosmischen Ur-Prinzipien und Gesetzmäßigkeiten folgt, wird sie selbst zu dem, was im Untertitel unseres Buches ausgedrückt ist: einem **kosmischen Heilgesetz.**

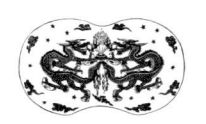

---

[13] Fortpflanzung durch unbefruchtete Keimzellen, Jungfernzeugung, griech.: *parthenos* = »Jungfrau« und *genesis* = »Werden, Entstehen«.
[14] Zweigeschlechtliches Lebewesen, Zwitter; nach HERMAPHRODITOS, dem Sohn HERMES und der APHRODITE; Dem Mythos nach hatte HERMES die Liebe einer Quellnymphe ausgeschlagen, woraufhin diese die Götter bat, sie für immer mit dem Geliebten zu vereinen; ihr Wunsch wurde erfüllt und die beiden zu einem zweigeschlechtlichen Wesen miteinander verschmolzen.
[15] Griech.: *andros* = »Mann« und *gyne* = »Frau«.

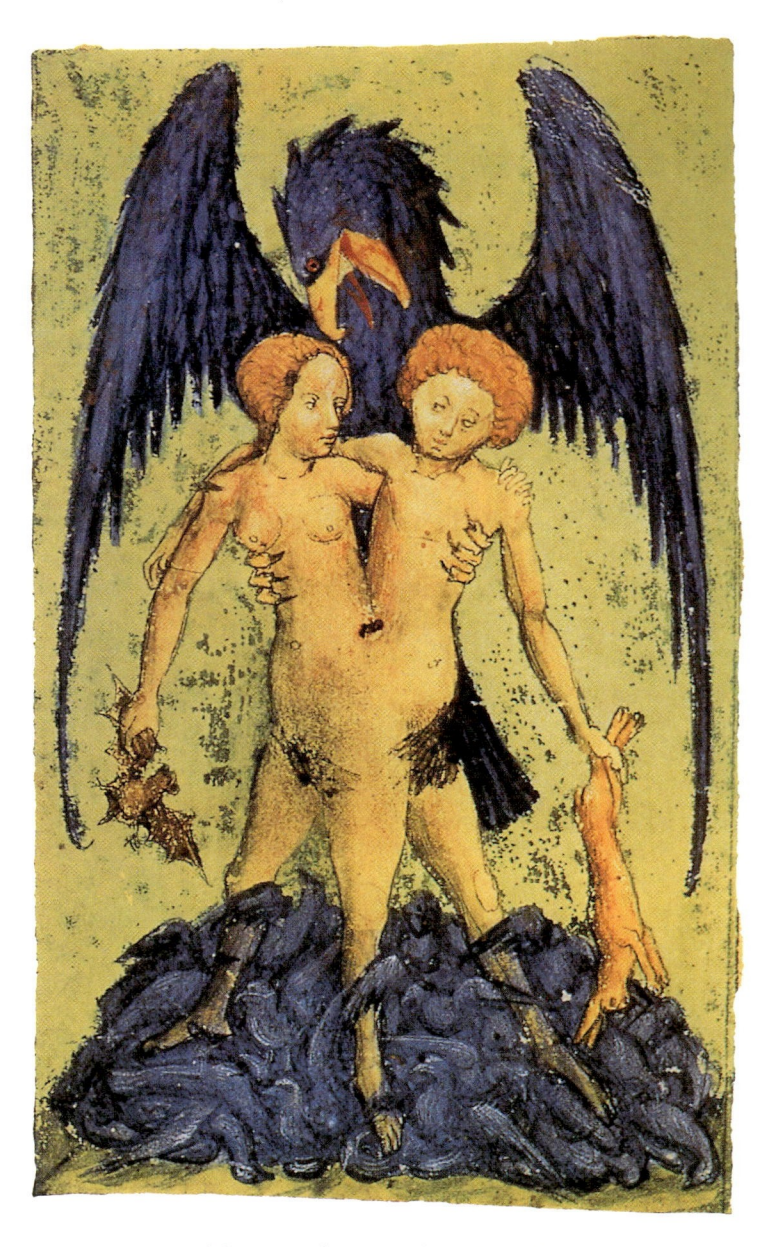

*Der alchimistische Prozeß der Verschmelzung
des männlichen und weiblichen Prinzips zum androgynen Wesen.
(Eingangsblatt in die sog. Aurora Consurgens)*

Ich glaube, daß die Krankheiten Schlüssel sind,
die uns gewisse Tore öffnen können.
Ich glaube, es gibt gewisse Tore, die einzig die Krankheit öffnen kann.
Es gibt jedenfalls einen Gesundheitszustand, der uns nicht erlaubt,
alles zu verstehen.

ANDRÈ GIDE

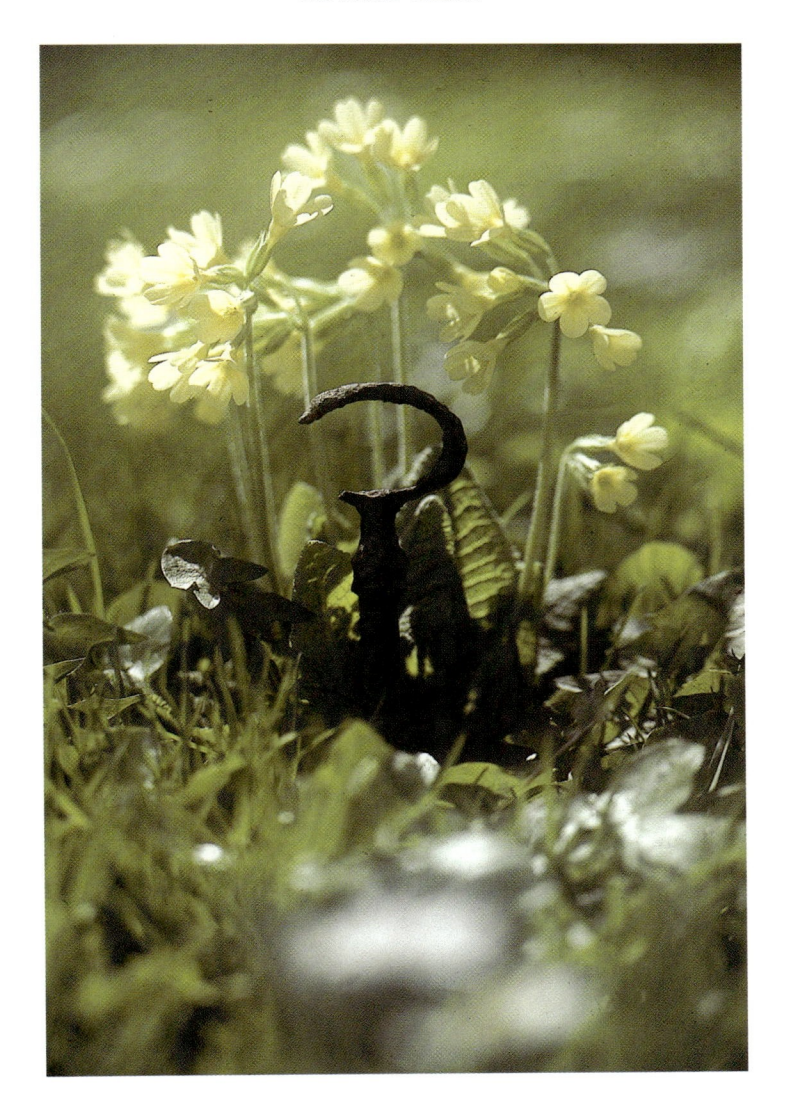

KAPITEL VIII

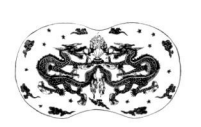

VOM SINN DER ERKRANKUNG

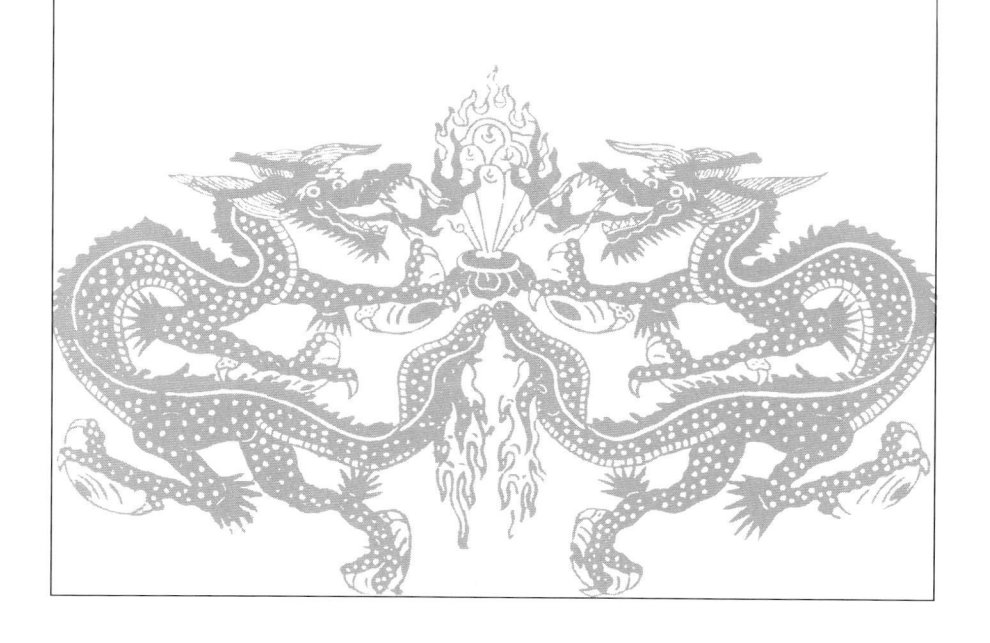

Kybernetische Regelkreise

Gesundheit und Krankheit sind Polaritäten eines kosmischen Selbstregulationsmechanismus, eines kybernetischen Regelkreises. Der Begriff leitet sich her von dem griechischen Wort *kybernetes* – »der Steuermann«; *kybernan* heißt steuern. Was wird gesteuert? Der Mensch. Wohin wird er gesteuert? Ins Ziel. Was ist sein Ziel? Selbst-Findung, Selbst-Erkenntnis, Selbst-Verwirklichung. Von wem wird er gesteuert? Von eben diesem SELBST, vom innersten Wesenskern seiner Seele aus, der in direkter *religio* – Verbindung mit Gott steht.

Was bedeutet das? Es bedeutet die Wiederherstellung einer Einheit von Denken, Fühlen und Handeln eines jeden Menschen in eigener Verantwortung. Was ist diese »Ver-antwort-ung«?

Es ist die Antwort auf das Wort Gottes in uns. Es ist der Mut, zu dem zu stehen, was wir in Szene gesetzt haben, die Auswirkungen dessen auf uns zu nehmen, was wir nach dem *Prinzip von Ursache und Wirkung* erzeugt haben, volkstümlich ausgedrückt: Die Suppe, die wir uns eingebrockt haben, auszulöffeln, weil uns die Folgen dessen, was wir uns schufen, nach diesem Gesetz – das die Inder *karma* nennen – sowieso irgendwann einholen. Wir kennen die Redewendung: »die Vergangenheit holte ihn (oder sie) ein.« Das passiert immer dann, wenn Dinge unversöhnt liegen geblieben sind. Es kann in diesem Leben geschehen oder in einem nächsten. Unsere Seele ist geduldig mit uns. Wir können ihren Absichten oft entkommen, aber wir können nicht immer gegen das kosmische *panta rhei* handeln. Verstoßen wir nachdrücklich und immer wieder gegen diesen Fluß des Lebens, so werden wir krank. Zuerst psychisch, dann physisch, anfangs weniger heftig, dann immer gravierender, – wenn wir unserer inneren Stimme nicht gehorchen.

Es geht also darum, wieder »heimzufinden«, – heraus aus »Zwie-spalt« und »Ver-zwei-flung« in die »All-Einig-keit« mit der Schöpfung so wie sie ist und nicht wie wir sie haben wollen, was heutzutage mehr denn je angezeigt wäre, wenn wir aus dem weltweiten Dilemma in dem sich die Menschheit befindet, herauskommen wollen.

»Erleuchtung« nennen die Buddhisten diesen Vorgang der Einswerdung mit dem göttlichen Kern in uns, »Christos-Bewußtsein« sagen Esoteriker dazu, chymische Hochzeit die Mystiker wie JAKOB BÖHME (1575 - 1624) oder Meister ECKEHART (um 1260 - 1328).

Jeder Mensch stellt in seiner Einzigartigkeit eine unverwechselbare Kostbarkeit dar. Deshalb soll er auf seinem Weg nicht zu einem Nachahmer anderer werden. Er soll nicht danach streben zu werden wie JESUS oder BUDDHA, sondern wie sein eigenes schönstes SELBST.

Das ist im übrigen der Auftrag jedes echten Meisters an seine Schüler: nicht ihm hörig zu werden, sondern – sich selbst. Wir verschenken unsere Macht, wenn wir andere um Rat fragen. Wir holen sie uns zurück, wenn wir uns selbst fragen, denn jeder Mensch hat alle Antworten in sich, die er zum gegebenen Zeitpunkt braucht. »Bittet und Euch wird gegeben«, nannte JESUS das.

Wir sollen uns also in unserer Einmaligkeit und Einzigartigkeit erkennen lernen als ein kosmisches Werkzeug von höchster Präzision und Ausgewogenheit, – selbst in dem Zustand, den wir Krankheit nennen. Hinter jedem Krankheitssymptom steckt die gute Absicht eines uns nicht bewußten Teils unseres selbst, das uns etwas bewußt machen will, uns auf den rechten Weg »steuern« will.

Ein Beispiel zur Erklärung eines kybernetischen Regelkreises: Stellen wir uns eine Rakete vor, z.B. eine Raumsonde, die auf ein bestimmtes Ziel programmiert ist. Sie ist durch ein elektronisches Rückmeldesystem mit der Bodenstation verbunden. Auf ihrem Weg zum Ziel macht sie jedoch »eigen-willige« Ausfallbewegungen nach links oder rechts, oben oder unten, die sie automatisch der Bodenstation meldet, woraufhin sie eine Korrektur in der von dieser Instanz gewünschten Weise erhält. Und so »lernt« die Rakete aus Tausenden von Aberrationen und Korrekturen allmählich den Weg ins Ziel zu finden.

Die Bodenstation entspricht unserem SELBST, jenem autonomen Steuersystem in uns, welches jenseits von Begriffen wie Raum und Zeit schaltet und waltet. Was immer wir tun oder lassen, wir können uns selbst nicht entfliehn. Machen wir Eigenbewegungen, die sich zu sehr von der Idee der Schöpfungsordnung unterscheiden, bekommen wir automatisch Korrekturen, durch die wir uns dem Konzept dieser Ordnung wieder annähern sollen. Solch eigenwillige Abweichungen vom kosmischen Fluß entspringen den an der Oberfläche unseres Bewußtseins angesiedelten Egoteilen und der Diskrepanz zwischen Denken, Fühlen und Handeln. Es sollte deshalb Ziel unserer Bemühungen als Mensch sein, die verlorengegangene Einheit wieder herzustellen, indem wir bewußt diesen Ein-klang von Denken, Fühlen und Handeln anstreben.

Wo uns das nicht gelingt und die Diskrepanz zu groß wird, stürzen wir in jene Empfindung ab, die wir Leid nennen. Wir sagen vielleicht: »wie ungerecht, warum passiert gerade mir das« und projizieren damit die »Schuld« sofort nach außen. Dabei stünde uns lediglich ein Lernschritt bevor und unser SELBST gibt uns stets aufs neue Gelegenheit, ihn zu tun. Es geht also sehr gerecht zu in diesem Kosmos-Chaos-Gleichgewicht. Wir ernten, was wir gesät haben. Wenn uns die Ernte nicht gefällt, werden wir leiden. Leid erzeugt größere Bewußtheit und eine Veränderung der Qualität unseres geistigen Saatguts, woraufhin die nächste Ernte besser ausfallen wird, – ein sich selbst steuernder Regelkreis.

Das zeigt sich bereits in ganz kleinen Dingen. Wenn wir Kartoffeln braten und dabei an das Holz denken, das noch zu hacken ist, kann es sein, daß die Kartoffeln anbrennen, weil unsere Aufmerksamkeit geteilt ist. Wenn wir Holz hacken und dabei an die Kartoffeln denken, die noch aus dem Keller zu holen sind, könnte es geschehen, daß wir uns in den Finger hacken. Wir sind dann schnell geneigt, auf den Hackstock oder das Beil zu schimpfen – nur nicht auf unsere Unachtsamkeit.

Es geht also darum, bewußt zu werden, aufzugehen in dem, was wir gerade tun, ganz »bei der Sache« zu sein, schon in kleinen Dingen.

Wenn wir unser »Ur-Antlitz« einmal angeschaut haben, dann ist es gelungen, jene Bewußtseinskontinuität aufrechtzuerhalten, die JESUS mit dem Ausdruck belegte: »Der Vater und ich sind eins.«
Solche Anschauungen sind unbequem und »un-angenehm«, d.h. sie wollen nur sehr zögernd von uns angenommen werden. Sie führen uns zur Er-

kenntnis unserer Eigen-Verantwortlichkeit für alles, was uns zustößt, – woran wir uns stoßen.

Das heißt mit anderen Worten, daß aufgrund der hier vorgetragenen Ideen – die im übrigen zum esoterischen Grundwissen gehören – auch ein Unfall nicht »zufällig« ist, sondern uns gesetzmäßig zu-fällt, längst vorbereitet von dem Teil unseres Unbewußten, der in direktem Bezug zum SELBST steht. Unter diesem Aspekt ist natürlich auch das Kapitel **Verletzungen – Traumata** zu lesen.[1]

Hier bereits wird klar, daß somit auch die Einteilung der Krankheit»en« in geistige, psychische, psychosomatische und physische nicht aufrecht erhalten werden kann. Am ehesten entspricht unserer Auffassung noch der Terminus der »psychosomatischen Erkrankung«, da jede Entgleisung – und um eine solche handelt es sich bei einer Erkrankung – zuerst vom Bewußtsein auf die korporale Ebene heruntergeschaltet wird, um sich dann dort zu manifestieren.

Auf dem Hintergrund der Reinkarnationslehre erhalten die hier vorgetragenen Gedankenansätze erst ihr volles Gewicht. Die Menschheit nähert sich dem Punkt, wo die Erkenntnis von der Wiedergeburt der Seelen allmählich wieder zum Allgemeinwissen werden wird. Auch das ist ein kybernetischer Regelkreis. Seelennot ist »not-wendig«, damit die Not durch Erkenntnis gewendet wird.

Wir wollen auch nicht vergessen, daß die Reinkarnationslehre Bestandteil der biblischen Offenbarung war und erst im Jahre 553 n. Chr. beim 5. Konzil in Konstantinopel – angeblich durch einen hauchdünnen Mehrheitsbeschluß von einer einzigen Stimme – aus der christlichen Lehre gestrichen wurde. Kaiser JUSTINIAN (527- 565) hatte dieses Konzil einberufen und öffnete damit der später einsetzenden Inquisition und den Hexen-

---

[1] Zum Problem des Zufalls vergl. C. G. JUNG: *»Synchronizität als ein Prinzip akausaler Zusammenhänge«,* in JUNG-PAULI: *»Naturerklärung und Psyche«,* Studien aus dem C. G. JUNG-Institut, Zürich, IV, 1952 von SCHOLZ, WILHELM: *»Der Zufall und das Schicksal«,* Stuttgart 1950. Interessante Beispiele »Unglaublicher Zufälle« wurden gesammelt und vorgestellt von ALAN VAUGHAN in *esotera* 5 und 6/1982, Bauer-Verlag, Freiburg i. Br.

verfolgungen Tür und Tor: Wenn niemand mehr für sein Denken und Tun verantwortlich ist, dann kann von Staats wegen festgestellt werden, was Gut und was Böse sein soll und »die Bösen« können entsprechend verur-teilt und gebrandmarkt werden.

Wer sich mit dem Reinkarnationsgedanken beschäftigen will, um zu einem tifergreifenden Verständnis zu kommen, als wir es hier erreichen können, der lese u.a. THORWALD DETHLEFSENS Buch mit dem bezeichnenden Titel: »*Schicksal als Chance*«.[2]

Die Organsprache des Körpers

Wir verstehen also Krankheit als ein Aus-der-kosmischen-Ordnung-Fallen, mit dem Sinn der Bewußtmachung unserer »Fehler«. Fehler, das sind nach dieser Auffassung Gedanken und Taten, welche uns den natürlichen Fluß der Schöpfungsordnung verfehlen lassen, woraufhin eben jene *Dyskrasis* einsetzt, von der HIPPOKRATES spricht.

Krankheit entsteht also mit dem Sinn und Zweck, eine Rücksteuerung des Bewußtseins hin zum Einklang mit kosmischen Gesetzmäßigkeiten zu erreichen.
Je nach Art unserer Fehlleistung oder Verdrängung eines Anteils der »Wirk-lichkeit« äußert sich Krankheit in bestimmten Symptomen, welche sich in den ihnen entsprechenden Organen oder Körperregionen ausdrücken.[3] Man nennt das die Organsprache des Körpers.

Der Volksmund kennt viele Redewendungen, die auf guter Beobachtung dessen beruhen, was sich bei einem Menschen abspielt, der sich nicht erlaubt zu weinen, zu schreien, zu fühlen wie es der Situation entspricht, kurz, bei dem die besprochene Spaltung zwischen Denken, Fühlen und Handeln für längere Zeit aufrechterhalten bleibt.

---

[2] Bertelsmann-Verlag, München 1979.
[3] Vergl. hierzu auch unsere Tabelle zur »*Ausprägung der Urprinzipien in den verschiedenen Ebenen der Manifestation*« (S. 46/47).

VOM SINN DER ERKRANKUNG

Einige Beispiele:

»Ich zerbreche mir den Kopf«
»Etwas macht mir Kopfschmerzen«
»Es hat mir die Sprache verschlagen«
»Mir bleibt die Luft weg«
»Es sitzt mir ein Kloß im Hals«
»Ich kann ihn nicht riechen«
»Ich bin verschnupft«
»Ich huste ihm was«
»Es drückt mir das Herz ab«
»Ich hab' mein Herz verloren«
»Ich hab' eine Wut im Bauch«
»Ich konnte es nicht verdauen«
»Ich bin sauer«
»Es liegt mir ein Stein im Magen«
»Ich hab' viel schlucken müssen«
»Mir ist eine Laus über die Leber gelaufen«
»Ich hab' Schiß«
»Ich könnte aus der Haut fahren«
»Das kratzt mich«

Die Organbezogenheit jeder Redewendung fällt sofort ins Auge und muß nicht besonders erklärt werden.

Die Konfrontation mit dem sogenannten Bösen

Wir wollen »Fehler« aber auch noch in einer anderen Deutung verstanden wissen, nämlich als das, was dem Menschen zu seinem Heil- und Ganzsein fehlt.

THORWALD DETHLEFSEN formuliert es so:

KONFRONTATION MIT DEM »BÖSEN«

»Der Schatten ist die Summe dessen, von dem wir aufs tiefste überzeugt sind, daß es aus der Welt geschafft werden müßte, damit diese gut und heil werde. Doch gerade das Gegenteil ist der Fall: Der Schatten beinhaltet all das, was der Welt zum Heilwerden fehlt. Der Schatten macht uns krank, d.h. unheil, denn er fehlt uns zum Heil. Der Schatten macht krank – die Begegnung mit dem Schatten heil!«[4]

Wenn wir in heiterer Gelassenheit geschehen lassen, was wir uns nach esoterischer Auffassung gesucht haben, nämlich die Konfrontation mit dem sogenannten Bösen in uns, dann beginnen wir unseren Heilsweg, der uns durch die Niederungen und Täler unseres Unbewußten führt, immer mehr hin zu uns selbst und einem authentischen Menschsein. »Und ob ich schon wanderte im finster'n Tal, fürcht' ich kein Unglück«, heißt es in dem berühmten 23. Psalm.

Wir können das Tor zu unserer innerseelischen Wirklichkeit öffnen, indem wir die alptraumhafte Realität des Traums annehmen lernen, die ein Teil von uns selbst ist, und uns mit ihr versöhnen, denn am deutlichsten kommen die ins Schattendasein verdrängten Seeleninhalte in unseren Träumen zum Ausdruck. Nutzen wir diese Chance nicht, so werden wir uns immer häufiger mit angstbesetzten Situationen konfrontiert sehen, um uns durch deren Bewältigung ein Stück zu erlösen.[5]

Auf der Ebene einer »zweiten Aufmerksamkeit«, wie CARLOS CASTAÑEDA das nennt, können wir damit beginnen, wahrzunehmen, daß alles was uns als »Schicksal« begegnet, letztlich von uns selbst erschaffen wurde, weil wir diese Erfahrung suchten. Wie gesagt:

Jeder, der andere aus deren selbsterschaffener Hölle holen will, muß vorher ein Stück des Wegs durch seine eigene Hölle gegangen sein. Sonst kann er den Weg nicht weisen. Gehen muß diesen jeder alleine. Aber ein guter Therapeut kann seinem Nächsten zeigen, wie er aus seinem ureigensten selbstgezimmerten Gefängnis herausfindet.

---

[4] »Krankheit als Weg«, Bertelsmann-Verlag, München, 1983, S.60/61.
[5] Der Autor hält auch besondere Traum-Seminare ab, die unter den im Anhang S. 737 angegebenen Anschriften gebucht werden können.

In der indischen Mythologie ist es die Weltenschlange *Ananta,* welche die Polaritäten des Daseins eint. Eine sehr schöne monumentale Darstellung dieses Vorgangs befindet sich in Angkor Vat in Kambodscha. Die Eingangsallee wird links und rechts von riesigen aus Stein gehauenen »guten« und »bösen« Geistern gesäumt. Die einen halten das Kopfende der Schlange in Händen, die anderen das Schwanzende. Die Schlange ist sehr lang. Sie umschlingt in der Mitte das Eingangstor zur Tempelanlage der barocken Stadt, deren Blüte etwa im 11. Jahrhundert nach Christus gelegen haben soll. Dieses »Eingangstor« wird auf bildhaften Darstellungen durch einen Quirl symbolisiert, der – auf einem Schildkrötenpanzer ruhend – in den Himmel ragt, hin zu *Vishnu,* dem Erlösergott der Brahmanen.

Indem nun einmal die guten Geister an der Schlange ziehen und dann wieder jene »bösen«, setzt sich der Quirl in Bewegung und schlägt die Himmelsmilch des Weltenozeans zu Butter, welche den Gott ernährt. Er braucht sie also beide, die guten und die bösen Aspekte des Seins, um Erlösung zu finden bzw. zu erwirken. Gäbe es nur den einen Pol, käme die Welt zum Stillstand. Die Schlange ist der Mittler der Bewegung, welche die ständige Veränderung der Schöpfung in Szene setzt.

In seinem brillanten Buch »*Die Alchimie des Heilens*« weist der amerikanische Homöopath und C. G. JUNG-Schüler EDWARD C. WHITMONT darauf hin, daß Krankheiten und unfallträchtige Situationen innerhalb unseres Lebensdramas immer dann entstehen, wenn wir anhaltende Konfliktsituationen weder auflösen noch versöhnen können und einströmende Informationen zu einer persönlichen Veränderung nicht nutzen.

Dann nämlich hemmen wir die innere Zielsetzung *(Entelechie)* der Seele, welche allein die Evolution der Persönlichkeit im Auge hat. So wiederholen sich not-wendigerweise folgende archetypischen Situationen im Drama menschlichen Daseins: *Konflikt, Krise* und *Katastrophe,*[6] welch letztere – so wörtlich – »weg von weiterem Wachstum« (der bisher eingeschlagenen Richtung) führt.

---

[6] »Radikale Wendung, völlige Abkehr«, Umsturz von griech.: *kata* = »hinab« und *strepho* = »wenden«.

Danach schließlich folgt Heilung mit gleichzeitiger Bewußtseinserweiterung. – Wird ein Konflikt »gleich-gültig« ertragen, führt das zur Stagnation, durch Blockierung der Energie und schließlich zur völligen Versteinerung oder Lähmung der Person:

> »Wir schreiten vom Erfolg zu Schwierigkeiten, vom Versorgen zur Meisterschaft, von Gesundheit zu Krankheit und von Krankheit zu Heilung oder Tod. Stillstand, der Zustand der Eingeengtheit, Störungen des Wohlbefindens, gefährliche Krankheiten – all dies ist notwendig, um uns zum Handeln zu veranlassen und eine Veränderung in Gang zu setzen. Würde alles nach dem Motto ›… und sie lebten glücklich bis an ihr Ende‹ weiterlaufen, so blieben wir in einem ungestörten Zustand ewiger Dumpfheit. Nichts Interessantes könnte geschehen, keine Entwicklung wäre möglich; das Spiel des Lebens gäbe es nicht. Es braucht jemanden, der den Frieden stört und alles verwüstet, eine verderbliche Einwirkung, um ›das Spiel in Gang zu setzen‹. Man mag dieses Element in der Schlange des Paradieses personifiziert sehen, oder in Luzifer, der als Bringer des Lichts, neuer Information und Bewußtheit fungiert.«[7]

Der Religionsphilosoph FRIEDRICH WEINREB, der in seiner kleinen Schrift: *»Vom Sinn des Erkrankens«*[8] Tiefsinniges zu diesem Thema formuliert hat, schreibt:

> »Der heile Mensch ist der Mensch, lebend in beiden Wirklichkeiten und vor allem lebend in beiden Wirklichkeiten als einer unzertrennbaren Einheit. Man kann im Menschen das Körperliche vom Seelischen nicht unterscheiden. Erkältung, Geschwüre, Einsamkeit, Freude, Angst, Liebe, Entzündungen, Glück, sie kommen alle aus diesem einen Menschen hervor, sie sind dieser eine Mensch.
>
> So will der Mensch auch erkannt werden. Und in diesem Sinne kann der Mensch geheilt werden, wenn etwas bei ihm fehlt, wenn seiner Einheit ein Bestandteil fehlt. Der Bruch ist bei ihm oft der Bruch zwischen diesen beiden Wirklichkeiten. Es ist das Wuchern des Gesetzmäßigen, des Denkens dort, wo die Freiheit des Glaubens und der Gefühle herrschen sollten. Es ist aber auch das nicht Anerkennen des Körperlichen, des Gesetzmäßigen, und das Expandieren von Glauben und Gefühl, wo die materielle Tat ihren Ort hätte. Das eine ist nicht wichtiger als das andere, und das eine kann nicht an die Stelle des anderen treten. Der Mensch zerstört diese Einheit beider Wirklichkeiten, indem er glaubt, er müsse da wählen, er könne das Eine oder das Andere behandeln, das Eine oder das Andere berücksichtigen. Man lasse die Einheit des Menschen. Sie ist seine Gesundheit, sie ist seine Heiligkeit. Damit ist der Mensch eben im Bilde Gottes.
>
> Die Weisung Gottes an den Menschen, wie er Licht machen könnte, ist Entsprechung der Erlösung. Und Gott zeigt Adam, daß das Licht zustandekommt, indem er zwei Steine aufeinander schlägt. Das will also sagen, daß er zwei Wirklichkeiten hart, mit Wucht ohne Rücksicht und ohne Kompromiß einander gegenüberstellt und durch sein Leben vereint. Das ist Heilung.«

[7] WHITMONT, EDWARD, C.: *»Die Alchemie der Heilung«*.
[8] Origo-Verlag, Bern 1979.

*Kein Mensch auf Erden
ist so schwach,
daß seine Kraft nicht ausreiche,
den Teufel zu überwinden.*

Paracelsus

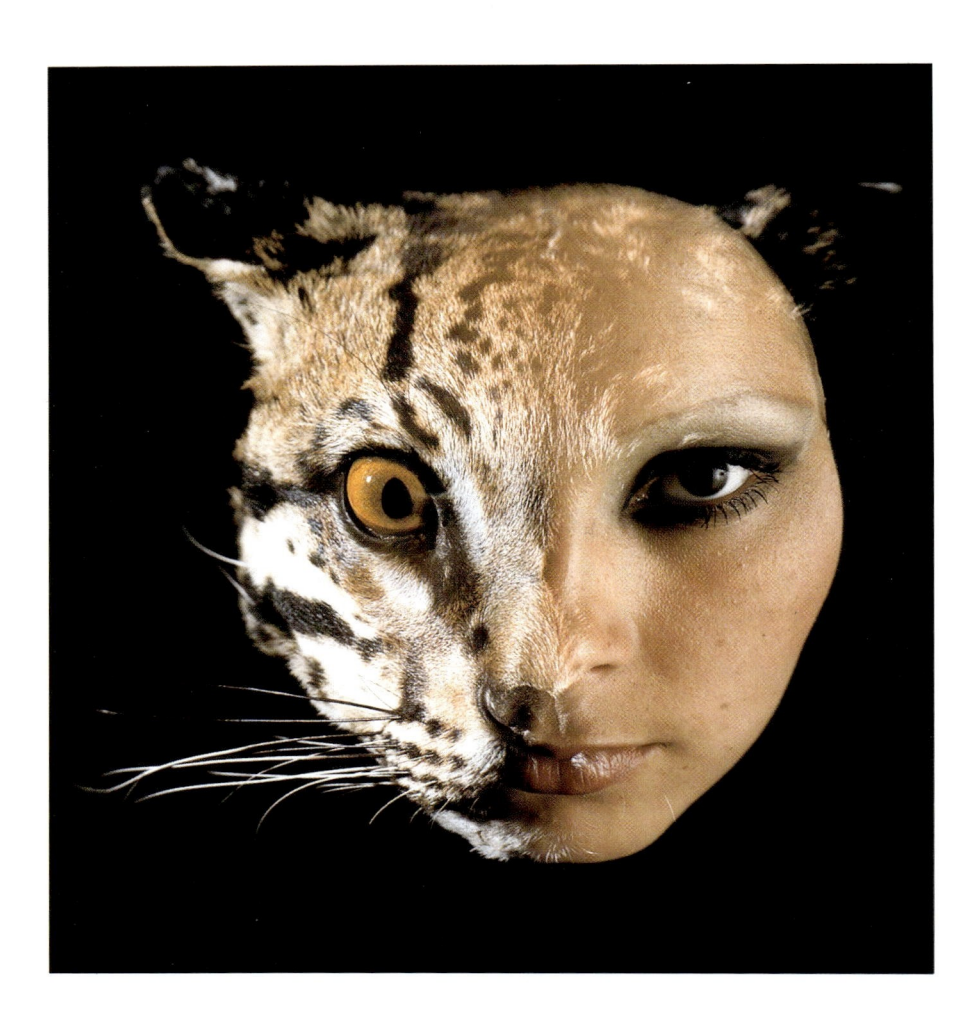

Prinzip SATURN
Der Kampf mit dem Drachen

Bei näherer Betrachtung der Aussage Friedrich Weinrebs wird klar, warum sich die Heilsbringer aller Zeiten vor ihrer eigenen Erlösung mit Dämonen, Drachen, Schlangen und anderem niederem Getier herumschlagen mußten, um dabei ihren Mut und dadurch auch ihr »Ge-müt« zu stärken. Das geschah natürlich in ihren eigenen Traumvisionen, und das Getier und die Dämonen waren nichts anderes als die in ein Schattendasein verdrängten Elementale ihrer eigenen inneren Wirklichkeit.

Der Frosch will geküßt sein, um zum Prinzen zu werden. »La Belle« muß »La Bète« lieben lernen, um das Tier zu erlösen.

Mir selbst geschah diese Begegnung mit meinen Dämonen auf höchst merkwürdige Weise, als in einem wunderschönen Herbst der frühen 80er-Jahre ein *Saturn*-Transit von mehreren Monaten für mich einsetzte. Nun ist ja **Saturn** jenes Urprinzip, das uns besonders krass mit uns selbst und unserer »Ein-samkeit« konfrontiert, um uns die Chance zu geben, ein wenig mehr eins zu werden mit uns und der Wirklichkeit.

Ich gab mich also dieser Erfahrung hin und suchte bewußt »saturnine« Situationen auf, ging *allein (Saturn)* mit meinem *schwarzen (Saturn)* Hund in die *Berge (Steine = Saturn),* kletterte vorzugsweise durch Bachbetten und steile Wasserrinnen und fand dort wunderschöne, vom Wasser polierte, *abgestorbene (Saturn)* Ahorn- und Buchenhölzer in unterschiedlichsten Größen, die ich – oft unter großer körperlicher Anstrengung – vom Berg herunter schleppte und mit nach Hause brachte.

Dort angekommen, unterzog ich sie einer gründlichen Reinigung und begann damit, sie – bald wie im Rausch – einem künstlerischen Prozeß zu unterwerfen. Unter Einsatz von Lötlampe, Kaliumpermanganat, Pflanzenfarben und Blattgold, spürte ich ihrer schönsten Gestalt nach, welche im Entwurf schon in ihnen angelegt war. Mit Schnitzmesser und Schleifmaschine half ich nur sehr sparsam nach.

Das Eigenartige daran war: es handelte sich anfangs durchweg um niedere Tiergestalten, die – zum Teil in beachtlichen Größen aus den Hölzern herauskamen: Urwelthafte riesige Frösche, Schlangen, Echsen, Fische, Drachen in mannigfachen Variationen.

Erst später gesellten sich Vögel dazu, ein Faun, ein Pegasus. Eines Tages fühlte ich viel Zorn in mir auflammen und bemalte auch prompt die adäquate Figur, einen in alle Richtungen spießenden Feuervogel in den Farben Gelb, Rot und Gold.
Die vorläufig letzte Figur während dieser ersten Schaffensphase war **Saturn** selbst, der uralte Greis. Der Prozeß zog sich über drei Monate hin. Dann folgte eine schöpferische Pause.

Als diese ersten Figuren fertiggestellt waren, trug ich sie wieder in die Landschaft, aus der sie stammten, und photographierte sie dort vor Wasserfällen, auf bemoosten Baumstämmen, in Höhlen und auf dünnen Eisschichten, mit denen der beginnende Frost die grünen Tümpel der Gebirgsschluchten überzogen hatte.

Mir fiel auf, daß es mir während der ganzen Aktion nie darum gegangen war, die Natur in diesen Hölzern gewaltsam zu überprägen; ich hatte immer versucht, zu steigern, was sie meiner Phantasie anbot. Auf diese Weise war, ohne daß mir das gleich klar wurde, mein Unterbewußtsein angesprochen, genau das zu aktivieren, was einer Bearbeitung in mir selbst bedurfte.

Selbstverständlich ging es dabei auch um Gefühle, um mein Hineinfühlen, Mich-identifizieren mit einem Teil der Welt, der – scheinbar abgestorben – durch meine Ideen und Hände zu neuem Leben erweckt wurde. Darüber hinaus war das über die Jahre hinweg auch eine Art seelischer Reinigungsvorgang, bei dem ich meine eigene dunkle und bisher unerkannte Seite besser lieben lernte.

Erst einige Jahre nach diesem ersten Schub öffnete sich dann eine weitere Tür: Ich erkannte plötzlich auch menschliche Gestalten in diesen Hölzern: eine Tänzerin mit sehr viel Grazie, die niedere Dämonen in Form tierischer Fratzen aus dem Ärmel ihres Gewandes schüttelt. Bei ihr mußte nur das Gesicht mit dem Messer aus dem Holz herausgeholt werden. Dann eine

Madonna und eine Figur, halb Taube, halb Engel sowie ein Liebespaar, das mit den Köpfen ineinander verschmilzt. Zuletzt noch eine Figur, die ein wildes Tier umarmt, das aus ihr selbst herauswächst. Ihre rechte Gesichtshälfte ist ausgespart, die linke bereits golden. Das wilde Tier symbolisiert ihre dunkle, noch unerlöste Seite.

So hat dieses Prinzip **Saturn** mir über die Jahre hinweg geholfen, meine »kalt-blütige« Seite – ihm wahrsten Sinne des Wortes – zu vergolden. Auf diese Weise war ich fähig, die hinter diesen Schattenanteilen verborgenen Ängste besser zu verstehen, zu würdigen und zu bewältigen.

Ich habe also nicht nur Hölzer bearbeitet, sondern dabei auch meinen ganz persönlichen alchimistischen Verwandlungsprozeß angeschürt. – Das Prinzip **Saturn** verliert seine Schrecken, wie jedes Urprinzip, wenn wir freiwillig von ihm zu lernen bereit sind, wann immer es schicksalhaft auf uns zukommt. Dann hält es am Ende sogar noch ein Geschenk für uns bereit.

Der Drache – unsere Ego-Struktur – hütet einen Schatz. Werden wir frei von den Seelengiften Machtgier, Eifersucht, Neid, Geiz, Zorn und Stolz, dann gehört uns der Schatz. Was bedeutet der Schatz: Geistige Klarheit und geistiges Vermögen. Das worauf wir vorher freiwillig verzichteten, wird uns dann zuteil: Macht. Mit Weisheit und Liebe verwaltet, wird diese zu einem Instrument der Schöpfung und wir werden unserem Schöpfer ähnlich. Das bedeutet das Erwachen zu einem neuen Menschsein. Nicht mehr der *Homo sapiens* wird das nächste Jahrtausend regieren, sondern ein *Homo universalis* und *spiritualis,* – oder der Mensch wird überhaupt untergehen.

Der Drache[9] ist ein Mischwesen aus Schlange (Materie) und Vogel (Geist). Das Symbol des Adlers, der die Schlange frißt, wie wir es z.B. auf Darstellungen in alten alchimistischen Büchern finden, bedeutet die gegenseitige Durchdringung von Geist und Materie.
Sinnigerweise findet sich dieses Bild auch auf der Rückseite mancher mexikanischer Münzen, z.B. des 50-Peso-Goldstücks. Hieran könnte man die Überlegung knüpfen, daß es uns allen besser ginge, wenn die Menschheit fähig wäre, das Geld geistvoller zu verwalten.

---

[9] Griech.: *drakon* = »Schlange«.

Bei dieser Vereinigung der Polaritäten wird also die Schlange zur »gefiederten Schlange«.[10]

Das kann nur geschehen, wenn die im Unbewußten schlummernden Teile eines Menschen ans Licht gehoben und transformiert werden, so wie auch HERKULES die Hydra nur »besiegen« konnte, indem er sie symbolisch aus dem Wasser hob:

»Wer also *Pluto*- oder *Mars*-Energien verleugnet, provoziert dadurch geradezu Übergriffe bzw. Aggression. Nur wer den inneren Drachen erkannt und gezähmt (nicht: besiegt) hat, muß ihn nicht mehr nach außen verlagern und dadurch Aggression auf sich ziehen.«[11]

Um diese Zusammenhänge noch deutlicher herauszustellen, sei auf den entscheidenden Unterschied zwischen der altgermanischen Siegfried-Sage und dem Mythos des Hl. Georg hingewiesen: Siegfried will Brunhilde erringen. Diese aber ist eine Erleuchtete. Sie lebt sinnbildlich auf einem Berg hinter einem Feuerwall. Wer sich ihr vermählen will, muß »den Drachen besiegen«, sonst kann er die Flammen nicht unbeschadet durchschreiten. Gemeint ist hier eine weitere Bedeutung der Drachenkraft: Sie steht nämlich auch für die sexuelle Energie, welche wiederum nichts anderes ist als die uns schon bekannte Lebenskraft.

Siegfried sollte also diese Energie bezähmen und für sich zu nutzen lernen, damit er fähig würde, in höhere Schwingkreise einzutreten, die ein Beherrschen der Elemente möglich machen. Er hat das gründlich mißverstanden und den Drachen getötet, ja die Sage spricht sogar davon, daß er »in seinem Blut gebadet« hat. Damit schuf er die Voraussetzung für seinen eigenen Tod, denn die Lebenskraft läßt sich unbeschadet nicht unterdrücken, noch besiegen. Jenes Blatt, das die Stelle markierte, welche dann Hagens Speer fand, fiel ihm zu –, nicht »zu-fällig«, sondern gesetzmäßig. Die Figur des Hagen ist also nur symbolisches Vollzugsorgan jener Instanz in ihm, die das Mißverständnis möglich machte.

---

[10] PETER BALIN: *»Der Flug der gefiederten Schlange«*, Basel 1981.
[11] FRIEDA KOPP, *»Drachensymbolik in Astrologie, Märchen und Mythen«*, Zeitschrift *Wege & Visionen* Nr. 5, 1994, Sandila-Gesellschaft 79737 Herrischried.

Ganz anders der Hl. Georg: Er beherrscht die Drachenkraft. Er zügelt den Drachen mit seinem Speer und ist deshalb heil geworden, trägt den Schein des Heils (der Erleuchtung) um sein Haupt.

Bildende Künstler, die um diesen Zusammenhang wissen, haben den GEORG immer so dargestellt, daß der Drache unverwundet bleibt. Er wird lediglich in Schach gehalten von der Lanze des Meisters, der diese Energie braucht zu seiner Transformation. Es ist das Feuer des Lebens, das der Drache speit. Jeder, der sich auf den Weg macht, sein Inneres zu erforschen, sieht sich früher oder später konfrontiert mit diesen Drachen, in Träumen und Visionen seiner eigenen inneren Wirklichkeit. Jeder ist sein eigener »Held«, der mit den Drachen kämpft und sie sich gefügig macht – oder erliegt. Das ist eine Frage des persönlichen Mutes und Selbst-Vertrauens und seiner Liebesfähigkeit.

Wenn wir also die Verbindung zu unserem SELBST wieder herstellen *(religio)*, dann erwächst hieraus in zunehmendem Maß eben auch das, was wir selbst-Vertrauen nennen. Dann brauchen wir niemandes Rat mehr, wir sind uns selbst genug, und daraus erwächst dann SELBST-Genügsamkeit. Wenn wir auf diesem Weg »Ent-täuschungen« erleiden, dann erkennen wir die Täuschung, den Schein, die Maja, und so führt uns jede kleine Enttäuschung auch ein Stückchen weg von einer SELBST-Täuschung. Auf diese Weise gelangen wir schrittweise wieder heraus aus der Welt der Erscheinungen und des »Er-wirkten«, hin zur Welt der Wirkkräfte und der geistigen Wirklichkeit.

Die geistige Wirklichkeit, das ist die Welt der noch ungeformten schöpferischen Leere. Und deshalb sind die tantrischen Tempel hinter ihrer äußeren Hülle greifbarer Sinnlichkeit, im Inneren – leer.[12]

---

[12] Vergl. hierzu z.B. die Pagoden in Konarak in Indien, deren Fassaden von unten bis oben übersät sind mit der Darstellung kopulierender Paare in allen nur erdenklichen Stellungen und Kombinationen. Der Schüler sollte meditierend vor ihnen sitzen, das geschlechtliche Verlangen weder vermeiden noch unterdrücken, sondern geradewegs durch es hindurchgehen, bis es von selbst irgendwann abfiel und der Kraft den Weg frei gab, höhere Energiezentren zu befruchten.

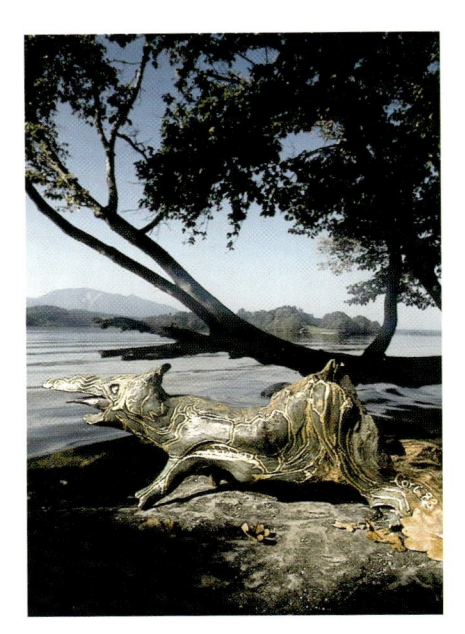

Drache (Kaltblütigkeit)

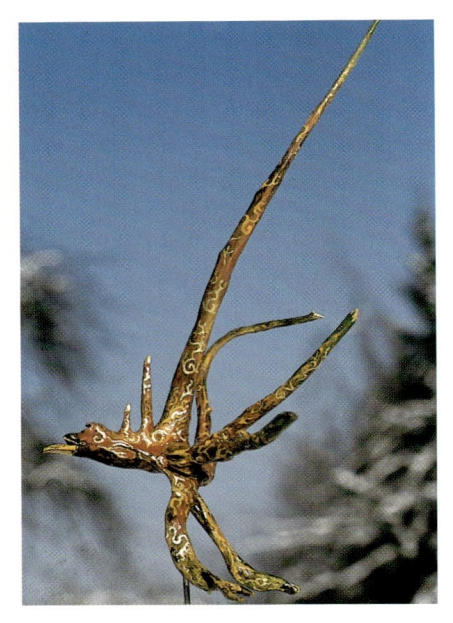

Feuervogel (Mars, Aggression)

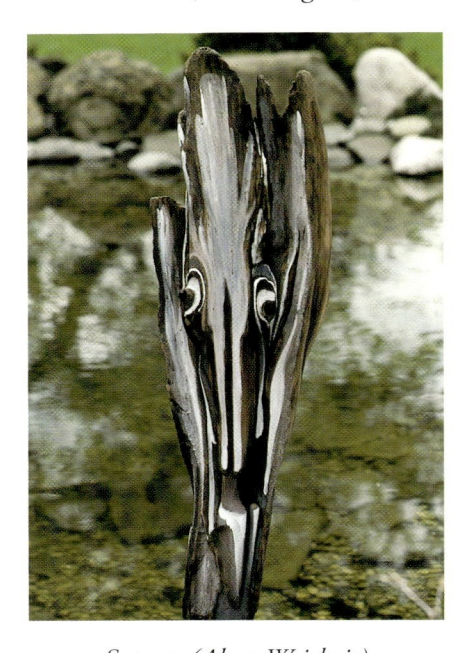

Saturn (Alter, Weisheit)

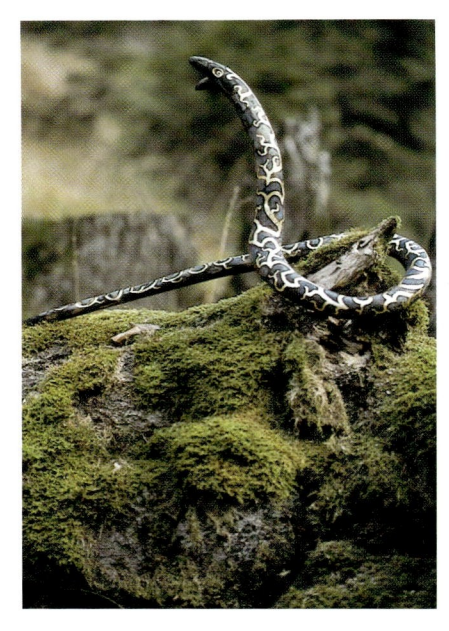

Schlange (Lebenskraft, Sexualität)

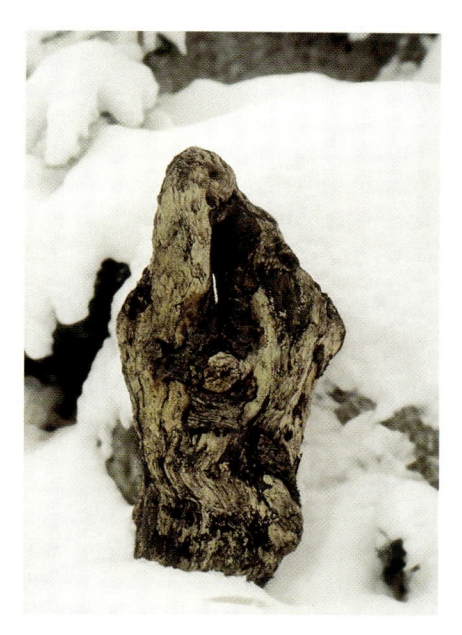

Holz, unbearbeitet   *Liebespaar, bearbeitet*

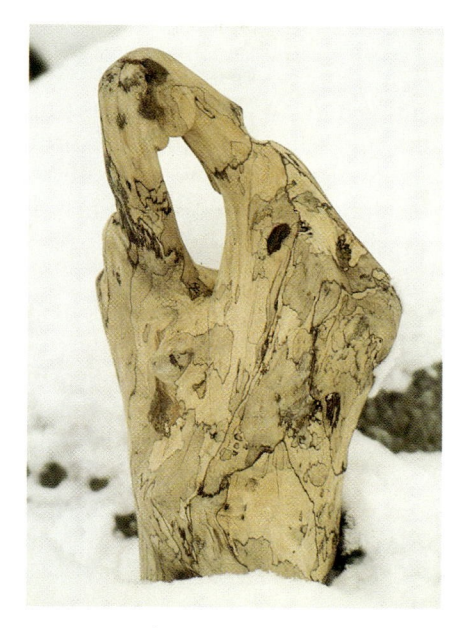

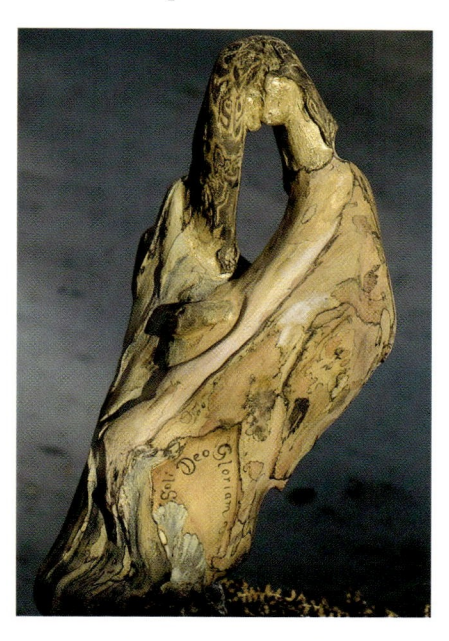

Methaphorische Darstellung von Urprinzipien.

linke Seite:
Wurzelholzplastiken von Peter Raba unter Verwendung von Pflanzenfarben, Acrylfarben und Blattgold.

rechte Seite:
*Polarität und Einheit:
Aus dem verwitterten Wurzelstock wird ein Liebespaar, das mit den Köpfen ineinander verschmilzt.
Ähnlich wirkt auch ein gut gewähltes Pharmakon an und in einem Menschen: Es befreit eine schönere Gestalt durch Ausscheidung von Seelenschlacken.*

Skulptur aus Ahornholz von Peter Raba   *Liebespaar, bemalt*

Die Welt der Wirklichkeit, das ist jene Welt, von der aus alles Geschaffene, alles »Ge-schöpfte«, seinen Ursprung nimmt, – das ist unter anderem auch jene Seinsebene, in welcher die unsere Arzneimittel erzeugenden Kräfte »urständen« –, um noch einmal dieses Wort der Anthroposophen zu gebrauchen.

Es geht also um die Integration,[13] – eine Wiedereinverleibung – vom Bewußtsein abgetrennter Polaritäten, wenn wir einen Kranken ein Stück seiner Gesundung zuführen wollen. Der Patient lebt auf der Körperebene das nicht integrierte Prinzip aus einem bislang abgelehnten und in den Schatten seines Bewußtseins abgesunkenen Wirklichkeitsanteil aus, was wir Krankheit nennen. *La maladie* heißt die Krankheit im Französischen. Hier kommt die lateinische Sprachwurzel noch zum Vorschein.[14] Das, was der Mensch für schlecht und böse hält und unterdrückt, ist er gezwungen auf der Ebene des Stofflichen auszuleben, und das manifestiert sich im Körper als Symptom. Je tiefer der Mensch in »Sünde« verfallen ist, d.h. je weiter er sich »ab-gesondert« hat von der Einheit der Schöpfung, umso tiefer hat er die abgelehnten Wirklichkeitsanteile vergraben, umso ernster die Erkrankung.

Herausforderung zum Wachstum

Krankheit pendelt zwischen den Polen Tod und Leben. Beide Pole muß der Mensch »er-leben«, beide muß er zulassen. Will er »Er-lösung« erfahren, dann muß er sich lösen. Wovon? Aus seiner Erstarrung, aus seinem »Charakter-Panzer«, wie WILHELM REICH das nannte, hin zu immer größerer Freiheit des Sich-Auslieferns an Leben und Tod – Tod und Leben als einer Ganzheit.

Wenn niedere Schalentiere und Gliederfüßler (z.B. Spinnen und Krebstiere) in ihren Chitinpanzern eine Wachstumsgrenze erreicht haben, müssen sie dieselben sprengen, um weiter wachsen zu können. Sie sind dann für eine gewisse Zeit besonders anfällig für Verletzungen. Schlangen müssen sich

---

[13] Lat. *integer* = »unversehrt«.
[14] Lat. *male* = »schlecht, böse«.

häuten. Wenn der Mensch wachsen will, muß er seine Seelenpanzer sprengen, seine Angst durch Liebesfähigkeit ersetzen. Die Seele absolviert dabei gewissermaßen Häutungen ihrer Struktur.
Diese Funktion erfüllen bei einem jungen Menschen unter anderem die sogenannten Kinderkrankheiten, welche als »not-wendige« Entwicklungsstufen zur Persönlichkeitsentfaltung angesehen werden dürfen. Aus der Erkenntnis der Anthroposophie – der »Weisheit vom Menschen« – ist es aus dieser Sicht natürlich unsinnig, dem Kind im Entwicklungs-Alter eben diese Möglichkeit, sich zu »ent-wickeln« zu nehmen und diese Krankheitsbilder – meist sind es Reaktions- und Exkretionsphasen – durch die seit geraumer Zeit angewandten Mehrfachimpfungen im Keim zu ersticken.

Durch diese Krankheiten sucht sich nämlich der junge Organismus von *miasmatischen Erbbelastungen* zu befreien. Im Fegefeuer des Fiebers verbrennt gewissermaßen ein Teil des alten *karma* aus vergangenen Leben.

Jeder, der seinen Kindern solche Krankheiten gewissermaßen »gegönnt« hat, weiß, daß diese – sowohl physisch wie psychisch – stärker daraus hervorgingen.

Übrigens sind bestimmte Kinderkrankheiten auch spezifischen miasmatischen Belastungen zuzuordnen. Die Signatur der Erkrankung ist ähnlich der des Miasmas.

So gesehen erscheint es einleuchtend, daß beispielsweise die zerstörerischen Hautläsionen eines bösartigen Scharlachs Ausdruck einer syphilitischen Erbinformation sind, wohingegen die sanfteren Masern eher dem tuberkulinischen Miasma zuzuschreiben sind.

Wie wir gesehen haben, hat Krankheit einen *finalen Sinn,* d.h. die Erkrankung folgt einer Absicht der Seele, welche aus dem Wissen um eine befreitere Zukunft des Menschen in sein Hier und Jetzt hineinwirkt.

Es geht um eine Erfahrung, die uns zugedacht ist aus dem Zentrum unseres selbst, eine Information, die in ihre äußere Gestalt hineingebildet ist. Eine Nachricht, was und wie wir leben sollen, um uns jenem Zentrum zu nähern im Sinne des »Werde, was Du bist!« Wir entwickeln uns in ein vor-

VOM SINN DER ERKRANKUNG

gedachtes Muster hinein, das wir selbst sind, das immer schon da war, so wie der vollendet gewachsene Baum im Samenkorn enthalten war und sich über die Jahre hinweg allmählich in diese seine schönste Form hineinentwickelt. Und wie man allerorten sehen kann, – die schönsten Bäume stehen – allein.

Auch unser Wachstum geschieht von allein, – wenn wir das zulassen, so wie auch eine Blume ohne ihr Dazutun zur Blüte gelangt. Die Blüte ist im Plan der Blume schon enthalten.

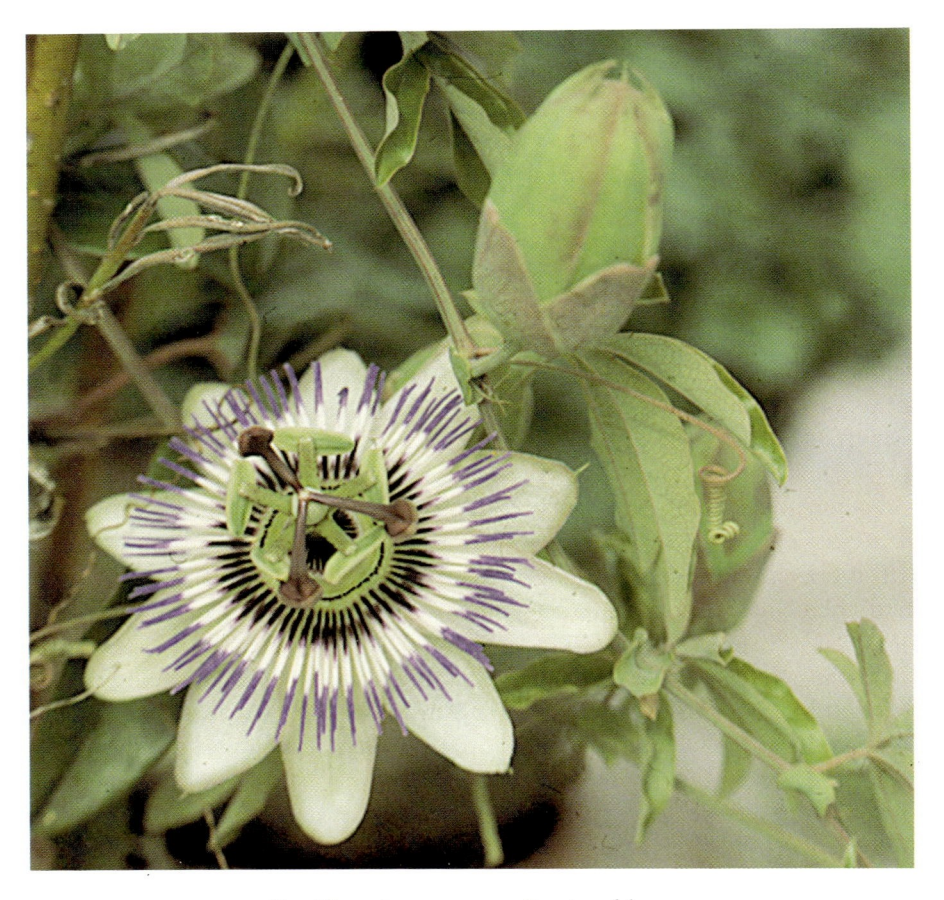

Passiflora incoruata – Passionsblume

Die Auflichtung des Schattens durch Liebe

In jedem Erdenleben erhält unser Bewußtsein die Chance, sich zu klären und zu weiten, um die Schöpfung in ihrer Gesamtheit als gut zu erkennen. Das Mittel – jene Kraft, die die unterschiedlichen Pole zu einen sucht, – ist Liebe. Wer liebend durch die Polaritäten dieses Lebens geht, ist wie der Däumling im Märchen inmitten einer »Welt des Bösen« stets beschützt. Narren, Kindern und Liebenden passiert nichts, heißt es. Warum nicht? Sie sind eins mit sich und der Welt.

Aufgrund seines Lebensplans, der sich im *Horoskop*[15] ausdrückt, erhält jeder Mensch zu bestimmten Zeitpunkten – DETHLEFSEN nennt das die »Zeitqualität« – die Möglichkeit, alte, beengende Muster und Panzerungen abzustreifen und zu wachsen, sein Kranksein auszuscheiden.

Bestimmte Urprinzipien erzeugen zu bestimmten Zeiten Situationen im Leben eines Menschen, für die sie gleichzeitig homöopathisch sind, d.h. der Mensch hat dann Gelegenheit, sich mit den Angeboten, die das Prinzip macht, fruchtbar auseinanderzusetzen, – um sich selber ein Stück »zusammen-zu-setzen«, – um im Bild zu bleiben.

Dieser Prozeß ist schmerzhaft und führt in unsere eigene Hölle[16] – wie schon gesagt.

Bei diesem Vorgang wird der Mensch empfindlich, er steigert seine Empfindungsfähigkeit, kommt verstärkt zu seinen Gefühlen, zu Tränen, Wut und Schmerz, – Schmerz als einem Durchbruch zu tieferem Verstehen.

---

[15] das »In-die-Stunde-Schauen«, von griech. *hora* = »Stunde« und griech. *skopein* = »schauen«.
[16] Vergl. hierzu u.a.: KAUFMANN, ROLF: *»Die Hölle: Eine neue Reise in unsere Unterwelt«*, Benziger-Verlag, Zürich, 1994.

Panzerung gegen die eigene Heilung

Dabei kann es vorkommen, daß ein Mensch diesen Prozeß selbst wieder abstoppt, weil er noch nicht bereit ist für Versöhnung und Wachstum in bestimmten Bereichen. Und so gibt es also Menschen, die man nicht heilen kann, und sogar Menschen, die man nicht heilen darf, die ihre Krankheit brauchen zu ihrer SELBST-Findung, denn die Schmerzen, die ihre Seele ihnen aufbürdet, tragen dazu bei, irgendwann »ein-sichtig« zu werden und etwas an ihrer falschen Lebensart zu ändern. »Die Schale brechen, um das kranke Ich zu heilen«, nennt der arabische Weise und Dichter KAHLIL GIBRAN das.[17]

Dementsprechend wird das Unbewußte solcher Menschen sich wehren gegen die gute Absicht dessen, der helfen will, ohne gefragt worden zu sein. Aus diesem Grunde wird ein wissender Heiler nur Patienten annehmen, die selbst bei ihm um Hilfe nachsuchen und niemandem seine Hilfe aufdrängen, die dieser – aus gutem Grund – nicht haben will.

Zugegeben, – die Absichten unseres Unbewußten hindern uns oft an unserer Heilung, unserer Ganzwerdung. Aber zuviel Ganzwerdung auf einmal wäre »ungesund« für uns. Wir würden sie oft nicht aushalten, denn sie ist mit Bewußtwerdungsprozessen verbunden, für die wir in solch einem Fall noch nicht reif genug sind. Ich habe bisweilen – in seltenen Fällen – festgestellt, daß auch ein optimales Simile, in Hochpotenz verabfolgt, nicht den Erfolg zeitigt, den man sich wünschen würde, und zwar war das immer dann der Fall, wenn dieses Mittel auf besonders starre Verhaltensmuster stieß, deren Programmierung das Unterbewußtsein aus guten Gründen aufrecht zu erhalten bestrebt war.
Nun mögen einige besonders Beflissene kommen und sagen: Dann war das eben kein Mittel mit Simile-Qualität! Das sei ihnen unbenommen.

Ich erinnere mich an einen Mann, 43 Jahre, Schlosser von Beruf und von äußerst gutmütiger Natur, der sich im wahrsten Sinne des Wortes sein »Kreuz aufgeladen« hatte und vor Kreuzschmerzen schier verrückt wurde.

---

[17] »*Der Prophet*«, Walter-Verlag, Freiburg i. Br. .

PANZERUNG GEGEN DIE EIGENE HEILUNG

Dieser Mann hatte mit großer Akribie einen Fragebogen ausgefüllt, mit glänzenden Leitsymptomen für eine eng begrenzte Anzahl von Mitteln, die alle im kausalen Zusammenhang mit unterdrücktem Groll und Haß gegen den Vater standen. Dieser Vater muß den Jungen in dessen Kindheit und Jugend mit kaum vorstellbarer Brutalität und Lieblosigkeit behandelt haben. Jedenfalls war es diesem unmöglich, dem Vater in Gedanken zu verzeihen, ihn freizusprechen und loszulassen.

Die Mittelwirkung vollzog sich hier folgendermaßen: Der Kreuzschmerz verschlimmerte sich weiter in dem Maße, wie der Patient in seinem Bewußtsein und in Alpträumen und Visionen mit seinem Haß konfrontiert wurde. Es kam zu keiner entscheidenden Lösungsphase. Er blieb nach einiger Zeit der Behandlung fern und hat sich ein halbes Jahr danach erhängt.

Ähnliche Abwehrstrukturen finden sich vorwiegend bei Leuten, die von sich aus eine Behandlung nicht oder noch nicht suchen, für die Freunde und Verwandte, die »es gut meinen« anrufen und um einen Termin bitten. Ich sage in solchen Fällen immer, daß der Betreffende selbst mich anrufen möge. Meist hört man dann nie etwas von ihm.

Aus vielen Krankheitssymptomen wird mehr oder weniger bewußt Gewinn gezogen und unser Unbewußtes mag nicht so leicht einsehen, warum ein bestimmtes Verhalten, selbst wenn es mit großen körperlichen Unannehmlichkeiten einhergeht, aufgegeben werden soll.

Frei werden wir in dem Maß, wie unser Bewußtsein dazu bereit ist, »Wirklichkeit« zu ertragen, – hüben wie drüben, Wer ein Zuviel an Wirklichkeit auf dieser Realitätsebene nicht verkraftet, flieht in die Ohnmacht, in der er ohne Macht ist.
Wer ein Zuviel an Wirklichkeit in der innerseelischen Realität der Traumebene nicht aushält, flieht ins Erwachen und – in sein körperliches Symptom.

Ich denke gerade an eine Asthma-Patientin, die auf **Sulphur** hin sich stetig besserte, bis sie in einem Alptraum eine Seite von sich kennenlernte, die mit für ihr Asthma verantwortlich war. Sie ertrug es nicht, erwachte und fand sich in einem Anfall wieder, der sie, wie sie versicherte, »fast umbrachte«.

Daß z.B. die Welt gut sein soll, so wie sie ist, und es letztlich keine Spaltung in Pole wie Gut und Böse gibt, das ist schon mal gar nicht so leicht zu verdauen. Und so schützt man sich gerne vor vermeintlichem Schaden und zieht Sicherheiten dem Fluß des Lebens und seinen Überraschungen vor. Natürlich verliert man im gleichen Maß an Spontanität, Lebendigkeit und Gesundheit.

»Wer einmal einen *Charakter* hat«, – so sagt der große Gestalttherapeut FRITZ PERLS, – der »hat ein starres System entwickelt. Sein Verhalten versteinert sich, es wird vorhersagbar und der Mensch verliert seine Fähigkeit, das Leben und die Welt frei und aus voller Kraft zu bewältigen. Er ist prädeterminiert, mit Ereignissen nur in einer Weise fertig zu werden, und zwar so, wie es sein Charakter vorschreibt.«[18]

Das Wort *charakteros* kommt aus dem Griechischen und heißt soviel wie das »Ein-geprägte«. WILHELM REICH spricht sogar vom »Charakter-Panzer« und meint damit, daß wir jeder Änderung in Richtung geistiger Freiheit starre Verhaltensmuster entgegensetzen, die uns am Wachstum hindern.

Solche Blockierungen sind gekennzeichnet durch das Wort *Vermeidung*. Wir vermeiden, uns mit bestimmten Teilen der Welt und unserer Persönlichkeit zu versöhnen, weil sie uns unangenehm sind, und so verdrängen wir sie.

Hier kann die homöopathische Therapie ansetzen und uns derlei verdrängte Inhalte zugänglich machen. Können wir sie dann annehmen, sind wir ein Stückchen SELBST-bewußter geworden, haben eine kleine Bewußtseinserweiterung erfahren. Wo nicht, steht der energetische Impuls des homöopathischen Mittels gegen eine Persönlichkeitsprägung, die aus gutem Grund aufrecht erhalten bleiben soll.

Ein »guter Charakter«, das ist also ein Mensch, von dem wir sagen können, wie er reagieren wird, wenn wir ihn in der einen oder anderen Weise provozieren. Bei einem Menschen, der sich seiner inneren Einheit nähert, der authentisch wird – d.h. seiner Natur gemäß wahrhaftig –, können wir das

---

[18] *»Gestalttherapie in Aktion«,* Verlag Klett-Cotta, 1979.

nicht mehr. Solch ein Mensch reagiert in jeder Situation spontan, also nach seinem »freien Willen«.[19] Er reagiert nicht impulsiv, also einem Einfluß von außen folgend, sondern dem Einfluß, der »Ein-gebung« seines innersten Wesenskerns zufolge. Und damit wird er unberechenbar und »rücksichtslos« im besten Sinne dieses Wortes: Er blickt weder zurück auf vergangene Verhaltensweisen noch orientiert er sich an eigenen in die Zukunft gerichteten Projektionen, was geschehen könnte, wenn er jetzt auf eine bestimmte Art und Weise reagieren wird. Er ist in Kontakt, in Berührung mit sich selbst und der Welt. Er lebt nicht in der Zukunft und nicht in der Vergangenheit, sondern allein in der Gegenwart, im »Hier und Jetzt«, wie es so schön heißt.

Der Mensch ist wohl das einzige Lebewesen, das sich selbst am Wachstum hindert. Es gibt keine Pflanze und kein Tier, welches das tut. Unsere Wachstumsstörungen entstehen durch die Spaltung in Kopf- und Herzdenken. Wir versuchen auf alle »er-denk-liche« Weise den Prozeß unseres Wachstums zu lenken und bringen dabei mehr durcheinander, als wir gemeinhin ahnen. Natürlichem und unverbildetem Wachstum aber stehen die Gesellschaftsnormen entgegen und so haben wir uns angepaßt und sind oft in einem Rollenverhalten erstarrt.

Und damit erstarrt auch, worum es ständig geht in der Homöopathie, – unsere Lebenskraft. »Liebe Gott und tu, was Du willst!« war ein Leitsatz des AUGUSTINUS, der damit kundtat, daß es von sekundärer Bedeutung ist, was wir im Leben machen, solange wir es nur mit der rechten Liebe und Ausrichtung unseres Geistes tun.

Wir können somit Krankheit jetzt auch noch in einem weiteren und umfassenderen Zusammenhang verstehen als ein Regulans unseres allmählichen Wachstums, dessen forcierte Beschleunigung genauso schädlich sein könnte für unser Gemüt wie ein zu lasches Dahinleben.
Also lassen sich die körperlichen Symptome auch als Aussperrung von Lebensenergie in gewissen Bereichen verstehen, bis unser Bewußtsein reif genug ist, ihren Zustrom in das »Konfliktgebiet« gefahrlos zu ertragen. Auch das ist gemeint mit »Panzerung gegen die Heilung«.

[19] Lat. *spons* = »der freie Wille«.

Sehr schön herausgearbeitet hat diese Problematik die amerikanische Homöopathin ANANDA ZAREN. Sie versah die spezifischen Muster und Verhaltensweisen eines derart gepanzerten Menschen mit genauen Etikettierungen, die bei ihr – wie schon in der Einleitung erwähnt – »Wunde«, »Wall« und »Maske« heißen.

Viele chronische, therapieresistent scheinende Erkrankungen lassen sich mit Hilfe dieses Modells besser verstehen und auflösen. In ihrem fortlaufend erweiterten Werk: »*Kernelemente der Materia Medica der Gemütssymptome*«[20] schreibt ANANDA ZAREN:

»Unter einer psychischen Wunde ist ein intensiver Zustand von Furcht und Schrecken zu verstehen, in den Menschen versetzt werden, wenn sie mit einem traumatischen Erlebnis konfrontiert werden, das plötzlich und unerwartet eintritt und potentiell lebensgefährlich ist. Zu dieser Art Trauma gehören beispielsweise die Zerstörung des eigenen Hauses durch ein Feuer oder eine Naturkatastrophe, bleibende Schäden nach einem Autounfall, körperliche Mißhandlung oder sexueller Mißbrauch durch einen Elternteil. Auch wer Zeuge einer Gewalttat wird, kann eine Wunde davontragen.«[21]

Die Verletzungen, welche zu solch seelischen Verwundungen führen, müssen jedoch nicht immer so einschneidend sein, wie in den geschilderten Beispielen. Entsprechend dem Grad der Empfänglichkeit und Empfindlichkeit des Individuums genügen oft schon kleinere Traumata, um recht dauerhafte *Wunden* zu erzeugen.

Die Mechanismen, die ein Mensch auf geistiger, emotionaler und körperlicher Ebene in Gang setzt, um sein Wesen vor ähnlichen Ein- und Übergriffen zu schützen, bezeichnet ANANDA ZAREN als *Wall*. Das können nun körperliche Symptome und Symptomenkomplexe genauso sein, wie bestimmte Verhaltens- und Reaktionsweisen gegenüber anderen Menschen. Dazu kann die Akne eines Teenagers genauso gehören wie das aufbrausende Verhalten eines Managers oder das Asthma und der Heuschnupfen einer Witwe, die sich in eine innere und äußere Isolation gerettet hat.

Jeder psychische wie physische Wall setzt sich aus arteigenen Elementen zusammen, die ein ganz bestimmtes Muster bilden. Diese spezifische Kon-

---

[20] Verlag Ulrich Burgdorf, Göttingen.
[21] ZAREN, ANANDA, »*Kernelemente* ...«, hier: Bd. I, S. 27.

figuration des Walls bietet die Grundlage für eine adäquate homöopathische Mittelwahl:

»Jedes Mittel bildet eine ihm eigene Adaptionsstruktur in Form eines Schutzwalls. Der Wall kann undurchdringlich sein, so daß Energie weder aufgenommen noch abgegeben werden kann. Wie dick der Wall ist bzw. wird, hängt von vielen Faktoren ab: von der Intensität der Wunde, vom Grad der Verletzlichkeit des Organismus und davon, wie lange der Wall schon besteht. Man kann eine Analogie bilden zwischen dem Wall und einem Verband, der eine offene Wunde bedeckt. Anfangs schützt der Verband die Verletzung vor Verschmutzung und sonstigen schädlichen Einflüssen von außen. Aber unweigerlich wird er irgendwann einengend wirken. Er läßt kein Licht und keine Luft an die Wunde, kann die gesunde Haut um die Wunde herum abschürfen oder selbst zu einer Quelle von Reizungen und Entzündungen werden. In eben diesem Sinne werden die Symptome des Walls selbst pathologisch, statt zu einer Wundheilung beizutragen.«[22]

Der eigentliche Wall wird überdeckt von einer weiteren, nach außen gekehrten Schutzschicht. Diese tritt in Erscheinung in Form besonderer Körpersprache oder Physiognomie des betreffenden Menschen. Diese bezeichnen wir als *Maske*.

So kann sich hinter der äußeren Fassade scheinbarer Arroganz und Überheblichkeit ein in besonderem Maße verletzter und furchtsamer Mensch verbergen.

Oft finden wir auch das vor, was man als »aufgesetzte Freundlichkeit« bezeichnet. Das kann so weit gehen, daß ein Gesicht sogar wie erstarrt wirkt. Man spricht dann von einem »gefrorenen Lächeln«.

EDWARD C. WHITMONT gibt ähnlichen Gedanken Ausdruck, wenn er sagt:

»Der Mensch begegnet der Transformation mit einem mehr oder minder großen Maß an Furcht. Die eingeprägten, schlecht angepaßten und fixierten Kodierungen sind vielleicht nicht mehr flexibel genug, um auf die neue psychische Prägung angemessen reagieren zu können. Wenn unsere Krankheiten auch Ausdruck unseres existenziellen ›So-Seins‹ sind, so ist doch unsere Fähigkeit, neue Forderungen zu integrieren, in der Regel Grenzen unterworfen. Niemand kann stets ›alle Kelche leeren‹, kann alles integrieren, was das Leben bieten mag. Früher oder später stößt jeder an die Grenzen seiner inhärenten Fähigkeit zu Veränderung und Neuanfang.«[23]

[22] ZAREN, ANANDA, »*Kernelemente ...*«, hier: Bd. I, S. 35.
[23] »*Alchimie der Heilung*«, S. 219.

Um das alles ein wenig plastischer zu machen und nicht in der Theorie zu versacken, sei hier wieder eine Geschichte eingeflochten, die zum Ausdruck bringen soll, worum es mir bei dem Begriff: *Panzerung gegen die eigene Heilung* geht.

Sie hat keine Lust
(Uterus-Myom)

Im Jahr 1980 suchte eine Frau Mitte 50 meinen Rat, wegen eines Myoms. Bereits Jahre vorher hatte ihr Gynäkologe ein kleines Gewächs in der Gebärmutter festgestellt, das aber zu diesem Zeitpunkt nicht weiter beunruhigend war. Also entschloß man sich damals dazu, gar nichts zu unternehmen und einfach nur zu beobachten, was sich eventuell daraus entwickeln würde. Und in der Tat, es entwickelte sich prächtig, will sagen, besorgniserregend.

Wie zu erfahren war, hatte sich die Geschwulst inzwischen auf annähernd Kindskopfgröße ausgedehnt und massive Zwischenblutungen waren eingetreten. Der Arzt riet jetzt zur Operation, aber die Frau, – ein rustikaler Typ, der ein Leben lang an harte Arbeit gewöhnt war und daran, die Dinge ein wenig »herunterzuspielen« – schleppte die »Beschwerde« – im wahrsten Sinn dieses Wortes noch eine zeitlang weiter mit sich herum. Allmählich aber waren die Zeichen nicht länger zu negieren und sie mußte sich entscheiden.
Zeit ihres Lebens war sie ein Gegner von Krankenhaus und Operationen gewesen, hatte immer mit »naturheilkundlichen« Methoden sympathisiert. So landete sie letztendlich bei mir.

Ich sagte ihr, daß ich ihren Gesamtstatus behandeln würde und nicht ein Myom. Selbstverständlich würde ich aber bei meiner Mittelwahl die Tatsache des Myoms mit berücksichtigen. Sollte die Allgemeinbehandlung sich günstig auf das Myom auswirken, würde sie die Veränderung wahrscheinlich bald bemerken, wenn nicht, müßte sie zur Kenntnis nehmen, daß hier keine Zeit mehr zu verlieren sei und sich dem Chirurgen anvertrauen. Danach könne man dann immer noch Homöo-Therapie machen.

PANZERUNG GEGEN DIE EIGENE HEILUNG

Die »konstitutionellen« Symptome der Frau führten mich zu **Calcium carbonicum**, dem *Austernschalenkalk,* die spezifischen Neoplasma[24]-Symptome wiesen mehr auf **Conium**, den *Schierling* hin. Für den Neuling in unserer Kunst sei angemerkt, daß das Gift des Schierlings mit einem allmählichen Entzug der Lebensenergie aus dem vom ihm befallenen Organismus zu tun hat. Man denke an den berühmt-berüchtigten Schierlingsbecher des SOKRATES. Die Energie wird zuerst von den Beinen her abgezogen, sodann breitet sich die Wirkung weiter nach oben aus. In der substanzfreien Hochpotenz bewirkt diese Signatur eine Stimulierung der Energie in Gebieten des Körpers in denen ein besonders auffallender Energiemangel herrscht. So gesehen wird **Conium** zu einem wichtigen Mittel beim alten Menschen ganz allgemein und in der Krebstherapie im besonderen.

Die wahlanzeigenden Rubriken im *»Kent«* für den vorliegenden Fall finden sich unter:

UTERUS/MYOME METRORRHAGIE	/ZU STARKE BLUTUNG, AUS /	III,777
	/DURCH MYOME	III,771
	/IM KLIMAKTERIUM	III,771

Calcium läuft hier überall dreiwertig durch. Außerdem war es mir in guter Erinnerung, denn ich hatte schon einmal erlebt, daß ein handfestes Myom bei einer schlanken Frau von 35 Jahren – (kein »**Calcium**-Typ«) – unter seiner Wirkung zur großen Verwunderung des »Gynä-Kollegen« verschwunden war.
Conium steht in der Myom-Rubrik zwar »nur« im Kursivdruck, – also zweiwertig – aber es gilt mit Recht als ein großes Tumormittel.

Von einem der Kinder meiner Patientin hatte ich erfahren, daß diese schon seit Jahren nicht mehr bei und mit dem Gatten schlafe, worunter jener sehr leide. Sie sei zwar eine vorbildliche Hausfrau und Mutter, aber ihrem Mann wohl nie eine exorbitante Geliebte gewesen. Ihr selbst waren auf vorsichtiges Nachfragen keine näheren Angaben über ihr Liebesleben zu entlocken und so nahm ich die »Unterdrückungsidee« mit auf in meine Mittelüberlegungen, was auch aus dieser Sicht zu **Conium** hinführte.

---

[24] Griech. *neos* = »neu« und *plasma* = »Gebilde«.

Entsprechend den Hinweisen HAHNEMANNS, die sogenannten Doppelmittel betreffend, verordnete ich die beiden Arzneien in höheren LM-Potenzen, eines morgens, das andere abends einzunehmen.
Ich kann nun nicht sagen, welches der beiden Medikamente die größere Wirkung auf das Myom hatte. Das Gesamtbefinden, Schlaf, etc. besserte sich jedoch schon nach wenigen Tagen und die Blutungen gingen innerhalb der ersten Woche nach der Einnahme der Tropfen zurück. Bei der nächsten Kontrolluntersuchung vier Wochen später, war auch das Myom bereits deutlich kleiner geworden, was den behandelnden Arzt sehr in Erstaunen versetzte, denn er selbst hatte keine entsprechende Medikation angesetzt, auf die er das hätte zurückführen können.

In der Folgezeit ging die Geschwulst weiter zurück und verkleinerte sich schließlich bis auf ein Ausmaß von etwa Taubeneigröße, was nicht weiter gefährlich war oder als störend empfunden wurde. Jetzt gestand die Frau auf mein Nachfragen, daß sie die Tropfen abgesetzt habe, weil sie sie »vom Magen her nicht mehr vertragen« habe.

Nun gibt es ja bekanntlich so etwas wie »Nebenwirkungen« bei unseren hochpotenzierten, substanzfreien Arzneien nicht und so ist meine Idee zu dieser Angelegenheit folgende:

Zwangsläufig ist bei kleiner werdender Geschwulst und verbessertem Allgemeinzustand die Lebenskraft in Form sexueller Gefühle bei dieser Frau wieder erwacht. Diese aber hatte die Patientin sich, aus welchen Gründen auch immer, nicht mehr erlaubt und schnell den Hahn zu diesem Energiestrom wieder zugedreht. Nunmehr hält sich das Myom seit Jahren in einer Größe, die ungefährlich ist, aber als Grund gelten darf, den ehelichen Beischlaf abzulehnen. Auf der anderen Seite schien mir die Frau auf Grund ihrer sicher strengen Erziehung und der bestehenden Glaubensmuster nicht dazu angelegt, sich einen Liebhaber zu nehmen. Der Konflikt ist klar und so leuchtet an dieser Geschichte vielleicht ein, daß unsere Symptome und »Krankheiten« oft wichtige Funktionen erfüllen, die man unter dem Sammelbegriff »sekundärer Krankheitsgewinn« zusammenfassen kann.

Die seelische Verwundung, welche zur Abgrenzung der Frau gegenüber ihrem Ehemann geführt hatte, wurde mir nicht geoffenbart. Die Patientin ließ ihre Maske auch während der Behandlung nicht fallen. Der eigentliche Schutzwall blieb in Form des Rest-Myoms bestehen. Inzwischen stellten sich, wie ich später erfuhr schwere und jahrelang anhaltende Rückenschmerzen ein, die bisher jeder allopathischen Therapie trotzten.

Noch deutlicher und krasser kommt das in der nächsten Geschichte zum Ausdruck:

Sie ist geschockt
(Sekundärer Krankheitsgewinn)

Mitte der 70er Jahre stand der Bericht über eine junge Frau mit eindeutigen Schockfolgen in einer deutschen Illustrierten. Der Artikel war groß aufgemacht und zeigte die Frau, welche nach einem Autounfall nicht mehr aus ihrer Schlaflosigkeit mit Schweißausbrüchen und Schluckbeschwerden herausfand, sodaß sie wochenlang künstlich ernährt werden mußte.

Eines der Hauptsymptome bestand darin, daß die junge Frau angeblich kein Auto oder anderes Gefährt mehr besteigen konnte, ohne vorher betäubt worden zu sein. Der Bericht endete mit einer Bitte um Zuschriften von Ärzten und Heilpraktikern, welche glaubten, über Wissen oder Methoden zu verfügen, die eine Heilung als möglich erscheinen ließen.

Ohne zu wissen, daß es sich um die gleiche Person handelte: Mir war von dieser Patientin schon ein halbes Jahr vorher berichtet worden und zwar anläßlich eines Besuchs im Heimatort meiner Lebensgefährtin. Eine uns befreundete Apothekerin erzählte damals von einer jungen Frau, die sich in einer ortsansässigen Klinik befinde und wegen der Unfähigkeit zu schlucken am Tropf hinge. Ihre Erzählung endete mit der Frage, ob ich eine Chance sähe, hier zu helfen und ob ich mir die Patientin einmal ansehen würde. Meine Antwort war damals, daß ich sehr wohl die Finger von dieser Sache lassen würde; zum einen, weil der behandelnde Arzt es wohl kaum gerne sähe, wenn sich ein außenstehender Heilpraktiker in seine Behandlung einmischen würde und zum anderen, weil ich mich nicht in einen Schicksalsablauf einbringe, wenn nicht direkt daraufhin angesprochen.

Von der später auftauchenden Illustrierten-Story fühlte ich mich aber angesprochen, weil es sich um einen direkten Hilferuf handelte, und so konnte ich es mir erlauben, ein paar Zeilen an die Zeitschrift zu senden, mit der Bitte, sie an die junge Frau weiterzuleiten.

Ungefähr zwei Monate später, ich hatte die Sache schon wieder vergessen, erreicht mich ein Anruf von eben dieser Frau: sie hätte an die 80 Zuschriften bekommen, aber angeblich auf keine geantwortet. Jetzt habe sie einer Eingebung folgend beschlossen, mit mir Kontakt aufzunehmen. Ihr Problem sei jedoch, daß sie weder auto-, noch zugfahren könne und somit »nicht transportfähig« sei.

Ich frage sie, wo sie denn wohne, und da kommt die Antwort, daß sie in dem Heimatort meiner Frau zu Hause sei. Mir dämmert, daß es sich um dieselbe Frau handeln muß, von der die Apothekerin seinerzeit gesprochen hat. Also antworte ich der jungen Frau, das sei überhaupt kein Problem, weil ich in allernächster Zeit einen Hausbesuch bei ihr machen könne, da wir sowieso in ihre Richtung kämen. Ich dürfe ihr zwar kein Heilungsversprechen geben, aber die Chancen stünden günstig. Sie schien zufrieden und wir beendeten das Gespräch.

Drei Tage später kam erneut ein Anruf, ich solle mir jeden Besuch und jegliche Behandlung aus dem Kopf schlagen, sie würde unter keinen Umständen irgendeine Medizin von mir »schlucken«. (Man beachte ihr spezifisches Problem der Schluckschwierigkeit.) Der Anruf wurde abrupt von ihr beendet.

Ich war zuerst äußerst verblüfft über diesen plötzlichen Sinneswandel, aber allmählich ging mir doch ein Licht auf, was hier ablief: Eine Instanz in ihr, die an ihrer SELBST-Findung interessiert war, hatte die Leidende zu ihrem ersten Anruf verleitet. Die Sicherheit, mit der ich dann von einer möglichen Genesung sprach, zeigte einem ihr unbewußten Teil, daß hier mit großer Wahrscheinlichkeit »Heilung drohte«. Dieser Teil hatte aber überhaupt kein Interesse daran, daß sie als geheilter, »völlig normaler Mensch« lebte.

Sie hatte nämlich keinerlei äußerliche Vorzüge oder innere Talente vorzuweisen, die sie als besonders begehrens- oder beachtenswert erscheinen ließen. Sie war – den Bildern nach zu urteilen – weder auffallend hübsch, noch verfügte sie über irgendeine Gabe, die sie ins Rampenlicht der Öffentlichkeit stellte und ihr die Beachtung einbrachte, die sie sich wünschte, als der wenig selbstbewußte und selbstgenügsame Mensch, der sie zu sein schien.

Mit Hilfe ihres extraordinären Beschwerdebildes jedoch wurde ihr all das zuteil. Jetzt war sie jemand Besonderes.

Unterbewußte Teile unserer Persönlichkeit – die natürlich stark egobezogen sind – haben ein großes Interesse daran, uns zu dienen, zu beschützen und auch dabei zu helfen, daß wir genügend Aufmerksamkeit durch unsere Mitmenschen finden. Das sind gleichzeitig Teile in uns, die an einer Heilung verständlicherweise keinerlei Interesse haben. Sie erzeugen eher noch zusätzliche Symptome, um auch ganz sicherzustellen, daß wir genügend gewürdigt werden.

Die in der Homöopathie schon etwas Bewanderten werden vielleicht ahnen, an welchen Heilstoff ich in diesem Fall dachte. Für den noch ungeübten Neuling stelle ich in den Raum, folgende Überlegungen anzustellen: Es muß sich um einen Stoff handeln, der fähig ist, bei der Prüfung als Rohdroge Symptome zu erzeugen, die einem Schock ähnlich sind: Also in etwa: Zittern, Speichelfluß bei halbgeöffnetem Mund mit Schluckbeschwerden, ausdrucksloses Starren der Augen, Schlaflosigkeit oder übermäßiges Schlafbedürfnis bis hin zu komatösen Zuständen.

Dieser Stoff muß dem homöopathischen Gesetz zufolge die Macht haben, einen seinem Wesen ähnlichen Zustand aufzulösen, – so er in einer substanzfreien hochpotenzierten Form verabfolgt wird[25] (Der mutmaßliche Heilstoff für diesen Fall findet sich auch im Register I).
Um das Phänomen der Panzerung gegen Heilung noch von einer anderen Seite her zu beleuchten, sei eine dritte kleine Geschichte angeführt:

---

[25] Zur besseren Abrundung der Erkenntnis lese man die Geschichte **Ein Vogel singt nicht mehr** im Kapitel über die Behandlung kranker Tiere.

Bettnässen
(Enuresis)

Nur wenige Menschen haben den Mut, ihr Recht auf eigene Entwicklung direkt zu äußern.

Das gefürchtete und für alle Beteiligten unerfreuliche Bettnässen bietet z.B. einem Kind die wunderbare Möglichkeit, den tagsüber durch Eltern oder Schule empfangenen Druck wieder loszulassen und damit seinerseits Druck auf die ratlosen Eltern auszuüben. Gleichzeitig ist nicht zu übersehen, daß hierbei Tränen, die tagsüber nicht geweint werden dürfen, gewissermaßen »nach unten« abfließen.

Zwei der Haupt-Bettnässer-Mittel sind **Causticum** – HAHNEMANN'S künstlich bereitetes Mittel aus Pottasche und gelöschtem Kalk – sowie **Acidum phosphoricum,** die *Phosphorsäure.* Auch mit **Natrium muriaticum,** unserem *Kochsalz* in potenzierter Form – erreicht man oft Gutes bei diesem Symptom.

Alles übrigens Arzneien, die im Fettdruck einen Bezug zum Kummer aufweisen. VOEGELI betont darüberhinaus die oftmals tuberkulinische Diathese beim Bettnässen. (Der ernsthaft Interessierte schlage die ENURESIS-Rubriken im »KENT« nach, welche eine verwirrende Vielfalt von Möglichkeiten ausweisen, in III,675).

Es ist jedoch nicht zu übersehen, daß es in vielen dieser Fälle sinnvoller wäre, ein Elternteil – oft ist es die Mutter – der kleinen Patienten zu behandeln. Meist geht nämlich der Druck oder eine übergroße Besorgtheit von dieser aus.

Solches erkennend, schlug ich in einem dieser Fälle einer ebenso besorgten wie verkrampften Mutter vor, lieber gleich von Beginn an sie zu behandeln als ihr Töchterchen. Sie wich aber elegant aus mit dem Hinweis, sie befände sich bereits in den Händen eines Psychologen.

Nach vielen Versuchen mit lediglich kleinen Achtungserfolgen gab ich auf. – Anläßlich einer erneuten Begegnung mit der Mutter in einem meiner Se-

PANZERUNG GEGEN DIE EIGENE HEILUNG

minare gestand diese Monate später, ich hätte seinerzeit Recht gehabt mit meinem Ansinnen. Nachdem nämlich die Tochter neuerdings des öfteren bei einer Freundin nächtige, sei sie dort erstaunlicherweise immer trocken geblieben. Auch unter Streßsituationen, die sie sich bisweilen selbst und in eigener Verantwortung auferlege, sei sie – und das sogar zu Hause – nachts nicht in der gefürchteten Pfütze aufgewacht. Sie selbst habe sich daraufhin entschlossen, sich endlich wieder mehr auf sich zu konzentrieren und aus neuerwachter Begeisterung für eine bestimmte Tätigkeit eine Halbtagsstelle anzunehmen.

Seither habe sich die Situation weiter entspannt und das Bettnässen sei nicht mehr aufgetreten.
Fazit: Die Gesamtökologie einer Familie bleibt immer bestmöglich gewahrt: So oder So!

Auf der Plattform dieser Erkenntnisse wollen wir uns noch einmal eingehender mit dem Phänomen der Lebensenergie beschäftigen. Diemal aus einer veränderten Perspektive und nunmehr bereits erweiterten Sicht.

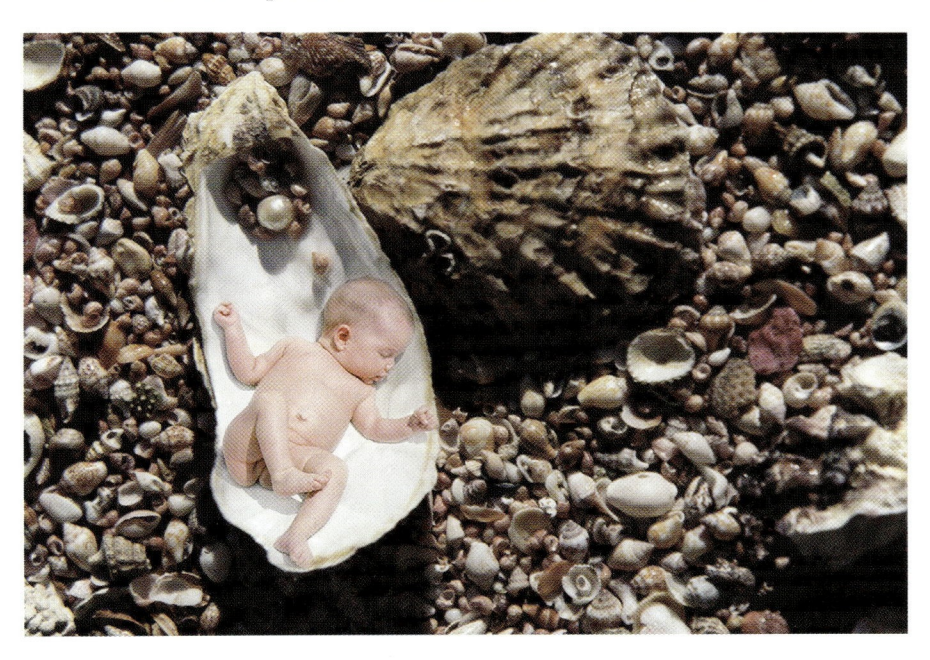

Nah ist
Und schwer zu fassen der Gott.
Wo aber Gefahr ist, wächst
Das Rettende auch.

FRIEDRICH HÖLDERLIN

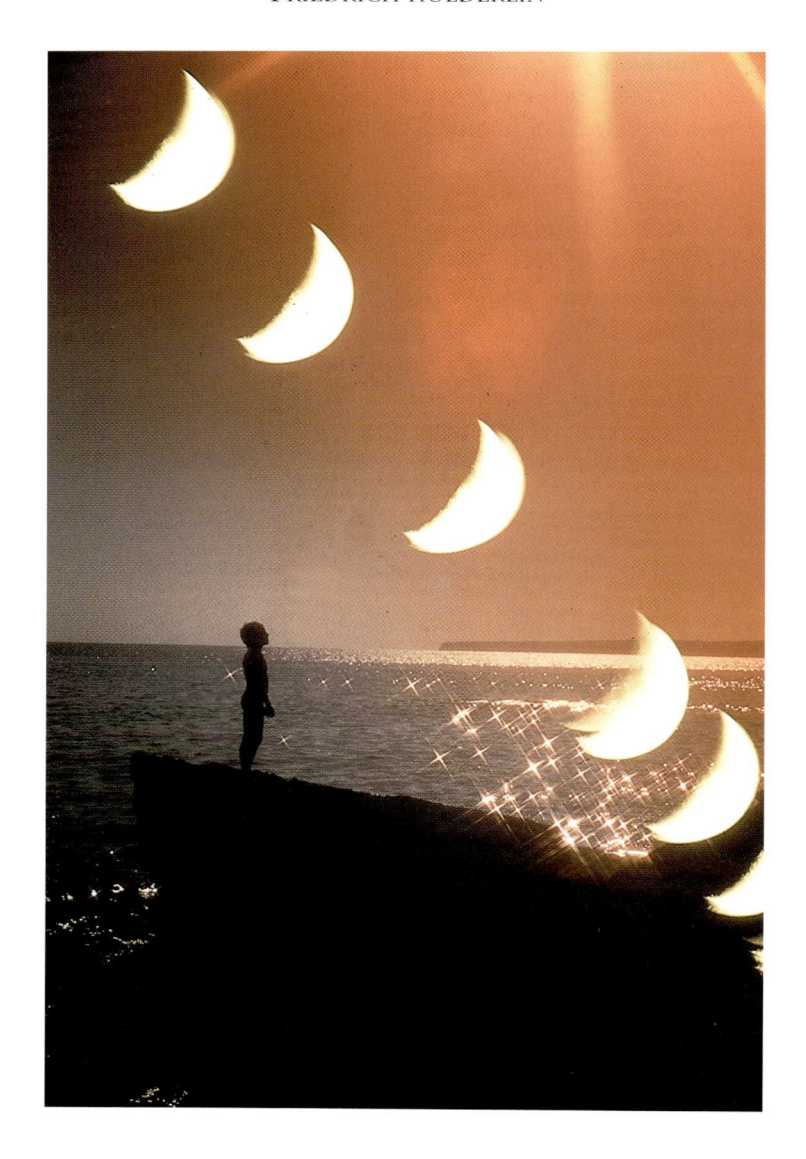

KAPITEL IX

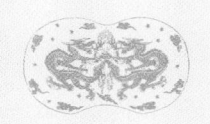

DIE LEBENSKRAFT IN ERWEITERTER SICHT

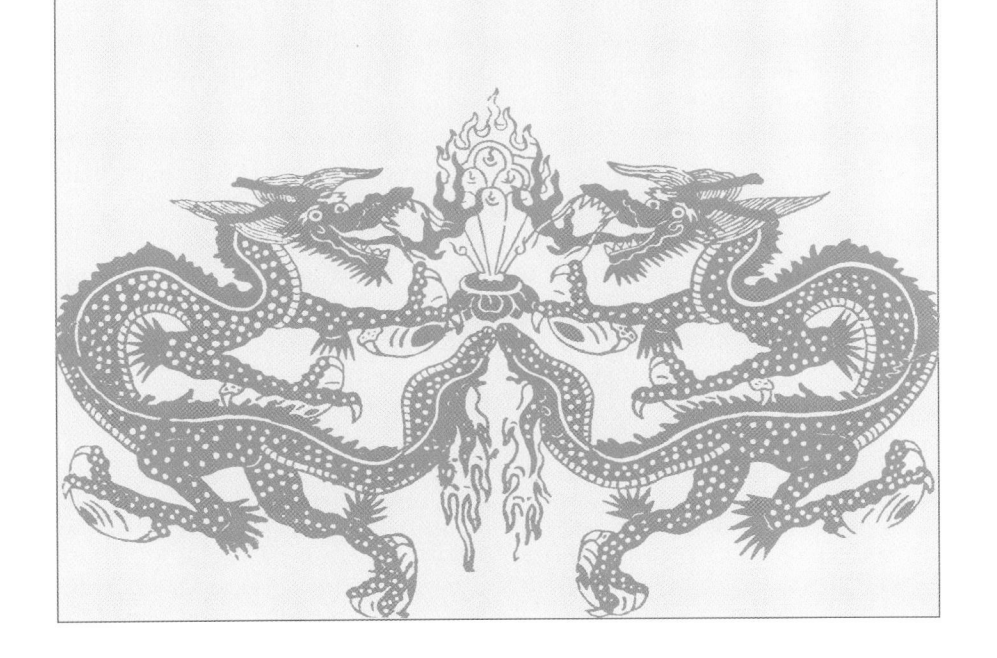

Ein verkanntes Genie: WILHELM REICH

WILHELM REICH (1897-1957), der in seiner Größe von einer breiteren Öffentlichkeit wohl erst im nächsten Jahrhundert voll begriffen werden wird, hat Experimente unter dem Mikroskop vollzogen, die den Nachweis erbringen, wie jene Bio-Energie, die wir Lebenskraft nennen, entsteht und sich in unserer Atmosphäre ausbreitet.

Wird nämlich Materie, z.B. in Form einfachen Sandes, in Wasser zum Kochen gebracht – (wie das auch auf vulkanischem Meeresboden in den Tiefseegräben der Fall ist) –, dann findet eine Verwandlung von Materieteilchen in kleinste energetisch pulsierende Einheiten statt, die in einem blausilbernen Schimmer erstrahlen. Das ist erkennbar bei 2-3000facher Vergrößerung.

REICH nannte die kleinen pulsierenden Bläschen »Bione« – kleinste biologische Entitäten. Diese Bione geraten nun von selbst in eine ihnen innewohnende rotierende Bewegung, die bereits an anderer Stelle besprochene Spiral-Rotation. Wie von unsichtbarer Hand geformt, erwuchs dann zum großen Erstaunen der Beobachter aus vielen dieser rotierenden Bione plötzlich ein *Protozoon* – ein einzelliges Lebewesen. REICH wies nach, daß dieser Vorgang sich täglich und stündlich zum Beispiel in Tümpeln »toter Gewässser« vollzieht, wenn nämlich Gras im Wasser unter dem Einfluß von Sonnenlicht in Bione zerfällt und daraus einzellige Lebewesen gezeugt werden. Das Rätselraten der Biologen, wo denn die Einzeller oder gar die Tiefseefische herkommen, hätte also längst ein Ende gefunden, wenn die REICH'schen Forschungsergebnisse ausgewertet und in ihrer vollen Tragweite erkannt würden.[1]

---

[1] Am 9.5.1985 erschien unter der Überschrift »In der Vulkan-Asche erwuchs neues Leben. – Indonesisch-australische Expedition fand auf Krakatau 15 unbekannte Tierarten« – eine Notiz, in der es unter anderem heißt: »Der Leiter der jetzigen Expedition, PROF. JAN THORNTON von der La-Trobe-Univerität in Melbourne, wird mit den Worten zitiert: ›Wir wissen, daß wir es mit einer weiteren Schlangenart zu tun haben, mit einer blinden Wühlschlange, die zuvor auf den Inseln nicht verzeichnet worden ist.‹ Die Forschergruppe habe

Allein – auch Reich war wieder einer jener wahrheitssuchenden und wahrhaftigen Menschen, die mit ihren Erkenntnisssen gegen bestehende Denkmuster stießen und die von einer starren Gesellschaftsordnung deshalb eliminiert wurden.

Er starb – wen verwundert es – im Gefängnis.

Orgon-Energie die Dynamis HAHNEMANNS

REICH hatte bald erkannt, daß er dem Geheimnis des Lebens auf der Spur war und er nannte die gefundene Energie, welche die Bione in Bewegung brachte, *Orgon*-Energie[2] Seine Feststellung: Jeder organische Körper zieht Orgon an, jeder anorganische stößt dasselbe ab. Orgon ist eine primäre Energie, welche ein magnetisches Feld als Sekundärwirkung erzeugt; Und zwar verläuft das induzierte magnetische Feld jeweils im rechten Winkel zur Flußrichtung der Orgon-Energie.

Unser erdmagnetisches Feld verläuft deshalb von Nord nach Süd, weil es von dem in west-östlicher Richtung – also im Sinne der Erdumdrehung – verlaufenden orgonoischen Feld aufgebaut wird.

REICH hat darüber hinaus nachgewiesen, daß *Orgon* der radioaktiven Energie diametral entgegengesetzt ist und sofort gegen solche Strahlung Amok läuft, um sie zu neutralisieren. Durch Einbringung minimaler Mengen radioaktiven Materials in einen Orgonakku erzeugte er wider Willen riesige Mengen sogenannter *deadly orgon* (DOR), ein Reaktionsprodukt des *Orgon* mit dem radioaktiven Stoff.

---

auch einen zuvor unbekannten Gecko gefunden, der Reptilien jage und deutlich vernehmbare Töne von sich gebe. Er sei offensichtlich erst vor kurzem auf der Insel angekommen. Die Vulkaninsel Krakatau und drei kleinere Nachbarinseln waren am 27.8.1883 explodiert. Es war allgemein angenommen worden, daß seitdem alles Leben auf Krakatau erloschen sei.

[2] Griech. *organon* = »Sinnes-Werkzeug« zu *ergon* = »Arbeit, Aufgabe«.

Dieses lag in Form von statischen Wolken wochenlang und bleiern über seinem Versuchsgelände im amerikanischen Staat Oregon, bis es ihm gelang, mit Hilfe der von ihm entwickelten *Cloud-Buster*[3] diese Wolken wieder aufzulösen und über fließendes Quellwasser abzuleiten.

Die sich in jüngster Zeit häufenden Unwetterkatastrophen können unter anderem auch verstanden werden als Ausdruck von Implosionen des orgonotischen Feldes infolge der immer noch anwachsenden explosions-orientierten Wirtschaftssysteme der Menschen (basierend auf dem Verbrauch fossiler Brennstoffe, auf Atomreaktoren etc. und der zunehmenden Belastung der Atmosphäre durch Radioaktivität).

Auf der oben erwähnten Erfahrung fußend, daß nämlich die Lebensenergie von allem organischen Material angezogen wird, wohingegen anorganische Stoffe dieselbe abstoßen, baute nun WILHELM REICH einen Orgon-Akkumulator. Seine Wände bestehen aus Schichten von Holz, Kork, Tierhaaren oder Glasfasern im Wechsel mit Eisenblech oder Metallspänen. Je mehr Schichten solch ein Akkumulator aufweist, umso stärker ist der Energiefluß im Inneren. Der Kasten ist im allgemeinen groß genug, um einen Menschen aufzunehmen. Über jeder einzelnen Wand des Geräts bildet sich ein eigenes Magnetfeld aus, dessen Nord- und Südpole mit dem Kompaß leicht nachgewiesen werden können.

Orgon-Akkumulator und Krebserkrankung

Relativ schnell hatte REICH erkannt, daß eine Verbindung besteht zwischen der Entwicklung von Krebsgeschwülsten einerseits und der Restriktion von Lebenskraft andererseits.

---

[3] Engl.: »Wolken-Sprenger«, – eine spezielle Konstruktion aus Metallrohren, welche auf Wolken gerichtet werden. Nähere Auskünfte über Orgon-Technik, Orgon-Akkumulatoren bei JÜRGEN FISCHER, Schlußdorferstraße 52, 27726 Worpswede, Telefon (0 47 92) 25 03.

Ein Mensch, der aufgrund gravierender seelischer Traumata mehr oder weniger bewußt die Entscheidung trifft, sich vom Fluß des Lebens zu trennen, zieht dabei aus ganz bestimmten Gebieten seines Organismus Lebenskraft ab.[4] Das hat zur Folge, daß der natürliche Wirbel der Bione in Stagnation gerät und diese ihre runde pulsierende Form verlieren und zu spindelförmigen T-Zellen (Todes-Zellen) degenerieren.

REICH brachte Krebskranke, deren Heilungschancen bei Null lagen, in den von ihm gebauten *Orgon*-Akku ein, mit dem Erfolg, daß die Tumoren sich zurückbildeten. Der Patient war dann aber in jedem Fall mit seinem dahinter zum Vorschein kommenden »Psycho-Krebs« konfrontiert und starb bisweilen trotzdem an der nicht aufzulösenden Konfliktsituation, in der er sich befand. Auch stand REICH noch keine moderne Enzymtherapie zur Verfügung. Die Möglichkeiten der Homöopathie waren ihm ebenfalls nicht bekannt, und so starben diese Patienten oft an dem durch die Auflösung der Tumoren anfallenden Zellschutt. Neuerdings werden die Patienten bei Anzeichen von *Autointoxikation* (Selbstvergiftung), welche sich durch ein Grauwerden der Haut ankündigt, einige Tage vom Akku ferngehalten, bis diese Verfärbungen sich wieder aufgelöst haben.

Ähnlich wie das Genie NICOLA TESLAS erst im nächsten Jahrtausend voll gewürdigt und verstanden werden kann, werden auch sämtliche Weiterungen, die sich aus den Forschungen WILHELM REICHS ergeben, erst nach und nach in ihrer vollen Bedeutung zum Tragen kommen.[5]

Schon seit vielen Jahren im Aufbruch ins 3. Jahrtausend ist

---

[4] Der Arzt GEERD RYKE HAMER, der seinen eigenen Sohn Dirk durch Krebs verlor, hat die Relevanz zwischen spezifischer traumatischer Erfahrung und dem Ort des kanzerogenen Geschehens im Körper nachgewiesen: HAMER, GEERD: »*Krebs, Krankheit der Seele – Kurzschluß im Gehirn*«, im Selbstverlag Dr. HAMER, Via Cassia 1280, Rom, Italien. Eine erweiterte Neuauflage in zwei Bänden erschien unter dem Titel: »*Vermächtnis einer neuen Medizin*«, Teil I und II. Verlagsinformation: Amici di Dirk Verlagsauslieferung Deutschland: Neue Medizin Buchversand, Postfach 30 08 51, 02813 Görlitz, Telefon/Fax (0 35 81) 40 86 67 und 41 25 10. Weitere Auslieferungen in der Schweiz sowie in Österreich und Italien.

[5] Wer sich für weiterführende Forschungen iteressiert, wende sich an das WILHELM REICH-Institut unter Leitung von Dr. HEIKO LASSEK, Delbrückstraße 4 c, 144193 Berlin, Telefon (0 30) 89 14 94, sowie an die Redaktion der Zeitschrift »*emotion*«, Lubminapfad 20, 13503 Berlin, Telefon (0 30) 4 31 74 68.

ROLAND PLOCHER
und sein Energie-System

Dem in Meersburg ansässigen Energieforscher PLOCHER gelang es in jüngerer Zeit, die normalerweise in alle Richtungen divergierende »Bio-Energie«, ähnlich einem Laserstrahl, in eine Richtung zu zwingen.

Hierdurch gewinnt diese Kraft sehr prägnante Eigenschaften. Bringt man nämlich in den aus seinem speziell konstruierten Akkumulator austretenden Energiestrahl Partikel von Materie ein (gleichgültig, ob gasförmig, flüssig oder fest), so wird ihre geistige Matrix von dem Strahl erfaßt, transportiert und darunter liegendem Trägermaterial (Quarzsand, Holz, Baumwolle) als Information dauerhaft aufgeprägt.[6]

Inzwischen arbeiten bereits Tausende von Bauern in ganz Europa mit den PLOCHER-Energie-Produkten. Vor allem das informierte Quarzmehl findet guten Absatz. Es dient als Katalysator für die schnellere Transformation von Kompost und Gülle. Lästige sowie zeit- und kostenaufwendige Umschicht- und Rührvorgänge entfallen. Die so behandelte Gülle kann früher wieder auf die Felder ausgebracht werden. Klein- und Kleinstlebewesen sterben nicht mehr ab, die Böden werden gut durchlüftet, das Pflanzenwachstum auf natürliche Weise angeregt.

ROLAND PLOCHER schafft Homöopathie
für unsere kranke Erde

Inzwischen enthält die Produktliste auch energetisierte Mittel für Pflanzen und Tiere sowie Energieträger zur Nahrungsmittelkonservierung und Steigerung der natürlichen Aromastoffe von Früchten und Weinen.

---

[6] PETER RABA, Das PLOCHER-Energie-System aus der Sicht der hermetischen Philosophie und der Klassischen Homöopathie. In: »*Das PLOCHER-Energie-System – Anstoß zum Umdenken*«. S. 132 ff., siehe Bibliographie. Kontaktaufnahme mit ROLAND PLOCHER über: PLOCHER Energiesysteme, Postfach 14 64, 88709 Meersburg, Telefon (0 75 32) 4 33 30, Fax (0 75 32) 43 33 - 10.

Die Auswirkungen des PLOCHER-Energie-Systems zur Revitalisierung verschiedenster Zweige der Industrie und Wirtschaft sind in ihrer vollen Tragweite heute noch gar nicht abzuschätzen.
Ein Zweig der Forschungsarbeit wird sich sicher auch auf die Sanierung kontaminierter Böden erstrecken.

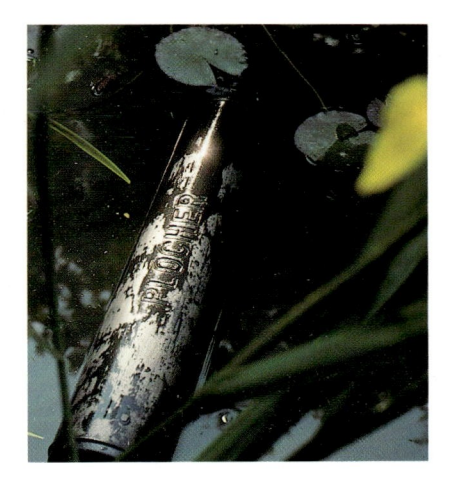

links: Ein Energieträger der älteren Ausführung (Prototyp) auf dem Wasser eines Teiches der PLOCHERschen Versuchsanlage.

links unten: Das Innere des kaminartigen, 5m hohen Prototypen eines PLOCHER-Akkumulators.

rechts unten: ROLAND PLOCHER und JOHANNES VON BUTTLAR unter der Energie-Austrittsstelle des Akkumulators.
Messungen durch Prof. K. E. LOTZ, Biberach, ergaben im Umfeld des Apparates einen Anstieg der Negativen Ionen von normalerweise 2000 - 10 000/cm^3 auf 200 000 - 700 000/cm^3.
Die positiven Ionen stiegen zum Vergleich nur von normalerweise 300 - 2000/cm^3 auf 3000 bis 7000 cm^3 an.[7]

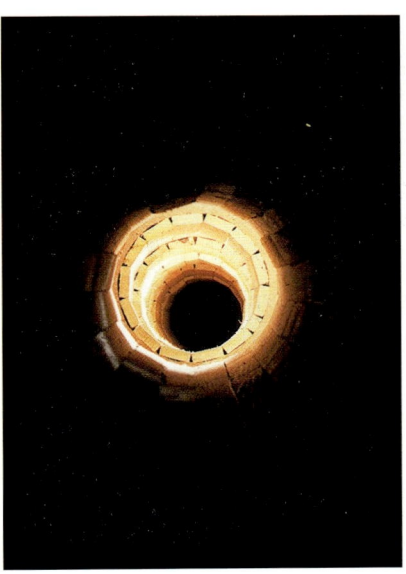

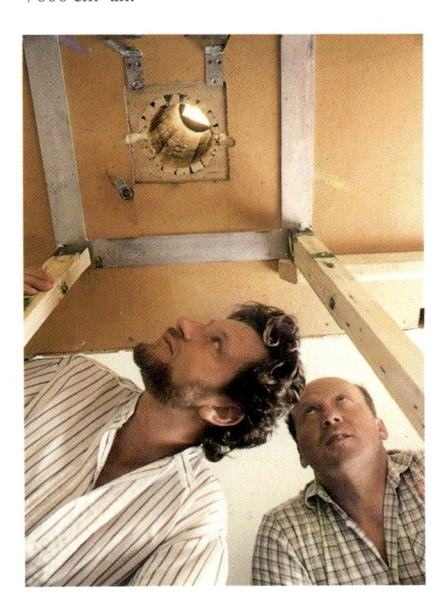

[7] Der gesundheitsstabilisierende Einfluß der Negativ-Ionen ist seit geraumer Zeit bekannt. Zur Verbesserung des Klimas in Großraumbüros werden seit Jahren Negativ-Ionen-produzierende Geräte eingesetzt.

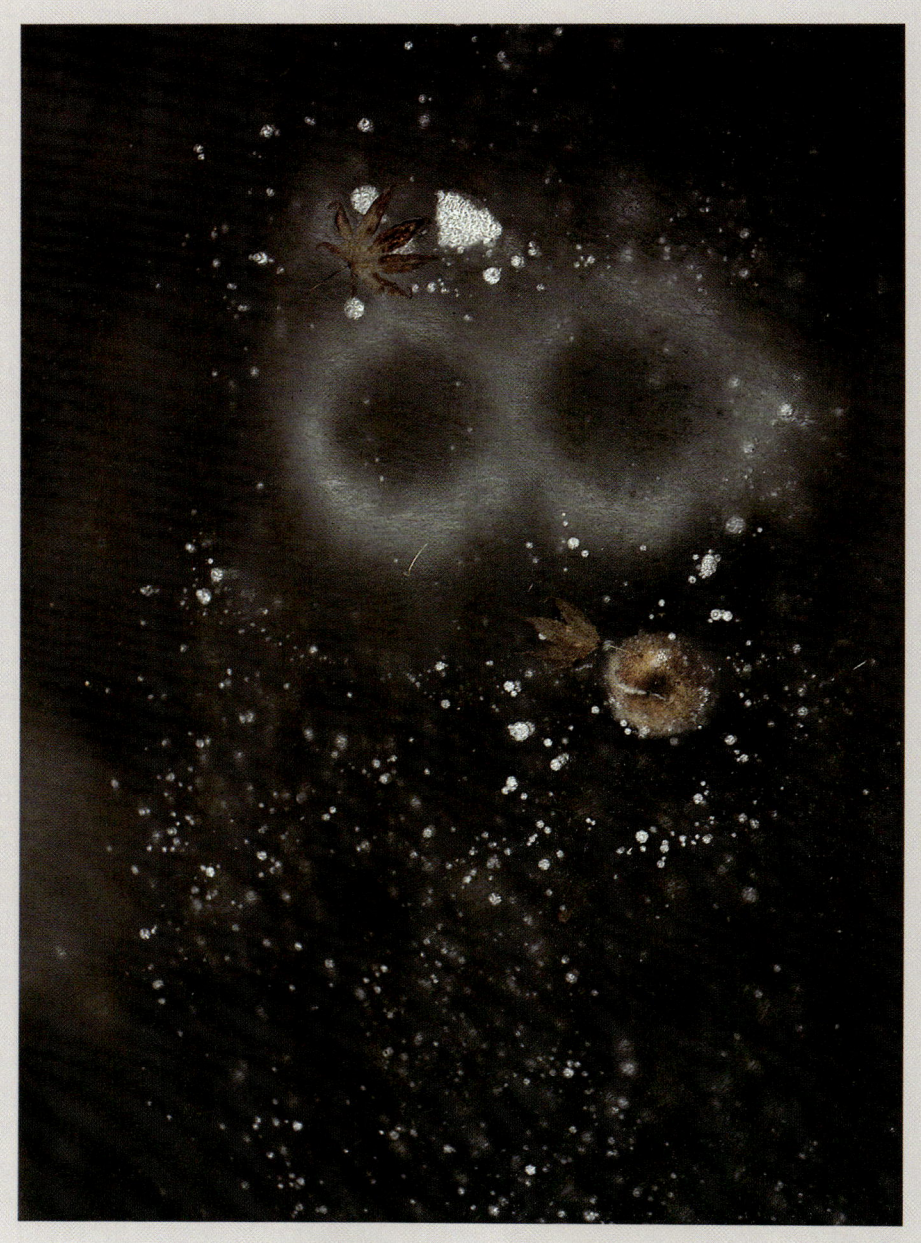

*Abstrahlung von unter Wasser befindlichen PLOCHER-Energie-Trägern.
Die ringförmige Projektion der Energie im Eis stammt von dem 1 m darunter versenkten
PVC-Rohr.*

Sexualität und Spiritualität

Sowohl aus den Lehren der Tantriker[8] wie aus den Forschungsergebnissen WILHELM REICHS[9] ergibt sich zwingend, daß die Lebensenergie identisch ist mit der Sexualkraft.

Die Lebenskraft nimmt ihren Ursprung im menschlichen Körper vom sogenannten Wurzel-Chakra aus und steigt dann von dort durch sechs weitere Energiekreise bis zum Stirn und Schädel-Chakra[10] auf.

Kundalini, Tantra und die Vergeistigung der Energie

Kundalini[11] wird diese Energie vorwiegend in der östlichen Hemisphäre unserer Welt genannt und das steht sinnbildlich für eine im Bereich des Perineums zwischen After und Genitale *»zusammengerollte Schlange«*. Der Kobrakopf auf der Stirnseite der Pharaonenmasken deutet auf den Bewußtseinsstand eines Menschen, der diese Energie transmutiert hat in die höchsten geistigen Bereiche, was gemeinhin mit der Vokabel »Erleuchtung« belegt wird.

In der Mythologie ist das *Einhorn* ein Gleichnis dafür. Das Pferd ist das Symbol für die Lebenskraft und das spiralige Horn ein Sinnbild für deren Austritt aus dem Punkt an der Stirn, den wir das dritte Auge nennen.[12]

Lebenskraft und Sexualsphäre sind also eng miteinander verbunden, Im Schoß wird neues Leben gezeugt und ausgetragen. Wird – aus welchen Gründen auch immer (falsche Moral, Tabuisierung, Angst vor Empfäng-

---

[8] Sanskrit: *tantra* = »Wesen, Essenz«.
[9] REICH, WILHELM: *»Die Funktion des Orgasmus«*, Fischer TB Verlag, Frankfurt.
[10] Näheres zu den Chakren in SHARON, SHALILA und BAGINSKI, BODO: *»Das Chakra-Handbuch«*, 27. Auflage, 1994, Windpferd-Verlag.
[11] Sanskrit: *kundala* = »zusammenrollen«.
[12] Sitz der Hypophyse, des Dirigenten im Konzert der Körperhormone sowie der Epiphyse oder Zirbeldrüse. Beide Drüsen werden in ihrer Funktion gestärkt bei Meditation auf diesen Punkt.

nis, Ekel vor Geschlechtsverkehr und dgl. mehr) – diese Energie abgewürgt, so ist der Boden bereitet für eine Fülle von Störungen der Unterleibsorgane, deren massivstes Endresultat der Unterleibskrebs darstellt.

Jedoch kann eine forcierte Sublimierung der Energie mit dem Ziel des Eintauchens in höhere Schwingungsebenen und Wahrnehmungsbereiche genauso von Übel sein. Erotische Wunschvorstellungen sollten durch Erfüllung ausgelebt werden, bis sie irgendwann wie von selbst abfallen.
Deshalb wird sicher für viele Menschen der Weg zur Selbstfindung gangbarer, wenn hierbei die Sexualität miteinbezogen wird. Die Techniken des *Tantra* mit der Grundidee, sexuelle Energien nicht in Orgasmen zu verschleudern, sondern als Transportmittel zu den höheren Empfindungen einer Ekstase zu steigern, liefern den Ansatz zu einem veränderten Umgang mit Sexualität.[13]

OSHO sagt:

»Sexualität und Spiritualität sind die beiden Enden einer einzigen Energie. Tantra geht von dem aus, was ihr jetzt seid, während Yoga mit eurem Potential beginnt. Yoga fängt mit dem Ziel an, Tantra mit dem Anfang. Aber es ist besser, mit dem Anfang anzufangen. Es ist immer gut da anzufangen wo man ist, denn wenn man mit dem Ziel anfängt, bringt man sich in unnötige Schwierigkeiten.

Durch Ideale wird euer Potential nicht verwirklicht, sondern nur durch die Erkenntnis der Realität. mahavir, zum Beispiel, ist den Yoga-Weg gegangen, aber das soll nicht heißen, daß er damit beschäftigt war, seine Sexualität zu unterdrücken. Er hatte sie vollkommen und in ihrer Totalität ausgelebt und irgendwann fiel sein sexuelles Verlangen einfach von ihm ab. Auch buddha ging den Yoga-Weg, doch hatte er vorher sämtliche Freuden der Welt genossen und bis zur Neige durchlebt. Darum mußte er sich während seiner Suche nicht mehr mit seinen Begierden herumschlagen.

Wenn man völlig hingegeben mit dem Strom seiner sexuellen Energie fließt, gelangt man früher oder später an den Punkt, wo man erkennt, daß Sex nicht nur neues Leben erzeugt, sondern einem selbst auch neues Leben gibt. Der Sexakt kann zum lebensspendenden Akt für zwei Liebende werden, aber dazu muß man völlig loslassen können. Sobald man das kann, finden ungeheure Veränderungen auf allen möglichen Ebenen statt. Ein Mann und eine Frau, die zutiefst entspannt beisammen sein können, die miteinander verschmelzen, ineinander aufgehen können – ohne jede Eile, ohne jede Verkrampfung erleben viele Dinge, erleben einen alchemischen Verwandlungsprozeß, weil sich die Lebenssäfte, die Bio-Energie

---

[13] Vergl. hierzu u.a. MARGO ANAND NASLEDNIKOV: *»Tantra oder die Kunst der sexuellen Ekstase«,* Goldmann-Verlag, München.

der beiden Partner miteinander verbindet. Tantra und Tao wissen zum Beispiel, daß Sex keine lebensspendende Wirkung hat, wenn es zu einem Samenerguß, kommt. Es ist nicht notwendig, zu ejakulieren; man kann völlig darauf verzichten. Sowohl Tantra als auch Tao sagen, daß man nur ejakuliert, weil man Widerstand leistet, andernfalls ist es völlig unnötig.«[14]

Das ist das andere an der tantrischen Lehre. Hier gibt es keinen sexuellen Leistungsdruck, keinen Orgasmus-Zwang. Die sexuelle Energie wird ganz von selbst transmutiert in ihre höheren Schwingungsformen, wenn dieser stille Verschmelzungsprozeß stattfindet zwischen zwei Liebenden. Bei dieser Ekstase,[15] einem Heraustreten aus dem gegenwärtigen Zustand, hinein in eine höhere Seinsebene, erwächst zuerst das Gefühl totaler Einswerdung mit dem Partner und zuletzt ein All-einig-Werden mit dem universellen Geist. Das bedeutet, jeder Partner erreicht auf dieser Stufe den Ausgleich der beiden Polaritäten in sich selbst.

Das alles deckt sich mit den Worten JESU, der hierzu gesagt haben soll:

»Es ist ein Geheimnis um dieses Gesetz, daß der Sohn bis ins Fleisch hinabsteigen muß, um es im Fleisch wieder hinaufzuheben. Was die Menschen eine sündige Lust nennen, ist nur denen eine Sünde, die diese Lust nicht über das Fleischliche hinausheben können.«[16]

Der sinnvolle Umgang mit der Lebenskraft gehört wohl zum schwierigsten Lernprozeß, dem der Mensch bei seiner Menschwerdung und Gottverwirklichung ausgesetzt ist. Die Essenz von *Tantra* ist es, die körperliche Vereinigung so oft und anhaltend wie möglich zu suchen, tief und entspannt ineinander zu versinken, die Ausstoßung der Lebensenergie aber zu vermeiden. Ekstase anstelle von Orgasmus.

Noch einmal OSHO:

»Der Liebesakt kann über sehr lange Zeit ausgedehnt werden. Ohne Ejakulation, ohne sinnlos Energie zu verschleudern, wird er zur Meditation und dadurch werdet ihr zur Einheit, dadurch wird die Kluft in eurer gespaltenen Persönlichkeit überbrückt.«

---

[14] OSHO: *»Tantrische Liebeskunst«*, OSHO-Verlag, Köln.
[15] »Verzückung«, griech.: *ek* = »heraus« und *stasis* = »Stand, Stellung«. Eigentlich ein »Außer-sich-Geraten«.
[16] ›Botschaft des JAKOBUS: *»Die Schrift vom Geist«*, Verlag: Dem Wahren – Schönen – Guten, Baden-Baden, 1982.

DIE LEBENSKRAFT IN ERWEITERTER SICHT

Alle Neurose ist Gespaltenheit.[17] Sobald die Brücke wieder hergestellt ist, seid ihr wieder unschuldig wie die Kinder. Ihr werdet gezwungenermaßen Masken tragen müssen, da ihr in einer verlogenen Welt lebt – sonst würde sie euch einfach erdrücken und vernichten. Echte, authentische Menschen, ursprüngliche Gesichter, werden immer wieder umgebracht! Wir haben Jesus gekreuzigt, weil er sich authentisch verhielt und die Gesellschaft das in ihrer Verlogenheit nicht dulden konnte. An Sokrates wurde ein Giftmord begangen, weil er ehrlich war und sein wahres Gesicht zeigte.«

Aber in dieser unserer Welt findet auch ein langsamer Bewußtseinswandel statt. »Sanfte Verschwörung« nennen es die einen, »Wassermann-Zeitalter« die anderen. Die Voraussetzungen, zu einem wahrhaften menschlichen Wesen zu werden, das aussprechen darf, was es denkt, ohne vernichtet zu werden, sind inzwischen ein klein wenig günstiger geworden. Und damit die Möglichkeiten, körperlich und seelisch zu gesunden.

Auch aus diesem Grunde sind die Tempelpagoden im indischen Konarak übersät mit steinernen Reliefs von Paaren in allen erdenklichen Variationen des Liebesspiels. Der Schüler sollte vor ihnen in kontemplativer Versenkung sitzen, um sich bewußt zu machen, was Lebensenergie bedeutet, jene Energie, die Leben zeugt, wenn wir sie weitergeben, oder die uns alchimistisch verjüngt und verwandelt, wenn wir sie gezügelt auf uns selbst richten.

Erst wenn alle Begierden auf natürliche Weise von ihm abgefallen waren, war der Adept[18] angewiesen, in den Tempel hineinzugehen. Was er dort vorfand war – Leere.

Sexualität im Licht der Homöopathie

Wenn solche Wege aufgrund bestehender Glaubensmuster oder Konflikte nicht beschritten werden können, mündet unter Umständen wieder alles in einer Suppression der Energie.

---

[17] Anm.: zwischen der Gefühls- und der Gedankenwelt.
[18] »Eingeweihter«, »Schüler«, »Jünger«, lat. *adeptus* = »erlangt, erreicht«.

Conium, der *Schierling,* ist das Mittel der Homöopathie, das diesem Abzug der Lebensenergie, wie schon angedeutet,[19] am ehesten entspricht. Und so finden wir also den *Schierling* mit Recht in der höchsten Wertigkeit in jener Schlüsselrubrik des »*KENTschen Repertoriums*«, die da heißt:

MÄNNLICHE GENITALIEN/BESCHWERDEN DURCH
UNTERDRÜCKUNG DES SEXUALTRIEBES   III,749

Hier stehen 13 Arzneien, davon 4 im dritten Grad, also fett gedruckt. Man könnte die Rubrik unbedenklich mit **Carcinosinum,**[20] der Krebsnosode ergänzen.

Eine weitere hochinteressante Rubrik läßt Rückschlüsse zu zwischen der psychischen Unterdrückung eines Menschen auf der einen Seite und dem Ausbruch körperlicher Symptome auf der anderen. Sie steht unter den GEMÜTS-Symptomen und heißt:

GEISTIGE SYMTOME WECHSELN MIT KÖRPERLICHEN   I,55

Wer schon ein wenig die homöopathischen Arzneimittelbilder kennt, dem wird auffallen, daß es außer dem einwertigen **Arnica** in dieser Zeile nur noch vier zweiwertige Mittel gibt und daß diese ausnahmslos einen starken Bezug zur weiblichen Sexualität haben. Es sind die Mittel:

Cimicifuga – *Wanzenkraut*
Crocus sativus – *Safran*
Lilium tigrinum – *Tigerlilie*
Platina – das Metall *Platin.*

Durch die Kenntnis dieser Rubrik konnte ich vor Jahren einer Frau dauerhaft aus einer handfesten Depression heraushelfen. Sie war schon bei mehreren Homöopathen gewesen. Keiner hatte ihrem Schlüsselsymptom Rechnung getragen und somit hatte auch keiner das heilende Mittel finden können:

---

[19] Vergl. den Fall **Sie hat keine Lust,** Seite 338.
[20] Warum KENT übrigens diese Mittel nur den Männern zuordnet und es eine ähnliche Rubrik unter WEIBLICHE GENITALIEN nicht gibt, ist nicht ersichtlich. Ich habe gefunden, daß die dort angeführten Arzneien im Wesentlichen auch für die Frau gelten.

Sie erzählte, daß ihre Menstruation ein- bis zweimal pro Jahr für Monate aussetze. Damit stelle sich schlagartig die Depression ein. Würde dann – aus für sie unerklärlichen Gründen – die Blutung wieder einsetzen, sei die Depression wie weggeblasen.

Es stellte sich heraus, daß das erste Ausbleiben der Regel nach einer starken Gemütserregung durch Schock erfolgt war. Nach Kenntnis dieses weiteren Sachverhalts enthüllte sich die heilende Arznei durch nur zwei KENTsche Rubriken:

Die soeben genannte und eine weitere, die da heißt:

MENSES UNTERDRÜCKT/NACH GEMÜTSBEWEGUNG   III,769

Hier steht nur noch ein einziger Heilstoff und zwar **Cimicifuga.**

Zwei Tage nach Einnahme einer LM-Potenz war die Blutung da und die Depression verschwunden. Der Zyklus blieb über Jahre konstant.
Diese Geschichte wurde kurz geschildert, um dem Leser eine andeutungsweise Vorstellung zu vermitteln, welchen Schwierigkeiten sich ein Homöopath bei chronischen Fällen gegenüber sieht und wie gut er bobachten und nachfragen muß.

Betrachten wir noch eine weitere interessante KENT-Rubrik innerhalb der GEMÜTS-Symptome:

RELIGIÖSE AFFEKTIONEN ABWECHSELND MIT SEXUELLER ERREGUNG   I,81

mit **Lilium tigrinum** und **Platina** als Hauptarzneien.

Das Wechselspiel zwischen religiösem Wahn und unterdrückter Sexualität ist hinlänglich bekannt und wurde auch immer wieder einmal filmisch recht eindrucksvoll – unter anderem durch KEN RUSSEL – dargestellt. Dann werden schon auch mal

TEUFEL GESEHEN   Platina I,137

welche lediglich zu deuten sind als psychische Verdichtungen der eigenen Projektionen, sogenannter *Elementale* oder *Psychogone*.[21]

---

[21] Griech.: *psyche* = »Seele« und *gennan* = »erzeugen, erschaffen«.

Solch ein Mensch »verteufelt« sich meist selbst ob seiner Begierden und glaubt, sein Seelenheil verwirkt zu haben.[22]

Derlei Empfindungen resultieren aus der vom Unbewußten angenommenen Moralvorstellung[23] und so geschieht ihm »nach seinem Glauben«, wie JESUS das nannte, denn das, was sittsam ist, ist allerorten verschieden.

Wie wir gesehen haben, kann die Verpolung der Lebensenergie in höhere Zentren durch Unterdrückung in den unteren Energie kreisen oder Chakren niemals gefahrlos ablaufen. Deshalb ist ein bewußt asketischer Weg mit dem Ziel der Erleuchtung so lange barer Unfug, wie nicht vorher die »Ebene des Fleisches« gelebt wurde.

Danach ergibt sich der weitere Weg von selbst.

Immer wieder kann man Hilferufe von Menschen hören, die unvorsichtig und durch Willenskraft ihres Ego mit der Lebenskraft experimentieren und »ausgebrannt« sind, »ver-rückt« wurden oder »abhoben«.

KOPFSCHMERZ NACH UNTERDRÜCKUNG SEXUELLEN VERLANGENS (I, 263)

mit **Conium** und **Pulsatilla** gehört dabei noch zu den geringsten Übeln.

SCHWERMUT DURCH ENTHALTSAMKEIT (I, 90)

heißt eine andere Rubrik im »KENT«. Dort finden sich vier Mittel. **Conium** – der *Schierling* steht selbstredend auch hier wieder im Fettdruck dabei.

Um meinen Lesern eine Vorstellung davon zu geben, wie so etwas in der Praxis aussieht, sei hier ein Fall etwas ausführlicher geschildert:

---

[22] Man vergleiche hierzu den hochinteressanten Fall einer älteren Dame mit solchen Teufelsvisionen, den ich geschildert habe in »*Göttliche Homöopathie*«, S. 224 f.
[23] Lat.: *mos, moris* = »Sitten und Gebräuche«, also das was »sittsam« ist.

Sie ist außer sich
(Ein »Kundalini-Opfer«)

Im Juli 1982 kommt eine 52-jährige Bankangestellte zu mir. Sie ist in Grau und Rot gekleidet, sagt aber, sie trage normalerweise fast immer Blau. Diese Frau hat 13 Jahre lang meditiert und lebt seit nunmehr sechs Jahren sexuell abstinent. Wie sie sagt, bereite ihr das keine Probleme. Die Probleme kommen aber gleich haufenweise auf anderen Ebenen heraus:

Im Verlauf ihrer offenbar etwas forcierten Meditationsübungen, bei denen sie wohl vor allem mit dem Stirn-Chakra arbeitete, gelangte sie in den vergangenen Jahren zu verschiedenen Erfahrungen »über-sinnlicher« Natur, die sie schließlich nicht mehr meistern konnte, sodaß es wiederholt zu Kreislaufzusammenbrüchen kam. Als Kind hatte sie bereits »eine ziemlich ramponierte Wirbelsäule«. Die klinische Diagnose: *Spondylarthrose.* Sozusagen keine Bandscheiben mehr. Nachts sterben ihr die Extremitäten ab. Beim Stehen sind oft die Fußsohlen taub. Unter dem Brustbein ist eine Stelle, »als stecke mir ein Messer drin«. In einem homöopathischen Selbstregulationsversuch erlebt sie im Traum eine Figur, – einen Teil ihrer selbst, – der mit einem Dolch im Herzen auf sie zukommt und den Dolch dann langsam herauszieht. Die Quintessenz ihres Berichts: »Ich bin nie geliebt worden und habe selbst nie geliebt«. Der Dolch im Herzen ist das *homoion* für diese Situation.

Hier einige Aussprüche und Angaben zur Beschreibung ihres Zustands: Gefühl, eine Lawine bricht auf mich herunter, – ich werde »ver-rückt«. Gefühl, die Umwelt kommt auf mich zu und wälzt mich platt. Gefühl, eine Lichtkugel dringt vom Kopf her in mich ein und sinkt bis ins Becken. Ich blicke dann in Vergangenheit und Zukunft, glaube den Sinn meines Lebens erkannt und versagt zu haben. Ich habe das Gefühl, aus dem Weltzusammenhang auszutreten. Mein Körper löst sich von innen her auf. Ich habe die Materiewelt überschritten und komme mir vor wie ein Bürger zweier Welten.«

Die äußere Entsprechung für diese Zustände sind massive Schwindelanfälle mit Blutdruckabfall, nächtlichem Erwachen mit irrsinniger Unruhe, die sie aus dem Bett treibt und in der Wohnung herumgehen läßt. Der Neurologe sagt, sie stehe kurz vor der Psychose.

Diese Frau hat sich an der Sonne verbrannt wie Ikarus. Sie hat sich Flügel gebastelt in den Himmel und dabei ihre Wurzeln in der Erde verloren. Das ist die Situation.

Der in unserer Kunst schon etwas Bewanderte erkennt vielleicht hier schon, welcher Heilstoff einen Bezug zu diesem Fall hat. Es gibt meines Wissens nur ein einziges Mittel der gesamten »*Materia medica*«, das dieses Glühen und Brennen aus sich selbst heraus hat, das dem der Lebensenergie ähnlich genug ist.

Wir wollen hier aber einmal *lege artis* – »nach den Regeln dieser Kunst« – vorgehen, so daß der Weg, der zum Mittel führt auch für den Ungeübten nachvollziehbar wird. Wir beginnen also die einzelnen Symptome nach ihrer Wichtigkeit zu ordnen (§ 153 »*Organon*«).

Da erkennen wir zunächst einmal die *Clairvoyance,* die hellsichtigen Zustände, das Überblicken von Zukunft und Vergangenheit. Das ist ein Symptom von extraordinärem Rang, das in einer für die Patientin noch nicht verkraftbaren Weise ausgeufert ist und das wir wieder eindämmen wollen. Es steht unter

GEMÜT/HELLSEHEN   (18 Mittel)   I,61

Unser mutmaßliches Mittel ist zweiwertig vertreten. Sodann haben wir die Angst, verrückt zu werden. Das finden wir unter

FURCHT VOR GEISTESKRANKHEIT   (47 Mittel)   I,43

Unser Mittel ist zweiwertig vorhanden.

Dann kommt die nächtliche Ruhelosigkeit. Das ist eine sehr große Ruhrik. Aber wir prüfen praktisch nur nach, ob die Arznei auch hier vertreten ist. Sie ist. Die Rubrik lautet

GEMÜT/RUHELOSIGKEIT/NACHTS   I,82

Den Schwindel hat unser Mittel in größter Wertigkeit. Das steht in I,153.

Im »*Synthetischen Repertorium*« von BARTHEL,[24] Band I, S. 317 findet sich eine Rubrik

WAHNVORSTELLUNG/LEICHT/ER IST KÖRPERLOS mit 16 Mitteln.

Das stimmt überein mit der Aussage der Patientin, sie »habe die Materiewelt überschritten« und »ihr Körper löst sich von innen her auf«.

Die Frau weist noch darauf hin, daß ihr ständig die Extremitäten absterben, vor allem nachts. Das findet sich in

EXTREMITÄTEN/TAUBHEIT/PELZIG/ARME/NACHTS   (19 Mittel)   II,539

Unser gesuchtes Simile ist einwertig mit von der Partie. Es hat überhaupt einen starken Bezug zur Taubheit und Lähmung, (auch der Beine, wo es ebenfalls zweiwertig vertreten ist, in II,543). Dieses Symptom ist natürlich zu verstehen als Störung der Reizleitungsbahnen der Wirbelsäule. Wie wir gehört haben, nennt die Patientin eine »ramponierte« solche ihr eigen. Stößt die nichttransformierte Lebenskraft dort auf nicht entsprechend vorbereitete Nervenzentren, dann führt das zu

RÜCKEN/WIRBELSÄULE/ENTZÜNDUNG DES RÜCKENMARKS,   II,314

wo wir unser Mittel dreiwertig finden. Unter

WIRBELSÄULE/ERWEICHUNG DES RÜCKENMARKS   (5 Mittel)   II,315

ist es ebenfalls zweiwertig vertreten. Und das ist die Idee der Störung: »Eine Lichtkugel dringt vom Kopf her in mich ein und sinkt bis ins Becken«.

Auch für die Spondylarthrose und

SCHWÄCHE DER WIRBELSÄULE   II,310, 315

steht unser Mittel grade.

---

[24] BARTEL, HORST und KLUNKER, WILL: »*Synthetisches Repertorium*« in drei Bänden (unter Miteinbeziehung von 16 weiteren Quellen und Autoren), Haug-Verlag, Heidelberg, 1974.
Bd. I: »*Gemütssymptome*«.
Bd. II: »*Allgemeinsymptome*«.
Bd. III: »*Schlaf, Träume, Sexualität*«.

Unter

Rücken/Taubheit/ Erstreckt sich zu den Gliedern   II,313

steht es gar als einzige Arznei und das noch dazu dreiwertig.

Für das in Brustbeinhöhe »steckende Messer« konnte ich nach Angaben der Patientin auch

Brust/Schmerzen/Stechend/Brustbein   II,275

einsetzen.

Hier ist unser Heilstoff ebenfalls zweiwertig vertreten.

Die Frau hat ungeheuer plastische Visionen, die sie mit großer Präzision für mich auf Tonband gesprochen hat. Es kann sich dabei um spontane Regressionen in frühere Inkarnationen handeln oder um symbolische Bildabläufe die in sich homöopathischen Charakter haben und selbstregulierende Heilmechanismen darstellen. Es führt zu weit, hier näher darauf einzugehen. Es geht, grob gesagt, um einen Polaritätsausgleich von Feuer und Wasser und die Versöhnung himmlischer Mächte durch »einen von Kindern ausgeführten Lichtritus«. Dabei taucht auch die Gestalt eines rußgeschwärzten, im Kerker schmachtenden Mannes auf, der von den himmlischen Mächten gestürzt wurde, weil er sich hoher kosmischer Energien in selbstsüchtiger Weise bedient hatte.[25]

Für mich geht es darum, dieser Frau wenigstens einigermaßen zu helfen, mit der selbst heraufbeschworenen Situation fertig zu werden. Ich verabfolge ihr also das nach bestem Wissen und Gewissen eruierte Medikament und lasse dazu noch eine Mischung aus den drei Bach-Blüten **Star of Bethlehem/Olive/Clematis** einnehmen.

Das Mittel wurde zuerst in der LM 18 und dann in der LM 30 eingenommen und hat die schlimmsten Symptome gemildert. Es brachte aber dabei

---

[25] Zu der gesamten Thematik der Transformation der Lebenskraft vergl. auch Elisabeth Haich: »*Einweihung*«, Drei Eichen-Verlag, München.

ungeheure Schattenbereiche ins Rollen, welche die Frau als Zeiten »größter Negativität« erlebte, angefüllt mit irrationalen Ängsten aller Art, weswegen ich ihr dann nachfolgend noch **Argentum nitricum** in einer LM 12 und 18 verschrieb.

Ich bin dieser Patientin später nur noch einmal begegnet und zwar auf einem Einführungsabend zu einer – Lichtmeditation; – wie könnte es auch anders sein: Die Katze läßt das Mausen nicht.
Das Hauptmittel war, für die, welche es nicht schon längst erraten oder nachgeschlagen haben, **Phosphor**, der »**Lichtbringer**«, wie er in der direkten Übersetzung heißt.

Phosphor – eine Arzneimittel-Charakterstudie

Phosphor steht den elektrischen Phänomenen sehr nahe. Lassen wir kurz RUDOLF HAUSCHKA zu Wort kommen, mit einer Aussage über **Phosphor**, die er in seinem Buch »*Substanzlehre*« macht:

»Lassen wir ein Stück Phosphor auf einem Teller liegen, so können wir allerhand interessantes beobachten. Zunächst leuchtet das Stück im Dunkeln mit einem eigenartig grünen Licht. Gleichzeitig aber macht sich ein merkwürdiger charakteristischer Geruch bemerkbar. Es ist derselbe Geruch, den wir wahrnehmen, wenn der elektrische Funke durch die Luft schlägt und der von der Bildung durch Ozon herrührt. Ebenso wie die Elektrizität den Lebensstoff (Sauerstoff) der Luft zu Ozon verdichtet, so tut es auch der Phosphor. Endlich bemerken wir Nebelschwaden, die spiralig um den Phosphor kreisen. Wir haben dabei nicht den Eindruck, als ob die Spiralen vom Phosphor ausgingen, sondern eher den einer einwickelnden Spirale, die sich immer mehr dem Mittelpunkt nähert, den Raum gewissermaßen zusammendrückt, bis plötzlich Selbstentzündung erfolgt und der Phosphor mit fauchendem Geräusch, das sich etwa wie der Konsonant F anhört, in strahlend weißem Licht aufflammt.[26] Der Phosphor leuchtet also, verströmt Licht, gleichzeitig verdichtet er

---

[26] Vergl. hierzu die Berichte über spontane Selbstentzündungen mancher Menschen, die – ohne daß die Umgebung davon berührt wurde – bis auf ein Häuflein Asche verbrennen. DENNIS STACY hat solche Fälle gesammelt und berichtet darüber in der Zeitschrift *esotera* 12/1981. Es heißt da unter anderem: »Die Versuchung liegt nahe, das Problem als eine Art von Blockierung einer geheimnisvoll energetischen »Lebenskraft« zu interpretieren: In der Psyche oder im Geist eingeschlossen sozusagen »verdammt« – staut sich diese Kraft, erreicht einen Punkt, den man bei der Atombombe die »kritische Masse« nennt, und bricht schließlich auf engem Raum lokalisiert in die physische Welt aus.«

aber. Zwei Polaritäten umfaßt auch der Phosphor, welche sich auch im menschlichen Organismus verfolgen lassen. Wir tragen erhebliche Mengen stofflichen Phosphors in uns. Die Nervensubstanz ist phosphorhaltiges Eiweiß. Das gesamte Nervensystem offenbart in anschaulicher Weise den Phosphorprozeß, wie das Blutsystem den Tonerdeprozeß.«

»Es gibt in der Natur Stoffe die leuchten, und andere, die im Dunkel bleiben; so phosphoresziert das Geschlechtsleben, der Hunger aber nicht«, sagt HANS BLÜHER und hat damit intuitiv erfaßt, worum es geht.

Anläßlich eines Gastspiels, das der große russisch-amerikanische Pianist WLADIMIR HOROWITZ nach langer Abwesenheit aus seinem Heimatland dort gab, wurde berichtet, er würde sich jeden Tag unter anderem von einer bestimmten Sorte Seefisch ernähren. Stets müsse dieser Fisch für ihn bereit sein, was manchmal gar nicht so einfach sei.

Seefisch enthält große Mengen organisch gebundenen Phosphors, man denke nur an die Leuchtkraft der Tiefseefische. Offensichtlich verlangt HOROWITZ hier instinktiv nach einem für seinen Organismus wichtigen Stoff, den er in großen Mengen verbraucht.

Wenn wir uns das unglaublich präzise Tastenfeuer vor Augen halten, mit dem dieser Pianist sich geradezu versprühte, – er ist inzwischen verstorben – und dazu seinen ganzen Habitus des grazilen, charmanten und durchgeistigten alten Mannes vorstellen, könnte verständlich werden, warum gerade er solche Gelüste hatte.

MAGEN/VERLANGEN NACH FISCH,   3 Mittel   III,483

Der **Lichtträger** ist einwertig mit von der Partie.

Man könnte noch viel über **Phosphor** sagen. Schauen wir uns stattdessen das Bild auf der nächsten Seite an. Die übergroße Sensibilität von **Phosphor** ist natürlich kaum darzustellen. Sie wird besser versinnbildlicht durch ein Märchen:

Da sucht ein Prinz nach »seiner« Prinzessin. Er hat dabei ganz bestimmte Vorstellungen von ihrem Wesen, ihrer Feinfühligkeit und Zartheit. Sämtliche ihm als echte Prinzessinnen angedienten jungen Damen aus aller Herren Länder bedeuten ihm nichts. Für ihn verbürgt sich die Echtheit einer Prinzessin durch andere Qualitäten.

Da flüchtet sich VOLLER ANGST in einem schrecklichen Gewitterregen ein zartes weibliches Geschöpf vor das Tor seines Schlosses und behauptet, die einzig wahre Prinzessin zu sein.

Die Königin-Mutter, immer bedacht um das Wohl ihres Sohnes, anders ausgedrückt, sich eifersüchtig sorgend, **(Lachesis)** beschließt, die vor Nässe Triefende zu testen und legt ihr – wir kennen die Geschichte – eine Erbse unter zehn darübergelegte Matratzen, auf welche dann noch »zwanzig Betten von den feinsten und weichsten Eiderdaunen« kamen:

»Da sollte die Prinzessin nun in der Nacht schlafen. Am anderen Morgen fragte die Königin, wie sie geschlafen hätte. ›O, sehr schlecht!‹ sprach die Prinzessin. ›Ich habe die ganze Nacht kein Auge zumachen können. Der Himmel mag wissen, was in meinem Bett gewesen ist, aber ich habe auf etwas Hartem geschlafen[27] und bin am ganzen Körper blau und braun gedrückt.[28] Ich habe sehr, sehr schlecht geschlafen.‹ Daran war zu erkennen, daß sie eine wirkliche Prinzessin war, denn sie hatte durch die zehn Matratzen und die zwanzig Daunenbetten hindurch die Erbse gefühlt, die auf dem Boden der Bettstelle lag.«

Eine wahrhaft »phosphorische« Prinzessin. Schon nicht mehr ganz von dieser Welt.

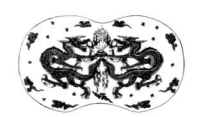

---

[27] Vergleiche GEMÜT/HELLSEHEN – **Phosphor** dreiwertig!
[28] Trotzdem benötigt die Prinzessin wohl erst einmal **Arnica** gegen die üblen Folgen der Tortur: »ALLES WORAUF ER LIEGT SCHEINT ZU HART ZU SEIN« (BOERICKE, S. 69).

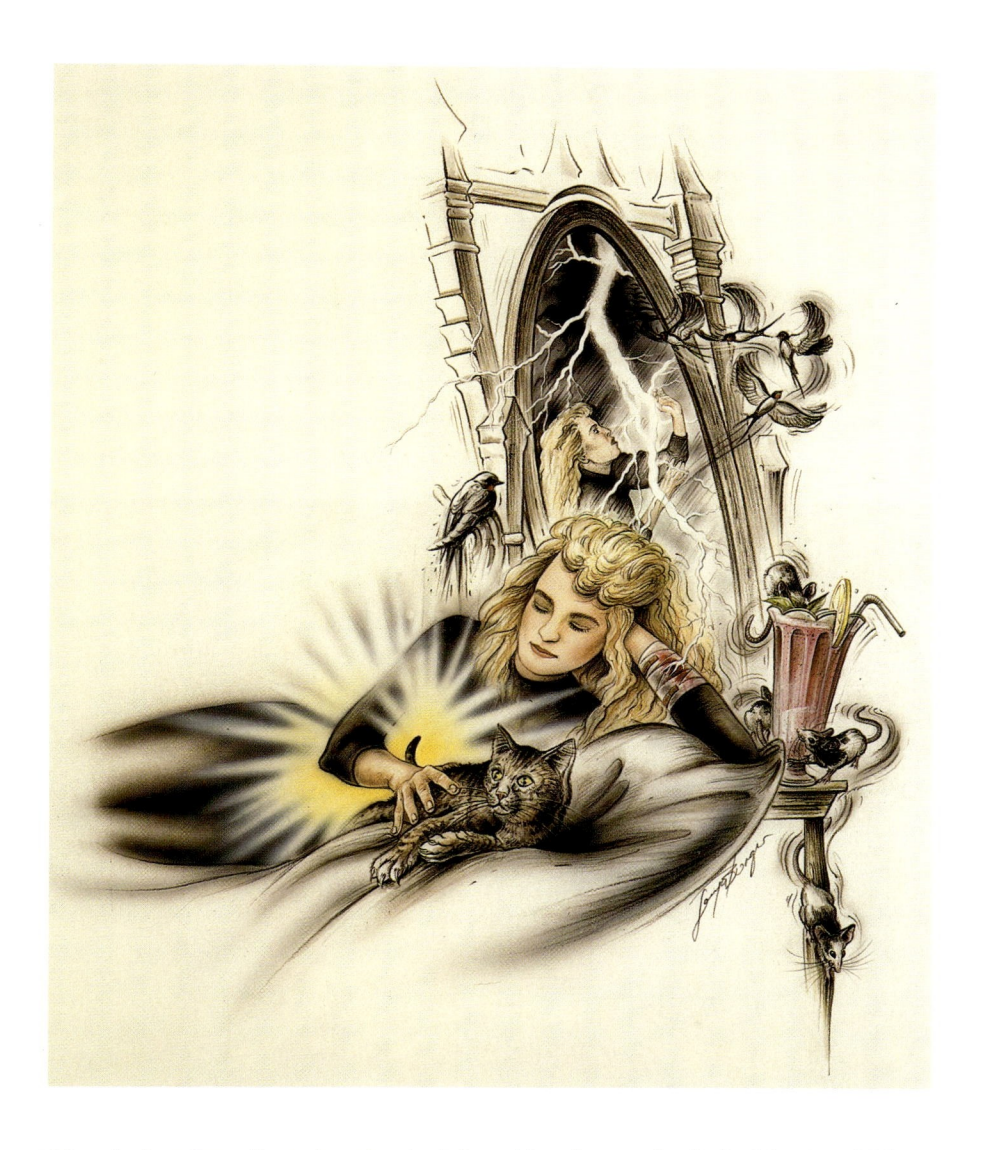

Versuch einer Darstellung des »phosphorischen« Menschentyps durch die Schweizer Malerin Sonja Burger-Brandenburg. *Aus der Fülle der* **Phosphor**-*Symptomatik wurde herausgegriffen: der hellhäutige, zartgliedrige Menschentypus mit langen Wimpern und »Engelshaar«, – das* Mitgefühl (**Phosphor** *dreiwertig*), *das* Verlangen nach kalten Getränken (**Phosphor** *dreiwertig*). *Eigentlich müßte das Mädchen in stark entblößtem Zustand* (Exhibitionismus – möchte nackt sein – **Phosphor** *zweiwertig*) *und schlafwandelnd* (Somnabulismus – **Phosphor** *dreiwertig*) *dargestellt sein. Das ekstatische bis angsterfüllte Lebensgefühl kommt hier ein wenig zu kurz.*

*Um das Phänomen des irdischen Lebens zu erklären,
gibt es keine andere Wahl
als die Existenz eines intelligenten Lebensstoffes
anzunehmen,
der die Elemente und ihre Verbindungen in der
materiellen Welt
wie Ziegel und Mörtel benutzt
und der Architekt des organischen Aufbaus ist.*

GOPI KRISHNA

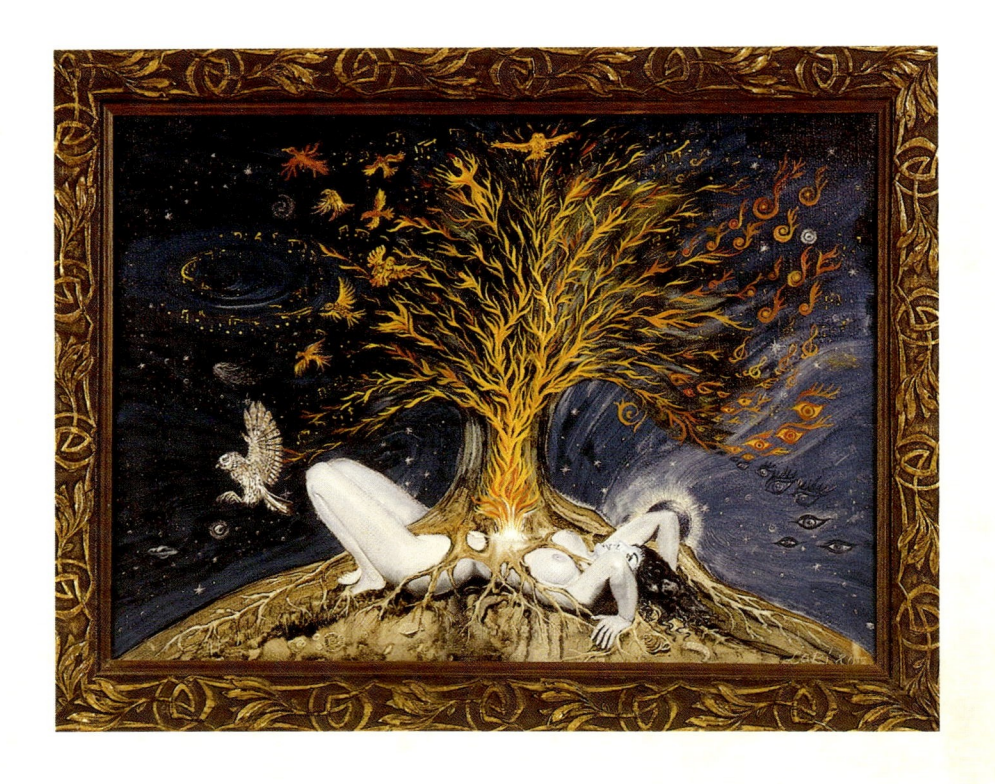

»Wurzeln in die Erde und Flügel in den Himmel«
Der Baum des Lebens als Ausdruck schöpferischer Kraft im 3. Chakra.
Ölgemälde des Autors

Gopi Krishna und die Erweckung des Schlangenfeuers

In der schon genannten »Botschaft des Jakobus« werden Jesus die folgenden Worte in den Mund gelegt:

»Wer die Frucht vom Baum des Lebens pflücken will, ehe sie reif ist, wird Schaden nehmen an Leib und Seele und den Geist hemmen. Er muß warten lernen, bis sie reif ist. Wer die schlafende Schlange am Fuß des Lebensbaumes zu früh weckt, dem wird sie die Frucht des Todes reichen. Sieben Blüten gehen auf am Baum des Lebens.[29] Aber nur eine von ihnen, die siebente, an der Spitze des Baumes wird zur Frucht und kommt zur Reife. Dann ist es Zeit, die schlafende Schlange zu wecken. Und es soll der, der dieses unternimmt, die Kraft haben, sie mit seinen Füßen zu treten. Alsdann wird sie auffahren mit sanftem Zischen und am Stamm emporschnellen bis zur Spitze und wird dem, der ihr Herr wird, und den sie nicht stechen wird, die reife Frucht des Lebens reichen.«

Der französische Maler Odile Redon hat um die Jahrhundertwende, (mutmaßlich in der Zeit zwischen 1895 und 1900) ein Bild gemalt, das er »Christus und die Schlange« betitelt. Es zeigt auf rotem Grund eine aufgerichtete Schlange in Grün, aus deren überdimensionalem Kopf das Christus-Haupt hervortritt.

Dieses Bild wird zu vielen Fehlinterpretationen Anlaß gegeben haben und immer noch geben. Nur ein geisteswissenschaftlich orientierter Mensch wird dieses Bild in seiner eigentlichen Bedeutung erfassen können, einer der weiß, was es mit der »Erlösung durch die Schlange« und der Aufrichtung der Lebenskraft im Menschen mit dem Ziel wahrer Menschwerdung und Erleuchtung auf sich hat.

Womit wir es zu tun bekommen, wenn wir durch übertriebenes Asketentum in Verbindung mit zu ausgedehnten Meditationsübungen die Schlange verfrüht wecken, schildert Gopi Krishna in seiner Autobiographie »Kundalini – Erweckung der geistigen Kraft im Menschen«.[30]

---

[29] Die sieben Energiekreise oder Chakren.
[30] Otto-Wilhelm Barth Verlag, Weilheim. Neu aufgelegt beim Scherz-Verlag in der 5. Auflage 1993.

Ich kenne keine vergleichbare Schilderung der bei der Erweckung des Schlangenfeuers stattfindenden Vorgänge, die so anschaulich, plastisch und von poetischer Kraft erfüllt ist, wie diese Aussagen des einfachen indischen Lehrers GOPI KRISHNA, weswegen ich sie hier sehr ausführlich zitieren möchte:

»Mit großer Mühe konzentrierte ich mich wieder auf den Lotus. Plötzlich fühlte ich einen Strom flüssigen Lichtes, tosend wie ein Wasserfall, durch meine Wirbelsäule in mein Gehirn eindringen. Ganz unvorbereitet auf ein solches Geschehen, war ich völlig überrascht. Ich blieb in derselben Stellung sitzen und richtete meine Gedanken auf den Punkt der Konzentration. Immer strahlender wurde das Leuchten, immer lauter das Tosen. Ich hatte das Gefühl eines Erdbebens, dann spürte ich, wie ich aus meinem Körper schlüpfte, in eine Aura aus Licht gehüllt. Es ist unmöglich, dieses Erlebnis genau zu beschreiben. Ich fühlte, wie der Punkt meines Bewußtseins, der ich selber war, immer größer und weiter wurde und von Wellen des Lichtes umgeben war. Immer weiter breitete es sich nach außen hin aus, während der Körper, normalerweise der erste Gegenstand seiner Wahrnehmung, immer mehr in die Entfernung zu rücken schien, bis ich seiner nicht mehr bewußt war. Ich war jetzt reines Bewußtsein, ohne Grenze, ohne Körperlichkeit, ohne irgendeine Empfindung oder ein Gefühl, das von Sinneswahrnehmungen herrührte, in ein Meer aus Licht getaucht. Gleichzeitig war ich bewußt und jedes Punktes gegenwärtig, der sich ohne jede Begrenzung oder materielles Hindernis gleichsam in alle Richtungen ausbreitete. Ich war nicht mehr ich selbst, oder genauer: nicht mehr wie ich mich selber kannte, ein kleiner Punkt der Wahrnehmung, in einen Körper eingeschlossen. Es war vielmehr ein unermeßlich großer Bewußtseinskreis vorhanden, in dem der Körper nur einen Punkt bildete, in Licht gebadet und in einem Zustand der Verzückung und Glückseligkeit, der unmöglich zu beschreiben ist. Ich erhob mich. Meine Beine waren schwach und schwankten unter mir. Meine Lebenskraft war wie ausgesogen. Mit meinen Armen stand es nicht besser.«

Nach seinem zweiten Versuch, mit der allmächtigen Lebenskraft umgehen zu lernen, beschreibt GOPI seine Eindrücke so:

»Mir war, als schwebte ich in einer drohenden Gefahr von etwas, das jenseits meines Verstehens und meiner Macht lag, von etwas Unfaßbarem und Geheimnisvollem, das ich weder fassen noch analysieren konnte. Ohne es zu wollen, ohne Vorbereitung, selbst ohne ein angemessenes Wissen, hatte ich die wunderbarste, gewaltigste Kraft im Menschen zur Tätigkeit erweckt und hatte unwissend den Schlüssel zu dem meist behüteten Geheimnis der Alten berührt. Von nun an hing mein Dasein an einem Faden, der zwischen Leben und Tod hin- und herschwang, zwischen Gesundheit und Wahnsinn, zwischen Licht und Finsternis, zwischen Himmel und Erde.«

An anderer Stelle heißt es:

»Das Besondere ist, daß dieses Phänomen in seinem ganzen Wesen den Versuch einer bislang unerkannten Lebenskraft im menschlichen Körper darstellt, sich durch Willensan-

strengung zu befreien, um den psycho-physiologischen Appparat im Menschen umzuformen und ihn auf diese Weise empfänglich zu machen für Bewußtseinszustände, die dem Menschen vorher nicht wahrnehmbar waren. Bald wurde der Zustand meiner Nerven äußerst beunruhigend. Zeichen heftiger Erregung machten sich in ihnen bemerkbar, die ich mir beim besten Willen nicht erklären konnte. Deutlich spürte ich im ganzen Körper ihre spasmischen Bewegungen. Sie ließen erkennen, daß durch alle meine Gewebe eine fieberhafte Tätigkeit strömte. Ich fühlte ein inneres Beben und plötzlich zuckende Stöße, als ob an einem Nerv gewaltsam gezogen würde, um seine Tätigkeit zu beschleunigen. Dank der Beobachtungsgabe, die mir auch in den ersten schweren Denkverwirrungen erhalten blieb, konnte ich die auffallende Entwicklung in den Fortpflanzungsorganen erkennen, die bis dahin ganz normal funktioniert hatten. Ich spürte, daß der bisher ruhige Bereich in einen Zustand der fieberhaften Tätigkeit und der unaufhörlichen Bewegung geriet. Es war, als ob ein unsichtbarer aber wirksamer Mechanismus, der vorher nicht tätig war, gezwungen wurde, das Lebensfluidum in Überfülle ohne Unterlaß herzustellen, um die endlose Nachfrage der Gehirnlappen und des Nervensystems zu befriedigen. Offenbar wurde der kostbare Ausfluß der Samendrüse durch einen geheimnisvollen Vorgang das Rückenmark entlang hochgezogen und durch die verbindenden Nerven zu einer feinen Essenz umgewandelt. Diese wurde auf Gehirn und lebenswichtige Organe verteilt, auf die sie durch die Nervenbahnen und das Rückenmark geschleudert wurde. Der Vorgang vollzog sich mit solcher Kraft, daß er klar empfunden werden konnte, sogar im Anfang in den zarten Geweben Schmerz verursachte. Aus diesem Grund hatten die alten Lehrer des Kundalini-Yoga, deren Erfahrung sich über Jahrtausende erstreckte, als allernotwendigste Eigenschaften einen hervorragend kräftigen Körper, die Überwindung von Hunger und Begierden, die freiwillig erlangte Beherrschung der Lebensfunktionen und Organe und vor allem einen unbeugsamen Willen von denen verlangt, die sich der höchsten Aufgabe, der Erweckung der Shakti hingaben.
Ein ausgezeichneter Zustand von Körper und Geist, der in der ungünstigen Umgebung der modernen Zivilisation schwer zu erreichen ist, ist für ein solches Unterfangen absolut notwendig, um das Gehirn davor zu bewahren, unter dem gewaltigen Ansturm nicht völlig zusammenzubrechen. Die Vorstellung der Chakras und Lotuse muß sich dem Geist der alten Meister eingeprägt haben durch die einzigartige Ähnlichkeit, die, im erwachten Zustand, die leuchtenden Nervenzentren mit einer glänzend sich drehenden, Licht übersäten Scheibe haben oder mit einer Lotosblume in voller Blüte, die in den Strahlen der Sonne glitzert.«

GOPI KRISHNA erreicht es schließlich, nach Jahren der Bemühung und unterstützt durch die unermüdliche Fürsorge seiner Frau, die gewaltige Kraft des Schlangenfeuers unter Kontrolle zu bekommen. Er kommt zu folgenden Schlußfolgerungen:

»Wenn man die Riesenausmaße der physischen und geistigen Umwandlung betrachtet, die das notwendige Vorspiel sind für die geistige Entfaltung, dann wundere ich mich nicht über die sie begleitenden Prüfungen und Leiden. Der mystische Zustand ist der letzte und steilste Gipfel der Reise, die mit des Menschen Aufstieg aus Staub begann. Er endet nach

Leiden und Mühen mit dem Kosten des unvergleichbaren Segens körperlosen Daseins nicht erst nach dem Tode, sondern schon hier in der Spanne des Lebens auf Erden. Dieser Weg, der vor dem Menschen liegt, ist eine so schwierige Gratwanderung, daß es aller seiner Willenskraft und der vollen Unterstützung seines Intellekts bedarf, um ihn sicher Schritt für Schritt zu gehen, bis das Ziel klar in Sicht kommt. Dieser heldenhafte Weg kann aber nur von hochintelligenten, heiteren und ernsthaften Menschen eingeschlagen werden. Der Versuch muß an ihrem eigenen kostbaren Fleisch gemacht werden und im gegenwärtigen Augenblick riskieren sie dabei ihr Leben. Die Reaktion, die im Körper erzeugt wird, kann sich nach einer Weile legen oder wie ein angezündetes Streichholz ausgehen, ohne im Menschen eine bemerkenswerte Veränderung herbeigeführt zu haben, nachdem sie als ein auffallendes und unheimliches Phänomen Monate lang existiert hat, zugänglich der Beobachtung, Untersuchung und Messung. Sie kann aber auch nach verschieden langen Perioden schließlich zu einer immer anhaltenden Schädigung geistiger oder körperlicher Art, selbst zum Tode führen.

Im letzten, wirklich erfolgreichen Fall wird der erzeugte Umwandlungsprozeß jenen erhabenen Zustand bewirken, der den irrenden Sterblichen in überirdische Höhen hebt, in die freudige Nähe der ewigen, alles wissenden, bewußten Wirklichkeit. Im Gegensatz zu der Meinung, daß geistiges Wachstum auf rein psychischen Grundlagen beruht, auf äußerster Selbstverleugnung und Entsagung oder auf einem außergewöhnlichen Grad von religiösem Eifer, habe ich die Erfahrung gemacht, daß ein Mensch von der normalen zur höheren Bewußtseinsebene emporsteigen kann mit Hilfe eines fortdauernden biologischen Prozesses, der so geradlinig sich vollzieht wie jede andere Tätigkeit des Körpers. Auf keiner Stufe ist es notwendig oder gar wünschenswert, daß der Mensch sein Fleisch vernachlässigt oder den menschlichen Gefühlen im Herzen keinen Platz einräumt. Ich habe allen Grund zur Annahme, daß mystische Erfahrung und übersinnliche Erkenntnis zu einem Menschen ebenso natürlich kommen können wie das geniale Schöpfertum und daß es hierfür nicht nötig ist, mit Ausnahme richtig geleiteter Bemühungen zur Selbstveredelung und Regulierung der Begierden, sich überspannt aus dem normalen Ablauf des menschlichen Verhaltens herauszustellen.«

Diese Erkenntnis stimmt im übrigen überein mit dem Wissen, das alle wahrhaft Weisen und Erleuchteten an ihre Schüler weitergegeben haben.[31]

---

[31] Vergl. hierzu auch den Artikel von JÖRG HÖPFNER: »*Die Lebensenergie*«, Erkenntnisse des 82-jährigen Yogi SWAMI NARAYANANANDA über die energetische Physiologie des menschlichen Körpers in *esotera* 5/1984.

Pan und Nymphe

Sexus – Eros – Agape,[32] das sind die drei Stufen der Transformation der Lebensenergie: Geschlechtliche körperliche Liebe, – Liebe als schöpferische Kraft – und vergeistigte Liebe in Form von Nächstenliebe, Mitgefühl und Erbarmen.

In der griechischen Mythologie ist Gott PAN die Manifestation der Lebenskraft auf der Stufe der geschlechtlichen Liebe.

Die Bocksgestalt ist Ausdruck für ungezügelte sexuelle Triebkraft. PAN sucht und findet seinen Gegenpol in der NYMPHE. Unser Bewußtsein spiegelt uns die Welt in einander entgegengesetzten Polaritäten, die nach Einheit, *Einswerdung* streben. Deshalb sucht PAN sich mit der NYMPHE zu vereinigen. Diese flieht, – in *»panischer«* Angst.

Man vermeide den Zutritt einer neuen Erfahrung, und der Druck, mit der die Erkenntnis sich Bahn zu brechen versucht, wird stärker werden.

Gib nach und der Druck selbst wird nachlassen. Verdränge einen Pol aus Deinem Bewußtsein und der Druck dieses Pols wird aus dem Unterbewußtsein weiter wirken. Laß ihn zu und der Druck wird sich lösen, es kommt zur »Er-lösung«.

Auch das ist Homöopathie: Verstärke das, was drückt, durch ein Ähnliches oder Gleiches, und es kommt zur Lösung.

Solange die NYMPHE flieht, wird die Triebkraft des PAN anwachsen. Es kommt zur »Ver-gewalt-igung«. Bezwingt die NYMPHE ihre Angst, indem sie sie ihrerseits zuläßt und nicht unterdrückt, vollzieht sich *Ai-ki-do*, – »der sanfte Weg« der Hingabe.

Angst wird im Kopf geboren, aus der eigenen Vorstellung, dessen was sein könnte. Wir erfahren also unsere Befürchtungen letztlich, weil wir genau

---

[32] Liebe Gottes, Nächstenliebe, Liebesmahl, griech.: *agape* = »Liebe, Liebesmahl«.

diese Erfahrung machen wollen, um zu lernen, auf eine bessere und liebevollere Art mit der Situation umzugehen, die wir uns erschaffen haben.

Erst aus der Vereinigung von PAN und NYMPHE kann die nächsthöhere Stufe – der *Eros* – geboren werden.
Die christliche Kirche, – wohlgemerkt, nicht JESUS – hat aus der PAN-Figur den Teufel gemacht, und damit begann die Verteufelung alles Geschlechtlichen. »Sündig« aber sind wir nicht, weil wir – gemessen an relativen Moralvorstellungen – Fehler machen; sündig sind wir höchstens, weil wir uns »ab-gesondert« haben vom Bewußtsein, daß alles – und auch wir alle – eins sind.[33]

PAN heißt »alles«. Ein Pantheist ist ein Mensch, der das Göttliche in allen Dingen erkennt und verehrt.

Weigert sich »die Nymphe« dauerhaft, die Gesetze des Lebens zu erfüllen, schafft sie unbewußt die Vorbedingungen zu Erkrankungen der Unterleibsorgane durch Restriktion der Lebenskraft. Das wiederum aber schafft die Voraussetzungen zur Entstehung einer *Neoplasmaphase*.[34]

Kreosot – ein lebensfeindliches Prinzip

Es ist bezeichnend, daß **Kreosot**, das Produkt aus dem Destillat von ***Buchenholzharz,*** einen auffallenden Bezug zum Unterleibskrebs der Frau hat. Dieser Stoff erzeugte bei den Prüfungen am Gesunden als einziger ein typisches Symptom, das sich sowohl im Traumleben von Frauen wie auch in ihrem sonstigen Verhalten gegenüber dem anderen Geschlecht spiegelt: die »pan-ische Flucht«:

SCHLAF/TRÄUME VON VERGEWALTIGUNG/SIE WIRD DESWEGEN VERFOLGT   I,401

---

[33] Das Wort »Sünde« kommt ursprünglich nicht von »absondern«. Es ist germanischen Ursprungs und handelt sich um ein altes Partizip von »sein«: »wirklich wahr seiend«. Daraus entwickelten sich die Bedeutungen: »Der, der es gewesen ist, der Missetäter, der Schuldige«, der althochdeutsche Begriff *sunte* bedeutet: »Schuld an einer Tat«.
[34] Vergl. hierzu den Fall **Sie hat keine Lust,** unter »*Panzerung gegen die eigene Heilung*«.

In dieser Rubrik steht **Kreosot** als einziges Mittel. Lediglich **Sepia** der *Tintenfisch* hat noch

DROHUNGEN VON VERGEWALTIGUNG

Auch unter

ANGST BEIM GEDANKEN AN COITUS

haben wir nur einen einzigen Heilstoff, nämlich erneut das *Buchenholzharz.*

Da der Gedanke der Dirigent des Körpers ist, werden sich früher oder später solche Vorstellungen im Organismus auswirken und zwar genau am »Erfolgsorgan«. Dementsprechend verdichtet sich die innerseelische Verhärtung im Körper und so finden wir unter

GENITALIEN/WEIBLICHE/VERHÄRTUNG   III,754

nur 5 Heilstoffe, darunter wiederum **Kreosot** als einzigen in der größten Wertigkeit.

Diese eisige Situation im Gefühlsleben schlägt sich natürlich auch in den Träumen nieder und so finden wir in der Kolonne

SCHLAF/TRÄUME VON SCHNEE   I,398

Kreosot wiederum zweiwertig vor. Gehen wir eine Seite weiter, dann gibt es in der Zeile

SCHLAF/TRÄUME VON SCHNEESTURM   I,399

überhaupt nur noch ein einziges Pharmakon und das ist selbstredend – erneut das *Buchenholzharz.*

Natürlich »juckt« es solch eine Frau mehr oder weniger bewußt, bisweilen ihre Sexualität auszuleben. Da sie sich das aber nicht erlaubt, finden wir in vielen dieser Fälle den Juckreiz stellvertretend auf der Körperebene wieder:

GENITALIEN/WEIBLICH/JUCKEN/VAGINA   III,756

Kreosot ist dreiwertig dabei.

Unter

JUCKEN/ VAGINA/ WOLLÜSTIG

drei Mittel. **Kreosot** als einziges wiederum in der höchsten Stufe der Wertigkeit.

Unter

JUCKEN/ZWISCHEN DEN LABIEN

zwei Mittel: **Kreosot** erneut dreiwertig.

Das Arzneimmittelbild von **Kreosot** beschränkt sich natürlich nicht nur auf die hier angeführten psychischen und wenigen physischen Symptome. So ist es u.a. ein Hauptmittel bei septischen Zuständen des Unterleibs der Frau, kariösen Zuständen der Zähne, Mundfäule und vielem mehr.

Täter und Opfer

Wer Angst vor etwas hat und dem nicht begegnet, wird im äußeren Leben irgendwann mit dem abgelehnten Prinzip konfrontiert. Aus dem Blickwinkel geisteswissenschaftlichen Verstehens solcher Zusammenhänge wird also vor allem jene Frau einen Vergewaltiger geradezu magisch anziehen, die wiederholt solche Gedankenmuster ausgesendet hat und die es vielleicht zum anderen nötig hat, zu lernen, sich hinzugeben.

Weil die meisten in solch einem Fall mit ihrer Angst nicht zurecht kommen und das den Angreifer spüren lassen, ist die Mordziffer bei diesem Delikt relativ hoch. Würde eine Frau im Augenblick des Schocks über sich hinauswachsen können, im anderen zuerst den letztlich nach Liebe suchenden Menschen erkennen können, so würde auch in solch einem Fall mitunter noch das Gesetz des *Aikido,* wirksam werden.

Es sei die Annahme gestattet, daß der Angreifer unter Umständen in Tränen ausbricht und sich erst einmal in den Armen seines »Opfers« ausweint.

JAMES HILLMAN schreibt in seinem Essay über *»Pan und die natürliche Angst«*:[35]

»Die Psychologie ist also gezwungen, die Vergewaltigung immer metaphorisch zu betrachten, auch in ihrer alltäglichen Form, ›auf der Straße‹. Auch auf der Straße liegt immer etwas Rituelles im Verhalten, und in jeder profanen Handlung geht etwas Heiliges vor. Wenn wir PAN im Verhalten von Panik, Onanie und Vergewaltigung erkennen, geben wir den Gott dem Leben zurück und das Leben dem Gott.«

Aus einer höheren Schau sucht sich ein Täter also nicht nur sein Opfer, sondern umgekehrt das Opfer auch den Täter. Beide treffen gesetzmäßig aufeinander. Ich gehe sogar so weit, zu sagen, daß das Zusammentreffen für beide eine extraordinäre homöopathische Situation ist: Die unterbewußt schwelende Aggression des Opfers findet in der nach außen gerichteten Angrifflust des Täters ihre gleichnishafte Entsprechung.

Vor Jahren wurde ich von der Mutter eines damals 23-jährigen Mädchens konsultiert mit der Frage, ob ich ihrer nach einer Vergewaltigung in Depression verfallenen Tochter helfen wolle.

Ich fragte die Frau, was sich im Vorfeld der Vergewaltigung abgespielt habe. Sie erzählte, daß ihre Tochter zwei Jahre lang mit einem netten jungen Mann befreundet gewesen sei, der sich äußerst »anständig« verhalten habe, indem er nämlich erst nach dieser Zeit das Ansinnen an das Mädchen stellte, mit ihr ins Bett zu gehen, was jene kategorisch ablehnte. Nach einer Pause von sechs Wochen habe er dann noch einmal sanft angefragt, erhielt aber wieder einen ablehnenden Bescheid, woraufhin er sich von dem Mädchen trennte.
Nach weiteren acht Tagen habe dann der plötzliche Überfall durch einen Unbekannten stattgefunden.

Das Prinzip *Saturn* bricht sich Bahn, wenn ein Lernprozeß ansteht. Ich sagte der Frau, daß ich bereit wäre, ihre Tochter zu empfangen, wenn diese aus eigener Kraft den Weg zu mir finden würde. Ich habe sie nie zu sehen bekommen.

---

[35] HILLMAN, JAMES: *»PAN und die natürliche Angst« – »Über die Notwendigkeit der Alpträume für die Seele«,* Schweizer Spiegelverlag, Zürich 1981.

Die Raupe folgt ihrem inneren Gesetz durch Hingabe. Sie puppt sich ein in einen Kokon und – löst sich auf. Sie gestattet einer kosmischen Kraft und Ordnung, sie – bis auf ein paar Darmrudimente – in eine amorphe Masse zu verwandeln, aus der dann etwas Neues gestaltet wird, was die Schwerkraft der Erde überwindet und fähig ist, sich in die Lüfte zu erheben – ein Schmetterling.

Psyche nannten die Griechen den Schmetterling und *Psyche,* das ist auch die Seele. Sie wurde bisweilen in der Allegorie eines Schmetterlings oder in Gestalt eines Mädchens mit Schmetterlingsflügeln dargestellt. Hingabe heißt also das magische Wort, das unsere Seele flugfähig macht. Durch Hingabe zähmt die Jungfrau den Drachen der ungezügelten Lebenskraft.

Viele Sagen ranken sich um die Opferung einer Jungfrau an den Drachen. Es gibt auch bildhafte Darstellungen, die mit diesem Sujet umgehen. Auf einigen Bildern sehen wir, wie das Mädchen angeschmiedet an eine Felswand der Willkür des Drachen ausgeliefert ist. Auf anderen führt sie ihn an hauchzarter Leine, hat ihn durch ihre Hingabe völlig gezähmt.

Die Augen der Laura Mars

Vielleicht erinnert sich der eine oder andere Leser, den Film *»Die Augen der Laura Mars«* aus dem Jahr 1979 gesehen zu haben. Der Film ist ein psychologisches Meisterstück. FAYE DUNAWAY spielt darin eine New-Yorker Star-Fotografin, die in eine Phase ihres Lebens hineinwächst, wo eine bislang unerkannte Schattenseite ihres Wesens ans Licht drängt. Ohne zunächst erkennen zu können, warum das so ist, baut sie immer häufiger Szenen von Gewalt und Mord in ihre Modephotos ein: Vor brennenden Autos balgen sich Models in Pelzen und Unterwäsche. Ein Toter im Smoking und mit Blutfleck auf dem weißen Hemd, liegt halb im Swimmingpool, erschossen von einem der Mädchen im orientalischen Abendkleid.

Und plötzlich – während sie solch statische Szenen vor ihrem äußeren Gesichtsfeld fotografiert – kippt das Bild um, und sie hat unscharfe Visionen in bewegten Abläufen: innere Bilder von Morden, die sich tatsächlich, nur ein paar Straßenecken weiter, soeben ereignen. Es trifft immer Frauen aus Lauras nächstem Umfeld, Freundinnen, Fotomodelle. Laura weiß, daß sie selbst das eigentliche Ziel des Mörders ist. Was sie nicht weiß, ist, daß ihre »Schattenprojektion« den Mörder in not-wendiger und schicksalhafter Weise angezogen hat und daß dieser eigentlich nur die Personifizierung ihrer Projektion ist.

Nicht jeder Kinobesucher wird das begriffen haben, aber der Name, den der Drehbuchautor der Fotografin gegeben hat, MARS, zeigt eindeutig, daß jener genau wußte, was er da für ein Buch schrieb. MARS, das ist das Symbol für Aggression, eine solche, die die Hauptdarstellerin immer versteckt hatte, bis sie damit begann, sie in ihren Bildkompositionen künstlerisch auszuleben.

Ihre Angst vor dem Mörder ist im Grunde ihre Angst vor dem männlichen Teil ihrer selbst – ihrem *Animus*. Von dieser Angst wird sie auch nur die Begegnung mit dem Mörder befreien.

Es ist nicht nur verblüffend, sondern auch logisch, daß der Mörder in diesem Fall der Inspektor ist, der mit der Aufklärung des Falles – im doppelten Sinne – beauftragt ist.

Dieser Inspektor liebt sie insgeheim und sie beginnt ihn auch zu lieben. Damit beginnt sie sich gleichzeitig auszusöhnen mit dem schattenhaften aggressiven Teil ihres Unbewußten.

Als sie endlich erkennt, wer dieser »Inspektor« wirklich ist – (einer der »in etwas hineinsieht«, der »Licht in eine Sache bringt«) –, kann dieser sie nicht mehr töten, im Gegenteil – sie muß ihn töten. Sie hat ihn lieben gelernt – ihren Schatten – also stirbt er in ihr. Der äußere Akt der Tötung ist nur Symbol für die innere Befreiung. Er selbst, der Inspektor, führt ihr die Hand mit der Waffe, die er auf sich richtet. Logisch bis zur letzten Konsequenz: Nachdem sie den aggressiven Teil ihres Wesens angenommen hat, ist dieser integriert und stirbt damit.[36]

---

[36] Zur Thematik »Mörder und Opfer«, vergl.: HANS J. SCHNEIDER: »*Das Opfer und sein Täter – Partner im Verbrechen*«, Fischer-Verlag, Reihe Geist und Psyche, Band 42205.

Ein aus der sonstigen Masse an filmischen Produkten herausragendes Erzeugnis. Am wichtigsten zweifellos für den Drehbuchautor selbst, denn – es sei die Annahme gestattet – wem, dessen eigenes Problem das nicht ist, fällt schon so etwas ein.

In besonderem Maße haben Schauspieler die Möglichkeit zur Integration von Schattenanteilen der eigenen Persönlichkeit und anderer Charaktere, die darzustellen sie sich entschieden haben. Falls nicht klischeehaft festgefahren auf bestimmte Rollen, wie Schurke, Held oder dergleichen mehr, haben sie im Laufe ihres Lebens Gelegenheit, durch die Darstellung mannigfacher Facetten menschlichen Denkens, Fühlens und Handelns, reinigend und verfeinert auf ihre Seele einzuwirken.

Eines der besten Beispiele dafür, wie aus diesem Bereich das einander Ähnliche sich begegnet und gegenseitig herausfordert, ist wohl das Aufeinanderprallen des ebenso genialen wie rücksichtslosen 25-jährigen Schauspielers ORSON WELLES mit dem ihm artverwandten, weil ebenfalls nach unbegrenzter Macht strebenden Zeitungsmagnaten WILLIAM HEARST. Durch die Verfilmung von desen Leben in dem epochalen Kunstwerk *Citizen Kane* (1941) – wobei WELLES als Schauspieler selbst noch in HEARSTS Person und Leben schlüpft – hält er ihm einen Spiegel vor, in den dieser nur äußerst unwillig blicken will. Natürlich setzt HEARST alles daran, damit dieser Film nie zur Aufführung kommen möge. Beinahe wäre ihm das aufgrund seines ungeheuren Einflusses auch gelungen. Aber letztlich kann WELLES sich behaupten, und so ist der Film zu uns gekommen, der mit relativ einfachen Mitteln als Maßstäbe für filmische Ausdrucksmölichkeiten setzt, die bis auf den heutigen Tag kaum übertroffen wurden und an denen sich ähnliche Biographien messen lassen müssen.

Das »Aus-schreiben« des Symptoms

So wie GOETHE sich durch die Niederschrift der *»Leiden des jungen Werther«* vor dem Selbstmord bewahrt hat, so bewahrt sich sicherlich mancher vor der tatsächlichen Ausübung von Gewalttaten durch die Erschaffung bildhafter oder schriftstellerischer homöopathischer Simile für seine ureigene Problematik.

DAS »AUS-SCHREIBEN« DES SYMPTOMS

Das gilt für EDGAR ALLEN POES schreckliche Visionen, in denen er durch gleichnishaft homöopathische Bilder des »Lebendig-begraben-seins« versucht, seine begrabene Anima, seine unterdrückte und vergewaltigte weibliche Seite, zu befreien.

Es gilt auch für STEPHEN KING und die nach seinen Büchern entstehenden Horrorfilme und viele andere Filme ebenfalls. Viele Menschen unternehmen tagtäglich Selbstheilungsversuche durch »das dem Leiden Ähnliche«, ohne näher darum zu wissen, warum sie das tun.

Und andere, die solche Geschichten lesen oder anschauen, die sich »gruseln« wollen, – sie tun es aus einem tiefen Instinkt heraus, sich meinem Teil ihres Schattens auf eine homöopathische Weise zu konfrontieren, eine Erschütterung zu erleben, nämlich etwas, das im Unbewußten »ver-schüttet« wurde, wieder aufzudecken und in sich zu bewegen, wodurch es erneut bearbeitet wird.

Auf diese Weise ereignet sich – durch die Betrachtung aus sicherem Abstand – (z.B. im Kinosessel) – und mit verändertem Bewußtsein (wir sind älter und etwas reifer geworden) ein Stück *Katharsis*.[37]

Wir sehen, – wieder einmal – Homöopathie findet ständig und auf vielen Ebenen statt. Wir bemerken es meist gar nicht, aber wenn wir unsere Sinne schärfen und sehr wach werden, dann fällt es uns auf.

All die vielen Beispiele der letzten Kapitel habe ich in dieses Buch eingebracht, weil es mir wichtig erscheint, das homöopathische Heilgesetz eingebettet in den größeren Zusammenhang alles Lebendigen zu sehen. Wenn wir also homöopathisch tätig sein und echte »Heil-Künstler« werden wollen, dann müssen wir unser gefundenes Heilgesetz auf allen Seinsebenen anzuwenden wissen und nicht nur fähig sein, ein homöopathisches Mittel auf ein Rezept zu schreiben.

Und so kommen wir in letzter Konsequenz zum Behandler selbst. Will er in dem großen Schöpfungs- und Rückbindungsplan an das, was wir »die

---

[37] Griech. *katharsis* = »Reinigung, Sühnung«.

Wirklichkeit der höchsten Gottheit« nennen, als Heiler seinen Platz finden, So muß er sich von seinem selbst aus dazu entschieden haben, teilzuhaben am »Un-heil«. Sonst wird er nicht zum heilenden Mittler, da nach dem Gesetz nur ein Ähnliches das ihm Ähnliche zu heilen vermag. Ein sogenannter Kerngesunder kann kein wahrer Therapeut sein, also zum Simile für seine Patienten werden. Wobei wir gleich hinzufügen müssen, daß, wenn wir diesen Ausdruck wörtlich nehmen – natürlich alle Menschen »kern-gesund« sind. Wenn unser Kern, jene Instanz jenseits von Zeit und Raum, also unser selbst nicht gesund wäre und uns zum Heil führte, – wer dann?

FRITSCHE, der von der »*Homöopathia Divina*« – der Göttlichen Homöopathie – spricht, sagt: »Der göttliche Therapeut ist die Krankheit und zugleich das Heilmittel: »Er ist darum, weil er die Krankheit ist, auch selber krank ... und weiß als göttlicher Patient zugleich auch den Heilsweg.«[38]

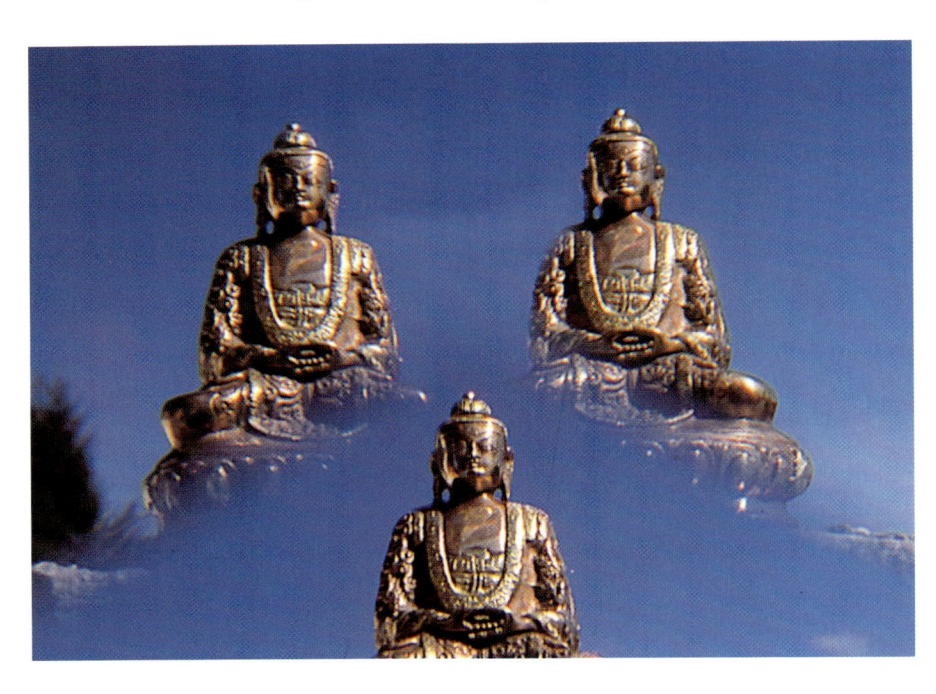

[38] In »*Erhöhung der Schlange*«, Verlag Otto Burgdorf, Göttingen.

*Des Arztes höchster und einziger Beruf ist,
kranke Menschen gesund zu machen,
was man heilen nennt.*

SAMUEL HAHNEMANN
(§ 1 »ORGANON«)

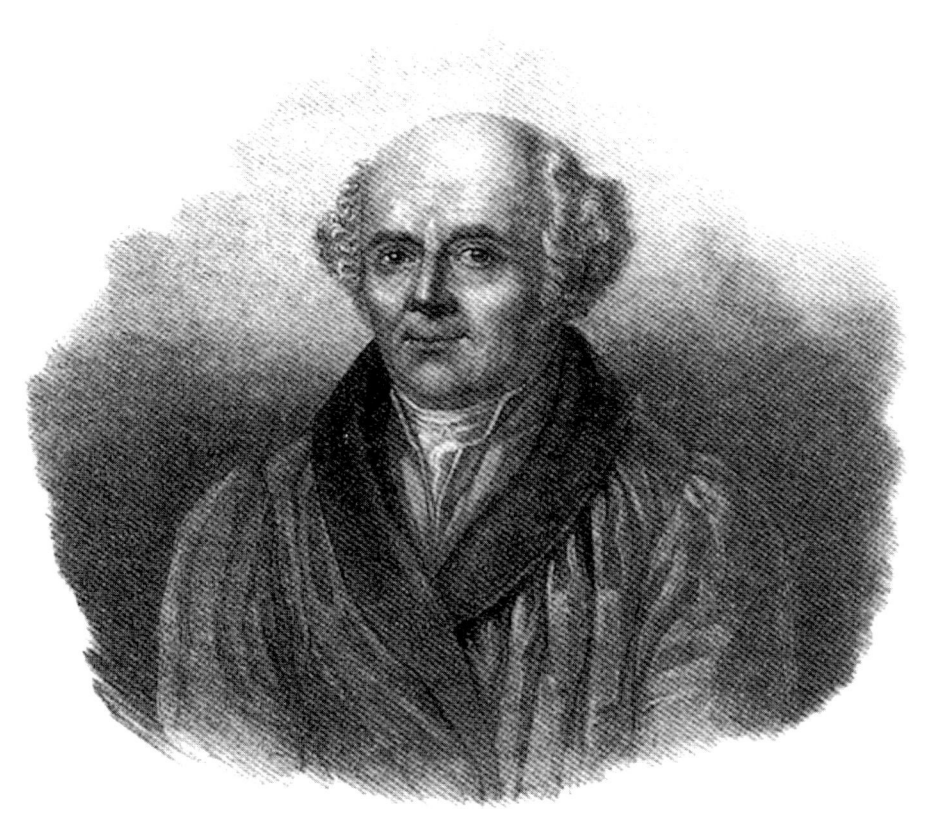

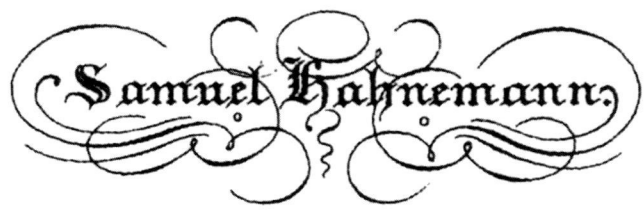

Wir sind hier, um uns lernend zu verwandeln,
um zu lieben und geliebt zu werden.
Diesbezüglich bin ich wahrscheinlich ein Fragment,
an dem von mir tagtäglich gearbeitet wird.

ANDRÉ HELLER

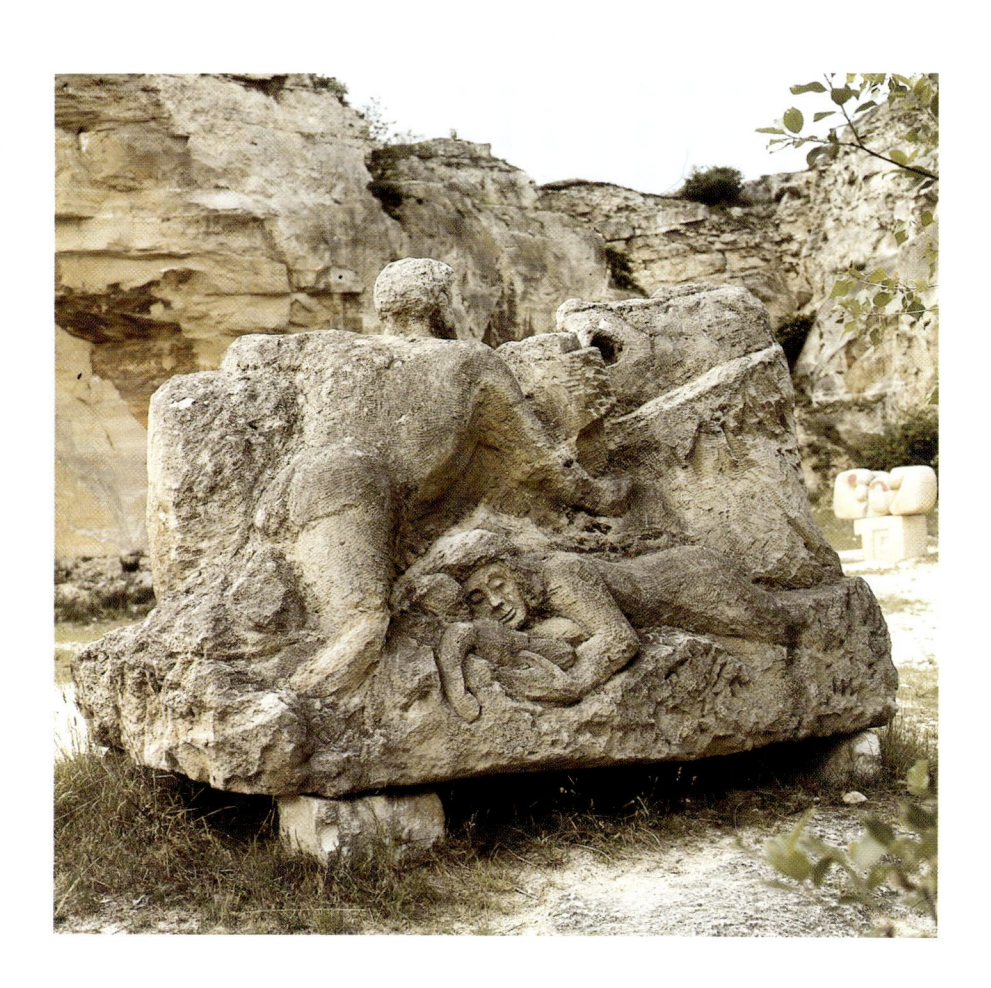

KAPITEL X

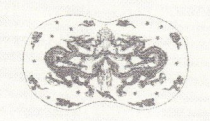

LEIDENS-GESCHICHTEN UND HEILUNGSPROZESSE

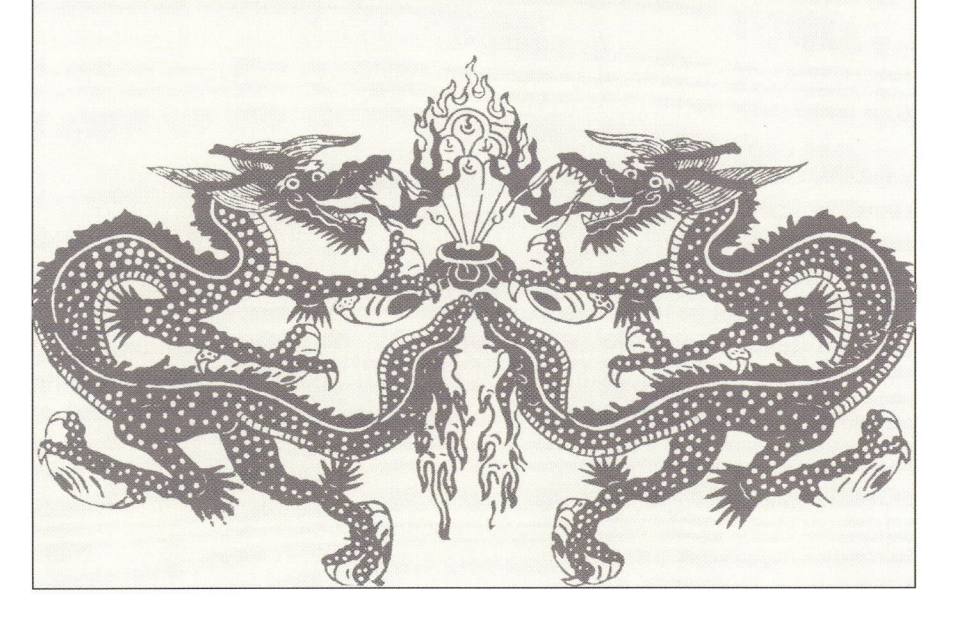

Einführung

Kommen wir nun zum zweiten Hauptteil dieses Buches über die *Homöopathik,* wie eine alte Bezeichnung für den Umgang mit dem Heilgesetz des Ähnlichen auch lautet.

Aus der Fülle des vorhandenen Materials habe ich exemplarisch Fallschilderungen und Geschichten herausgegriffen, die das bisher gewonnene Bild der Homöopathie und ihrer Möglichkeiten noch ein wenig abrunden werden. Gleichzeitig gewähren sie Einblicke in die Werkstatt und Arbeitsweise eines klassisch arbeitenden Homöopathen und machen verständlich, warum diese Heilkunst nicht gerade einfach, aber auch spannend ist. Jeder Fall ein kleiner Krimi. Die Suche nach dem Täter, das bedeutet hier nicht, die Suche nach Viren, Bakterien und klinischen Krankheitsbezeichnungen. Es bedeutet vielmehr die Fahndungsarbeit nach der heilenden Arznei.

Es wurden sowohl akute wie chronische Störungen berücksichtigt. Auch ein Kapitel über Krankheiten und abnormes Verhalten von Tieren ist angefügt. In vielen Fällen können wir unseren treuen vierbeinigen und geflügelten Haus- und Weggefährten nämlich selbst helfen. Dem hieran Interessierten empfehle ich die ausgezeichneten Bücher des Stuttgarter homöopathischen Tierarztes H. G. WOLFF.[1]

Manche Geschichten entbehren nicht einer gewissen Komik, andere sind etwas ernster vom Tenor her, aber alle haben den der Materie angemessenen Tiefgang. Wer sich eingehender mit dieser Heilkunde und -kunst befassen will, wird vielleicht irgendwann selbst das »KENTsche Repertorium« zur Hand nehmen. Jedoch ist es, wie schon im Vorwort gesagt, zum Verständnis des Ablaufs nicht erforderlich, und die Schilderungen der einzelnen Fälle lassen sich auch ohne dieses Hilfsmittel gut verfolgen. Man sollte nur nicht den Fehler begehen, zu glauben, daß die hier erarbeiteten ho-

---

[1] *»Unsere Hunde gesund durch Homöopathie«* und *»Unsere Katze gesund durch Homöopathie«,* beide im Verlag Johannes Sonntag, Stuttgart. Inzwischen gibt es noch eine Fülle weiterer Literatur in Sachen Tier-Homöopathie. Zu erfragen über Homöopathie-Vertrieb PETER IRL, 82131 Buchendorf, Telefon (0 89) 89 35 63 - 0.

möopathischen Mittel in scheinbar ähnlich gelagerten Fällen unbedingt helfen müssen. Da jeder Mensch absolut einmalig ist, verlangt eben jeder Fall, wie man sehen wird nach *seinem* spezifischen Heilmittel.

Der Laie sollte also tunlichst die Finger von der Selbstbehandlung chronischer Fälle lassen. Er kann sich aber mit großem Gewinn an Zeit und Kosten in akuten Fällen selbst helfen, wenn er eines meiner Seminare zur Einrichtung einer Haus- und Reiseapotheke besucht hat.[2]

Bisweilen wird andeutungsweise auf die Leitsymptomatik und das »Gesicht« eines bestimmten Arzneimittels eingegangen, wie z.B. im Fall von **Nux vomica** oder anderer von der Schweizer Malerin SONJA BURGER illustrierter – und zum Teil hier in Bildern vorgestellter – Heilstoffe. In solchen Fällen wurden knapp gehaltene Beschreibungen von mir mit angefügt. Dies mag vielleicht ebenfalls zum Anlaß dienen, sich mit weiterführender Literatur zu versorgen. Als Anregung hierzu seien folgende Hinweise gegeben:

Für den Einstieg in die Kenntnis der Arzneimittellehre eignet sich der schon erwähnte und altbewährte BOERICKE: *»Homöopathische Mittel und ihre Wirkungen«,* den es in verschiedenen Ausgaben von unterschiedlichen Verlagen gibt.

Sodann ist empfehlenswert das kleine Bändchen von H. C. ALLEN, einem der Großen der homöopathischen Heilkunst, mit dem Titel: *»Leitsymptome wichtiger Arzneimittel der Homöopathischen Materia Medica«,* im Verlag Ullrich Burgdorf, Göttingen.

Des weiteren E. B. NASH: *»Leitsymptome in der homöopathischen Therapie«,* Haug-Verlag, Heidelberg.[3]

Das Repertorium von KENT gibt es in verschiedenen ein- oder dreibändigen Ausgaben des Haug-Verlags, Heidelberg und des Verlags Barthel & Barthel.

---

[2] Siehe unter: »**Wichtiger Hinweis**« zu Anfang dieses Buches.
[3] Alle diese Bücher sowie ein hervorragend gestaltetes Verzeichnis homöopathischer Literatur erhält der Interessierte über den Homöopathie-Vertrieb PETER IRL.

Alle deutschsprachigen Ausgaben des »KENT« sind wegen der geringen Auflagen sehr teuer. Ich selbst bevorzuge eine einbändige englische Ausgabe im indischen Nachdruck des Verlags *Jain Publishing* in New Delhi, die schon mein berühmter Lehrer ADOLF VOEGELI empfohlen hat. Das ist sozusagen der »Ur-KENT«. Wer des Englischen einigermaßen mächtig ist, wird sich schnell einlesen. »KENT« zu lesen kann manchmal recht spannend sein. Man staunt wirklich, was es da alles an »verrückten« und ausgefallenen Symptomen gibt, die – von bestimmten Grundstoffen hervorgerufen – von der hochpotenzierten Arznei abgedeckt werden. Da kann es dann schon einmal vorkommen, daß man vielleicht anstelle des Ehegesponses oder der Geliebten mit »dem KENT« ins Bett geht, um darin herumzublättern und zu lesen, worüber erstere vielleicht, wenn homöopathisch uninteressiert, nicht sehr erbaut ist. In der Praxis sieht es allerdings so aus, daß mit überwiegender Mehrzahl das weibliche Geschlecht in den Seminaren sitzt und Interesse für diese Heilweise bekundet.

Ein weiterer Vorzug des englischen »KENT« besteht in der Logik seines Aufbaus. Ein Beispiel: Suche ich nach TORTICOLLIS – (SCHIEFHALS),[4] dann finde ich das in der Rubrik ÄUSSERER HALS/TORTICOLLIS. Arbeite ich mit dem deutschen »KENT«, so muß ich umdenken und mir erst vor Augen halten, daß der Schiefhals etwas mit einer Torsion der Muskeln des Halses zu tun hat und ich folglich unter Muskeln des Halses nachschlagen muß. Im englischen »KENT« stehen die jeweiligen Modalitäten gleich unter den entsprechenden Symptomen. Im deutschen »KENT« gibt es, was die Modalitäten betrifft, eigene Kapitel zu den diesbezüglichen Körperpartien.

Ein weiterer Vorteil des englischen »KENT« ist unter anderem ein Stichwörterverzeichnis, mit dem sich der Anfänger in vielen Fällen leichter tut. Beide Ausgaben haben Vor- und Nachteile. Der persönliche Geschmack entscheidet.

Noch ein paar Worte zu den *Signaturen* der verschiedenen Heilstoffe: Der Anfänger tut gut daran, sich nicht nur einfach die lateinischen Namen der Mittel einzuprägen, sondern sich um eine lebendige Anschauung derselben

---

[4] Lat.: *torquere* = »drehen« und *collum* = »Hals«.

zu bemühen. Für die, welche heute nicht mehr das Glück haben, direkt in der Natur zu wohnen: Es gibt hervorragende Pflanzenbücher, mittels derer man diesen Selbstunterricht betreiben kann, z.B. *»Das große Buch der Heilpflanzen«* von Apotheker M. PAHLOW, bei Gräfe und Unzer, München. Über *»Religion der Arznei«* von EMIL SCHLEGEL und *»Substanzlehre«* von RUDOLF HAUSCHKA wurde schon gesprochen.

So, und nun wünsche ich dem Leser viel Spaß bei der Lektüre der folgenden Geschichten.

Die Menschen können es der Wahrheit nicht verzeihen,
daß sie schließlich so göttlich einfach wird.

GOETHE

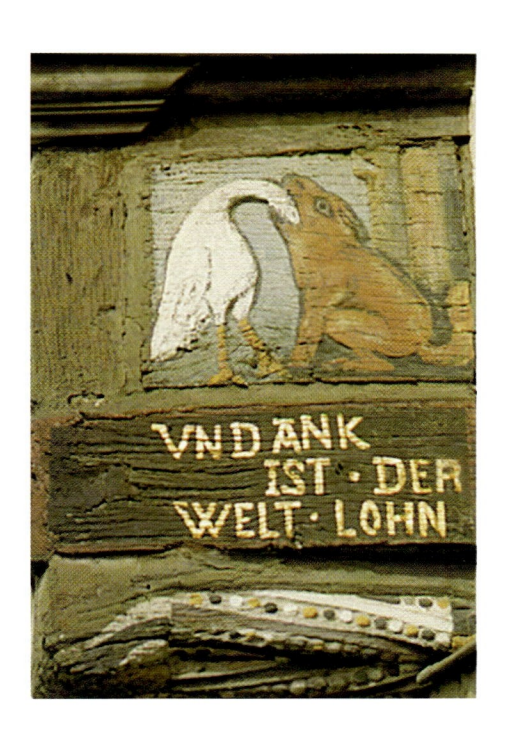

Akute Fälle
Homöopathischer Baby-Alltag und Kinderzeit

Ich möchte diese notwendigerweise fragmentarische Zusammenstellung von Krankengeschichten beginnen mit den kleinen gesundheitlichen Problemen und Zwischenfällen, wie sie sich tagtäglich ereignen. Es müssen nämlich nicht immer die chronischen und üblicherweise therapieresistenten Fälle sein, an denen wir das homöopathische Heilgesetz optimal studieren können.

Deswegen möchte ich zu Anfang ein wenig von unserer Tochter Ariane erzählen, um wenigstens andeutungsweise zu zeigen, daß der Homöopathie-Kundige sich in vielen unliebsamen Situationen – hier solchen, die mit dem Baby- und Kleinkindalter zusammenhängen – sehr schön helfen kann. Beginnen wir mit der

Entbindung

Sie fand in einem »fortschrittlichen« Krankenhaus statt, dessen Geburtsabteilung homöopathisch orientiert war und in der ich gern als Begleiter meiner Frau akzeptiert wurde. Die Geburt zog sich etwas in die Länge, weil der Gebärmuttermund sich nur sehr langsam öffnete und die Wehen nicht so recht in Gang kommen wollten. Hier wurde nun nicht gleich der »Wehentropf« eingeschaltet. Meine Frau bekam **Caulophyllum,** die *Frauenwurzel* (ein nordamerikanisches Sauerdorngewächs) in D6, das dieser stagnierenden Situation optimal Rechnung trägt. Im Wechsel mit **Cimifuga,** dem *Wanzenkraut* (einem nordamerikanischen Hahnenfußgewächs), gegen die Schmerzen – ebenfalls in einer D6 und schließlich noch einer Einzeldosis **Aconit,** *Blauer Eisenhut,* in einer C30 ging dann alles sehr schnell. Der entscheidende, den Geburtsfortgang hemmende Faktor war wohl die Angst vor derselben gewesen, welche meine Frau aber niemandem gegenüber eingestanden hatte. Hier wirkte der *Sturmhut,* wie die Pflanze auch heißt, absolut zuverlässig und überzeugend.

Wie meine Frau mir später sagte, öffnete ihr das Mittel eine Tür zu ihrer inneren Bilderwelt. Sie erlebte sich plötzlich allein auf der Erde inmitten eines Getreidefeldes liegend. Diese archaischen Bilder überprägten gleichsam ihre Angst vor dem Ausgeliefertsein an die ihr unmenschlich scheinende Maschinerie und Kälte des Kreißsaals.

Nach der Entbindung bekam die Mutter **Arnica** LM 12-Tropfen (wegen der Strapaze) sowie ein wenig **China** LM 12 wegen starken Blutverlusts und das Kind **Antimonium tartaricum** C30 *(Brechweinstein),* weil es wegen der um seinen Hals gewickelten Nabelschnur blau angelaufen auf diese Welt gekommen war. Das verlor sich auf die eine Dosis hin sehr schnell. Der *Brechweinstein* ist als große Lungenmedizin bekannt und als eines der Hauptmittel bei Sauerstoffabfall im Blut (*Asphyxie* der Neugeborenen) in Erinnerung zu behalten (III,351).

Gelbsucht

Zwei Tage später war das Baby dann gelb statt blau, infolge des Abbaus der überschüssigen roten Blutkörperchen (Umstellung von Placenta- auf Lungenatmung). In den Krankenhäusern wird diese physiologische Gelbsucht *(Ikterus neonatorum)* meist ernster genommen, als sie ist, und alle möglichen Maßnahmen (z.B. Bestrahlungen) zu ihrer schnellen Auflösung ergriffen. Wir gaben dem Baby täglich eine Dosis **Natrium sulphuricum** *(Glaubersalz)* in einer C30-Potenz, und das half der bedrängten Leber, den entstandenen Bilirubin-Überschuß besser zu bewältigen. Wer's nachschlagen will:

Haut/Farbe gelb/bei neugeborenen Kindern   II,153

Es gibt fünf Mittel, davon vier im Kursivdruck, – wie man auch sagen kann: zweiwertig: **Aconit, Bovista, China, Natrium sulphuricum,** und **Sepia,** den **Tintenfisch,** wobei letzterer nur einwertig vertreten ist. Für **Natrium sulphuricum** entschied ich mich, weil noch ein Begleitsymptom dazugekommen war und zwar

| BLÄHUNGEN NACH MILCH | III,530 |

wo es unter nur fünf Mitteln zweiwertig vertreten ist. Die Blähungen verschwanden und mit ihnen die anhaltende Verstopfung.

Stillzeit

Danach war gleich eine ebenso unangenehme wie schmerzhafte Brustdrüsenentzündung *(Mastitis)* bei der Mutter zu behandeln.

Selbst in einem den naturgemäßen Methoden gegenüber aufgeschlossenen Krankenhaus wie diesem hatte man das Kind immer wieder der Mutter in bereits vorgefüttertem Zustand übergeben. So wollte es an der Brust nicht trinken und die Milch staute sich in den Milchgängen und Drüsen und mußte künstlich abgepumpt werden. Man stelle sich vor: Der natürlichste Vorgang der Welt, daß nämlich das Kind zu seiner Mamma (= mütterliche Brust) kommt und dort trinkt, wird künstlich unterbunden. Klar, daß die solchermaßen vergewaltigte Natur sich das nicht ungestraft gefallen läßt. Als mit dem Unfug endlich aufgehört wurde, war die Brust bereits so gereizt, daß sie sich beim Trinken des Babys entzündete. Das führt dann oft dazu, daß vor lauter Verzweiflung einfach »abgestillt« wird, wie es so schön heißt, d.h. der Milchfluß wird mittels chemischer Keule unterdrückt. Auch keine sehr elegante Methode, zumal das mitunter zur Zystenbildung führt.

Aber auch für diese Beschwerde haben wir ja wieder unsere großartigen Mittel zur Verfügung. Ich entschied mich für die kleine Rubrik

| BRUST/SCHMERZ BEIM STILLEN | (4 Mittel) | II,255 |

und für das in diesem Zusammmenhang altbewährte **Phytolacca** (die nordamerik. *Kermesbeere*) in einer C30. Ein einziges Kügelchen, aufgelöst in etwas Wasser, brachte die Schmerzen schnell zum Abklingen und bereinigte die entzündliche Situation in einem Tag.

Ähnliche Rubriken stehen noch unter

| BRUST/ENTZÜNDUNG/MAMMAE | II,214 |

und unter

Brust/Mammae/Milch II,234

wo wir alles finden, was bei derlei Komplikationen an Arzneien gebraucht werden kann.

Eine besonders hervorragende Medizin bei Entzündungen der Brustwarze wegen Überbeanspruchung durch den Säugling ist **Croton tiglium**, *Ostindischer Purgierbaum*.

Nässender Nabel

Einige Wochen später war dann eine blutige Absonderung aus dem Nabel bei der kleinen Ariane zu behandeln. Das war längere Zeit einfach ignoriert worden und hatte sich schließlich »eingehängt«. Die entsprechende Rubrik steht unter

Abdomen/Nabel/Absonderung

mit einer Unterrubrik

Blutige Flüssigkeit III,537

Es gibt nur drei Mittel. **Calcium carbonicum**, der *Austernschalenkalk* war das naheliegendste, auch weil sich herausstellte, daß die Milch der Mutter nicht optimal vertragen wurde, was typisch für diese Arznei ist. Ich gab sie zuerst in einer C30 und ließ nach ein paar Tagen für einige Zeit noch eine LM12 folgen. Der Nabel war zu diesem Zeitpunkt bereits zu. Danach blieb das Kind monatelang gesund. Natürlich gab es hin und wieder eine schlaflose Nacht, die nach **Chamomilla**, *echte Kamille* verlangte, oder ein Geschrei, das **Cina**, *Zitwerblüten* – ähnlich war, aber im Großen und Ganzen ging alles gut.

Wochenbettfieber
(*Post-Partus*-Fieber)

Einige Tage nach der Geburt, als meine Frau schon wieder zu Hause war, klagte sie über sonderbare Angstgefühle: »Wenn ich nicht wüßte, daß das eigentlich unmöglich ist, würde ich sagen, ich bekomme Kindbettfieber.«

Ich beruhigte sie, wurde aber den Gedanken auch nicht mehr los, zumal ich ihre intuitive visionäre Begabung kannte. Anderntags klagte sie über einen Schmerz am linken Daumen, der sich ohne jeden äußeren Anlaß eingestellt zu haben schien. Zuerst war mir der Zusammenhang nicht klar.

Ich schlug im »KENT« die entsprechende Rubrik auf:

GLIEDERSCHMERZEN/ORTE/DAUMEN/LINKS   II,587

Es werden drei Mittel genannt, eines davon fett gedruckt, und zwar **Kreosot.**[5] Das machte mich hellhörig: offenbar befindet sich am linken Daumen eine Reflexzone des Uterus, und der Zusammenhang mit der gerade vollzogenen Entbindung war nun klar. Ich gab **Kreosot** in einer LM12, und siehe da, der mittlerweile schwer fiebrige Zustand mit Atemnot löste sich auf und der Schmerz am Daumen verschwand. Das Wichtigste aber war, daß sich beim nächsten Gang zur Toilette bei meiner Frau ein etwa 5-Markstück großer brandig aussehender Rest der Placenta löste. Das war die Ursache des Fiebers gewesen.

Wir beide waren wieder einmal ehrfürchtig erstaunt ob der Macht der Homöopathie – wenn man die Signale, die ein Organismus aussendet, richtig zu deuten versteht.

Grippaler Infekt

Knapp einjährig litt die Tochter dann an einem grippalen Infekt, dessen hervorstechendes Merkmal nächtliche Kopfschweiße waren. Das ist nun ein sehr typisches Symptom für **Calcium carbonicum.**

(KOPFSCHWEISS/NACHTS, 9 Mittel, **Calcium** dreiwertig), und so war das Kind, wiederum schnell gesund, was auch den ganzen Winter über so blieb. Der tief in die Konstitution eingreifende und diese stabilisierender *Austernschalenkalk* hatte das bewerkstelligt.

---

[5] Vgl. die Ausführungen zu **Kreosot** und seinen Bezug zur weiblichen Genitalsphäre unter PAN und NYMPHE im Kapitel: **Die Lebenskraft in erweiteter Sicht.** Interessant in diesem Zusammenhang die Herkunft des Wortes **Kreosot.** Es heiß nämlich »Fleisch enthaltender Stoff« aus griech.: *kreas* = »Fleisch« und *sozein* = »am Leben erhalten«.

Selbstverständlich läßt sich das nicht verallgemeinern und die Mittel, welche den verschiedensten Zeichen und Modalitäten angepaßt sind, wie sie bei diesen grippalen Erscheinungen auftauchen, sind Legion. Wir können hier nicht darauf eingehen, und so verweise ich wieder auf meine diesbezüglichen Seminare.

Allein die zahlreichen »Schnupfen-Mittel«, welche den unterschiedlichsten Begleitsymptomen dieser Erkältungskrankheit Rechnung tragen, wollen gut auseinandergehalten werden, was nicht heißt, daß auch der ganz normale Bürger das nicht lernen könnte.

Mein verehrter Lehrer ADOLF VOEGELI hat allerdings einmal gesagt: »Wenn Sie einen Schnupfen homöopathisch heilen können, können Sie schon recht viel«, was zum Ausdruck bringen will, daß man ihn eben schneller überwindet als binnen einer Woche.

Zahnungsbeschwerden

Auch »Zahn-Mittel« gibt es ziemlich viele. KENT hat den Zähnen sogar ein eigenes Kapitel im Repertorium eingeräumt. Hier sind es wieder die großen, die Konstitution günstig beeinflussenden Arzneien, wie beispielsweise die **Calcium-** und **Silicium**-Verbindungen, welche häufiger in Betracht zu ziehen sind.

Oft haben wir Zahnungsbeschwerden in Verbindung mit sauren Stühlen und viel Geschrei. Dann kommen u.a Pharmaka wie das schon angesprochene **Chamomilla, Rheum** – *Rhabarber* oder **Pulsatilla**, die *Küchenschelle,* in die engere Wahl.
Manchmal schreien die Kinder auch ohne ersichtlichen Grund.

Jalapa, die mexikanische *Jalapenknolle* kann dann unter Umständen Gutes tun. In jedem Fall ist das Mittel aufgrund der individuellen Symptomatik zu bestimmen.

Ein paar Nächte lang wurden wir durch häufiges und schreckhaftes Erwachen des damals eineinhalbjährigen Mädchens aufgestört. Sie schrie wie am sprichwörtlichen Spieß. Ein paar kleine Bläschen *(Aphthen)* auf der Zunge brachten mich bald auf die richtige Spur. Zusammen mit

SCHLAF/ERWACHEN/HÄUFIG	I,373
SCHLAF/ERWACHEN/WIE DURCH EINEN SCHRECK	I,374
GEMÜT/SCHREIEN BEI KINDERN	I,388
GEMÜT/SCHREIEN IM SCHLAF	I,388
ZUNGE/SCHLEIMHAUT/BLÄSCHEN	III,255

ergab sich ein einziges fett gedrucktes Mittel, das auch sofort »griff« und uns allen bereits nach den ersten Tropfen in der LM12 wieder zu ruhigem Schlaf verhalf. **Borax** war die Medizin gewesen, auf die auch der mit unserer Heilkunst Vertraute nicht gleich kommt, wenn er die Sache nur über den Daumen peilt und routinemäßig vielleicht **Chamomilla** verordnet. (Zwei Leitsymptome für diese Arznei: Die Apthen und eine generalisierte Angst vor allen nach unten gehenden Bewegungen, z.B. im Lift etc.).

Dunkelangst

Wieder ein paar Wochen später stellten sich die für dieses Alter typischen Dunkelängste ein. Ariane ist nun das, was man landläufig in die Schublade des sogenannten **Phosphor**-Typs stecken könnte, – äußerst lebendig und aufgeweckt. Sie hat blaue Augen und blondgelocktes »Engelshaar«, und das verleitet natürlich dazu, es bei der vorliegenden Beschwerde mit dieser Arznei zu versuchen, noch dazu, wo diese unter den sechs Mitteln der GEMÜTS-Rubrik ANGST IM DUNKELN (I,5) mit vertreten ist. Allein, das Mittel bewirkte nicht viel, wenn man ehrlich war, eigentlich gar nichts. Auch das zweiwertige **Pulsatilla,** eine der ersten Arzneien, an die wir bei Dunkelängsten kleiner Mädchen denken könnten, war nicht überzeugend. Die Tochter verließ weiterhin ihr Bettchen und kroch zur Mutter unter die Decke.

Da kam mir ein Traum zu Hilfe, in dem mir gesagt wurde, das Mädchen benötige **Carbo vegetabilis,** die *Pflanzenkohle.*

Dankbar für diesen Hinweis probierte ich die Medizin anderntags aus. Unendliche Weisheit unseres Unterbewußtseins: das Mittel wirkte prompt und die Tochter schlief nun wieder bis zum Morgen durch.

Natürlich sah ich danach noch in die GEMÜTS-Symptome des KENT und fand **Carbo vegetabilis** im Fettdruck vertreten in der Kolonne ANGST ABENDS und IM BETT SCHLECHTER (I,3,4). Auch unter NACHTS BEIM ERWACHEN ist es vertreten. Aussschlaggebend für die Angst war wohl überhaupt das BEIM SCHLIESSEN DER AUGEN (I,5). Hier ist die *Pflanzenkohle* unter nur drei Heilstoffen in der höchsten Wertigkeit angeführt.

Das heilende Mittel auf intuitiv traumwandlerische Weise zu finden, gehört zu den größten Gnadenakten, die das SELBST gewährt. Solches kann nur geschehen, wenn wir uns vorher der Mühe unterzogen haben, durch Arbeit und Fleiß zu lernen und Erfahrungen zu sammeln. Auf dem Humus dieses Wissens wachsen dann bisweilen die schönen Blüten reiner Intuition.

Aber das sind Sternsekunden. Ich möchte jeden warnen, daraus in selbstüberheblicher Weise eine Gewohnheit zu machen und nach vagen Gefühlen Mittel zu verordnen. Ergreifen wir die Gelegenheit und unternehmen an dieser Stelle einen kleinen

Exkurs in die Signaturenlehre Carbo-Vegetabilis

Um die geistigen Wirkkräfte der *Pflanzenkohle,* von der gerade die Rede war, zu beleuchten, rufen wir uns das Bild eines Meilers vor Augen, den ein Köhler aufgerichtet hat und nun unter minimaler, kontrollierter Sauerstoffzufuhr abbrennen läßt. Die aufgeschichteten grünen Zweige über dem Holz, das zur Holzkohle werden soll, verhindern weitgehend den Luftzutritt, sodaß nur ein langsamer Schwelprozeß stattfindet.

Das Organ, das beim Menschen die Oxidationsprozesse steuert, ist außer dem Atemzentrum im Gehirn die Lunge. Ist diese toxisch überladen (z.B. nach einer durch Antibiotika kupierten Lungenentzündung, bei der keine Lösungsphase stattgefunden hat), dann kommt es zu Zuständen, die dem Holzkohlenprozeß ähnlich sind. Dementsprechend findet diese Medizin

ihr großes Wirkungsfeld als Sauerstoff-Aktivator der Lungenzellen wie überhaupt aller Körperzellen. Ein Leitsymptom des Patienten, der an einem **Carbo veg.**-Zustand leidet, kann sein, daß er GEFÄCHELT WERDEN WILL (III,337).
Das entspricht seinem Lufthunger, seinem VERLANGEN ZUM TIEFATMEN (III,349). PFEIFEN BEI KEUCHHUSTEN (III,345) ist typisch für dieses Verlangen nach Sauerstoff. So finden wir dieses Pharmakon natürlicherweise bei vielen entzündlichen und degenerativen Lungenprozessen, bei der »Blählunge« *(Emphysem),* bei Eiterbildung in den Hohlräumen der Lunge *(Empyem),* bei *Gangrän,* bei LÄHMUNG DER LUNGE (II,231) beim Lungenödem, beim Tuberkulose-Endstadium (II,232) und natürlich bei KREBSARTIGEN LEIDEN (I,424), wo es sich trifft mit seinem Verwandten **Carbo animalis,** der *Tierkohle.*

Ähnlich einer Kohlenstoff-Vergiftung, bei der das C-Atom, die zwei O-Atome verdrängt und das Hämoglobin nunmehr Kohlenstoff anstelle von Sauerstoff an die Zellen befördert, geht solch ein Vergiftungszustand einher mit einer Stagnation des Bluts *(Hypoxie).*

Wir haben hier also einen nach innen gerichteten implosiv zentripetalen Prozeß vor uns, wenn wir an den abgeschirmten Holzstoß des Köhlers denken. Dem entgegengesetzt verhält sich **Sulphur** – *Schwefel.* Seine Wirkung ist explosiv und zentrifugal. Man denke nur an die gelb angehauchten Schlote zahlreicher Vulkane.

Die Schwefelblüte ist Teil der vulkanischen Exkretion. Und so ist eben der ***Schwefel*** unser Hauptmittel bei allen unterdrückten und verschleppten Krankheitsprozessen, weil seine Eruptivkraft das Verborgene wieder zum Vorschein bringt.

Eine kleine Begebenheit zur besseren Illustration dieser Entsprechungen möchte ich noch berichten. Sie betrifft meinen Sohn Adrian, der sich, im Sommer vor Ariane's Geburt, – damals 10-jährig – im Garten ein »Lager« eingerichtet hatte. Nennen wir die Geschichte also

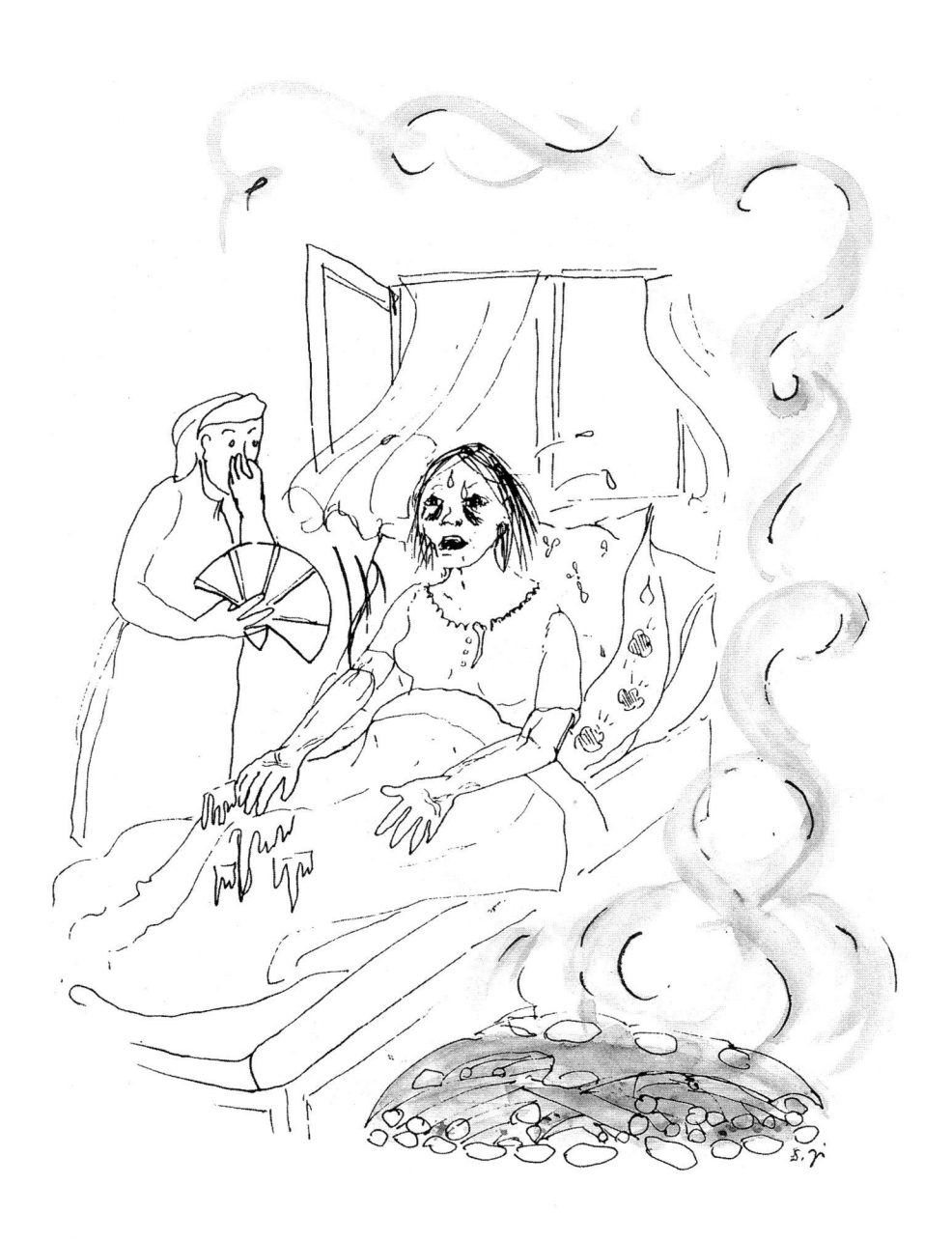

Impressionen zum Arzneimittelbild **Carbo vegetabilis**
(Mangeloxidation – Lufthunger)
von der Schweizer Ärztin SUSANNE ZIMMERLI

»Lagerfeuer-Homöopathie«

Zu besagtem Lager, einem Baumhaus, gehörte natürlich auch ein allabendlich entzündetes Feuer unter diesem Baum, an dem alles mögliche gebraten werden konnte, – unter anderem Kartoffeln. Der Einfachheit halber wurden diese manchmal gleich in die heiße Asche am Rande der Glut gelegt, wobei natürlich die Schale zum Teil verkohlte. Danach aß man – gewöhnlich mit einem Löffel – das heiße Innere der Kartoffel aus der äußeren Umhüllung heraus. Eines Tages nun waren die Löffel vergessen worden, und – kindliche Ungeduld – Adrian und seine Kumpane rissen die schwarzen Dinger einfach auf und verleibten sich deren Inhalt mit Händen, Zähnen und Zungen ein, wobei natürlich einiges an *Pflanzenkohle* mitgeschluckt wurde und die Jungs nachher aussahen, wie die Kaminkehrer.

Von all dem wußte ich nichts an jenem Tag, bis mich meine Frau ans Bett des Jungen holte, der behauptete, ihm sei »so übel«, er glaube er müsse »kotzen«. Ich war etwas ratlos, bis mir meine Frau berichtete, das abendliche Bad sei etwas mühsam gewesen, weil Adrian ganz schwarz verschmiert war vom Kartoffelessen. Ich ging etwas näher an ihn heran und roch an seinen Haaren. Es war, als wenn man an einem Räucherschinken riecht. Ich fragte ihn ein wenig aus und gab ihm danach kurz entschlossen eine Dosis **Carbo veg.** C30, woraufhin die Übelkeit schnell verschwand und der Junge ungestörten Schlaf fand. Manchmal ist auch reine Isopathie nicht zu verachten.

Insektenstiche

Im Sommer 1985 saß die mittlerweile dreijährige Ariane, als sie einmal vom Spielen aus dem Garten hereinkam, eine Zecke auf der Brust. Die Tiere schrauben sich mit dem Kopf von links nach rechts unter die Haut und werden – am besten unter Anwendung einer selbstklemmenden Zecken-Pinzette und etwas Alkohol – im umgekehrten Sinne wieder herausgedreht.

Als die Bißstelle am nächsten Tag stark entzündet war, rieben wir ein wenig **Vespa-crabro** – *Hornissen*-Salbe dort ein und gaben Ariane eine Dosis C200 von **Ledum,** dem *Sumpfporst,* einem Heidekrautgewächs und Spezifikum bei Bissen giftiger Tiere sowie generell allen Stichverletzungen. Ein entstehendes Kältegefühl an der Stichstelle ist ein Leitsymptom.

Die Hornissen-Salbe bewährt sich übrigens in Verbindung mit LM-Potenzen von **Apis-** oder **Vespa crabro** wunderbar bei anderen Insektenstichen, wie denen von Wespen oder Bienen.

Man hätte im vorliegenden Fall rein prophylaktisch auch eine Dosis **Zeckenfieber-Nosode** in der D200 verabfolgen können.

Akutes Fieber

Einige Wochen später kam es zu einen Anfall hohen nächtlichen Fiebers. Die Seele des Kindes war damit beschäftigt, irgend etwas sie Belastendes auszubrennen. Es war Fieber von der trockenen Art, und das versuchsweise gegebene **Bryonia** – *Weiße Zaunrübe,* half nicht wesentlich.

Ich erkannte, daß hier sehr präzise vorgegangen werden mußte. Also addierte ich einige Beobachtungen der letzten Tage und Wochen mit der gegenwärtigen Situation zusammen und gelangte daraufhin zu einer Mittelwahl, die etwas ablag von der üblicherweise in derlei Fällen verordneten **Belladonna-** oder **Aconit**-Gabe.

Man hüte sich vor Routine-Verschreibungen in der Homöopathie. Hier ist der immer wache Beobachter mit klarem Bewußtsein gefragt.

Mir war aufgefallen, daß die Tochter schon des längeren einen ungeheuren Drang zur Nacktkultur zeigte. Sie zog sich ständig aus, auch wenn es von unserem Gefühl her durchaus nicht warm war. Sie zeigte großes Verlangen nach Gesellschaft und wollte partout nicht alleine gelassen werden, vor allem nachts nicht. Immer mußte Licht zum Einschlafen brennen. Sie sprach dann viel von Gott und forderte die Mutter auf, mit ihr zu beten. Tagsüber großer Drang zu tanzen.

Jetzt weinte sie, wann immer sie aus ihrem deliriösen Schlaf erwachte, und das war oft. Sie verlangte zu trinken, konnte aber nichts bei sich behalten und erbrach danach bald wieder. Sie erzählte von Tieren, die sie belästigten und vor denen sie sich fürchtete. Das alles ergab folgende Rangordnung:

GEMÜT		
BETEN/NACHTS	(1 Mittel)	I,17
TANZEN	(21 Mittel)	I,101
NACKT SEIN, MÖCHTE	(10 Mittel)	I,73
FURCHT VOR TIEREN	(5 Mittel)	I,46
VERLANGEN NACH GESELLSCHAFT/NACHTS	(3 Mittel)	I,58
VERLANGEN NACH SONNENSCHEIN,		
LICHT UND GESELLSCHAFT	(2 Mittel)	I,114
GEMÜT		
WEINEN/WÄHREND HITZESTADIUM/IM FIEBER	(22 Mittel)	I,145
MAGEN		
ERBRECHEN/WÄHREND HITZESTADIUM/IM FIEBER	(33 Mittel)	III,456
FIEBER/TROCKENE HITZE	(100 Mittel)	II,42

Man erkennt sofort folgendes: Dieser Fall kann über das Fieber allein nicht gelöst werden. Der besondere Gemütszustand, in dem das Mädchen sich seit längerer Zeit schon befindet, muß mitbetrachtet werden. Man vergleiche dazu den § 210 des HAHNEMANNschen »Organon«, in dem es heißt:

»In allen zu heilenden Krankheitsfällen ist der Gemütszustand des Kranken als eines der wichtigsten mit in den Inbegriff der Symptome aufzunehmen, wenn man ein treues Bild von der Krankheit verzeichnen und sie hiernach mit Erfolg homöopathisch heilen will.«

Und in § 211 fährt HAHNEMANN fort:

»Dies geht soweit, daß der Gemütszustand des Kranken bei homöopathischer Wahl eines Heilmittels oft am meisten den Ausschlag gibt.«

Hier haben wir ein Musterbeispiel für solch einen Fall. Bei der Hierarchisierung der Symptome nach ihrer Wichtigkeit (§ 153 »Organon«) fällt auch auf, daß die rangniedrigeren Symptome, wie das Fieber selbst oder das ERBRECHEN BEI FIEBER bedeutend mehr Mittel verzeichnen, als die »merkwürdigen, sonderlichen« Rubriken wie das NACKTSEIN und das VERLANGEN NACH GESELLSCHAFT.

Eine einzige Arznei geht durch alle Kolonnen mehr oder weniger fettgedruckt durch und sticht sofort ins Auge, sehr überraschend, aber unverkennbar von überragender Similequalität, wie sich auch sehr schnell her-

ausstellte. Sofort nach einer Gabe in der C30 fiel das Fieber, es kam zu einem Schweißausbruch und danach stellte sich ruhiger Schlaf ein. Anderntags war das Kind zwar noch geschwächt, aber munter und guter Dinge. Sicherheitshalber ließ ich diese Medizin noch eine Zeitlang in der LM12 weiternehmen, um den Grundzustand zu bearbeiten, der sich doch schon länger eingenistet und in diesem Fieber seinen Kulminationspunkt gefunden hatte.
Stramonium, der *Stechapfel,* war die heilende Arznei gewesen, – eine der Pflanzen aus dem »Hexengarten«,[6] die auch in den berühmten Flugsalben der weisen Frauen zur Anwendung kam. Im Licht der Arzneimittelprüfung am Gesunden werden übrigens die nackten Tänze und Blocksberg-Erlebnisse der Hexen vollkommen verständlich.

Sowohl der *Tollkirsche* als auch dem *Sturmhut* und dem *Stechapfel* ist dieser Hang zum Exhibitionismus zu eigen. **Hyoscyamus,** das *Bilsenkraut,* ist die vierte Pflanze im Bund der Hexenkräuter, welche das Bewußtsein ins niedere Astralreich eintauchen läßt.

Sicher läuft auch die *Tollkirsche* gut durch viele der angeführten Rubriken, – aber eben nicht durch alle. Sie wäre zweifellos auch ein noch recht ordentliches Simile für den vorliegenden Zustand gewesen, – aber eben kein so exzellentes wie das schließlich gewählte. Vor allem in der Zeile über das BETEN taucht **Belladonna** nicht auf. Auch die FURCHT VOR TIEREN wird von ihr nicht abgedeckt.

Die gute Wirkung des *Stechapfels* bei diesem »Fall« baute sich übrigens noch aus. Gleich am Morgen nach der Erstintervention mit diesem Heilstoff zeigte sich beim Frühstück der seelische Hintergrund, auf dem dieses Fieber entstanden war:
Ariane plapperte unermüdlich heraus, was sie die ganze Zeit schon im Innersten bewegt hatte, erzählte Geschichten von guten und bösen Tieren, von einem Hexenhaus, in dessen Nähe es Pfifferlinge gab und Fliegenpilze, von einem Reh, das vom Jäger totgeschossen worden war und dessen Junges sie im Traum gepflegt und aufgezogen hatte.

---

[6] Vergl. das gleichnamige Buch von HAROLD H. HANSEN, erschienen im Trikont-Dianus-Verlag, München.

Die therapeutische Wirkung der Volksmärchen beruht übrigens auf diesem Phänomen, daß das Kränkende auch das Heilende ist. Die oft grausamen Inhalte der Märchen entsprechen in ihren archetypischen Mustern den am häufigsten vorkommenden Bedrängnissen vor allem der Kinder. Immer wieder erheben sich Stimmen, welche z.B. die GRIMMSCHEN Märchen als für Kinder viel zu vollgepfropft mit Greueltaten ablehnen. Wenn wir sie allerdings unter den hier vorgetragenen Aspekten betrachten, sieht das etwas anders aus. Ariane hat sich gewissermaßen ihr heilendes Märchen selbst erzählt. Zuerst kam sie nicht damit zurecht, daß die »bösen« Tiere die »guten« auffraßen, und da zeigte sich jetzt die ganze Problematik des beginnenden Verlusts der Einheit mit allem Seienden, wie er kleinen Kindern bis zu einer gewissen Altersgrenze noch zu eigen ist. Danach beginnt das Bewußtsein zu werten und in Polaritäten aufzuspalten.

Das hat JESUS gemeint, als er sagte: »Werdet wie die Kinder!« Kleine Kinder sind noch im »Himmel«. Der Verlust der »All-einigkeit« ist gleichbedeutend mit dem Sturz aus diesem Himmel, dem wir uns durch zunehmende Bewußtwerdung wieder annähern. So gesehen sind wir alle mehr oder weniger *schizophren,* (»gespalten in unserer Seele«), leiden an dem Verlust der Einheit, und unsere Sehnsucht ist es, sie wieder zu erlangen.

Nach dem Frühstück verlangte Ariane dann nach ihren Wasserfarben und malte ein für eine Dreijährige erstaunliches Bild: In einem violetten Universum schwebt ein rundes grünes Haus, in dessen Mitte eine orangefarbene Sonne leuchtet. Damit war die Welt wieder in Ordnung und die Reste dieses seelischen Gärungsprozesses, der »die Krankheit« war, wurden in einem rituellen Bad von ihrem Körper abgewaschen.

Nachdem die ganze Zeit über von unserer Tochter die Rede war, hier eine Begebenheit, die den Sohn Adrian betrifft:

Bauchgrimmen

Greifen wir noch einmal ein wenig zurück. Zum Zeitpunkt des hier geschilderten Geschehens ist Adrian fünf Jahre alt.

Beim Mittagessen klagt er über Bauchweh und fängt zu weinen an. Er wird im Wohnzimmer gebettet und mit allem Nötigen versorgt, einschließlich Fernsehen, was kurzzeitig bessert. Die Rubrik FERNSEHEN BESSERT gibt es jedoch im »KENT« nicht.

Ich taste den Bauch ab. Er fühlt sich weich an. Im oberen Bereich eine leichte Vorwölbung, vermutlich geblähtes Gedärm. Keine Abwehrspannung. Kein »Loslaßschmerz«, aber starke Berührungsempfindlichkeit.
Meine Frau kocht Haferflockensuppe, die aber nach ein paar Löffeln verschmäht wird und angeblich die Schmerzen steigert. Insgeheim ergeht an mich augenzwinkernd der Rat, dem Sohn doch einfach mal »eine Tablette« zu geben. Er bekommt also Placebo und einen warmen Händedruck und wird so belassen. Ich begebe mich in die Praxis und widme mich einem soeben angekommenen Patienten.

Nach einiger Zeit holt mich meine Frau heraus, mit der Bemerkung, der Sohn behaupte weinend, er habe »Nabelkrämpfe«. Allerdings schnappt dieser schon manchen Ausdruck auf, wenn es in einem Haushalt so medizinisch zugeht. Er hatte aber bisher eigentlich immer ein überdurchschnittliches Sprachvermögen an den Tag gelegt und war auch in seiner Wortwahl erstaunlich treffsicher. Er begrüßte mich denn auch sofort mit den Worten: »Entweder die Tablette wirkt so langsam oder Du hast mir ein falsches Mittel gegeben.«

Wir beschließen, ihn erstmal zu Bett zu bringen. Er wird also vom Sofa aufgerichtet und zum Gehen bewogen, was er ablehnt. Er behauptet, die Schmerzen würden durch jede Bewegung schlimmer und fängt sofort wieder zu heulen an. Ich nehme ihn auf den Arm und trage ihn ins Bett, wo er sich sofort auf den Bauch legt.

Was war zu tun? Bauchwehmittel gibts wie Sand am Meer und es schien fast aussichtslos auf Anhieb ein passendes Simile zu finden. Ich frage meine Frau, woher das ihrer Meinung nach komme und sie meint, sie könne sich nur eine Unterkühlung vorstellen. Der Sohn sei gestern abend blaugefroren und mit nassen Füßen nach Hause gekommen. Er sei viel zu leicht bekleidet gewesen und habe auf ihre Ermahnungen nicht hören wollen. Wir haben Ende September, – das Thermometer zeigt 8 Grad Celsius.

Die Erklärung meiner Frau klingt plausibel. Vorerst muß ich aber wieder zu meinem Patienten in die Praxis. Als dieser gegangen ist, schlage ich den »KENT« auf und versuche, mir meinen Vers auf dieses »Bauchgrimmen« zu machen.

Nun könnte man natürlich hergehen und einfach sagen: FOLGEN VON DURCHNÄSSUNG ist gleich **Dulcamara**, das *Bittersüss* (ein Nachtschattengewächs). Der berühmte »grüne **Dulcamara**-Durchfall« muß ja keineswegs immer vorhanden sein, damit diese Medizin ihre Arbeit verrichten kann, aber auch die beobachtete Verschlimmerung der Schmerzen bei Bewegung, durch Hitze – (eine Wärmflasche hatte er unter Protestgeschrei wieder aus dem Bett gestoßen) – und die Besserung durch Liegen auf dem Bauch, das alles konnte nicht einfach über Bord geworfen werden, so hoch man die Causa – sprich: die auslösenden Begleitumstände des Geschehens – auch einstufen mag.

Ich entschließe mich, eingedenk der schon oft unter Beweis gestellten sprachlichen Präzision meines Sohnes, die »Nabelkrämpfe« wörtlich zu nehmen und schlage eine Rubrik nach, die da lautet:

BAUCHSCHMERZEN/KRAMPFEND/NABELGEGEND/NACH ERKÄLTUNG   III,584

Hier findet sich nur ein einziges Mittel im Kursivdruck. Und das paßt wunderbar zu allen anderen Modalitäten dieser Geschichte. Es hat den

BAUCHSCHMERZ/BEWEGUNG VERSCHLECHTERT   III,542

sowie das

LIEGEN IN BAUCHLAGE BESSERT   zweiwertig   III,545

Dazu kam noch, wie meine Frau mir mitteilte, daß der Sohn eine Bestrahlung mit Rotlicht abgelehnt hatte mit der Begründung, alles würde schlimmer davon.

WÄRMEANWENDUNG VERSCHLECHTERT   I,526

Das ist immerhin noch ein »sonderliches« Symptom, wenn wir unterstellen, daß diese Beschwerde durch Unterkühlung entstanden ist. Adrian bekommt also jetzt ein einziges Kügelchen der mutmaßlichen Arznei auf die Zunge. Er verlangt sofort gierig nach einem zweiten, weil meine Mittel nicht nur »meistens gut helfen, sondern auch noch so gut schmecken«, welcher angenehme Nebeneffekt ja Medizinen anderer Provenienz üblicherweise nicht zu eigen ist. Eine viertel Stunde später war »die Schau gelaufen« und der Sohn turnte wie ein Affe in der Wohnung herum, behauptete, es ginge ihm glänzend und war nur mit Mühe daran zu hindern, sofort wieder hinauszueilen. Am nächsten Tag jedenfalls war er nicht mehr zu halten und lag auch keineswegs binnen kurzem wieder auf der sprichwörtlichen »Schnauze«. Das Gleichgewicht blieb stabil. Wieder einmal war eindrucksvoll bewiesen, wie anhaltend eine optimal gewählte Arznei ein Beschwerdebild vom Tisch fegt.

Bryonia, die *Weiße Zaunrübe*, war das heilende Mittel bei diesen Bauchschmerzen gewesen. Wer dieses ohne Zuhilfenahme des Repertoriums gewissermaßen »erspüren« will, muß schon über eine langjährige intensive homöopathische Erfahrung verfügen. Auch hier zeigte sich wieder die ungeheure Präzision der KENTSCHEN Angaben.

Schlaflosigkeit

Zum Zeitpunkt dieser Geschichte feiert unser Sohn gerade mit zahlreichen Freunden im Garten seinen 12. Geburtstag.

Nachdem abends der letzte seiner Kumpane nach Hause gegangen war, kam jedoch Adrian noch längst nicht zur Ruhe. Er bedankte sich überschwenglich bei seiner Mutter für die gelungene Ausrichtung des Fests, wühlte in seinen Geschenken und war keinesfalls zu bewegen, ins Bett zu gehen. Es wurde Mitternacht, es wurde 1 Uhr. Der Junge schien immer lebendiger zu werden.

Meine Frau kam schließlich, etwas unmutig nach dem langen Tag zu mir, meinte, daß es doch nun wirklich genug sei, und schilderte das beinahe besorgniserregende Verhalten des Sohnes. Ich wehrte lächelnd ab und vertiefte mich wieder in meine Lektüre. Auch ich war ja bis jetzt nicht geneigt gewesen, ins Bett zu gehen. Sollte sich der Junge doch austoben, um so mehr, als es ein Samstag war und er anderntags ausschlafen konnte.

Als er dann aber gegen zwei Uhr mit ungebrochener Vitalität in den Balken des Ateliers unter dem Dach herumturnte, schien das doch auch mir ein wenig merkwürdig. Vorher hatte er es noch fertiggebracht, meine Frau, die längst schlafen wollte, zum Canastaspielen zu überreden. Diese, etwas genervt: »Nun gib doch dem Kerl mal ein Mittel, damit er endlich schläft!«

Darauf ich: »Du weißt ja, wieviele sogenannte Schlafmittel es in der Homöopathie gibt! Wie soll ich da das richtige auf Anhieb treffen?« Und weiter: »Was hast Du mir denn anzubieten?« – (an besonderen Symptomen).
Sie: »Also vorhin, da hat er fast geweint und gejammert: »Mama, Mama, mach' mir nie wieder einen so schönen Geburtstag, sonst muß ich bestimmt sterben!«
Das war nun wirklich verblüffend. Ich sah mir den Kerl an. Er schien geradezu berauscht. Meine nächste Frage: »Sag' mal, was haben die denn heute gegessen?«
Sie: »Na, meinen geliebten Kartoffelsalat – und dann haben sie Würste gebraten ... und ...«
Ich: »Und getrunken?« Sie: »Cola, – die haben fast nur Cola getrunken, literweise Cola.«

Das war's also, – was auch die eigenartige Bemerkung des Sohnes verständlich werden ließ, – zumindest dem Eingeweihten: Es gibt nämlich in unserer Materia Medica ein paar Medizinen, welche sage und schreibe die Verschlimmerung von Symptomen durch freudige Erregung verursachen, – falls in Überdosis zugeführt. Und dazu gehört auch **Coffea cruda**, *Roh-Kaffee*. Die entsprechende Rubrik heißt:

GEMÜT/FREUDE/BESCHWERDEN DURCH AUSSERGEWÖHNLICHE   I, 37

Es stehen da acht Arzneien. Das altbekannte Haupt- und Staatsmittel für diese Modalität ist **Coffea,** – hier in potenzierter Form anzuwenden – versteht sich – von wegen des Umkehreffekts.

Wenn also die Causa stimmte, mußte das unser gesuchtes Simile für diese Schlaflosigkeit sein.

Nun ist ja **Coffea** zweifellos eine der großen Schlafmedizinen der Homöopathie überhaupt und besonders passend für überaus rasche, nervöse, besorgte und leicht erregbare Naturen ... man wird sehen. Der Bursche wird herzitiert, bekommt ein Kügelchen in der C30 aus der Hausapotheke auf die Zunge – fällt fünf Minuten später wie vom Hammer getroffen um und schläft weit in den nächsten Tag hinein. Eine simple Geschichte, zweifellos, aber eine an der sich gerade deswegen unser Heilgesetz und die Wirkung einer substanzfreien Hochpotenz demonstrieren läßt.

Kinderkrankheiten

Wie schon an anderer Stelle gesagt, handelt es sich bei den Kinderkrankheiten um eine Art von »Seelenhäutung«, die der Entwicklung des Individuums förderlich ist.

Hier dient die homöopathische Behandlung als Katalysator, der diese Geschehnisse fördernd unterstützt und schnell, sanft und problemlos ablaufen läßt, ohne sie zu unterdrücken, um dem jungen Menschen etwas zu »ersparen«, wie das u.a. durch die entsprechenden Impfungen der Fall ist.

Die Abhandlung der Kinderkrankheiten würde den mir zur Verfügung stehenden Rahmen sprengen, weswegen ich hier auf das sehr übersichtlich gegliederte und tabellarisch angeordnete Buch meines großen Lehrers, des berühmten Schweizer homöopathischen Arztes ADOLF VOEGELI mit dem Titel: *»Homöopathische Therapie der Kinderkrankheiten«* verweisen möchte. Dieses Buch ist erschienen im Haug-Verlag, Heidelberg (6. Auflage 1993). Hier findet der interessierte Selbstbehandler detaillierte Angaben zu den einzelnen Krankheitsbildern und Heilmitteln.

Zwei weitere Bücher über Kinderkrankheiten sind sehr empfehlenswert und zwar zum einen *»Die homöopathische Behandlung der Kinder«* von PAUL HERSCUE,[7] und zum anderen das *»Kinder-Repertorium – nebst pädagogischen und therapeutischen Hinweisen«* von HEINRICH PENNEKAMP.[8]

---

[7] Verlag für homöopathische Literatur KAI KRÖGER, 24361 Groß Wittensee.
[8] Pennekamp Medizinische Daten Technik Verlag, Landstraße 24, 21756 Isensee, Telefon/Fax (0 47 76) 83 10 43.

Impfungen

Impfschäden, Impffolgen und homöopathischer Schutz
anstelle von Impfungen?

Ich muß gestehen, daß ich persönlich noch nie ein Freund von Impfungen gewesen bin. Ich halte es da mit VOEGELI, der hierzu sinngemäß folgendes sagte:

»Die großen Epidemien kommen und gehen, wie es ihnen gefällt. Sie haben ihre Eigengesetzlichkeit, ihren eigenen Genius, und der kümmert sich nicht um Impfungen. Immer wieder hat es sich gezeigt, daß Ungeimpfte mit einer intakten Abwehr einer Epidemie widerstanden, wohingegen ein Geimpfter befallen wurde. Das war wohl und wird immer eine Frage der persönlichen Vorgeschichte sein.«

Inwieweit nun Impfungen zu Schäden führen können, das hängt wiederum von eben dieser Vorgeschichte oder *Anamnese* ab. Wollen wir uns noch einmal daran erinnern, daß »KNAURS *Etymologisches Wörterbuch*« über die Entstehungsgeschichte der sprachlichen Ausdrücke dieses Wort ausweist als die »Erinnerung der Seele an ihre vorgeburtlichen Ideen«.[9]

Eine *Anamnese* ist genau genommen also die Aufdeckung der zugrundeliegenden karmischen Muster hinter einer Krankheit, die Erinnerung der Seele an ihre Verfehlungen. Hier liegen die Wurzeln für die Anfälligkeiten gegenüber bestimmten Erkrankungen.

Wir Leben im Zeitalter von AIDS. Wie der Name richtig sagt, ein »erworbener Immun-Defekt«. Wo, wie und wann erworben? Bei irgendeinem Geschlechtspartner? Nein. Das war oder ist nur das Tüpfelchen auf dem »i«, die Spitze des Eisbergs gewissermaßen, und daß hier noch ein begleitendes Virus auftaucht, gibt den »Virus- und Bakterien-Fans« Gelegenheit, wieder mal von einem »Erreger« zu sprechen. Aber was wird denn hier »erregt«? Doch lediglich ein bestimmtes Erbmilieu im Sinne der *Dyskrasis* eines HIPPOKRATES, der *Miasmenlehre* eines HAHNEMANN. Die Ur-sachen sind *endogener* Natur, stecken – wenn man so will – seit Inkarnationen in uns, und

---

[9] Griech.: *ana* = »zurück« und *mnestis* = »Gedächtnis«.

jedes Erdenleben dient der Ausarbeitung durch Konfrontation mit den unbewältigten Geschehnissen unserer Vergangenheit. Die kränkenden – krankmachenden – Inhalte unserer Seele wollen von dieser versöhnt und ausgeschieden werden. Wodurch? Durch erneutes Erleben unter veränderten Vorzeichen.

So gesehen ist eben ein bestimmter »Aus-schlag«, aus der Sicht der anthroposophischen Medizin, wie er beispielsweise bei Windpocken, Masern oder Röteln auftritt, als Reinigungs- und Erweiterungsprozeß des kindlichen Bewußtseins zu deuten, in dem der Heranwachsende seine Kontaktfähigkeit zur Umwelt korrigiert. (Die Haut ist ja neben der Lunge unser größtes Kontaktorgan).
Man muß sich also darüber im klaren sein, daß jede Impfung eine Schadstoffbelastung darstellt, die von unserem psorisch-miasmatischen Erbgut mehr oder weniger gut verkraftet wird.

Der Leser möge sich seine eigenen Gedanken darüber machen, warum die aus verfaultem Rindfleisch produzierte Nosode **Pyrogenium,** in hoher Potenzierung verabfolgt, eine Korrekturhilfe bei Folgen von nicht verkrafteten Mehrfachimpfungen bei Kindern sein kann – unter anderen großen Impffolgemitteln wie **Thuja, Silicea, Sulphur** – versteht sich.

Dabei basiert die Idee der Impfung übrigens auf dem homöopathischen Gesetz, – das ist das schon Tragikomische an der Geschichte. Es soll mit dem Gleichen – der isopathischen Noxe – die entsprechende Krankheit ausgeschaltet werden. Jedoch – auch hier bewahrheitet sich wieder einmal der Satz des großen PARACELSUS: »Allein die Dosis macht, ob ein Ding ein Gift ist oder nicht.«
Und so gelingt eben auch hierbei der »Schutz« – wenn man so will – unter Umständen eleganter mit den Mitteln der Homöopathie. Das geht so weit, daß RAVI ROY sogar prophylaktische »Impfungen« mit den entsprechenden Nosoden in C200 vorschlägt – im Falle man in ein Malaria-Gebiet fliegen sollte, eben mit der **Malaria-Nosode.**[10]

---

[10] Vgl. ROY RAVI: »*Homöopathischer Ratgeber für Tropenreisende*« und andere homöopathische Schriften, Breite 2, 82418 Murnau, Telefon (0 88 41) 44 55, Fax 42 98, sowie das Buch »*Selbstheilung durch Homöopathie*«, Droemer-Knaur-Verlag, München.

Welch verheerende Wirkung durch eine eventuelle Überdosierung eines Impfstoffs auf das Immunsystem ausgeübt werden kann, wurde mir klar, als wir im Sommer 1984 an den Atlantik fuhren und unseren Hund mitnehmen wollten. Natürlich mußte sich dieser der obligatorischen Tollwutimpfung unterziehen. Ich ging also widerstrebend zum Tierarzt und ließ ihm die Spritze geben. Ich muß dazu sagen, daß der Hund – damals drei Jahre alt – ein kleiner schwarzer Mischling von äußerst robuster Natur, immer pumperlgesund war. – Am Tag nach der Impfung fiel er regelrecht in sich zusammen und kam nach weiteren zwei Tagen mit dutzenden von Zecken behaftet aus dem Garten zurück. Diese hatten offenbar schon Eier abgelegt, sodaß sich in der Folgezeit buchstäblich hunderte dieser unliebsamen Zeitgenossen in allen Entwicklungsstadien unter dem Fell, zwischen den Zehen und Augenlidern des Tieres befanden. Wir hatten im wahrsten Sinn des Wortes »alle Hände voll zu tun«, um den Hund unter Anwendung von Meerwasser und Sand sowie **Sulphur** und **Thuja**-LM-Potenzen wieder zu restaurieren.

Wer mehr über Impfungen aus der Sicht einer holistischen Medizin im allgemeinen und der Homöopathie im besonderen wissen will, der beschaffe sich folgende Bücher: Das kleine, leicht verständliche Büchlein: »*Sind Impfungen sinnvoll?*« von JOACHIM F. GRÄTZ, erschienen im Hirthammer-Verlag, München, und HARRIS L. COULTER: »*Impfungen, der Großangriff auf Gehirn und Seele*«, mit einem Vorwort und Anhang für die deutsche Ausgabe von GERHARD BUCHWALD. Weitere Bücher zur Impfproblematik findet der Interessierte in der Bibliografie (S. 702).

In einem Artikel für die Zeitschrift *Naturheilpraxis* (9/94), weist JOACHIM F. GRÄTZ auf die Zusammenhänge zwischen der Tuberkuloseimpfung[11] und der »Aktivierung des tuberkulinischen Miasmas« hin und kommt zu der Schlußfolgerung, daß sogar der als harmlos hingestellte *Tine-Test,* der durchgeführt wird, um festzustellen, ob eine Tbc durchgemacht wurde, die gleichen Folgen zeitigen kann.

Die Wahrheit dieser Behauptungen schien sich mir zu bestätigen, als im Jahr 1995 eine über 50-jährige Patientin zu mir fand, eine äußerst kulti-

---

[11] BCG-Impfung = Bacillus Calmette Guerin.

vierte, damenhafte Erscheinung, deren gesamte Entwicklung kurz vor der Pubertät durch zwei aufeinanderfolgende Tuberkuloseimpfungen nach MANTOUX[12] gestoppt wurde.

Innere Folge: stark eingeschränkte Lungenkapazität mit Kurzatmigkeit. Äußeres Erscheinungsbild: eng- und flachbrüstig. Die über ein halbes Jahr sich erstreckende homöopathische Therapie mit **Tuberculinum Koch Alt** LM18 und LM30 führte zu einem schönen Erfolg.

Damals brachte ich zu Papier: Geringste Dosierungen von einem Tropfen der substanzfreien Hochpotenz, verteilt auf ein Glas Wasser, lösen enorme Reaktionen bei der Dame aus, welche über Tage anhalten und nun seit Monaten den gesamten Lungen- und Brustraum bearbeiten. Die seinerzeit abgebremste Entwicklung setzt nunmehr – nach über 40 Jahren! – wieder ein und führte bisher nach Aussagen der Patientin zu einer deutlich gesteigerten und vertieften Atmung (um ca. 30%) und einer verbesserten Konstitution und Kondition mit erweiterter Marschtüchtigkeit bei Wanderungen. Der vorher nur andeutungsweise vorhandene Busen beginnt Gestalt anzunehmen.

Nach den Worten der Patientin fühlte sie sich zu Anfang des Prozesses, als ob sie »von einem unsichtbaren Schmiedehammer bis in die Grundfesten hinein umgestaltet würde«. Sie hat »seitdem das Gefühl, erneut zu wachsen, weil sich in ihrem Brustraum alles zu dehnen und zu weiten beginnt«.

Nachdem der Impfschutz neuerdings von staatlicher Seite aus wieder sehr befürwortet wird, empfiehlt der Verfasser, stets mehrere – auch gegensätzliche – Meinungen einzuholen, damit derjenige, für den die Impffrage persönlich akut wird, sich sein eigenes Urteil bilden kann.

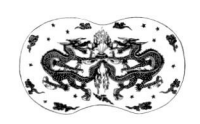

---

[12] Intracutane Injektion einer Tuberculinverdünnung von 1:1 000 000 bis 1:10.

Homöopathie-Resistenz?

In meinem allwöchentlich einmal stattfindenden Colloquium gab es vor Jahren eine Teilnehmerin, die von innerem Druck geplagt, bei der Schilderung einer Krankengeschichte, wie wir sie übungshalber dort vortrugen, meist sofort und lautstark ein homöopathisches Mittel »in den Raum warf«. Nur in den seltensten Fällen traf sie dabei ins Schwarze und ich pflegte dann immer – EICHELBERGERS Stimme in den Ohren – zu sagen: »Ich will den Weg zum heilenden Mittel hören, – nicht das Mittel!«
Diese junge Dame verlor ich einige Jahre aus den Augen und als sie uns dann auf dem Land besuchte, war das erste, was sie sagte, nachdem sie meiner Frau ansichtig wurde: »Warum gibst ihr denn nicht **Lycopodium**? Die hat's doch an der Leber.« – Da predigt man nun …!

Als die beiden Frauen später von einem Spaziergang zurückkamen berichtete mir mein Ehegespons von einem Zusammentreffen mit einer Bekannten, der sie unterwegs begegnet waren. Diese war vor einiger Zeit von ihrem Mann verlassen worden und ihr eineinhalbjähriges Kind war seither von der Brust der Mutter kaum noch wegzubringen. Es lehnte jede feste Nahrung ab. Nicht einmal ein Teefläschchen wurde angenommen, so groß war das Bedürfnis nach engem Kontakt. Die Mutter ertrug das geduldig.

Mit entwaffnender Selbstverständlichkeit ging nun unsere Freundin an den Fall heran, indem sie mit ihrem liebenswerten schwäbischen Dialekt folgenden Ratschlag gab: »Ha no, die braucht **Sulphur** und **Chamomilla** un' dös gibscht ira in ara D6 in am großn Glaß Wassa; des rührscht gut um, un' dann gibscht ihr von dem Wassa a paar Löffele, des annere schütt'st weg!«
Meine Frau, etwas erstaunt, mit welcher Schnelligkeit hier vorgegangen wurde, fragte vorsichtig nach: »Bist Du denn sicher, daß das Kind diese Mittel wirklich braucht?«
»Na klar!« kam es im Brustton der Überzeugung.
Daraufhin fragte sie: »Könntest Du ihm nicht auch ein Kügelchen einer C30 unter die Zunge geben?«
»Noi, dös derf ma nit macha, sonscht werd des Kind homöopathieresistent!«

Rund vier Wochen später traf meine Frau beim Einkaufen wieder auf die junge Mutter und konnte es sich nicht verkneifen, jene zu fragen, wie's denn jetzt so gehe und ob ihr Kind inzwischen feste Nahrung annehmen würde.

»Nein«, kam die Antwort.
»Haben Sie ihm denn die Medizin gegeben?«
Wiederum kam ein »Nein«.
»Und warum nicht?«

Daraufhin sagte die Frau: »Wie kann jemand, der mein Kind überhaupt nicht kennt, eine passende Medizin so schnell in den Raum hinein sagen. Ich weiß ein klein wenig über Homöopathie und das hat mich mißtrauisch gemacht.«

Wir wollen hier gar nicht weiter untersuchen, welchen Wert oder Unwert die angegebene Medikation hat. Darüber kann man streiten. Fest steht, daß ein solches Vorgehen »mündige« Menschen, die über einen gewissen Grad an geistiger Wachheit verfügen, stutzig macht. Und das schadet der Homöopathie mehr als es ihr nützt.

Haben wir nun eine Arznei herauskristallisiert, von der wir erwarten dürfen, daß sie vielleicht helfen könnte, ist wiederum nicht einzusehen, warum das Kind sie nicht in einer Gabe C30 erhalten sollte, um so mehr, da es hier ganz sicher um einen seelischen Prozeß geht. Ich habe fast immer, auch bei kleinen Kindern, mit solchen oder LM-Potenzen gearbeitet und habe später nie etwas von »Homöopathie-Resistenz« bemerkt.

Vielleicht gibt es so etwas. Mein großer Lehrer VOEGELI behauptet es und er hat sicher gute Gründe, das zu tun. Er sagte einmal: »Es ist wohl kein Volksstamm so schwer homöopathisch zu heilen wie die Württemberger«, und er fügte in etwa hinzu, daß dort fast jeder seine »Privat-Homöopathie« betreibe, daß am Stammtisch Erfahrungen ausgetauscht würden und dergleichen mehr. Mag sein, daß durch derartiges Vorgehen allmählich Gewöhnungen entstehen und der Organismus dann nicht mehr reagiert, wenn er ein Mittel wirklich einmal braucht. EICHELBERGER bestreitet dies, soweit ich ihn verstanden habe dahingehend, daß ein passendes Simile immer wirkt.

LEIDENSGESCHICHTEN UND HEILUNGSPROZESSE

Auf den Zahn gefühlt
(Zahnbeschwerden)

Eine junge Frau ruft mich eines Abends an und bittet um einen Hausbesuch wegen ihres Sohnes, der schon seit dem gestrigen Tage mit rasenden Kopfschmerzen und 40° C Fieber im Bett liege. Außer Stirn- und Wadenwickeln habe sie bisher nichts unternommen. Es sei ihr aber aufgefallen, daß die eine Wange des Jungen merkwürdig heiß und rot sei, während die andere blaß aussehe und sich bedeutend kühler anfühle, was er selbst jedoch nicht bemerke, da er sehr »dasig« (benommen) sei von den Schmerzen.

Die letztere Bemerkung veranlaßt mich sofort, die Frage zu stellen, ob der Junge Probleme mit einem Zahn habe. Die Frau meint, sie habe daran auch schon gedacht. Vor einiger Zeit sei sie nämlich mit ihm wegen einer längst überfälligen Füllung beim Zahnarzt gewesen. Der Zahn, der eine solche benötigte – ein Milchzahn – sei bis fast auf die Wurzel zerfressen gewesen und sie habe Bedenken gehabt, ob er – der Zahnarzt – »alles rausbekommen« habe, bevor er die neue Füllung einsetzte. Ich mache »Aha« und fahre hin.

Der Junge liegt ziemlich apathisch im Bett, klagt hauptsächlich über Stirnkopfschmerz, von einer dickeren Backe ist nichts zu sehen, und die Backen sind auch beide gleich heiß. Daraufhin angesprochen meint die Frau, das sei gestern gewesen, als »es losging«, und dann habe der Junge die ganze Nacht vor Schmerzen nicht schlafen können. Sie habe Angst, daß die heutige Nacht ähnlich verlaufe.

Ich beschließe, die jetzigen Symptome, die etwas »verwaschen« erscheinen im Gegensatz zu dem Glanzsymptom der unterschiedlich heißen Backen von gestern, nicht als maßgeblich für die Mittelwahl zu betrachten, sondern ganz auf die mutmaßliche Causa eines Herdgeschehens am Zahn abzuheben. Dann bekommen auch die anderen Symptome einen Sinn, die Benommenheit bei den Schmerzen, die Schlaflosigkeit und das Fieber, das ganz sicher kein Erkältungsfieber ist, wie sich durch Befragung leicht herausbringen läßt. Dazu kommt noch, daß heißer Tee von dem Jungen als schmerzsteigernd abgelehnt wird, wogegen derselbe Tee in ausgekühltem

Zustand gerne angenommen wird. Daß der Junge zur gleichen Zeit Verstopfung hat, spricht übrigens nicht gegen das in Aussicht genommene Mittel, wie man leicht nachprüfen kann, obwohl diese Arznei eher als eine »Durchfall-Medizin« bekannt ist.

Ich verabfolge dieses Pharmakon – ein Kügelchen in der C30 – und bleibe noch eine halbe Stunde zur Beobachtung sitzen. Der Kopfschmerz steigert sich kurzfristig und geht dann zurück. Nach einer Viertelstunde ist die Temperatur bereits deutlich gefallen. Die Wangen fühlen sich kühler an. Ich mache die Mutter darauf aufmerksam, daß ein gut gewähltes Mittel sich aktivierend auf ein Herdgeschehen auswirken kann und der Hintergrund der Störung dann meist sehr schnell sichtbar wird.

Der Junge schläft kurze Zeit darauf ein und bis zum Morgen durch. (Unsere Medizin ist auch als großes »Schlafmittel« bei kleinen Kindern mit zornigem Gemüt bekannt). Beim Erwachen ist das Fieber vollkommen abgeklungen, und am Zahnfleischrand des fraglichen und fragwürdigen Zahns hat sich eine Eiterblase gebildet, die vom Zahnarzt am gleichen Tage eröffnet wird. Die Herausnahme der Füllung bestätigt den Verdacht einer *Karies profunda*.

Das dem Fall gerecht werdende Mittel war **Chamomilla.** Das Leitsymptom finden wir unter

GESICHT/VERFÄRBUNG/ROT/EINSEITIG/EINE SEITE ROT, DIE ANDERE BLASS   II,88

Außer der *Echten Kamille* findet sich nur noch eine Medizin, an die man vielleicht noch hätte denken können (welche?), weil sie auch dreiwertig unter der Rubrik

GESICHT/HITZE/KALT EINE SEITE, DIE ANDERE HEISS   II,106

erscheint, – jedoch hat dieses Mittel so gut wie keinen Bezug zu Zähnen, liegt also ab vom Schuß. Ein gutes Symptom ist auch die BENOMMENHEIT BEI SCHMERZEN. Das ist sehr typisch für **Chamomilla.**
Wie mächtig diese Arznei bei Zahnschmerzen aller Art sein kann, erlebte ich anläßlich eines Kurzurlaubs in Griechenland. Interessant wurde diese Geschichte vor allem auch deshalb, weil an unserem Frühstückstisch ein Zahnarzt saß.

Die Situation: Zwei Tische weiter quälte sich eine Griechin mittleren Alters mit schmerzerfurchtem und übernächtigtem Gesicht über die Runden. Essen konnte sie offensichtlich überhaupt nichts und das heiße Getränk, das sie vor sich stehen hatte, mußte erst auskühlen, denn jedesmal wenn sie nur daran nippte, verzog sie bereits das Gesicht.

Der eifrig um gute Kommunikation bemühte Hotelier erklärte uns, die Dame habe nun schon seit drei Nächten nicht mehr geschlafen, könne sich aber noch nicht dazu entschließen, die Fahrt zum Zahnarzt anzutreten. In dem winzigen Fischernest, in welchem wir uns befanden, hatte sich kein solcher niedergelassen und so würde der Frau eine längere Fahrt über die Berge bevorstehen.

Auf das Anerbieten des bei uns weilenden Kieferspezialisten, sich die Sache einmal anzusehen, wurde von seiten der gequälten Dame bereitwillig eingegangen, und die beiden verschwanden kurz von der Bildfläche. Nach kurzer Zeit tauchten sie dann wieder auf, unser Zahnarzt machte ein etwas betretenes Gesicht und meinte, daß der fragliche Zahn »ziemlich hinüber« sei, er aber ohne sein Besteck hier nichts machen könne.

Mein Angebot, homöopathisch zu intervenieren, wurde von ihm milde belächelt, von der Dame jedoch in ihrer Verzweiflung begierig aufgegriffen. Ich nahm also meine Reiseapotheke im Lederetui unter den Arm und begab mich an den Tisch der Leidenden. Die vielen kleinen Glaszylinder mit den verschiedenen Globuli wurden gebührend bestaunt. Ich öffnete das Gläschen mit der 200sten Potenz von **Chamomilla,** ließ ein einziges Kügelchen in die geöffnete Handfläche der Dame fallen und wies sie an, dieses mit ihrer Zunge aufzunehmen.

Dann begab ich mich zurück an unseren Tisch. Zu verlieren war schließlich nichts, dachte ich, außer – das Mittel war ein Schuß ins Leere. Schließlich gab es noch andere gute Zahnschmerzmittel wie z.B. **Coffea** oder **Aconit.**
Aber, ich hatte Glück. Bereits nach wenigen Minuten entspannte sich das Gesicht der Frau, sie tuschelte ungläubig mit ihrem Mann und blickte höchst dankbar zu uns herüber. Der Ausdruck unseres Tischgenossen von der dentalen Zunft kann nicht beschrieben werden.

Das einzige, was er kopfschüttelnd hervorbringen konnte, war: »Wenn du mir jetzt sagst, daß der Zahn sich auch wieder regeneriert, dann komm' ich zu dir ins Seminar.«

Das konnte ich ihm nun nicht zusagen, aber so ist das eben mit den Fachleuten vom anderen – naturwissenschaftlichen – Ufer: Zeigt man ihnen vorneweg ein kleines Wunder, dann wollen sie gleich ein großes hinterdrein. Und präsentierte man ihnen tatsächlich ein großes, dann wird man bestenfalls kaltgestellt – im ungünstigeren Fall umgebracht.

Was ich selbst nicht geglaubt hatte, die Frau erschien auch noch nach drei Tagen schmerzfrei zum Frühstück, was natürlich nicht ausschloß, daß sie trotzdem irgendwann einen griechischen Zahn-Doktor aufsuchen mußte.

Noch eine dritte und letzte Zahn-Story sei hier kundgetan. Diesmal handelte es sich um ein verstecktes Granulom unter einem wurzelbehandelten Zahn, das röntgenologisch nicht sichtbar war. So etwas gibt es öfter, als man glaubt. Der deutsche Zahnarzt ERNESTO ADLER schildert in seiner Publikation »*Erkrankungen durch Störfelder im Trigeminusbereich*«[13] diesbezügliche und andere Zahn-Geschichten zum Fürchten-lernen. Da gibt es von der Halbseitenlähmung bis zur Erblindung und von der Polyarthritis bis zur chronischen Depression fast alles, was man sich vorstellen kann.

Im vorliegenden Fall handelte es sich um einen Mann, der seit zwei Jahren buchstäblich »das Haus hütete«, während seine Frau zur Arbeit ging. Er traute sich vor Angst einfach nicht mehr auf die Straße, geschweige denn in ein Auto. Sofort überfiel ihn eine unsägliche Todesangst. Da kein Schockgeschehen zugrunde lag und derlei Dinge nicht von ungefähr kommen, mußte die Störung also anderswo gesucht werden.
Sämtliche klinischen Untersuchungen, die nur mit großer Mühe durchgeführt werden konnten, waren ergebnislos verlaufen. Man hielt den Mann für psychisch krank. Jedoch konnte eine bei ihm zu Hause durchgeführte Hypnosebehandlung auch keinen seelischen Hintergrund aufdecken, der die Symptomatik hätte verständlich machen können.

---

[13] Verlag für Medizin, Dr. Ewald Fischer, Heidelberg 1973.

Beim Abtasten der Reflexzonen nach HANNE MARQUARDT[14] sprang der Mann mit einem Schmerzensschrei in Richtung Decke. Auf meine Frage nach devitalen Zähnen, meinte er, über solche verfüge er reichlich, es seien bestimmt fünf oder sechs an der Zahl; sie seien auch geröntgt worden, man habe aber dabei nichts entdecken können. Ich klärte ihn dahingehend auf, daß mit einiger Wahrscheinlichkeit die versteckte Ursache auf meine Arznei hin zum Vorschein käme, was er bezweifelte, da er nie Zahnschmerzen habe. Ich gab ihm eine Dosis **Aconit** C200 vor allem wegen des sehr starken Symptoms der Todesangst, das typisch ist für dieses Mittel.

Am nächsten Tag war die Angst stark gemildert, am übernächsten Tag war sie gänzlich verflogen, und der Kiefer wurde rebellisch. Der Mann konnte zum Zahnarzt gehen und verlangte drastisch danach, einen bestimmten Zahn gezogen zu bekommen.

Der Zahnarzt beschwichtigte ihn zuerst und meinte, nach äußerer Besichtigung ergäbe sich gar kein Hinweis auf irgendeinen Defekt. Da wurde der Patient massiv und verlangte danach, daß ihm der fragliche Zahn auf der Stelle entfernt würde, sei es nun mit oder ohne erneute röntgenologische Untersuchung. Der Zahnarzt kam dieser Aufforderung nach Aussage des Patienten nur widerstrebend nach, prallte dann aber vor einem fast kirschgroßen Eiterherd förmlich zurück und schickte den Mann sofort zur kieferchirurgischen Behandlung ins Krankenhaus.

Soviel zu Zähnen und Homöopathie in der Zahnheilkunde.

Und ein kleiner Tip für neugierige Neulinge: **Arnica** (LM12 oder C200) vor und nach jeder Zahnbehandlung wirkt oft Wunder, besänftigt Schmerzen und stillt Blutungen.

---

[14] »*Reflexzonenarbeit am Fuß*«, Haug-Verlag, Heidelberg.

Ihr ist der Hals zugeschnürt
(Angina tonsillaris)

Eine Goldschmiedin von 37 Jahren, blond, üppiges Erscheinungsbild, bittet mich telephonisch um einen Hausbesuch. Sie liege, wie stets im Frühjahr und Herbst, mit einer »saftigen Angina« im Bett und könne kaum sprechen. Bei meiner Ankunft klagt sie über folgende Beschwerden:

Schwindel mit Kopfschmerz und Übelkeit, vor allem beim Aufstehen. Des weiteren trete öfters Nasenbluten auf, wonach sie sich kurzfristig besser fühlte. Ich frage, ob sie sich auch jedesmal nach der monatlichen Regel besser fühle, was sie eindeutig bejaht. Es kommt noch heraus, daß die Angina normalerweise unter drei Wochen nie abgetan ist. Ich sehe mir den Rachen an. Er ist tief blaurot verfärbt. Besonders stark ist die linke Seite affiziert. Auf meine Frage, ob das vorher rechts gewesen und nun auf die linke Seite hinübergewandert sei, meint die Frau: nein, das habe links angefangen und würde links bleiben, es sei überhaupt immer nur die linke Seite befallen. Ich gebe ein Mittel in der LM12, 5 Tropfen auf die Zunge der Patientin, mit der Anweisung, dieses am Nachmittag und Abend nochmals zu wiederholen. Desgleichen am nächsten Morgen und bei eventueller Besserung die Gaben zu verringern, bzw. die Abstände zu vergrößern.

Anruf am nächsten Nachmittag: das sei ja ein Wundermittel, sie könne es kaum glauben, jedoch es scheine, als ob die Erkrankung einen Blitzverlauf genommen hätte, denn bereits am Abend des vergangenen Tages habe sie eine spürbare Erleichterung bemerkt und sehr gut geschlafen, was sonst nie der Fall war, weil sie immer das Gefühl gehabt hatte, keine Luft mehr zu bekommen. Da kommt also ganz nebenbei noch ein Glanzsymptom heraus, das die gegebene Arznei rechtfertigt. Die Schwellung im Hals sei wesentlich zurückgegangen, sie habe das auch schon vor dem Spiegel kontrolliert und sie könne besser schlucken. Sie fühle sich so, wie ansonsten gegen Ende der durchgestandenen Erkrankung, nur nicht so abgeschlagen. Aufgrund dieser Behandlung war eine dankbare Anhängerin der Homöopathie gewonnen, die fortan die ganze Familie zu mir schickte.

Nun, die Wahl war einfach gewesen, denn es kam wohl überhaupt nur ein einziges Mittel in Frage und das war das der Beschwerde angepaßte Simillimum – das »Ähnlichste«. Bisweilen begegnet man »Traumfällen«, die derartig nach einem und nur einem einzigen Heilstoff geradezu schreien, daß man glauben könnte, der Geist der Arznei müsse in den Patienten geradezu hineinfahren.

Das will nicht heißen, daß die Erkrankung der jungen Frau einen ähnlich günstigen Verlauf genommen hätte, wäre sie tatsächlich von der **Grubenotter** gebissen worden. **Lachesis** war unsere fehlende Medizin – jedoch in der substanzlosen, energetisierten Aufbereitung der homöopathischen Hochpotenz ging von dem Gift dieser Schlange der spezifische Reiz zur Umstimmung des im wahrsten Sinn des Wortes »einseitig« beanspruchten Organismus aus.

Wir wissen nicht, warum es im homöopathischen Arzneischatz Mittel mit seitenbezogenen Affinitäten gibt; wir wissen nur, daß es so ist, weil es sich bei den Prüfungen eben so ergeben hat. Und so fand man heraus, daß beispielsweise **Lycopodium,** der *Bärlapp,* eine außergewöhnlich starke Beziehung zur rechten Körperhälfte aufweist, wohingegen **Lachesis** eben diesen Linksseitenbezug auf ihr Banner geschrieben hat, wie übrigens noch andere giftige Schlangen.

Eine willkürliche Laune der Natur? Wohl kaum. Links sitzt das Herz, das Lebenszentrum, die Kräfte des Gemüts, welche bei der Schlange verkümmert sind. Dieser profunde Defekt in der Liebesfähigkeit hat die Schlange tief in die Materie hinein gestürzt, sodaß sie nun auf dem Boden kriechen muß.

Schneidet man solch eine Schlange auf, so findet man, daß die Organe auf ihrer linken Seite nur unvollkommen ausgebildet sind. Wo die Kräfte des Gemüts verkümmern, entsteht der Anhauch des Giftigen. Und so helfen diese Schlangen uns Menschen mit ihrem Gift bei »ähnlichen Leiden« und dienen sich dadurch selbst wieder ein Stück hoch auf der Leiter der Evolution.

Ein weiterer **Lachesis**-Fall ist beschrieben im Kapitel über »**Chronische Krankheiten**« unter dem Titel **Ihr sitzt ein Stachel im Herzen.** Es geht dabei um eine abnorme Eifersucht. Um das Bild von der Wirkungsweise der *Grubenotter* zu vervollständigen, ist es interessant, diese Geschichte mit der soeben vorgetragenen zu vergleichen.

Das Leitsymptom des vorliegenden Falles war also – so lächerlich das manchem von der Homöopathie unberührten Schulmediziner vorkommen mag – die Linksseitigkeit der Beschwerde. Das Symptom gewinnt noch entschieden an Gewicht, nachdem die Patientin versicherte, daß »ihre« Mandelentzündung immer linksseitig verlaufe, daß sie es »gar nicht anders kenne«.

Die passende Rubrik finden wir unter

Hals/Entzündung/links   III,275

Es gibt 11 Mittel, jedoch nur eines dreiwertig: **Lachesis.**

Die Frühjahrs- und Herbst-Verschlimmerung steht unter den Allgemein-Symptomen. Auch hier ist **Lachesis** als einziges Mittel fett gedruckt in beiden Rubriken vertreten. Sodann kommt die Schwierigkeit beim Schlucken. Auch hier steht die *Grubenotter* wieder in der höchsten Wertigkeit. Die Besserung der Symptome durch Nasenbluten ist gleichzusetzen mit Absonderungen bessern.
Das ist typisch für **Lachesis** und auch für **Sulphur.**

Der Schwindel beim Aufstehen, die Übelkeit, die blaurote Verfärbung des Halses, die Heiserkeit, das »keine Luft mehr kriegen beim Einschlafen«, es paßt alles; man kann das im Repertorium nachprüfen, wenn man will. Aber wer wird von diesen gerade noch als »recht ordentlich« anzusprechenden Symptomen her den Fall aufzäumen?

Wohl niemand, der es mit dem § 153 des *»Organon«* ernst nimmt, – er kommt sonst schnell in den Wald Dutzender von Mitteln, die »auch ganz gut« zu passen scheinen, aber mit Sicherheit nicht so frappierend helfen würden, wie eben die *Grubenotter,* deren destruktiv auf eine Körperhälfte gerichtete Kraft bestens geeignet ist, ihre Homöopathizität bei ähnlich gearteten Krankheitsprozessen unter Beweis zu stellen.

Man könnte die Liste akuter Krankheitsgeschichten fortsetzen bis ins Unendliche. Wir müssen uns hier beschränken auf einige exemplarische Fälle und schildern deshalb als nächstes ein paar nicht weniger akute Verletzungsfolgen.

Verletzungen (Traumata)

Er hat eine drauf bekommen
(Paroxysmale Cephalgie)

Eine aufgeregte Mutter kommt mit ihrem 10-jährigen Sprößling in die Sprechstunde. Der Sohn leide an »anfallsartigen Kopfschmerzen«. Diese seien zwar ständig ein wenig »da«, würden sich jedoch periodisch alle paar Tage derart steigern, daß er jedesmal schreiend in seinem Zimmer hin- und herlaufe, bis der Anfall dann wieder langsam verebbe. An Schularbeiten in dieser Zeit sei nicht zu denken, überhaupt behindere das Leiden die Leistungen in der Schule ganz beträchtlich.
Neben den Schmerzen bestünden ein Schwindelgefühl und ein heißer roter Kopf, wohingegen die Hände auffallend kalt seien. Schmerztabletten würden überhaupt nicht mehr helfen.

Da eine derart auffallende Symptomatik bei einem so jungen Menschen nicht ohne besondere Ursache entstehen kann, wird nachgefragt, und so kommt schließlich heraus, daß »alles eigentlich erst angefangen hat, nachdem dem Kind der schwere hölzerne Klappdeckel einer Mülltonnen-Abdeckung auf den Kopf gedonnert ist und eine Platzwunde geschlagen hat, die jedoch ordnungsgemäß vernäht worden war. Die Narbe ist noch deutlich zu sehen.« Ob das denn sein könne? Die Sache sei immerhin schon fast zwei Jahre her.

Nun, es darf angenommen werden, daß seinerzeit eine handfeste Gehirnerschütterung *(Commotio cerebri)* bestanden hatte und der Junge, vom Arzt dazu angehalten, einige Tage im Bett zu bleiben, dem nicht nachgekommen war. Einige Zeit danach hatten sich dann allmählich diese Anfälle eingestellt, zuerst in relativ langen Abständen, die sich aber ständig verkürzten.

Steht bei einem Fall eine solch deutliche »Verursachung« *(Causa)* im Hintergrund, so ist es gestattet, ja geradezu gefordert, diese bei der Hierarchisierung der Symptome an die Spitze zu stellen, d.h. wir haben unsere heilende Medizin unter der Rubrik FOLGEN VON TRAUMEN UND VERLETZUNGEN zu suchen.

Die besonderen Begleitsymptome des heißen Kopfes, verbunden mit Schwindel und kalten Händen, erlauben dann, das Mittel eindeutig zu bestimmen.

Es wurde insgesamt sechs Wochen lang in substanzfreier Potenz (LM12) gegeben, einmal täglich fünf Tropfen. Jedesmal unmittelbar nach der Einnahme steigerte sich der Schmerz kurzfristig – ein Zeichen, daß der Organismus auf den Reiz des Ähnlichen reagierte –, um dann ziemlich rasch abzuklingen.
Die Anfälle wurden immer seltener und schwächer und hörten nach acht Wochen ganz auf. Sie sind nie mehr zurückgekehrt.

Merke: Die Wirkung eines guten Simile geht über dessen Einnahmezeit weit hinaus.

Die Rubriken im »*KENTschen Repertorium*«:

KOPFSCHMERZ NACH MECHANISCHEN VERLETZUNGEN	(20 Arzneien)	I,266
KOPF/HITZE/EXTREMITÄTEN KALT	(16 Arzneien)	I,192
SCHWINDEL/BEI KOPFSCHMERZ	(80 Arzneien)	I,163

Durch alle Rubriken marschiert unsere gesuchte Arznei zweiwertig – im Kursivdruck durch. Es ist **Arnica,** der ***Bergwohlverleih,*** wie der deutsche Name sinnigerweise heißt.

Wenn man überlegt, wo diese Pflanze wächst, – auf Hochmooren, zertrümmertem Gestein und Torf, zerstoßenen und zermahlenen Pflanzenresten –, dann wird ihre Signatur verständlich, die sich in den zerfetzten gelben Blütenblättern überdies zur Schau stellt, und es wird klar, warum der Geist dieser Pflanze der Idee der Verletzung entspricht.

So findet die **Arnica** ihr unbestrittenes Wirkungsgebiet in der Anwendung bei Quetschungen *(Contusionen),* Blutergüssen *(Hämatomen),* Prellungen, Zerrungen, Überanstrengung von Muskeln (auch des Herzmuskels), bis hin zu seelischen Traumata, die mit plötzlicher Wucht auf den Menschen treffen können.

Sie hat eine aufs Auge gekriegt

Dieser **Bergwohlverleih** »verlieh sein Wohl« einem Mädchen, dem ein Sektkorken aufs Auge geknallt war, genauso wie einer jungen Mutter, der ihr Kind so unglücklich mit dem Finger ins Auge gestoßen hatte, daß sie eine Hornhautverletzung davontrug und das gesamte Auge blutunterlaufen war. Auch **Ledum** leistet hier unter Umständen gute Dienste. Dies aber wieder mehr bei einem »blauen Veilchen«. So streng sind da die Bräuche.

In der Folge solcher Stoßverletzungen stellt sich des öfteren eine Linsentrübung ein, was durch **Arnica** vermieden wird. Man hüte sich jedoch davor, in solchen Fallen die unverdünnte Tinktur der Pflanze in das Auge zu träufeln.

Der weiland berühmte deutsche homöopathische Arzt ARTHUR LUTZE[15] heilte oft solch verletzungsbedingten Star *(Cataracta traumatica)* mittels **Arnica** und **Conium** in der 30sten Potenz. (**Conium** kommt zur Anwendung, wenn sich die Linse schon getrübt hat). Die exakte Rubrik heißt

AUGE/VERLETZUNGSFOLGEN (12 Mittel)

darunter das fettgedruckte **Symphytum**, der *Beinwell* oder die *Beinwurz,* welche vor allem als Wundermittel bei nicht heilen wollenden Knochenbrüchen gilt. Mit Hilfe einer D2 dieses Mittels gelang es mir einmal, einen 28-jährigen bärenstarken Burschen – (scheinbar!) – mit einer nicht heilenden Splitterfraktur des Unterschenkels nach einem Motorradunfall aus einer Unfallklinik herauszubekommen und das nach drei Wochen. Vorher hatte er fast zwei Jahre dort gelegen, ohne daß der Knochen Anstalten gemacht hätte, zusammenzuwachsen.[16]

---

[15] LUTZE lebte um die Jahrhundertwende und betrieb in Köthen eine homöopathische Heilanstalt. Sein *»Lehrbuch der Homöopathie«,* im Jahr 1900 im Verlag der Lutzeschen Heilanstalt von seinem Sohn PAUL LUTZE neu herausgegeben, gehört zu den Raritäten der homöopathischen Literatur.
[16] Es hat sich herausgestellt, daß Tiefpotenzen von Symphytum – (Urtinktur bis D6) – besser zur Knochensubstanzbildung beitragen als hohe Potenzen. Da wir uns beim Knochen im tiefsten materiellen Schwingkreis des menschlichen Körpers befinden, ist es offenbar sinnvoll, hier Substanz zuzuführen, wenn Substanz gebildet werden soll.

Es geht ihm nichts mehr aus dem Handgelenk
(Periostitis)[17]

Um die therapeutische Spannbreite von **Arnica,** dem *Bergwohlverleih* noch von einer anderen Seite her zu beleuchten, sei noch kurz darauf hingewiesen, daß dieser auch ganz hervorragend seinen Dienst tat, als ein Musikstudent zu mir fand, der über hartnäckige Schmerzen beider Handgelenke berichtete. Offensichtlich hatte er des Guten zuviel getan und sich die Hände bei seinen täglichen Etüden am Klavier ganz einfach überanstrengt.

Übertriebener Ehrgeiz, gepaart mit der inneren Verkrampfung, geboren aus dem Wunsch nach besonderer Leistung, läßt dieses Symptom entstehen. Ähnliche Hintergründe finden wir auch beim Schreibkrampf.

Die Schmerzen waren in diesem Fall immer besser in der Ruhe und am Morgen nach Schlaf – ein deutlicher Hinweis, darauf, daß eine Überanstrengung zugrunde lag. Trotz einer bevorstehenden Prüfung und ohne Verringerung des täglichen Pensums half **Arnica** wieder einmal ganz ausgezeichnet. Ich hatte zuerst **Ruta** ausprobiert, ein großes Mittel bei Knochenhautentzündungen, vor allem der Handgelenke, aber die Wirkung der *Weinraute* – wie diese Pflanze zu deutsch heißt – hielt nur kurz an.
Die entsprechenden Rubriken lauten:

EXTREMITÄTEN/SCHMERZ/HANDGELENK	/BEWEGUNG	II,581
	/WIE GEBROCHEN	II,635
	/WIE WUNDGESCHLAGEN	II,703
	/WIE VERRENKT	II,781

Sprechen wir nun von einer anderen großen »Verletzungs-Arznei«, die ihrem Namen vor allem bei Affektionen von Sehnen und Bändern Ehre macht. Ihr Wirkungsspektrum geht aber natürlich weit über diesen Bereich hinaus. Es handelt sich um eine Pflanze, deren Giftwirkung so stark ist, daß eine bloße Berührung sofort Blasen auf der ungeschützten Haut hinterläßt. Aus diesem Grund ist sie auch als höchst wirkungsvolle Medizin bei diversen Herpes-Erkrankungen der Haut bekannt geworden – wenn die Symptomatik paßt.

---

[17] Knochenhautentzündung aus griech.: *peri* = »um, herum« und *os* = »Knochen«.

In potenziertem Zustand wird dieses Mittel zum exzellenten Heilstoff bei den schmerzhaften Folgen von Verrenkungen, Verzerrungen, Bänderrissen bei Skiunfällen, Verstauchungen, rheumatischen Beschwerden nach Durchnässung und Unterkühlung, Schleudertraumen und dergleichen mehr.

Wichtig für die gute Wirkung ist aber auch hier wieder die genaue Beobachtung der Symptome: Die Schmerzen sind immer verschlimmert in der Ruhe, bei Beginn von Bewegungen, also zum Beispiel beim Aufstehen vom Sitzen und den ersten Schritten und werden dann besser bei fortlaufender Bewegung. Sodann sind sie verstärkt bei Kälte und werden gelindert durch Wärme.

Jedoch auch dabei muß man gut unterscheiden, denn ähnlich verhalten sich z.B. **Calcium fluoratum** und die Nosode **Pyrogenium.**

Deshalb erscheint mir an dieser Stelle der Hinweis wichtig, daß manche einwandfrei durch Verletzung entstandene Beschwerden trotzdem nicht nachhaltig auf die nach den Symptomen angezeigten Verletzungsfolge-Mittel reagieren. Das ist immer dann der Fall, wenn durch eine oberflächliche Verwundung der »schlafende Psora-Hund« – wie ich das einmal nennen will – geweckt wurde.
Solch eine hartnäckig sich hinschleppende Verletzung heilt unter Umständen durch ein Mittel wie **Sulphur** oder ähnliche aus, wobei diese Arzneien dann plötzlich noch andere mehr oder weniger unterirdische Steine ins Rollen bringen.

Auch die gesamttoxische Situation, wie sie bei einer *Sykosis* anzutreffen ist, ahmt oft die Verletzungsmodalitäten von **Rhus** nach, – vor allem die Besserung durch fortlaufende Bewegung.

Wer will und etwas tiefer eindringen möchte, schlage folgende Rubriken im »KENT« nach:

EXTREMITÄTEN/GLIEDERSCHMERZEN/BEWEGUNG BESSERT

und die sich anschließende

IM BEGINN DER BEWEGUNG SCHLECHTER   II,560.

Nicht zufällig stehen hier einige *sykotische Arzneien* im Fett- und Kursivdruck (**Medorrhinum,** die Nosode aus dem potenzierten Trippergift, **Kalium sulphuricum, Natrium sulphuricum, Ferrum** u.a.). Daneben noch zwei andere Arzneien, die typisch sind für toxinbelastetes Milieu: das schon erwähnte **Pyrogenium** und **Tuberculinum.**

Das alles soll nicht zur Verwirrung beitragen, sondern als Anregung dienen, bei erfolgloser Selbstbehandlung mit diesem Pharmakon, **Rhus tox.,** einen homöopathischen Praktiker aufzusuchen.

Die nun folgende Geschichte handelt von einer Frau, welche mich im Jahre 1978 aufsuchte und bei der die angesprochene Arznei ein kleines Wunder wirkte. Nennen wir sie

Das Mittel ihres Lebens
(Folgen von Überheben)

Die zierliche, aber robust wirkende Frau mittleren Alters kann seit über einem halben Jahr ihren rechten Arm nicht mehr bewegen und muß sich von ihrem Gatten sogar beim Anziehen helfen lassen. Anfangs war der Schmerz noch nicht so schlimm. Er hat sich dann aber – einhergehend mit einer zunehmenden Versteifung des ganzen Armes – sozusagen »eingehängt« ähnlich wie beim berühmt-berüchtigten »Tennisarm«, der auch oft nach diesem Heilstoff verlangt, von dem hier die Rede sein wird.

Anheben kann die Frau den Arm fast überhaupt nicht mehr. Das Handgelenk ist steif und wird überdies noch verziert durch ein Überbein – ein Hinweis auf den konstitutionellen Hintergrund dieser Störung, – weswegen diese Geschichte eigentlich mehr im Kapitel über die Chronischen Erkrankungen anzusiedeln wäre.

Noch in der Praxis gebe ich ein einziges Kügelchen der 30sten Potenz, woraufhin eine gewaltige Erstverschlimmerung einsetzt, welche die Frau die ganze Nacht über wach hält. Erst nach Ablauf einer Woche wagt es die Patientin, mit der LM12 des gleichen Mittels weiterzumachen. Jeder einzelne Muskelstrang des Bizeps und Trizeps wird nacheinander bearbeitet mit den dazugehörigen Sehnen und Bändern. Kaum habe der Schmerz an einer Stelle aufgehört, so habe er an einer anderen begonnen. Nach einer Woche ging es dann stetig aufwärts. Nach vier Wochen war die Frau wieder fähig, den Arm um die Schulter kreisen zu lassen, was mich, verständlicherweise, ebenso freute wie sie.

Nun wollte sie gerne diese gelungene Kur durch ein Anschlußmittel gegen diverse Ängste ergänzen. Unter anderem hatte sie Angst vor Menschen und in großen Menschenmengen. Ich schrieb ihr damals **Argentum Nitricum** (**Silbernitrat** oder »**Höllenstein**«) auf, ein großes Angstmittel zweifellos, bis hin zum Verfolgungswahn. (Man erinnere sich: Silber – Mond – Gehirn – Angst = Ausgeburten einer negativen Vorstellungskraft).

Danach hörte ich über ein halbes Jahr nichts mehr von ihr. Dann erschien sie freudestrahlend und berichtete, es ginge ihr ausgezeichnet. Das ist nun ausgesprochen erfreulich, wenn man von jemandem besucht wird, dem es gut geht, nachdem ja üblicherweise die Leute nur kommen, wenn es ihnen schlecht geht. Auch ihre Ängste hätten sich inzwischen vollkommen verloren und was das Tollste wäre, nun sei auch ihr Überbein am Handgelenk noch verschwunden, habe sich sozusagen beinahe »über Nacht in Luft aufgelöst«.

Ich hole die Karteikarte hervor und frage, ob sie das letzte Mittel denn bis jetzt eingenommen habe. Da sprudelt sie heraus: »Nein, denken Sie nur, das habe ich überhaupt nicht genommen. Irgendwie war mir so wohl bei der alten Medizin, daß ich dabei geblieben bin. Ich habe mir die Tropfen dann noch zweimal nachgeholt und – das war's! – Was ist das übrigens für ein Wundermittel, dieses **Rhus…**, wie heißt das?«

»Das ist der **Giftsumach,** eine südamerikanische Variante unseres Essig…« (ich wollte sagen »Essigbaumes«, aber da fiel sie mir schon ins Wort).

»Was ist das?! – der Giftsumach! – Das gibt's doch gar nicht, – das ist ja mein Lieblingsbaum! Ich erinnere mich noch, wie wir als Kinder von der Schule aus in den botanischen Garten gingen: Immer lief ich zuerst zu »meinem Baum« und hab mich dort hingesetzt. Der war nämlich hinter einem Gitter, damit man ihn nicht anlangen sollte, wegen der Blasen, die man dann bekam, wissen Sie! Nein sowas, – der Giftsumach! Im ganzen Botanischen Garten hat mich nichts interessiert, außer diesem Baum. Ich hab' ihn dann später noch oft besucht. Auf das Schild hab' ich nie gesehn. Unser Lehrer hat gesagt, das sei der Giftsumach und das hat mir genügt.«

Rhus toxicodendron, der »giftige Baum« aus der Familie Rhus war das Mittel ihres Lebens, ein absolutes Simillimum. Unbewußt hatte sie das damals schon gespürt und mit sicherem Instinkt hat sie das von mir neu eruierte Mittel nicht genommen, sondern mit Konsequenz die alte Arznei weitergeschluckt.

Schlagen wir im nachhinein die Rubrik auf

GEMÜT/FURCHT/VOR MENSCHEN   I,545

dann finden wir den *Giftsumach* tatsächlich im Fettdruck.

EXTREMITÄTEN/SCHWELLUNG/HANDGELENK   II,528

Auch hier ist es das am dicksten gedruckte Medikament. Unter

EXTREMITÄTEM/VERLETZUNGEN/HANDGELENK   II,552

erscheint es unter nur sechs Mitteln zweiwertig. Unter

EXTREMITÄTEN/KNOCHEN/GANGLION AM HANDGELENK   (6 Mittel)   II,478

ist es nicht vertreten. Hier sind, wie zu erwarten, **Calcium** und **Silicea** der *»Reine Feuerstein«,* die Mittel der Wahl, – wenn man routinemäßig vorgeht. Aber genau das kann man sich in unserer Kunst nur äußerst selten erlauben, sonst wäre es keine Kunst mehr. Ein Simillimum kann eben alles. Es krempelt den ganzen Menschen um, auch wenn es nicht unter jedem Symptom im Repertorium steht.

Etwas Ähnliches ist mir noch einmal passiert, als eine junge Frau vor Jahren zu mir fand, die aufgrund ihrer Symptomatik das Mittel **Lilium tigrinum,** die *Tigerlilie,* benötigte.

Viele Lilienarten strömen einen geradezu betörend-betäubenden Duft aus, und so kann man sich schon vorstellen, daß der Genius dieser Pflanze ein Hin- und Hergerissensein zwischen größter Sinnenlust und einem Gefühl tiefster Verdammnis erzeugt.

Die junge Dame war jedenfalls sehr erstaunt, als ich ihr mitteilte, zu welchen Schlußfolgerungen ich aufgrund meiner Repertorisationsarbeit gekommen war. Sie erzählte mir, daß sie vor einer Woche wie angewurzelt vor einem Buchladen stehengeblieben war, in welchem zu Dekorationszwecken das Poster einer Tigerlilie ausgestellt war. Von einem inneren Zwang förmlich getrieben, dieses Bild besitzen zu müssen, sei sie in den Laden gestürmt und habe die Besitzerin so lange beschwatzt, bis sie es ihr schließlich überließ. Es würde seitdem über ihrem Bett hängen, weil sie das sichere Gefühl habe, daß der Anblick dieser Pflanze ihr sehr gut tue.

Die entsprechenden Tropfen, in einer LM 12 und nachfolgend LM 18, taten auch sofort ihre Wirkung und brachten die verrücktesten Symptome der jungen Frau – auf die wir hier aus Platzgründen nicht weiter eingehen können – zum Abklingen, wodurch sie ihren Seelenfrieden wieder fand.

Es scheint bisweilen, als ob die Seele, erfüllt von einer tiefen Ahnung dessen, was ihr gut tut, mit sicherem Instinkt das Richtige erwählt.

Besprechen wir noch ein weiteres Verletzungsfolge-Mittel, das wichtigste seiner Art für Verletzungen von Nervenbahnen mit nachfolgenden Gefühlen von Taubheit, Prickeln und »Ameisenlaufen«:

Sie ist aufs Kreuz gefallen
(Sakralgie)

In den 70er Jahren war ich befreundet mit einem Zahnarzt, der inzwischen verstorben ist. Dieser war ein aufgeschlossener Mann und eifriger Befürworter biologischer Heilmethoden und der Homöopathie, der sich oft während der Behandlung derart über die »Borniertheit mancher Mikrobenjäger« ausließ, daß er darüber das Bohren vergaß. Bereits am Anfang unserer Bekanntschaft erzählte er mir von den Kreuzschmerzen seiner Frau und fragte, ob ich glaube, daß da »noch was zu machen sei«. Gleichzeitig nimmt er meine Antwort schon vorweg, indem er ausführt, daß das natürlich aller Voraussicht nach unmöglich sei, da »die Sache« schon seit 15 Jahren bestehe und alle Möglichkeiten einschließlich Akupunktur ausgelotet worden waren. Auf meine Gegenfrage, wieso er gerade auf 15 Jahre komme, meint er: »Ganz einfach, weil meine Frau damals beim Eislaufen aufs Steißbein gefallen ist.«

Die Frau ist um die fünfzig, groß, etwas korpulent und macht einen gutmütigen Eindruck. »Damals«, so sagt sie, habe es »einen furchtbaren Stich gegeben« und dann seien vorübergehend Lähmungserscheinungen aufgetreten. Der Schmerz habe sich in der Folgezeit immer mehr ausgebreitet und würde heute vom Kreuzbein in beide Leisten und bis in die Oberschenkel hinein ausstrahlen. Nach Anstrengung durch Laufen sei es besonders schlimm, das Laufen selbst jedoch täte gut. In Ruhe wäre es wesentlich besser, Kälte wäre sehr unangenehm.

Die Causa liegt klar auf der Hand. Die Rubrik heißt:

RÜCKEN/SCHMERZ/STEISSBEIN NACH FALL   I, 344

Es gibt nur drei Mittel. Davon zwei im Fettdruck und ein zweiwertiges. Man kann auch noch nachsehen unter

RÜCKEN/VERLETZUNG WIRBELSÄULE/NACH ERSCHÜTTERUNG   II, 315

Hier stehen wiederum drei Mittel. Bis auf eines, das auch durch die erstgenannte Rubrik läuft, sind es jedoch andere. Da es in unserem Fall jedoch offensichtlich um einen lädierten Nerv geht, der diese unangenehmen Erscheinungen auslöst, ist die Wahl nicht schwer. Ich lasse unser Hauptmittel für Verletzungen von Nerven einnehmen und das ist **Hypericum,** das *Johanniskraut.* Es ist auch dasjenige, welches als einziges durch die beiden Rubriken läuft.

Die Frau nimmt die Tropfen in der LM 12 und berichtet nach vier Wochen: Es hat keine Erstverschlimmerung gegeben. Die Beschwerde zog sich so zurück, wie die alten Homöopathen es beschreiben: In zeitlich umgekehrter Reihenfolge ihrer Entstehung. Der Schmerz begann sich zuerst aus den Oberschenkeln zurückzuziehen, verschwand dann nach und nach aus den Leisten und konzentrierte sich auf die Stelle des seinerzeitigen Aufpralls am Steißbein. Dann nahm er auch hier langsam aber stetig ab.
Die Patientin war sparsam mit den Tropfen umgegangen und nach vier Wochen war das Fläschchen immer noch zur Hälfte voll. Ich ließ die Tropfen weiternehmen.

Ironie des Schicksals: Offenbar hatte sich die Frau so an ihre Beschwerde gewöhnt, daß sie nach erreichter Schmerzfreiheit erneut stürzte und sich einen Kapsel- und Sehnenriß am Fuß zuzog, samt Bluterguß und allem, was dazugehört. Das *Johanniskraut* wurde stillschweigend weitergenommen und durch **Arnica** vorteilhaft unterstützt.

Manchmal hat man fast das Gefühl, als stünde Gott mit erhobenem Zeigefinger da und wollte den fürwitzigen Hochpotenzler, der da an die Grenzen karmischen Geschicks rührt, durch solche Geschehnisse aufmerksam machen, daß es sicher auch seinen Sinn und Zweck hat, wenn ein bestimmter Mensch bestimmte Leiden ertragen muß. Es gibt Menschen, die man nicht heilen kann, und es gibt Menschen, die man nicht heilen darf. Dann nämlich, wenn hierdurch in das persönliche *karma* eingegriffen würde.

Aber das merkt man meist ziemlich schnell, denn das geheime Gesetz hinter den Dingen erteilt in solch einem Fall recht bald den Wink mit dem Zaunpfahl. Wer Hochpotenz-Homöopathie betreibt, korrigiert binnen kurzem zwangsläufig sein Weltbild. Er gehört zu denen, die ein wenig hinter den großen Vorhang blicken dürfen, und er muß sich nicht wundern, wenn ihm von dort bisweilen ganz gehörig auf die Finger geklopft wird.

Hypericum perforatum heißt das *Johanniskraut* genau, das »Durchlöcherte«.

Hält man die Pflanze gegen das Licht, sieht man die winzigen »Stichstellen« seiner Natur in den kleinen Blättchen. Die Signatur ist klar: Die Pflanze erreicht die Höhe ihrer Wirkkraft »um Johanni«, der Sommer-Sonnenwende.

Ihr höchstes Organisationszentrum, gewissermaßen der »Nerv« dieser Pflanze, kommt in der zarten Blüte zum Ausdruck. Sie verdichtet das kosmische Schöpfungsfeuer in rotes balsamisches Öl, das wir alle kennen und uns durch einen Ansatz der Blüten mit reinem Olivenöl auch selbst bereiten können. Dieses wirkt außerordentlich lindernd bei vielen entzündlichen Prozessen.

Betrachten wir noch kurz einen weiteren **Hypericum**-Fall:

Ein tauber Arm
(Paraesthesie)

Anfang 1994 kommt eine Frau in Begleitung ihres Mannes zur Behandlung. Dieser ist Metzger von Beruf und ein Hüne an Gestalt. Beiläufig erzählt er von seinem tauben Arm. Vor nunmehr fast 20 Jahren sei er beim Zerteilen eines Tieres unachtsam gewesen und habe sich mit dem scharfen Messer den halben Arm abgesäbelt. Er wäre damals fast verblutet. Die Wunde war dann fachgerecht versorgt worden, alles gut geflickt und vernäht, jedoch – die Taubheit großer Partien des Armes sei ihm geblieben. Ich frage ihn, ob er bereit sei zu einem Versuch mit der Homöopathie. Allerdings könne ich keinen Erfolg garantieren.

Während ich mich weiter mit seiner Frau unterhalte, läßt der Mann ungläubig ein Kügelchen **Hypericum** C200 aus meiner Reiseapotheke auf seiner Zunge zergehen. Zu unser aller großem Erstaunen faßt er sich bereits Minuten später an besagten Arm und behauptet, daß es darin zu prickeln beginne.
Als die beiden nach einer Stunde die Praxis verlassen, hat der Mann in Teilen des vorher tauben Armes bereits wieder Gefühl. Ich schreibe ihm eine LM18 der gleichen Arznei auf, woraufhin die Taubheit in den folgenden Wochen gänzlich verschwindet.

Ein schöner Beweis, daß sowohl Schmerz wie Gefühllosigkeit nie im grobstofflichen, sondern immer im ätherischen Körper angesiedelt sind, ansonsten ein völlig substanzfreies energetisiertes Pharmakon nicht derart schnell und frappierend wirken könnte – noch dazu nach dieser langen Zeit. Aber Zeit ist eben für unser Bewußtsein keine relevante Größe, was derlei Zusammenhänge angeht.

An **Hypericum** denke man bei allen Verletzungen, die mit großen Schmerzen oder Taubheit der betroffenen Teile einhergehen. Das Mittel schafft Erleichterung, wenn Sie sich mit dem Hammer auf die Fingerkuppe geschlagen haben oder wenn die Backe nicht mehr »auftauen« will, nachdem der Zahnarzt versehentlich einen Zweig des Gesichtsnervs *(nervus facialis)* mit seiner Spritze getroffen hat und dieser daraufhin »beleidigt« ist.

Daß nicht alles unterschiedslos über **Arnica, Rhus** oder **Hypericum** läuft, was Verletzung heißt, sehen wir an dem nächsten Beispiel.

Ein Unfall beim Holzfällen
(Ischialgie)

Im Oktober 1978 kommt ein damals 38-jähriger bärenstarker oberbayerischer Holzfäller zu mir in die Sprechstunde, der selbst aussieht, als wäre er mit dem Beil geschnitzt. Er war bei der Waldarbeit ausgerutscht und so unglücklich mit dem Hintern auf einen spitzen Ast gefallen, daß ihn seither »der Ischias plagt«.
Er beteuert, daß er schon einiges aushalte und bestimmt kein Simulant sei, was ich keinen Grund habe zu bezweifeln, wenn ich ihn so betrachte. Er sei auch schon beim Arzt gewesen und habe Spritzen bekommen, aber die hatten nur vorübergehend geholfen.

Die Schmerzen seien tagsüber erträglich, verschlimmert morgens beim Aufstehen. Er käme dann kaum aus dem Bett. Auch beim Autofahren, wie überhaupt beim Sitzen und Bücken sei alles schlechter. Der Schmerz ziehe vom Pobacken, auf den er gefallen war, hinunter ins rechte Bein bis zur Wade, wo es bisweilen zu krampfartigen Zuständen komme. Darüber hinaus tue ihm »das ganze Kreuz weh«, – er deutet lumbalwärts.

Das war's, und mehr war nicht rauszuholen. Auf Grund der Bewegungs- und Ruhe-Modalitäten bekommt der Mann als erstes Mittel **Rhus tox.** in einer LM12.

Nach 14 Tagen erscheint er unbeirrt und gläubig wieder in der Sprechstunde und beteuert, das Mittel habe rein gar nichts bewirkt. Er bekommt jetzt eine Dosis **Hypericum** C200 aus der Zwangsvorstellung heraus, daß hier der Ischias-Nerv – dessen Verlauf der Schmerz in der Tat folgt und auf dessen Austritt aus dem Sacralplexus der Mann zweifellos gefallen ist – beleidigt ist.
Auch diese Medizin bewirkt nicht das geringste und der Mann erscheint wiederum bei mir ungebrochen in seinem Vertrauen in diese ihm keineswegs vertraute Heilkunde.

Nun gehe ich etwas genauer an die Sache heran und nehme den »Kent« zur Hand, der vorher auf dem Tisch liegen geblieben war und schlage als erstes auf

Rückenschmerz/Lumbalregion/nach Verletzung II,339

Ein einziges Medikament steht hier, das man in diesem Zusammenhang nicht so gut kennt, weil man es vor allem unter dem Aspekt gewisser Lungenbeschwerden als erstes im Auge hat.

Als nächstes folgt:

Rückenschmerz Lumbal/erstreckt sich zum Gesäss II,339

Es gibt nur zwei Mittel. Die vorher nur einwertig aufgetauchte Arznei finden wir hier erneut und zwar diesmal dreiwertig.

Gleich darunter heißt es

Erstreckt sich zu den Gesässmuskeln und den Oberschenkeln

Hier steht wieder nur die eine Arznei im Fettdruck. Unter

Schmerz/Gesäss II,593

erscheint die Medizin allerdings nur einwertig. Ebenso unter

Schmerz/Beine/Ischias/erstreckt sich nach unten II,593

Es gibt noch eine andere wichtige, weil »ursächliche« Rubrik, nämlich

Schmerz/Ischias/Nach Verletzungen II, 929

mit nur zwei Mitteln. Das eine ist das bereits versuchte **Hypericum** und das andere (welches?) nehme ich in Reserve, falls das diesmal wieder nicht funktionieren sollte.
Jedoch das Mittel hilft.
In einer LM12 verabfolgt, schmolz der vorher so hartnäckige Schmerz ab dem vierten Tag allmählich dahin und ward für die nächsten drei Jahre nicht mehr gesehen. Danach erschien er wieder, als der Holzfäller nach einer Rast in freier Natur auf dem – wohl feuchten – Boden aufstehen wollte und das erst einmal eine Zeit lang nicht konnte. Eine Gabe der gleichen Arznei in der C200 half ihm diesmal schnell und sicher.

Ein »kleiner« Fall, gewiß, aber ebenso unangenehm für den Patienten, wie lehrreich für den Behandler. Wir sehen sehr schön, wie hier die vorher so schön gesammelten Schmerzmodalitäten – die das heilende Mittel im übrigen gar nicht abdeckte – hinter der Causa, der Verletzungsfolge – zurücktreten müssen. **Kalium carbonicum** war die heilende Arznei für diesen Ischias.

Heute ist die Idee in den Köpfen,
daß der Arzt die Patienten heilt und nicht die Natur

ADOLF VOEGELI

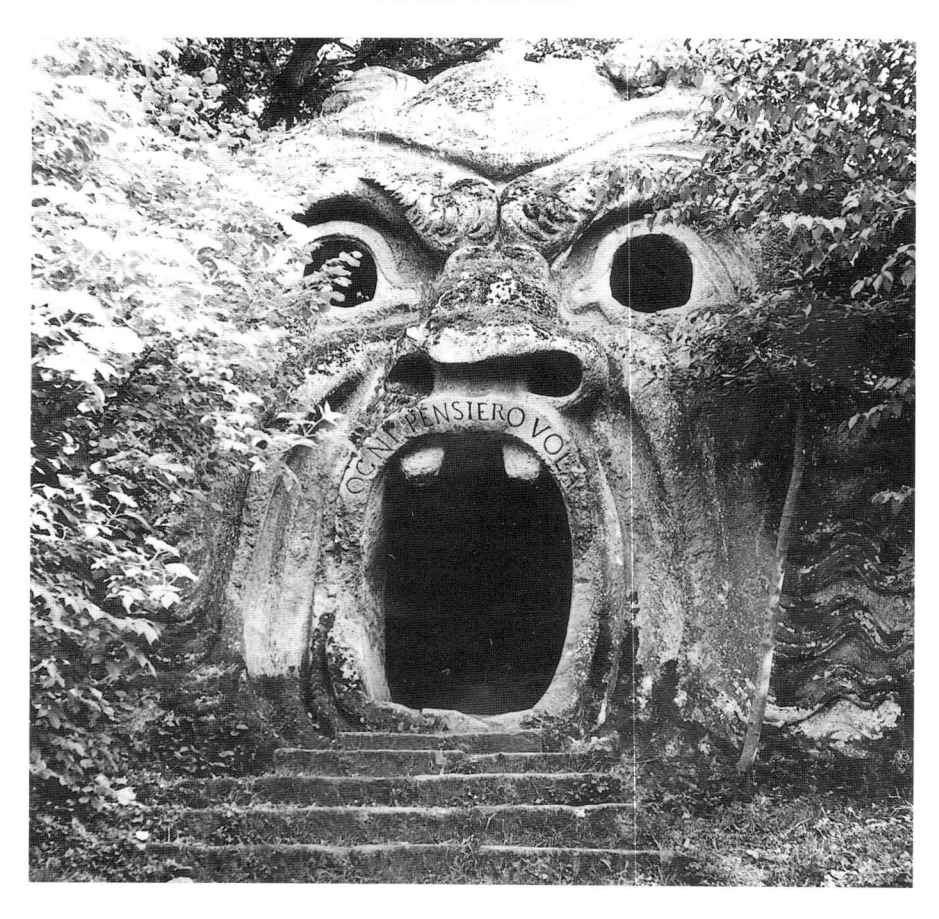

Kunstkrankheiten – Artefakte[18]

Unser Eingangszitat lieferte VOEGELI vor rund 20 Jahren, anläßlich eines Seminars in München. Wenn einer aus der eigenen Zunft die *Hybris*[19] der »Götter in Weiß« derart ironisch aufs Korn nimmt, darf man davon ausgehen, daß er durch langjährige Erfahrung und intensive Studien die wahren Hintergründe von Krankheit und Heilung erkannt hat.

Ein anderer, recht deftiger VOEGELI-Ausspruch lautete:

»Die Homöopathie kommt in Deutschland nicht vom Fleck, weil sie der Schulmedizin am Arsch leckt.«

Nun, das hat sich inzwischen dank der unermüdlichen Anstrengungen eines OTTO EICHELBERGER und anderer gewandelt. Angespielt hatte VOEGELI mit seinem Ausspruch damals auf die Schwierigkeit der Handhabung dieser Homöopathie, sodaß viele Ärzte, die auch ein wenig an ihr teilhaben und von ihr profitieren wollten, auf die schon eingangs erwähnten Komplexmittel auswichen und diese nach klinischen Krankheitsbegriffen verordneten; – was jedoch bei genauer Betrachtung immer noch besser war, als das, was vielerorts getrieben wird, um den kranken Menschen zu verarzten.

Aber letzten Endes verhält es sich mit der Befruchtung eines Schulmedizinergehirns durch homöopathisches Gedankengut nicht viel anders als bei jeder Empfängnis: Entweder schwanger werden oder mit einem Apfel ins Bett gehen.
Der schon erwähnte deutsche Geisteswissenschaftler HERBERT FRITSCHE stößt – wenngleich in anderer Tonart – in das gleiche Horn, wenn er seine HAHNEMANN-Biographie[20] mit den Worten beschließt:

»In guten Händen muß die Homöopathie bleiben, in Heilmeister-Händen. Für Genesungs-Ingenieure und Mischmasch-Industrien, die homöopathische Mittel zu Komplexen

---

[18] Auch *iatrogene* = »vom Arzt gesetzte Krankheiten«, von griech.: *iatros* = »Arzt« und *gennan* = »erzeugen«.
[19] Hochmut, von griech.: *hybris* = »Selbstüberhebung« – über die Götter.
[20] »*Idee und Wirklichkeit der Homöopathie*«, Verlag Otto Burgdorf, Göttingen.

verarbeiten und auf Krankheitsdiagnosen hin verordnen lassen, dem Simile also Rang und Sinn rauben, – ist sie nicht geschaffen. Sie hat kaum begonnen, die Homöopathie. Sie wartet noch. Sie hat Zeit, weil sie Ewigkeit hat. Sie bleibt das, als was sie CONSTANTIN HERING in seiner Doktorarbeit bezeichnete: die Medizin der Zukunft.«

Diese Zukunft hat inzwischen bekonnen. Jedoch – noch überlappen sich die Geschehnisse. Auf der einen Seite wird mit an die 60.000 Mitteln chemischer Provenienz gearbeitet, welche lediglich einen Bezug zur erkrankten Region im grobstofflichen Körper aufweisen, was einen Freund von mir zu dem inzwischen weithin gern zitierten sarkastischen Ausspruch verleitete:

»Bei riesigen Nebenwirkungen erschlagen Sie Ihren Arzt oder Apotheker!«

Auf der anderen Seite haben wir eine personenbezogene Individualmedizin, welche zur Kenntnis genommen hat, daß jeder Mensch ein Unikat darstellt. Darüberhinaus verfügt sie über ein arzneiliches Arsenal, mittels dessen – basierend auf einer Differential-Diagnose vom feinsten – auch eine wirkliche Differential-Therapie möglich wird.

Die genauen Prüfungen der Arzneien aus den Arsenalen der »Reinen Lehre« lassen diesen Traum zur Wirklichkeit werden. Und dabei benötigen wir von den rund tausend gut geprüften Heilstoffen in der täglichen Praxis meist nur an die zwei- bis dreihundert dieser Einzelarzneien.

Eine Wiederherstellung der ganzen Person, eines erkrankten Organismus in seiner Gesamtheit, ist mit den Mitteln der *Chemotherapeutika*,[21] der *Cortisonhormone*,[22] der *Antibiotika*[23] und *Psychopharmaka* nicht möglich. Dazu muß diese rein naturwissenschaftlich analytisch ausgerichtete Medizin sich irgendwann einmal bekennen. Wer etwas anderes behauptet, lügt sich in die eigene Tasche. Bereits in den zwanziger Jahren des vergangenen Jahrhunderts sprach RUDOLF STEINER von rein »halluzinatorischen Hei-

---

[21] Vergl. die Figur zur »Ausprägung des Kohlenstoffs« (S. 91).
[22] Cortison ist ein isoliertes Hormon der Nebennierenrinde. Es reguliert in erster Linie den Kohlehydratstoffwechsel. Seine Steuerung erfolgt, wie die vieler anderer Hormone auch, durch den Dirigenten in diesem Konzert – die Hypophyse. Die Schulmedizin nutzt die antiallergischen, entzündungshemmenden Eigenschaften dieses Hormons.
[23] man beachte die wörtliche Bedeutung »gegen das Leben« von griech.: *anti* = »gegen« und *bios* = »Leben«. Ein Antibiotikum ist also ein Stoff, der sich gegen jede Form von Kleinstlebewesen richtet, »böse« wie »gute«.

lungen« der Schulmedizin, gegenüber den »helianthischen Heilungen«, welche allein die Homöopathie vollbringen könne, womit gemeint ist, daß letztere durch Anregung der innersten Lichtzentren eines Menschen, diesen wieder zu seiner körperlich-seelischen Ganzheit führen.

Wie kam es überhaupt zu der fulminanten Entwicklung in Sachen Chemotherapie? Bereits 1928 machte der britische Bakteriologe ALEXANDER FLEMING (1881 - 1955) die Beobachtung, daß der Schimmelpilz *Penicillinum notatum* bestimmte Bakterienstämme in ihrem Wachstum hemmte. Jedoch erst 1941, also während des Zweiten Weltkrieges, wurde das Penicillin erfolgreich gegen verschiedene Infektionskrankheiten angewandt, woraufhin unter anderem auch in Amerika mit der Produktion im großen Stil begonnen wurde. Die anfänglichen Erfolge mit dieser bakteriologischen Wunderwaffe förderten natürlich den Glauben an eine von der Naturwissenschaft dominierten Medizin. Anfangs lief auch alles außerordentlich gut: die Hautleiden verschwanden mit Hilfe der Cortisonhormone, die psychiatrischen Kliniken versuchten, ihren Patienten mit Hilfe von Psychopharmaka zu helfen und die praktischen Ärzte verordneten zentnerweise eben dieses Penicillin und ähnliche Antibiotika beim geringsten grippalen Infekt und jeder Blasenentzündung, bei der Bakterien im Urin entdeckt werden konnten.

Es wurden auch Erfolge erzielt – scheinbar. Doch es dauerte nicht lange, dann gab es die ersten Enttäuschungen. Die Hautausschläge zeigten sich bald wieder, das Bronchialasthma, der Rheumatismus, die Depression und eine Vielzahl jeder Beschwerden, die bereits früher als therapieresistent gegolten hatten, erwiesen sich auch in der neuen Ära als nicht definitiv kurierbar.[24]

Die Patienten wurden mehr und mehr mit den sogenannten »Heilstoffen« belastet, weil die Dosen erhöht und die Medikamente immer wieder neu verordnet werden mußten. Daß damit keine ganzheitlichen Heilungen erzielt werden konnten, ergibt sich schon aus der sich allmählich einbürgernden Bezeichnung »Langzeittherapie«. Die *iatrogenen*[25] Erkrankungen häuf-

---

[24] Eichelberger Rundbrief zur »Weiterbildung in Klassischer Homöopathie« vom 8.3.1995.
[25] Von griech.: *iatros* = »der Arzt«, somit also: »vom Arzt verursachte Erkrankungen«.

ten sich. Überdies wurden durch eine solche Behandlung Äußerungen des Körpers, die eine Erkrankung anzeigen, unterdrückt oder abgekürzt, zum Beispiel Fieber, Hautausschläge und Entzündungsprozesse. Das führt zu »Scheinheilungen«, denn meist tritt das so verdrängte Übel früher oder später in verdeckter Form in einem anderen Körpersystem als Stellvertreter-Erkrankung wieder auf.

»Ein genuines Verständnis für diese Zusammenhänge ist nur demjenigen Therapeuten möglich, der über die Zellulartherapie hinaus an die Pathologie der Säfte, die *Dyskrasis* des HIPPOKRATES, die *Miasmen* HAHNEMANNS denkt.«[26]

Wie ich schon früher sagte, erkannte LOUIS PASTEUR (1822 - 1895), der Professor der Chemie an der Sorbonne war, gegen Ende seines Lebens, daß die Krankheitserreger nur Anzeiger, aber nicht Verursacher einer Krankheit sind. In einer seiner Vorlesungen sagte er:

»Wenn Sie meinen, Krankheiten einfach dadurch beseitigen zu können, daß Sie die dabei auftretenden Bakterien unterdrücken und abtöten, dann können Sie ganz schlimme Wunder erleben.«

Wir können nun die Artefakte zwecks besserer Übersicht unterteilen. Das sieht dann so aus:

1. *Vergiftungen* durch Gebrauch von Mitteln chemischer Provenienz.
2. Symptombildungen durch eine Überdosierung von aufgearbeiteten Grundstoffen und Vitaminen bei der *Substitutionstherapie.*
3. Entgleisungen des innersekretorischen Systems durch *hormonelle Eingriffe.*
4. Symptomverschiebungen, – »Metastasen«[27] – oder »Stellvertreter-Krankheiten«, welche durch Unterdrückung bestehender Symptome bei der Suppressionstherapie erfolgen.

---

[26] Eichelberger-Rundbrief vom 8.3.1995.
[27] ursprünglich einfach: »dasselbe an einen anderen Ort verpflanzen« von griech.: *meta* = »nach«. Hin und *histanai* = »entstehen lassen«, altgriech.: *metastasis* = »Veränderung, Verlagerung.

Zum ersten Punkt läßt sich feststellen, daß – entsprechend seiner Abstammung aus lebensfremden bloßen Molekülverbindungen – ein Chemotherapeutikum nie frei von den berühmt-berüchtigten »Nebenwirkungen« sein kann. *Chymeia,* das war ursprünglich die »Kunst der Metallverwandlung«, womit die heutige Chemie schon lange nichts mehr zu tun hat.

So verwischen sich also ursprüngliche Krankheitssymptome mit künstlich erzeugten oft zu einem kaum entwirrbaren Konglomerat.

In solch einem Fall gebe ich – hier kann man es ausnahmsweise fast routinemäßig tun – erst einmal **Nux Vomica** – die *Brechnuss,* als unser größtes und bestes Mittel gegen chemische Vergiftungen aller Art, um die ursprüngliche Beschwerde von der aufgesetzten zu trennen. Häufig verschwinden dann chronische Verstopfungen, Migränen, Drehschwindel und Magenverstimmungen. Danach kann man beginnen, wirklich homöopathisch zu arbeiten.

Das heißt nicht, daß der verantwortungsbewußte Homöopath ein Chemotherapeutikum – oder andere Stoffe, auf die der Patient eingestellt ist – einfach absetzen läßt. Zum einen wollen wir gleiche Ausgangsbedingungen. Zum anderen stören sich die aus den Lagern unterschiedlicher Denkungsart verabfolgten Arzneien nicht gegenseitig, da sie ja auf völlig voneinander verschiedenen Ebenen angreifen. Die hochpotenzierte homöopathische Arznei verhält sich zu der Substanz, aus der eine Pille hergestellt ist, etwa wie ein Satellit, der in der äußeren Hülle unseres Planeten seine Bahn zieht zu einem Bagger, der im Erdreich wühlt.

Erkennt der Patient durch gesteigertes Wohlbefinden eine Wirkung unserer Arznei, so wird er die Zufuhr anderer Mittel allmählich selbst verringern oder diese ganz absetzen können.

Ich denke dabei etwa an die alte Dame, die wegen ihrer Herzbeschwerde auf ein **Digitalis**-Präparat eingestellt worden war und derart massive Dosen zu sich nahm, daß sie schließlich das **Digitalis**-Prüfungsbild entwickelte, was nicht von schlechten Eltern war. Die Rubrik MISSBRAUCH VON DIGITALIS gibt es im »KENT« nicht, aber **Nux Vomica** hat gut geholfen. Danach konnte ich dann daran gehen, die Herzbeschwerde mit **Aurum** und

Cactus LM-Potenzen ursächlich zu behandeln. Die Leitsymptome des ***Roten Fingerhuts,*** genannt **Digitalis,** welche zu seiner Verordnung aus homöopathischer Sicht führen, sind der Schulmedizin weitgehend unbekannt.

Dieser Fall gehört nun schon eher zur zweiten Unterrubrik der Artefakte, denn es handelt sich dabei ja um einen aufbereiteten Grundstoff.

Um nur ein einziges sozusagen »reinrassiges« Beispiel für Punkt eins anzuführen, sei wieder einmal EICHELBERGER zitiert:

> »Wenn es die hochgelobte Schulmedizin fertig bringt, und das noch mit den bisher als harmlos bekannten Phenacetinen, von 15.000 Dialysekranken in der BRD, 3.000 per vias medicamentorum zu produzieren, also einem Fünftel dieser Menschen die Nieren mit diesem harmlosen Heilstoff zu zerstören, dann möchte der engagierte Therapeut wissen (den man im Gegensatz zum Publikum nicht ununterbrochen an der Nase herumführen bzw. belügen kann), was noch auf uns zukommt bzw. was längst als Dunkelziffern an iatrogenen Krankheiten existiert. Nicht jeder ist so redefreudig wie jener Internist, der 1986 auf einem Kongreß seiner Fachrichtung kaltblütig feststellte: »Immerhin sind 30 Prozent unserer Patienten am Berliner Klinikum Steglitz an der Dialyse, weil sie Analgetica[28] genommen haben.«[29]

Bei der *Substitutionstherapie* wird oft damit argumentiert, daß dem Körper Stoffe zugeführt werden, »die er sowieso braucht« und die er infolge unserer nicht mehr vollwertigen Nahrung, nicht in dem Umfang angeboten bekommt, wie er das nötig hätte. Im Augenblick ist u.a. das **Selen** solch ein Stoff, auf den man sich eingeschossen hat. Das **Selen**-Prüfungsbild bei Überdosierung kann in BOERICKES Arzneimittellehre nachgelesen werden.

Mir ist ein Mann in Erinnerung, dessen Magenbeschwerden dem **Alumina**-Bild glichen, bis er mir gestand, Aluminium-haltige Magenmittel einzunehmen.

Nach dem Unglück im Kernkraftwerk von Tschernobyl wurden viele Leute angehalten, Jod-Tabletten einzunehmen, um auf diese Weise die Schild-

---

[28] Schmerzmittel, von griech.: *an* = »nicht« und *algos* = »Schmerz«.
[29] Rundbrief für Klass. Homöopathie von 7.5.1986.

drüse mit Jod abzusättigen und so zu vermeiden, daß radioaktives Jod Eingang fände. Entsprechende Jod-Vergiftungen waren die Folge.[30]

ILSE BUB schildert in ihrem Artikel »*Wenn eine gutgemeinte Substitutionstherapie zur iatrogenen Krankheit wird*«[31] eine solche Jod-Vergiftung einer Patientin aus dem Jahre 1981, der sie auf isopathische Weise beikam, durch Verabfolgung von **Jod** D30 und D200, woraufhin das Beschwerdebild nachließ und schließlich verschwand. Der Artikel von ILSE BUB enthält eine Auflistung der häufigsten Substitutionsmittel und ihrer Antidote.

Ähnlicher Unfug wird oft mit Nitro-Präparaten getrieben, welche im Notfall zur Erweiterung der Gefäße bei akuter *Angina pectoris* unschätzbare Dienste tun. Das schließt jedoch nicht aus, daß wir die gleiche Beschwerde mit unseren Mitteln ungleich ursächlicher und nachhaltiger angehen können. Wie die Wirkung der Nitro-Präparate bei Überdosierung aussieht, können wir im »BOERICKE« unter **Glonoinum** *(Nitroglycerin)* und **Amylum nitrosum** nachlesen.

Die Sprengwirkung des **Nitro** ist bekannt. In Überdosis verursacht es unter anderem einen hochroten Kopf mit Gefühlen von Berauschtheit und Verwirrung. So wird dieses **Glonoinum** in hoher Potenzierung zu einem wundervollen Simile bei Folgen von Sonnenstich, welche mit eben diesen Symptomen einhergehen.

Wenn wir in Rechnung stellen, welchen chemischen Belastungen wir durch Umwelt- und Genußgifte ausgesetzt sind, könnten wir annehmen, daß mit der sporadischen Einnahme von **Nux vomica** in LM12 oder LM18 schon fast jedem ein ganz guter Dienst erwiesen ist. Besonders dann, wenn er an allmorgendlicher Übelkeit leidet.

Ich habe erlebt, daß ein Junge, der im Weinberg frisch gespritzte Trauben gegessen hatte und mit akutem Brechdruchfall darniederlag, es ebenso

---

[30] Zu den Gefahren, welche durch eine Jodierung unserer Lebensmittel entstehen, lese man das Buch »*Jod-krank – der Jahrhundert Irrtum*«, von DAGMAR BRAUNSCHWEIG-PAULI, Dingfelder-Verlag, Andechs.
[31] *Naturheilpraxis* 5/86, Pflaum-Verlag, München.

brauchte, wie eine junge Mutter, welche die Narkose bei der Entbindung nicht vertragen hatte und seitdem an Drehschwindel und Verstopfung litt. Eine Dosis C200 der **Brechnuss** hat sogar einmal ein Mädchen innerhalb einer Minute aus dem Kollaps geholt, nachdem dieses ein Übermaß an Haschisch bei gleichzeitigem Alkoholgenuß zu sich genommen hatte.

So wird **Nux vomica** aus zwei Gründen zu einem der meistgebrauchten Heilmittel unserer Zeit. Einmal aufgrund seines ureigensten Arzneimittelbildes und zum anderen wegen der zahlreichen Erkrankungen durch chemische Überbelastung, welche in ihren Symptomen eben diesem Mittelbild ähnlich sind.
Hierzu gehören – und damit kommen wir zum dritten Punkt unserer Aufzählung – auch die *hormonellen Eingriffe* in – und Übergriffe auf das innersekretorische System des Menschen z.B. durch die *Cortisone* und leider auch durch »die Pille«. EICHELBERGER bezeichnet sie als »das größte Gangsterstück der modernen Medizin«.

Wir müssen uns darüber im klaren sein, daß diese Pille dem »lieben Gott« ins Handwerk zu pfuschen versucht – ich sage versucht – was dieser sich natürlich nicht gefallen läßt – vor allem auf Dauer gesehen nicht. Unser Organismus ist ein ungeheuer fein abgestimmtes kosmisches Instrument und läßt Eingriffe hormoneller Art nicht ungestraft zu. Bereits 1963 hat ein britisches Ärzteteam festgestellt, daß die Neigung zu Gehirnschlag *(Apoplexie)* selbst bei jungen Frauen mit jedem Jahr verlängerter Pilleneinnahme drastisch zunimmt. Demnach neigen Frauen zum Gehirnschlag in einem Lebensalter, in welchem das gemeinhin als unmöglich bzw. extrem selten galt. Diese Untersuchungen sollen totgeschwiegen und die Ärzte von der Industrie kaltgestellt worden sein.

Aus einer neuen Untersuchung ergibt sich, »daß das Risiko, in relativ frühen Jahren ein Mammakarzinom zu bekommen, erhöht ist, wenn orale *Kontrazeptiva*[32] länger als vier Jahre eingenommen werden. Dies trifft besonders zu, wenn mit der Einnahme teilweise schon vor dem 20. Lebensjahr begonnen wird.«[33]

---

[32] Empfängnisverhütende Mittel.
[33] *Der Arzneimittelbrief*, Westkreuz-Verlag, Berlin/Bonn.

Auch hier heißt bisweilen das erste Gegenmittel unserer Wahl **Nux vomica,** – wenn durch die Symptome angezeigt. Nicht umsonst ist die *Brechnuss* auch ein Gehirnschlag-Mittel ersten Ranges. Wir werden sie natürlich wiederum nicht gedankenlos einsetzen, sondern dann, wenn beispielsweise eine Frau davon erzählt, sie habe »ihre« Herzbeschwerden oder »ihre« Verstopfung bekommen, seit sie mit »der Pille« begonnen – oder auch sie abgesetzt habe.

Nicht weniger gefährlich sind die Auswirkungen eines anderen Hormon-Mißbrauchs, des **Cortisons,** das einfach überall dort mit mehr oder weniger Bedenken eingesetzt wird, wo es um die Hemmung von Entzündungen geht, denn heilen kann man mit **Cortison** nicht, sonst täte es unser Körper von selbst, da dieses ja letztendlich ein körpereigenes Hormon der Nebennierenrinde ist. Der moderne Medizinmann bildet sich aber ein, er könne mit diesem Stoff besser zu Werke gehen als der lebendige Organismus in seiner ureigenen Weisheit, und so tut er des Guten oft zu viel. Die daraus resultierenden Stoffwechselentgleisungen sind bekannt. Die Crux ist, daß dem nach bestem Wissen handelnden Humanmediziner oft keine andere Wahl bleibt, als solche Mittel einzusetzen, weil er eben über keine besseren verfügt. Daß die *Cortisone* im Notfall (z.B. bei einem allergischen Schock) lebensrettend sein können, wird überhaupt nicht bestritten.

Nux Vomica – Eine Arzneimittel-Charakterstudie

Es bietet sich an, die in diesem Zusammenhang vielgerühmte *Brechnuss* auch noch anderweitig ein wenig zu beleuchten:

Nux vomica ist zweifellos eine Arznei, die es wert ist, daß auch der Laie sich ihr »Gesicht« ein wenig einprägt. Das eigentliche Arzneimittel wird potenziert aus den *»Krähenaugen«,* das sind die ca 1 - 2 cm großen flachgedrückten Samen des ostindischen Brechnußbaumes, die auch der Strychnin-Herstellung dienen. Die hochgewölbte Zone im Zentrum des Samens erinnert an die Pupille eines Vogels, daher der Name.

Nirgends wird der Genius dieser Arznei so schön beschrieben wie in der Arzneimittellehre von BOERICKE, weshalb ich die allgemeine Einführung zu diesem Pharmakon, dem Leser hier zugänglich machen möchte:

»Nux-vomica, ist das größte der *Polychreste*,[34] weil die Masse seiner Symptome in ihrer Ähnlichkeit denen der allgemein verbreitetsten und häufigsten Krankheiten entspricht. Es ist häufig das erste Medikament, indiziert nach viel *Arzneiabusus,* weil es eine Art Gleichgewicht der Kräfte herstellt und chronischen Beschwerden entgegenwirkt.

Nux ist vornehmlich das Mittel für viele Zustände, die mit dem modernen Leben zusammenhängen. Der typische Nux-Patient ist ziemlich dünn, dürr, rasch, aktiv, nervös und reizbar. Er ist viel mit geistiger Arbeit beschäftigt; unterliegt nervlichen Belastungen und hat eine sitzende Lebensweise, wie bei langer Büroarbeit, bei zuviel Studium und starker Beanspruchung durch das Geschäftsleben mit seinen Sorgen und Ängsten. Dieses Leben in geschlossenen Räumen und die nervliche Anspannung führen zu Stimulantien, Kaffee, Wein, möglicherweise im Übermaß; oder andernfalls hofft man die Erregung beizulegen durch die beruhigende Wirkung von Tabak, wenn es nicht gar zu der Sucht nach verführerischen Drogen wie Opium usw. kommt. Hinzu tritt das Frönen anderer Leidenschaften; bei Tisch zieht solch ein Mensch schwere, anregende Nahrung vor; Wein und Frauen spielen eine Rolle, um die berufliche Anstrengung des Tages vergessen zu lassen. Deswegen bleibt er stets lange auf; ein schwerer Kopf, Dyspepsie und reizbares Temperament sind die Folgen am nächsten Tage. Nun werden Purgativa, Leberpillen oder Mineralwasser genommen und bald gewohnheitsmäßig, was die Dinge weiter kompliziert.

Da Männer mehr zu diesen Schwächen neigen als Frauen, ist Nux zuerst ein Männer-Mittel. Solche Zustände erzeugen *reizbare* Nerven, Überempfindlichkeit und -empfänglichkeit für Eindrücke, wobei Nux sehr besänftigt und beruhigt. Besonders passend für Verdauungsstörungen, Pfortaderstauung und hypochondrische Zustände, die damit zusammenhängen. Konvulsionen mit Bewußtsein; V.- bei Berührung, Bewegung, *ehrgeiziges, feuriges Temperament.* Nux-Patienten frieren leicht, vermeiden die Außenluft usw. Nux scheint immer in Disharmonie zu sein; unharmonische, krampfartige Handlungsweise.«

Die Wunde des **Nux vomica**-Menschen wurde oft schon in der Kindheit gesetzt. Das in einem Klima der Kritik und des Nichtakzeptiertwerdens aufgewachsene Kind entwickelt ein übersteigertes Leistungsbedürfnis und versucht sich auf diese Weise Anerkennung und Zuwendung zu verschaffen. Im späteren Leben folgen solche Menschen dann unbewußt dem Glaubensmuster, daß sie »außerhalb der Früchte ihrer Arbeit gar nicht existieren«, wie ANANDA ZAREN das nennt. Daraus entstehen dieses *zwanghafte Verhältnis zur Zeit,* die *Ungeduld und Reizbarkeit* sowie der Wunsch,

---

[34] Mittel mit umfassendem Wirkungsspektrum, aus griech. *poly* = »viel, vielfach« und *chrestos* = »brauchbar, nützlich«.

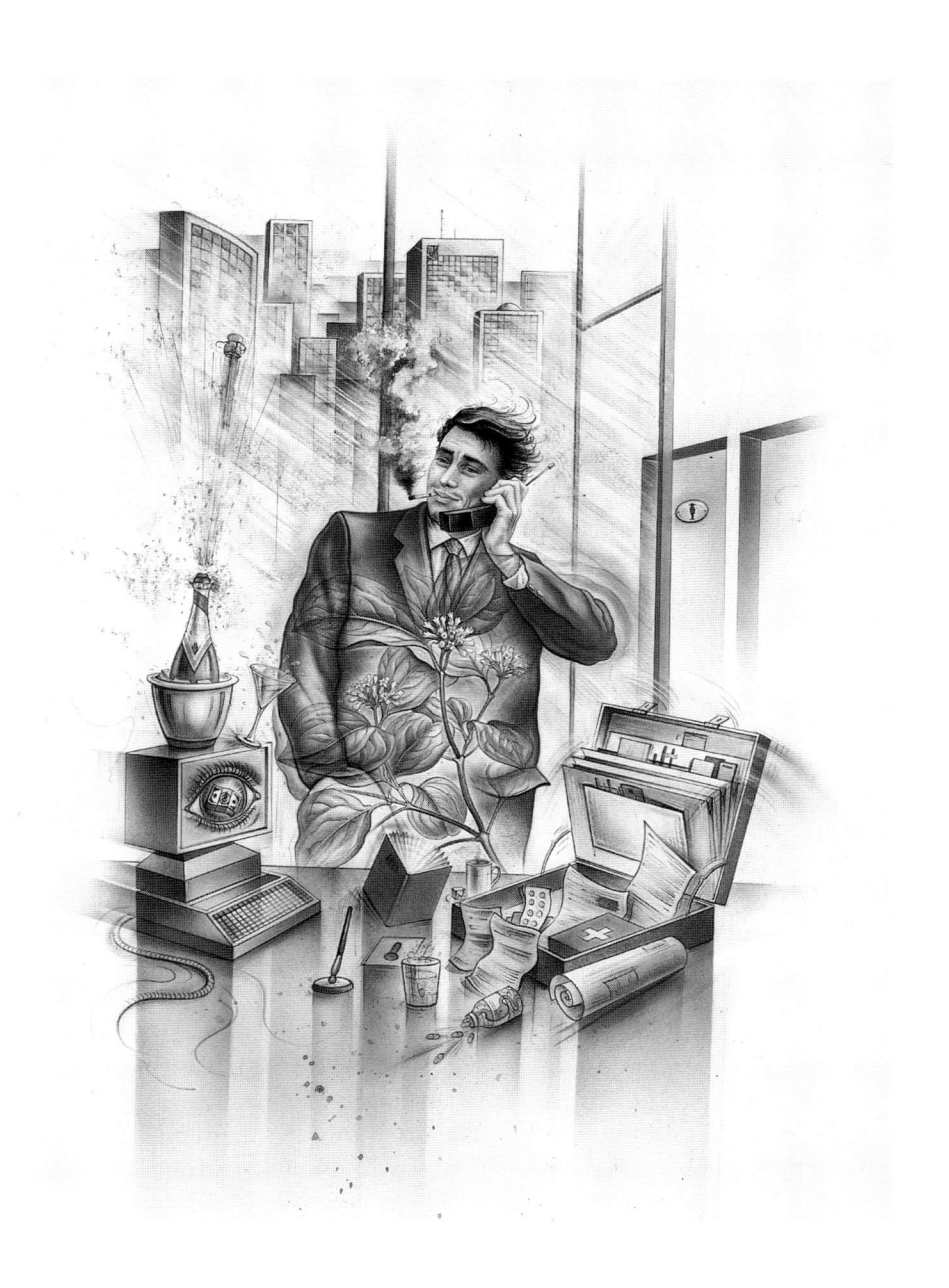

Die Schweizer Malerin SONJA BURGER *liefert eine etwas romantische Impression eines Menschen vom Typ* **Nux vomica,** *wie er bei* BOERICKE *beschrieben ist.*

immer möglichst viele Eisen gleichzeitig im Feuer zu haben, damit wenigstens aus einem ein Schwert werde, das ihnen Schutz und Respekt verschaffe. Das ist der psychische Hintergrund für den übertriebenen Ehrgeiz von **Nux vomica.**

Kommen wir zum letzten Punkt unserer Aufzählung diverser *Artefakte:* der *Suppression.* Diese, bzw. deren Folgen stellen zweifellos die häufigste Form der heute vorkommenden iatrogenen Erkrankungen dar. Das Tragische daran ist, daß das von den nach bestem Wissen handelnden Ärzten weder beabsichtigt ist, noch erkannt wird. Bei Symptomverschiebungen der alten Beschwerde auf andere Organe und Körperteile denkt der Patient nämlich meist, er habe eine »neue Krankheit«. Nur wenige (siehe unser nachfolgendes erstes Fallbeispiel) haben jenen Durchblick oder das nötige Gespür, um die alte Beschwerde mit den neu erschienenen Symptomen in Verbindung zu bringen.

Ausgangspunkt für die homöopathische Mittelwahl ist in diesem Fall oft die berühmte Rubrik

Allgemeines/Metastasen   I,427

mit insgesamt acht dort in verschiedener Wertigkeit vermerkten Arzneien. Obwohl dünn gedruckt, hat sich **Sulphur,** der *Schwefel,* als die für viele derartige Zustände passendste Arznei erwiesen; das wohl wegen seiner Signatur der eruptiven Kraftentfaltung, welche vor allem auf ein darniederliegendes und eingeschlafenes Immunsystem einzuwirken imstande ist.

Der Laie sei jedoch noch einmal und vor allem hier gewarnt, eigene Versuche ohne Überwachung eines erfahrenen homöopathischen Arztes oder Heilpraktikers mit diesem Heilstoff zu starten, da es mitunter zu recht ordentlichen Heilreaktionen kommen kann, wenn der **Schwefel** seine Arbeit verrichtet. Auch ist die Wahl der Potenz nicht ohne Bedeutung.

Darüber hinaus verlangt nicht jede Unterdrückung unterschiedslos nach **Sulphur.**

Eine spezielle Form der Suppression betrifft die Genitalsphäre der Frau. Man denke nur an die vielen Fälle von Gebärmutter-Entfernung *(Uterus-*

Exstirpation) und die oftmals daraus resultierenden Folgen. Vor allem junge Frauen werden durch eine solche Operation gewissermaßen mit dem Schleudersitz in ein vorzeitiges Klimakterium befördert, da die monatliche Regel dadurch unterbunden wird.

Wir wollen hier gar keine Diskussion über Wert oder Unwert solcher Operationen führen. Das muß am einzelnen Fall entschieden werden und das tun die Fachärzte. Daß hierbei bisweilen übers Ziel hinausgeschossen wird, kann ihnen nicht verübelt werden, denn sie haben keine andere Wahl. Solche Möglichkeiten standen aber zu allen Zeiten großen homöopathischen Ärzten zur Verfügung, z.B. den Engländern J. C. BURNETT und JOHN H. CLARKE[35] oder dem amerikanischen Arzt ELI G. JONES, der seine phantastischen Heilungen bei Krebs in einem Buch beschreibt.[36]

Hier sind es vor allem die Schlangengifte, allen voran **Lachesis,** die *Grubenotter,* sowie **Sepia,** der *Tintenfisch* (man beachte seine Signatur eines Uterus) – welche die nach dem gewaltsamen Eingriff entstehenden Symptome auszugleichen vermögen. Sodann natürlich die großen antipsorischen Arzneien, mit **Psorinum** an der Spitze.

Zu den Amputationen im weiteren Sinne gehören natürlich auch Operationen der Gallenblase, der Milz, der Niere und schließlich und endlich des Herzens.

Um den Mechanismus der Symptomverschiebung an einem kleinen Beispiel zu verdeutlichen, sei auf jene Frau hingewiesen, die wegen Schmerzen der rechten Wange (II,131) und einer Neuralgie des rechten Auges (III,55) zu mir fand und behauptete, daß sich die Beschwerde erst nach Entfernung ihrer Gallenblase *(Cholecystektomie)* eingestellt habe.

In den entsprechenden Rubriken finden wir **Chelidonium,** das *Schöllkraut,* als fast einziges Mittel. Dieses ist als eine große Gallen-Medizin bekannt und somit sind die vorgetragenen Schmerzen der Frau als reflektorische entlarvt.

---

[35] CLARKE, J. H.: »*The Cure of Tumors by Medicines*«, Jain-Publishing, New Delhi.
[36] JONES, ELI G. »*Cancer, its Causes, Symptoms and Treatment*«, Jain Publishing, New Delhi.

Aus der Fülle der diesbezüglichen Krankengeschichten wollen wir uns hier nur drei näher ansehen, um das Prinzip klarzumachen.

Gehen wir umgekehrt vor, wie in der Aufzählung der diversen Artefakte und beginnen gleich mit der Geschichte über eine einfache, aber wie sich zeigen wird, »handfeste Unterdrückung«.

Er hat »sein Gesicht verloren«
(Gesichtsekzem)

Ein ca. 35-jähriger Mann kommt im Sommer 1977 als Vertreter zu uns ins Haus und will meiner Frau zuerst einen Staubsauger verkaufen. Nachdem er begriffen hat, daß absolut nichts zu holen ist, weil wir bereits zwei dieser Geräte unser eigen nennen, druckst er noch ein wenig herum und fragt dann an, ob ich glaube, »daß man da mit naturheilkundlichen Methoden etwas machen« könne.

Der Mann braucht nicht weiter auszuführen, was ihn plagt, denn sein Gesicht ist verunziert von einem pustulären Ausschlag, der ständig juckt und näßt, was sich für Verhandlungen zwischen Tür und Angel, wie sein Beruf sie fordert, verständlicherweise sehr ungünstig auswirkt, ganz abgesehen von der psychischen Belastung, mit einem derart entstellten Gesicht herumlaufen zu müssen.

Ich hole ihn also in die Praxis herein und frage, wie so oft, zuerst einmal danach, wann das angefangen habe. Er meint, das sei beim Rasieren gewesen, da sei die Haut erstmals aufgebrochen.

Nun gibt es diese schöne kleine Rubrik im »KENT«, die da heißt:

GESICHT/RASIEREN VERSCHLIMMERT BESCHWERDEN   II,112

mit einem einzigen Mittel: **Carbo animalis,** der *Tierkohle.*

Jedoch, ich komme schnell wieder davon ab, diese Spur weiter zu verfolgen, denn der Mann erzählt plötzlich, er habe sich »im Faschingstrubel versehentlich eine Zigarette in die Handfläche gedrückt.«

Ich höre sehr aufmerksam zu, denn wenn ein Patient mit einem Gesichtsausschlag mit solcher Sicherheit anfängt von den Händen zu reden, dann ist das schon recht bemerkenswert.

Die Verletzung der Hand wurde zunächst nicht mit der nötigen Sorgfalt behandelt, wohl auch noch zusätzlich verunreinigt und nach einigen Tagen war dann eine eitrige Entzündung daraus geworden, mit Schwellung des ganzen Armes und dem berühmten roten Streifen entlang den Lymphbahnen. Der Mann kam ins Krankenhaus, wo man ihm die »Blutvergiftung« wie er es nannte, mittels Alkoholverbänden – so wörtlich – »zurückdrängte«. Die eitrige Entleerung auf der Handfläche fand also nicht statt.

Kurze Zeit später begann das Ekzem im Gesicht, indem die Haut beim Rasieren plötzlich empfindlich wurde, spannte, sodann aufbrach und näßte.

Jedem halbwegs »ursächlich« denkenden Mediziner müßte hier eigentlich der Zusammenhang zwischen unterdrückter toxischer Entleerung und dem Ekzem klar sein. Daß dem nicht so war, erhellt aus der Tatsache, daß der Mann ein halbes Jahr lang von verschiedenen Ärzten – darunter einem Hautfacharzt – mittels Cortison-Salben behandelt worden war, die zwar kurzfristig Besserung erzielten, indem sie den Ausschlag diesmal im Gesicht unterdrückten, jedoch die Ursache des Geschehens unberücksichtigt ließen.

(Hätte der Mann von Anfang an zum Homöopathen gefunden, wäre u.a. folgende Rubrik des »Kent« abzufragen gewesen:

Allgemeines/Verbrennungen

mit 19 dort vermerkten Pharmaka, allen voran die fett gedruckten: **Arsenicum** und **Cantharis,** die *Spanische Fliege*).

Der Mann war nicht dumm, wie man schon aus seiner Erzählung heraushören konnte, und stellte die Salbenbehandlung nach einiger Zeit ein, weil er sich dachte, »daß man einer Sache, die ihre Wurzel innen hat, nicht von außen begegnen kann.« Hut ab!

Die Symptome sind hier, wie man sich denken kann, für die homöopathische Mittelfindung von untergeordneter Bedeutung. Die *Causa* ist einfach alles. Wo finden wir die Mittel, die diesem Sachverhalt gerecht werden, im »KENT«? Sie stehen in der bereits genannten Rubrik der METASTASEN. Es sind, wie gesagt, acht an der Zahl.

Ich erspare es dem Leser, im einzelnen die Gedankengänge nachzuvollziehen, die letztendlich den **Schwefel** als das der Beschwerde am besten angepaßte Mittel erscheinen ließen. Jedenfalls ist es legitim die Kolonnen

HAUT/AUSSCHLAG/UNTERDRÜCKT	II,191
HAUT/AUSSCHLAG/ABSONDERUNG	II,173
GESICHT/AUSSCHLAG/FEUCHT	II,197

mit zu Rate zu ziehen.

Ich verschreibe also **Sulphur** in einer LM12, jeden Tag 3 - 5 Tropfen zu nehmen, gebe aber, da die Apotheken auf dem Land bisweilen etwas länger brauchen, um die Mittel vom Großhandel zu bekommen, vorsorglich ein paar Globuli einer C30, um die Zwischenzeit zu überbrücken.

Nach fünf Tagen ist der Mann wieder da, sagt, die Tropfen stünden wie erwartet noch aus – (1977! – heute geht das schneller) – aber das Mittel sei phantastisch. Ich solle nur sein Gesicht betrachten, was in der Tat schon zur Hälfte gebessert ist. Ob ich ihm nicht gleich noch ein paar von diesen »Wunderkügelchen« geben könne, meint er, welchem Wunsch ich gerne nachkomme.

Ich hatte den Mann vorsorglich darauf aufmerksam gemacht, daß es durchaus erst einmal zu einem »Ausbruch« kommen könne. Er meinte jedoch, das sei ihm egal, »wenn der Dreck nur endlich rauskäme«. Jedoch nichts dergleichen passierte. Der Ausschlag verspurloste sich sang- und klanglos.

Geheimnisvoll sind Gottes und des **Sulphurs** Wege. Bisweilen jagt er den Patienten erst durch das Fegefeuer der Erstverschlimmerung, dann wieder wird alles völlig »unterirdisch« zum guten Ende gebracht.

Aus Platzgründen kann ich eine zweite Geschichte nur in groben Umrissen wiedergeben. Das sollte jedoch genügen, um das Prinzip der Suppression klar hervortreten zu lassen. Man könnte ihr den Titel geben:

Er steht unter Druck
(*Hämorrhoiden* unterdrückt)

Ein blonder, nordischer Typ von 40 Jahren, der geradezu strotzt vor Kraft, kommt 1977 in die Praxis wegen eines »gestörten Allgemeinbefindens«. Vor allem plagen ihn Hitzewallungen, welche ihm seine geliebten Trainingsläufe in den letzten Jahren unmöglich machten. Nur noch beim Schwimmen im kalten Wasser fühle er sich einigermaßen wohl. Im Winter gehe er ohne Jacke, nur mit einem Hemd bekleidet und ohne Handschuhe zum Skifahren, woraus eine zunehmende Neigung zu Erkältungskrankheiten resultierte. Darüber hinaus wäre er seit Jahren von immer wiederkehrenden Herpes-Affektionen geplagt. Ironie des Schicksals: Der Mann ist Arzneimittelvertreter einer großen pharmazeutischen Firma und hat es an entsprechenden Versuchen, seine Beschwerde selbst zu behandeln, nicht fehlen lassen.

Erste Frage, wie so oft: »Seit wann?«, und da kommt auch schon der begrabene Hund zum Vorschein: »Also, wenn ich's mir recht überlege, hat das eigentlich erst nach meiner zweiten Hämorrhoidal-Operation vor acht Jahren angefangen. So genau hat das bis jetzt noch niemand wissen wollen.« Ich mache »Aha« und frage: »Soso, und wann war denn die erste Hämorrhoidaloperation?« und er sagt: »Die war vor 12 Jahren und ist einfach saumäßig verlaufen«.

Der Mann – ein ausgezeichneter Sportler, wie man bereits ahnt – hatte die Hämorrhoiden[37] zu seinem Erstaunen quasi über Nacht bekommen, ohne daß ihm damals eine Ursache hierfür klar geworden wäre. Sie hätten sich »pflaumensteingroß ausgebildet und furchtbar geblutet«, das wisse er ganz genau. Auf eine kleine Zusatzfrage wird mir die Antwort zuteil, daß er sich immer entschieden besser gefühlt habe, nachdem diese »sich ausgeblutet« hätten. (Das entspricht dem Prinzip: BESSERUNG DURCH ABSONDERUNG).

Darauf erfolgte 1966 die erste – sogenannte »saumäßige« Operation, welchem Ausdruck zu entnehmen war, daß sich der Zustand danach durch eine erhöhte Schmerzempfindlichkeit auszeichnete. Es folgte 1970 die zweite

---

[37] Rückstau des venösen Systems der Pfortader, oft infolge einer Leberschwäche.

OP, die derart gekonnt über den Tisch des Hauses lief, daß Blutungen fortan ausgeschlossen waren. Danach stellten sich die Hitzewellen ein, so daß er sich vorkam wie »im Dauerklimakterium«. Auch der Herpes ließ nun nicht mehr lange auf sich warten.

Auf erneutes hartnäckiges Bohren erinnerte sich der Mann noch, daß er vor dem ersten Auftreten der Hämorrhoiden 1956 einen abortiven Scharlach durchgemacht habe. Es war eindeutig Scharlach gewesen, weil dieser »umging«, aber bei ihm selbst sei die ganze Sache in ein paar Tagen ohne Halsaffektion und Ausschlag erledigt gewesen. Lediglich unter etwas Juckreiz habe er gelitten, danach hätten sich sogleich Hand- und Fußsohlen in der für Scharlach typischen Weise geschält. Ob sich die Toxine der Streptokokken dabei nach innen geschlagen und die Hämorrhoiden erzeugt hätten ...?

Lassen wir diese Frage im Raum stehen, so steht jedenfalls eines fest: Seit dem Abwürgen der hämorrhoidalen Blutungen durch Operation ist der Organismus des Mannes in einen Status erhöhter Empfindlichkeit und Empfänglichkeit für Fremdeinflüsse (Herpes-Viren) geraten.

Symptomenjagd ist zunächst von untergeordneter Bedeutung. Wichtig ist die *Causa* und das sind die Folgen der unterdrückten Absonderung – aus unserer Sicht. Wer diesen Sachverhalt nicht aufdeckt, wird mit seiner Mittelwahl höchstens durch Zufall ins Schwarze treffen. Wir sehen an dieser Geschichte, wie wichtig die Aufnahme einer guten Anamnese ist, eine Kunst, in der man sich nicht genug üben kann. (Normalerweise wird der klassisch arbeitende Homöopath sich solch einen Fall über die Aufarbeitung eines großen Fragebogens zugänglich machen).

Die allein entscheidende Rubrik heißt hier:

REKTUM/HÄMORRHOIDEN/UNTERDRÜCKT   III,630

Es gibt neun Mittel. Darunter sind **Nux vomica** und **Sulphur** dreiwertig, **Calcium** zweiwertig die anderen sechs nur im ersten Grad. Die nächste Rubrik muß lauten

REKTUM/ANUS/BLUTUNG   III,623

Alle drei in Aussicht genommenen Mittel sind hier im Fettdruck vertreten.

Jetzt kommt das die Mittelfindung entscheidende Symptom, und das sind die Hitzewallungen, unter denen der Mann seit der jüngsten OP zu leiden hat. Die rücken nun den **Schwefel** ganz eindeutig an die Spitze der fraglichen Medizinen.

In der LM12 verschrieben, taucht der Herpes, – der ansonsten im Abstand von zwei bis drei Wochen wiederkehrte und dann jedesmal drei bis vier Wochen anhielt – prompt auf, gewissermaßen vom **Sulphur** hervorgekitzelt, nimmt aber einen Blitzverlauf, wobei die Bläschen innerhalb von fünf Tagen eintrocknen. Dann ist erst einmal für lange Zeit Ruhe. Die Hitzegefühle gehen langsam, aber stetig zurück. Ab Mitte Mai 1977 folgt dann die LM18 der gleichen Medizin. Ende Juli gibt es noch einmal ein kleines Herpesrezidiv, das diesmal nur drei Tage dauert. Ich lasse die Tropfen eisern weiternehmen, ab Ende Juli in der LM30, nur noch jeden zweiten Tag eine Dosis.

Den Direktoren seiner Firma, mit denen der Mann in gutem Einvernehmen steht und die ihn gewissermaßen als Versuchskaninchen betrachtet hatten, indem sie ihm immer wieder die neuesten Präparate zusteckten, erzählt unser Mann eines Tages, er sei »die Sache« jetzt aller Wahrscheinlichkeit nach los.
Die Herren erkundigen sich interessiert, welches der Präparate denn nun die entscheidende Wende gebracht habe. »Leider keines Ihrer Mittel«, bemerkt der Mann, »ich war beim Homöopathen«. »So!?« – Betretene Gesichter. »Und was hat der gemacht?« »Der hat mir Hochpotenzen von **Sulphur** gegeben.« Schallendes Gelächter: »Da hätten Sie ja gleich Regenwasser trinken können!« Darauf unser Mann: »Ja, meine Herren, aber es hat geholfen – es hat geholfen!«

Ähnliche Beispiele für Suppressionen der verschiedensten Art und Genese könnten noch in Hülle und Fülle dargeboten werden.

Um dem Leser jedoch eine Ahnung davon zu vermitteln, welch tiefgreifende Macht homöopathischen Arzneien innewohnt, wenn es um die Regulierung verhärteter Persönlichkeitsstrukturen geht, möchte ich mich an dieser Stelle lieber noch ein wenig über die geistig-seelische Struktur und Signatur des Schwefels auslassen:

Hier nun lediglich noch eine Geschichte in Sachen »Arzneimittelvergiftung« im weiteren Sinne. Ich bringe sie mit ein, weil vielleicht durch dieses Wissen vielen Frauen in einer sehr schmerzhaften Situation geholfen werden kann.

Man hat ihr den Bauch aufgetrieben
(Intoxikation durch Lachgas bei einer Bauchspiegelung)

Diese Begebenheit wird auch geschildert, um zu zeigen, daß stellenweise eine erfreuliche Bereitschaft bei Ärzten vorhanden ist, die Möglichkeiten der Homöopathie zu nutzen.

Eine Freundin unseres Hauses – nennen wir sie Eva – hat sich zu einer Bauchspiegelung mit dem Ziel der Eileiterverschweißung zwecks Sterilisation entschlossen. Bei diesem Eingriff werden die Eileiter mittels Laserstrahls koaguliert, sodaß kein Ei mehr den Uterus erreichen kann. Es handelt sich dabei um eine kleine, relativ ungefährliche Operation, bei der unter leichter Narkose ein *Endoskop*[38] vom Nabel aus in die Bauchhöhle eingeführt wird. Um einen besseren Überblick zu gewinnen und keine Gefäße und Därme zu verletzen, wird mittels einer *Pneumathoraxnadel*[39] N_2O (Lachgas) in die Bauchhöhle eingeblasen und diese dabei trommelförmig aufgetrieben. Sodann beginnt man mit der Lichtkoagulation der Eileiter durch punktförmigen Einstich vom Schamhügel aus.

Nun werden zwar die Frauen vor dem Eingriff umfassend über die moralische Seite des Unterfangens aufgeklärt – meist muß sogar der Ehemann seine Unterschrift dazu beisteuern. Über die dem Eingriff folgenden zermürbenden Schmerzen durch den langsamen Abbau des vorher eingeblasenen Stickoxidols werden sie leider oft nicht informiert. Normalerweise verlieren sich die Erscheinungen erst nach zwei bis drei Tagen.

---

[38] Spiegelinstrument zur Untersuchung von Körperhöhlen mit Linsensystem und Lichtquelle. griech. *endon* = »innen, hinein« und *skopein* = »schauen«.
[39] Zur Einführung von Luft oder Stickstoff, zwecks Ruhigstellung der Lunge, bei Tuberkulose; griech.: *pneuma* = »Lunge« und *thorax* = »Brustkorb«.

Eva hatte sich nach der Geburt ihres zweiten Kindes zu diesem Eingriff entschlossen. Auf meine Anregung hin besorgte sie sich noch ein Fläschchen **Arnica** LM12 (Operationsfolgen) und **Nux vomica** LM18 (Narkose- und Arzneimittelfolgen) und stellte sie in ihr Nachtkästchen. Gleich nach dem Erwachen aus der Narkose hatte sie damit begonnen, die **Arnica**-Tropfen einzunehmen. Am nächsten Tag stellten sich dann die unangenehmen Wirkungen des Lachgases ein, unter denen ihre Zimmergenossin bereits seit einem Tag litt.

Der einweisende Gynäkologe hatte nur von einer »Luftfüllung« des Bauches gesprochen. Erst auf ihre Nachfrage wurde die Sache mit den Stickoxiden erklärt, daß also die aufsteigenden Gase eine Reizung der Nerven verursachen. Daraufhin kramte Eva das Fläschchen mit der *Brechnuss* aus der Schublade und ließ die ersten Tropfen auf die Zunge fallen. Die Wirkung stellte sich prompt ein. Sie reichte das Fläschchen der Nachbarin und auch bei ihr ließ der Erfolg nicht lange auf sich warten.

Eva schilderte später den Ablauf so, daß die Gase, die bereits bis zum Kopf aufgestiegen waren, sich auf dem gleichen Weg wieder zurückzogen, so wie wir es bei einer guten Mittelwirkung gewohnt sind. (Auflösung der Symptomatik von oben nach unten und in umgekehrter Reihenfolge ihrer Entstehung).
Die beiden nahmen das Mittel in stündlicher Wiederholung ein und fühlten sich danach annähernd schmerzfrei. Mit einer Dosis **Nux vomica** C200 aus ihrer Reiseapotheke machte Eva den Restbeschwerden gänzlich den Garaus. Anstelle des vorherigen Explosionsgefühls hatte sie unter der Wirkung der *Brechnuss* sofort ein In-sich-Zusammenfallen der Gase verspürt. Übrig geblieben war nur ein Gefühl wie nach einem Muskelkater.

Später machte Eva den behandelnden Arzt darauf aufmerksam, was Homöopathie in der von ihr angewandten Form bewirkt hatte. Der Arzt soll ihrer Aussage zufolge sehr aufmerksam zugehört haben. Er meinte, die *Brechnuss* werde auf seiner Station lediglich bei Schwangerschaftserbrechen eingesetzt. Die Indikation »Arzneimittelvergiftung« bei **Nux vomica** war ihm hingegen völlig unbekannt. Auch erstaunte ihn die hohe Potenz, die hier zur Anwendung gekommen war, aber er war sehr dankbar, eine Möglichkeit zur Linderung der Leiden seiner Patientinnen gefunden zu haben.

Sulphur
eine Arzneimittel-Charakterstudie

Sulphur gilt mit Recht als eines der größten *Polychreste* innerhalb des Arsenals der homöopathischen Arzneien.

Es versteht. sich, daß er über seine Verwendung bei körperlichen Unterdrückungen – respektive Suppressionen des Immunsystems – hinaus, auch sein eigenes angestammtes Arzneimittelbild aufweisen muß und daß dieses einen hervorstechenden Bezug zu Unterdrückungen im geistig-seelischen Bereich aufweisen wird.

Dem potenzierten **Schwefel** wird also die Fähigkeit innewohnen, vor allem solche seelischen Wallbildungen aufzuschmelzen, wie sie sich aus frühkindlichen Unterdrückungen der Persönlichkeitsentwicklung ergeben haben.

Wie wir schon gesehen haben, dient jede Narbenbildung über einer Wunde dem Schutz vor weiterer Verletzung, und so entspricht eben auch jede psychische Wallbildung einer instinktiven Überlebensstrategie des Individuums.

Wagen wir es, dem **Sulphur** einen entsprechenden »Konstitutionstypus« im menschlichen Bereich zuzuordnen, dann ergibt sich in stark gekürzter Form folgendes Bild:[40]

Die Unterdrückung eines Menschen vom »**Sulphur**-Typ,«[41] beginnt schon früh in der Kindheit. Die spezifische *Wunde* bildet sich heraus durch

---

[40] Ich stütze mich hier u.a. auf die positiven Erfahrungen, die die amerikanische Homöopathin ANANDA ZAREN bei der Korrektur der angeführten Charakterpanzerungen mittels des potenzierten Schwefels gemacht hat. In ihrem hervorragenden Werk: »*Kernelemente der Materia Medica der Gemütssymptome*« nimmt alleine die Abhandlung des Schwefels 80 Seiten in Anspruch (Verlag Ulrich Burgdorf, Göttingen).

[41] Wie wir gesehen haben, ist die strenge Einordnung menschlicher Individuen nach reinen Arzneimittel-Charakteren immer eine etwas fragwürdige Sache. Deshalb steht das Wort hier in Anführungszeichen.

wiederholte Demonstrationen elterlicher Macht und führt bei dem *gedemütigten Kind* zu Gefühlen von »Ohn-macht«, mit dem geheimen Wunsch, irgendwann später selbst Macht zu erlangen, um unangreifbar und überlegen zu sein.

Die Erniedrigung kann sich auch in körperlichen *Züchtigungen* ausdrücken, welche zum Ziel haben, das junge Menschenwesen den Wünschen und Vorstellungen der Eltern gemäß zu formen und zu erziehen. Die Eigenbestrebungen des Kindes, sich entsprechend seinen Anlagen zu entwickeln, werden dabei unterdrückt und der schwelende Zorn darüber, nicht zurückschlagen zu können, drückt sich auf der Haut aus. Das Kind kann nicht »aus seiner Haut fahren« und so zeigt sich das verhinderte Ausschlagen auf dem Kontaktorgan Haut in Form vielfältiger »Ausschläge« und Panzerungen. **Sulphur** ist eine Haupt- und Staatsarznei in Sachen Haut, – sozusagen dreiwertig mit Stern. Er findet sich sogar noch in der Rubrik HAUT/ICHTYOSIS (II,189) »Fischschuppenkrankheit«, welche als eine der perfektesten Panzerungen gegen Verletzungen angesehen werden kann.[42] Des weiteren steht er in einer kleinen Rubrik von nur fünf Mitteln (neben **Aurum** und **Natrium**) mit der Bezeichnung:

GEMÜT/HASS/AUF PERSONEN DIE IHN BELEIDIGT HABEN   I,59

Die Kränkung kann auch in ständiger Kritik oder dem Spott der Eltern bestehen, was dem heranwachsenden Wesen das Gefühl gibt, wertlos zu sein.

Der *Wall*, den das Kind aufbaut, um sich gegen die Abwertung zu schützen, besteht in der Hauptsache aus einer *Verleugnung seiner Gefühle*. Das führt dazu, daß solche Menschen auch im späteren Leben große Schwierigkeiten haben, menschliche Nähe zuzulassen. Ihr Hauptschutz besteht darin, schnell *Unabhängigkeit, Mut und Stärke* zu erlangen, um selbst *Kontrolle* ausüben zu können.

Manch einer baut seinen Schutz auf, indem er danach trachtet, einen möglichst perfekten Muskelapparat heranzuzüchten und sich rücksichtslos an Bodybuilder-Geräten zu quälen, um »Leistung zu bringen und sich gut zu fühlen«. Ähnliche Bestrebungen führen andere Menschen dieser Art bis in

---

[42] Am »dünnhäutigsten« und empfänglichsten gegenüber Fremdeinflüssen ist wohl der »**Phosphor**-Typ« und so steht **Phosphor** als einzige dreiwertige Arznei in dieser Rubrik.

den Wrestling- oder Boxring oder sie geben sich der Ausübung von Kampfsportarten hin, – wobei durch den philosophischen Hintergrund der letzteren bei dem einen oder anderen auch etwas von der eventuell vorhandenen Gefühlsstarre aufgeschmolzen werden kann.

Ein »**Sulphur**-Mensch« will es »zu etwas bringen«, um auch in Notzeit *gewappnet* zu sein. Er sammelt materielle Güter an. Neben **Calcium fluoratum** steht der *Schwefel* als einzige Arznei in der Rubrik:

Gemüt/Wahnideen/Not/glaubt, er wird in Not geraten   I,333

Unser Mann aus dem vorangegangenen Fall gehörte zum Führungsstab eines Pharmakonzerns. Er hatte – fast im Alleingang – mit seiner unbändigen Kraft ein ganzes Haus gebaut, in welchem er dann auch noch – Gipfel der Machtdemonstration – mit der Frau eines anderen Mannes und diesem zusammen wohnte. Die gute Wirkung des *Schwefels* beruhte sicher auch auf seiner Übereinstimmung mit wesentlichen, hier andeutungsweise vorgebrachten Gemütsqualitäten.

Sulphur-Menschen sind geborene *Anführer*. Oft neigen sie zur Rechthaberei und Herrschsucht. Ihre *Entschlossenheit,* Dinge »durchzuziehen« und es den anderen »zu zeigen«, macht sie zu gefragten Führungspersönlichkeiten. Das geht auf Kosten von Intimität, denn der **Sulphur**-Mensch lebt sehr *Intellekt-betont*. Sein Verstand arbeitet wie ein Computer. Sein Hang zum Perfektionismus ist nicht ganz so ausgeprägt wie der von **Arsen,** jedoch findet sich der *Schwefel* immerhin zweiwertig in der Gemütsrubrik:

Peinlich gewissenhaft in Kleinigkeiten   I,74

Sulphur ist ein Einzelgänger, äußerst kritisch und vom Kopfdenken bestimmt.

Gemüt/tadelsüchtig, kritisch   I,101

der *Schwefel* ziert diese Rubrik zusammen mit **Arsen** im Fettdruck.

Er *schmiedet Pläne* (I,75 – zweiwertig), ist voller *Ungeduld* (I,109, – dreiwertig) und zeigt häufig ein gewisses *Imponiergehabe*. Hinter diesem Wall aus *Überheblichkeit* –

| Gemüt Selbstüberhebung/Ichbezogenheit | (zweiwertig) | 1,94 |

und

| Hochmütig | (dreiwertig) | 1,61 |

verbirgt sich das gedemütigte Kind. Deshalb sind *Statussymbole* wichtig für **Sulphur.**
Die Überbetonung der intellektuellen Seite führt oft zu einer Vernachlässigung des Äußeren bei solchen Menschen, weshalb CONSTANTIN HERING einstmals den Ausdruck »*Philosoph in Lumpen*« prägte. Das ist aber nur **ein** Aspekt der **Sulphur**-Persönlichkeit. Genausogut könnte sich eine korrekt gekleidete, erfolgreiche Geschäftsfrau als »**Sulphur**-bedürftig« entpuppen wie ein etwas verwahrloster Rocker, der seine innere Verletztheit durch ein Gehabe äußerer Kraftmeierei tarnt.

Deshalb möge die hier dargebotene Zeichnung von SUSANNE ZIMMERLI, den *Schwefel* betreffend, wie immer lediglich als Gedankenstütze dienen, da unmöglich das ganze geistig-seelische Spektrum eines Menschen optisch zum Ausdruck gebracht werden kann.

Sulphur neigt zu *Materialismus* und *Genußsucht.* Schon aus diesem Grund ist es ein häufig passender Heilstoff für vielfältig facettierte Verhaltensweisen von Menschen unserer Zeit.

Der Genius des ***Schwefels,*** seine Eruptivkraft wird unter Umständen vonnöten sein, um der zunehmenden »Explosionswirtschaft«, Maßlosigkeit und Gefühlskälte der heutigen Menschheit – im ganzen gesehen – Paroli zu bieten. Es ist sicher kein »Zufall«, daß die Tätigkeit der Vulkane in jüngster Zeit wieder zunimmt und die Haut des Lebewesens Erde erneut an den verschiedensten Stellen zuckt und erzittert.

Wie jedes Pharmakon zeigt auch der ***Schwefel*** ein janusköpfiges Wesen. Er pendelt zwischen Verschwendungssucht und knickerigem Verhalten hin und her. Sammelleidensschaft für Wertbeständiges oder auch Dinge von zweifelhaftem Wert zeichnen ihn aus.
Die Neigung, Dinge zu *horten,* entspringt dem Streben solcher Menschen nach Schutz, um nicht wieder demütigenden Situationen ausgesetzt zu

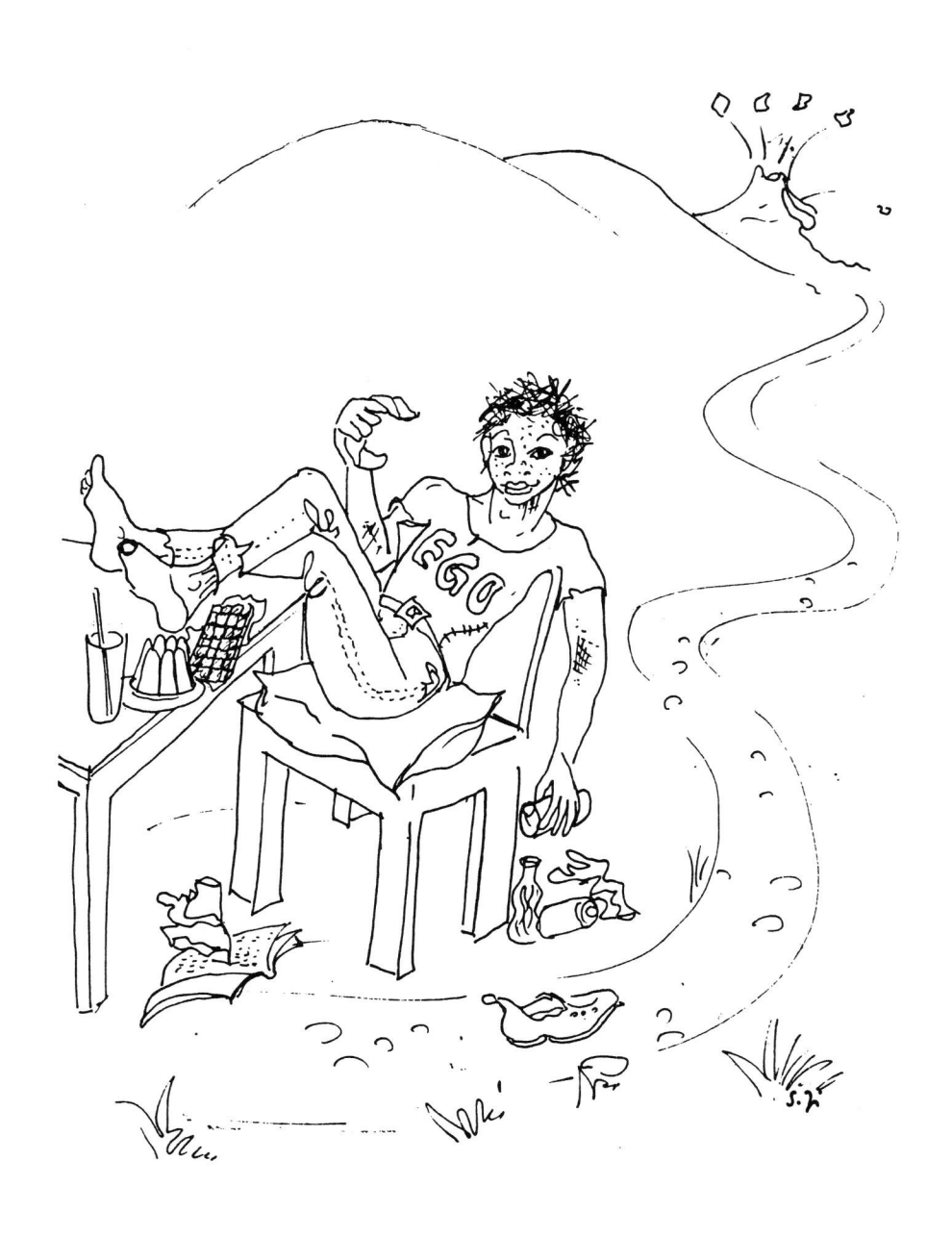

Impressionen zum Arzneimittelbild **Sulphur:**
(Der Philosoph in Lumpen)
von Dr. Susanne Zimmerli

sein. Das kann sich auch in einem durch Kriegszeiten angewöhnten »*Futterneid*« kundtun, der bis zu *zwanghaftem Essen* mit der Folge von FETTLEIBIGKEIT (I,414, – zweiwertig) führen kann.
Solch ein Verhalten ist Ausdruck für eine gewisse *Selbstsucht und Habgier* auch auf übergeordneter Ebene.

GEMÜT/SELBSTSUCHT   I,94

(**Sulphur** zweiwertig unter nur 10 Mitteln).

Der Wunsch, sich Liebe zuzuführen, artet auch oft in Naschsucht aus, vor allem nach Süßem:

MAGEN/VERLANGEN NACH SÜSSIGKEITEN   III,485

(dreiwertig)
oder in einem gesteigerten Verlangen nach *Alkohol:*

GEMÜT/TRUNKSUCHT   I,108

wobei es ein Kennzeichen solcher Menschen ist, daß sie die *Fassade (Maske)* wahren wollen und *heimlich trinken*. Diese kleine Unterrubrik ziert als einzige Arznei der **Schwefel**.

Durch ihre mangelnde Fähigkeit, Gefühle zuzulassen, erscheinen **Sulphur**-Menschen oft als *teilnahmslos und indifferent gegen das Wohlergehen anderer* – so wie *gegen das eigene Äußere* (I,103). Beide Male erscheint der **Schwefel** als einziges Mittel und noch dazu im Fettdruck.

Seine *Abneigung gegen die Gesellschaft* (I,57) entspringt einem tiefen Mißtrauen und der Furcht, daß alte Wunden erneut aufgerissen werden. Das kann bis zur *Menschenfeindlichkeit* (MISANTHROPIE I,71) gehen.

Der *Wunsch zu gewinnen,* um gut dazustehen, ist meistens stark ausgeprägt und Teil der *Maske* von Stärke, Frohsinn, Hochmut oder Schüchternheit. Für einen **Sulphur**-Menschen ist es besonders schlimm, diese Maske und damit sein »*Gesicht*« zu verlieren, denn er verwechselt Maske mit Gesicht. Sein »wahres Gesicht« will er nicht sehen. Deswegen muß es ihm schon ziemlich schlecht gehen, bis er überhaupt bereit ist, sich auf eine Behandlung einzulassen.

Fällt dann die Maske, kommen dahinter oft Wut und Angst hervor. Die Rubrik GEMÜT/ZORN/ÄRGER (I,150) beinhaltet den **Schwefel** dreiwertig. Dieser Zorn kann umschlagen in ZORN ÜBER SEINE FEHLER (I,151). Diese Rubrik teilt sich der **Schwefel** nur noch mit **Staphisagria** und **Nitricumacidum.**
Schlägt dieser Zorn dann noch weiter nach innen und in Selbsthaß um, kommen wir von aktiven zum *passiven* **Sulphur**-Typ.
Dieser ist LEICHT BELEIDIGT (I,15 – zweiwertig), wobei das bis zum Haß gehen kann, auf Personen, die ihn beleidigt haben. Solche Menschen sind geneigt, anderen Schuld für die eigenen Probleme zuschieben zu wollen. **Sulphur** kann gelangweilt und unzufrieden sein, übellaunig und verstimmt, verdrießlich, schmollend, grübelnd, jammernd und lamentierend. All diese Rubriken kann man im Repertorium der Gemütssymptome nachschlagen. Die Rubrik argwöhnisch, mißtrauisch teilt sich der **Schwefel** zwar mit vielen anderen Arzneien, doch ist er auch hier dreiwertig angeführt.

Solch ein Mensch lebt oft zurückgezogen, resigniert und deprimiert. Man findet ihn zum Beispiel unter verkrachten Intellektuellen mit einem Hang zum Theoretisieren. Besonders durch dieses Symptom tut sich der Wall eines **Sulphur**-Menschen kund.

Mit zunehmendem »Abgetrennt-sein« von der eigenen Gefühlswelt stellen sich dann auch alle möglichen Besorgnisse ein: Angst um Freunde, um andere, Gedanken an Krankheit, Zweifel an der Genesung, bis hin zu einem Abscheu vor dem Leben mit dem Wunsch zu sterben.

GEMÜT/TOD/WÜNSCHT SICH DEN   (zweiwertig)   I,105

Verwirrung, Vergeßlichkeit, Gedächtnisschwäche, Stumpfheit bis hin zur Imbezillität[43] (I,63, – dreiwertig), der Furcht verrückt zu werden

GEMÜT/FURCHT VOR GEISTESKRANKHEIT   I,43

und dem Wunsch zu entfliehen runden das Bild des in Passivität verfallenen **Sulphur** ab. Seine Stärke gewinnt der »**Schwefel**-Mensch« aus der Distanz und dem Anspruch zu dominieren, ohne sich bloßzustellen.

---

[43] Schwachsinnigkeit, aus lat. *im* = »ohne« und *bacillus* = »Stab, Stütze«, – also eigentlich »ohne Stütze«.

Auch in erotischen Beziehungen geht es um den Gewinn von Selbstsicherheit durch das Dominieren des Partners, der zur Projektionsfläche der eigenen abgespaltenen Gefühlswelt wird. Die sexuelle Vereinigung dient, wie leider oft, so auch beim **Sulphur**-Typ den Zwecken, Spannung abzubauen und den Partner zu beherrschen, um das eigene Ich zu stärken.

Dies mag genügen, um anhand ausgewählter psychischer Symptome eines der größten homöopathischen Wirkstoffe das ZARENsche Prinzip von Wunde, Wall und Maske anschaulich zu machen.

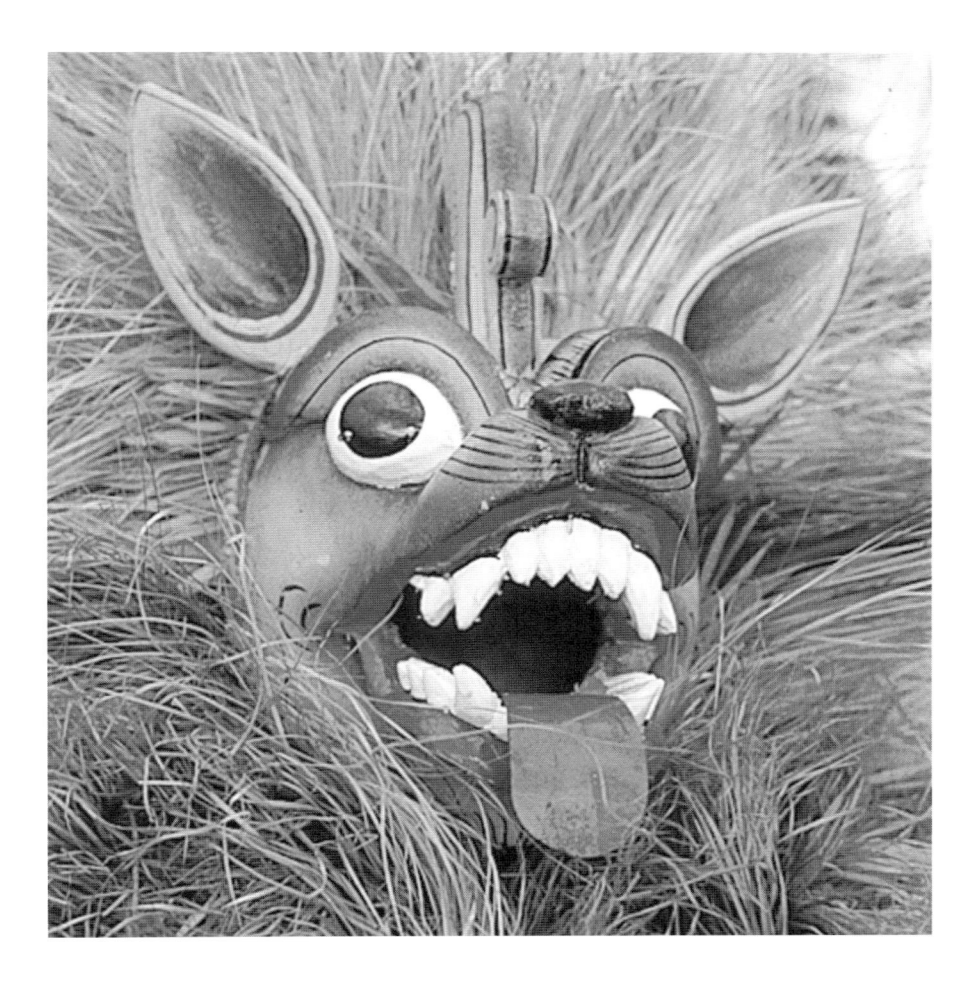

Chronische Fälle
Einführung

Chronische Fälle sind als Manifestationen dessen zu verstehen, was HAHNEMANN mit dem Ausdruck *Psora* belegte.
Um etwas besser in die geistigen Hintergründe solcher Geschehnisse eindringen zu können, empfehle ich dem Leser, bevor er mit der Lektüre dieses Abschnitts beginnt, ein wenig weiter zu blättern und sich in die ersten Seiten des Kapitels über die *Miasmen* zu vertiefen, auf denen ich mich eingehender darüber äußere, was wir uns hierunter vorzustellen haben.

Unter chronischen Krankheiten verstehen wir solche, für die uns die Anlage – von unserer Bewußtseinsstruktur her – schon in die Wiege, – sprich: die Gene – gelegt ist. Darüber hinaus zieht sich solche Krankheit, wie schon der Name[44] sagt, zeitlich in die Länge.

Sinn unseres Lebens ist es, wie schon ausgeführt, unser Bewußtsein durch die von uns gemachten Erfahrungen so zu verändern, daß unsere Seele Anstalten treffen kann, die krankhaften Erscheinungen nach und nach aufzulösen. Der gut gewählte homöopathische Heilstoff wirkt hier als enormer Prozeßbeschleuniger. Brächte die reine Lehre nicht die dazu nötige Potenz mit, wäre das oft geradezu kriminalistische Geschäft der Suche nach dem passenden Medikament, wie ich es an einigen ausgewählten Beispielen auf den folgenden Seiten vorstellen möchte, ein reiner Firlefanz ohne Witz und Sinn. Unter der Prämisse, daß wir Heilungen aufgrund kosmischer Gesetzmäßigkeiten auch gesetzmäßig erzielen können, wird jedoch jede solchermaßen erreichte Heilung zu einem **Unikat,** das sich bis in die kleinsten Einzelheiten von anderen Fallgeschichten – auch wenn sie die gleiche klinische Diagnose aufweisen sollten – unterscheidet. Da jeder Mensch als Individuum ein »unteilbares Ganzes« darstellt, sind ähnliche Ergebnisse beim nächsten Menschen mit demselben Mittel nicht zu erwarten.

»Man wünschte sich, diese Lehrmedizin würde verschiedentlich ihren Sinn ändern. Das bezieht sich zum Beispiel auf allerlei, teilweise abstruse Kritik von Patientenheilungen, die

---

[44] Griech.: *chronos* = »Zeit, Verweildauer«.

außerhalb ihrer Grenzen gemeldet werden ... Gelingen nun trotz allem Ausheilungen oder entscheidende Besserungen von der Schulmedizin als langwierige, refraktäre Leiden deklarierten Krankheiten, ist es mehr als peinlich, mit anzuhören, wie von ihr exakt diese Heilkunststücke geflissentlich als suggestive Machenschaften oder gleich als Spontanremissionen abqualifiziert werden.«[45]

Die hier vorgestellten Einzelfälle geben minimale Einblicke in die Möglichkeiten dieser Heilkunst. Doch auch die in der homöopathischen Literatur zu Tausenden dokumentierten Heilungen[46] gelten unter der Beurteilung der herrschenden Lehrmedizin nichts, da sie eben nicht reproduzierbar sind. Solches wird aber sowohl von ärztlicher – wie im Streitfall auch von richterlicher – Seite verlangt.

»Dabei muß man im Auge behalten, daß die Vertreter der sogenannten Schulmedizin nichts unversucht lassen, um die ›Außenseitermedizin‹ den Richtern als abwegig und für die Patienten gefährlich hinzustellen.«[47]

Für die Behandlung der chronischen Leiden stehen dem Homöopathiker rund 1000 gut geprüfte Einzelarzneien mit einem jeweils den ganzen Menschen – also inclusive seiner Psyche – erfassenden Wirkungsspektrum zur Verfügung. Im Vergleich dazu bietet die geltende Lehrmedizin zwar rund 60.000 »Titel« an. Doch darf hier noch eimal ins Bewußtsein gerufen werden, daß dieses Riesenkontingent sich aus nur wenigen chemischen Grundstoffen rekrutiert und lediglich durch Umbau ganzer Molekülgruppen oder Neueinbau von Molekülen gewissermaßen aus dem Hut gezaubert wird. Über Nebenwirkungen, Vergiftungs- und Unterdrückungs-symptomatik wurde bereits ausführlich gesprochen. Von den angeführten 1000 Heilstoffen der Homöopathie sollte der versierte Praktiker an die 200 bis 300 parat und quasi im Kopf haben, d.h. ihre wichtigsten Charakterzüge und Leitsymptome kennen. Mit diesem Rüstzeug und einer sauber durchgeführten Anamnese ist er allerdings fähig, chronische Erkrankungen bis in ihre seelischen Ursachen hinein zu erfassen und zu kurieren.

Die nachfolgenden Schilderungen einzelner »Fälle« werden einen kleinen Einblick über die »Homöopathische Werkstatt« geben.

[45] OTTO EICHELBERGER: *Rundbrief zur Weiterbildung in Klassischer Homöopathie*, 8.3.1995.
[46] EICHELBERGER beschreibt in den vier Bänden seiner »*Klassischen Homöopathie*« Hunderte solcher erfolgreich abgeschlossenen Krankengeschichten.
[47] Prof. KRIELE in Zs. »*Erfahrungsheilkunde*«, Heft 13/85, S. 996.

Krankheiten des Gemüts
Deutsch mangelhaft

Im Jahr 1977 meldet sich eine Mutter mit ihrem Sohn an, wegen »Schulschwierigkeiten« des Jungen. Sie hatte von mir einmal GALLAVARDINS *»Homöopathische Beeinflussung von Charakter, Trunksucht und Sexualtrieb«*[48] zur Lektüre empfohlen bekommen und wurde dadurch aufmerksam, daß die Reichweite der Homöopathie weit über eine Behandlung akuter Infekte und organischer Störungen hinausgehen kann.

Spezielle Sorge bereitete ihr, daß der 12-jährige derart unbeholfen mit der deutschen Sprache umgehe, daß sie um seine Versetzung in die nächsthöhere Klasse fürchte.
Der Junge ist für sein Alter überdurchschnittlich groß und kräftig. Bei oberflächlicher Typisierung würde man versucht sein, ihn als sogenannten »**Calcium-carbonicum**-Typ« einzuordnen. Jedoch lassen sich keinerlei wahlanzeigende Symptome in dieser Richtung aus ihm herausholen. Eigentlich kann er überhaupt mit keiner Symptomatik aufwarten – außer eben mit dieser Phantasielosigkeit und Neigung zu Rechtschreibfehlern. Was tun?

Der »symptomlose Patient«, dem es einfach nur auf die eine oder andere Weise »schlecht geht«, ist ein ausgesprochenes Greuel für einen Homöopathen. Im Falle von »Schulschwierigkeiten« kann man nun hergehen und nach einem – meist sykotischen – Hintergrund solcher Störungen fahnden (vergleiche hierzu meine Ausführungen im Kapitel **Sykosis** unter *Miasmen*). Bisweilen gibt es dannebenso überragende wie überraschende Erfolge unter Einsatz von Mitteln wie **Medorrhinum** oder **Thuja,** – manchmal auch **Syphilinum.**

Hier schlage ich nun schlichtweg erst einmal die »Fehler-Rubriken« der Gemütssymptome auf und finde:

GEMÜT/FEHLER BEIM	BUCHSTABIEREN	1,35
	RECHNEN	1,35

[48] Haug-Verlag, Heidelberg.

| Schreiben | 1,35 |
| Lässt Buchstaben, Silben, Wörter aus | 1,35 |

Die angeführten Kolonnen sind zwar nicht übermäßig umfangreich, enthalten aber dennoch genügend Mittel, um einem die Wahl schwer zu machen, wenn sich ansonsten nichts Aufregendes bietet.

Hier fischt man also ziemlich im Trüben, was die Wahl eines guten Simile angeht, weil zwar latent Symptome vorhanden sein können, die für eine bestimmte Arznei sprechen würden, jedoch sie gehören zum unteren Teil des Eisbergs – wir sehen sie nicht.

Der Junge ist außerordentlich geschickt mit den Händen, alles Handwerkliche liegt ihm, aber das hilft in diesem Zusammenhang wenig weiter. Eine handfeste Verstopfung wäre mir lieber gewesen oder sonst irgendein körperliches Symptom, das eine gute Ergänzung zu der fehlenden sprachlichen Begabung abgegeben hätte.

Ich sage der Mutter, wir müßten eben Versuche anstellen und sie müsse Geduld haben. Dazu war sie gerne bereit. Schlechter, so meinte sie, könne es nicht werden.

Man kann nun die Suche nach dem passenden Heilstoff auch anders angehen, und zwar gibt es eine kleine Spalte, die da heißt

| Gemüt/Schreiben/Abneigung | 1,87 |

mit drei einwertigen Mitteln, gefolgt von

Fällt schwer/Ideen auszudrücken beim Schreiben.

Das gefiel mir schon besser. Hier standen nur zwei Mittel: **Cactus**, die *Königin der Nacht,* und **Carbo animalis**, die *Tierkohle*. Davon schien mir letztere noch besser zu passen. Zu **Cactus** sah ich überhaupt keinen Bezug. Dann gab es da aber noch eine Unterrubrik: Unfähigkeit zum Schreiben mit nur zwei einwertigen Mitteln: **Ignatia** und **Lycopodium**. In ihr war ausgedrückt, was mir am ehesten dem zu entsprechen schien, was sich bei dem Jungen abspielte.

Die Mutter betonte, es sei vor allem auch »eine Konzentrationssache«. Er würde vor sich hinstarrend und am Stift nagend dasitzen und einfach oft aus Gedankenlosigkeit Silben und Wörter verwechseln. Die Rechtschreibung sei »unter aller Kanone«, und von Phantasie dürfe man gar nicht sprechen.

Das paßt nun wunderbar zu **Lycopodium,** und ich erinnerte mich auch sofort an VOEGELIS 1975 in München abgehaltenes Seminar über die »Homöopathische Behandlung der psychischen Erkrankungen«, in welchem er eindrücklich auf seine Erfahrungen mit **Lycopodium** in diesem Zusammenhang hinwies.

Im übrigen weisen die oben angeführten Rubriken FEHLER BEIM SCHREIBEN den ***Bärlapp*** wohl als das Hauptmittel für derlei Störungen aus.

In BOERICKES »Arzneimittellehre« findet sich unter den Gemütssymptomen von **Lycopodium:** »Wirre Gedanken, buchstabiert oder schreibt falsche Wörter oder Silben. Versagen der Gehirnkraft. Kann nicht lesen, was er schreibt.«

Ich schrieb diese Arznei also in einer LM 12 auf, nicht ohne die Mutter darauf aufmerksam gemacht zu haben, daß man zwar eine latent schlummernde Begabung wecken könne, wir aber kaum Erfolg haben dürften, wenn da »halt einfach nichts da« wäre und der Sohn seinen handwerklichen Fähigkeiten zufolge besser Schreiner werden sollte. Sie meinte aber, das sei absolut ungewöhnlich in ihrer Familie, daß einer so gar kein Sprachgefühl habe.

Nachdem die beiden gegangen waren, fand ich noch ein Mittel im »BOERICKE«, das Kent offensichtlich nicht gekannt hatte:
Xerophyllum, eine südamerikanische Lilie. Es heißt da: »Dumpf, kann sich nicht auf das Studium konzentrieren; vergißt Namen; schreibt die letzten Buchstaben der Wörter zuerst; schreibt gewöhnliche Wörter falsch.«

Wenn das auch nur annähernd stimmt, müßte man mit diesem Mittel ganze Klassen von Legasthenikern zu gesteigerter Gehirntätigkeit ankurbeln können. Gewußt wo und gewußt wie!
So weit, so gut.

Nach 6 Wochen Mittelnahme ging das Fläschchen **Lycopodium** zu Ende. Die Mutter behauptete, der Junge sei »etwas ruhiger«. Ich ließ die Medizin unbeirrt in einer LM18 weiternehmen.

Das **Xerophyllum** konnte man immer noch aus der Hinterhand hervorholen. Nach weiteren 6 Wochen kam ein begeisterter Anruf, der Sohn habe bei einer Schulaufgabe einen Aufsatz abgegeben, der mit einer »2« benotet worden war. Das sei eine noch nie erreichte Leistung gewesen. Der Lehrer hätte fast nicht für möglich gehalten, daß dieses Elaborat von demselben Schüler stammen sollte, der vorher ständig zwischen einer »5« und »6« schwebte. Rechtschreibfehler seien zwar noch ein paar vorhanden, aber das sei gar kein Vergleich zu früher, und was den Einfallsreichtum angehe, so sei der plötzliche Aufbruch der Gedanken des Schülers ins Reich der Phantasie und Phantastik derart frappierend, daß er ihn rational nicht erklären könne.

Der Erfolg war dauerhaft, denn der »Bewußtseinssprung« war nicht mehr rückgängig zu machen. Die guten Noten blieben auch in der Folgezeit bestehen. Da die Mutter um die Möglichkeiten der Homöopathie wußte, die auch im Fall ihrer »Cellulite« schon den schönsten Erfolg gezeigt hatte, glaubte auch sie nicht an eine »Spontanremission« genau nach Einnahme der spezifischen Tropfen, sondern war natürlich überglücklich über diesen erneuten Beweis homöopathischer Möglichkeiten.

Ich habe mich, nachdem das vorliegende Buch schon beendet war, noch dazu entschlossen, diesen Fall mit aufzunehmen, weil ich mir denken kann, daß manche verzweifelte Mutter froh ist, in einer ähnlichen Situation nach diesem Strohhalm greifen zu können. Zwar kann keine Garantie übernommen werden, daß das immer so gut funktioniert, jedoch wäre es immerhin einen Versuch wert.

Noch ein paar Sätze zu **Lycopodium**. Es gilt als eines der allumfassendsten Mittel der gesamten *Materia medica*. Eines seiner Hauptanwendungsgebiete liegt in der Behandlung von Leber- und Nierenstörungen.

Die berühmten »Läuse, die über die Leber gelaufen sind« (ABDOMEN/ BAUCHSCHMERZEN/ORTE/LEBERSCHMERZ NACH KRÄNKUNG, III,559 –

Lycopodium ist als einziges Mittel hier vermerkt! – gehören genau so dazu, wie Spätfolgen einer nicht verkrafteten Hepatitis.
Es ist mir leider unmöglich, im Rahmen einer Arzneimittel-Charakterstudie näher an dieser Stelle auf den *Bärlapp* einzugehen. Seine Einzelsymptome sind Legion, und der Leser möge sich in dieser Richtung bitte selbst ein wenig »schlau machen«.[49] Lediglich folgendes sei hier erwähnt:

Bärlapp ist eine »Kriech-Pflanze« (Signatur!), die mit meterlangen Ausläufern – meist zu Füßen von Fichten – den Waldboden überzieht. Die homöopathische Arznei wird aus den Sporen der braunen Köpfchen gewonnen, die allenthalben in etwas »über-heblicher« Weise die übrige Pflanze überragen.
Die *Wunde* des **Lycopodium**-bedürftigen Menschen besteht in einer Unterminierung seines Selbstwertgefühls. Um Kränkung und Beleidigung besser zu verkraften, verschafft er sich nach ANANDA ZAREN einen *Wall* aus *prahlerischem Benehmen*. Anderenfalls legt er auch eine »chronische Schüchternheit« an den Tag. Er reagiert überempfindlich auf Kritik, spart aber selbst nicht mit solcher.

Oft haftet ihm etwas Lehrerhaftes an, denn er *belehrt gern* andere. Dabei spricht er selbst von seiner Unsicherheit in bezug auf die Fähigkeit, vor ihm liegende Aufgaben zu meistern. Deswegen kann er bisweilen etwas unbeholfen und einfältig wirken, trotz seines Wunsches, als Held aufzutreten. Durch »gute Taten« versucht er sich in den Genuß von Zuneigung und Anerkennung zu bringen. Mißlingt das, so sind *Selbstmitleid* und *Depressionen* an der Tagesordnung. Sehr kennzeichnend für die innere Unsicherheit des **Lycopodium**-Menschen sind:

GEMÜT/FURCHT/UNTERNEHMEN, ETWAS ZU   I,48

(nur drei Mittel; – alle zweiwertig: **Argentum nitricum, Arsen** und **Lycopodium**) und

GEMÜT/FURCHT, SEIN ZIEL NICHT ZU ERREICHEN   I,48

mit **Lycopodium** als einziger Arznei überhaupt.

---

[49] **Lycopodium** wird in meinen weiteren drei Werken unter den verschiedensten Aspekten ausgeleuchtet. Siehe Anzeigen am Ende dieses Buches.

In der relativ umfangreichen Rubrik

GEMÜT/FEIGHEIT   I,36

sticht neben **Gelsemium,** dem *Wilden Jasmin,* nur noch **Lycopodium** dreiwertig hervor.

Ihm ist das Lachen vergangen
(Depression mit innerer Erstarrung)

Eine elegante Frau kommt im September 1977 wegen einer typischen **Rhus-tox.**-Sehnenscheidenentzündung bei mir vorbei. Sie befindet sich zusammen mit ihrem Mann auf der Rückreise von Österreich, hat mein Praxisschild gesehen und beschlossen, auf gut Glück einen Versuch mit der Homöopathie zu machen. Wir kommen ein wenig ins Gespräch, und beiläufig erwähnt sie, daß sie sich Sorgen um ihren Mann mache, der jetzt über 70 sei. Er sei Jude und habe in seinem Leben derart Schweres hinter sich gebracht, daß sie um seinen Verstand fürchte. Auch sei er in zunehmendem Maße nicht mehr ansprechbar. Bisweilen sitze er stumpf vor sich hinstarrend da und fange beim geringsten Anlaß zu weinen an. Es komme auch vor, daß er zum unpassenden Zeitpunkt und völlig unmotiviert zu lachen oder grinsen beginne.

Das ließ mich aufhorchen, denn in Verbindung mit dem Kummer, den der Mann ganz offensichtlich in sich vergraben hatte, war es natürlich ein Symptom von extraordinärem Rang. Ich begleitete die Frau zum Wagen, in dem der Mann, während er auf sie wartete, eingenickt war. Erster Eindruck: ein adeliges, scharf geschnittenes, aber vom Leid gezeichnetes Gesicht mit buschigen Augenbrauen und hoher Stirn.

Nur mühsam und etwas unwillig bewegte sich der Mann mit Hilfe seiner Frau zu mir ins Haus. Irgendetwas schien überdies mit seinen Beinen nicht zu stimmen. Drinnen angekommen ließ er sich auf ein Sofa sinken und verfiel sofort in den mir beschriebenen *Stupor.*[50] Lediglich seine Beine bewegten sich unaufhörlich, und die Fußspitzen trommelten pausenlos auf

---

[50] Lat.: *stupor* = »Gefühllosigkeit, Betroffenheit, Erstarrung«.

den Boden, so daß man als Homöopath sofort an das Arzneimittelbild von **Zincum *(Zink)*** denken mußte. Ich untersuchte diese Beine; sie waren stark angeschwollen.

Viel war aus dem Mann nicht herauszuholen; allein das war auch gar nicht nötig, denn ich konnte mich davon überzeugen, daß er tatsächlich plötzlich und ohne jeden Grund zu lachen anfing. Im nächsten Moment liefen ihm die Tränen das Gesicht herunter, und er weinte wie ein kleines Kind. Das genügte mir. Ich suchte und fand die Rubrik

GEMÜT/LACHEN/UNFREIWILLIG   (16 Mittel)   I,68

Hiervon kamen jedoch nur jene in Frage, die einen Bezug zum Kummer (I,66) hatten, und so sah die Sache schon ganz anders aus – es blieben nämlich ganze zwei übrig. Eines davon war das einzige fettgedruckte Mittel der ganzen Kolonne, und das andere war kursiv gedruckt, also zweiwertig.

Ich gab, ohne zu zögern, als erstes das fettgedruckte, und zwar in einer C200, da der Mann nach Norddeutschland fuhr und dadurch meinem Zugriff entzogen war. Durch eine derart hohe Potenz erreichen wir – so wir unserer Sache sicher sind – eine gewisse »Depotwirkung«, wenn auch auf andere Weise als mittels mancher Chemotherapeutika. Die andere Arznei schrieb ich vorsorglich in einer LM12 auf, 5 Tropfen l x täglich zu nehmen.

Nach 14 Tagen erreichte mich ein Anruf der Frau: **Rhus tox.** habe ihr geholfen, die Sehnenscheidenentzündung sei dahingeschmolzen. Was aber das viel Erstaunlichere wäre: Ihr Gatte hatte bereits am Tag nach der Einnahme des kleinen Milchzuckerkügelchens, das ich ihm gegeben hatte, seinen stumpfen Blick verloren und etwas leuchtendere Augen bekommen. Der Eindruck, daß eine Wandlung eingetreten sei, habe sich in den Tagen danach noch verstärkt, denn ihr Mann zeigte Laune, wieder unter Leute zu gehen und alte Bekannte aufzusuchen. In Gesellschaft habe er hin und wieder gewitzelt und geradezu Charme entwickelt. All ihren Freunden sei das sofort aufgefallen. Im Augenblick sitze er in der Badewanne und würde – man höre und staune – singen.

Auf meine Frage, ob denn die zweite Arznei schon zur Anwendung gekommen sei, antwortete die Frau, das nehme er seit 8 Tagen brav ein. Das war nun zwar für meinen Geschmack etwas zu früh gewesen, ich hätte **Ignatia** – das war die heilende Medizin – gern noch ein wenig länger auswirken lassen; allein die zweiten Tropfen – **Natrium muriaticum**, das *Kochsalz* – stören die *Ignatiusbohne* erfahrungsgemäß nicht. Im Gegenteil, das Salz besitzt eine tiefgreifend umstimmende Wirkung bei vielen Kümmernissen und ergänzt **Ignatia** vorteilhaft, weswegen man die beiden durchaus im Wechsel geben kann.

Interessant und einem rein analytischen Denker völlig unverständlich ist es, wie dieses Salz – das wir alle jeden Tag zu uns nehmen und das in seiner grobstofflichen Form nichts entscheidendes bewirkt – seine eigentliche Heilgewalt erst entfaltet, wenn es dem bei seiner Potenzierung waltenden dynamischen Prozeß unterworfen wird. Hier kommt sein Geist zum Tragen, die Tendenz zur Erstarrung in kristallinen kubischen Strukturen, welche auf ähnliche Erstarrungsvorgänge im gekränkten Gemüt des Menschen einzuwirken imstande ist.

Sie ist »zur Salzsäule erstarrt« heißt es von Lots Weib im Alten Testament, als sie vom Anblick des untergehenden Sodom bis ins Mark hinein getroffen war. Und so gibt es eben zu allen Zeiten Situationen, denen das Gemüt nicht gewachsen ist, in denen eine Seele sich zurückzieht und ihre äußere Hülle, den Leib, in diese Erstarrung treibt. Das kann bis zum STILLEN KUMMER führen, mit der Unfähigkeit zu weinen (I,66). Nur drei Mittel faßt diese Rubrik: **Natrium, Ignatia** und das zweiwertige **Pulsatilla**.

Der Bezug des Salzes zum Blut, den Gewebsflüssigkeiten und den Tränen ist bekannt. Wer nicht weinen kann, dem ist häufig auch TROST UNANGENEHM (I,108), ein typisches Symptom für unser *Kochsalz*.

Die wassersüchtigen Schwellungen der Beine des alten Mannes waren nach 4 Wochen bereits vollkommen verschwunden. Seine Seele taute wieder auf, und damit verschwand der Stau aus seinem System. Auch die Unruhe der Beine verlor sich demzufolge.

EXTREMITÄTEN/UNRUHE/BEINE   (Natrium zweiwertig)   II,50

Noch höher allerdings als dieses Symptom war zweifellos das unmotivierte und unwillkürliche Lachen des Mannes einzustufen – im Sinne des § 153

»*Organon*«. Das sind keine Haarspaltereien, sondern notwendige Erörterungen zur Methodik dieser Heilkunde, ohne deren Beachtung der homöopathische Karren oft genug im Dreck diffuser Wischi-Waschi-Diagnosen steckenbleibt.

Wenn jemandem das Lachen so vergangen ist wie diesem Mann im Konzentrationslager, dann macht sich der jahrelang unterdrückte Pol irgendwann wieder bemerkbar, wenn auch nicht unbedingt in Kongruenz zur äußeren Situation. Wir können gar nicht so traurig sein, daß sich der Gegenpol der Fröhlichkeit nicht wieder Bahn zu brechen versucht, und sei es auch nur wie im Zerrspiegel.

Ein Stachel im Herzen
(Hysterische Eifersucht)

Eine Frau von 35 Jahren kommt im Juni 1978 auf Empfehlung eines Psychotherapeuten zu mir, der mit ihr nicht so recht weiterkommt, trotz Hypnose, positiver Suggestionstherapie nach MURPHY und was dergleichen mehr ist. Die Frau ist schlank und dunkelhaarig. Sie macht einen außerordentlich verkrampften und verquälten Eindruck. Ihr Hauptproblem sei eine geradezu krankhafte Eifersucht, die aller Wahrscheinlichkeit nach völlig unbegründet sei, gegen die sie sich aber trotz aller Bemühungen nicht wehren könne.

Eine Untersuchung der Reflexzonen am Fuß ergibt Druckempfindlichkeiten im Gebiet der Leber und des Uterus. Nach Einzelheiten befragt, kommt heraus, daß ihre Periodenblutung, die früher immer sehr stark gewesen war, bereits seit längerer Zeit nur noch zwei Tage anhalte. Ihre innere Unausgeglichenheit und Zerrissenheit sei besonders stark in der Woche vor dem Einsetzen der Menstruation. Sie bekomme dann auch regelmäßig einen Ausschlag im Gesicht.
Schmerzen während der Periode, mit einem Gefühl des Nach-unten-Ziehens, verschlimmert durch Laufen und jede Erschütterung, runden das Bild ab. Erwähnenswert sind noch drei Entbindungen und eine Sterilisation nach dem dritten Kind.

Auf die Frage, wie sich denn ihre Eifersucht äußere, meint sie, sie empfinde ihren Mann als diktatorisch und reagiere mit Geschrei und Zetern. Ich werfe einen verstohlenen Blick auf das zerquälte Gesicht der Patientin und kann mir vorstellen, daß sie beim geringsten Anlaß oder auch ohne einen solchen anfängt zu schreien und zu keifen. Sicherlich ist hier eine stark hysterische Komponente mit im Spiel. *Hystera* heißt im Altgriechischen »die Gebärmutter« und Fehlsteuerungen dieser Sphäre führen recht häufig zu dem, was man dann landläufig »Hysterie« nennt.

Das geistige Band der Störung läuft zweifellos über die Idee der unterdrückten bzw. verminderten Absonderung: Vor der Periode ist alles noch viel schlimmer. Die Eifersucht bereitet ihr dann geradezu »körperliches Weh«. Es fühle sich an, als ob diese in *persona* mit einem Dreizack in ihrem Herzen »herumstochere«. Dazu kommt der Ausschlag im Gesicht, der sich nach der Entgiftung durch den Periodenfluß wieder beruhigt. BESSERUNG ALLER BESCHWERDEN DURCH MENSES (I,511), – heißt die entsprechende Spalte.

So gesehen rückt sofort eine Arznei ganz in den Vordergrund. Diese ist ein dreiwertiges Hysterie-Mittel und deckt auch den Gebärmutterschmerz bei der Periode in gleicher Wertigkeit ab. Fehlt noch das Leitsymptom: die Eifersucht. Wir finden sie unter den Gemüts-Symptomen. Auch hier ist das Mittel im Fettdruck vertreten.

Das i-Tüpfelchen schließlich liefert eine kleine Rubrik unterhalb dieser schmalen Kolonne, in der es heißt:

EIFERSUCHT/UNBEGRÜNDET, WIE UNWIDERSTEHLICH   I,26

Das entspricht genau dem, was die Frau schildert. Hier steht die ins Auge gefaßte Arznei wiederum als einzige. Somit ist jeder Zweifel ausgeschlossen, denn auf die Präzision der von KENT gemachten Angaben kann man sich, wie immer, verlassen. Das Pharmakon, das diese Frau zu ihrer Heilung benötigt, ist das potenzierte Gift einer Schlange.

In der LM 12 verschrieben, wirken die Tropfen rasch und überzeugend: Bereits am vierten Tag nach der erstmaligen Einnahme wich der beklemmende Druck von der Patientin. Die Eifersucht »zog« – so wörtlich – »aus mir aus«. Das spielte sich folgendermaßen ab: Nach Einnahme der Tropfen an jenem Tag wurde die Frau schläfrig und erlebte dann in einer Art Trance eine Vision: Das von ihr erschaffene und mit Energie aufgeladene Elemental ihrer Eifersucht verließ die Region ihres Herzens in Form eines kleinen gelb-grün verhüllten Wesens, das wie eine Art Gespenst aus ihrer Brust herauskam. Es hielt – gemäß der vorangegangenen Empfindung der Patientin – jenen Dreizack in Händen, mit dem bislang ihr Herz gepeinigt worden war. Dann schwebte es langsam davon, und die Frau sank in einen befreienden Schlaf. Das heilende Pharmakon war wieder einmal **Lachesis,** die *Grubenotter.* Man denke daran, daß dieses auch eine große Arznei für vielerlei Herzbeschwerden darstellt.

Noch eine zweite Schlange steht übrigens in dieser Eifersuchts-Rubrik und das ist **Cenchris,** die *Mokassinschlange.*

Esoterisch gesehen ist die Schlange neben ihrer Symbolik für die sich aufrichtende Lebenskraft auch ein tief gestürztes Wesen, das manch negative Eigenschaft wie Eifersucht, Geiz und Neid verkörpert. Dem Menschen durch ihr Gift dienend, trägt sie »homoio-pathisch« zu seiner Erlösung bei.

(Wer sensitiv genug ist, kann unter Umständen die Gedankenform der Eifersucht in Form einer gelb-grünen Schlange über dem Kopf der von ihr befallenen Person wahrnehmen)[51]

Meine Patientin konnte von nun an ruhig mit ansehen, wie ihr Mann das Haus verließ, und machte sich keine unnötigen Gedanken mehr dabei. Ihre nächste Periode verlief normal, ohne Ausschlag und Schmerzen, und das Familienleben kam wieder in geregelte Bahnen.

---

[51] Vergl. hierzu LEADBEATER, C. W.: *»Gedankenformen«,* Bauer-Verlag, Freiburg i.Br. – Ich selbst erinnere mich an eine NLP-Sitzung mit einer Frau, in der der eifersuchtsverursachende Teil ihres Unbewußten durch das Signal eines gelbgrünen Vogels mit uns Kontakt aufnahm.

KOPF

Kopfschmerzen
(Cephalgien)

Bewegen wir uns einen Schritt weiter und gehen vom Gemüt zum Kopf:[52] Die Ursachen für chronische Kopfschmerzen sind mannigfach, und ebenso zahlreich sind die hierfür in Frage kommenden homöopathischen Arzneien.

Es gibt Kopfschmerz nach Kummer, Ärger, Überanstrengung, Ausschweifungen. Es gibt Erkältungskopfschmerzen und gastrische Kopfschmerzen, Föhnkopfschmerz und Kopfschmerz nach unterdrückten Hautausschlägen. Wir finden Kopfschmerz nach Tabakgenuß sowie nach Mißbrauch von Narkotika. Die Anzahl der Rubriken und ihrer Mittel ist Legion. Es gibt sogar eine Rubrik KOPFSCHMERZ DURCH LACHEN (I,256) mit nur wenigen Mitteln und dem **Kochsalz** als einziger Arznei im Kursivdruck, was seine janusköpfige Allgewalt im Gefühlsbereich wieder deutlich macht.

Jeder Kopfschmerzfall muß, wie bei uns üblich, völlig individuell nach Symptomatik und kausalen Zusammenhängen recherchiert und repertorisiert werden. Ich möchte die Mittelsuche und -findung vor allem an einem Fall chronischer Migräne demonstrieren, um das Prinzip zu erläutern. Darüber hinaus gibt uns die gefundene Arznei Gelegenheit, wieder ein wenig Signaturenlehre zu betreiben und dadurch unser Verständnis des *2. hermetischen Prinzips* – des der Entsprechung – zu vertiefen.

Von *Migräne*[53] werden hauptsächlich Frauen befallen, die der gefühlsmäßigen Seite ihrer Weiblichkeit nicht entsprechen und diesen Konflikt »einseitig« im Kopf ausleben. Sehr oft geht es dabei um unterdrückte Sexualität. Frauen, die von ihren Männern – aus welchem Grunde auch immer – nichts wissen wollen, ziehen sich damit seit Generationen erfolgreich »aus

---

[52] Die Übergänge sind natürlich fließend. Die hier getroffenen Einteilungen folgen in groben Zügen dem KOPF-FUSS-SCHEMA im »KENT«. Außerdem ist es übersichtlicher und erleichtert das Nachschlagen.
[53] Griech.: *hemi* = »halb« und *kranion* = »Schädel«.

der Affäre«. Die aufgestaute Erregung, die eigentlich in einem gesunden Liebesleben und zärtlichen Gefühlswallungen ausgelebt werden sollte, verschiebt sich in den Kopf, wo sie als unterdrückte Wut und Feindseligkeit vor sich hinschwelt oder zum akuten Ausbruch kommt.

Solche Frauen tun sich äußerst schwer, ihre Gefühle des Hasses und der Abneigung gegen das männliche Prinzip zu artikulieren. Sexualität bringt ihre innere Ordnung durcheinander, ihre Vorstellung davon, wie die Welt zu sein habe, damit sie von ihr als intakt empfunden wird.

Es kann sich ein Mann bemühen, wie er will, solch eine Frau zufriedenzustellen; sie wird immer irgendetwas finden, was er nicht optimal geleistet hat, so daß er also mit Sex-Entzug bestraft wird. Daß sie sich dabei auch selbst bestraft, wird nicht von ihr wahrgenommen. Sie bringt ihre Welt in Ordnung, indem sie die Wohnung aufräumt. Putzfimmel bei Frauen ist oft proportional zu ihrer Anfälligkeit für Migräne.

Migräne-Patienten sind häufig Perfektionisten. Bereits in der Kindheit ist ihnen beigebracht worden, daß man sich »be-herrschen« müsse. Und so herrschen sie unnachgiebig über sich und andere mit ihren von der Gesellschaft abgesegneten Moralvorstellungen. Gelingt es, dem Migräne-Patienten klarzumachen, daß seine Gefühle nicht »böse« oder »unanständig« sind und kann man ihn dazu bringen, diese zu »äußern«, so ist er schon halb geheilt. Ansonsten wird das Ganze zu einem un-angenehmen Übel, das auch meistens mit Übelkeit einhergeht.

Da der Migränekopfschmerz also ein »hormoneller« ist, wie es so schön heißt, ist er auch ein »hysterischer« in des Wortes ursprünglicher Bedeutung. Somit ist er also auch menstruationsabhängig. Dementsprechend umfangreich sind die diesbezüglichen Rubriken im »KENT«:

KOPFSCHMERZ/MENSES/VOR/BEI BEGINN/WÄHREND/NACH	I,258
KOPFSCHMERZ SEXUELLEN VERLANGENS/	
NACH UNTERDRÜCKUNG	I,263

mit **Conium** und **Pulsatilla** als einzigen Mitteln und

KOPFSCHMERZ/NACH COITUS	I,245

Sie zerbricht sich den Kopf
(Migräne)

Eine gepflegte 50-jährige Büroangestellte kommt auf Empfehlung einer meiner Kursteilnehmerinnen im Februar 1985 zu mir wegen nunmehr seit 20 Jahren anhaltender Migräne-Attacken. In einem Begleitbrief zum ausgefüllten Fragebogen stehen die lapidaren Sätze:

»Meine Ehe ist nur am Sex gescheitert. Als ich 11 Jahre alt war, starb meine Mutter. Mit 13 Jahren bekam ich eine Stiefmutter. Mein Vater zwang mich, ›Mutter‹ zu ihr zu sagen. Seit dieser Zeit war es für mich die Hölle. Mit 18 Jahren ›wurde ich verheiratet‹. Da ich die innere Stärke nicht hatte, habe ich eingewilligt, um geborgen zu sein. Vom Mann wußte ich nichts, und nun ging die zweite Hölle los. Ich habe mich immer gezwungen, mit meinem Mann zu schlafen. Sollte ich so alle Vierteljahre zu einem Höhepunkt gekommen sein, bekam ich danach Weinkrämpfe. Seit meiner Scheidung vor zehn Jahren drei Selbstmordverusche mit Tabletten.«

Das Symptomenbild: Kopfschmerzen bereits im Alter von 4 Jahren. Immer hektisch und ängstlich. Der Schmerz sitzt in Schläfen, Augenhöhlen und Nacken und zieht von dort zum Steißbein hinunter. Er dauert an von morgens bis abends und ist oft von Übelkeit begleitet, die sich bis zum Erbrechen steigert. Bisweilen Durchfall. Kopfschweiß bei kleinster Anstrengung. Kribbelgefühle auf der Kopfhaut. Ohnmachten bei Hitze, Schreck und kleinsten Anlässen. Augenlider fallen herunter. Helles Licht schmerzt. Sonnenschein verschlimmert den Kopfschmerz. Manchmal Ohrensausen. Nase oft »zu«. Kann nicht mehr gut riechen, jedoch übertriebene Geruchsempfindlichkeit gegenüber Koch- und Küchendünsten. Schmerzen im Herz- und Brustbereich. Herzklopfen beim Liegen. Atemnot in warmen Räumen. Immer wieder Blasenentzündungen. Harndrang schmerzhaft und unwiderstehlich. Hand- und Achselschweiß. Unverträglichkeit von Wolle auf der Haut. Seit Jahrzehnten kein Fieber mehr. 1958 Gürtelrose. 1971 ein Magengeschwür. Morgenmüdigkeit seit zehn Jahren. Brüste kalt, blau mit roten Flecken. Berührung durch den Mann sehr unangenehm.

Zu allem Übel noch eine Tbc mit Pneumothorax im Alter von 22 Jahren und eine Totaloperation wegen eines Myoms im Alter von 40 Jahren. Mut-

ter im Alter von 60 Jahren an Unterleibskrebs verstorben, Vater im Alter von 80 Jahren an Speiseröhrenkrebs.
Wollen wir uns in dem angeführten Symptomenwald, wie er aus dem ausgefüllten Fragebogen auf uns zukommt, einigermaßen zurechtfinden, ist es von entscheidender Bedeutung, zu bewerten, was wir für unsere Mittelwahl verwenden und was wir vernachlässigen wollen.
Ich bin bei meiner Beurteilung der Situation dieser Frau über einzelne Körpersymptome glatt hinweggegangen und dabei der übergeordneten Idee gefolgt, und nicht dem tout ensemble der Symptome.

Ich begann mit den »geistigen« Marksteinen und rankte darum herum einige mir wichtig erscheinende Zeichen und Auffälligkeiten, wobei ich hintennach feststellte, daß bei diesem Fall jenes Mittel, das sich als ein guter Heilstoff erwies, keineswegs durch alle anderen Rubriken mit durchlief und trotzdem fähig war, die Gesamtsituation der Frau sehr wesentlich im positiven Sinn zu verändern.

Ich begann mit

GEMÜT/ABNEIGUNG GEGEN DEN EHEMANN
(6 Mittel, eines davon dreiwertig)   I,1

Wenn wir uns dazu entschließen, diese Rubrik als die am meisten wahlanzeigende allen anderen voranzustellen, was mir im vorliegenden Fall legitim erscheint, dann ergibt sich alles andere eigentlich von selbst, und wir haben eine sehr begrenzte Auswahl von Ausgangsmitteln.

Dann nahm ich die Ohnmachten. Wenn ein Mensch so wenig Wirklichkeit verträgt, daß er bei jeder Kleinigkeit in Ohnmacht fällt, oder zumindest einer solchen nahe ist, dann ist das ein hochkarätiges Symptom im Sinne unserer Mittelwahl, so finde ich. Also:

ALLGEMEINES/OHNMACHTEN/DURCH KLEINIGKEITEN   I,430

Und wiederum dreiwertig steht eben diese Arznei auch unter

ALLGEMEINES/OHNMACHTEN/MIT HITZE – DANN KÄLTE   (1 Mittel)   I,430

Wir erinnern uns, die Patientin sprach davon, daß sie oft Hitzewallungen zum Kopf hin habe, was einmal typisch dafür ist, daß Sexualität an dieser

Stelle ausgelebt wird, und zum anderen für die klimakterische Situation überhaupt, in der sich die Patientin seit der Totaloperation befindet.

Die äußere Hitze können wir auch gleichsetzen mit

OHNMACHTEN/WARMES ZIMMER (12 Mittel) I,432

Hier taucht – außer unserem bereits ins Auge gefaßten Hauptmittel – auch das *Kochsalz* wieder auf (siehe oben: ABNEIGUNG GEGEN DEN EHEMANN), außerdem **Lilium tigrinum,** eine äußerst interessante Arznei bei Selbstbestrafungsprozessen. (Die allerwichtigste dieser Art ist wohl **Tarantula.** Auch **Kreosot** ist hier mit von der Partie.)

Wir dürfen übrigens »Hitze« nicht unbedingt gleichsetzen mit SOMMERHITZE (I,431), uns dadurch beschränken und vom Thema abbringen. Auch wenn wir der OHNMACHT DURCH SCHRECK zu sehr nachgeben, kommen wir zu anderen Mitteln und verlassen den roten Faden unserer Hauptidee.

Besser liegen wir da schon mit der Rubrik

OHNMACHTEN/HYSTERISCHE (13 Mittel) I,430

obwohl unsere Hauptarznei hier ebenfalls nicht vertreten ist.
Die Kongestion allgemein finden wir unter

KOPF/BLUTANDRANG I,177
KOPF/HITZE I,190

Das sind sehr große Rubriken und für unsere Zwecke relativ wertlos, weil nur im Sinne einer Bestätigung für die einmal eingeschlagene Richtung verwertbar. In einer kleineren Rubrik

HITZE/AUFSTEIGENDE I,190

taucht übrigens die *Tigerlilie* wiederum zweiwertig auf.

Gehen wir weiter. Ein gutes Symptom ist die Überempfindlichkeit gegenüber dem Geruch kochender Speisen. Das steht unter

NASE/GERUCHSSINN/EMPFINDLICH GEGEN DEN GERUCH
VON KOCHENDEN SPEISEN III,145

Hier sind nur 9 Mittel angeführt. Unser Hauptmittel ist im Kursivdruck dabei. Die Morgenmüdigkeit ist brauchbar, weil konstant seit 10 Jahren vorhanden:

ALLGEMEINES/MÜDIGKEIT MORGENS   (19 Mittel)   I,427

Unser Mittel ist dreiwertig vertreten, **Natrium** erscheint wiederum zweiwertig. Nun erst kommt der Kopfschmerz an die Reihe, um den es eigentlich geht. Der Leser bemerkt, wie sich hier die Rangordnung guter bis brauchbarer Symptome verschiebt. Wir wollen einen Kopfschmerz behandeln, aber wir fangen bei unseren Überlegungen zur Auffindung eines Heilmittels ganz woanders an. Eine solche Vorgehensweise muß einem Schulmediziner, der unser Heilgesetz nicht kennt, im höchsten Maße suspekt erscheinen. Wir können als Oberrubrik, gleichsam, um einen Überblick zu gewinnen, erst einmal setzen:

KOPFSCHMERZ/HYSTERISCHER   (39 Mittel)   I,255

Unser Mittel ist zweiwertig vertreten.

Eine kleine Rubrik zur Sicherstellung der Lokalisation:

KOPFSCHMERZ/HINTERKOPF/ERSTRECKT SICH DEN RÜCKEN HINUNTER   I,276

unter den insgesamt 14 Mittels, finden wir wiederum **Lilium tigrinum, Natrium mur.** und unsere Hauptarznei.
Unter

KOPFSCHMERZ/SCHLÄFEN   I,280

was eine große Kolonne ist, ist sie zweiwertig vertreten.

MAGEN/ERBRECHEN BEI KOPFSCHMERZ   III,457

Natrium und unser Mittel sind beide zweiwertig angeführt.

Ebenso sind sie es unter

MAGEN/ÜBELKEIT BEI KOPFSCHMERZ   III,478

Die häufigen Blasenentzündungen stehen unter

HARNBLASE/MODALITÄTEN/ENTZÜNDUNG   III,685

Hier ist **Natrium** nicht verzeichnet, **Lilium** nur einwertig, aber unser Mittel im Fettdruck. Unter

HARNDRANG/SCHMERZHAFT   III,681

steht **Lilium** zweiwertig, unser Mittel sowie **Natrium** fehlen.

UNTER HARNDRANG/HÄUFIG   III,680

sind sie beide wieder vertreten.

UNTER HARNDRANG/MIT ABWÄRTSZERREN IM BECKEN   III,679

stehen gar nur mehr drei Mittel: **Lac caninum,** die *Hundemilch,* **Lilium tigrinum** und unser Heilstoff.

Ab hier wird die weitere Repertorisation fragwürdig. Die SELBSTMORDNEIGUNG (I,93) wird übrigens auch noch von der in Aussicht genommenen Arznei abgedeckt. Das wider besseren Wissens zuerst verabfolgte **Natrium** wirkte nicht besonders überzeugend. Ein **Tuberculinum** (wegen der absolvierten Tbc) sparte ich vorerst aus. Wie sich zeigte, war es auch nicht nötig. Und auf **Sepia,** was unser wohl bestes Simile für den Fall war, verschwand die Migräne und ward nicht mehr gesehen. Auch die übrige Symptomatik verlor sich langsam. Im Zusammenhang damit bahnte sich eine allgemeine menschliche Veränderung und Verwandlung an.

Wer die Rubriken aufmerksam verfolgt, stößt hier und da noch auf eine andere Arznei, die vielleicht Simile-Qualitäten entwickelt haben könnte, da sie ein dick gedrucktes »Kummer-Mittel« ist, – wenngleich sicher nicht in dem Ausmaß, wie der *Tintenfisch* hierzu fähig war. (Welche Arznei ist das?)

Sepia
Exkurs in die Signaturenlehre

Die vorliegende Geschichte gibt uns Gelegenheit, wieder einen kurzen Ausflug in die Signaturenlehre zu betreiben. Selten können wir die präzisen Entsprechungen zwischen einem Pharmakon und bestimmten Menschen so schön gedanklich nachvollziehen wie gerade beim **Tintenfisch.** Wir können Rückschlüsse ziehen, sowohl von seiner Gestalt her wie auch von seinem Wesen. Seine körperliche Ausprägung als Hohlmuskel ähnelt verblüffend einem Uterus. Das Sich-Einhüllen in dunkle Wolken von »Tinte«, um sich vor Angreifern zu schützen, ähnelt dem Sich-Verbergen eines Menschen (vorwiegend sind es Frauen) hinter den düsteren Wolken einer Depression.

Der **Tintenfisch** vermeidet Konfrontation. Er weicht aus. Er kann sich nur sehr schlecht nach vorne bewegen. Seine Hauptbewegungsrichtung ist rückwärts, vermittels des aus seinem Hohlmuskel ruckartig ausgestoßenen Wassers. UNGEDULD (I,109) und FURCHT VOR UNHEIL (I,48) kennzeichnen ihn. Deshalb ist er ständig auf der Flucht. In SCHMEILLS »Tierkunde« heißt es:

»Auf dem Meeresgrunde, dem sich seine Färbung schnell vollkommen anpaßt, liegt er unbeweglich auf der Lauer. (Mit der Fähigkeit, die Farbe leicht ändern zu können, hängt auch das eigentümliche Farbenspiel zusammen, das man an ihm und manchen seiner Verwandten beobachten kann. Wenn die Tiere gereizt werden oder sonstwie erregt sind, ziehen gelbe, rote, blaue und andere Farbentöne schnell über den Körper hinweg, ähnlich wie eine flüchtige Röte über das menschliche Antlitz huscht). Durch Bedecken mit Sand und Steinchen weiß sich der Tintenfisch noch mehr unkenntlich zu machen.«

GESICHT/FARBE ROT BEI ERREGUNG   II,88

Da solch eine Geisteshaltung der Tarnung, Abkehr von Beziehungen und Isolation aus Gründen der leichten Verletztheit wohl öfters bei Frauen als bei Männern anzutreffen ist, ist **Sepia** vornehmlich ein Frauenmittel. Solch eine Abkehr vom Prinzip der Hingabe an das Leben geht jedoch immer mit dem Verlust von Lebensenergie in dem betreffenden Organ einher.
So wird klar, daß solche Frauen Schwierigkeiten in der Sexualität haben. Auch bei der Kopulation der Tintenfische findet Berührung praktisch nicht statt. Der »Begattungsakt« erschöpft sich in einer flüchtigen Erregung mit nachfolgender Ausstoßung eines zarten Samenwölkchens des Männchens, welches im Wasser schwebt und in das das Weibchen kurz eintaucht.

Die schwarzbraune Tinte der **Sepia** findet ihre Entsprechung in Menstruationsproblemen mannigfacher Art. Viele Formen von *Fluor* (Ausfluß) sind mittels des *Tintenfischs* gut behandelbar. Unter STERILITÄT (III,775) steht das Mittel im Fettdruck. Ebenso unter ABNEIGUNG GEGEN COITUS.

Liest man WILHELM REICHS Buch »*Die Funktion des Orgasmus*« mit wachem Bewußtsein, wird einem klar, was es heißt, die Lebensenergie in dem Bereich abzuwürgen, wo sie entspringt. Daß solche Frauen zu ABORTEN (III,773) neigen, da ein Schoß, der kein neues Leben empfangen will, dieses auch oft schlecht austragen kann, ist die logische Konsequenz.

»**Sepia**-Frauen« haben eine ABNEIGUNG GEGEN DEN EHEMANN (I,1), obwohl sie vorgeben, ihn zu lieben; sie haben SCHMERZEN BEI COITUS (III,793), TROCKENHEIT DER GENITALIEN (III,778) und ANGST NACH COITUS (I,5 – einziges Mittel!). Verständlich, daß **Sepia** große Dienste im Klimakterium leistet, ebenso wie bei mancher Form von HYSTERIE (I,62).

Was der *Tintenfisch* einmal mit seinen Fangarmen ergriffen hat, das hält er fest. Solche Menschen sind BESITZERGREIFEND UND GEIZIG (I,55). Sie sind LEICHT BELEIDIGT (I,15), WEINEN (I,43) oft OHNE ZU WISSEN, WARUM (I,145), sind aber ABGENEIGT GEGEN TROST (I,108), und wenn der Ehemann es nicht mehr aushält und von Scheidung spricht, kann es sein, daß sie mit SELBSTMORD DROHEN (I,93).
Sie wollen von sich wenig geben, aber was sie einmal eingefangen haben, das können sie auch nicht mehr hergeben. Sie hüllen sich lieber ein in ihre dunklen Wolken der Trübsal und Melancholie und ziehen hauptsächlich *den* Gewinn aus ihrer Krankheit, daß sie – nicht berührt werden.

Betrachten wir noch kurz einen Kopfschmerzfall mit völlig anderer Ursache, aber von ähnlicher Chronizität:

»Hirn-verbrannt«
(Folgen eines Sonnenstichs)

Eine junge Frau, 32, kommt im Sommer 1977 erneut in die Sprechstunde wegen eines Kopfschmerzes, der teilweise auf **Natrium mur.** vergangen war, aber eben nur teilweise. **Natrium** war vor allem wegen eines Kummer-Syndroms gegeben worden, hatte dessen Folgen auch gut behoben, der

Kopfschmerz schien jedoch noch eine tieferliegende Ursache zu haben; jedenfalls waren sowohl die Patientin wie ich uns darüber im klaren, daß der homöopathische Hammer den Nagel der Beschwerde nur gestreift, jedoch nicht voll auf den – gepeinigten – Kopf getroffen hatte.

Nach den genaueren Umständen der Beschwerde befragt, gibt die Patientin an, das Merkwürdige an der Sache wäre folgendes: Am Abend gehe sie ohne Kopfschmerzen zu Bett. Am Morgen beim Erwachen spüre sie bereits, daß »heute ein Kopfschmerztag« sei. Der Schmerz steigere sich im Verlauf des Tages kontinuierlich bis zum Mittag und nehme dann langsam wieder ab. Abends beim Zubettgehen sei wieder alles in Ordnung. Die bei Kopfschmerz besonders wichtige Frage nach den Wärme- und Kältemodalitäten ist als nächste unbedingt zu stellen und scheidet – in unserem Fall – die ganze Gruppe der »kalten Mittel« schon mal aus, nachdem die Patientin angibt, besonders schlimm sei der Kopfschmerz bei Wetterumschwung, und zwar zum warmem Wetter. Bei Föhn habe sie ihr Leiden mit schöner Regelmäßigkeit. Es habe sich im Lauf der Jahre langsam immer mehr eingefressen. Früher sei es ihr eigentlich gar nicht so sehr aufgefallen.

Wer jetzt routinemäßig **Rhododendron, Gelsemium** oder ähnliche »Föhnmittel« verschreibt, geht am Kern des Problems vorbei und damit am erträumten Simillimum, das es für diesen Fall gab.

Das schlagendste Symptom dieser Störung ist zweifellos das kontinuierliche Zu- und Abnehmen der Beschwerde mit dem Tagesverlauf. Die Patientin besteht darauf, daß der Schmerz mittags am größten sei. Das heißt in der *Lingua homöopathica:* Beim Höchststand der Sonne erreicht auch der Schmerz seinen Kulminationspunkt. Das muß man einfach wissen, sonst findet man die entsprechende Rubrik nicht im »KENT«, die da lautet:

KOPF/SCHMERZ/ZUNEHMEND UND ABNEHMEND MIT DER SONNE (1,237)

Es gibt nur 8 Mittel, darunter eines im Fettdruck, alle anderen zweiwertig. Um auswählen zu können, brauchen wir noch mehr Symptome.

Die nächste Frage gilt also der Qualität des Schmerzes. Es kommt heraus, daß dieser im Hinterkopf beginnt und sich von dort zu Schläfen und Augen zieht, des weiteren, daß er durch Bewegung gemildert sei. Wenn die junge Frau in der Wohnung herumläuft, ist die Beschwerde etwas geringer. Die entsprechenden Rubriken lauten:

KOPF/SCHMERZ/HINTERKOPF, SICH AUSDEHNEND   ZU DEN SCHLÄFEN   I,275
    ZU DEN AUGEN   I,276

Vor allem zwei Mittel aus der »Sonnen-Rubrik«, tauchen hier wieder auf, sogar zwei- und dreiwertig. Bemühen wir des weiteren noch die Rubrik

KOPF/SCHMERZ/BEGINNT MIT WARMEM WETTER   (2 Mittel)   I,267

darunter das diesen Fall heilende allerding nur einwertig, jedoch spätestens hier wächst für denjenigen, der schon ein wenig intimere Arzneimittelkenntnis hat, ein bestimmter Verdacht, was ihm dann nahelegt, der jungen Frau eine zusätzliche Frage zu stellen, nämlich die folgende:

»Haben Sie jemals einen Sonnenstich gehabt?« –, was jene erstaunt bejahte. Das sei allerdings schon 16 Jahre her, aber sie habe damals nicht mehr gewußt, ob sie »noch leben oder lieber sterben« solle. Es sei jedenfalls alles dran gewesen, was zu einem anständigen Sonnenstich gehört: Ohnmachten, Übelkeit mit Erbrechen, 40° C Fieber und tödliche Schwäche. Daraufhin schlage ich das Buch zu und verordne ein Mittel in der LM12, 5 Tropfen einmal täglich zu nehmen, worauf nach Verbrauch eines Fläschchens dieser Medizin der verwünschte Kopfschmerz beim nächsten Föhn mit hochsommerlicher Hitze im Oktober desselben Jahres erst gar nicht mehr einsetzt. Er hat sich sozusagen sang- und klanglos von der Patientin verabschiedet, bzw. war von dem hochpotenzierten **Nitroglycerin** gewissermaßen aus deren Gehirn »versprengt« worden.

Ein weiteres Mittel läuft noch ähnlich gut durch die Rubriken (welches?), hat aber keinen so deutlichen Bezug zur Sonne und konnte aufgrund des durchschlagenden Erfolges von **Glonoinum** in der Versenkung bleiben.
Die *Causa* war in diesem Fall wieder einmal alles, denn bei dieser chronischen Störung handelte es sich ganz offensichtlich um Spätfolgen des vom Organismus nicht restlos verkrafteten Sonnenstichs.

Bleiben wir noch im Kopfbereich und betrachten etwas genauer, wodurch und in welcher Form sich Störungen am Auge einnisten und zu chronischen Augenerkrankungen werden können:

493

AUGEN
Wie vom Blitz getroffen
(Netzhautablösung)

Junge Frau, 35 Jahre, blond, zart, kommt im Januar 1978 mit ihrem Sohn in die Sprechstunde, wegen seiner Konzentrationsschwierigkeiten in der Schule. Ein Mittel wird gesucht und relativ schnell gefunden. – Da mir auffällt, daß die Frau stark blinzelt, frage ich, ob sie selbst an irgendwelchen Beschwerden leide. Gefaßt, aber mit Resignation in der Stimme erzählt sie, man habe an beiden Augen eine Netzhautablösung *(Ablatio retinae)* bei ihr festgestellt. Sie sei deswegen auch schon einmal in der Universitäts-Augenklinik gewesen, wo eine Lichtkoagulation (Verschweißung mittels Laser) vorgenommen worden war. Die Netzhaut sei aber kurze Zeit darauf an anderer Stelle gerissen und habe erneut zu bluten begonnen. Man hatte ihr gesagt, daß kaum Hoffnung bestünde, ihr Augenlicht auf Dauer zu erhalten.

Der aufmerksame und tiefer schauende Behandler hat sich natürlich zu fragen, was der seelische Hintergrund eines solchen Geschehens am Auge ist. Welchen Anteil der Wirklichkeit klammert diese Frau aus ihrem Bewußtsein aus. Was kann sie nicht ertragen anzuschauen?

Auf Nachfragen ergibt sich: Als Kind wuchs das junge Mädchen eine Zeitlang in einem italienischen Kloster auf. In der Schule und von den Eltern wurde sie viel geprügelt: »Tränen sitzen irgendwo in mir, aber die Türen sind verschlossen.« Ihre spätere Ehe mit einem labilen Mann endete mit dessen Selbstmord. Das war es, was nicht verarbeitet worden war: »Ich war wie vom Blitz getroffen!«

An subjektiven Empfindungen und Symptomen, die eine Mittelwahl in unserem Sinne möglich machen, ist nur wenig in Erfahrung zu bringen: Große Lichtscheu (III,23), Skifahren unmöglich, wegen der blendenden Schneeflächen, was für die Frau eine harte Einschränkung bedeutet, da sie sehr sportlich ist (Yoga-Lehrerin).

Diese Rubrik ist, wie man weiß, sehr umfangreich und als Einstieg nicht zu gebrauchen.

Die Leitrubrik muß auf jeden Fall heißen:

AUGEN, BLUTUNG UND NETZHAUTBLUTUNG   III,7

Die letztere enthält nur zehn Mittel. Von hier ist auszugehen und zu differenzieren.
Am Morgen ist die Frau »mehr tot als lebendig«. Sie spricht von einer ungewöhnlichen SCHWÄCHE BEREITS BEIM ERWACHEN (I,440). Hier ist unser heilendes Mittel zweiwertig vertreten.

Ihr fällt noch ein, daß sie bisweilen mit den Zähnen knirscht, – wohl als Ausdruck versteckten Grolls (III,220). Der Heilstoff erscheint hier einwertig. Das Leitsymptom aber liefert mir die Frau durch ihre Angabe, daß sie Lichtblitze bemerke, die sehr unangenehm seien und die vor allem abends und beim Augenschließen in Erscheinung träten. Solche Lichtblitze deuten meist bereits auf eine degenerative Veränderung und Ausfälle des Sehnervs hin.

Die LICHTBLITZE stehen in III,70. Spätestens aus den Unterrubriken BEIM AUGENSCHLIESSEN und IM DUNKELN wird klar, was der Frau fehlt bzw. welche Medizin sie braucht. Es gibt noch eine weitere »ähnliche« Rubrik: BEIM EINSCHLAFEN. Hier steht das gesuchte Mittel als einziges im Kursivdruck, also zweiwertig. Die Patientin bestätigt auf Nachfragen, daß die Lichtblitze auch in dieser Situation aufträten. Durch die Lichtblitz-Rubrik allein in Verbindung mit der Netzhautblutung hätte man auch noch auf **Belladonna** kommen können. Die letztere Modalität aber läßt mich mit Überzeugung den anderen Heilstoff aufschreiben, insbesondere, als der eine auffallende Beziehung zu degenerativen Veränderungen an Blutgefäßen hat. Darüber hinaus zu degenerativen Veränderungen ganz allgemein.

Die Medizin wird in einer LM 12 verordnet, und bereits nach einer Woche weiß die Patientin telephonisch zu berichten, daß die Lichterscheinungen nachgelassen hätten. Nach einer zweiten Woche hatten sie ganz aufgehört, und die enorme Lichtempfindlichkeit begann sich langsam zu verlieren. Das Mittel wurde weitergenommen und nach Beendigung des Fläschchens zusätzlich in der LM 18 bestellt.

Ein Vierteljahr nach Beginn dieser Behandlung begab sich die Patientin zur klinischen Kontrolluntersuchung, und die Professoren gaben ihrem Erstaunen Ausdruck über die vollständige Wiederherstellung ihrer Sehkraft. Die Frau erwähnte nicht, daß sie beim Homöopathen gewesen war, und das war auch gut so, wie sich später noch zeigen sollte.

Sie nahm ihr Mittel noch einige Zeit in einer LM30 weiter. Seit nunmehr über 15 Jahren gab es nie einen Rückfall. Die heilende Medizin war – **Phosphor.**[54]

Der Fall hatte noch ein Nachspiel. Eine uns befreundete Augenärztin interessierte sich dafür, wieweit man bei Augenerkrankungen mittels homöopathischer Intervention helfen könne. Ich schilderte ihr unter anderem die eben dargebotene Geschichte. Sie bat um die Personalangaben der Patientin, um bei ihren Kollegen in der Klinik den Fall nachprüfen zu können, weil sie nicht glauben wollte, daß so etwas möglich sei. Ich gab sie ihr nach Absprache mit der Patientin bereitwillig.

Einige Zeit später berichtete mir die Ärztin freudestrahlend und nicht ohne innere Genugtuung, daß man ihr auf ihre Anfragen bestätigt habe, daß das bei besagter Patientin gar keine Netzhautablösung gewesen sei. *Weil nicht sein kann, was nicht sein darf!*
Die Patientin hat aber über ihren Hausarzt den damaligen Operationsbericht anfordern lassen, der beweist, wie die Dinge wirklich lagen. Man wird diese Erfahrung immer wieder machen können: Wer mit der Wahrheit an vorgefaßte Denkmuster stößt, erntet Lächeln, Abwertung oder

---

[54] EICHELBERGER schildert auf S. 474 seines Buches »Klassische Homöopathie« einen ähnlichen Fall, der ebenso über **Phosphor** der Genesung zustrebte. Man wird – und soll – in diesem Falle ruhig versucht sein, bei allen degenerativen Veränderungen am Auge, die mit Lichtblitzen einhergehen, zuallererst einmal an **Phosphor** zu denken.
In seltenen Fällen ist es eben doch möglich, die Homöopathie zu verallgemeinern: So wird der gewiefte Homöopath bei allen Folgen von Nervenverletzungen eben zuerst einmal an **Hypericum** denken, bei Folgen von Traumen – vor allem wenn Hämatome sie begleiten – an **Arnica,** bei Folgen von Schreck an **Opium,** bei Folgen von Kummer an **Ignatia** oder **Natrium.**
Es ist von großem Vorteil, sich beim Studium der Arzneimittellehren die entsprechenden »kausalen Indikationen« der Mittel einzuprägen. Es erleichtert die Mittelsuche enorm, wenn man diese »geistigen Schubladen« ziehen kann. Man darf dabei nur nicht im anderen Straßengraben landen und daraus der Einfachheit halber eine »klinische Homöopathie« machen wollen.

Aggression. Es erfordert einen wachen, kühnen und zum Aufbruch in neue Gefilde bereiten Geist, eingefahrene Gleise des Denkens zu verlassen und sich vorurteilslos dem Neuen zu stellen.

Es bleibt noch zu erwähnen, daß natürlich mit fortschreitender Wiederherstellung des Augenlichts der Patientin die einstmals auslösende Ursache – ihr psychischer Hintergrund –, nämlich der Selbstmord des Ehegatten, noch einmal vor das innere Blickfeld rückte, um angeschaut und in Versöhnung entlassen zu werden.

Als nächstes nun ein völlig anders geartetes chronisches Augenproblem bei einem jungen Mädchen:

Sie ist kurz-sichtig und hat Kummerspeck
(*Myopie* und *Adipositas*)

Im Juli 1978 sucht mich eine Familie aus dem Ruhrgebiet auf. Sie sind gerade in Urlaub und haben mein Schild gelesen. Es geht um die Tochter, die zur Zeit der Konsultation 13 Jahre alt ist. Das Kind wiegt 80 kg, hat ein Doppelkinn und wirkt völlig gehemmt. Sie trägt seit sechs Jahren eine Brille wegen starker Kurzsichtigkeit (4,0 Dioptrien) und wegen einer Hornhautverkrümmung *(Astigmatismus)*. Die Eltern berichten von eitrigen Augen- und Ohrenentzündungen, die die Tochter offenbar seit vielen Jahren geplagt haben. In letzter Zeit sei die Eiterneigung an Augen und Ohren zurückgegangen, dafür eitere jetzt – schon seit vielen Wochen – eine »Wasserblase« am Fuß. Überdies hat das Kind ständig Schnupfen.

Ein Blick auf die Eltern zeigt: Der Vater ist ein normal gebauter kerniger Bergarbeiter, die Mutter hat eine ausgesprochen füllige Figur. Sie erzählt, während der Schwangerschaft habe sie sich überwiegend von Speck und Senf ernährt, und die Tochter habe bei der Geburt bereits »wie ein kleines Schweinchen« ausgesehen.

Das Gespräch mit den Eltern fördert weitere Auffälligkeiten zu Tage: Das Mädchen hat häufig Blut im Urin. Es ist bewegungsfaul und hat Schweißfüße. Im Bett deckt es sich oft auf und schläft bei geöffnetem Fenster. Die

Menses sind seit Anbeginn zu stark und bisweilen von Durchfall begleitet, so daß der Arzt Hormontabletten verschrieben hat. Die Schwachsichtigkeit wurde ärztlicherseits im Alter von vier Jahren bemerkt, nachdem den Eltern aufgefallen war, daß das Kind nicht alles wahrnahm. Begonnen hat das natürlich viel früher, denn unser Sehen wird von unserem Wahrnehmungswillen gesteuert, und der wiederum von unserer Bewußtseinshaltung.

Auf eine Pockenimpfung im Frühjahr dieses Jahres bekam es einen Ausschlag. Nach einer Volon-A-Spritze des Arztes und einer Salbenbehandlung war der Ausschlag verschwunden. Daraufhin notiere ich mir **Thuja** als mögliches Mittel und will überprüfen, ob der übrige Sachverhalt diese Medizin bestätigt.

Das Mädchen weint schnell, und hat Angst zu versagen. Es trinkt viel und ißt gern Süßtes, vorzugsweise heimlich, und zwar hauptsächlich Süßes, Sahne etc. Viel mehr konnte ich aus ihr nicht herausbringen. Wer viel »in sich hineinfrißt«, führt sich auf diese Weise Liebe zu, die er von anderer Seite nicht zu bekommen glaubt und die er in sich selbst nicht spüren kann, weil er die Verbindung zu seinem SELBST verloren hat. Er schützt sich auf diese Weise vor Situationen, mit denen er nicht zurecht käme, denen er »nicht gewachsen« wäre.
Er muß erst innerlich wachsen, damit er sich erlauben kann, sich auch äußerlich zu strecken.

Ein solcher Mensch ist äußerlich zaghaft und ängstlich, vermeidet auch, mit der Wirklichkeit in Kontakt zu kommen, weil ihn ein Zuviel an Wirklichkeit schmerzt. Natürlich hat er auch keine Wahlmöglichkeiten für den Fall, daß er unerwartet und ohne einen entsprechenden Lernprozeß hinter sich gebracht zu haben, schlank würde.

Kurzsichtigkeit und Fettsucht bedingen hier einander. Diese Kombination ist übrigens häufiger anzutreffen. In meiner Nachbarschaft lebt eine relativ junge Frau, die auf ganz ähnliche Weise mit ihren Augen zu tun hat und die wohl demnächst gänzlich erblinden wird – ein Zustand, dem sie aber mit großer Gelassenheit entgegensieht. Auf gelegentlich gemachte Angebote meinerseits, einen Versuch mit der Homöopathie zu machen, ist sie nicht weiter eingegangen, sei es, weil der Prophet im eigenen Lande nichts gilt, sei es, weil ihre Seele weiß, daß sie erst in völliger Dunkelheit sehend wird, das heißt erkennen kann, was ihr not tut.

Bei einem ähnlichen Fall in meiner Nachbarschaft versucht die Frau, ihre Ehe durch überflüssige Pfunde zu schützen, weil sie in ihrem Bewußtsein bisher keine Strategien integriert hat, die sie – wäre sie rank und schlank – vor »unanständigen Angeboten« bewahren könnten.

Es gibt auch den anderen Typus, der sich zuviel zumutet, was das geistige »In-sich-Hineinfressen« betrifft: Er ist eher schlank als dick. Ihm liegen die Dinge »im Magen« und »auf dem Herzen«.

Der Dünne, der rasche, aktive asthenische Typus, geht im allgemeinen mehr auf das Leben zu, versucht, seinen Lebenshunger durch Erfahrung zu stillen, was der Dicke eher vermeidet.

Dieser ersetzt die »geistige Nahrung« durch materielle, und das führt statt zu einer Bewußtseins- und »Liebes-Erweiterung« nur zu einer Leibeserweiterung. Er will geliebt werden, sucht nach Anerkennung und Belohnung. Wo er sie nicht erhält, belohnt er sich selbst, indem er sich Nahrung im Übermaß zuführt.[55]

Eine andere Art der Belohnung hat sich eine Anwaltsgattin aus unserem Bekanntenkreis geschaffen. Wenn sie sich nicht genügend gewürdigt fühlt, würdigt sie sich selbst, indem sie sich neue Kleider kauft, die sie nicht braucht – eine wunderbare Strategie.

Zurück zu unserem Mädchen: Aus der Sicht der Homöopathie ist klar, daß wir es mit *Psora* erster Ordnung zu tun haben. Das heißt, unser Mittel kann kaum, wenn es die Qualität eines tiefgreifenden Heilstoffes haben soll, im pflanzlichen Bereich angesiedelt sein. Auch ein tierischer Stoff sowie Säuren werden vermutlich ausscheiden. Dies sind legitime Überlegungen bei einer derartigen Problematik, und im Laufe der Zeit bekommt der Behandler ein Gespür für derlei Auswahlkriterien. Bleiben also die Metalle

---

[55] Vergl. hierzu meine Ausführungen in *»Schlank und Suchtfrei durch Homöopathie«*, S. 13 ff., Andromeda-Verlag, 2000.

und Mineralien. Überfliegen wir in Gedanken die »Metall-Gesichter«, wie ich es nennen möchte, so stellen wir fest, daß keines so recht passen will.

Wir brauchen ein echtes »All-Heilmittel«, das heißt eines, das der Gesamtheit der Symptome gerecht wird, das die Skrofulose der Augen ebenso abdeckt wie die Fettsucht, den Süßhunger und die Angst. Demnach bleiben nur noch die großen *Polychreste* aus dem Bereich der mineralischen Arzneien übrig, die eine Chance haben, einen derart eingefressenen chronischen Zustand aufzubrechen und in Bewegung zu bringen.

Diese Vorüberlegungen sind äußerst wichtig, damit wir uns nicht im Wald der großen Rubriken verlieren, besonders wenn ohne Computer gearbeitet wird. Hier hat der Computer nämlich seine Berechtigung, weil er in Windeseile auch die umfangreichen Mittelkolonnen durchrechnet, vorausgesetzt, er wurde richtig »gefüttert«.

Die »Fütterung«, mit oder ohne Rechner, sieht im folgenden so aus:

Augen/Absonderung/Eitrig		III,11
Entzündung/Skrofulös		III,13
/Rezidivierend	(4 Mittel, eines fett)	III,13
/Hornhaut		III,14

Die eigentliche Hornhautverkrümmung ist im »Kent« nicht angeführt. Man kann sich aber leicht ein Bild davon machen, welche Mittel auf die Hornhaut einzuwirken imstande sind, wenn man die Hornhaut-Rubrik in I,18 nachschlägt. Die Schwachsichtigkeit steht unter

Sehen/Schwäche	III,72

Soviel zu den Augen, nunmehr die Ohren:

Ohren/Entzündung	III,87
/Absonderung/Eitrig	III,79

Nun die Nase:

Schnupfen/Chronisch	III,179

Der Magen:

Magen/Heisshunger	III,421
/Verlangen/Süssigkeiten	III,485

Die Blase:

URIN/BEIMENGUNGEN/BLUT   III,717

Die Genitalien:

METRORRHAGIE   III,770

Sodann noch:

ALLGEMEINES/FETTLEIBIGKEIT   I,414
ALLGEMEINES/ANGST   I,2

Zuletzt noch:

EXTREMITÄTEN/SCHWEISS/FUSS   II,525

Dem DURCHFALL bei MENSES (III,609) maß ich nicht so hohe Bedeutung bei, weil er – wie gesagt – nur bisweilen auftrat. Auch das VERLANGEN NACH GEÖFFNETEM FENSTER BEIM SCHLAFEN (I,510) schien für die Mittelwahl nicht von ausschlaggebender Bedeutung zu sein.

Durch die vorangegangenen Überlegungen in eine bestimmte Richtung gelenkt, suchen wir nun in den angeführten Kolonnen nach einem der Gesamtbeschwerde entsprechenden Pharmakon und entdecken, daß fast nur ein einziges Mittel, das unseren Vorstellungen entspricht, überall im Fettdruck durchläuft. Nur ein weiteres kann hier noch mithalten (welches?). Dieses ließ ich vorerst unberücksichtigt, genauso das in Erwägung gezogene **Thuja**.

Ausschlaggebend hierfür war, daß das Mädchen eher einen kalten, frösteligen Typ entsprach, jenes aber ein »heißes« Mittel. In einer LM 12 verabfolgt, tat sich sehr schnell Folgendes: Einen Tag lang fing ein Ohr an »zu laufen«. Nach ein paar Tagen legte die Patientin wegen eines irritierenden Gefühls in den Augen die Brille kurzfristig weg. Sie mußte öfter als üblich zur Toilette und war nach Aussagen der Eltern etwas heiterer im Gemüt.

Vierzehn Tage nach der Konsultation fuhr die Familie nach Hause. Ich ließ das Mittel eisern weiternehmen, in langsam steigenden Potenzen, von der 12. zur 18., dann zur 24. Potenz und zuletzt in der LM30. Allmonatlich kam ein kurzer Bericht. Ende Oktober 1978 hieß es, die Tochter habe in der Schule keine wesentlichen Schwierigkeiten mehr. Auch die Sehfähigkeit habe sich weiterhin verbessert, von inzwischen 0,5 auf 0,25 Dioptrien.

Ein Jahr war vergangen. Bei einem Besuch im Juni 1979 trug das Mädchen keine Brille mehr. Der Augenarzt »glaubt's immer noch nicht«, sagte die Mutter. Der Stuhlgang war inzwischen regelmäßig und die (vorher gar nicht erwähnte) Verstopfung nie mehr aufgetaucht. Heiß- und Süßhunger waren verschwunden, und auch das Gewicht hatte sich reduziert, langsam zwar und so, wie es das sich weitende Bewußtsein des Mädchens verkraften konnte. Insgesamt machte das Kind einen ungezwungeneren und wesentlich lebendigeren Eindruck. Auch die Schnupfenneigung und die Schweißfüße gab es nicht mehr, und die monatliche Blutung verlief nicht mehr so heftig und schmerzhaft.

Ein *hereditärer*, d.h. erblicher, Tuberkulinismus ließ sich nicht feststellen, obwohl einzelne Symptome darauf hinzuweisen schienen, so z.B. der vorhandene *Astigmatismus*[56] (Ill,22) mit **Tuberculinum** als einzigem Mittel. Auch Hunger auf Süßigkeiten hat das Rindertuberkulin, auf das KENT im Repertorium anspielt, im Kursivdruck; ebenso natürlich die chronische Schnupfenneigung und der Durchfall bei der Menses.

Das Mädchen hat bis heute kein anderes homöopathisches Mittel als **Calcium carbonicum,** welches die heilende Arznei war, von mir bekommen. Ich habe lange nichts mehr von der Familie gehört, bin aber ganz sicher, daß sie sich – nach dieser eindrucksvollen Demonstration homöopathischer Möglichkeiten – gemeldet hätten, wenn Not am Mann – bzw. besser »an der Tochter« gewesen wäre.

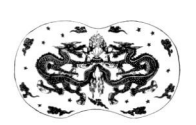

---

[56] »Brennpunktlosigkeit«, von griech.: *a* = »kein« und *stigma* = »Punkt«. Der Astigmatiker kann in keiner Entfernung deutlich sehen, infolge einer abnormen Wölbung der Hornhaut.

Calcium carbonicum
Eine Arzneimittel-Charakterstudie

Um dem Laien die Zusammenhänge etwas besser begreiflich zu machen, sei noch ein klein wenig zur Signatur und den Gemütssymptomen von **Calcium carbonicum** gesagt.

Das Mittel wird hergestellt aus der Verreibung der mittleren Schicht der Austernschale, welche dann potenziert wird.[57]

ANANDA ZAREN vergleicht die Persönlichkeitsstruktur von **Calcium-carbonicum**-Menschen mit dem Aufbau eines Eies:

»Die Eierschale ist hart und undurchlässig; sie bildet eine Hülle, durch die nichts eindringen kann. Der Inhalt des Eies ist weich und leicht verderblich, wird aber ausreichend von der Eierschale geschützt, wenn die Schale nicht einen Stoß erhält, der kräftig genug ist, sie zu zerbrechen.«

Man könnte auch sagen, die Leitidee des Mittels ist seine *Verschlossenheit,* und das genau ist auch die Signatur der Auster. Das heißt übersetzt: Gefühle werden unter einer harten Schale verborgen. Wie und warum entsteht solch eine Persönlichkeitsstruktur? Sie entsteht als notwendiger Schutzmechanismus, um in einer Umwelt überleben zu können, welche hohe Erwartungen in bezug auf Arbeit und *Pflichterfüllung* an das Individuum stellt.

Das bekannte VERLANGEN NACH EIERN (III,483) des **Calcium**-bedürftigen Menschen kann vielleicht als äußerer Ausdruck dieser Entsprechung gedeutet werden. **Calcium** steht als einziges zweiwertiges Mittel in dieser kleinen Rubrik mit nur 4 Arzneien.

Calcium-Kinder wachsen in Elternhäusern auf, in denen die *Unterdrückung von Gefühlen* groß geschrieben wird. Es wird eine Form von Verantwortungsbewußtsein herangezüchtet, die letztlich zu einer Überforderung

---

[57] Die genaue Vorgehensweise hierbei ist beschrieben in HAHNEMANNS: *»Chronischen Krankheiten«,* Bd. 1, S. 182 ff., Haug-Verlag, Heidelberg 1979.

und Erschöpfung führen muß. Widerspruch wird nicht geduldet, und Lob muß verdient werden. Hierdurch werden Kinder seelisch in die *Isolation* getrieben und üben die Geheimhaltung ihrer Gefühle. Falls es überhaupt dazu kommt, daß ein geheimes Tagebuch geführt wird, hat dies eine Funktion als therapeutisches Ventil.

Calcium-Kinder werden meist in dem Glauben erzogen und bestärkt, daß Sicherheit vor Risiko geht. Auf diese Weise lernt der heranwachsende Mensch, Fehler tunlichst zu vermeiden, was ihn aber letztlich am wahren Wachstum hindert, denn es blockiert die Möglichkeiten, lebendige Erfahrungen zu sammeln.

Solche Menschen stellen schließlich ihren Verstand über ihre Instinkte und verlieren die *religio,* also die Verbindung an ihren spirituellen Urgrund.

Der Rahmen, in den diese Kinder hineingeboren werden, setzt enge Grenzen. Er ist oft geprägt von einer gewissen Engstirnigkeit und *Kurzsichtigkeit.* Wenn das innere Gesichtsfeld eingeschränkt wird, leiden notwendigerweise auch die Augen als äußeres Organ, denn diese sind ursprünglich dazu da, die Welt sehend zu erforschen.

Der Leser beginnt jetzt zu begreifen, auf welche Weise es zu einer solch ausgeprägten Kurzsichtigkeit, wie sie im vorangegangenen Fall geschildert wurde, überhaupt kommen kann. – Mit zunehmender Sehkraft entwuchs dieses Mädchen natürlich auch allmählich ihrem Elternhaus.

Das frühzeitig gelernte Hinunterschlucken-Müssen von Gefühlen führt mitunter zu abnormem Eßverhalten. Da wird z.B. Kalk von den Wänden gekratzt und geschluckt oder ein VERLANGEN NACH KOHLE/KREIDE/BLEISTIFT/ERDE/LEHM usw. entwickelt (III,484).

In der Rubrik MAGEN/HEISSHUNGER BEI ABMAGERUNG (III,421) ist der **Austernschalenkalk** genauso dreiwertig vertreten wie in der Rubrik ALLGEMEINES/FETTLEIBIGKEIT (I,414).

Es versteht sich von selbst, daß einer solchermaßen auf Sicherheit ausgerichteten Geisteshaltung viele Ängste entspringen.

Die Konfrontation mit den Unbilden des Lebens, den Schicksalsschlägen oder Unglücksfällen, denen andere Menschen, Freunde und Bekannte ausgesetzt sind, hinterläßt eine große Furcht, daß Ähnliches auch ihm oder ihr passieren könnte.

Die Ängste von **Calcium** sind Legion und sollen hier nicht alle einzeln aufgeführt werden.

Lediglich ein paar Beispiele:

GEMÜT/FURCHT/ARMUT	zweiwertig	I,41
GEMÜT/EREIGNEN, DASS SICH ETWAS EREIGNEN WIRD	zweiwertig	I,42
GEMÜT/FURCHT/GEISTESKRANKHEIT	dreiwertig	I,43
GEMÜT/FURCHT/GRAUSAMKEITEN, ERZÄHLUNG VON	einziges Mittel	I,144
GEMÜT/FURCHT/TOD	dreiwertig	I,146
GEMÜT/FURCHT/UNHEIL/ÜBEL, VOR	dreiwertig	I,147
GEMÜT/ANGST/BETT, IM	zweiwertig	I,145
GEMÜT/ANGST/QUALVOLL	dreiwertig	I,148
GEMÜT/ANGST/SELIGKEIT, UM DIE	zweiwertig	I,149
GEMÜT/ANGST/ZUKUNFT, VOR DER	dreiwertig	I,110
GEMÜT/ZAGHAFTIGKEIT	dreiwertig	I,149

Zur **Calcium**-Pathologie paßt der treffende Spruch des englischen Schriftstellers JOSEPH CONRAD: »Ein im Hafen liegendes Schiff ist sicher, doch dafür werden Schiffe nicht gebaut!«[58]

Das ständige Sich-Sorgen – um das eigene Wohlergehen und um andere – führt zur Erschöpfung und auch zu einem Zustand von Humorlosigkeit,[59] bis hin zur Unfähigkeit, Spiel und Spaß zu genießen.

Die extreme Verschlossenheit des **Calcium**-Menschen zeigt sich unter anderem darin, daß: Probleme selten mit anderen besprochen werden, weil das die Angst noch verstärken würde. Zwei Rubriken sind sehr charakteristisch hierfür:

---

[58] »Ships are safe in the harbour, but that's not what ships are made for«.
[59] Man denke hierbei auch wieder an das lateinische *humor* im Sinne von »guten Körpersäften«.

GEMÜT/ERZÄHLEN ihrer Symptome verschlechtert den Zustand (I,330). Hier findet sich der *Austernschalenkalk* unter nur 5 Mitteln als einziges im Fettdruck.
GEMÜT/FURCHT/VERWIRRUNG, daß ihre Verwirrung bemerkt wird (I,48). Hier steht **Calcium** gar als einzige Arznei – und das zweiwertig.

Arbeit, Fleiß und *Pflicht* bestimmen – um noch einmal eine Zusammenfassung in drei Worten zu geben – das Leben eines **Calcium carbonicum**-Menschen.

Eine ausführliche Darstellung von **Calcium** findet der Leser in ANANDA ZAREN'S »*Kernelemente der Materia medica der Gemütssymptome*«.[60] Dort wird dieses Mittel mit tiefer Einfühlsamkeit und ungeheurer Akribie abgehandelt. Besonders Wissensdurstige können sich auch über die verschiedenen Aspekte dieser großen Arznei in all meinen anderen Büchern informieren.

Hier seien lediglich noch ein paar Schlaglichter auf häufig auftretende Körpersymptome gerichtet:

Die zurückhaltenden und zaghaften Kinder neigen oft zu einer frühzeitig erkennbaren Leibesfülle. Sie zeigen eine ABNEIGUNG GEGEN MILCH (III,418 – zweiwertig) und müssen sogar unter Umständen ERBRECHEN NACH MILCH (III,460 – einziges Mittel!). Andere Symptome der psorischen Grundkonstitution verschlimmern sich durch den Genuß von Milch. Man denke an den berühmten »Milchschorf«.

Das ist durchaus einleuchtend, wenn wir uns überlegen, daß Milch, vom menschlichen Organismus aus betrachtet, eigentlich eine fremde Lymphe darstellt, die vor allem von einem im Sinne der Psora belasteten Organismus nicht ohne weiteres verkraftet wird. Das ändert sich, wenn diese Lymphe einen gleichsam alchimistischen Verwandlungsprozeß durchgemacht hat und zu Joghurt oder Käse geworden ist.

Calcium-Kinder schwitzen leicht am Kopf, vor allem nachts (I,200). In dieser kleinen Rubrik mit insgesamt 8 Mitteln steht der *Austernschalenkalk*

---

[60] Verlag Ulrich Burgdorf, Göttingen.

als einzige Medizin im Fettdruck. Ansonsten stechen in dieser Spalte nur noch die zweiwertig vermerkten Arzneien **Mercur** und **Silicia** hervor.

Durch diese beiden Symptome oder das starke Verlangen nach weichen oder hartgekochten Eiern – im Zusammenhang mit etlichen Gemütssymptomen – läßt sich **Calcium** als heilendes Pharmakon bisweilen schnell identifizieren. Selbstverständlich müssen diese – wie immer bei unseren Betrachtungen – nicht unbedingt gegeben sein. Auf die Fülle der übrigen Körpersymptome von **Calcium** können wir hier nicht weiter eingehen. Der Interessierte wird sie einer der in der Bibliographie angeführten Arzneimittellehren entnehmen.

Bewegen wir uns nun ein wenig weiter »nach unten« bei unserer Betrachtung des menschlichen Körpers und seiner Organanfälligkeiten. Hier eine Kehlkopfentzündung *(Laryngitis),* die von einem ehemals akuten Zustand in einen chronischen überging. Die Geschichte ist ebenso amüsant wie lehrreich. Wieder einmal kommt dabei besonders deutlich zum Ausdruck die untrennbare Verbindung zwischen dem seelischen Hintergrund von Beschwerden und dem entsprechenden körperlichen Symptom.

Kehlkopf
Es hat ihr die Sprache verschlagen
(Stimmverlust)

Im Herbst 1985 sucht mich eine quicklebendige, liebenswürdige alte Dame von über 70 Jahren auf. Sie kann nur noch flüstern. Mit gehauchter, tonloser Stimme erzählt sie von ihren zahlreichen Gängen zu HNO-Ärzten in den letzten 6 Wochen, die trotz genauer Untersuchungen im Kehlkopf-Rachen-Bereich nichts finden konnten, was Hinweise auf einen ursächlichen Zusammenhang ergeben hätte. So hatte man ihr die üblichen Antibiotika verschrieben, ohne daß das irgendetwas verändert hätte.

Ich frage sie, wann und unter welchen Umständen ihr die Stimme weggeblieben sei. Sie meint, das sei »ganz plötzlich« geschehen. An die näheren Umstände könne sie sich jedoch »nicht mehr erinnern«. Das macht mich stutzig, denn wenn eine Beschwerde so plötzlich einsetzt, dann weiß man gemeinhin auch, warum. Der Verdacht, daß die liebenswerte, weißhaarige Dame hier etwas aus ihrem Bewußtsein zu verdrängen sucht, kommt mir in den Sinn.

Das Mittel, nach dem die Beschwerde verlangt, liegt relativ schnell »auf der Hand«. Die entsprechenden Rubriken heißen:

KEHLKOPF UND TRACHEA/STIMMVERLUST/PLÖTZLICH   (3 Mittel)   III,324

und – wie sich später herausstellt

DURCH »ÜBERANSTRENGUNG DER STIMME«   (3 Mittel)   III,324

wenngleich in etwas übertragener Bedeutung.

Zunächst jedoch machen wir eine NLP-Intervention und sprechen den Teil des Unbewußten der alten Dame an, der für den Stimmverlust verantwortlich zeichnet. Nachdem sie verstanden hat, daß es keinen einzigen Teil ihrer Persönlichkeit gibt, der ihr Böses will, kann sie sich mit diesem Teil aussöhnen, woraufhin jener bereit ist, auf der Wachbewußtseins-Ebene mit uns zu kommunizieren. Auf die Frage, welche gute Absicht er damit verbindet, wenn er der Patientin die Stimme raubt, gibt jener etwas zu verstehen, was sie leicht aus der Fassung bringt und mir ein Schmunzeln entlockt, nämlich: Sie solle sich nicht so viel in anderer Leute Angelegenheiten mischen!
»Aber ich meine es doch nur gut«, bemerkt die alte Dame und fährt fort: »Ich bin eben so mitfühlend.«

MITFÜHLEND, das steht in   I,71

und unser vorher in Aussicht genommenes Sprachverlust-Mittel ist auch in dieser relativ kleinen (15 Arzneien umfassenden Rubrik) zweiwertig vertreten.

Sie könne schlecht mitansehen, wie andere Menschen ihrer Ansicht nach Fehler machen. Ich frage sie, ob sie einsehen könne, daß sie mit ihren Interventionen in fremde Schicksalsabläufe eingreife und daß jeder ein Recht darauf habe, seine eigenen Fehler machen zu dürfen, weil ja gerade hierdurch Lernprozesse möglich werden. Sie meint, so habe sie das noch nie gesehen, aber sie könne sich der Wahrheit meiner Worte schlecht entziehen. Sie habe aber auch viele Bekannte die ihrerseits sie aufsuchen würden, wobei sie stets viel reden müsse, was sie sehr anstrenge. Ich frage sie, ob sie vollkommen davon überzeugt sei, daß sie das wirklich »müsse«, oder ob sie es vielleicht tue, »weil es ihr so gefällt«. Sie solle sehr genau unterscheiden, ob sie um Rat gefragt werde, oder ob sie sich mit ihrer Meinung in das Leben anderer Menschen einbringen würde. Der Effekt solcher unerbetenen Samariterdienste sei meistens, daß der Schuß nach hinten los ginge. Die alte Dame erkennt, daß sie in ihrem Eifer, anderen zu helfen, oft übers Ziel hinausgeschossen ist und tatsächlich dafür auch keinen Dank, sondern eher das Gegenteil erhalten hat. Sie ist ob der Weisheit ihres Unterbewußtseins, das sie in ihrer »Stimmaktivität« ein wenig zu bremsen versucht, erstaunt und sieht ein, daß der unterbewußte Teil, der hierfür verantwortlich zeichnet, Anerkennung verdient hat. Daraufhin läßt sich jener auf folgenden »Kuhhandel« ein: Er sagt erstens zu, daß er die Stimme der alten Dame schnellstmöglich wieder erscheinen lassen werde, da seine Botschaft verstanden wurde, und zweitens, daß er ihr die Stimme immer dann für kurze Zeit wieder schwinden ließe, wenn sie Gefahr laufe, in den alten Fehler zu verfallen. Die alte Dame bedankt sich bei sich selbst.

Im Grunde hätte es jetzt unserer homöopathischen Medizin gar nicht mehr bedurft. Hier jedoch schrieb ich unser Mittel in einer LM12 auf und hörte nach ein paar Tagen per Telephon, daß die Stimme zurückkomme, was ich selbst am Hörer vernehmen konnte.

Allerdings, der Teil des Unterbewußtseins der alten Dame, der den Stimmverlust inszenierte, hielt Wort und nahm ihr die Stimme – obwohl sie brav ihr Mittel jeden Tag einnahm – kurzfristig immer dann weg, wenn sie Gefahr lief, sich wieder in ihre »Missionstätigkeit« zu verstricken. Das spielt sich laut ihrem Bericht in etwa so ab: Sie unterhält sich mit jemandem beim Einkaufen oder auf der Treppe ihres Hauses, und plötzlich kann sie wieder nur flüstern. Sie geht dann kurz in sich, horcht ihrem gerade Gesprochenen nach, erkennt, bedankt sich innerlich und verabschiedet sich von ihrem Gesprächspartner unter einem Vorwand, worauf die Stimme wieder klar ist.

Wenn wir aus unseren Symptomen alle so viel und schnell lernen würden, anstatt sie zu bekämpfen und zu unterdrücken, die Menschheit würde in ihrem Bewußtwerdungsprozeß unendlich viel schneller vom Fleck kommen.

Es ist übrigens eine weitverbreitete Unsitte zu missionieren, den anderen zu etwas überreden zu wollen, was jener aus seiner Sicht nicht braucht oder wozu er noch nicht reif ist. Wenn sein Bewußtsein offen dafür ist, wird er von selbst danach verlangen (»Bittet und euch wird gegeben«). Vorher ist es eine Vergewaltigung, und sie erzeugt Aggression und Gegendruck. Es war der Unfug der Kreuzzüge, einen Glauben »mit Feuer und Schwert« aufzwingen zu wollen, und das ist der Unfug jeder Missionstätigkeit im großen wie im kleinen. Jedes »Über-reden« beruht auf dem Aussenden starker Projektionen dessen, der überzeugen will.

LE CRON[61] schildert einen Fall von Sprachlosigkeit, bei dem ein Geschäftsmann seine Stimme verliert, um unangenehmen Auseinandersetzungen am Telephon aus dem Wege zu gehen, weil er keine bessere Strategie entwickeln kann, um sich vor Gläubigern zu schützen, die ihm ständig auf den Leib rücken.

Als er jedem seiner Geschäftspartner einen Brief schreibt, in dem er erklärt, daß er großartige Verkaufserfolge habe, aber selbst so viele Außenstände, daß er darum bitte, ihm seine Zahlungsverpflichtungen noch drei bis vier Monate zu stunden, beruhigen sich die Gläubiger, und seine Stimme stellt sich wieder ein.

Causticum
Eine Arzneimittel-Charakterstudie

Causticum war das heilende Mittel im soeben beschriebenen Fall. Dieses Pharmakon ist eine Kunst-Schöpfung HAHNEMANNS. Der Ausgangsstoff für die Potenzierung entsteht in einem aufwendigen Brenn- und Destillationsprozess aus weißem Marmor. Marmor ist eine durch Metamorphose entstandene kristalline Form von Kalk. Kalk wiederum besteht aus den abgelagerten und komprimierten Skeletten von Millionen Tierleichen niede-

---

[61] LE CRON, LESLIE, M.: »Selbsthypnose – Ihre Technik und Anwendung im täglichen Leben«, Goldmann Ratgeber Nr. 10692, 1977.

rer Lebewesen aus den Urmeeren. Die Erfahrungen vegetativen Lebens und Sterbens sind dem Marmor unsichtbar eingeprägt. Diese »In-formationen« werden beim Potenzierungsvorgang der durch Destillation entstandenen Kalklauge freigesetzt und geben diesem Heilstoff seine Eigenart. Sie wird entsprechend anders sein als **Calcium carbonicum,** das aus der inneren Kalkschicht einer noch lebenden Auster gewonnen wird.

Während **Calcium** einen Bezug zum Leben hat – wenngleich einem durch die Austernschale sehr behüteten und beschützten –, finden wir bei **Causticum** die Nähe zu Auszehrung, Leiden und Tod.
Nachdem Marmor ein noch weit ehrwürdigeres Alter hat als die ersten Verirrungen der Menschen, werden wir ein Mittel aus ihm gewinnen können, das tiefeingefressenen psorischen Ursprüngen in besonderer Weise gerecht werden kann.

Die Leistung HAHNEMANNS war es, daß er den Marmor in dieser besonderen Weise aufschloß. Seine Vorgehensweise gab dabei zu mancherlei Rätselraten Anlaß. Weitgehend blieb man wieder einmal in materialistischen Denkmustern hängen. Die meisten Homöopathen und Chemiker versuchten vor allem zu ergründen, ob das Endprodukt des Destillationsprozesses mehr Kalium oder Ammonium enthielt. Das ist jedoch für Betrachtungen aus der Sicht der Signaturenlehre weitgehend ohne Belang.

JÜRGEN BECKER und seiner Arbeitsgruppe aus der anthroposophisch geführten Bad-Boller Schule der Homöopathie[62] gebührt der Verdienst, das eigentümliche Wesen jenes Stoffes, den HAHNEMANN **Causticum**[63] nannte, näher durchleuchtet zu haben. Um zu treffenden Aussagen über den Charakter dieses Mittels zu kommen, ist es durchaus interessant, die einzelnen Schritte, die zum Ausgangsstoff für die Potenzierung führen, genau zu verfolgen und voneinander abzugrenzen. Da ist zum ersten der Marmor mit seiner Signatur des Todes und kühler Entrücktheit. Zum zweiten der Vorgang des Brennens und Löschens. Drittens die dabei entstehende Lauge und viertens das letztlich hieraus entstehende Destillat.

---

[62] Verein zur Förderung der Homöopathie Bad Boll e.V., Geschäftsstelle: Amselweg 9, 72589 Westerheim, Telefon (0 73 33) 2 13 14.
[63] Aus griech.: *kaustikos* = »brennend«, zu *kausis* = »Das Verbrennen«.

In der Destillation schließlich haben wir die Idee der Verklärung und Bewahrung des Wesentlichen eines Stoffes, welche der Läuterung und Bewußtwerdung des Menschen im Verlauf eines oder mehrerer Leben entspricht.

Wenn wir von diesen, dem Endprodukt innewohnenden Eigenschaften ausgehen, wird auch einem unvoreingenommenen Laien klar werden, warum **Causticum** ein zutiefst mit Leid, Tod und Läuterung verbundener Heilstoff ist.

Seine Indikationen im psychischen Bereich reichen von Gewissensangst und zehrendem Kummer bis zu den Folgen von aufopfernden Tätigkeiten durch übermäßige *Sympathie* im Sinne von »Mit-Leiden« mit anderen und eine übersteigerte Angst um solche Menschen. Derlei Märtyrertum durch ein ständiges »In-der-Wunde-Sein« führt zu brennendem Seelenschmerz, welcher seine Signale an dafür typische Stellen des Körpers entsendet: an die Haut in Form brennend-ätzender Ausschläge, an die Luftröhre, in Form eines rohen wunden Gefühls (Ihm »bleibt die Luft weg«), an die Zunge in Form einer Lähmung (»Es verschlägt ihm die Sprache«, genauer: er stottert) und an die Harnblase, die den inneren Druck ausgleicht, indem sie zu unwillkürlichen Entleerungen neigt. Die Seele übernimmt schließlich die Eigenregie und lähmt das übersteigerte Leistungsbedürfnis des Ego, treibt den Verblendeten gnädig in eine Handlungslähme und schließlich in körperlich manifeste Lähmungserscheinungen hinein.

Vom äußeren Erscheinungsbild her sind es meist etwas ältere, unscheinbare und bescheiden wirkende Menschen, die sich selbst nichts gönnen, die gut auf den HAHNEMANNschen Ätzstoff ansprechen. Zusammengebrochene Personen mit fahler, gelblich marmorierter Haut und bläßlichen Lippen, die wie vertrocknet wirken, Menschen, die sich oft sozialen Tätigkeiten hingeben, denen wir in Altersheimen begegnen, in Klöstern oder bei der Ausübung von Heilberufen.

Die Wunden eines Menschen, der Causticum zu seiner Heilung benötigt, liegen meist weit zurück, haben sich der Seele aufgeprägt durch jahrelange wiederholte Erschütterungen in Form der *Gewaltanwendung* von seiten der Eltern oder des *Verlassenwerdens*.

Symbolisch für solche Art von »Ausgesetztsein« im wahrsten Sinne dieses Wortes stehen die beiden von ihren Eltern aus Not verlassenen Kinder in dem Märchen *»Hänsel und Gretel«* Hier haben wir eine Situation, die nach Causticum verlangt.
So ist die Rubrik:

Gemüt/Liebe/Beschwerden durch Unglückliche   I,70

eigentlich zu verstehen. *Ailments from disappointed love* heißt das im Englischen, und hierunter ist eben nicht nur Liebeskummer gemeint, sondern die Enttäuschung durch Liebesentzug ganz allgemein, was in der deutschen Übersetzung nicht zum Ausdruck kommt. Wunden durch in frühen Jahren erlittene Verluste gehören hier ebenfalls dazu.

Gemüt/Kummer/Beschwerden durch   I,66

heißt die entsprechende Rubrik, in welcher **Causticum** neben **Aurum, Ignatia, Lachesis, Natrium mur., Phosporicum acidum** und **Staphisagria** in der höchsten Wertigkeit vertreten ist.

So wird also der **Causticum**-Mensch meist dazu getrieben, dieses »Verlassen-Werden« auch in seinen späteren Beziehungen immer wieder aufs neue zu inszenieren. Häufig wechselnde Beziehungen, mit einer Unfähigkeit, wirkliche Nähe zuzulassen, kennzeichnen bisweilen die **Causticum**-Persönlichkeit.

Geboren aus der großen *emotionalen Verletzlichkeit* erwächst das Bedürfnis von **Causticum** nach *Kontrolle und Macht*. Hier ähnelt es **Sulphur** und folgt oft gut auf diesen oder wenn das Ergebnis einer Behandlung mit dem Schwefel unbefriedigend bleibt.

Ananda Zaren sagt, »das Verlangen, alles unter Kontrolle zu halten, wird durch ein Gefühl des Schreckens im Inneren genährt«, und so ist **Causticum** immer auf der Hut.

Gemüt/Schreck/Beschwerden durch   zweiwertig   I,87

Trotzdem kann es sich *»gefühlsmäßig nur schwer abgrenzen«* und so ist es trotz allen *Argwohns* (I,12 – dreiwertig) sehr mitfühlend (I,71 – zweiwertig). Nur **Phosphor** ist noch einfühlsamer.

Was diesen Punkt angeht, sowie die Heiserkeit beim Sprechen

| Kehlkopf/Trachea/Stimme heiser/Durch Reden | dreiwertig | III,321 |

treffen sich die beiden Mittel. Ansonsten sind sie Antipoden.

Causticum gefällt sich in der *Rolle des Retters* und geht für andere auf die Barrikaden. Jede Form von Ungerechtigkeit bis hin zur Tierquälerei bringt ihn in Kontakt mit seinen eigenen Opfererfahrungen. Der vergebliche Versuch, es jedem recht zu machen, bringt solche Menschen frühzeitig an die Grenzen ihrer Kraft. Früher oder später resultiert daraus eine *chronische Müdigkeit* und Erschöpfung, die sich von allgemeiner *Antriebslähme* bis hin zu körperlichen *Lähmungserscheinungen* von Gliedmaßen und Zunge kundtut. Deswegen fällt bisweilen auch *Legasthenie* in das Wirkspektrum dieser Arznei.

Mund/Sprache/Stottern	dreiwertig	III,208
Extremitäten/Lähmung/Muskeln	dreiwertig	II,501
/Apoplexie, nach	zweiwertig	II,502

Die Überbetonung männlicher Aspekte des Lebens führt mitunter zu einer Art *Männlichkeitswahn,* einem Machotum oder zumindest der Bewunderung von Stärke bei sich selbst und anderen. Hierzu gehört auch die Erschaffung von und das Wetteifern mit *Idolen*.

Ein weiterer Ausdruck des Schutzwalls solcher Menschen kann eine gewisse *Arroganz* sein, die wir unter der Bezeichnung *Hochmut* im Repertorium finden (Gemüt/Hochmütig I,61). Hier stehen zwar relativ viele Arzneien (fettgedruckt sind **Lycopodium, Platin, Sulphur** und **Veratrum**) aber **Causticum** findet sich dort immerhin zweiwertig.

Das Mittel bzw. der Patient verhält sich herausfordernd und scheut keinen Konflikt. Das kann bis zur absichtlichen Provokation gehen, wenn das Verhalten von anderen als unfair betrachtet wird.

Gemüt

/Tadelsüchtig	zweiwertig	I,102
/Streitsucht	zweiwertig	I,100
/Widersprechen	zweiwertig	I,147

So gesehen sind **Causticum**-Menschen auch »konkurrenz-orientiert« und benutzen die *Sprache als Waffe*. Es ist ihnen dann egal, ob eine Beziehung zerbricht. Derlei Personen schieben gerne anderen die Schuld in die Schuhe und drücken sich davor, die Verantwortung für ihre Emotionen zu übernehmen.

Bisweilen kommt es zu Störungen im Eßverhalten. Solch ein Mensch hat Angst zu essen, verweigert Nahrungsaufnahme oder ißt zu hastig. Ärger (GEMÜT/ZORN/BESCHWERDEN DURCH I,150) und Mißtrauen können selbst gegenüber Autoritätspersonen zur Rebellion führen. Hinter der Maske übermäßig zur Schau gestellter Selbstsicherheit verbergen sich die verschiedensten Ängste.

Wenn die Kräfte bei diesem aufreibenden Tun erschöpft sind, kommt es zu der passiven Form des **Causticum**-Typs:

Nachdem eine Frau, auf die das Vorangegangene paßte, immer wieder von ihrem Mann betrogen worden war, wich sie dem Problem, sich auf eigene Füße zu stellen, aus, indem sie sich hinter Hausarbeit und der Betreuung ihrer Kinder versteckte, Aufgaben, denen sie allerdings geradezu exzellent nachkam. Oft blieb sie jedoch morgens einfach im Bett liegen und flüchtete sich in einen nicht erholsamen Schlaf. Sie sprach davon, daß sie sich »nur noch einen Strick nehmen« könne, weil ihr Mann sie »im Regen stehen« habe lassen.

Diese Frau war äußerst feinfühlig, bis zur Hellsichtigkeit, hochintelligent, sehr gewandt im Umgang mit anderen Menschen, besaß ein ausgezeichnetes Organisationstalent, hielt sich aber für derart minderwertig, daß sie fast zornig wurde, wenn man ihre Fähigkeiten lobte. Sie meinte dann, sie könne »sowieso nur als Putzfrau gehen« und müsse »unter Brücken schlafen«. Ich erwiderte scherzhaft, die Erinnerung an ihre Inkarnation als Clochard sei eine Verirrung in der Zeit, was sie aber gar nicht komisch fand.

In dem Maß, wie sie selbst gern austeilen, sind solche Menschen gleichzeitig äußerst empfindlich gegenüber jeder Kritik der eigenen Person.

| GEMÜT/BELEIDIGT, LEICHT | zweiwertig | I,15 |

Ihre sexuellen Gefühle unterdrückte diese Frau über Jahre hinweg völlig, um nicht wieder aufs neue verletzt zu werden. In der Rubrik

Weibliche Genitalien/Sexualtrieb vermindert   III,776

steht **Causticum** als einziges fett gedrucktes Pharmakon. (**Natrium muriaticum** und **Sepia** sind vom Wesen her ähnlich und sind in dieser Kolonne zweiwertig vermerkt.) – Das wirkte sich in der Folge durch schwere hormonelle Störungen für diese Patientin aus, was schließlich zu einer verfrüht einsetzenden Menopause führte.

Weibliche Genitalien/Menses unterdrückt   zweiwertig   III,768

Von hier zu einer fortschreitenden Gedächtnisschwäche mit dem ständigen Gefühl, als habe er – oder sie – etwas vergessen (I,112 – nur das zweiwertige **Jod** und **Causticum** zieren diese Rubrik), bis hin zur Geistesabwesenheit (I,54 – **Causticum** dreiwertig) ist es dann nicht mehr weit.

Wie man sieht, ist es HAHNEMANN mit dieser Neuschöpfung einer Arznei gelungen, ein Mittel zu erstellen, dessen Wirkungsspektrum an tiefste Bereiche des Menschseins rührt, an karmische Zusammenhänge und die Frage nach dem Sinn des Lebens unter dem Aspekt von Leid. Es würde zu weit führen, hier noch tiefgreifender auf die Wesenszüge von **Causticum** einzugehen. Mehr darüber in meiner »*Göttlichen Homöopathie*«.

Die klinischen Indikationen dieses großen Mittels sind Legion. Der Anfänger sammelt seine Erfahrungen mit ihm am besten in der Anwendung bei Katarrhalischer Heiserkeit oder bei Bettnässen im ersten Schlaf, wo es jeweils dreiwertig im Repertorium vermerkt ist. Auch bei unwillkürlichem Harnabgang durch Niesen oder Husten ist es einen Versuch wert.

HUSTEN
Die gleiche Luft mit anderen atmen
(Husten, chronisch)

Es geht um den chronischen Husten bei einer 31-jährigen rothaarigen Frau. Zum ersten Mal war dieser aufgetreten, nachdem sie im Kindesalter zwei Monate lang mit Scharlach zu Hause im Bett gelegen hatte. Der Scharlach war mit Penicillin behandelt worden, und als das Gröbste vorbei war, stellte sich der Husten ein.

Ein »klassischer Fall von Unterdrückung«, könnte nun der aufmerksame Leser sagen, der inzwischen gelernt hat, daß schwelende Prozesse oft nach **Sulphur** als der heilenden Medizin verlangen. Oft, jedoch nicht immer ist in unserer Heilkunde alles **Sulphur**, was da glänzt. Wie sich gleich herausstellen wird, weist dieser Fall ein Glanzsymptom von besonderem Rang auf, so daß der *Schwefel* in der Versenkung bleibt.

Das Mädchen war in einem strengen Elternhaus aufgewachsen und hatte Kontaktschwierigkeiten mit ihrer Umwelt. Der Vater setzte große Erwartungen in sie, und sie hatte Angst, diese nicht erfüllen zu können. Sie bekam oft Prügel und weinte viel. Damals, erinnert sie sich, hatte sie oft Angst zu ersticken an dem, was sie da alles in sich »hineinfraß«. Auch heute noch fürchtet sie, »einfach keine Luft mehr zu bekommen«.

Vor drei Jahren hatte die junge Frau mit einer Psychotherapie begonnen, welche zwar die alten Muster wieder ans Licht holte, nicht jedoch den damit verbundenen Husten zum Verschwinden brachte. Im Gegenteil: dieser, der bis dahin mehr oder weniger geschwelt hatte, brach nun in altbekannter Heftigkeit wieder aus. Das war im Jahre 1978 gewesen. Inzwischen schrieben wir den Februar des Jahres 1982.

Die Kontaktschwierigkeiten, von denen die Frau berichtete, paßten zum Husten. Die Lunge ist ja, geisteswissenschaftlich gesehen, neben der Haut unser größtes Kontaktorgan. Wir atmen die gleiche Luft mit allen anderen Lebewesen und stehen dadurch auch über die Lunge mit ihnen in Verbindung.

Der Husten der Frau war unter die Kategorie »tiefer, hohler, röhrender Husten« einzureihen. Auffallend war, daß er vor allem bei Streß und in der Arbeit auftauchte, auf jeden Fall sofort, wenn in irgendeiner Form auch nur entfernter Kontakt mit fremden Personen entstand, also z.B. in Konzertsälen – wo sich Husten bekanntlich besonders gut macht – im Kino, Restaurant oder in der U-Bahn. Auch wenn sie längere Zeit alleine in ei-

nem Zimmer und dabei vom Husten verschont sei, so könne sie doch sicher sein, daß sich die ersten Hustenstöße prompt einstellen, sobald eine Person den Raum betrete, versichert sie.
Sobald sie darüber hinaus versucht, die Kontaktschwierigkeit durch Reden zu überwinden, wirkt sich das verschlimmernd auf den Husten aus.

Es sieht so aus, als hätten wir eine schöne *Causa:*

HUSTEN/MODALITÄTEN NACH SCHARLACH   (3 Mittel)   III,366

Antimonium crudum, der *Graue Spießglanz,* **Conium** und das »Hexenkraut« **Hyoscyamus** – das *Bilsenkraut,* stehen in dieser Zeile und hier stutzt der etwas Erfahrenere bereits.
Warum? Weil eigentlich keine der drei Arzneien so recht zu unserem *Glanzsymptom* (nach § 153) paßt, nämlich, daß dieser Husten nur auftritt, wenn die junge Dame sich in Gesellschaft befindet. Wir müssen uns also entscheiden: *Causa* oder *Glanzsymptom.* Hier sagte mir der Instinkt eigentlich sofort: *Glanzsymptom.* Wenn das nicht klappen sollte, konnte man ja dann immer noch ... Das Antimon paßte da noch am ehesten mit seiner

ANGST VOR DEM ANGESEHENWERDEN UND ANGEFASST WERDEN   I,2

Gedacht, getan. Die Glanzrubrik heißt:

HUSTEN/MODALITÄTEN/IN GESELLSCHAFT   III,365

Es gibt nur zwei Mittel, eines davon im Kursivdruck, das mir sofort »einleuchtet«.

In den weiteren Zeilen
HUSTEN/WO VIELE PERSONEN ANWESEND SIND, auf derselben Seite im »KENT«, steht es gar als einziges Mittel. Wir finden es wieder in

HUSTEN/DURCH REDEN UND LAUTES REDEN   III,372

sowie in

HUSTEN/KLANG/HOHL   III,390
HUSTEN/TIEFSITZEND   III,396

Lediglich die Zeile

HUSTEN/SCHLECHTER WENN ANDERE PERSONEN DEN RAUM BETRETEN   III,365 ziert eine andere Medizin, eine einzige, die im übrigen, wie wir bemerken können, auch in den anderen Kolonnen mit schöner Regelmäßigkeit auftaucht. *(Welche?).* Dieser gebe ich eine wirkliche Chance, für den Fall, daß unser in Aussicht genommenes Mittel versagen oder auf dem Weg zur endgültigen Heilung schlapp machen sollte. Es würde im übrigen gut zu der blassen rothaarigen Erscheinung der Frau passen.

Allein, die seltsame Medizin, ich habe sie in meiner gesamten Praxistätigkeit bis heute nur noch ein einziges Mal gebraucht, sie half sofort. Ein Hinweis, daß die Angst vor dem Kontakt mit anderen Menschen die Idee der Störung war. Und so finden wir unsere Arznei natürlich auch in jenen kleinen Rubriken wieder, die da lauten:

GEMÜT/ANGST IN EINER MENSCHENMENGE (7 Mittel) 1,8
UND ANGST IN GESELLSCHAFT (8 Mittel) 1,6

Ambra, das *krankhafte Sekret des Pottwals,* kurierte diesen Husten bis in die feinen seelischen Verästelungen hinein und half der Patientin, ihre Kontaktschwierigkeit zu überwinden. – Ich habe diese Medizin, wie gesagt nur noch einmal, und zwar bei einer alten Dame, gebraucht. Der große Schweizer Homöopath PIERRE SCHMIDT aus Genf reiht es unter die wichtigsten Mittel für alte Leute ein – so es paßt.
Am nächsten Fall wird deutlich, wie lange man unter Umständen mit seiner Mittelwahl im Trüben fischt, wenn der Patient eine Tarnkappe über seine wahren Gemütssymptome gezogen hat und wesentliche Signaturen verschleiert bleiben.

SPEISERÖHRE
Ihm ist der Bissen im Hals steckengeblieben
(Ösophagus-Striktur)

Im März 1981 erscheint ein 53-jähriger Bezirkskaminkehrermeister in der Sprechstunde. Er befindet sich in Begleitung seiner Frau und macht einen ruhigen und eher zurückhaltenden Eindruck.

Sein Problem: Vor rund vier Jahren war ihm beim Essen von Tomatensalat ein Tomatenstück »im Hals steckengeblieben«; ob in Luft- oder Speiseröhre, läßt sich nicht mehr eruieren. Der darauf folgende Hustenstoß förderte das Stück wieder heraus, aber, von diesem Augenblick an konnte der Mann kaum noch schlucken, vor allem keine feste Nahrung.

Wäre ich damals in Psychotherapie und NLP schon etwas mehr bewandert gewesen und hätte hinterfragt, welche gute Absicht der Teil seines Unbewußten für ihn hegte, der ihn »nicht mehr alles schlucken« ließ, dann wäre mir sehr schnell klar geworden, was hier auf der Körperebene ausgelebt wurde, und ich hätte auch mit meiner Mittelwahl schneller ins Schwarze getroffen, als das der Fall war.
So ließ ich mich erst einmal irreführen durch einen Luftröhrenschnitt, der bei dem Mann bereits vor acht Jahren durchgeführt worden war. Damals hatte es einen Blutsturz aus der Nase und nach hinten in die Luftröhre gegeben, an dem er zu ersticken drohte. Verantwortlich hierfür war ein Blutdruck von über 200 gewesen, der mir natürlich auch hätte zu denken geben müssen. Ich hätte dann bei den Hintergründen für den hohen Blutdruck angesetzt und nicht bei eventuellen »Verletzungsfolgen« durch den Luftröhrenschnitt bzw. eine Irritation in diesem Gebiet, an die sich der Organismus gewissermaßen wieder erinnerte, als ihm die Tomate dort steckenblieb. So aber blieb ich erst einmal an **Arnica** hängen, umso mehr, als das in der Kolonne

INNERER HALS/SCHLUCKEN BEHINDERT   III,282

im Kursivdruck steht. Da der **Bergwohlverleih** jedoch auch eine Medizin bei SCHRECKFOLGEN (I,87) ist, gab ich ihn auch im Hinblick auf den eventuellen »Schock«, den der Mann erlitten haben könnte. Ein Bericht nach sieben Tagen ergab, daß sich nicht das Geringste verändert hatte. Also bestellte ich ihn wieder, und das Fragespiel ging von vorne los.

Er erscheint wiederum in Begleitung seiner Frau, die sogleich das Wort für ihn ergreift und erzählt, wieviele Ärzte sie in den vergangenen Jahren schon konsultiert haben. Diese seien zwar ausnahmslos begeistert ob des »interessanten Falles« gewesen, konnten aber letzten Endes nur die Achseln zucken, wenn es an eine Behandlung der Beschwerde ging.

Dann erzählte sie, ihr Mann sei ein Pedant und würde ihr mit seiner Ordnungsliebe fast ein wenig auf die Nerven gehen. Das hätte mich nun wiederum auf eine Spur bringen können, denn der spätere Heilstoff ist in der Gemütsrubrik

PEINLICH IN KLEINIGKEITEN   1,74

zweiwertig vertreten.

Es kommt noch heraus, daß der Mann etliche Tausender auf eigene Faust in seine Mietwohnung investiert hat und danach erfuhr, daß der Hausherr im Zuge allgemeiner Renovierungen diese Arbeiten von sich aus übernommen hätte, jetzt aber wohl nicht bereit ist, den investierten Betrag zu erstatten. Das hatte unseren Patienten »aufgeregt bis zum Wahnsinn. Die Wohnung bringt mich noch um!« – so sein wörtlicher Kommentar in der Sprechstunde. Er sagt das relativ ruhig, und ich frage noch einmal, ob das mit dem Ärger wirklich so auffallend sei. Seine Frau erwidert bestätigend: »Die Fliege an der Wand regt ihn auf.« – Nun, wenn das so ist, läßt er es sich zumindest nicht anmerken.

Der Mann hat in einer Rückführung während eines Trancezustands bei einem sogenannten Alpha-Training erfahren, daß er beim Geburtsvorgang mit dem Hals im Geburtskanal steckengeblieben war und daß seine Mutter ihm mit Ablehnung begegnete und öfters gesagt haben soll, sie »wolle ihn nicht«. Das führte, wie er glaubte erfahren zu haben, zu einer Nahrungsverweigerung und Ablehnung der Mutterbrust. Später scheint er dann das Versäumte über Gebühr nachgeholt zu haben, denn er hatte Übergewicht und nahm – auch aufgrund des hohen Blutdrucks – freiwillig 15 kg ab. In den letzten vier Jahren, bedingt durch die erschwerte Nahrungsaufnahme, nahm er dann noch einmal weitere 15 kg ab, d.h., der Mann mußte ursprünglich über zwei Zentner gewogen haben. Jetzt machte er einen eher »dürren« Eindruck.

Das sind zwar alles sehr interessante Mitteilungen, aber sie bringen uns bei unserer Mittelsuche nicht viel weiter. So beschließe ich, mich erst einmal an das zu halten, was gewissermaßen sichtbar an der Oberfläche liegt, und das ist die Schluckbeschwerde. Der Patient kann angeblich nur Flüssigkeiten schlucken. Zu einer »halben Bier braucht er zwei Stunden und dann verkleckert er noch die Hälfte«, sagt seine Frau. Aus diesem Grund sei er dazu übergegangen, mit dem Strohhalm zu trinken.

Hier hätte ich nun wiederum stutzig werden und sofort nachfragen können, warum die Frau gerade von Bier sprach, wo doch vorher immer nur von »Flüssigkeiten« die Rede war. Allein, ich war nicht wach genug und immer noch arglos.
An weiterer Symptomatik war nur noch eine hartnäckige »Verschleimung« morgens in Erfahrung zu bringen.

Ich »wälzte« also wieder die Rubriken

INNERER HALS/SCHLUCKEN BEHINDERT		III,282
KANN NUR FLÜSSIGKEITEN TRINKEN,		
DIE GERINGSTE FESTE NAHRUNG WÜRGT	(6 Mittel)	III,283

Die dort angeführten Arzneien (**Baptista, Barium-carbonicum, Plumbum, Silicea** und zwei *Schlangengifte*) schienen mir alle keinen rechten Sinn zu machen, und so entschied ich mich für die Unterrubrik

FESTE SPEISEN ERREICHEN EINEN GEWISSEN PUNKT UND WERDEN HEFTIG WIEDER AUSGESTOSSEN (der Mann bestätigt, daß das so sei) – in der es nur ein einziges dreiwertiges Mittel gibt.

Diese Medizin hat überdies einen Bezug zum Kummer und unterdrückten Ärger und solchen schien der Mann zu haben, wenn man an die Wohnungsaffäre denkt. Ich warf nochmals einen Blick auf ihn, wie er so still und »brav« dasaß, und verschrieb die dort angeführte Arznei *(Welche?)* in einer LM12.

Ein Anruf 14 Tage später: Es hatte sich nichts, aber auch rein gar nichts geändert. Übrigens ruft wiederum die Frau an, während der Mann im Hintergrund seine Bemerkungen zu dem abgibt, was sie mir am Telephon mitteilt. Sie redet davon, daß der Mann soviel Bier trinke. Jetzt seien es bereits 6 - 8 Flaschen pro Tag, während er das immer heftiger werdend bestreitet: »Geh weida, die zwei bis drei Hoibe!« (Für den des Bayerischen Unkundigen: gemeint sind die üblichen Halbliter-Flaschen Bier.)

Die Frau erwidert etwas und da fährt der Mann im Hintergrund richtig auf und brüllt sie an. Ich lauschte höchst interessiert, denn von dieser Seite hatte ich ihn nie kennengelernt. Solche Zornesausbrüche hatte er sich bei mir nicht gestattet. Jetzt fühlte er sich unbeobachtet, und das erlaubte mir, die Teilnahme an einem regelrechten Hörspiel, in das ich gar nicht mehr miteinbezogen wurde, was mir aber mit einem Schlag klar machte, welches Heilmittel dem Mann am anderen Ende der Leitung fehlte. Als die Gemüter sich etwas beruhigt hatten, machte ich die Frau wieder auf mich aufmerksam und sagte ihr eine neue Medizin telephonisch durch.

Diese sei in einer LM12 zu nehmen, 1 mal täglich eine Dosis von 5 Tropfen. Ein paar Tage später kommt erneut ein Anruf. Diesmal ist der Mann selbst am Apparat – irgendetwas schien sich also bereits geändert zu haben. In der Tat: Er berichtet, es käme »eine Unmenge Schleim hoch« und er fühle sich wesentlich ruhiger. Trinken könne er jetzt ohne Strohhalm, nur mit der festen Nahrung klappe es noch nicht so recht. Es wird so weitergemacht. Der Patient nimmt insgesamt jeweils 1 Fläschchen der LM12, LM18 und LM30 von »seiner« Medizin. Dann ist er wieder ganz gesund, kann alles trinken und essen und hat sich auch sonst sehr zu seinem Vorteil verwandelt.

Wie man unschwer nachprüfen kann, steht dieses Mittel unter

SCHLUCKEN ERSCHWERT   III,283

im Fettdruck. Unter

FESTE SPEISEN

Unter

SCHLUCKEN UNMÖGLICH ZWEIWERTIG   III,284

Versteift man sich zu sehr auf die »Flüssigkeiten«, landet man in der Sackgasse. ZORN (I,150) und BIERVERLANGEN (II,482) bringen uns aber spätestens unmißverständlich auf die richtige Spur.

Unser Mann war der typische – wenngleich anfangs gut getarnte – **Nux-vomica**-Patient.

Eine vom Charakter her ähnliche Geschichte will ich noch kurz schildern, weil man aus dem Vergleich der beiden Fälle einiges lernen kann. Dieser Fall war zwar akut, fügt sich hier aber gut an:

LUFTRÖHRE
Ein Frosch im Hals
(Verschluckte Empörung)

Im März 1986 erhalte ich den Anruf einer 40-jährigen Frau, die um einen Rat bittet. Sie habe einen »Frosch im Hals«. Die erste Frage, wie so oft: »Seit wann?« »Seit vier Tagen«, kommt die prompte Antwort. Bei der folgenden Konsultation stellt sich auch gleich der Grund heraus. Die Patientin, eine robuste, sportliche Geschäftsfrau, berichtet, daß sie eine ganze Nacht in Angst verbracht habe, weil ihr minderjähriger Sohn nicht nach Hause gekommen war und sie ohne Nachricht über seinen Verbleib gelassen hatte. Als er dann endlich heimkam, schlug ihre Angst in Empörung um, der sie aber nicht gebührend Ausdruck verlieh, da sie letzten Endes froh war, daß der Bengel überhaupt wieder wohlbehalten zu Hause angelangt sei. Seitdem habe sie den »Frosch«.

Derselbe habe sich zuerst ganz unmerklich eingeschlichen. Inzwischen sei es ihr aber »kaum noch möglich, zu schlucken« (man beachte die Feinheiten des »Freud'schen« Wortspiels). Feste Nahrung könne sie seit dem heutigen Tage überhaupt nicht mehr zu sich nehmen, Trinken ginge nur noch mühsam. Der zuerst begrenzt wahrnehmbare Druck habe sich nun ausgedehnt und sei in ein innerliches Brennen umgeschlagen. Ansonsten ginge es ihr merkwürdigerweise gut. Sie habe sogar zwei Stunden Tennis gespielt und dabei ihre Gegnerin ins Schwitzen gebracht. Gestern habe sie allerdings nackt auf der Terrasse ihres Hauses in der Märzsonne gelegen und dabei wohl den Moment verpaßt, als es kühl wurde. Da sich das »Froschgefühl« inzwischen vollständig verändert hatte, möchte sie fast annehmen, daß sie sich »schlichtweg eine Angina« auf eben jener Terrasse geholt habe.

Die Angina nahm ich ihr jedoch nicht ab. Die Mandeln waren total frei, und Fieber hatte die Frau auch keines. Also blieb ich stur beim »Frosch durch Empörung« und ließ mich bei meiner Mittelwahl durch die angebliche Angina nicht irritieren.

Es braucht nicht viel an Einfühlungsvermögen, um die Ähnlichkeit zur vorangegangenen Geschichte wahrzunehmen. Hier haben wir es zwar mit einer Frau zu tun, aber diese scheint vom Typ »mit Haaren auf den Zähnen« zu sein, wenngleich äußerlich durchaus weiblich wirkend und mit üppigen Formen ausgestattet.

Das einzig wesentliche körperliche Symptom, durch das sich der vorliegende Fall vom vorigen unterscheidet, ist das Brenngefühl im Hals. Unter HALSSCHMERZEN/BRENNEND (III,295) steht der in Aussicht genommene Heilstoff nur einwertig, aber immerhin.

Ich gebe mit Überzeugung eine Dosis **Nux vomica** in der C200, und bereits in der folgenden Nacht lockert sich alles, wie die Frau anderntags berichtet, und am darauffolgenden Morgen kann sie das, was sie vorher dem Sohn zuwenig »gehustet« hatte, »abhusten«. Die *Krähenaugen* halfen auch bei dieser Froschgeschichte schnell und überzeugend. Merke: **Nux vomica** muß nicht immer ein »Männermittel« sein, auch wenn es sich eingebürgert hat, das zu glauben.

Machen wir nun einen Sprung vom Hals über die Speiseröhre in den Bauchraum, so landen wir zuerst im Magen. Die reichlich vorhandenen »Magenfälle« aus meiner Kartei sind jedoch von ihrer »Merk-würdigkeit« her nicht so imponierend, daß ich einen davon hier schildern möchte. Meistens handelt es sich dabei um Magenschleimhautenzündungen *(Gastritiden)* oder Magengeschwüre *(Ulcera ventriculi)* infolge unverdauten Ärgers, der die davon befallenen Erdenbürger im wahrsten Sinne des Wortes »sauer« macht.

Ein kleiner Tip: Die generell bedeutsamsten »Haupt-Ärger-Mittel« der Homöopathie sind **Chamomilla, Colocynthis, Nux vomica** und **Staphisagria**. Auf nähere Unterscheidungsmerkmale können wir in diesem Rahmen nicht eingehen. Man lese sie nach bei BOERICKE, oder in NASHS »Leitsymptomen«.[64] Auch die schon erwähnten *»Leitsymptome«* von H. C. ALLEN leisten gute Dienste. Eine interessante Arzneimittellehre ist auch die von GERD WITTE.[65] Hier sind die Symptome aus dem »KENT« exzerpiert und schlagwortartig unter Hinweis auf ihre Wertigkeit angeordnet.

---

[64] NASH, E. B. *»Leitsymptome in der homöopathischen Therapie«*, Haug-Verlag, Heidelberg.
[65] WITTE, H. GERD: *»Kompendium der homöopathischen Arzneisymptome«*, Haug-Verlag, Heidelberg.

Selbstverständlich gelten auch für den Magen die Gesetze der »Reinen Lehre«. So verschwand eine chronische Magenbeschwerde bei einem Mann endlich und für immer auf **Pulsatilla** hin, nachdem verschiedene Mittel ergebnislos versucht worden waren. Das zarte Gemüt des Mannes hatte letztendlich den Ausschlag für die gute Wirkung der **Küchenschelle** gegeben. In diesem Buch wollen wir uns vor allem auf lernträchtige, hintergründig sonderliche oder für die Allgemeinheit wichtige Themen beschränken. Deshalb möchte ich jetzt einen Fall von Verdauungsstörung besprechen, die unter der Bezeichnung *Zöliakie* weithin verbreitet und bekannt ist.

DARM
Er kann etwas nicht verdauen
(Zöliakie)

Im Juni 1981 sucht mich eine besorgte Mutter mit ihrem damals 2-jährigen Kind auf. Klinische Diagnose: *Zöliakie*.[66] Hinter diesem Wort verbirgt sich eine intestinale Allergie gegenüber dem Klebereiweiß, dem sogenannten *Gluten,* wie es in fast allen Getreidearten vorkommt. Da Mais kein Gluten enthält, sind die an Zöliakie Leidenden gehalten, in der Hauptsache Maisprodukte zu sich zu nehmen, um die ständigen Durchfälle zu kompensieren. Das ist aber natürlich keine Therapie, Eine solche gibt es nach schulmedizinischer Ansicht nicht. Die »Behandlung« erschöpft sich in der Diät. Die Krankheit gilt als unheilbar, man hat sich damit »ab-zu-finden«, d.h., wenn man glaubt, was einem hier suggeriert wird, hält es einen davon ab, eine Lösung für das Problem zu finden.

Homöopathisch gesehen, ist die Erkrankung lediglich eine spezielle Form der Psora – also eine Assimilationsstörung eines biologisch unterwertigen Eiweißkörpers wie des *Gliadins*. Dies führte im vorliegenden Fall zu einer Atrophie der Zotten im Dünndarm. Untersuchungen ergeben immer wieder die Aktivitätsverminderung zahlreicher Enzyme bei Zöliakie. So auch hier. Warum aber sind die Enzyme in ihrem Tätigkeitsdrang behindert? Was hindert und vermindert sie?

[66] Aus griech.: *koilia* = »Bauchhöhle«.

Hier kommen wir zur esoterischen Seite der Erkrankung, zur Störung im Bewußtsein des Menschen, der sich mit dieser Symptomatik inkarniert hat, um zu lernen. Was soll er lernen?
Der Dünndarm verdaut – im Gegensatz zum Gehirn (geistige Nahrung) – das Angebot an stofflicher Nahrung. In beiden Fällen ist eine große Angriffsfläche nötig, welche durch ihre vielen Windungen sowohl im Gehirn wie im Darm gegeben ist. Die aufgespaltene Nahrung wird hier wie dort auf ihre »Ver-wert-barkeit« hin untersucht. Die Bewußtseins-Instanz, die »ent-scheidet«, was aufgenommen und abgestoßen werden soll, ist die Kritikfähigkeit des Menschen.
Diese gründet sich auf bestimmte Glaubenssätze, was er für gut erachtet oder »ab-lehnt«, weil es ihm nicht wert dünkt, »aufgenommen« zu werden.

DETHLEFSEN sagt: »Menschen mit Dünndarmbeschwerden neigen meist zu einem Übermaß an Analyse und Kritik, sie haben an allem etwas auszusetzen. Auch ist der Dünndarm ein guter Indikator für Existenzangst. Im Dünndarm wird die Nahrung verwertet, »ausgenutzt«. Hinter einer zu starken Betonung des Auswertens und Verwertens steht aber immer Existenzangst – Angst, nicht genug herauszuholen und zu verhungern. Oder aber, einem unbewußten Teil ist es nicht wertvoll genug, was er bekommt, und er läßt es »durchfallen«, was zu Durchfall führt. Die Speisereste kommen dann unverdaut wieder zum Vorschein.«

Was wird hier nicht verdaut? Stärke-haltige Nahrungsmittel. Im Weizen und anderen Körnern steckt Stärke, steckt Kraft in des Wortes tiefster Bedeutung. Die aber genau wird abgelehnt. Der Patient braucht seine Schwäche, seine »Hin-fälligkeit«. Seine Glaubensmuster lassen Stärke nicht zu – noch nicht. Er muß sie erst durch die Lernprozesse dieses Lebens integrieren lernen. Das heißt natürlich nicht, daß ein solcher Patient keine Stärken hat. Er hat sie nur in einem bestimmten Bereich nicht.

Das Gleichnis vom Schaf, das Gott bittet, ihm ebenfalls kräftige Waffen zu geben, da es sich neben den anderen Tieren als benachteiligt empfindet, bringt das schön zum Ausdruck. Gott spricht zum Schaf: »Du hast es vielleicht noch nicht bemerkt, aber ich gab dir drei der wirkungsvollsten Waffen, um weder im Glück noch im Unglück zu verzweifeln: Ich schenkte dir Sanftmut, Hingebung und Geduld.«

Mais ist gegenüber dem Weizen und anderen Körnern »minder-wertige« Nahrung. Er wird vorzugsweise an Tiere verfüttert. Unserem Zöliakie-Kranken ist er gerade recht. Zutiefst im Inneren fühlt er sich minderwertig, und er ist deshalb reizbar und von Unruhe getrieben. Er nörgelt und übt Kritik. Das ist bei der Mittelwahl zu berücksichtigen.

Zuerst noch ein kurzer Hinweis zur Mutter des Kindes: Diese leidet seit Jahren an einer Entzündung der Iris beider Augen mit Netzhautblutungen, aufgrund eines nicht verkrafteten Wirklichkeitsanteils ihres Lebens (vergl., den ähnlichen Fall, S. 494 ff. »**Wie vom Blitz getroffen**«).

Ihre neurotische Abwehrspannung gegenüber dem verborgenen leid- und angstbesetzten Schattenanteil ist so groß, daß sie schreiend von einem Psychotherapeuten davonlief, der nahe daran war, sie mit der »Ur-sache« ihrer Beschwerde zu konfrontieren. So lief es auf die übliche Cortison-Behandlung hinaus, was ihrem Körper nicht gut tat, aber ihre Gesamtökologie am besten wahrte. Diese Frau nun hatte so wenig Selbstbewußtsein, daß sie bereits während der Schwangerschaft von Arzt zu Arzt rannte, um feststellen zu lassen, was eventuell mit ihrem Kind nicht in Ordnung sein könnte. Sie war getrieben von Angst.

Auch wer den Reinkarnationsgedanken nicht mitdenken kann, weiß doch zumindest, daß nach den jüngsten pränatalen Forschungen die Angst der Mutter sich dem Kinde einprägt. Und so bekam sie die Bestätigung für ihre Angst: »Seht ihr, ich hab's doch immer schon gewußt!«

Was die Behandlung solcher Fälle so schwierig macht, ist also nicht, daß es an Mitteln in unserem Arzneischatz fehlen würde, sondern daß eine Wandlung des gut behandelten Kindes auf die nach wie vor ungewandelte Einstellung der Mutter oder der Familie trifft. Aus diesem Grunde gehört in derlei Fällen unbedingt die ganze Familie mitbehandelt, wenn – und das ist das große »Wenn« – sie damit einverstanden ist. Meistens ist sie es nämlich nicht. So auch hier. Und dann wird der behandelte Teil früher oder später rückfällig werden, weil er sich der vorherrschenden Meinung oder Gemütshaltung der anderen wieder anpaßt.

Nun zur Mittelwahl. Diese ist denkbar einfach. Es gibt die Rubrik

Rectum/Diarrhoe/Nach stärkehaltigen Speisen   III,611

Hier stehen nur vier Arzneien, davon zwei dreiwertige und zwei einwertige.

Eine ähnliche Rubrik wäre noch:

Rectum/Diarrhoe nach Gebäck   III,607

mit acht Mitteln. Das Auftauchen von Pharmaka wie **Ipeca** und **Pulsatilla** zeigt aber an, daß es dabei wohl eher um die Unverträglichkeit des die Backwaren begleitenden Fettes geht bzw. der Völlereigedanke mit ins Spiel kommt. Zwei der Mittel aus der anderen Rubrik sind jedoch auch vertreten.

Besser für unsere Zwecke ist die Zeile

Rectum/Stuhl/Spritzt heraus mit viel Gas   III,652

mit nur drei Medizinen. Eine davon dreiwertig, ist identisch mit der ebenfalls fett gedruckten in unserer zuerst ins Auge gefaßte Kolonne. Und hier erhalten wir auch noch von der Seite der Heilstoffe her die Bestätigung für unsere vorher vorgetragenen Gedankengänge.

Die beiden dreiwertigen Mittel haben etwas zu tun mit einem gestörten Flüssigkeitshaushalt. Solchen Patienten muß ja viel Flüssigkeit zugeführt werden, will man der Gefahr der Austrocknung begegnen. Ein gestörter Flüssigkeitshaushalt hat aber mit einem gestörten Salzhaushalt zu tun und ein solcher steht in Korrelation mit Kummer und einer gestörten Gemütsverfassung. Und so finden wir hier notwendigerweise drei Salze wieder. Eines davon ist **Natrium muriaticum,** das *Kochsalz,* wie es auch im Salz der Tränen wieder erscheint. Welches sind die beiden anderen? Eines davon habe ich gleich zu Beginn eingesetzt.

Mit umwerfenden Erfolg. Eine LM12 und nachfolgend noch eine LM18 bereinigten bereits nach einigen Tagen die »durchfällige« Angelegenheit, sodaß das Kind wieder alles essen konnte. Ich habe später das *Kochsalz,* ebenfalls in LM-Potenzen, noch eingesetzt. Auch **Calcium carbonicum** und **Sulphur** taten in der Folgezeit noch recht gute Dienste.

Heute, nach 14 Jahren, ist alles unverändert gut. Aber es haben sich andere Probleme ergeben, die mit der familiären Gesamtsituation zusammenhängen.

Im Falle der Zöliakie haben wir eine der raren Gelegenheiten, mit nur vier infrage kommenden Einstiegs-Arzneien – nach einer klinischen Diagnose – mit einiger Aussicht auf Erfolg verordnen können.[67]

Daß für eine endgültige Ausheilung eine grundlegende Bewußtseinsveränderung des Patienten wie der gesamten Familie nötig sein wird, versteht sich von selbst.

Hier noch gleich diverse andere »Verdauungsprobleme«:

In die Hose gegangen
(*Diarrhoe,* chronisch)

Eine liebenswürdige, etwas korpulente Frau von 56 Jahren, Künstlerin, sucht mich im März 1980 auf, wegen eines Durchfalls, der sie seit 12 Jahren plagt. Sie habe es aufgegeben, ihre täglichen Entleerungen zu zählen. Die Sache sei derart schlimm, daß sie sich kaum noch getraue, unter Menschen zu gehen.

Beispielsweise, so erzählt sie, habe sie sich vor ein paar Tagen zurechtgemacht, um einer Einladung zu einer Abendgesellschaft zu folgen. Damit ihr kein Malheur passiere, habe sie extra vorher noch ihr großes Geschäft verrichtet, sich dann ein Taxi bestellt. Kurze Zeit später, noch im Taxi, sei es ihr dann, ohne daß sie sich dagegen hätte wehren können – im wahrsten Sinn des Wortes »in die Hose gegangen«. Der Taxifahrer bewies Humor, wendete sein Gefährt und brachte sie zurück zum Ausgangspunkt. Was dergleichen jedoch für den Erdulder dieses Leidens an psychischen und physischen Qualen mit sich bringt, kann sich wohl nur vorstellen, wer unter Ähnlichem – und sei es auch nur für kurze Zeit – gelitten hat.

Nun ist man natürlich versucht, bei derartigen Durchfällen zuerst einmal an **Arsen** zu denken, als eine unserer Haupt- und Staatsarzneien für solch

---

[67] Ich habe übrigens die Dt. Ges. für Zöliakie bereits vor Jahren in einem Schreiben darauf hingewiesen, daß die Klass. Homöopathie wirkungsvolle Behandlungsansätze für derlei Fälle kennt, aber nie eine Antwort erhalten.

»durchfällige Angelegenheiten«, denn so, wie einem **Nux vomica** als erstes bei Folgen chemischer Vergiftungen einfällt, ist eben der *Weiße Arsenik* das erste Mittel bei Folgen biologischer Vergiftungen, also z.B. einer Fleisch- oder Fischvergiftung. Solches war aber, wie ich sogleich erfuhr, hier auszuschließen.

Bei dem Bericht der Frau wurde ich an eine Geschichte erinnert, die ADOLF VOEGELI in einem seiner Seminare zu besten gegeben hatte. Sie handelte von seinem Zahnarzt, der Zeit seines Lebens an ähnlich enervierenden Durchfällen gelitten hatte. Anläßlich eines Besuchs in seiner Praxis gestand er ihm sein Leiden. VOEGELI bat ihn daraufhin zu einem Gegenbesuch – und in dem Augenblick, als der Zahnarzt zur Tür hereinkam, schmal, aristokratisch, von fahler Gesichtsfarbe, korrekt gekleidet, »wie aus dem Ei gepellt«, war VOEGELI klar, welches Mittel der Mann benötigte: und das war **Arsen**! Er gab ihm ein Kügelchen einer 200sten Potenz. Daraufhin soll jener zwei Tage später leicht irritiert angerufen haben mit der Frage: »Herr Kollege, was soll ich jetzt machen, ich bin schrecklich verstopft?«

Ganz so einfach machte es mir meine Patientin nicht. Also kam ich, wieder einmal, als erstes zurück auf die Zeitangabe und erlaubte mir die Frage »Wieso gerade 12 Jahre?«, denn irgendwo in jener Zeit muß ja der Grund für diesen aus dem Gleis geratenen Darmtransport liegen. Und da kam es auch schon wie aus der Pistole geschossen heraus: Fast unmittelbar nach einem zu kalten Bad habe alles angefangen. Ihrer Freundin zuliebe habe sie mit ihr in einem See gebadet, dessen Wassertemperatur ihr einen Schauer über die Rücken jagte. Kurz darauf habe dann die erste gußartige Entleerung stattgefunden.
Von diesem Tag an sei es fast ununterbrochen so weitergegangen und der Marsch zu den Ärzten begann.

Man kann sich ungefähr vorstellen, was ein Mensch in 12 Jahren an Versuchen, Ideen und auch finanziellen Mitteln aufbringen muß, um von einem derartigen Leiden befreit zu werden. Als jedoch alles nicht geholfen hatte, landete die Frau, wie so oft als ultima ratio beim Klassischen Homöopathen. Und was macht dieser? Er schlägt zuallerst im »KENT« nach, ob es dort eine Rubrik gibt, die der Ursache der Beschwerde gerecht wird. Und siehe da, es gibt sie.

Traum jedes Homöopathen, hier steht nur ein einziges Mittel verzeichnet. Die genaue Spalte heißt:

REKTUM/DIARRHOE/NACH KALTEM BAD   III,605

So gibt es vorerst einmal nichts mehr zu überlegen. Das Mittel wird in einer 200sten Potenz verabfolgt, und am nächsten Tag ist auch tatsächlich Ruhe im Gedärm.

Das bleibt so fast vier Wochen lang, bis sich die Dame in heimatliche Gefilde begibt und im Meer bei Nizza badet. Dieses ist an jenem Tage »etwas frisch«, woraufhin die *Dynamis* noch einmal umkippt und der Organismus in den alten Fehler zurückfällt, jedoch nicht mehr in der gewohnten Heftigkeit. Ein Telephongespräch und eine von der Apotheke nachgesandte C1000 des gleichen Mittels machen der Störung dann endgültig den Garaus.

Die heilende Medizin: **Antimonium crudum** – der *Graue Spießglanz,* ist auch von der Konstitution der Dame her nicht ganz fehlindiziert. »Tendenz zur Fettsucht« steht im »BOERICKE«. Abgenommen hat sie leider nicht danach. Aber die Erlösung kann man sich trotzdem vorstellen. Wieder einmal staunt man über die Präzision der von KENT gemachten Angaben. Wer hier routinemäßig **Dulcamara** verordnet, als Mittel gegen »Folgen von Durchnässung« wird wahrscheinlich enttäuscht werden.

Natürlich kann man zu dieser Geschichte, wie zu jedem Fall, etwas tiefergreifende Überlegungen anstellen. Wovor hatte die Frau so viel »Schiß«? Sie hatte Probleme mit ihrer Mutter, steckte ihre Grenzen offensichtlich nicht gut genug ab (Übergewicht) und verkonsumierte offenbar eine ganze Menge an Projektionen von anderen.

Dazu kam eine Psoriasis, die schlagartig einsetzte, als sie in noch jüngeren Jahren von jemandem im Schwimmbad völlig unerwartet ins Wasser gestoßen worden war. Die Berührung mit Wasser war also schon einmal traumatisch besetzt gewesen. Fettsucht und Ausschlag schützten sie davor, übermäßig »berührt« zu werden, und – vergessen wir nicht: **Antimonium crudum** ist unter anderem auch ein Mittel bei Adipositas und Hautproblemen und hat dementsprechend in seinem Mittelbild auch die Angst vor und Abneigung gegen Berührungen.

Gemüt/Angefasst werden/Will nicht   I,2

Hier stehen 33 Arzneien, davon 4 im Fettdruck. Das **Antimon** ist unter diesen vieren vertreten.

Inwieweit das Mittel fähig war, auch günstig auf den allgemeinen Hintergrund einzuwirken, kann ich nicht sagen. Ich habe die Frau danach aus den Augen verloren, stelle aber aus meiner heutigen Sicht heraus die Vermutung an, daß hierzu wahrscheinlich eine längere Behandlung mit LM-Potenzen vonnöten gewesen wäre.

Bleiben wir noch ein wenig bei den Verdauungsproblemen als einem zentralen Thema chronischer Erkrankungen und betrachten wir einen weiteren Fall von Diarrhoe. Dieser war völlig anders gelagert und verlangte dementsprechend auch nach einer anderen Arznei.

Er hat Schiß

(Angstsyndrom)

Im Januar 1983 sucht mich ein Polizeibeamter einer ländlichen Gemeinde auf wegen chronischer Durchfallneigung. Der bereits vorher ausgefüllte Fragebogen ergibt folgende Charakteristika:

Verminderter Speichelfluß bei Nervosität. Neigung zu weichem Stuhl bei Aufregung. Früher öfters Durchfall am Morgen nach einer Nachtschicht, mit plötzlicher Entleerung. Neigung zu lauten Windabgängen. Angstgefühle bei fehlender Toilette. Appetit vermehrt, besonders bei Ärger. Früher automatisch Durchfall nach kalten Getränken. 1974 Fleischvergiftung in der Kaserne während der Bundeswehr-Zeit. Vorher war die Durchfallneigung nicht so deutlich ausgeprägt. Großes Verlangen nach Süßigkeiten, Kuchen, Schokolade, Zucker. »Spätestens nach dem Abendessen ist die erste Süßigkeit fällig.« Durchfallneigung beim Halten einer Rede, in der Trambahn, im Tunnel, bei Stau auf der Autobahn, nach schweren Speisen.

Seit einem halben Jahr werden durchblutungsfördernde Mittel genommen, wegen eines Mangels an aktiven Spermien *(Oligospermie)* und linksseitigen

Hodenschmerzen – angeblich wegen einer Neigung zum »Blutstau« in diesem Gebiet. (Diagnostiziert war eine *Varicosis* der *Vena testicularis*). Drei Tage vor seinem Besuch bei mir hat der Patient die Mittel abgesetzt, da seine Frau schwanger geworden war.

Anfang 1972 kurzfristig Ausfluß nach Wasserkontakt bei einer winterlichen Floßfahrt, sogenannter Windtripper. Schwellung des linken Hodens mit leichtem Schmerz beim Laufen und durch Kleiderdruck seitdem.

Psyche: Neigung zu Selbstvorwürfen. Kann es schlecht ertragen, angesehen und angefaßt zu werden. Angst vor Krebs. Sonst alles ziemlich unauffällig.

Eine relativ einfach anmutende Geschichte. Lediglich bei der Fleischvergiftung steht der Homöopath am Scheideweg. Hier könnte man einen Zusammenhang ableiten und muß genau nachfragen. Der Mann glaubt sich zu erinnern, daß die Durchfallneigung vor dieser Vergiftung nicht so gewichtig war, das heißt aber nicht, daß die Anlage hierzu nicht schon vorhanden war. Ich entschließe mich also dazu, diese Idee vorerst fallen zu lassen. Das Hauptmittel hierfür (welches?) wird allerdings auch durch andere Symptome zum Teil bestätigt, und ich halte es in Reserve.

Die Beschwerde gliedert sich in zwei Teile. Da ist einmal die Durchfallneigung, zum anderen die Störung im Reproduktionssystem. Wenn wir fordern, daß es ein geistiges Band geben muß, das die beiden Erscheinungen miteinander verbindet, dann muß auch ein einziges Mittel genug Ähnlichkeit anzubieten haben, um beide Entgleisungen wieder in die normale Fahrbahn zu schieben.

Beginnen wir mit der Diarrhoe. Wenn wir auf die ursprüngliche Bedeutung des Wortes zurückgehen (griech.: *diarrhein* = »durchfließen«), kommen wir der Sache näher. Wenn etwas zu schnell ins Fließen kommt, wo es eigentlich erst einmal zur Sichtung und Auswertung behalten werden soll, dann wird im Körper ein Zustand vorweggenommen, der eigentlich »noch nicht dran ist«. Da die Körperreaktion jedoch immer das Ergebnis einer bestimmten Bewußtseinshaltung ist, muß die dem Durchfall entsprechende Bewußtseinshaltung eine solche sein, die ebenfalls vorauseilt. Das ist der Fall bei der Gemütsverfassung, die wir mit Angst bezeichnen. Warum?

Angst entsteht im Kopf. Wie entsteht sie? Indem wir in Gedanken und Vorstellungen dem Hier und Jetzt vorauseilen. Meistens sind diese Vorstellungen visuelle, d.h. wir machen uns ein Bild von einer Situation in der Zukunft, das nicht real ist, und stellen uns vor, es wäre Wirklichkeit. Den aus der Diskrepanz zwischen Realität und Vorstellung entstehenden Spannungszustand nennen wir Angst, weil er Enge und Zusammenziehung erzeugt. Das Gegenteil davon wäre Weite und Loslassen. Das ist es, was der Angst-Patient lernen muß.

Es gibt ein Sprichwort, das da sagt, daß »der Wunsch der Vater des Gedankens« ist. Wenn das stimmt, dann ist dies natürlich nicht nur auf die uns angenehmen Wunschvorstellungen anzuwenden, sondern gilt generell. Das heißt dann, daß wir unterbewußt angstbesetzte Vorstellungen erzeugen, um daran zu lernen, gerade in solchen Augenblicken loszulassen, die Angst anzunehmen, sie nicht zu unterdrücken, um zu erleben, daß sie »un-be-gründet« war, daß sich die Situation ganz anders entwickelt, als erwartet. Wenn wir etwas »er-warten«, dann warten wir geradezu darauf, daß es so eintrifft, wie unsere Vorstellung davon ist, um dann sagen zu können: »Siehst du, ich hab's ja gleich gewußt!«

Und nachdem es ein Gesetz dieses Kosmos ist, daß geistige Prozesse in die Erscheinung zu treten bestrebt sind, erfüllt sich die Erwartung auch oft.

Im Gegensatz zur Angst, welche oftmals nicht näher begründet werden kann, sich auch bisweilen auf in die Zukunft projizierte Vorstellungen ausrichtet, wird Furcht mehr aus dem Augenblick geboren und hat einen konkreten Anlaß. Sie ist näher jener Erstarrung, die durch Schreck entsteht.

Nach reiflicher Überlegung entschloß ich mich, bei der Bewertung der Symptome nach ihrer Wichtigkeit *(Hierarchisierung)* die folgende Rubrik als die hauptsächlich wahlanzeigende zu betrachten:

RECTUM/DIARRHOE DURCH ÜBERSTEIGERTE EINBILDUNGSKRAFT   III,606

Hier steht ein einziges Mittel im Kursivdruck und damit wäre unser Fall gelöst. Halt! – wir müssen natürlich noch überprüfen, ob dieses Mittel auch, wie eingangs gefordert, einen Bezug zum Reproduktionssystem hat, sprich, zu den Hoden. Es hat.

Alles andere ist Fleißarbeit. Diese sieht dann so aus:

RECTUM/DIARRHOE MORGENS	(das Mittel zweiwertig)	III,603
RECTUM/FLATUS/LAUT	(das Mittel dreiwertig)	III,615
RECTUM/DIARRHOE/ERREGUNG	(das Mittel dreiwertig)	III,606
MAGEN/APPETIT/VERMEHRT (eine Variante des Mittels dreiwertig)		III,423
MAGEN/VERLANGEN/SÜSSIGKEITEN	(das Mittel dreiwertig)	
GENITALIEN MÄNNL./HODEN/SCHWELLUNG	(das Mittel einwertig)	III,743
GENITALIEN MÄNNL./HODEN/ENTZÜNDUNG	(das Mittel zweiwertig)	III,735
GENITALIEN MÄNNL./HODEN/SCHMERZ (nicht näher bezeichnete Art)	(das Mittel dreiwertig)	III,779
GENITALIEN MÄNNL./HODEN/SCHMERZ/BEIM GEHEN		III,779
GENITALIEN MÄNNL./HODEN/SCHMERZ/DRUCK DER KLEIDUNG (die Variante des Mittels dreiwertig)		III,779

Ich verordne die mehr »angstbetonte Variante« der Medizin in einer LM12, und fast aus dem Stand heraus ändert sich alles bei dem jungen Mann.

Einige Zeit später höre ich, daß einer seiner Berufskollegen, der »unsterblich« in die Frau unseres Polizisten verliebt war, direkt vor dem Haus meines Patienten Selbstmord verübt hat. Die allgemeine Aufregung in einer ländlichen Gemeinde kann man sich vorstellen. Trotzdem bekommt der Mann keinerlei Magenbeschwerden, und auch der sonst unweigerlich auftretende Durchfall bleibt aus.
Das Verlangen nach Süßigkeiten verschwindet ebenso sang- und klanglos wie die Hodenschmerzen mit der sie begleitenden Schwellung. Sicherlich hatte die Beschwerde auch eine sykotische Komponente (vergl. das Kapitel über *Miasmen*), denn das heilende Medikament ist eine fettgedruckte antisykotische Arznei, und zwar in ihren beiden Varianten (ALLGEMEINES/SYKOTISCHE KONSTITUTION I,451).

Das heilende Mittel: **Argentum nitricum** – der *Höllenstein.* Die nicht zum Einsatz gekommene Variante, das ***metallische Silber,*** **Argentum metallicum.** Man vergleiche zu diesem Fall die Anmerkungen zum Silber im Kapitel Träume (Homöopathische Mittelwirkungen im Spiegel des Traumlebens).

Da ist der Wurm drin
(Periodisches Fieber mit Wurmbefall)

Im März 1980 besucht mich eine Mutter mit ihrem 7-jährigen Kind. Das Kind leidet an einem periodischen Fieber, das alle 7 Tage einsetzt, bis auf 40°C ansteigt und 3 Tage lang insistiert. Danach kommt eine fieberfreie Zeit von 4 Tagen, und dann beginnt alles von vorne. Damit einher geht ein »Kopfschmerz zum Zerspringen«, Weinen, Schreien und Schlaflosigkeit. Wenn sich Schlaf einstellt, knirscht der Junge mit den Zähnen, Trommelbauch und Druckgefühle mit dem Wunsch nach weiter Kleidung runden das Bild.

Alles hatte begonnen, als der Junge gleich bei Schulbeginn in ein Internat gekommen war, so daß die Mutter ihn schleunigst wieder herausnahm, was aber an seinem Zustand nichts änderte. (Wie man ein 6-jähriges Kind ins Internat stecken kann, wird mir ewig ein Rätsel bleiben. Eine Seele muß schon sehr weit auf ihrem Weg zu sich selbst fortgeschritten sein, um so etwas unbeschadet zu überstehen.)
Die Mutter berichtete noch, daß der Junge auch an Fadenwürmern leide. Sie war bei einem bekannten homöopathischen Kinderarzt gewesen, der aber ob seines Bekanntheitsgrades ziemlich überlaufen war, was sich offensichtlich auf die Treffsicherheit seiner Verordnungen unvorteilhaft auswirkte, denn wie jeder weiß, brauchen wir auch bei großer Erfahrung immer noch ein Minimum an Zeit, um uns auf unseren Patienten einzustellen und damit zu einer vernünftigen Mittelwahl zu kommen.

Nachdem mich in der letzten Zeit noch drei andere Mütter mit ihren Kindern, von jenem kommend, aufgesucht hatten, war klar, daß hier kein gesundes Verhältnis mehr zwischen Patientenansturm auf der einen und erfolgreicher Medikation auf der anderen Seite bestand. Der Arzt hatte dem Kind **Lachesis** verschrieben, wegen einer geringen Schwellung der linken Halsseite, ohne die weitere Symptomatik, insbesondere das Glanzsymptom des 7-tägigen Fiebers zu beachten. So war also nichts weiter dabei herausgekommen.

Geht man etwas genauer vor, dann ergibt sich eine Hierarchisierung der Symptomatik nach § 153 »*Organon*« in folgenden Reihenfolge:

ALLGEMEINES/PERIODIZITÄT/JEDEN 7. TAG	(8 Mittel)	III,490
FIEBER/REGELMÄSSIGE ANFÄLLE	(3 Mittel)	III,410
GEMÜT/WEINEN/NACHTS		III,144
GEMÜT/SCHREIEN BEI KINDERN		III,880
ABDOMEN/FLATULENZ/TYMPANITISCH		III,528
ABDOMEN/KLEIDUNG/GÜRTEL/EMPFINDLICH GEGEN		III,537
RECTUM/WÜRMER/OXYUREN		III,622
ZÄHNE/KNIRSCHEN IM SCHLAF		III,220
KOPFSCHMERZ/REISSEND		III,334

In der Hauptsache laufen zwei Medikamente mehr oder weniger fettgedruckt durch die Rubriken. Ich entschied mich zuerst für dasjenige, das der 7-Tage-Modalität gerecht wird, und das ist – **China.** In einer LM12 verabreicht, bringt diese Medizin nach den ersten 5 Tropfen innerhalb einer halben Stunde ein Aufhören des Kopfschmerzes, erlösenden Schweißausbruch und Schlaf. Nach ein paar Tagen wurde zusätzlich die zweite Arznei eingesetzt (welche?), die eine Menge Fadenwürmer abgehen läßt. Die beiden Mittel werden noch eine Zeitlang weitergegeben, bis sich alles normalisiert hat.

Inwieweit vielleicht ein larvierter Tuberkulinismus hinter dieser Geschichte steckte, habe ich nicht in Erfahrung bringen können. Die Mutter hat sich danach nicht mehr gemeldet, was sie sicher getan hätte, wenn nicht alles in Ordnung gekommen wäre.

Auffallend ist jedenfalls, daß auch **Tuberculinum** eine 7-Tage-Periodizität aufweist, daß es das Zähneknirschen in der höchsten Wertigkeit abdeckt und daß, last not least, natürlich ein Wurmbefall nicht von ungefähr kommt, sondern ein bestimmtes Milieu braucht.

Ich habe **China** noch einmal bei einem ähnlichen Fieber gebraucht. In diesem Fall war es ein junger Mann von 28 Jahren, ein Bursche von ansonsten strotzender Gesundheit, ein Karate-, Aikido- und Shiatsu-Meister, der, mit einer Stewardess verheiratet, zum quasi Nulltarif mit seiner Frau die halbe Welt bereist hatte. Er schloß nicht aus, daß er von den Tropen einmal eine Form »larvierter Malaria« mitgebracht haben könnte, obwohl so etwas ja eigentlich nicht möglich sei. An eine aktive Malaria konnte er sich jedenfalls nicht erinnern. Bis auf diese jedes Wochenende auftretenden Fieberanfälle fühlte er sich vollkommen gesund. Wir fanden keine vernünftige Erklärung, warum diese gerade an Wochenenden einsetzten. Auf alle Fälle schaffte ein China-LM12-Fläschchen dieses Fieber sanft und auf Nimmerwiedersehen aus der Welt, was immer sein Ursprung gewesen sein mochte, – letztlich natürlich ein auf Psora gegründeter. Man vergleiche dazu, was HAHNEMANN in den §§ 233-244 des »Organon« sagt, welche die sogenannten *Wechselkrankheiten* betreffen.

Kommen wir nun zur Peripherie des menschlichen Körpers, zur Haut und zu den Extremitäten:

HAUT

Ihm juckt's in den Fingern
(»Berufs-Ekzem«)

Im September 1983 erhalte ich den Besuch eines Friseurmeisters. Klinische Diagnose: »Berufs-Ekzem«. Seine Hände sind voll mit einem Bläschen-Ausschlag, der zum Teil zu tiefen Rissen und Schrunden geführt hat. Nach Angaben des Patienten jucken die Hauteruptionen entsetzlich, so daß er gezwungen ist, ständig zu kratzen, was aber die Sache nur schlimmer macht und zu einem Brenngefühl führt.

Begonnen hat es während seiner Lehrzeit in den Jahren 1957-60, als die damals noch primitiven und hochtoxischen Dauerwellenflüssigkeiten verwendet worden waren.

Die konsultierten Hautärzte reihten den Ausschlag in die Kategorie »Kontakt-Ekzeme« ein und verordneten die üblichen kortikoidhaltigen Salben, die wenigstens den Juckreiz vorübergehend linderten, was aber jedesmal zu einer Verschlechterung des Allgemeinbefindens führte. Die logische Konsequenz hieraus ziehen konnte der Patient aber damals nicht. Auch als er bei mir auftauchte, war er noch erfüllt vom Glauben an das Kontakt-Ekzem. Erst als ich ihm klarmachte, daß ja dann alle seine Berufskollegen, die mit den giftigen Substanzen in Berührung kamen, ebenfalls diese Ekzeme haben müßten – was aber nicht der Fall ist –, ließ er sich davon überzeugen, daß hier ein äußerer Reiz auf den Boden eines im Sinne der *Psora* geschädigten Milieus gefallen war, was gewissermaßen als Initialzündung gewirkt hatte.

Jeder andere Reiz an anderer Stelle seines Organismus, intern oder extern, hätte früher oder später zu ähnlichen Resultaten geführt, wenngleich in solch einem Fall nicht unbedingt an den Händen. Die Kette ist jedoch nur so stark wie ihr schwächstes Glied, und das waren bei ihm die Hände.

So gesehen ist der Fall aus der Sicht der *Homöopathik* leicht zu lösen. Nehmen wir als Leitschiene die Symptomverschiebung in Richtung einer Verschlechterung des Allgemeinbefindens nach Unterdrückung des Ausschlags, dann kommt hier unsere wichtige »Metastasen«-Rubrik zum Tragen:

ALLGEMEINES/METASTASEN (8 Mittel) II, 427

Neuerdings – seit der Mann vor 7 Wochen mit giftigen Mitteln zur Blattlausvernichtung seiner Rosen gearbeitet hatte – sind die Ausschläge eitrig geworden. Befallen sind sowohl Handteller wie Handrücken. Also sieht man zusätzlich nach unter:

EXTREMITÄTEN/HAUTAUSSCHLÄGE/HAND/PUSTELN II,439

(21 Mittel, eines davon dreiwertig, es deckt sind mit einem unserer 8 Metastasen-Medikamente)

Die Unterrubrik JUCKEND weist nur noch drei Mittel auf, wobei das ins Auge gefaßte wiederum im Fettdruck vertreten ist. Unter

HANDRÜCKEN/BLÄSCHEN (18 Mittel) II,440

haben wir das bereits vorgefaßte dreiwertig, und unter

HAUTAUSSCHLAG/HANDTELLER (9 Mittel) II,441

steht es zweiwertig. Der Fach- und Sachkundige ahnt sowieso schon, welches Medikament hier einzig und allein als erstes in Frage kommt: Es ist der **Schwefel,** eines der Haupt-Psoramittel, eines der Haupt-Unterdrückungsmittel, eines unserer Haupt-Ausschlagmittel.

Wenn wir uns an den Rand von Vulkankratern wie dem Vesuv oder dem Stromboli, an dem wir das auch sehr schön beobachten können, versetzt fühlen, dann können wir sehen, wie die gewaltigen Kräfte der Tiefe das Gestein stellenweise mit gelben Exkretionen des Schwefels überhauchen. Diese gelben Gebirgsflanken inmitten schwarzer und roter Felsen sind äußerst photogen.

Die ganz ähnlichen, mit Eiterkrusten überzogenen Landschaften menschlicher Haut sind es weniger. Aber wir erkennen schon rein optisch die Ähnlichkeit. Hier wie da drängt etwas von innen nach außen. Es ist ein Analogon, eine »Ent-sprechung«.

Zwei Tage nach Einnahme von je 5 Tropfen **Sulphur** LM 12 berichtet der Mann von einer ungeheuren Verschlimmerung seiner Beschwerden. Der Juckreiz ist unerträglich geworden und hat ihn die ganze Nacht nicht schlafen lassen. Ich lasse das Mittel die nächsten zwei Tage absetzen und dann, mit einem Tropfen täglich beginnend, langsam wieder auf 5 Tropfen ansteigend, weiternehmen. Die Besserung geht jetzt schnell und stetig voran. Bereits nach 8 Tagen beginnen die Ausschläge sich vom Untergrund der Haut zu lösen und abzublättern. Nach 14 Tagen betrachtet sich der Mann als »fast geheilt«. Zugleich hat er sein jahrelanges Sodbrennen verloren, und sein ganzes Allgemeinbefinden ist deutlich angehoben.

Er nimmt noch ein weiteres Fläschchen derselben Arznei in der LM 18 zu sich und hat daraufhin bis heute keinen Rückfall mehr erlitten.

Dafür meldet sich – von ihm 12 Jahre danach hierzu angehalten – bei mir eine seiner Berufskolleginnen mit ähnlichen Hautproblemen. Diese hatte sich gerade für sündhaft teures Geld ein »Gerät zur Vernichtung von Allergenen in der Luft« gekauft.

Dieser Fall steht in seiner lapidaren Einfachheit stellvertretend für viele, denn auf der Schiene solcher Betrachtungen (Exkretion – Suppression – Metastase) laufen unzählige ähnliche Fälle und zieren die Wartezimmer der Hautfachärzte. (Vergl. auch den Fall »**Er hat sein Gesicht verloren**« im Kapitel **Artefakte**).
Dabei ist die Lokalisation des Ausschlags, von unserer Warte aus betrachtet, meist von untergeordneter Bedeutung. Denn wo das schwächste Glied der Kette sitzt, ist der Kette egal.
In der traditionellen Lehrmedizin werden Schubladen gezogen, in welche die verschieden aussehenden Hautaffektionen abgelegt werden. Es gibt da imponierende lateinische Wortgebilde, wie z.B. *Pityriasis versicolor, Mycosis fungoides, Impetigo contagiosa, Pemphigus vulgaris, Lichen ruber* und viele andere ekzematöse, keratöse und seborrhoische Formen.

Bei uns heißt so etwas nach einer gründlich erfolgten Anamnese und Repertorisation dann etwa: *tuberkulinisches Miasma, sykotisches Miasma* oder *syphilitisches Miasma*. Das sind unsere Schubladen.

Dabei muß der homöopathische Heiler ständig bestrebt sein, dieses Wort *Anamnese* in seinem ursprünglichen Sinngehalt zu verstehen und anzuwenden. Erinnern wir uns noch einmal daran, was bei PLATON darüber steht: »Erinnerung der Seele an die Ideen, die sie in einem früheren Dasein geschaut hat und die sie nun anhand der sinnlichen Erfahrungen wiedererkennt.«[68]

Der tiefere Zusammenhang der äußeren Erscheinungsbilder der Haut mit ihrem miasmatischen Hintergrund, bleibt in der herkömmlichen Medizin deshalb unberücksichtigt, weil dieser Denkansatz auf den Universitäten nicht gelehrt und eine anthroposophisch orientierte Geisteswissenschaft von den naturwissenschaftlichen Disziplinen nicht impliziert wird. So beschränkt man sich also auf das Erkennen und Katalogisieren der Phänomene. Wo aber die Erkenntnis über die »Äußerlichkeiten« nicht hinausgeht, kann man natürlich auch nur von außen behandeln. Und so erschöpft sich eben diese Behandlung bei den »Hauterkrankungen« im wesentlichen auf Salben, Bestrahlungen und Bäder.
Wo innerlich behandelt wird, geschieht das vorzugsweise mit *Penicillin* und seinen Varianten sowie *Cortison-Derivaten* und *Antimykotika*. Wobei in dem Präfix »Anti« schon wieder die Kampfansage steckt. Entsprechend sind dann auch die Nebenwirkungen. Ein Teufelskreis.

Das ist, so müssen wir leider feststellen, auf breiter Ebene die Therapie der Wahl, und das wird sie weiterhin bleiben, so lange, bis das Verständnis der Miasmenlehre eines SAMUEL HAHNEMANN Einzug hält in das geöffnete Bewußtsein einer neuen Generation von Ärzten – die bereits erfreulicherweise diesbezügliche Seminare zieren – und die alten Paradigmen, – sprich: »Denkmuster« – über den Haufen fegen.

---

[68] PLATON: »*Menon*«, 82b - 85b.

Extremitäten
Sie ist verkrampft
(Varizen)

Im März 1975 kommt eine 30-jährige Frau zu mir wegen »klopfender Krampfadern«. Erster Eindruck: Die rechte Wade ist im Vergleich zur linken stark angeschwollen, von Krampfadern jedoch keine Spur. Diese seien innerlich, sagt sie lächelnd. Bei näherer Betrachtung werden etliche feine Narben am Bein sichtbar. Man habe Teile der Venen »herausoperiert«, es habe aber nichts geholfen. Das einzige, was sie davon hätte, wären taube Stellen an dem betreffenden Bein. Besonders unangenehm seien die Hitzegefühle darin, sowie ein Klopfen und Pulsieren. Dennoch leide sie ständig an kalten Füßen und würde sie deshalb im Bett immer zu ihrem Mann hinüberstrecken, um sie zu wärmen.
Ich frage: Seit wann klopfen die Krampfadern? Die Anlage dazu habe sie wohl schon mit auf die Welt gebracht. Richtig losgegangen sei es aber erst nach ihrer zweiten Schwangerschaft vor fünf Jahren.

Es kommt noch weiteres heraus:
Sie hatte die üblichen Kinderkrankheiten und litt unter der unsauberen Atmosphäre ihres Elternhauses und der unpersönlichen, autoritären Erziehung ihres Vaters. Das führte zu Appetitlosigkeit und Erbrechen mit einer sprunghaften Gewichtsabnahme. Die Regel setzte mit elf Jahren ein, aber nur äußerst schwach. Ein Jahr später blieb sie für eineinhalb Jahre ganz aus. Damals bekam sie braune Flecken im Gesicht und rote 5-Mark-Stück-große Flecken auf den Fußrücken. Drei Monate Krankenhausaufenthalt wegen Leberschwellung, nachfolgend erfolglose Schlaftherapie. Nach einem Vierteljahr als ungeheilt entlassen. Häufig Seitenstechen, öfter eitrige Anginen. Entfernen der Rachenmandeln *(Tonsillektomie)*. 1966 Heirat und Geburt von Zwillingen im gleichen Jahr. Stillen nicht möglich wegen Mangel an Milch. 1970 zweite Schwangerschaft. November 1973 – September 1974 eitrige Augenentzündung mit Schwindel, Absonderung gelb und milde. Gleichgewichtsstörungen morgens nach dem Frühstück. Feuchte Wärme wird schlecht vertragen, erzeugt Platzangst und Atemnot. 1982 schmerzhaftes Magengeschwür, das sich auf Magermilchdiät bessert und schließlich wieder verschwindet. Relative Durstlosigkeit und Abneigung gegen Wild und fettes Fleisch.

Psyche: Zaghaft, schüchtern, wechselnden Stimmungen unterworfen, schnell errötend, alles in sich hineinfressend, leicht beleidigt und nachtragend, übernervös, oft depressiv, weint schnell. Fall- und Würgeträume.

Ein ganzes Sammelsurium von Symptomen, Zeichen und Modalitäten. Wenn man jedoch genauer hinsieht, wird eines ganz deutlich: die ungeheure psychische Belastung durch den herrischen, übermächtigen Vater, der sich eigentlich einen Sohn gewünscht hatte und der nun seinen Zorn an dem kleinen Mädchen ausläßt. Diese Lieblosigkeit zog dann den ganzen Rattenschwanz von Beschwerden nach sich. Das Kind, der Ablehnung schmerzlich bewußt, verweigert die Nahrung. Bei einem solchen Rabenvater kann einem ja auch wirklich der Appetit vergehen.

Bis auf den heutigen Tag ist die Frau verschüchtert, traut sich nicht aufzumucken gegen die anzüglichen Bemerkungen ihres Fahrlehrers, aus Furcht, bei der Fahrprüfung durchzufallen, schlägt schnell die Augen nieder usw.

Wenn der Homöopath nach den Regeln dieser Kunst vorgehen will, darf er nun nicht einfach Krampfadern behandeln, sondern den Menschen, der hier vor ihm steht. Daß er darüber hinaus ein Mittel braucht, das die Krampfaderbeschwerden mit einschließt, versteht sich.

HAHNEMANN weist uns an, den geistigen Symptomen die meiste Aufmerksamkeit zu schenken, weil diese den ganzen Menschen bestimmen. Selbstverständlich läßt sich nicht jeder Fall über den »geistigen Leisten« schlagen. Auch ist es sehr hilfreich, in einem Fall, bei dem die psychischen Symptome überwiegen, wenigstens ein gutes Körpersymptom im Sinne des § 153 zu finden und umgekehrt, weil das die Mittelfindung ganz wesentlich beschleunigen kann.

Hier sollte das Gemüt der Frau bei der Mittelwahl unbedingt mit berücksichtigt werden. Wir stellen also die Krampfadern vorerst hintan und erinnern uns der Reaktionen des damals jungen Mädchens auf die Lieblosigkeit und Strenge ihres Vaters. Dieser Kummer führte zur Appetitlosigkeit, zum Erbrechen und zum Aussetzen der Monatsregel, also:

GEMÜT/BESCHWERDEN DURCH KUMMER   I,66

Es muß zumindest ein gutes Simile in dieser Rubrik enthalten sein, – ob auch für Krampfadern, wird sich zeigen.
Was ist noch merkwürdig? Das Aussetzen der Menses für ganze eineinhalb Jahre! Man weiß, daß die Regel bei Schreck aussetzen oder verfrüht einsetzen kann, aber gleich eineinhalb Jahre! Das ist schon etwas. Also:

GENITALIEN/WEIBLICH/MENSES/AMENORRHOE   III,763

Es gibt ein paar Mittel, die auf diesen Fall passen könnten. Man wird sie notieren.

MENSES/UNTERDRÜCKT   III,768

ist ebenfalls eine brauchbare Rubrik.

Dann kommen die braunen und roten Flecken wegen Leberstörung mit nachfolgender Schlaftherapie, die natürlich nicht helfen kann, weil das Problem hierdurch nicht gelöst, sondern höchstens ins Unterbewußtsein abgedrängt wird. Die Flecken finden sich im Kapitel HAUT. Die bereits vorgemerkten Mittel tauchen hier wieder auf. Leberstörung wegen Kummer? Das geht nun schon sehr gut. Man erinnere sich an die über die Leber gelaufenen Läuse.

ABDOMEN/SCHWELLUNG/LEBER   III,536

Zwei unserer in Aussicht genommenen Mittel sind dabei.

Eine weitere Rubrik ist zumindest interessant, weil hier nur eine einzige Arznei steht, die auch eine große Krampfaderarznei ist: (Welche?)

ABDOMEN/SCHMERZ/LEBER/NACH KRÄNKUNG   III,559

Dann folgt, chronologisch betrachtet, nicht nach Wichtigkeit, die Geburt als Auslöser für die Krampfaderbeschwerden. Die Rubrik lautet

EXTREMITÄTEN/VARIZEN/UNTERSCHENKEL/WÄHREND SCHWANGERSCHAFT   III,552

Dann kommt die eigenartige Augenentzündung – eventuell eine sykotische.[69] Spätestens jetzt, wenn nicht schon viel früher, fällt eine Merkwürdigkeit in bezug auf die Krampfadern auf, nämlich die Empfindung des

---

[69] Siehe Kapitel **Miasmen.**

Klopfens und Pulsierens. Das ist gut verwertbar, denn nicht alle Krampfadern sind schmerzhaft. Es gibt viele, die einfach nur scheußlich aussehen, jedoch nicht wehtun. Hier ist es umgekehrt, man sieht sie nicht, aber sie schmerzen. Die Rubrik

EXTREMITÄTEN/VARIZEN/SCHMERZHAFT   III,552

weist nur noch sieben Mittel auf, darunter fast alle zweiwertig, ein einziges im Fettdruck. Unsere vorgemerkten sind wiederum – bis auf eines (**Ferrum**) – dabei. Was tun?

Die übrigen Symptome: feuchte Wärme, Platzangst, Magen-Ulcus, Abneigung gegen fettes Fleisch, sind gerade noch als »recht ordentliche« zu bezeichnen. Das heilende Mittel geht zwar auch hier durch die entsprechenden Rubriken, aber wir haben noch etwas in petto, und das sind die nach HAHNEMANN und KENT so hoch zu bewertenden Gemütssymptome, die jetzt den Ausschlag geben.

So gesehen bleiben eigentlich nur noch zwei Arzneien übrig, eine davon ist die in der vorgenannten Zeile LEBERSCHMERZ NACH KRÄNKUNG stehende. Ich nehme sie in Reserve. Doch der von mir gewählte Heilstoff tat sofort seine Wirkung. Auf eine Gabe der 30. Potenz stellte sich am vierten Tag ein Durchfall ein, der nach weiteren zwei Tagen zusammen mit dem Klopfen der Krampfadern verschwand. Sechs Wochen später trat er dann wieder auf. Eine weitere Gabe einer C200 desselben Mittels bewirkte sodann ein Vierteljahr Ruhe. Schließlich folgte noch eine C1000 und damit hatte die Ader endgültig »auspulsiert«. Das Mittel hieß **Pulsatilla**, die *Küchenschelle.* Der Name kommt jedoch keinesfalls von »Pulsieren«. Es möge also niemand auf die Idee kommen, etwa bei allen pulsierenden Varizen routinemäßig Pulsatilla zu versuchen.

Etwas anderes ist schon eher legitim: Mit ihren filigranen zartbehaarten Blättern und dem anmutig geneigten blaßvioletten Blütenkelch sieht die *Küchenschelle* aus wie eine kleine Prinzessin unter den Blumen; man sieht ihr die Gemütssymptome förmlich an. Und damit kommt wieder etwas ins Spiel, von dem unsere Altvorderen, allen voran PARACELSUS, viel mehr gewußt haben als wir, die wir nicht mehr so recht durch innere Schau in das geheime Wesen der Erscheinungen einzudringen vermögen: die *Signatur* der Pflanzen, Mineralien, Metalle. Bei der Küchenschelle tritt sie klar in Erscheinung; man kann sich gut das zarte blonde, blauäugige Mädchen vorstellen, was nicht heißt, daß glutäugige Schwarze nach Einnahme von **Pulsatilla** nun prompt die Haar- und Augenfarbe wechseln. Im übrigen wirkt die *Küchenschelle* natürlich auch bei Schwarzhaarigen, wenn die Symptome übereinstimmen.

Wenn also in Arzneimittellehren bisweilen stehen sollte: »Wirkt besonders gut bei blonden, blauäugigen Mädchen«, so ist damit lediglich gemeint, daß man eben bei solchen die geschilderten Gemütssymptome öfter anzutreffen pflegt, als bei leidenschaftlichen Südländerinnen, wobei Ausnahmen die Regel bestätigen.

Eines war jedenfalls festzustellen: unsere Patientin – sie war übrigens blond und blauäugig, was ich jedoch anfangs nicht erwähnt habe, weil sonst unsere routinierten homöopathischen Alleskönner diesen Fall genial überblättert hätten – fühlte sich nach **Pulsatilla** in ihrem ganzen Wesen gelockert. Kaum nötig zu erwähnen, daß auch die kalten Füße verschwunden waren und ihr Eheleben sich harmonischer gestaltete.

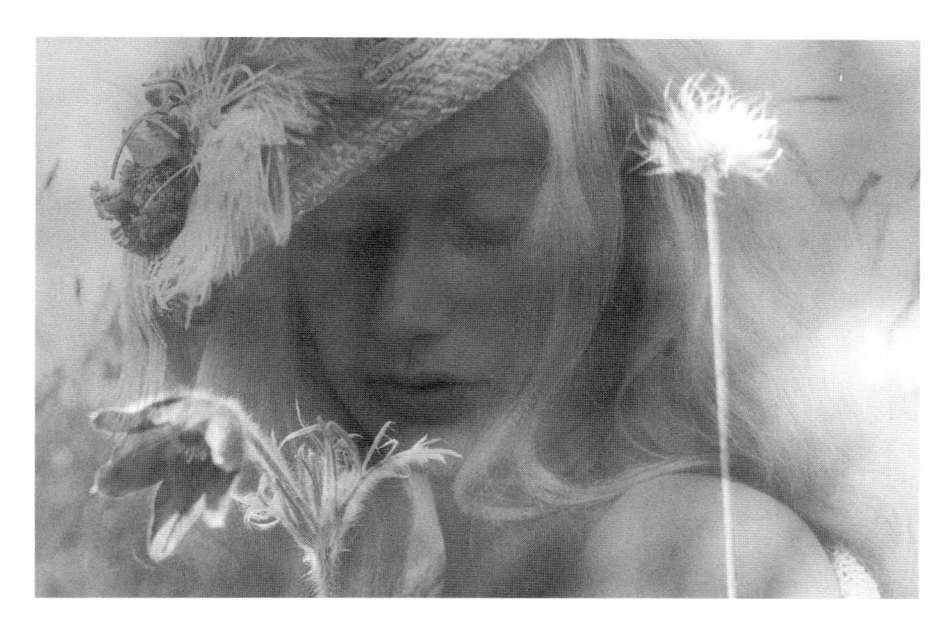

LEIDENSGESCHICHTEN UND HEILUNGSPROZESSE

Versuch einer Einfühlung in das Wesen der Pulsatilla
von Sonja Burger

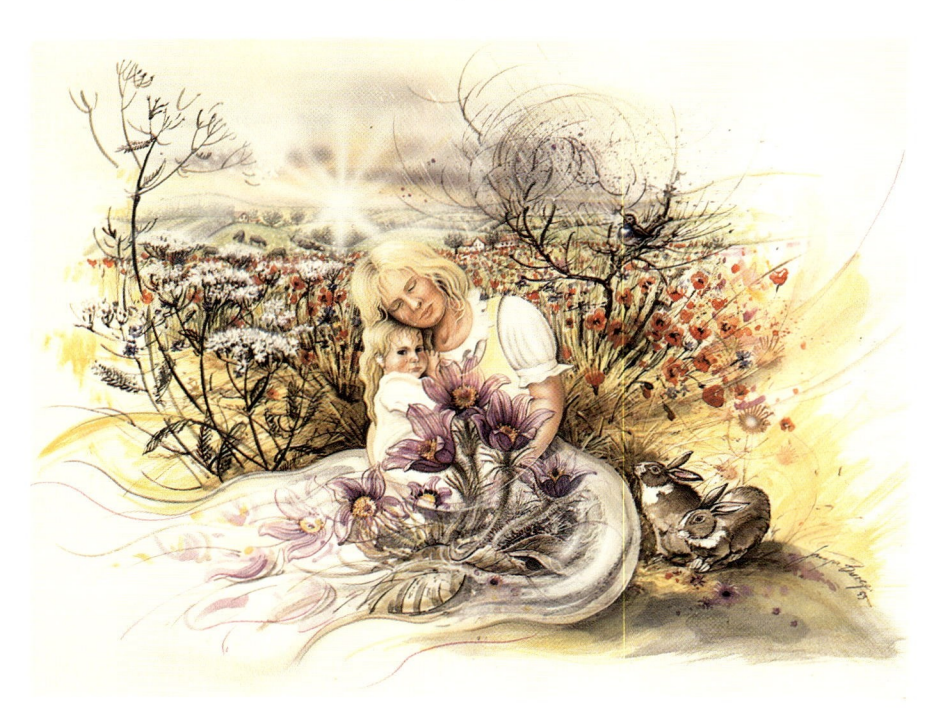

Aus der Fülle der Arzneimittelsymptome der Küchenschelle wurden zur Darstellung gebracht: das zarte, milde Gemüt, die Neigung zum GRUNDLOSEN WEINEN *(Pulsatilla dreiwertig), das Kuschelbedürfnis –* TROST BESSERT *(zweiwertig),* MITGEFÜHL *(einwertig),* FRISCHE LUFT BESSERT *(dreiwertig) und das schnelle Umschlagen des Temperaments von heiter zu traurig, hier symbolisch dargestellt durch Sonne und Regen. Zusätzliche Leitsymptome:* ABSONDERUNGEN *milde, cremig, milchig bis gelblich, (Augen, Nase, Scheide).* DURSTLOSIGKEIT, *Unverträglichkeit von* FETTEN SPEISEN. HEISERKEIT MIT HUSTEN, *verschlimmert abends im Bett; muß sich aufrichten. Reichliche, schleimige Absonderung morgens. Schlaflosigkeit junger Mädchen.* MENSES SPÄRLICH BIS UNTERDRÜCKT, *oft schmerzhafter Verlauf derselben. Ein großes Mittel für manche Mädchen in der Pubertät, wenn die Gemütssymptome übereinstimmen.* ANGST *in der* DÄMMERUNG, *vor* DUNKELHEIT, *vor dem anderen* GESCHLECHT; *Angst vor dem Erwachsenwerden, in die Rolle der Frau hineinzuwachsen (*TRÄUME *von Katzen, von nackten Männern). Schwere der Beine, muß sie hochlegen.* KRAMPFADERN, *schmerzhaft, verschlimmert durch Hitze. Brennen der Fußsohlen (***Sulphur** *und* **Medorrhinum***).*

Pulsatilla
eine Arzneimittel-Charakterstudie

Nach ANANDA ZAREN bildet »die *Wunde* des Verlassenseins den Ursprung der **Pulsatilla**-Pathologie«. Ihr sanftmütiges Wesen verlangt nach beständigem Kontakt zu anderen – Menschen wie Tieren. ZAREN wertet die oft zur Schau gestellte Schüchternheit eines **Pulsatilla**-bedürftigen Menschen als *Maske*. Wenn er oder sie nicht bekommt, was er will, wird er schnell weinerlich. Das kann mitunter zu einem ausgesprochen *hysterischen Verhalten* führen. (Man vergleiche hierzu die oft angstvoll unterdrückten Regungen des Genitalbereichs.)

Pulsatilla ist oft romantisch verliebt und wechselt bei Nichterfüllung der meist utopischen Vorstellungen zum »*Zu-Tode-Betrübt-Sein*«.
Solche Menschen sind sehr abhängig von ihren Partnern, voll von Sehnsüchten, und »klammern«, wenn diese nicht erfüllt werden, trotzdem oft mit geradezu unvernünftiger Hartnäckigkeit an ihren Vorstellungen. Dabei kann EIFERSUCHT (I,26 – **Pulsatilla** zweiwertig) eine große Rolle spielen – Eifersucht nicht nur auf andere Menschen, sondern sogar auf Tiere, die den geliebten Menschen umgeben.

Pulsatilla gleicht in gewisser Weise **Silicea,** was die Zartheit der inneren Struktur angeht:
»Die *Maske* kann der von **Silicea** ähneln, aber die Elemente, die den *Wall* von **Silicea** bilden, Zorn, Angst und Schuldgefühle, sind bei **Pulsatilla**-Menschen nicht im gleichen Maß vorhanden.«[70]
Man sagt, die **Küchenschelle** sei eine Art pflanzliches **Silicea**. Das mag von einer gewissen Ähnlichkeit der geistigen Strukturen beider Mittel her stimmen, nicht jedoch von der äußeren Signatur her.

Da wäre es eher der *Schachtelhalm* – **Equisetum,** oder der *Bambus.* Beide Pflanzen beinhalten große Anteile an Kieselsäure und das macht auch ihre

---

[70] ANANDA ZAREN: »*Kernelemente der Materia Medica der Gemütssymptome I*«, S. 291.

Biegsamkeit und Geschmeidigkeit aus. **Silicea** selbst ist vielleicht *das* Wirbelsäulen-Mittel schlechthin. Man vergleiche diesbezüglich die Wirbel mit den einzelnen Knotenpunkten der biegsamen Halme dieser Pflanzen.

Der Charakter von **Pulsatilla** kommt schön zum Ausdruck in dem Märchen von der Gänsemagd. Es geht dabei um die Ablösung einer Königstochter von ihrer Mutter, die Befreiung aus einer symbiotischen Beziehung Die Tochter soll »weit über Feld« dem Prinzen eines fernen Königreichs angetraut werden. Sie bekommt von ihrer Mutter einen Brautschatz mit sowie drei Tropfen von deren Blut auf einem Läppchen, mit der Weisung, es unter ihr Mieder zu stecken – um die magische Verbindung mit ihr über die Ferne aufrecht zu erhalten. Darüber hinaus gibt ihr die Mutter eine Kammerjungfer mit, die sich aber auf der Reise zu Pferd als hochmütig, NEIDISCH (I,73) und EIFERSÜCHTIG (I,26) erweist. Dreimal wünscht die Prinzessin aus ihrem goldenen Becher zu trinken, dreimal verweigert die Magd, ihr zu dienen. So muß sie sich also selbst zum vorbeifließenden Gewässer bücken, wobei ihr schließlich das Läppchen mit den drei Blutstropfen aus dem Mieder rutscht und vom Wasser fortgetragen wird. Damit gewinnt die Magd endgültig Macht über sie.

Nun hat die Prinzessin **Pulsatilla** zwar wenig Durst, trinkt aber dafür öfters kleine Mengen (MAGEN/DURST AUF KLEINE MENGEN/OFT III,440). Durst bedeutet hier natürlich auch Lebensdurst.

Eigentlich müßte sie der Magd gegenüber die Herrschaft ergreifen, aber das hat sie bisher nicht gelernt. MANGEL AN SELBSTBEWUSSTSEIN (I,94 zweiwertig), sowie ihr scheues, furchtsames Wesen (GEMÜT/ZAGHAFTIGKEIT/ SCHÜCHTERN I,149 – zweiwertig) machen sie mutlos (UNTRÖSTLICH I,111 zweiwertig), – ja, lassen sie sogar fast ein wenig feige erscheinen (FEIGHEIT I,36 – zweiwertig). Das Verhalten der Zofe scheint ihr zwar verabscheuungswürdig (GEMÜT/ABSCHEU I,1 – zweiwertig), doch hat sie keine Macht, sich dagegen aufzulehnen.

Im Grunde trifft sie in dieser Magd zum erstenmal auf eine ihr noch unbekannte, nach außen projizierte Seite ihres eigenen Wesens. Interessanterweise ist nämlich die **Küchenschelle** in den oben angesprochenen Rubriken NEID und EIFERSUCHT jeweils zweiwertig angeführt. Also ist sie im

Grunde ihrer Persönlichkeitsstruktur gar nicht so brav, wie sie oft hingestellt wird. Wenn ihre Unbeholfenheit nicht zum Ziel führt, kann sie durchaus auch Unmut anstatt Demut äußern und »herumlamentieren« (GEMÜT/JAMMERN, LAMENTIEREN I,63 zweiwertig).

Nachdem die »böse« Kammerjungfer sie gezwungen hat, ihr alle Preziosen, einschließlich ihrer kostbaren Kleider, zu übergeben, nimmt sie ihr auch noch das geliebte Pferd Falada weg (welches für die Lebensenergie steht). Sie bringt es fertig, sich als die erwartete Königstochter auszugeben und und jene als ihre Magd, welche schließlich auf die Weide zum Gänsehüten geschickt wird. Die Gans ist von alters her der Göttin Aphrodite heilig und galt als Symbol für Fruchtbarkeit und Liebe. Gleichzeitig wühlt sie aber auch im Schmutz und Schlamm herum und wird deshalb in Verbindung gebracht zu niederen körperlichen Begierden, ein Aspekt, der im Bewußtsein des jungen Mädchens bisher ausgespart geblieben war. Indem sie die Gänse zusammenhält, lernt sie mit dieser Seite ihres Wesens allmählich besser umzugehen. Das geschieht sehr behutsam, indem ihr zunächst einmal ein Junge namens Kürdchen beigegeben ist, der die Gänse bisher gehütet hat. Im spielerischen Umgang mit ihm kommt sie allmählich ihrer eigenen Weiblichkeit näher, lernt, sich selbst in dieser Rolle besser zu verstehen und anzunehmen.

Das ist der eigentliche Kern von **Pulsatilla.** Man denke nur an das Symptom der zu schwachen oder unterdrückten Menstruation. Der Aspekt Furcht vor dem anderen Geschlecht, der zum Ausdruck kommt in der Rubrik FURCHT VOR MÄNNERN I,45, welche **Pulsatilla** zweiwertig enthält, ist sicher mit ausschlaggebend für die Möglichkeit einer Machtübernahme durch die Zofe. Man bedenke: Nicht nur soll die Prinzessin ihre Mutter und Heimat verlassen (GEMÜT/HEIMWEH I,60), sie ist auch einem Manne versprochen, den sie noch nie gesehen hat. Es erscheint also absolut »not-wendig«, daß sie erst einmal gleichsam von außen betrachtet, wie ein couragierterer Teil von ihr, den die Kammerjungfer verkörpert – (das Klischee der frivolen Kammerjungfer ist bekannt) – mit dieser Sache umgeht, bevor sie es wagen kann, den Prinzen für sich in Anspruch zu nehmen.

Ihr eigener Vater war längst verstorben, also hatte ihr diesbezüglich die führende Hand gefehlt. Die Mutter ist als stark behütender Teil gezeichnet.

Hier aber gibt es einen »alten König«, der schließlich als Beschleuniger des Prozesses tätig wird, die Regierung in ihr übernimmt und sich holt, was ihm zusteht. Doch brauchte auch sein Sohn erst eine Zeit der Läuterung, denn er war auf Äußerlichkeiten hereingefallen – die vertauschten Kleider!

Noch während die junge Königstochter in Selbstbetrachtung versunken ist (GEMÜT/SELBSTBETRACHTUNG I,93, dreiwertig), läßt die falsche Braut dem Pferd Falada von einem Schinder den Kopf abschlagen, weil das Pferd sich – wie sie angibt – während des Ritts als aufsässig erwiesen hat. Dieser Kopf aber beginnt nun zu sprechen (Lebenskraft läßt sich nicht umbringen), und das kommt dem alten König zu Ohren.

Er geht **Pulsatilla** nach, erblickt auf der Gänseweide ihr langes goldenes Haar und beginnt sich einiges zusammenzureimen. Er befiehlt **Pulsatilla** vor sich und dringt in sie, ihm zu beichten, was sie bedrücke. Diese weigert sich, denn sie hatte der Magd gegenüber unter freiem Himmel schwören müssen, nichts von dem Kleidertausch zu verraten, andernfalls die Zofe sie sofort umgebracht hätte.

Also verfällt der König auf eine List und heißt sie in einen eisernen Ofen zu kriechen. Dem könne sie ihr Geheimnis enthüllen, ohne sich selbst gegenüber untreu zu werden. In diesem Ofen (einem Symbol für den warmen mütterlichen Schoß) kann sie nun ihr Gefühl der Verlassenheit loswerden (GEMÜT/VERLASSENES GEFÜHL I,114 dreiwertig), gipfelnd in dem Satz: »Wenn das meine Mutter wüßte, das Herz im Leibe tät ihr zerspringen.«

Damit ist der Weg frei für eine Beziehung mit dem Prinzen als ihrem männlichen Gegenpol. Die eigene Angst und Einsamkeit wurden ausgehalten, das Geheimnis bis zu seiner natürlichen Erlösung bewahrt. Die falsche Braut spricht ihr eigenes Urteil und kann von der Bildfläche verschwinden.

Durch diesen Reifeprozeß hat sich die Persönlichkeit des Mädchens zur Frau hin entwickelt. VERENA KAST schreibt:

»Es geht bei diesem Märchen um die Angst durch das Überwältigtwerden von einer negativen Seite des eigenen Wesens im Zusammenhang mit Trennung von der Mutter und der damit verbundenen Beziehung zum Männlichen. Es geht um die Angst, durch eine Trennung plötzlich Seiten an sich zu sehen, die zuvor – im herrschenden System – als minderwertig bewertet wurden«.[71]

Hierbei findet die **Küchenschelle** die ihr gemäßen Einsatzmöglichkeiten: Sie ist ein Katalysator im Prozeß der Entwicklung vom Mädchen zur Frau.

Er hat das »Reißen«
(Coxarthrose)

In unserem Dorf gibt es einen Bauern, der uns bisweilen mit Brennholz versorgt. Im Jahre 1976 war dieser etwa Ende fünfzig. Der Mann war sehr spät aus russischer Gefangenschaft heimgekehrt und konnte sich anfangs nur mühsam in das aufstrebende Wirtschaftswunder – Deutschland einfügen. Im Dorf hieß es, seine Familie habe es schwer mit ihm, weil er ein unzugänglicher Querkopf geworden sei. Die Jahre waren dahingegangen und er war allmählich etwas ruhiger geworden, lebte sich wieder in die dörfliche Gemeinschaft ein und versah seinen Hof mit der nötigen Aufmerksamkeit. Allerdings blieb er vom Grundcharakter her ein rauhbeiniger Hitzkopf, der außer seiner eigenen Meinung wenig gelten ließ. Dies muß vorausgeschickt werden, weil die nachfolgende Fallschilderung, in diesem Licht betrachtet, wieder einmal ein schönes Beispiel für die Wirksamkeit unserer substanzlosen Mittel beim »ungläubigen« Menschen ist.

Schon öfter war uns aufgefallen, daß dieser Bauer ein wenig hinkte. Eines Tages in besagtem Jahr 1976 sprach meine Frau ihn daraufhin an, weil sie bemerkte, daß er offensichtlich unter starken Schmerzen litt. Er seinerseits hatte sich schon des öfteren bei ihr nach meiner Praxis erkundigt, indem er zuerst vom Wetter sprach und dann auf diesem Umweg sein Leiden andeutete. Im gleichen Atemzug argwöhnte er, daß sich »unsereins dös ja sowieso ned leisten kann«. Nachdem meine Frau versucht hatte, ihm klar zu machen, daß wir ihm für unsere eventuelle Leistung nicht das Hemd ausziehen würden, meinte er, es sei ja »eh alles umasunscht« (vergebens), da er nunmehr seit Jahren »auf Kasse« diverse Spritzen- und Bäderkuren absol-

---

[71] *»Wege aus Angst und Symbiose«*, Walter-Verlag, Freiburg, 1982.

viere, – alles ohne jeden Erfolg. Mit der »Hämopathie« brauche er es erst gar nicht probieren, denn daran müsse man eben glauben, sonst hülfe es nichts.

Dieses Spiel wiederholte sich noch ein paarmal, und ich drängte ihn auch nicht dazu, sich von mir behandeln zu lassen, hielt ihm lediglich entgegen, daß er schon irgendwie einen Weg finden würde, wenn der Leidensdruck groß genug sei. Wo nicht, so müsse er eben mit seinen Schmerzen leben.
Das ging noch ein weiteres Jahr lang so, dann wollte es das Geschick, daß sich der Mann mit dem Beil am Daumenballen verletzte, als er bei uns Holz hackte. Während ich einen Verband anlegte, da die Wunde stark blutete, kamen wir wieder auf sein eigentliches Leiden zu sprechen. Als ich ihn nun einmal da sitzen hatte, holte ich allmählich und ganz nebenbei die folgenden Symptome aus ihm heraus:

Stechender Schmerz im rechten Hüftgelenk, vor allem beim Aufstehen vom Sitzen und am Morgen, verbunden mit entsetzlicher Steifheit. Die ersten Bewegungen seien eine Qual. Tagsüber werde es besser, aber da plage ihn der stechende Schmerz dann an der Innenseite des Oberschenkels. Besonders auffallend seien eine Art »elektrische Schockwellen« durch Hüfte und Oberschenkel. Mehr war nicht zu erfragen. Ich erfuhr lediglich noch, daß man ihm einen künstlichen Gelenkkopf empfohlen habe, für den Fall, daß es irgendwann einmal »gar nicht mehr ginge«, daß auf dem Röntgenbild Abnützungserscheinungen sichtbar seien und daß er sich das vermutlich alles in Rußland in den nassen Schützengräben geholt habe.

Es ist übrigens ebenso amüsant wie hilfreich, zu wissen, daß ein waschechter Bayer sehr großzügig damit umgeht, wenn man ihn um die Lokalisierung seiner Schmerzen bittet. So kann er das ganze Bein meinen, wenn er davon spricht, daß ihm »der Fuaß weh tuat«. Wenn er sagt, daß es ihm »am Magen« fehle, kann damit durchaus der ganze Bauch mitsamt Gedärm gemeint sein, und umgekehrt, wenn er von »Bauchweh« spricht, kann das bedeuten, daß er Magenschmerzen hat.
So war es auch hier gewesen. Ursprünglich hatte der Mann von seinem »Fuß« gesprochen. Der Homöopath muß also beim Bayern besonders gut nachfragen, wenn er zu brauchbaren Ergebnissen bei der Repertorisation kommen will.

CHRONISCHE FÄLLE – EXTREMITÄTEN

Die oben erfragten Symptome und Modalitäten genügten jedoch für die Wahl eines guten Simile. Es gab vor allem ein hochkarätiges Zeichen, und das waren die »elektrischen Schockwellen« in Hüfte und Oberschenkel:

EXTREMITÄTEN/EMPFINDUNG/SCHLÄGE/HÜFTE	(6 Mittel)	II,398
/OBERSCHENKEL	(5 Mittel)	II,398

sowie eine allgemeine Rubrik

EXTREMITÄTEN/EMPFINDUNG/ELEKTRISCHER STROM	(5 Mittel)	II,391

Durch all diese Zeilen geht eine Arznei – manchmal sogar im Kursivdruck – die sofort Sinn macht, wenn man dabei an die russische Kälte denkt.

Jetzt werden die übrigen Symptome zur Bestätigung herangezogen:

EXTREMITÄTEN/SCHMERZ/STECHEND/OBERSCHENKEL	dreiwertig	II,679
EXTREMITÄTEN/SCHMERZ/STECHEND/HÜFTE	zweiwertig	II,677
EXTREMITÄTEN/STEIFHEIT/BEWEGUNGSBEGINN	zweiwertig	II,403
EXTREMITÄTEN/STEIFHEIT/BEIM AUFSTEHEN	einwertig	II,403

Es fällt jetzt jedoch auf, daß hier noch ein anderes Mittel recht hochwertig mitläuft, das noch bestätigt wird, wenn man an den nassen Schützengraben denkt und hinzunimmt:

EXTREMITÄTEN/SCHMERZ/STECHEND/GELENKE/BESSER DURCH BEWEGUNG	II,668
EXTREMITÄTEN/SCHMERZ/STECHEND/GELENKE/AUFSTEHEN VOM SITZEN	II,668
EXTREMITÄTEN/SCHMERZ/HÜFTE/RECHTS/BEWEGUNGSBEGINN	II,595
EXTREMITÄTEN/STEIFHEIT/GEHEN/BESSERT	II,403

Um welche Arznei könnte es sich hierbei handeln? Wir haben sie in einer anderen Geschichte im Zusammenhang mit ÜBERHEBEN, VERZERREN, VERREISSEN schon kennengelernt.

Ich nehme das Mittel in Reserve, da ich fast sicher bin, es zur Ergänzung des ersten noch zu brauchen. Vorerst aber kann nichts das zuerst gefundene »elektrische Mittel« aus dem Feld schlagen.

Der Mann bekommt gleich etliche Kügelchen einer C30 auf die Zunge, wobei er wieder einmal beteuert, daß das gar nichts nütze, weil er nicht daran glaube.

555

Ich versichere ihm, daß es mir wurstegal sei, ob er daran glaube, weil entweder mein Mittel zu seiner Störung passe und dann wirke, ob er daran glaube oder nicht, oder aber ich hätte mich ganz einfach in der Mittelwahl getäuscht. Da lacht er und meint: »Die paar Kugerln sollen helfen?«

Zusätzlich bekommt er noch ein Rezept in die Hand gedrückt, mit eben diesem Heilstoff in einer LM 12, und in der Folgezeit vergeht ihm erst einmal das Lachen, weil ihn das Mittel ganz gehörig »umeinanderläßt«, wie man in Bayern sagt, um auszudrücken, daß man von etwas hin- und hergeworfen wird.

Bereits auf die C30 hin häufen sich die elektrischen Schocksensationen ein paar Tage lang, daß der Bauer nicht mehr wußte, ob er »ein Manderl oder Weiberl« sei, wie er sich äußerte. Dann wurden sie allmählich schwächer und seltener, und nachdem das Fläschchen zu Ende war, hielt er mein Auto auf der Straße an, um mir zu sagen, daß er jetzt bereits seit einer Woche schmerzfrei sei. »Aber am Anfang«, so begann er, »hot's ma fei sauba's Gschtoi zamg'haut«, was frei übersetzt etwa bedeutet, daß er unter der Heftigkeit der Erstreaktion beinahe zusammengebrochen wäre. Kopfschüttelnd meinte er weiter: »Dös gibt's doch garned – von dene paar Dropfn!«

Weiterhin erging die Frage an mich, was er denn nun machen solle. Ich bedeutete ihm, er möge erst einmal abwarten. (Später bekam er dann noch eine LM 18 der gleichen Medizin).

Als er schon im Gehen begriffen war, rief ich ihm nach:
»He, – wuist ned wissn, wos'd gnumma host?« (Willst Du nicht wissen, was du eingenommen hast?)
»Und?« fragte er zurück.
»An Fliegnpuiz host gnumma!«

Agaricus, der *Fliegenpilz,* war die wohltuende Medizin gewesen. Ich bezweifle allerdings, daß die Hüfte des Mannes mit diesem Mittel allein zur Ausheilung gekommen wäre. Zwar blieb er fortan schmerzfrei, ließ sich aber einige Jahre danach doch noch ein künstliches Gelenk einsetzen. »Wegen der Abnutzung«, wie er mir versicherte.

Nun steht ja der Schmerz oft in keinem Verhältnis zu diesen sogenannten Abnutzungserscheinungen. Diese können sehr groß sein, wohingegen der Schmerz gering ist, und umgekehrt. Außerdem wird viel in den »rheumatischen Topf« geworfen, was nicht hineingehört. Auch bei unserem Bauern war von Rheuma gesprochen worden.[72] Aus homöopathischer Sicht sah das eher nach einer Folge von Unterkühlung und Durchnässung auf dem Boden eines tuberkulinischen Miasmas aus. Vergessen wir bei unseren Betrachtungen nicht, daß sich hinter einem chronischen Hüftleiden meist ein Tuberkulinismus verbirgt. So erreicht man bei manchen dieser Fälle eine Ausheilung erst durch die Verabfolgung des entsprechenden Tuberkulins.

Ähnlich den sykotischen Mitteln hat auch **Tuberculinum** die Besserung durch Bewegung. Man vergleiche hierzu, wenn man will, die Rubrik

EXTREMITÄTEN/GLIEDERSCHMERZEN/STECHEND/BEWEGUNG BESSERT   II,667

wo es unter 11 Mitteln zweiwertig vertreten ist.
(In der kleinen Unterrubrik hierzu,

FORTGESETZTE BEWEGUNG BESSERT, findet sich übrigens der **Fliegenpilz** wiederum als einzige Arznei.)

AUCH DIE ALLGEMEINE STEIFHEIT NACH ANSTRENGUNG   II,403

ist typisch für **Tuberculinum.** Es steht hier unter nur 4 Pharmaka wiederum im Kursivdruck. Die anderen sind **Arnica** und **Calcium carb.** sowie das fettgedruckte **Rhus tox.**

Betrachten wir zum Abschluß dieses Kapitels noch einen Fall, bei dem wieder einmal offenkundig wird, wie sehr psychische und physische Symptome einander bedingen, bzw. wie die letzteren auf dem Boden der ersteren gedeihen und hartnäckig bestehen bleiben, wenn das dahinterliegende Problem nicht erlöst wird.

---

[72] Streng genommen versteht man darunter die *Imprägnationsphase* durch Streptokokken- oder andere Kokkentoxine.

GESCHLECHTSORGANE
Sie hat sich verschlossen
(Herzneurose mit *Vaginismus*)

Im Februar 1979 werde ich von einer damals 24-jährigen rothaarigen jungen Frau aufgesucht. Sie kommt auf Empfehlung eines Hypnosetherapeuten. Ihr Problem: *Vaginismus.* Man versteht darunter einen den Geschlechtsverkehr verhindernden Scheidenkrampf. Dieser ist dem bewußten Zugriff der Frau entzogen und setzt meist schon ein, bevor eine Vereinigung der Liebespartner überhaupt stattfinden kann.
Hinter solch einer Reaktion stecken praktisch immer seelische oder körperliche Traumata, welche ins Unbewußte verdrängt wurden, weil als zu schmerzlich empfunden.

Auffallend, daß das Unbewußte der jungen Frau offenbar nicht bereit war, in der Hypnose den Grund für ihre Angstreaktion zu offenbaren. Ihr war jedenfalls klar, daß es hierbei vor allem um ein psychisches Problem ging und nicht um eine Erkrankung des Unterleibs. Sie verstand auch sehr schnell, daß es bei der homöopathischen Behandlung immer um eine ganzheitliche, Seele und Körper gleichermaßen erfassende Hilfeleistung geht. Aus diesem Bewußtsein heraus war sie überhaupt bei mir erschienen.

An rein körperlichen Symptomen waren zu verzeichnen: drückende und krampfartige Herz- und Brustbeschwerden, stark krampfende Uterusschmerzen bei den Menses und ein die Seiten wechselnder Schnupfen, bei dem einmal das eine und dann wieder das andere Nasenloch verstopft war. Dieser plage sie des öfteren, sie kenne ihn schon seit Jahren.

Das entsprach – mit Ausnahme der Herzbeschwerden – fast eindeutig dem Mittel **Lac caninum** – der *Hundemilch.* Nur die hat diese eigenartige Modalität des Hin- und Herspringens von Symptomen zwischen den Körperseiten – gleichgültig, ob es sich dabei um einen Schnupfen, eine Mandelentzündung, eine Eierstocksentzündung oder einen Rheumatismus handelt. Darüber hinaus hat diese Arznei aufgrund ihrer Herkunft einen deutlichen Bezug zum Reproduktionssystem. Ich verschrieb also diesen merkwürdigen Heilstoff in einer LM12, und der heilte auch prompt den ihm typischen Schnupfen aus. An der Herzbeschwerde und am Vaginismus änderte sich aber rein gar nichts.

Nase/Schnupfen/Verstopfung/Abwechselnde Seiten   (6 Mittel)   III,184

Der in dieser Rubrik ebenfalls auftauchende **Phosphor** hätte vielleicht zu der Herzneurose gepaßt, nicht aber zu den dunklen klumpigen Blutungen, welche die Patientin bei jeder Periode hatte.

Diese hatte sich ein wenig mit Astrologie beschäftigt und meinte, ihr »Mond sei durch Saturn geschädigt« und sie somit am Ausleben ihrer Weiblichkeit stark behindert. Da **Plumbum** das dem Saturn-Prinzip entsprechende Metall ist und dieses auch noch im Fettdruck in der Vaginismus-Rubrik (III,762) steht, veranlaßte mich das, das erste und einzige Mal einen Versuch mit »astrologisch orientierter Homöopathie« zu machen. Dieser Ausflug war jedoch ein vollkommener Reinfall, will sagen: das *Blei,* in einer LM12 (1 x tgl. 5 Tropfen) gegeben, änderte wiederum kein bißchen an der eigentlichen Beschwerde.

Vielleicht wurde ein wenig durch Autoabgase in den Geweben abgelagertes Blei mobilisiert und ausgeschieden, was ich nicht kontrollieren konnte; mehr war es bestimmt nicht. Aber das wäre ja heutzutage auch nicht zu verachten.

Es gibt in Deutschland einige astrologisch orientierte Homöopathen und homöopathisch orientierte Astrologen. Leider habe ich noch nie wirkliche Erfolge hierdurch erleben können. Es sind aber immer wieder solcherart behandelte Patienten bei mir aufgetaucht, die mit unterschiedlichsten Hoch- und Höchstpotenzen in viel zu kurzen Intervallen traktiert worden waren, wobei die einzelnen Mittel oft vollkommen unsinnig durcheinander gemischt gegeben wurden. Das hatte bei sensiblen Patienten dazu geführt, daß diese, von den Informations-Impulsen der Mittel getrieben, buchstäblich im Karrée sprangen. Abgesehen davon war das ursprüngliche Symptomenbild dann verwischt.

Bei meinem nächsten Versuch ließ ich mich zu sehr von der Angabe der Patientin verleiten, sie verhalte sich geradezu nymphoman, um sich endlich erfolgreich mit einem Mann körperlich zu vereinen. In Anbetracht der

Menstruationssymptome und der Tatsache, daß es ein zweites auffallendes Vaginismus-Mittel gibt – ebenfalls ein Metall (welches?) –, brachte ich nunmehr dieses zur Anwendung. Der Erfolg war, daß die nächste Periode weniger schmerzhaft ablief und die Patientin, wie sie meinte, etwas ruhiger war, was ihr sexuelles Verlangen anging. Die »Herzneurose« blieb unbeeinflußt und ebenso der Scheidenkrampf.

Nunmehr gab es eigentlich nur noch eine einzige Arznei, auf die ich meine Hoffnungen setzte und die auch prompt zum Erfolg führte. Wenn wir alles genau bedenken, kommen wir zu folgender Hierarchisierung der Symptome:

BRUSTSCHMERZEN/KRAMPFARTIGER SCHMERZ	(8 Mittel)	III,267
/DRÜCKENDER SCHMERZ/HERZ		III,265
BRUST/ZUSAMMENSCHNÜREN/HERZ/GEFÜHL WIE GEPACKT	(10 Mittel)	III,241
WEIBLICHE GENITALIEN/KRAMPF/VAGINISMUS/		
/VERHINDERT COITUS	(2 Mittel)	III,762
/MENSES DICK		III,765
/MENSES SCHMERZHAFT		III,767
/MENSES DUNKEL		III,764
/MENSES KLUMPIG		III,765

Durch all diese Kolonnen geht ein einziges Medikament im Fett- und Kursivdruck, und das ist ... ja was ist das? Lassen wir den Leser noch ein wenig zappeln – oder repertorisieren. Die Geübteren wissen natürlich inzwischen längst, welch seltene Blume da am Firmament des homöopathischen Heil-Himmels erblüht.

Betrachten wir erst einmal die Wirkung dieses Mittels: Bereits zwei Tage nach Einnahme der Tropfen verschwand der Druck am Herzen, und dahinter tauchte die Empfindung auf, die bislang körperlich gefühlt werden mußte, weil die Seele sich weigerte, sie hochkommen zu lassen: Angst. Die Angst spülte Bilder der Erinnerung an die Oberfläche des Bewußtseins, Bilder von sexueller Nötigung des kleinen Mädchens durch den 14 Jahre älteren Adoptivbruder. Dieser hatte sich immer wieder an dem Mädchen vergangen und ihr Schweigen erzwungen. Später hatte sie die empfangenen Demütigungen und Verletzungen einfach verdrängt und sich in jeder Hinsicht verschlossen, so daß sie nicht einmal in der Lage war, selbst einen Tampon einzuführen, geschweige denn eine gynäkologische Untersuchung

durchführen zu lassen. Ein Arzt soll das unter Hypnose versucht haben, wie sie mir berichtete, doch auch er scheiterte an dem krampfhaften vaginalen Verschluß.
Auch andere Körperöffnungen, wie Ohren und Nase (nichts hören, nichts riechen) wollte die junge Frau unter Verschluß halten. Es fiel ihr ein, daß sie als Kind nach dem Essen der Hostie in der Kirche geglaubt habe, der Liebe Gott säße jetzt in ihrem Bauch und hielte ihn verschlossen, damit es niemandem mehr gelänge, von außen in sie hineinzulangen.

Der erschütternde Bericht eines gequälten Menschenkindes, das diese Qual jahrelang sorgsam in ihrem Unterbewußtsein gehütet hatte, aus Angst vor Bestrafung. Die erneute Konfrontation mit der angstbesetzten Situation – diesmal gestützt durch inzwischen gesammelte Erfahrungen und ein reiferes Bewußtsein – ermöglichte ihr nun, die frühkindlichen Erlebnisse auf einer bewußten Ebene zu bearbeiten und durch Versöhnung zu überwinden.

Bei der 14 Tage später einsetzenden und nunmehr gänzlich schmerzfreien Periode konnte sie erstmals einen Tampon einführen. Das übersteigerte sexuelle Verlangen verlor sich. Es war nur Ausdruck ihres unbewußten Wunsches gewesen, endlich das ihr anhaftende Stigma gewaltsam zu heilen – was natürlich nicht möglich ist, da Heilung nie erzwungen werden kann. Wie ich gehört habe, hat die junge Frau ein Jahr später geheiratet. Ich habe sie dann aus den Augen verloren.
Das heilende Mittel war **Cactus grandiflorus,** die *Königin der Nacht,* ein hauptsächlich als Herzmittel bekanntes Kakteengewächs aus Mittelamerika. Nur eine einzige Nacht lang entfaltet sich eine betörend schöne Blüte, dann erlischt die Pracht wieder.

Der Genius der Pflanze ist fähig, an der Nachtseite der Seele anzugreifen, an der gestörten Liebesfähigkeit des Herzens und des Schoßes, jenen Zentren der Lebensenergie, die sich unter dem Druck nicht zu verkraftender Ereignisse am ehesten zusammenziehen und verkrampfen.

Die *Königin der Nacht* ist eine lunare Pflanze – (vergl. unser Tabellarium über die Urprinzipien auf S. 48/49) und das lunare Prinzip dieser Frau, ihr »MOND«, war in der Tat verletzt. Also doch eine astrologische Homöopathie? Lassen wir die Frage im Raum stehen.

LEIDENSGESCHICHTEN UND HEILUNGSPROZESSE

Der Herzmeridian (in der Akupunkturlehre) erfährt seinen maximalen Energiedurchfluß beim Höchststand der Sonne. Das ist der Gegenpol zur Mitte der Nacht. Die Blüte dieser Königin entfaltet sich von 23 Uhr zur Mitternacht hin. In der besonderen Qualität dieser Zeit liegt der Ursprung ihrer Kraft. In der Rubrik

ALLGEMEINES/MODALITÄTEN/ABENDS (4 Mittel) I,489

steht sie als einziges Pharmakon im Kursivdruck. Ebenso unter
WEIBLICHE GENITALIEN/EMPFINDUNGEN/KRAMPFARTIGER SCHMERZ UTERUS steht sie gar als einzige Arznei!

HERZ und SONNE gehören zusammen und SCHOSS und MOND. In beiden Zentren entfaltet die **Königin der Nacht** ihre Wirkung.

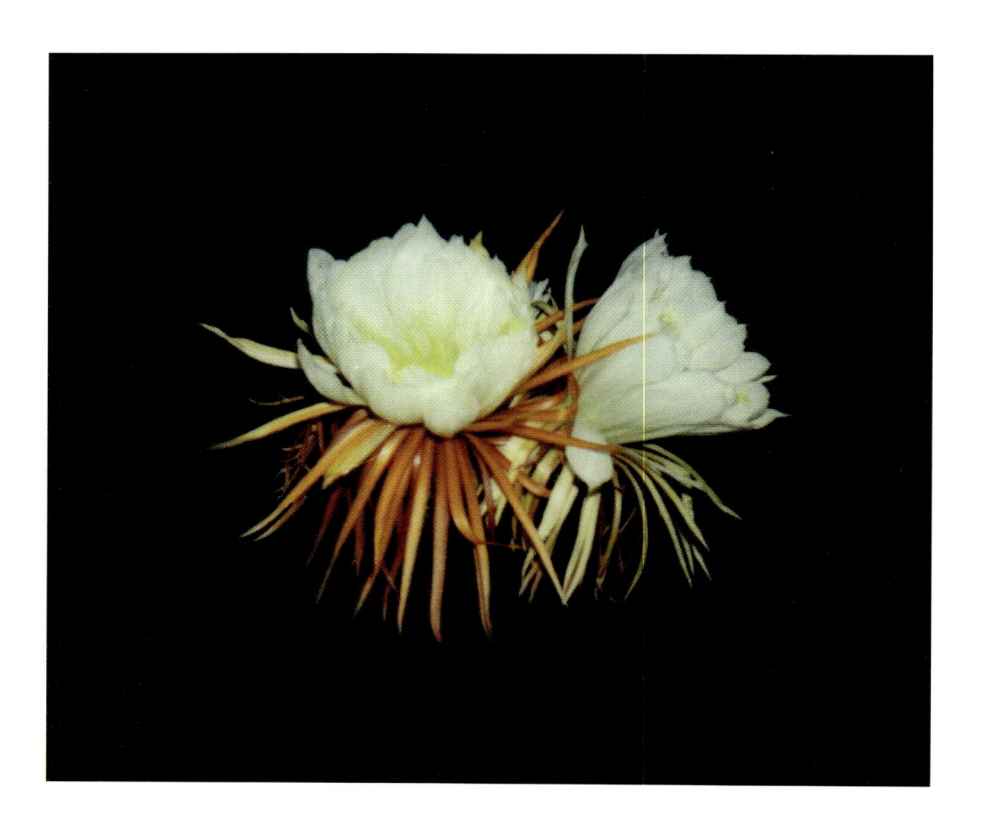

Indem ich aber der Welt diese großen Funde mitteile,
bedaure ich, zweifeln zu müssen,
ob meine Zeitgenossen die Folgerichtigkeit
dieser meiner Lehren einsehen, sie sorgfältig
nachahmen und den unendlichen
daraus für die leidende Menschheit
zu ziehenden Gewinn, welcher aus der treuen
pünktlichen Befolgung derselben unausbleiblich
hervorgehen muß, erlangen werden
oder ob sie, durch das Unerhörte mancher
dieser Eröffnungen zurückgeschreckt,
sie lieber ungeprüft und unnachahmlich,
also ungenutzt lassen werden.

SAMUEL HAHNEMANN
(Chronische Krankheiten)

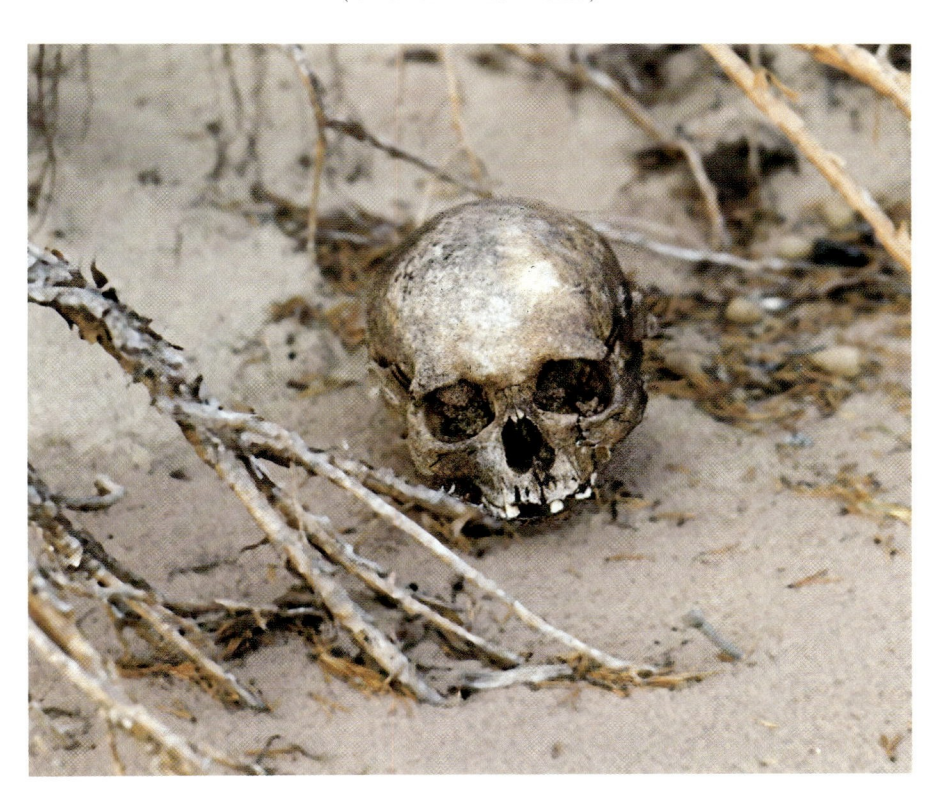

Die Miasmen

»Geistige Entweihung« der Erbinformation

Die unabdingbaren Grundlagen zum Verständnis der Miasmen habe ich im Teil 1 **»Was ist Homöopathie?«** umrissen.

An dieser Stelle soll der Leser nun etwas tiefer Einblick nehmen können. Beginnen wir mit der sogenannten *Psora*.
Alles was hierzu gesagt wird, bezieht sich natürlich auch auf die bereits vorab unter **»Chronische Fälle«** geschilderten Krankengeschichten.

PSORA
Allgemeines zum Verständnis dieses Miasmas

Zu Beginn noch einmal der Versuch einer kurzen Zusammenschau der Wesenszüge des Ur-Miasmas, der von HAHNEMANN so benannten Psora.[73]

»Ich nenne es Psora, um einen allgemeinen Namen dafür zu haben«, schrieb er, wohl wissend, daß es sich hierbei nicht um die Auswirkungen der Krätzekrankheit handelt, sondern um die geistige Basis für das Krankwerden des Menschen schlechthin. Daß sich das zuerst einmal an der Haut zeigt, als »Aussatz«, ist ein Hinweis darauf, daß sich der aus der Schöpfungsordnung gefallene Mensch »in seiner Haut nicht mehr wohl fühlt«. Er ist nicht mehr im Einklang mit seinem inneren Gott. Er fühlt sich »ausgesetzt«.

KENT drückt es so aus:

»Psora steht am Beginn jeder körperlichen Erkrankung. Wäre Psora als ein Miasma (also durch »Entweihung der göttlichen Gesetze«) nicht in die menschliche Rasse gelegt worden, dann wäre es auch nicht zu den anderen zwei chronischen Siechtümern Syphilis und Sykosis gekommen und eine Empfänglichkeit gegenüber akuten Erkrankungen wäre ausgeschlossen. Alle Erkrankungen des Menschen gründen sich letztlich auf Psora … Es ist die zugrundeliegende Ursache für das ›Aus-der-Ordnung-Fallen‹ des inneren Haushalts der menschlichen Rasse. Dieser Zustand drückt sich aus in den verschiedensten chronischen Siechtümern und Kundgebungen des Körpers. Wäre die menschliche Rasse im Zustand

---

[73] Von griech.: *psora* = »Krätze, Räude, Aussatz«.

perfekter Ordnung verblieben, hätte sich Psora nie etablieren können ... sie geht zurück auf die erste grundlegende Verfehlung, die erste Krankheit der menschlichen Rasse, und das ist eine geistige Krankheit. Setzen wir Psora gleich mit ›Juckreiz‹, verfehlen wir wahres Verständnis ... Aus kleinen Anfängen heraus wuchs Psora aus in die große Anzahl der chronischen Krankheiten. Hierzu gehören die Epilepsie,[74] die Verrückungen des Geistes, die bösartigen Erkrankungen, Geschwülste, Geschwüre, die Katarrhe[75] und eine große Anzahl von Hautausschlägen.«[76]

»So ward die Psora die allgemeinste Mutter der chronischen Krankheiten«, sagt HAHNEMANN.[77]

An der Haut also, jenem Scheideorgan zwischen Irdischem und Kosmischem, spielt sich Psora zuerst einmal ab: In der »Auseinander-Setzung« mit unserer Umwelt und anderen Menschen. Gelingt es uns, aus der Auseinander-Setzung einen Dialog – also eine »sinngebende zwischenmenschliche Beziehung« – zu machen, wird sich die Psora mehr und mehr verabschieden. Wir werden wieder heil an Leib und Seele. Jedoch, es bedarf des Anstoßes durch das heilende Ähnliche eines gut gewählten Pharmakon. Von allein findet der in eingefahrenen Spuren laufende Karren nicht aus dem Dreck seiner angestauten Seelengifte.

Die Haut antwortet auf die sie befallenden Reize, und damit »wehrt sich der Mensch seiner Haut«. Wenn er aber diesen Einsatz nicht bringt, nicht freiwillig auf seine Probleme zugeht, um sie zu überwinden, wenn er also das psorische Geschehen unterdrückt, auf das, was ihn reizt und »juckt«, nicht antwortet, um Klärung zu erzielen – dann wendet sich die Psora nach innen und wird tieferen und nachhaltigeren Schaden an seiner Person anrichten:

»Aber da diese Auseinandersetzung juckt, schmerzt und Ausschläge hervorruft, schmiert der Mensch Mittel über die Haut, die all die lästigen Begleiterscheinungen verhindern. Ein schlimmer Pazifismus, ein unkluges Lahmlegen notwendigen Kampfes, ereignet sich ... er

---

[74] Fallsucht, von griech.: *epi* = »über« und *lambanein* = »erfassen, packen«.
[75] Gemeint sind hier sämtliche Schleimhautentzündungen mit vermehrter Absonderung, also auch Scheidenausflüsse etc., aus griech.: *kata* = »herab, hinab« und *rhein* = »fließen«.
[76] Aus »*Lectures on Homoeopathic Philosophy*«, Jain Publishers, New Delhi.
[77] »*Die Chronischen Krankheiten – ihre eigentümliche Natur und homöopathische Heilung*«, Haug-Verlag, Heidelberg, S. 17.

ruft die Grenzwächter fort, er unterdrückt die Hauttätigkeit, er ›verschmiert die Krätze‹ – und nun wird die Attacke nicht mehr abgewehrt, sondern das ›chronische Miasma‹ hat den Weg ins Leibesinnere frei.«[78]

Spätestens hier müßte klar werden, daß das primär nichts zu tun hat mit irgendwelchen »Erregern«, Herpes-Viren, Pilzen und was dergleichen mehr in dieser Welt »kreucht und fleucht«.

»Wo ein Sumpf ist, sammelt sich Sumpfgetier, aber nicht weil Sumpfgetier zugegen ist, entsteht ein Sumpf. Gewiß, man wird das Sumpfgetier vernichten, wenn man den Sumpf trockenlegt, aber nie wird man ihn dadurch trocknen, daß man es vernichtet.«[79]

Was ist hier zuallererst einmal »erregt«?
Es ist der Mensch, sein Gemüt, sein Geblüt. Etwas »reizt ihn bis aufs Blut«, sagt man. Was also kann er tun, um die berühmte »Entmischung« seiner Säfte zu verhindern? Er muß nach Lösungen suchen, um »Er-lösung« zu finden. Das kann unter Umständen bedeuten, daß er sich tatsächlich von etwas lösen muß, sowohl innerlich wie äußerlich, um seinen Seelenfrieden wieder zu finden. Es sei denn, es gelingt ihm, in bessere Übereinstimmung mit den vorhandenen Gegebenheiten zu kommen, die er ja letztlich mit erschaffen hat.

»Ja, auch der Mensch muß emporpotenziert werden, bis er ein Simillimum Gottes ist, eine dem Schöpfer alleränlichste Kreatur«, schreibt FRITSCHE in seiner Hahnemann-Biographie.

Das *Pharmakon,* das sowohl Gift wie Heilmittel sein kann, hilft ihm, diesen Prozeß zu beschleunigen, die »Erbsünde«, den »uralten Ansteckungszunder«, von dem HAHNEMANN spricht, zu überwinden und aus dem chronischen Siechtum herauszufinden, den Sturz des *Adam Kadmon*[80] abzufangen und ihn wieder zu erhöhen.

»Wer sich mit der Erbsünde und ihren Verteilungen, den individuellen und den generellen, abfindet, kann Religionsphilosoph oder Büßer werden, aber nicht Arzt.

---

[78] HERBERT FRITSCHE: *»Samuel Hahnemann – Idee und Wirklichkeit der Homöopathie«,* S. 207.
[79] FRITSCHE: *»Samuel Hahnemann…«,* S. 205.
[80] Indem er sich selbst im Spiegel erblickte, zerbrach dem Urbild des Menschen ADAM KADMON sein Gott-ähnlich-Sein und er »fiel«.

DIE MIASMEN – PSORA

Therapeutische Einweihung muß, so oder so, eines Tages der wie auch immer benannten Psora gegenüberstehen. Sie ist ein Hüter der Schwelle. Wer demütig weise ist, resigniert an jener Schwelle. Wer wagnisvoll weise ist, wer das Unweise in seine Weisheit aufzunehmen wagt, der greift auch hier zur Arznei und erwirkt Heil, indem er das, was PARACELSUS das Ens Dei nennt – das göttlich Verhängte im Krankheitsgeschehen – erkennt, aber nicht anerkennt. Gott segnet solches nicht gottgefällige Tun oft durch das Amen gelungener Heilungen. Aus dem Verstoß gegen das, was Gott verhängt, blüht die Gratia medicinalis auf.«[81]

So vollendet sich HAHNEMANNS Heilenkönnen schließlich in der Anwendung der von ihm entdeckten großen *antipsorischen Arzneien*.

Nicht mehr das Abdecken einzelner Symptome führt bei einem chronischen Krankheitsbild zum Erfolg, sondern die Erfassung des *Genius der Erkrankung, das tout ensemble* der Symptome, Zeichen und Hintergründe einer Krankengeschichte.

Die chronischen Krankheiten sind der Prüfstein für jeden echten Jünger HAHNEMANNS. An ihrer Bewältigung zeigt sich, ob dieser nicht nur das homöopathische Gesetz begriffen hat, sondern tiefer zu schauen vermag und die einer Erkrankung übergeordnete Idee erfassen kann.
Da die *Psora* also so alt wie die Menschheit ist, müssen es notwendigerweise sehr alte Mittel sein, deren Ähnlichkeitscharakter groß genug ist, um hier Heilungsprozesse einleiten zu können.

Der ***Schwefel*** ist so alt wie die Erde. Er entspricht dem Urprinzip des PLUTOnischen und MARSischen und kehrt das Innerste zuäußerst. Deshalb ist er das Antipsoricum schlechthin.

Silicium ist ebenso alt. *Kieselsäure* finden wir als Quarz in den meisten Gesteinen, überall auf der Erde, und besonders schön ausgeprägt in Jahrmillionen alten Schichten der Boulder-Opale von Australien genauso wie in den versteinerten Baumriesen von Arizona und Neu-Mexiko sowie in den ersten baumhohen Schachtelhalmen der Urwälder.

Unser *Kochsalz* (**Natrium muriaticum**) ist so alt wie die Urmeere, und auch dem *Austernschalenkalk* (**Calcium carbonicum**) sieht man an, daß

---

[81] HERBERT FRITSCHE: *»Die Erhöhung der Schlange«*, S. 81.

er sich in Äonen kaum gewandelt haben dürfte. Die Signatur der Auster spricht für Verkrustung und Verschlossenheit.

Bärlapp-Gewächse bevölkern ebenfalls seit Jahrmillionen die Wälder. Ursprünglich allerdings bildete die Pflanze bis zu 30 m hohe Bäume. **Lycopodium** ist, wie sich erwies, eines der umfassendsten antipsorischen Mittel.

Auch ***Haifische*** haben, wie man weiß, seit Millionen von Jahren ihre Form nicht verändert und strotzen vor Vitalität. In Amerika werden Kapseln mit pulverisiertem Haifischknorpel hergestellt und mit Erfolg bei Krebspatienten eingesetzt. Krebs ist der letzte Ausdruck von *Psora!*

Dem bisher homöopathisch nicht gut geprüften **Ginkgo**-Baum müssen wohl ähnlich geheimnisvolle Kräfte innewohnen. Auch er ist uralt und die ihm schlummernde Potenz zentriert das Bewußtsein und sorgt für den Ausgleich der beiden Hirnhemisphären.

Die Signatur seiner entenfußartigen Blätter weist auf Einheit hinter der Dualität hin. Seine Vitalkraft ist bekannt: Bereits ein Jahr nach dem Abwurf der ersten Atombombe auf Hiroshima trieb ein äußerlich völlig verkohlter Ginkgo-Baum wieder neu aus.

Es ist, wie man sieht, nicht allzu schwer, den großen antipsorischen Arzneien auf die Spur zu kommen. Naturgemäß werden sie nur in seltenen Fällen aus dem Pflanzenreich stammen, sondern vielmehr aus dem Reich der Mineralien und Metalle. **Lycopodium** gehört zu diesen Ausnahmeerscheinungen.

Vor allem die antipsorischen Arzneien sind es also, welche den Entwicklungsprozeß der Menschen beschleunigen und ihn Gott wieder näherbringen, gemäß dem schönen Spruch:

Gott schläft im Stein,
atmet in der Pflanze,
träumt im Tier
und erwacht im Menschen.

Wem meine hier gebotenen Ausführungen noch nicht genügen, der lese KENTS auszugsweise zitierte »*Theorie der Homöopathie*«[82] oder J. HENRY ALLENS Schriften über »*Die Chronischen Krankheiten – Die Miasmen*«.[83]

Als homöopathischer Arzt für Haut- und Geschlechtskrankheiten hat sich HENRI ALLEN von allen Nachfolgern HAHNEMANNS wohl am intensivsten mit dessen Miasmenlehre in der zweiten Hälfte des 19. Jahrhunderts beschäftigt.

Auch in ADOLF VOEGELIS Buch »*Die rheumatischen Erkrankungen*«[84] findet der Leser viel Wissenswertes über die Miasmen. Besonders schön sind hier die klare Gliederung und viele Hinweise auf die entsprechenden Arzneien. Wer an der Quelle trinken möchte, kommt natürlich an HAHNEMANNS »*Die chronischen Krankheiten – Ihre eigentümliche Natur und homöopathische Heilung*«[85] nicht vorbei.

Von MICHAEL BARTHEL wurde »*Das Miasmenbuch*« herausgegeben mit Texten zur speziellen Homöopathie. Im gleichen Verlag erschien das von H. BARTHEL verfaßte »*Miasmatische Symptomen-Lexikon*«.[86] Das Buch enthält eine Übersicht der Symptome nach Organen geordnet, wobei mit Farben gekennzeichnet wurde, welchem Miasma das jeweilig auftretende Symptom vorzugsweise zuzuordnen ist. Auf diese Weise liefert das Werk dem Praktiker eine wertvolle Hilfe, bestimmte Fälle auf ihre miasmatische Zugehörigkeit hin durchschaubarer zu machen.

Bevor wir zu den wenigen exemplarischen Fallgeschichten kommen, an denen die miasmatische Problematik vorgestellt wird, hier noch einmal ein Kurzüberblick in Form einer grobschematischen Einteilung:

---

[82] Verlag Grundlagen und Praxis Margarete Harms, 26789 Leer/Ostfriesland.
[83] Verlag Renee von Schlick, Aachen.
[84] Haug-Verlag, Heidelberg.
[85] Haug-Verlag, Heidelberg.
[86] Verlag Barthel & Barthel.

PSORA
(NOSODE PSORINUM)

TUBERCULINISMUS	SYCOSIS	SYPHILIT. MIASMA

Die zum Teil SYCOSIS und SYPHILIS im »KENTschen Repertorium« angeführten fett gedruckten Hauptmittel dieser Rubriken:

TUBERKEL-Nosoden (potenziert aus tuberk. Abszeß u.ä.)	Nosode MEDORRHINUM (potenziert aus Gonokokken-eiter)	Nosode SYPHILINUM (potenziert aus syphilit. Toxinen)
KOCH ALT, (NEU)	ARGENTUM METALL.	ARSENICUM-JODATUM
TUBERCULINUM BOV.	ARGENTUM NITRICUM	AURUM METALLICUM
TUB. MARMOREK	KALIUM SULFURICUM	AURUM MUR.-NAT.
TUBERCULINUM KLEBS	NATRIUM SULFURICUM	KALIUM SULFURICUM
TUBERCULINUM AVIARE	AURUM MURIATICUM	MERCURIUS SOLUBILIS
TUBERCULINUM BUR. = BACILLINUM	NITRICUM ACIDUM	MERCURIUS CORR.
TUBERCULINUM SPENG.	SEPIA	MERCURIUS JODATUS FLAVUS
TUBERCULINUM DENYS	STAPHISAGRIA	MERCURIUS JODATUS RUBER
	Einige zweiwertige:	NITRICUM ACIDUM
	CALCIUM CARBONICUM	PHYTOLACCA
Mittel ARSEN	AGARICUS MUSCARIUS	SILICEA
mit CARBO VEG.	ASTERIA RUBENS	NITRIUM ACIDUM
Bezug CHINA	CAUSTICUM	SILICEA
zum JODUM	DULCAMARA	STILLINGIA SILVATICA
tub. LYCOPODIUM	FERRUM	
Miasma: NATR. MUR.	FLUORICUM ACIDUM	Einige zweiwertige
PHOSPHOR	JODUM	CALCIUM-JODATUM
PULSATILLA	LACHESIS	FLUORICUM ACIDUM
SEPIA	LYCOPODIUM	KALIUM BICHROMICUM
SPONGIA	PHYTOLACCA	KALIUM ARSENICOSUM
STANNUM	SILICEA	PHOSPHOR, MEZEREUM
KALIUM CARBON	SULPHUR	SARSAPARILLA

Typische Erkrankungen, die Hinweise auf entsprechende Miasmatische Belastungen geben:

Frühkindl. *Meningitis*	Eitr. Erkr. a. Augen	*Multiple Sklerose*
Morbus Boeck	Chron. Schnupfen	*Morbus Alzheimer*, Demenz
Pfeiffer's Drüsenfieber	Neigung zu Geschwulstkrankh.	*Morbus Parkinson*
Chron. Drüsenschwell. i. Hals und *Mesenterium* (Eingeweide)	(z.B. Myome, Eierstockzysten etc.)	*Psoriasis syphilitica*
Chron. Erkältungsneigung	*Condylomata* (Feigwarzen)	*Ichtyosis,* Mundfäule
Hüftgelenksleiden *(Coxarthrose)*	Warzen vorwieg. an prim. u. sek. Geschl.-Teilen, Rheuma mit Bess. am Meer u.d. Bewegung, Impf.-unvertr., Tripper und Soor	Knochen-Exostosen Aneurysmen, AIDS, Hereditäre Trunksucht, Verschlimmerung aller Beschwerden nachts

Kinderkrankheiten:

Masern, Röteln	Pocken, Windpocken	Scharlach
Keuchhusten	Mumps	Diphtherie

Sykosis

Allgemeines zum Verständnis dieses Miasmas

Sykosis,[87] die »Feigwarzen-Krankheit«, ist ihrer Natur nach eng verbunden mit der *Gonorrhoe* (Tripper). Die Sache wird jedoch dadurch kompliziert, daß nicht jeder durchgemachte Tripper automatisch zu jenem mehr oder weniger latenten chronischen Siechtum führt, das der Homöopath Sykosis nennt. Hierin sind sowohl HAHNEMANN wie auch KENT und ALLEN einer Meinung: Die Gonorrhoe ist zwar die Grundlage der Sykosis, aber nicht jede Gonorrhoe wird zur Sykosis.

Mein inzwischen verstorbener Kollege GERHARD RISCH bemerkte hierzu in einer hervorragend aufgebauten Artikelfolge über die »Hydra Sykosis« folgendes:

»Meiner Erfahrung nach gibt es viele echt sykotische Patienten (die also auch nur durch ein Antisykoticum geheilt werden konnten), deren Leiden seinen Ausgang von einer unspezifischen Urethritis (ohne Nachweis von Gonokokken!) nahm, während andere, die eine echte Gonorrhoe (mit Nachweis von Erregern) durchgemacht hatten, deswegen noch lange nicht sykotisch waren.«[88]

»Ansteckung« erfolgt aus der Sicht der Homöopathik in einem viel tieferen Sinn, als eine analytisch-materialistisch orientierte Diagnostik das erkennen kann. Aus diesem Blickwinkel betrachtet, sind es nämlich wieder einmal nicht die begleitenden Mikroorganismen (hier Gonokokken), welche für die Übertragung des Miasmas verantwortlich gemacht werden können. Diese sind ja im Fall einer schulmedizinisch erfolgreich behandelten Gonorrhoe gar nicht mehr vorhanden. Die Ansteckung geschieht vielmehr durch eine Überprägung des Geschlechtspartners mit der miasmatisch-toxischen Botschaft des Belasteten auf einer höheren Ebene – beim Eintau-

---

[87] Von griech.: *sykon* = »Feige«. Die Namensgebung rührt von der Neigung dieses Erbübels her, gestielte Kondylome und fleischige Warzen hervorzubringen, die oft das Aussehen dunkler reifer Feigen haben.
[88] RISCH GERHARD: »*Sycosis*« in »Blätter für Klassische Homöopathie«, Zs. »*Naturheilpraxis*«, Nr. 7, 8, 9, 10/1983.

chen des Ätherkörpers in das durch die sykotischen Gifte geschwächte Schwingungsfeld seines Liebespartners. Und das kann Jahre nach einer unterdrückten Primäraffektion sein.

Die Leiden Hunderter von Frauen, welche sich erst nach Heirat mit einem sykotisch vorbelasteten Ehepartner einstellten, sprechen eine deutliche Sprache. Dabei zeigen sich dann vorher nie vorhandene, plötzlich einsetzende Eierstocksentzündungen, Menstruationsanomalien, Beckenbeschwerden, rheumatische Schmerzen und Symptome von Gicht oder gar eine Neigung zu Fehlgeburten bis hin zur Kinderlosigkeit. (Man vergleiche hierzu die Geschichte »**Angst vor dem Leben**«).

Wenn sich hier nicht beide Partner der homöopathischen Behandlung unterziehen, kann man kaum auf eine endgültige Erlösung von diesem Übel hoffen.

Bei vielen solcher Fälle wird man eine mit drastischen Maßnahmen (meist Penicillin) gestoppte Gonorrhoe des Ehemannes in der Vorgeschichte finden. ALLEN betont: »Wenn der Ausfluß nicht wiederhergestellt wird, kann niemals eine Heilung erfolgen.«[89]

Er beschreibt etliche dieser Fälle. Sehr typisch für diese Art Ausflüsse ist ihr Geruch nach altem Fisch oder Fischlake.

»Sehr oft (Anm. im akuten Fall) vermindert sich der Ausfluß bis zu einem einzigen Tropfen von sahniger Beschaffenheit und grüngelber Farbe. Nun ist es dieser anscheinend unbedeutende Tropfen, der dem Patienten so bedeutungslos vorkommt, daß er meint, es müsse sofort wieder in Ordnung sein ... Hinter ihm steht die Dynamik des Todes ... Es ist der ›verfluchte Tropfen‹. Er verflucht den Körper bei seiner Geburt und verdammt den Organismus auf ewig, bis er durch die gottgegebene fundamentale Wahrheit, den Grundsatz des ›Ähnlichkeitsgesetzes‹, vollkommen und mit der Wurzel ausgerottet worden ist. Kein anderes bisher bekanntes medizinisches System kann die Wirkungen dieses spezifischen Giftes aus dem Organismus entfernen außer der Homöopathie mit ihrem gut gewählten Mittel. Ein Versuch, durch irgendeine andere Methode zu heilen, hat sich, wie wir meinen, in der Überzeugung aller medizinischen Schulen als unmöglich gezeigt.«

»Der Mann kann die Frau zu jedem Zeitpunkt in der Geschichte seiner Krankheit anstecken, auch wenn der Beginn derselben weit zurückliegt, selbst noch Jahre nach dem Ver-

---

[89] »*Die Miasmen*«, S. 235, Verlag Renée von Schlick, Aachen.

schwinden des Ausflusses. Ihre Nachkommen werden die Symptome der Infektion bei der Geburt und während ihres ganzen Lebenslaufes zeigen, es sei denn, der Mutter wird vor und während der Schwangerschaft eine antisykotische Konstitutionsbehandlung gegeben. Die latente Ansteckung der Frau wird nun eine aktive Krankheit, die sich durch Schmerzsymptome, entzündliche Veränderungen und mehr oder weniger auftretende Beschwerden in den vielfältigen Formen zeigt, in der die Sykose jetzt deutlich wird. Die Krankengeschichten dieser Fälle weisen ständiges Leiden und schlechte Gesundheit auf.«[90]

Der Teufelskreis besteht unter anderem auch darin, daß die GO (Gonorrhoe) zu den meldepflichtigen Geschlechtskrankheiten gezählt wird, und hierfür heißt die vorgeschriebene Therapie eben: Antibiotikum. Einem von der Krankheit Befallenen bleibt also erst einmal gar nichts anderes übrig, als sich vermittels Penicillin einen gonokokkenfreien Abstrich zu besorgen, woraufhin er von Seiten der etablierten Medizin als geheilt entlassen wird. Sollte er über die wahren Zusammenhänge und die hinter dieser Suppression verborgenen Gefahrenmomente Bescheid wissen und danach den Gang zu einem versierten Homöopathen antreten, wird dieser bei Kenntnis des Sachverhalts als erstes bemüht sein, den – diesmal gonokokkenfreien – Ausfluß wieder hervorzulocken. Wohlgemerkt: Hier wird keine Geschlechtskrankheit mehr behandelt, sondern ein leidender Allgemeinzustand.

Wenn jedoch der Krankheit nicht durch eine homöopathische Konstitutionsbehandlung der Boden entzogen wird, geht sie zuerst in ihre sekundäre Form über, wobei sich hierbei oft die erwähnten Warzen als äußerlich sichtbare Leuchtfeuer der inneren Verseuchung herausbilden.

Nach weiteren Jahren – (die Zeitspanne ist von Fall zu Fall verschieden) – geht sie dann in ihre tertiäre Form – die eigentliche Sykose – über.[91] Diese wendet sich in bösartiger Form nach innen und imponiert durch zystische Degeneration, fibröse Gewächse, Stase (Blutstauung) in inneren Organen, chronischen Rheumatismus oder gichtische Zustände ...

»Geisteskrankheit, Wahnsinn und viele andere geistige Abweichungen können auf eine Unterdrückung dieses Miasmas zurückgeführt werden. Tatsächlich, unsere Gefängnisse und Strafanstalten sind gefüllt mit diesen armen Unglücklichen, die die Zahl der Opfer der

---

[90] *»Die Miasmen«*, S. 228.
[91] ALLEN unterscheidet ähnlich wie bei der Syphilis drei Stadien der Sykosis.

Syphilis bei weitem übertreffen. Die Sykose ist noch wirksamer als die Syphilis in der Verursachung geistiger Krankheiten, sittlicher Charakterstörungen oder moralischen Schwachsinns und der degenerativen Prozesse, welche die Grundlage für einen großen Teil der Kriminalität sowohl unseres eigenen Landes als auch von ganz Europa bilden.

Sykose kann als die venerischste aller venerischen Krankheiten bezeichnet werden und wird selten auf einem anderen Wege als durch geschlechtlichen Verkehr erworben (außer der gonorrhoischen Ophthalmie). Sie ist eine Lustseuche im weitesten Sinn des Wortes, daher das Erscheinen der geistigen Symptome zu so früher Zeit. Der Herrscher des Geistes, der Wille wurde gestürzt. Er denkt, er will, er handelt, und aus dieser falschen Dreiheit entwickelt sich die Lustseuche.«[92]

Das heißt selbstverständlich nicht, daß nun plötzlich jeglicher Geschlechtsverkehr als verwerflich zu meiden wäre, im Gegenteil: Tantriker empfehlen ja sogar, ihn möglichst oft (wenigstens einmal täglich) auszuüben.

Gemeint ist aber, daß hierbei (wie im Kapitel von der »Lebenskraft in erweiterter Sicht« unter »Sexualität und Spiritualität« ausgeführt wurde) die Kraft nicht sinnlos verausgabt und in möglichst vielen Orgasmen verschleudert wird (das bezieht sich vor allem auf die zu häufigen Samenergüsse des Mannes), sondern in liebevoller Hingabe an den Geliebten bzw. die Geliebte ausgetauscht und gesteigert wird.

Durch die jahrhundertelang gepflegte sexuelle Ausbeutung, Versklavung und Vergewaltigung der Frau mit gleichzeitig zur Schau gestellter Kraftmeierei nach dem Muster »Wie oft kannst du?« wurden jene Anfälligkeiten im Bereich des Basis-Energie-Chakras (*Muladhara*) am unteren Ende der Wirbelsäule gelegt, die der Mediziner dann mit dem Ausdruck *Locus minoris resistentiae,* einem »Ort verminderter Widerstandskraft«, bezeichnet.

Vergessen wir nicht, daß vielfach auch durch potenzsteigernde Mittel die Lebenskraft regelrecht ausgereizt wurde, bis ein mehr oder weniger starker Kräfteverfall einsetzte. Man denke nur an die unseligen Versuche spanischer Granden, sich mit **Cantharis,** der giftigen ***Spanischen Fliege,*** bis zur völligen Erschöpfung aufzupeitschen, obwohl die Natur schon längst ihr Recht auf Erholung verlangt hatte.

---

[92] ALLEN: »*Die Miasmen*«, S. 222.

Daß diese Schwächezustände nach ausschweifenden sexuellen Exzessen wohlbekannt waren, zeigt die Rubrik

ALLGEMEINES/SCHWÄCHE/NACH SAMENVERLUST   I,446

Hier finden sich unter 33 Mittel allein 6 im dritten Grad und weitere 13 zweiwertig.
Dies alles zur Erläuterung dessen, was hier gemeint ist, wenn allen sagt: »Er denkt, er will, er handelt.« Es geht um den egoistisch überbetonten Willensakt in Richtung einer lieblosen Ausbeutung in Verbindung mit dominanter Machtergreifung.

ALLEN weist nachdrücklich darauf hin, daß es sich bei der Sykosis um ein angeborenes Übel handelt: »... die Krankheit ist erblich wie die Syphilis und die Psora.«

Besonders arm sind die mit dieser Belastung geborenen Kinder:
»Die Leiden, die diese Kinder ertragen müssen, sind einfach unbeschreiblich. Sie winden, drehen und krümmen sich vor Schmerz, stellen ihre Beine hoch und schreien oft stundenlang ... Aber wenn sie glücklich genug sind, den Koliken zu entgehen, begegnen wir anderen Erscheinungsbildern der Krankheit wie Verdauungsstörungen oder Verdauungsschwäche, Darmkatarrh, Erbrechen von Speisen ohne ersichtliche Übelkeit, Diarrhoe mit sauer riechenden Stühlen, die scharf sind und dem Säugling den Darm wund machen. Sehr oft entgehen diese Kinder der gonorrhoischen Augenentzündung und haben stattdessen Schnupfen, der wenige Tage nach der Geburt auftritt. Die Mutter oder Kinderschwester erzählt Ihnen, daß das Kind sich am Kopf erkältet hat; so sehr ähnelt die Krankheit einem gewöhnlichen Schnupfen, jedoch bei der Untersuchung der Nasengänge finden wir eine spezifische Form des Schnupfens, die als ›Schniefen‹ bekannt ist ...«
»Aber glauben Sie keinen Augenblick, daß ›Schniefen‹ nur auf das Kleinkind beschränkt ist; es durchzieht das ganze Leben des sykotischen Menschen. Jede Erkältung, seine vielen katarrhalischen Zustände und manche Arten von Heuschnupfen sind nur ein anderer Ausdruck dieses chronischen Schnupfens.«[93]

KENT schreibt in seinen »*Lectures on Homoeopathic Philosophy*«[94] auf S. 165 der englischen Ausgabe im indischen Nachdruck:

»Wenn Sie diesen Zustand (Anm.: *gemeint ist: Sykosis der Eltern*) in einer Familie entdeckt haben, dann beobachten Sie deren Kinder. Es werden nur wenige sein, denn die Sykosis

---

[93] »*Die Miasmen*«, S. 224/226.
[94] Deutsch unter dem Titel: »*Zur Theorie der Homöopathie*« im Verlag Margarete Harms, 26789 Leer.

macht gewöhnlich eine Frau steril, oder wenn sie ein paar Kinder hat, dann werden Sie bei ihnen eine starke Tendenz zum Marasmus im ersten Jahr finden oder im ersten oder zweiten Sommer eine starke Neigung zur Auszehrung *(Anm.: vermutlich Tuberkulose)*, oder Sie werden ein verwelktes, altes Aussehen des Gesichts finden. Jedes der drei Miasmen kann dieses Kind zu solchen Dingen prädisponieren, aber wenn das Kind wächsern und blutlos ist, zu durchfälligen Stühlen neigt, keine Verdauung hat, wenn jedes heiße Wetter Leiden hervorruft, die nach Cholera infantum aussehen, wenn es nicht wächst, nicht gedeiht, dann haben Sie das Recht, zu vermuten, dies sei ein sykotischer Fall, denn Sykosis ist der häufigste Grund.«

Sodann haben diese Kinder häufig Warzen – an den Händen, im Gesicht, am Rücken, überall. Oft haben diese ein fleischiges blumenkohlartiges Aussehen oder die Gestalt und Farbe einer reifen Feige, was dem Siechtum seinen Namen gegeben hat.
Bei Erwachsenen finden sich diese Warzen oft auch an den primären oder sekundären Geschlechtsteilen. Die Neigung des Sykotikers, auf Impfungen sauer zu reagieren, ist bekannt. Vor allem die heute weitgehend abgeschaffte Pockenschutzimpfung bringt das sykotische Miasma zum Aufblühen.

Lassen wir es mit diesem kurzen Einblick in das tausendköpfige Monster Sykosis gut sein. Er mag dazu dienen, vielleicht den einen oder anderen meiner Leser wachzurütteln, um bestimmte Zeichen, denen er bei sich selbst oder anderen ihm nahestehenden Menschen begegnet, mit neuen Augen zu sehen. Der Homöopath stößt ständig auf sie. Und wenn die Chirurgen wüßten, was sie da eigentlich wegoperieren, wenn sie so manch eine Eierstockszyste, ein Myom oder Kondylom entfernen! ... Aber das liegt nicht in der Natur ihrer Ausbildung, und sie haben einen anderen inneren Auftrag und Dienst am kranken Menschen zu erfüllen.

Beginnen wir mit zwei Fallgeschichten zum sykotischen Miasma:

Er wollte ein Monster sein
(Gesichtswarzen)

Anfang Januar 1986 kommt nach vorangegangener Fragebogenaktion erstmals ein 28-jähriger junger Mann in die Sprechstunde wegen Gesichtswarzen. Diese sitzen in dichten Scharen vor allem im Bart-, Kinn- und seitlichen Unterkieferbereich. Sie sind von schwammig-fleischiger Konsistenz, leicht rötlich.

Diverse Vernichtungsaktionen durch elektrischen Strom sowie Verätzung durch Salicylsäurepflaster und Zinksalben hatten sie glorreich überstanden und diese Versuche mit einem monatlichen Zuwachs von 5 - 10 Stück ihrer Gattung beantwortet.

Das ging so seit insgesamt 16 Monaten. Der Fragebogen weist aus, daß in dieser Zeit auch eine biologisch orientierte Ärztin aufgesucht wurde, die **Thuja** extern und intern als D6 verschrieben hatte. Allerdings wurde dieser Versuch nur vier Wochen durchgehalten, da die Ärztin es danach für angebracht hielt, »auf andere Mittel umzusteigen«. (Der Fragebogen enthält keinen Hinweis darauf, welcher Provenienz diese Mittel waren).

Einige Angaben aus dem Fragebogen:

»Eiterherd am Kopf mit 9 Jahren. Generell Eiterungsneigung in der Kindheit. Starker Hautausschlag am Schienbein mit Eiterherd als Kind. Mit 23 Jahren 3 Monate lang Mundfäule. Öfters Bläschenausschlag an den Lippen. Öfters ziehende Schmerzen der Samenleiter. Tripper vor 4 Jahren. Hautpilz an Oberarm, Schienbein, Rücken vor 2 Jahren während Fachschulausbildung. Verschwand nach Schulabschluß.

»Ich glaube mich zu erinnern, daß eine emotional abgelehnte Tetanusimpfung dieses Hautpilz-Ekzem zur Folge hatte, das nach 7 Monaten verschwand. Dann 5 Monate keine Symptome, dann die Warzen. Aufenthalt am Meer (2 Wochen Griechenland) hat Beschwerden deutlich verbessert, Warzen bis auf Pünktchen verschwunden. Im Alter von 21 Jahren gab es schon einmal viele Warzen an den Händen, ›Heilung‹ durch radioaktive Bestrahlung.«

Als besonderes Zeichen werden noch schmerzhafte Afterkrämpfe angegeben sowie ein kindskopfgroßes Muttermal am Beckenrand.
An psychischen Symptomen sticht hervor:

»Habe Mühe, mich Problemen konsequent zu stellen. Vor 8 Jahren bei einem Ablöseprozeß (vom Elternhaus): Krise, gekoppelt mit Warzen. Niedergeschlagenheit wegen Nicht-Anerkennung meiner Persönlichkeit. Angst vor Erwartungen, Ansprüchen, Auseinandersetzungen – im Grunde die Angst, dem Leben nicht gewachsen zu sein.«

Soweit der ausgefüllte Fragebogen. Auf die Frage, warum er sich dafür entschieden habe, die Warzen neuerdings im Gesicht zu produzieren, kommt es spontan aus ihm heraus: »Weil ich endlich mein wahres Gesicht zeigen kann! Ich konnte nie das Monster sein, das ich aufgrund des Verhaltens meiner Mutter mir gegenüber gern gewesen wäre. Ich war immer angehalten, zu schlucken und zu lächeln.«

Die Haßgefühle seiner Mutter gegenüber führten konsequenterweise dazu, daß der Mann generell mit dem anderen Geschlecht nicht gut zurechtkam und sich, was seine Liebesbeziehungen anging, eigenen Geschlechtsgenossen zuwandte.

Auffallend ist die giftbeladene Gesamtsituation seit der Kindheit. Ständige Eiterherde sowie die Mundfäule weisen auf eine allgemeine bakterio- bzw. virutoxische Situation hin. Später pfropfen sich dann noch eine handfeste Gonorrhoe und ein zusätzlicher Impfschaden auf diese Grundkonstellation, der die an den Händen in früheren Jahren unterdrückten Warzen nunmehr im Gesicht wieder aufleben läßt. Am Meer ist alles besser. Die Warzen gehen bis auf Pünktchen zurück.

Hier haben wir also eine klassische sykotische Konstitution vor uns. Aufgrund dieser Gesamtsituation und des Hinweises auf die deutliche Besserung der Beschwerden am Meer wäre es ohne weiteres legitim gewesen, mit **Medorrhinum** zu beginnen.
Ich entschied mich trotzdem für ein anderes Medikament, erstens wegen der Impfreaktion und zweitens wegen der schmerzhaften Afterkrämpfe (III,627), in welcher Rubrik dieses Mittel zweiwertig wieder auftaucht.

Nun, was da herauskommt, ist **Thuja,** also jene Arznei, die schon einmal von der biologisch orientierten Ärztin verabfolgt wurde – wohl weniger aus den oben genannten Erwägungen heraus, als vielmehr, weil sich inzwischen auch in nicht so »klassisch« orientierten Homöopathie-Kreisen herumgesprochen hat, daß **Thuja** ein großes Warzenmittel ist.

Ich ließ mich nicht irre machen und schrieb **Thuja** in einer LM12 auf. Nach einer Woche kam ein begeisterter Telephonanruf des jungen Mannes, der berichtete, daß die Gesichtswarzen bereits zur Hälfte abgefallen seien.

Damit einher gingen eine Verbesserung des Allgemeinbefindens und ein »völlig neues Lebensgefühl«.

Nach weiteren sieben Tagen waren die Gesichtswarzen ganz verschwunden, und die Mandeln des Patienten fühlten sich ein wenig schmerzhaft und »gedunsen« an, »so wie das früher oft der Fall war«. Gleichzeitig begannen auch einige rudimentäre Fingerwarzen zu jucken. Der kindskopfgroße Muttermalfleck am Becken war noch unverändert.

Nach drei Wochen erreichte mich ein vierseitiger brieflicher Bericht des Patienten, den ich hier auszugsweise wiedergebe, weil daran die psychischen Hintergründe und der Lernprozeß deutlich werden, den der junge Mann durchläuft. Es heißt da:

»Folgenden Tags nahm ich die Thuja-Tröpfchen zu mir, die auch prompt ihre Wirkung zeigten, in der Art, daß mir für einige Minuten die Brust schwoll und ich mich den Rest des Tages in sehr euphorischer Stimmung befand. Auch in den folgenden 10 Tagen war meine Stimmung, mein Lebensgefühl sehr deutlich angehoben. Die Warzen wurden mir immer deutlicher als Ausbruch des ›Bösen‹ aus mir, genau gesagt, Hinweis auf meine mangelnde Streit- bzw. Auseinandersetzungsfähigkeit, was mir zwar seit ca. 10 Jahren bewußt ist, dem ich jedoch durch Ausweichen und ›Beziehungslosigkeit‹ aus dem Weg ging.

Die Warzen bekam ich während des ersten Sklavenverhältnisses meines Lebens als Praktikant an der Massagebank eines Familienbades. Ich fühlte mich gedemütigt und ausgebeutet, doch konstruktive Auseinandersetzung war von beiden Seiten nicht möglich. Stierartig explodierte ich einige Male, doch das verschlimmerte die ganze Situation. Schlimm wurden die Warzen, als ich mich Mitte des letzten Jahres auf eine wirklich tiefe Zweier-Beziehung einließ, wobei ich der nach Lockerung und Distanz und mein Partner der nach Nähe und Umklammerung Trachtende war. Auch hier keine konstruktive Auseinandersetzung. Ich steckte mein Ich (meine Ideale, Wünsche) ›bequemerweise‹ weit zurück. – Klar wurde mir vor drei Wochen, daß ich nicht mehr ausweichen darf.

Dementsprechend versuche ich seitdem zu leben. Und obwohl ich mich immer wieder dabei ertappe, zu feige zu sein, mühe ich mich doch und bin auf jeden Fall schon bedeutend offener und aggressiver. Manchmal etwas plump, aber wie gesagt, Verhalten muß gelernt werden und umso mühevoller, wenn keiner nebendran steht und ständig sagt: »Du darfst nicht, Du mußt …« – Die Gesichtswarzen waren nach einer Woche schon auf weniger als die Hälfte geschrumpft, nach zwei Wochen bis auf einige Hornschuppen weg und sind jetzt nur noch dunkle Stellen auf der Haut, da wo die Hauptherde saßen. Am fünften Tag hatte ich nur ein paar Minuten lang am Morgen nach dem Wasserlassen ein leichtes Ziehen in der Harnröhre (wie bei einer Entzündung) ohne Ausfluß und auch sehr leicht. – Auch die Warzen an den Füßen sind deutlich kleiner geworden und sicher am Absterben.«

Soweit der Bericht, den ich in dieser Ausführlichkeit wiedergegeben habe, weil er zeigt, wie hier ein Mensch unter einer gezielten Mittelwirkung mit seinem »Schatten« konfrontiert wird und versucht, durch das Annehmen seiner Selbst-Verantwortlichkeit mit ihm ins reine zu kommen.

Inzwischen sind weitere acht Wochen vergangen. Die Warzen sind alle verschwunden und keine neuen aufgetreten. Der Selbst-Findungsprozeß geht natürlich weiter. Der Mann ist erstmals zusammen mit einer jungen Frau längere Zeit verreist gewesen.

Er hatte zwar nicht das Bedürfnis, sich mit diesem Mädchen körperlich zu vereinen, aber sie schliefen im gleichen Zimmer miteinander. Er versucht im Augenblick, Aufschluß darüber zu bekommen, inwieweit die Vorstellung von körperlicher Liebe mit einer Frau bei ihm angstbesetzt ist.

Den Haß gegen die eigene Mutter löste der junge Mann durch ein einfaches Ritual auf: Er setzte sich tagtäglich für eine Viertelstunde vor ein Bild dieser Frau. Indem er eine Kerze entzündete und sich dabei vorstellte, daß er den Schein dieses Lichts über seine Hände dem Herzen der Mutter zuführte, erlangte er inneren Frieden. Die Mutter – sie wohnte 500 km entfernt und hatte sich schon seit über einem halben Jahr nicht mehr gemeldet – rief daraufhin immer öfter bei ihm an, was ihn eines Tages dazu bewog, zu ihr nach Hause zu fahren. Es gab Tränen auf beiden Seiten, und sie konnten sich endlich aussprechen.

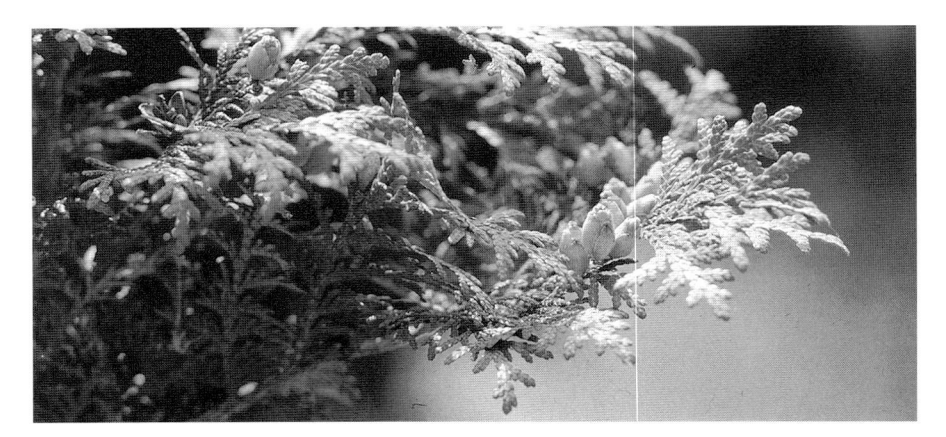

Thuja
Eine Arzneimittel-Charakterstudie

Thuja occidentalis, der *Abendländische Lebensbaum*, eine immergrüne Konifere mit der Signatur eines überschießenden Wachstums in alle Richtungen strömt einen aromatischen Duft aus, der von dem farblosen ätherischen Öl herrührt, das in den Zweigen enthalten ist. Die frischen grünen Triebe dienen der Herstellung der Urtinktur.

So wie HAHNEMANN in einer speziellen Aufbereitung des **Quecksilbers (Mercurius solubilis)** das Hauptmittel zur Behandlung des syphilitischen Miasmas entdeckte,[95] so galt ihm bald der *Lebensbaum* als wichtigstes *Antidot*[96] gegen das sykotische Übel. Er fand darin eine Entsprechung zu dem überschießenden Wuchern krankhafter Gewächse auf und unter der Haut (Warzen, Kondylomata, schwammige Tumore, Pockenexsudate. u.a.).

Solch unkontrollierbare Wucherungen können – wie wir am vorangegangenen Beispiel gesehen haben – als Projektion innerseelischer Schattenbereiche an die Peripherie des Organismus angesehen werden. Es sind quasi Mahnmale – äußere Erkennungszeichen für das, was im Inneren verborgen gehalten werden soll.

Personen, die **Thuja** benötigen, müssen viel Energie aufbringen, um das, was ihr Inneres aufwühlt, vor den Blicken der anderen zu verstecken. Wie man sieht, gelingt das aber nur unvollständig, denn der dunkle Seelenfleck wird in die sichtbare Erscheinung gedrängt. In diesem Licht gesehen, gewinnt das altbekannte »Mutter-Mal« eine völlig neue Bedeutung als dunkler Fleck des Hasses gegen einen Elternteil.

Thuja-bedürftigen Menschen haftet ein Makel an. Ihre Wunde rührt aus einem Milieu der Lieblosigkeit, in dem solche Kinder groß werden mußten. Dabei reicht die Skala von emotionaler Vernachlässigung und innerem

---

[95] Vergleiche Kapitel: **Das Syphilitische Miasma.**
[96] »Gegenmittel« aus griech.: *antididonai* = »dagegen geben«.

Ausgesetztsein (vergleiche das Wort »Aus-satz«!) bis hin zur körperlichen Mißhandlung und zu sexuellem Mißbrauch. Um der Drohung des Verlassenwerdens zu entgehen, *verdrehen* diese Kinder ihre Persönlichkeit und entsprechen so den häufig im Stamm verdrehten **Thuja**-Bäumen. Wer sich verdrehen muß, wird »un-aufrichtig«, um überleben zu können. **Thuja** ist in der Rubrik enthalten RÜCKEN/RÜCKGRATSVERKRÜMMUNG (II, 315). Die Hauptmittel dieser Spalte sind selbstredend das fettgedruckte **Calcium** sowie **Phosphoricum acidum, Silicea** und **Sulphur;** jedoch gibt es zweifelsfrei auch eine sykotische Komponente, welche hinter solch einem Geschehen stecken kann.

Indem Eltern ihre eigene Unzulänglichkeit von sich ab und auf die Kinder wälzen, wachsen diese in einem Sumpf von ständiger Schuldzuweisung und Unterdrückung auf und erschaffen hierdurch das Glaubensmuster, sie seien es nicht wert, geliebt zu werden.

Geringfügige Vergehen werden hart bestraft. Das bisweilen geradezu sadistische Verhalten eines Elternteils kann durchaus mit dem Begriff »Notzucht« im weitesten Sinn dieses Wortes belegt werden. Daß das unter Umständen tatsächlich bis zur sexuellen Belästigung gehen kann, versteht sich von selbst. Dabei wird diesen Kindern dann das Versprechen abgepreßt, das Geschehen geheimzuhalten. So ist auch das spätere Leben solcher Menschen oft geprägt von Scham und Heimlichtuerei.

Relativ häufig führt das lieblose Verhalten eines gegengeschlechtlichen Elternteils auch dazu, daß der heranwachsende Mensch sich einem Liebespartner des eigenen Geschlechts zuwendet.
(In unserem Beispiel wurde der junge Mann homosexuell, weil durch das bösartige Verhalten der Mutter sein Verhältnis zum weiblichen Geschlecht negativ besetzt war.)

Der *Wall,* den ein **Thuja**-Bedürftiger um seine Wunden zieht, besteht nach ANANDA ZAREN aus *Vermeidung und Distanzierung.*

Deshalb ist es schwer, einem solchen Menschen wirklich nahe zu kommen. Die verleugnete, aber gesteigerte Verletzlichkeit zeigt sich bisweilen in Wahnideen von der Zerbrechlichkeit des eigenen Körpers:

| GEMÜT/WAHNIDEEN/GLAS, DASS SIE AUS GLAS SEI | einziges Mittel | I,128 |
| /KÖRPER IST ZART | einziges Mittel | I,131 |

Thuja-Menschen wirken bisweilen etwas introvertiert. Sie müssen viel Energie aufwenden, um zu verhindern, daß andere sie »durch-schauen«. Das kommt unter anderem zum Ausdruck in der Rubrik

| GEMÜT/REDEN/ABNEIGUNG GEGEN REDEN | zweiwertig | I,76 |

Das kann soweit gehen, daß man sie als mürrisch und launisch empfindet. Ihre Scheu und Zurückhaltung wird deutlich durch den Eintrag

| GEMÜT/FURCHT/NÄHERN/VOR PERSONEN DIE SICH IHM | zweiwertig | I,45 |

Das führt bisweilen dazu, daß sie sich im Laufe ihres Lebens anderen Menschen immer mehr entfremden.

GEMÜT/GESELLSCHAFT/ABNEIGUNG GEGEN	zweiwertig	I,57
/DIE ANWESENHEIT FREMDER	zweiwertig	I,57
/ABNEIGUNG GEGEN		

Diese Abtrennung vom Fluß des Lebendigen kann soweit gehen, daß sich ähnlich wie bei **Anarcardium** die Wahnvorstellung einstellt, Geist und Körper wären voneinander getrennt (I,126). Zu ihren Gefühlen kommen **Thuja**-Menschen, indem sie sich des öfteren mit Kunst beschäftigen oder sich durch künstlerische Tätigkeiten ausdrücken.

Das ihnen unbewußt innewohnende Gefühl des *Mangels* versuchen sie oftmals zu kompensieren, indem sie sich häufig wechselnden Liebschaften ohne wirklichen Tiefgang sowie sexuellen Phantasien hingeben:

| GEMÜT/PHANTASIEN/WOLLÜSTIG (LASZIV) | I,75 |

Ihre Sucht nach Sex ist nicht so heftig und primitiv wie die von Menschen, die **Hyoscyamus**, das *Bilsenkraut,* zu ihrer Heilung benötigen. Sie findet versteckter und anonymer statt. (Der heutzutage in Mode gekommene Telephonsex ist ein Spiegel solcher emotionaler Verlassenheit, in welcher vermieden wird, einem anderen Menschen nahezukommen).

ANANDA ZAREN berichtet von **Thuja**-bedürftigen Menschen mit »bemerkenswert glatter Haut und ebenmäßigen Gesichtszügen«, was als Hinweis dafür gelten kann, daß sie weitgehend frei sind vom Streß emotionaler Belastungen. Ihnen geht, wie es treffend heißt, nichts unter die Haut:

»Wenn aber schließlich der Schmerz und die Häßlichkeit, die in ihrem Inneren gefangen sind, die Barriere der Verleugnung durchbrechen, dann werden auch die Gesichtszüge die innere Qual dieser Menschen verraten, und es kommt vor, daß sie über Nacht um Jahre gealtert scheinen«.[97]

Wir fühlen uns unwillkürlich erinnert an OSCAR WILDES »*Bildnis des Dorian Gray*«, in das sich stellvertretend für diesen die Spuren der von ihm gelebten Laster und Leidenschaften eingraben, während sein Gesicht unberührt und faltenlos bleibt. Erst als er schließlich dazu bereit ist, die Verantwortung für sein Leben zu übernehmen, springen die inzwischen verunstalteten Gesichtszüge des Bildnisses auf ihn über, während die Physiognomie des Portraits sich wieder zu ihrer ursprünglich dargestellten Jugendlichkeit wandelt.

Wenn **Thuja**-Menschen zu erkennen beginnen, daß sie in ihrer Genußsucht dem Phantom vermeintlicher Liebeserfüllung nachgejagt sind (in ihrer aktiven Phase können sie durchaus als umschwärmte »Partylöwen« dastehen) – kann sich Teilnahmslosigkeit, Antriebslähme und Lebensüberdruß in ihnen ausbreiten. Sie geraten dann in einen apathischen Depressionszustand, in dem ihre schöpferischen Fähigkeiten verkümmern. Gefühle von Selbsthaß und Hoffnungslosigkeit mit hartnäckigen Gedanken (I,51 – zweiwertig) treiben sie immer tiefer hinein in Schwermut und Traurigkeit (I,89 – dreiwertig). Sie tadeln sich selbst (I,101 – zweiwertig) ob ihres verpfuschten Lebens und ihrer sexuellen Exzesse (I,94) und klammern sich an religiöse Vorstellungen als Ersatz für entbehrte Liebe:

GEMÜT/RELIGIÖSE AFFEKTIONEN/FANATISMUS   I,81

Thuja ist eines von nur 4 Mitteln.
Solche Menschen können aus Angst um die ewige Seligkeit (I,1 – zweiwertig) zu Sektenanhängern werden.

Ihr ABSCHEU VOR DEM LEBEN (I,1 – dreiwertig) kann sie unter Umständen sogar in den *Selbstmord* (I,93) treiben.

---

[97] »*Kernelemente*«, Bd. II, S. 352.

Interessant ist die starke Abhängigkeit des **Thuja**-Bedürftigen von den Mondphasen:

ALLGEMEINES/MODALITÄTEN/MOND, SCHLECHTER BEI NEUMOND	zweiwertig	I,512,
ALLGEMEINES/MODALITÄTEN/MOND, ZUNEHMENDEM MOND	dreiwertig.	

Wie kaum bei einem anderen homöopathischen Mittel geht es bei **Thuja** um die Einverleibung besonders dunkler Schattenanteile der Seele. Abscheu, Ekel, Widerwillen, Haß und Wut wollen gut angesehen und verstanden werden, um die dahinter verborgenen Energien für kreative Zwecke nutzen und in reine Lebensfreude transformieren zu können.

> *Willst Du den Prinz in Dir erlösen,*
> *mußt Du den Frosch in Dir umarmen!*

So habe ich einmal in meinem Märchen »*Lori und Lurano*« geschrieben.[98]

Das ist im übrigen auch die Quintessenz des Märchens vom Froschkönig: Indem sie das ihr so unsympathische glitschig-kalte Tier küßt, lernt die Königstochter die von ihr abgelehnten Teile der Welt und ihrer inneren Wirklichkeit zu akzeptieren.
Nur indem wir »die ganze Welt umarmen«, werden wir glücklich im Sinne dieser Redewendung.

Die goldene Kugel, die der makellos schönen Königstochter ins tiefe Wasser des Brunnens (ihres Unbewußten) gefallen ist, steht symbolisch für die »ganze Welt«, die sie jedoch nur erlangen kann, wenn sie sich mit ihrem Schatten, dem »häß-lichen« Frosch versöhnt, ihn von ihrem Teller essen läßt – ja sogar mit in ihr Bett nimmt. Sie will das nicht tun, aber der König (ihr innerer Befehlshaber) ordnet es an:

»Wer dir geholfen hat, als du in Not warst, den sollst du hernach nicht verachten«.

---

[98] PETER RABA: »*Lori und Lurano – ein Märchen von Fröschen und Menschen*« für Kinder von 10 bis 110 Jahren und mehr, 115 S., 27 Farbphotographien, Amethyst-Verlag, Murnau. Restexemplare der bibliophilen Auflage sind noch erhältlich direkt über den Andromeda-Verlag, Telefon (0 88 41) 95 29, Fax (0 88 41) 4 70 55.

Viele Mythen und Sagen ranken sich um häßliche, warzenübersäte Kröten.[99] Eine davon ziert den zeitlos schönen, gleichnishaften »Roman einer Kinderseele«: »*Die drei Lichter der kleinen Veronika*«[100] von MANFRED KYBER. Da ist die Rede vom »Krötenwunder«, das dieses arme Geschöpf aus Dankbarkeit dafür, daß man es am Leben ließ, an einem kranken Kind vollbringt:

> »Sie müssen sich denken, daß alle Kröten von einem gemeinsamen Geist belebt sind, und daß dieser Geist stark sein muß, können Sie sich wohl vorstellen. Er steht der einzelnen Kröte so nahe, als er selber Gott nahe ist, denn Gott ist in ihm und in der angstvollen Kröte von gestern.«[101]

In die Homöopathie hat dieser Geist der Kröte Eingang gefunden durch das Mittel **Bufo rana**. Dieses potenzierte Krötengift hat sich als eines unserer größten antiseptischen Mittel erwiesen, vor allem bei jenen bekannten Prozessen, die mit dem landläufigen Ausdruck »Blutvergiftung« belegt werden (mit rotgestreiften Entzündungen der Lymphbahnen und Schwellung der Axillardrüsen).

Angst vor dem Leben
(Schwangerschafts-Nephritis mit drohendem Abort)

Es geht um eine Frau von 38 Jahren, eine schöne, dunkelhaarige auffallende Erscheinung aus unserem engeren Bekanntenkreis. Im Jahr 1982 sucht sie mich ganz offiziell in der Praxis auf. Sie ist im fünften Monat schwanger und möchte dieses Kind unbedingt behalten.

Ich kenne die Geschichte – inklusive ihrer sieben Schwangerschaften: zwei Abbrüche, drei Abgänge, ein gesunder Sohn von 12 Jahren.
Neuerdings wird sie wieder von Nierenschmerzen geplagt. Solche kennt sie schon zeit ihres Lebens. Auch macht sie »die Niere« irgendwie mitverant-

---

[99] Ausführlich beschrieben u.a. in: SCHEDLER-SIMET, HEDWIG und RABA, PETER: »*Murnau II – Mythen-Sagen und Legenden*«, Amethyst-Verlag, Murnau, über Peter Raba, Telefon (0 88 41) 95 29.
[100] Drei Eichen-Verlag, München.
[101] S.126.

wortlich für die erlittenen Abgänge. Laut ihrer Aussage »schiebe« diese quasi die Frucht vorzeitig heraus. Verschiedene von ihr aufgesuchte Gynäkologen sollen jedoch immer abgestritten haben, daß solch ein Zusammenhang möglich wäre.

Esoterisch gesehen sind die Nieren ein paarig angeordnetes Organsystem mit Bezug zur Partnerschaft. Der gesamte Urogenitaltrakt ist dem VENUS-Prinzip zuzuordnen (daher auch der Ausdruck »venerische Erkrankung« für die Geschlechtskrankheiten).

Die junge Frau, nennen wir sie Isabelle, kam bereits mit einer Zystenniere auf die Welt. Mit ihrer Ehe steht es nicht zum Besten und man kann ruhig sagen, daß sie Partnerschaftsprobleme hat. Darüber hinaus hat sie Angst davor, neues Leben in eine Welt zu setzen, von der sie weiß, daß sie unsicher, voller Gefahren, Atombomben und Umweltgiften ist.

Sie erzählt einen Traum, der typisch ist für den Gewissenskonflikt, in dem sie sich befindet:

Ein großer Skorpion hat sich in ihrem Haus eingenistet. Sie fängt ihn schließlich ein und befördert ihn mit einer Schaufel ins Freie. Gleichzeitig bemerkt sie jedoch, daß das Tier überall im Haus seine Eier abgelegt hat, aus denen neue Skorpione schlüpfen werden.

Der Skorpion, das ist Isabelle schnell klar, ist ein Symbol für einen Teil in ihr, der sie dem Tod weihen will, nicht dem Leben, der sie in einem Akt der Selbstbestrafung so lange verfolgen wird, bis sie eine Kehrtwendung in ihrem Bewußtsein machen und das Leben – auch das in ihrem Schoß heranwachsende – voll annehmen wird.

Bei ihrer vorangegangenen Schwangerschaft hatte sie, nach Auskunft ihres Mannes, mit dem Fuß aufgestampft, so sehr hatte sie sich gegen dieses Kind gewehrt. Dementsprechend wäre sie selbst auch beinahe gestorben bei dem folgenden Abortus im fünften Monat.

An auffallenderen Symptomen sind derzeit vorhanden: Brennende Eierstockschmerzen rechtsseitig, besser beim Liegen auf der schmerzhaften

Seite. Allerdings verschlechtert durch Bettwärme. Schmerzen der Eierstöcke nach ehelichem Verkehr. Ausstrahlen der Schmerzen zu den entsprechenden lumbal-sakralen Reflexzonen. Alle Symptome verschlimmert nachts. Dazu kommt noch der fast ständig spürbare, drängend-drückende Nierenschmerz sowie ein Glanzsymptom, von dem ich mich vorläufig blenden lasse, weil es einfach sehr »sonderlich« im Sinne des § 153 ist: Isabelle muß fast erbrechen beim morgendlichen Zähneputzen. Sie würgt dann jedesmal einen zähen weißen Schleim hervor.

Das findet sich unter:

MAGEN/ERBRECHEN/MODALITÄTEN/WÜRGEN BEIM ZÄHNEPUTZEN	III,461

Hier gibt es ein einziges Mittel, nämlich **Coccus cacti**, die *Nepal-Schildlaus*. Diese kann eine gute Arznei bei Keuchhusten sein und hat durchaus auch einen Bezug zur Nierenentzündung. Aber sehen wir weiter:

In den nun folgenden Rubriken läuft vor allem ein Heilstoff durch, den wir bereits etwas näher besprochen haben: **Apis,** die *Honigbiene.*

WEIBLICHE GENITALIEN/SCHMERZEN/BRENNEND/OVARIEN/RECHTS	4 Mittel	III,796
WEIBLICHE GENITALIEN/SCHMERZEN/BRENNEND/OVARIEN /NACH COITUS	2 Mittel	III,796
WEIBLICHE GENITALIEN/SCHMERZEN/BRENNEND /BEI ABORT	1 Mittel dreiwertig	III,796

Unter

WEIBLICHE GENITALIEN/OVARIEN/LIEGEN RECHTE SEITE BESSER	III,79

steht die **Biene** sogar als einziges Mittel.

WEIBLICHE GENITALIEN/SCHMERZEN/BRENNEND/WARMES BETT VERSCHL.	2 mittel	III,89
WEIBLICHE GENITALIEN/SCHMERZEN/BRENNEND/DURCH ENTHALTSAMKEIT	2 Mittel	III,37

Überall spielt hier die **Biene** eine Rolle. Beim Nierenschmerz ist sie obligatorisch zweiwertig mitvertreten (III, 695). Die Niere ist, wie der Homöopath weiß, eines ihrer Haupteinsatzgebiete, weswegen sie gerne auch als »Nierenschleuse« in Tiefpotenzen (D6) gegeben wird.

Also bekam Isabelle **Apis** LM12, und ihre Schmerzen und ihre

Ungeduld	(Apis zweiwertig)	1,109
ihre Ruhelosigkeit	(Apis zweiwertig)	1,810
ihre Reizbarkeit	(Apis einwertig)	1,770
ihr oftmals grundloses Weinen	(Apis einwertig)	1,145

verloren sich wieder. Außerdem, so ging es mir durch den Hinterkopf, wäre es gar nicht so dumm, dem Stachel des Skorpions mit dem Stachel der Biene zu begegnen. Im Wechsel mit **Apis** nahm Isabelle die schon erwähnte *Nepal-Schildlaus* in einer LM6 (1 Mittel abends, das andere morgens), und auch das morgendliche Brechwürgen beim Zähneputzen besserte sich.

Trotzdem – man bekommt allmählich ein Gespür dafür –, irgend etwas fehlte. »Das kann's doch nicht gewesen sein!« dachte ich, in Erinnerung an die zeit ihres Lebens vorhanden gewesenen Beschwerden unserer Freundin Isabelle. Und siehe da, nach Ablauf eines Monats wurde die sykotische Komponente hinter den nur oberflächlich abgetragenen Symptomen unübersehbar.

Bereits in den vorgenannten Rubriken war hin und wieder im Dünndruck ein »sykotischer Mittel-Riese« aufgetaucht. Ich hatte ihm – vorerst noch arglos – keine weitere Beachtung geschenkt. Jetzt aber wurden die Hinweise auf diese Arznei ganz deutlich.

Isabelles Fußsohlen begannen zu brennen und anzuschwellen. Sie streckte sie des Nachts aus dem Bett. Sie verspürte Juckreiz am ganzen Körper, ohne daß sie die Spur eines Ausschlags hätte wahrnehmen können. Wir hatten Mitte September und Isabelle holte sich massenhaft grünes Obst aus unserem Garten, das sie nur so in sich hineinschlang.

Da fiel es mir endlich wie Schuppen von den Augen. Alle anderen, bislang nie so recht beachteten Symptome ordneten sich den nunmehr wie selbstverständlich zu. Da war Isabelles Vorliebe für das Meer. Das war bei ihr keine gewöhnliche Sehnsucht nach dem Meer, wie sie ein Urlauber hat. Das war immer eine existentielle Notwendigkeit für sie gewesen, sodaß sie ihren

Mann von Zeit zu Zeit bedrängte, für immer am Meer mit ihr zu wohnen. Sie blühte in jeder Hinsicht auf, wenn sie am Meer war.

Dann machte sie mich auf Nachfrage darauf aufmerksam, daß sie sich vor Jahren die Ohrläppchen hatte durchstechen lassen, um Ohrgehänge ohne Klemmclips tragen zu können. Die durchstochenen Stellen hatten wochenlang geeitert, bis sie dann schließlich wieder zugewachsen waren. Das ist ein wunderbares Symptom im Sinne unserer Mittelwahl, denn in der besagten Rubrik stehen überhaupt nur drei Arzneien. Ich habe es mir inzwischen zur Angewohnheit gemacht, bei dem geringsten Verdacht auf eine Sykosis hiernach zu fragen. Bei der Bevölkerung läuft derartiges unter dem Begriff »Metall-Allergie«, bei den Ärzten unter »Allergisches Kontakt-Ekzem«.

Alles andere ließ sich jetzt anstandslos dieser sykotischen Idee zuordnen: Die Knie-Ellenbogen-Lage als Kind, mit dem ins Kissen gebohrten Kopf, das Hin- und Herwerfen des Kopfes bei Schmerzen jeglicher Art, der weißliche Auswurf morgens beim Zähneputzen, die Nierenschmerzen, welche besser wurden durch Wasserlassen – das alles paßte haarklein zusammen. Sogar die Verschlimmerung aller Beschwerden bei einem aufziehenden Sturm oder Gewitter ließ sich hier noch zuordnen.

Listen wir also auf, was sich mir insgesamt darbot, so ergibt sich:

MAGEN/VERLANGEN NACH GRÜNEM OBST	(2 Mittel)	III,484
OHREN/GESCHWÜRE/OHRLÄPPCHEN/IM LOCH FÜR OHRRING	(3 Mittel)	III,870
ALLGEMEINES/MODALITÄTEN/SEELUFT BESSERT	(3 Mittel)	III,511
ALLGEMEINES/MODALITÄTEN/STURM/VERSCHL.	(29 Mittel)	III,528

(**Tuberculinum** und **Syphilinum** sind hier übrigens auch vertreten.)

KOPF/BEWEGUNG/SEITWÄRTS WIEGEN UM SCHMERZEN ZU LINDERN	III,176

(3 Mittel; hier ist auch noch die **Tarantel** mit von der Partie)

HAUT/JUCKEN/OHNE AUSSCHLAG	´(12 Mittel)	III,147
GLIEDERSCHMERZEN/BRENNEND/FUSS	(Das Mittel ist dreiwertig)	III,626
EXTREMITÄTEN/SCHWELLUNG/FUSSOHLE	(12 Mittel)	III,534
EXTREMITÄTEN/HITZE/BRENNEND/FUSSOHLE/ENTBLÖSST SIE	(8 Mittel)	III,454
NIERENSCHMERZ/NACH URINIEREN BESSER	(3 Mittel)	III,696

(Tarantel mit dabei)

BAUCHSCHMERZ/ORTE/LEBER/ERSTRECKT SICH ZUR RECHTEN SCHULTER
(4 Mittel) III,559
AUSWURF/WEISS UND AUSWURF/EIWEISSARTIG III,409
BRUSTSCHMERZEN/WUND/BRÜSTE UND BRUSTWARZEN III,288

Schließlich noch die Gewissensangst unter

GEMÜT/GEWISSENSANGST III,788
SCHLAF/LAGE/AUF DEN KNIEN, DAS GESICHT IN DIE KISSEN GEDRÜCKT
(1 Mittel) III,378
SCHMERZEN DER OVARIEN/LINKS/ERSTRECKT SICH ZUM UNTEREN RÜCKENTEIL
(5 Mittel) III,789
SCHMERZEN DER OVARIEN/NACHTS (4 Mittel) III,789

Durch all die genannten Rubriken läuft unsere Nosode – um eine solche handelt es sich hier – mehr oder weniger fett gedruckt durch. Manchmal taucht sie sogar allein oder fast allein auf.

Nur in der Kolonne

WEIBLICHE GENITALIEN/SCHWANGERSCHAFT/ABORTNEIGUNG III,774

fehlt sie. Was aber überhaupt nichts bedeuten will, wenn wir alles übrige in Rechnung stellen. Sie fehlt übrigens auch in der Rubrik STERILITÄT (III,775), und doch wissen wir, daß Frauen unter Umständen schwer oder nicht empfangen, wenn das sykotische Miasma stark ausgeprägt ist.

Medorrhinum hieß also des langen Rätsels Lösung. Dieser – in diesem Fall geradezu isopathische – Heilstoff bewirkte in den nächstfolgenden Wochen eine Auflichtung der Schatten der Vergangenheit, sodaß Isabelle drei Monate später von einem wohlgeratenen Töchterlein entbunden werden konnte.

Die bedrängende Symptomatik verlor sich fast sofort, und das gab Isabelle auch den Mut, fortan die Affirmation in sich hineinzuflüstern: »Dieses Kind bringe ich gesund zur Welt!«

Flankiert wurde unsere Medikation lediglich noch durch **Cuprum arsenicosum,** fußend auf der Rubrik

Genitalien/Weiblich/Schmerzen krampffartig/Uterus/
Während Schwangerschaft   III,799

mit dem einzigen zweiwertigen **Kupferarsenik** (Wir erinnern uns an das Kupfer als Metall der Venus).

Isabelle weiß heute, daß es von essentieller Wichtigkeit für sie war, ein Ja zu diesem Kind gesagt zu haben. Damit hat sie es nicht nur äußerlich in die Welt hinein geboren, sie hat auch ihr inneres Kind zu neuem Leben erweckt und ihr Bewußtsein zu einer neuen Form von Selbst-Ständigkeit erweitert.

Zum Schluß sei hier wieder einmal eine Warnung ausgesprochen:

Abgesehen davon, daß sich kein Laie an solch einem Fall versuchen wird, kann nicht nachdrücklich genug betont werden, daß natürlich nicht jeder Fall von Sykose mit **Medorrhinum** geheilt werden kann. Genausowenig wie Psora nicht unbedingt durch **Psorinum** bereinigt wird und das syphilitische Miasma durch Syphilinum. Man sieht das im übrigen schon an der eingangs aufgestellten Tabelle, wieviele andere Homöopathika eine Affinität zu den verschiedenen miasmatischen Belastungen haben. Wie immer müssen sie streng nach den auftretenden Krankheitserscheinungen differenziert werden.

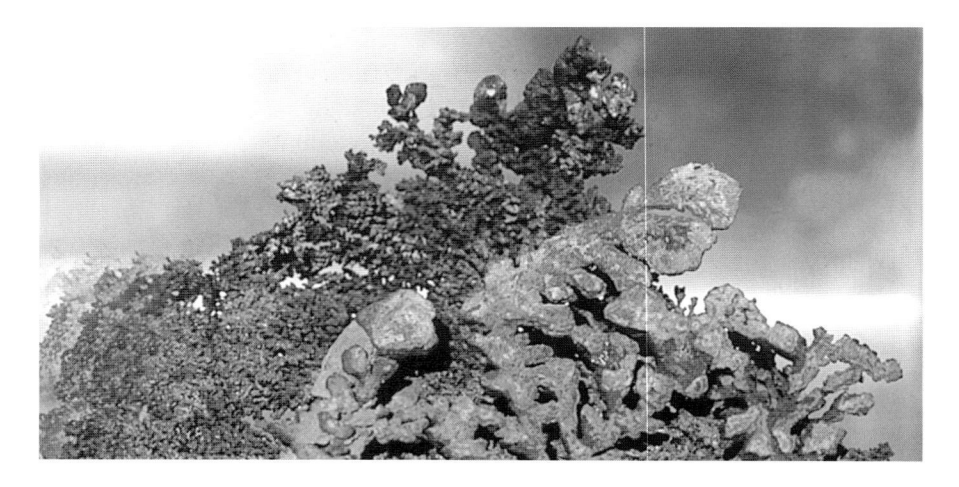

Medorrhinum
Eine Arzneimittel-Charakterstudie

Die Nosode **Medorrhinum**[102] ist im »KENTschen Repertorium« nicht sehr eindrucksvoll vertreten. Eine der wesentlichen Rubriken heißt:

EXTREMITÄTEN/GLIEDERSCHMERZEN/MODALITÄTEN/GONORRHOE, NACH UNTERDRÜCKTER II,563

Die Spalte weist 14 Arzneien aus. Neben **Medorrhinum** findet sich hier nur noch **Thuja** im Fettdruck.

Eine wesensverwandte Rubrik heißt

HARNORGANE/PROSTATA/ENTZÜNDUNG/UNTERDRÜCKTE GONORRHOE/DURCH III,668

Hier stehen ebenfalls 14 Arzneien. Die Nosode ist zweiwertig vermerkt, **Thuja** und **Nitricum acidum** dreiwertig.

Dies sind nun sicher ganz wesentliche Hauptindikationen dieses zur Arznei gewordenen Krankheitsstoffes; jedoch wollen wir nicht vergessen, daß dieses Pharmakon, wie alle Nosoden, seinen ganz eigenen Genius besitzt, der im Charakterbild einer entprechenden Persönlichkeit zum Ausdruck kommt.

Menschen, die dem Geist dieser Medizin entsprechen, sind meist außerordentlich beweglich und in Fluß, sowohl intellektuell wie emotional. Ihre Sensibilität ist enorm gesteigert. J.H. CLARKE schreibt: »er fühlt die meisten Dinge im voraus, bevor sie geschehen«. So finden wir **Medorrhinum** in der Rubrik

GEMÜT/HELLSEHEN (Clairvoyance) I,61

unter insgesamt 18 Mitteln vertreten – übertroffen nur von dem zweiwertigen **Crotalus cascavella**, der *Brasilianischen Klapperschlange,* der Toll-

---

[102] Von griech.: *medos* = »Glied« und *rhein* = »fließen, strömen«, also eigentlich »Fließglied«, – hergestellt aus potenziertem Penissekret *(Gonokokkeneiter).*

wutnosode **Lyssinum,** von **Nux moschata,** der *Muskatnuss* und dem Lichtträger **Phosphor.**

Nach ANANDA ZAREN entsteht die *Wunde* von **Medorrhinum** – wie bei vielen anderen Arzneicharakteren auch – durch das frühkindliche »Trauma des Verlassenseins«.

Nachdem **Medorrhinum**-Menschen mit einer besonderen emotionalen Dünnhäutigkeit auf dieser Erde antreten, reagieren sie entsprechend empfindlich auf ein derartiges Ausgesetztsein und fühlen sich offenbar besonders schnell im Stich gelassen.

Die Rubrik

GEMÜT/EMPFINDLICH   (**Medorrhinum,** zweiwertig)   I,27

spiegelt diese Anfälligkeit. Es muß nicht einmal eine zerrüttete elterliche Beziehung bestehen, unter der das Kind leidet. Oft genügt es schon, wenn beide Eltern berufstätig sind, daß sich das kleine Wesen *vernachlässigt fühlt.* Auf sich selbst gestellt, kommen solche Kinder oft zu früh und durch ungeeignete Spiel- und Schulkameraden in Kontakt mit Pornographie und gewöhnen sich dadurch daran, eine Liebesbeziehung nur von der rein körperlichen Seite her zu betrachten.

Das Klima des Ausgesetztseins ähnelt in vielem der Ausgangslage für eine **Thuja**-Pathologie, nur reagiert der **Medorrhinum**-Mensch, seiner Natur entsprechend, etwas beweglicher, selbst wenn er frühzeitig sexuellem Mißbrauch ausgesetzt wäre oder häufig Zeuge sexueller Kontakte anderer Personen – eventuell auch der eigenen Eltern – wird. Eine auf diese Weise herangezüchtete Neugier auf alles Geschlechtliche, mit einer Überbetonung sexuell stimulierender Situationen und Phantasien, erzeugt eine Aura ständiger Überreizung. Das überhitzte Gehirn signalisiert dem Organismus den Wunsch nach einem Ablaßventil, und so weint der Körper die *Tränen der Seele* über die so falsch und einseitig verstandene *Suche nach Liebe* auf besondere Weise aus: Es werden Absonderungen produziert, welche aus Augen, Nase, Ohren, Vagina und Penis dringen können. Bei entsprechender Schwächung des Geschlechtsapparates genügt oft schon ein zu kaltes Bad, um den sogenannten *Windtripper* hervorzurufen.

Typisch für den sykotischen Harnröhren-Ausfluß ist sein oftmals fischiger Geruch (**Sanicula, Nitricum acidum** sind Hauptmittel hierfür).

Der Wall, der um die emotionale Wunde gelegt wird, besteht in der Hauptsache aus einer in seelischer Vereinsamung genährten Sehnsucht nach Verschmelzung mit geliebten Personen.

ZAREN nennt als Hauptkomponenten des Walls Isolation und Verstrickung und meint damit das zwanghafte Sich-Anbinden oder In-Besitz-nehmen-Wollen anderer Personen, vorzugsweise der Liebespartner, welche dann leicht zum »Objekt der Begierde« degradiert und in goldenen Käfigen eingesperrt werden.

Verstricken sich zwei Menschen zu sehr aneinander, so nehmen sie sich ähnlich zwei Bäumen, welche zu nahe beieinander stehen, Licht und Luft zum Atmen. Ihre Zweige verdorren. KAHLIL GIBRAN hat das schön ausgedrückt, wenn er sagt:

»Und stehet beieinander, doch nicht zu nahe beieinander: Denn die Säulen des Tempels stehen einzeln, Und Eichbaum und Zypresse wachsen nicht im gegenseit'gen Schatten.«[103]

Solcher Art angstgeborene Symbiose zwischen zwei Menschen läßt keinen gesunden Austausch von Gedanken und Gefühlen mehr zu, und so sucht man häufig nach neuen, die Sinne *stimulierenden Ereignissen,* wie Partnertausch oder Gruppensex. Ein Hang zur *Genußsucht* ist ein hervorstechendes Merkmal dieses Arznei-Charakters. Sinnlichen Exzessen wird außerordentlich gerne gefrönt.

Wie der Genius jeder Arznei, so äußert sich auch **Medorrhinum** in zwei Polen: einem mehr extrovertierten, aktiven Typus und einem passiven stillen, nach innen gekehrten Charakter.

Ersterer kann sehr aufgeschlossen, sinnenfroh und gesellig sein, jedoch mit einem Hang zu Übertreibungen und zur Maßlosigkeit:

»Er besaß manch glänzende Eigenschaft, allein, er konnte sich nicht bezähmen, und so zerrann ihm sein Leben wie sein Dichten.«

[103] *»Der Prophet«,* Walter-Verlag, Freiburg.

sagte Goethe einmal über August Graf von Platen. Dieses »Sich-nicht-bezähmen-Können« beschreibt recht treffend eine typische Eigenschaft der **Medorrhinum**-Persönlichkeit.

Es gibt jedoch auch einen stillen **Medorrhinum**-Typ, der bisweilen an **Natrium muriaticum** erinnert, jedoch kommt dieser schneller zu seinen Tränen als jener.

Gemüt/Weinen/Wenn sie von ihrer Krankheit erzählt   I,145

Diese Rubrik teilt sich unsere Nosode nur noch mit der dreiwertigen **Pulsatilla** und **Sepia** sowie dem zweiwertigen **Calcium carbonicum**.

Der passive Typus des hier besprochenen Charakters kann schwanken zwischen Gefühlsduselei und Sentimentalität. Der aktivere Typ neigt zu Extremen von Zorn und Heiterkeit, letztere vor allem nachts (I,60, zweiwertig, einziges Mittel!). **Medorrhinum**-Menschen sind oft Nachteulen. Im Gegensatz zu **Thuja** zeigt der **Medorrhinum**-Bedürftige seine Emotionen meist frei und offen. Jedoch muß er um echte Gefühle – also im Körper erlebte Empfindungen – meist ein Leben lang ringen. Unter dem Einsatz der potenzierten Arznei schmelzen aber die gefühlsblockierenden Barrieren relativ schnell.
Ähnlich **Thuja** hat **Medorrhinum** Angst vor wirklicher menschlicher Nähe und wechselt, wenn es brenzlig wird, gerne den »Lebensabschnitts-Partner«, um einen Ausdruck der Schriftstellerin Elisabeth Jo Harriet zu verwenden, die ihr Glaubensbekenntnis an das Leben in einem Buch mit dem bezeichnenden Titel »*Ich kann nur treu sein, wenn ich frei bin*«, abgelegt hat.

Medorrhinum zeigt einen Hang zu vielerlei Aktivitäten und Süchten. Das kann von der Besessenheit vom Glücksspiel bis zur übertriebenen sportlichen Betätigung gehen. Auch das sogenannte *Helfer-Syndrom* ist ein häufig beobachtetes Zeichen solcher Menschen. Das macht sie einerseits zu »guten Menschen« in helfenden – z.B. sozialen und medizinischen – Berufen, lenkt sie aber andererseits von sich selbst ab.

Medorrhinum ist äußerst ungeduldig (I,109 – dreiwertig) und immer in Eile (I,26). Trotz seiner Aufgeschlossenheit gegenüber neuen Eindrücken zeigt **Medorrhinum** – ähnlich **Argentum nitricum** und **Gelsemium** – oft große Erwartungsangst:

GEMÜT/ANGST VOR EINER VERABREDUNG	I,10

Die übergroße Sensibilität dieser Menschen läßt sie zwischen Freude und Wut, Verzweiflung und übersteigertem Leistungswillen hin- und herpendeln. Kommt es zu überschießenden Reaktionen in der Konfrontation mit anderen Personen, so wird dies jedoch schnell bereut.

GEMÜT/REUE	zweiwertig	I,81

Die Angst vor Intimität läßt den **Medorrhinum**-Bedürftigen auf der Hut sein, er ist ständig »auf dem Sprung«:

GEMÜT/RUHELOSIGKEIT	zweiwertig	I,82
EXTREMITÄTEN/UNRUHE/BEINE (UNTERSCHENKEL)	dreiwertig	II,551

Er – oder sie – neigt dazu, sich von allen möglichen »Sachzwängen« gängeln zu lassen und bringt sich dadurch in selbsterzeugten Streß. Die Anspannung, die entsteht, wenn man zuviel in zu kurzer Zeit erledigen will, führt zu einer Art von innerem Gehetztsein. Solche Menschen tun sich schwer, Termine zu halten, und haben ständig Probleme mit Pünktlichkeit.

Medorrhinum fällt gerne auf und macht durch extravagante Kleidung oder Schmuck auf sich aufmerksam. Weibliche Vertreter des Typs sind bemüht, ihr Aussehen zu kontrollieren oder dem geltenden Schönheitsideal entsprechend zu verbessern. Kosmetika, Vitaminkuren sowie der Besuch von Fitneßstudios und Solarien spielen eine große Rolle. Schönheitsoperationen dienen ebenfalls der Verstärkung der *Maske*.

Das alles deutet auf einen profunden Mangel an Selbstbewußtsein und die Abhängigkeit von der positiven Beurteilung anderer hin. Worte der Anerkennung und häufige Liebesbeteuerungen von Partnern und Kollegen sind sehr wichtig für **Medorrhinum**.

Dem **Medorrhinum**-Charakter haftet ein Hauch von Großzügigkeit und Großspurigkeit an. Das sind Symptome des *Walls*. »Subalterner Kram« wird gerne delegiert, um die eigenen kreativen Fähigkeiten besser zur Geltung zu bringen, andernfalls die ständig schwelende Reizbarkeit schnell zum Vorschein kommt und sich in Zornesausbrüchen Luft macht. Der »orale Focus«, wie ZAREN das nennt, ist nicht zu übersehen:

»Reden, Essen, Trinken, Rauchen, Lachen, Sprücheklopfen, Tratschen und auch oraler Sex sind typische Ausdrucksformen, und **Medorrhinum**-Menschen üben am liebsten möglichst viele dieser Aktivitäten gleichzeitig aus.«

CLAUDE CHABROLS Film »*Stille Tage in Clichy*« (1969) sowie PHILIP KAUFMANS geistige und erotische Odyssee »*Henry & June*« (1990) – zeichnen optisch einfühlsam das Fluidum der Henry-Miller-Ära nach und führen auf perfekte Weise diese **Medorrhinum**-Gesellschaft vor.

Unbewußt ablaufende Täter-Opfer-Spielchen innerhalb von Liebesbeziehungen sind keine Seltenheit. Bisweilen kommt es auch (ähnlich **Staphisagria** und **Platin**) zu bewußten Inszenierungen sadomasochistischer Aktionen, bei denen in symbolischer Form die Muster von Macht und Unterwerfung zur Transformation der eigenen Verletzlichkeit praktiziert werden; ein relativ sicheres Ventil, um zu verhindern, daß sich der Abgrund von Gewalt und impulsiven Zwängen vor den Kindern aus solchen Verbindungen auftut oder sich in gemeingefährlichen Aktionen entlädt. (**Hyoscyamus**, das *Bilsenkraut,* ist, was diesen Bereich angeht, noch um eine Stufe primitiver und gefährlicher).
Selbstbeherrschung und Verantwortungsgefühl gehören zum Lernprogramm dieser Charaktere. PIERRE SCHMIDT, der große französische Homöopath aus Genf, bemerkt bei **Medorrhinum** eine ausgeprägte *Abneigung gegenüber Verantwortung.*

Das Mittel steht als einziges im synthetischen Repertorium unter dieser Rubrik[104]
»Die sicherste Methode, einer Versuchung endlich ein Ende zu bereiten, ist es, ihr zu erliegen«, könnte einer der Wahlsprüche von **Medorrhinum** lauten. Bevor er also seine Emotionen und Gelüste auf Sinnesgenüsse nicht ausgelebt hat, bis sie von selbst von ihm abfallen, wird ein echter **Medorrhinum**-Typ kaum auf der »Chakren-Leiter« nach oben gelangen. Er vollbringt eine ständige Gratwanderung zwischen Bezähmung und selbstbeobachtendem »Sich-gehen-Lassen«.

[104] BARTHEL/KLUNKER: »*Synthetisches Repertorium*«, I, 834.

Schlagen seine zerstörerischen Impulse nach innen, kann es zum regelrechten »Ausbrennen« solcher Menschen kommen. Sowohl BOERICKE wie J. H. CLARKE sprechen von »brennenden Schmerzen im Gehirn.« Die »KENT«-Rubrik

KOPF/KOPFSCHMERZ/BRENNENDER, ALS OB DAS GEHIRN BRENNT I, 309

weist allerdings nur die drei Arzneien **Cantharis, Hydrocyanicum acidum** und **Phosphor** aus.

Im Repertorium von SRIVASTAVA/CHANDRA[105] gibt es jedoch den interessanten Eintrag auf S. 623:

KOPFSCHMERZ/BRENNENDER GEHIRNSCHMERZ, INTENSIV, SICH ÜBER DIE WIRBELSÄULE NACH UNTEN ERSTRECKEND.

Hier ist **Medorrhinum** als einzige Arznei angeführt und noch dazu im Fettdruck.

Ein progressiver *Verlust der Geisteskräfte* führt zur Vergeßlichkeit für Namen und Schreibweisen. Sachen werden verlegt und nicht mehr gefunden. Da solche Schwächen mitunter auch über das Erbgut an Kind und Kindeskinder weitergegeben werden, kann **Medorrhinum** bei zurückgebliebenen Schulkindern (**Barium carbonicum, Natrium muriaticum, Calcium carbonicum** und **Lycopodium**) bisweilen Wunder wirken.

Im Endzustand der **Medorrhinum**-Pathologie taucht der Betroffene ein in einen Zustand von geistiger Entrücktheit, welche in der Rubrik

GEMÜT/WAHN/UNWIRKLICH, ALLES SCHEINT I,139

zum Ausdruck kommt, welche die Nosode zweiwertig enthält. Die Flucht in romantische Wahnvorstellungen führt zu der Rubrik

GEMÜT/TRAUM, WIE IM I,107

als Ausdruck fortschreitender Realitätsverleugnung.

---

[105] Siehe Bibliographie unter **Repertorien**, S. 698.

Die Einzelsymptome des Mittels sind zahlreich. Nur zwei davon seien noch einmal angesprochen, weil durch sie allein dieses Mittel häufig bereits bestimmt werden kann. Da ist einmal die Neigung zur Entzündung und Eiterung von Ohrlöchern durch Modeschmuck:

Ohren/Geschwüre Ohrläppchen, im Loch für Ohrring   III,87

In dieser Zeile stehen außer unserer Nosode nur noch das zweiwertige **Lachesis** sowie **Stannum** – das *Zinn*.
Sodann als nächstes die immer wieder beobachtete Besserung aller vorhandenen Symptome am Meer:

Allgemeines/Modalitäten/Luft/Seeluft bessert   I,511

Außer **Medorrhinum** stehen hier nur noch **Brom** und **Natrium muriaticum.**

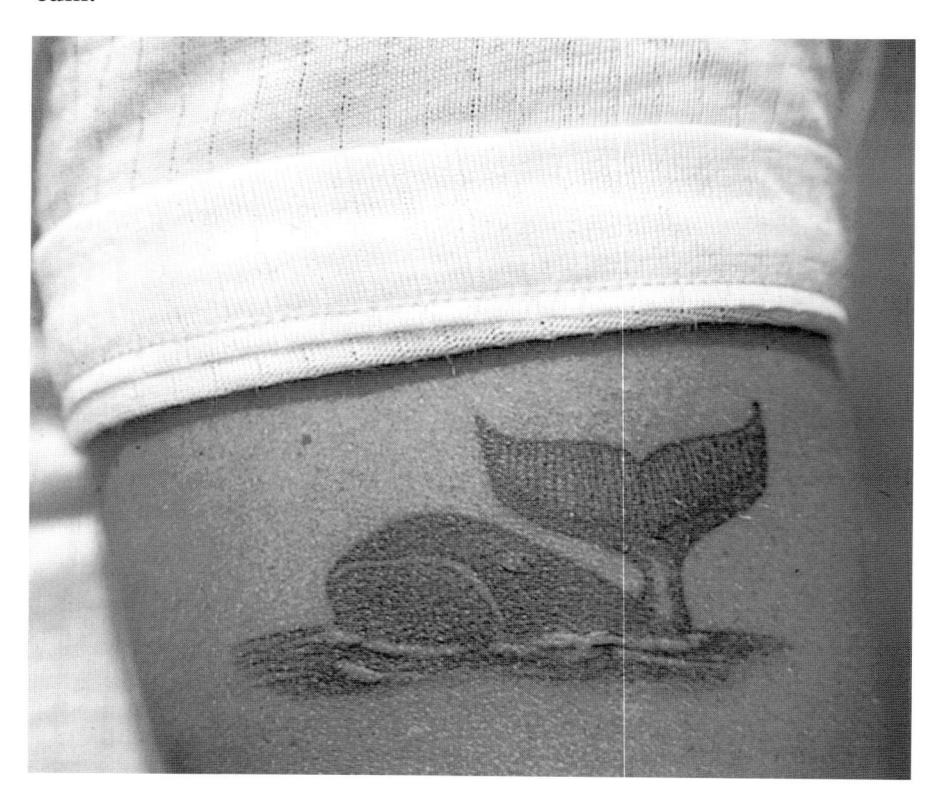

DAS TUBERKULINISCHE MIASMA
(Pseudo-Psora)

Der sogenannte *Tuberkulinismus,* wie er in der Fachsprache heißt, ist zwar nicht unbedingt als *Miasma* im ursprünglichen Sinn dieses Wortes anzusprechen. Er kann wohl eher als eine zusätzliche Komplikation innerhalb der psorischen Konstitution angesehen werden, welche durch Unterernährung und schlechte Hygiene-Verhältnisse, vor allem bei minderbemittelten sozialen Schichten, gefördert wird.

Ich habe ihn hier trotzdem mit eingereiht, weil der homöopathische Behandler in der Praxis relativ oft auf mehr oder weniger stark in Erscheinung tretende arttypische Zeichen einer *hereditären*[106] tuberkulinischen Anlage stößt. Diese tritt bisweilen larviert in Erscheinung und ist nicht immer leicht zu erkennen.

Es genügt bisweilen bereits eine Impfung, um das schlummernde Miasma zu wecken und im Sinne einer allen herkömmlichen Behandlungsmethoden trotzenden Symptombildung zu aktivieren. (Man vergleiche hierzu meine Ausführungen gegen Ende des kurzen Abschnitts über Impfungen auf S. 415 ff.)

Nach J. C. BURNETT können andere Impfungen sogar die Wirkung von hochpotenziertem **Tuberculinum** blockieren, so lange bis **Thuja** gegeben wurde.

KENT sagt in seinen *»Arzneimittelbildern«:*[107]

»Ich gebrauche **Tuberculinum** nicht einfach, weil es eine Nosode ist, oder mit der Idee, die gemeinhin vorherrscht, wenn man Nosoden verwendet, d.h., ein Produkt der Krankheit gegen dieselbe und ihre Erscheinungen zu verwenden. Das ist, so fürchte ich, zu sehr die vorherrschende Meinung beim Gebrauch der Nosoden. Mancherorts wird gelehrt, daß alles, was zur Syphilitis Beziehung hat, mit **Syphilinum** behandelt werden muß, daß alles,

---

[106]»erblich« von lat.: *heres* = »das Erbe«.
[107]KENT, JAMES TYLER *»Kents Arzneimittelbilder«,* Vorlesungen zur homöopathischen Materia medica, 8. Auflage, Gaug-Verlag, Heidelberg.

was zur Gonorrhoe Bezug hat, mit **Medorrhinum,** alles Psorische mit **Psorinum** und alles, was zur Tuberkulose in einem Verhältnis steht, mit **Tuberculinum** behandelt werden muß. Eines Tages wird man davon abkommen. Es ist bloße Isopathie. Es steht zu hoffen, daß Prüfungen gemacht werden, die erlauben, **Tuberculinum** auf Grund seiner eigenen Symptome zu verschreiben, so, wie wir jede Arznei anwenden. Es greift tief in eine Konstitution ein, weil es ein Krankheitsprodukt eines tiefsitzenden konstitutionellen Zustandes ist, so wie **Silicea** und **Sulphur.** Es wirkt tief ins Lebendige hinein; es ist antipsorisch; es wirkt lange und es beeinflußt die Konstitution tiefgreifender als die meisten anderen Heilstoffe.«

Hier sei wieder einmal angemerkt, daß der Laie es tunlichst vermeiden sollte, mit den miasmatischen Nosoden an sich oder gar an anderen herumzuexperimentieren.

Ich gehe hier nur deshalb etwas tieferschürfend auf die Darstellung dieser Mittel ein, weil ich es für wichtig halte, daß der Leser die Hintergründe mancher Krankheitsgenese besser zu durchschauen lernt.

Ihm ging der Dampf aus
(Chronische Bronchitis)

Im Jahr 1979 besuchte mich ein Berliner Geschäftsmann, der hier seinen Urlaub verbrachte. Seit seiner Kindheit hatte er es »an der Lunge«. Ständige Erkältungskrankheiten, zweimalige Lungenentzündung, zweimalige Rippenfellentzündung, Anginen und diverse andere fieberhafte Infekte wechselten einander mit schöner Regelmäßigkeit ab. Fast alle Verwandten hatten eine Tbc gehabt, und er selbst war auch nicht davon verschont geblieben. Man hatte ihm sogar zweimal einen künstlichen *Pneumothorax*[108] angelegt, um die Lunge ruhigzustellen. Darüberhinaus hatte er alles bekommen, was die Medizin gegen die Tuberkulose an Geschützen auffährt, bis der Blutstatus wieder o.B. (ohne Befund) war. Geblieben waren dem Mann die ständigen Bronchitiden und mangelnde Lebensfreude wegen der allgemein schlechten energetischen Verhältnisse.

---

[108]»Einführung von rund 500 ml Stickstoff oder Luft mit Hilfe einer bes. Apparatur nach Punktion im 5.-7. Interkostalraum hinten (innerhalb von 10-15 min.).« Pschyrembel, klin. Wörterbuch.

Seine Symptomatik verlangte zunächst nach **Sulphur.** Er bekam es in einer LM12, mit einigem Erfolg für eine gewisse Zeit. Dann brach die Wirkung zusammen. Es folgte **Kalium carbonicum** LM12, vor allem, weil der Mann ständig nachts zur Maximalzeit des Lungenmeridians zwischen 3 und 5 Uhr aufwachte. (Vergl. ALLGEMEINES/MODALITÄTEN/NACH MITERNACHT SCHLECHTER/3 H., I,490.) Sodann, weil ich mich an VOEGELIS Ausspruch erinnerte: »Keine Tbc wird ausgeheilt ohne **Kalium carbonicum.**«

Alles spielte sich ab wie beim ersten Mal. Auf eine kurzfristige Besserung folgten wieder die Bronchitiden.

Anfang Dezember 1980 entschloß ich mich dann, **Tuberculinum** in LM12 zu verordnen. Nun gehen gerade beim **Tuberculinum** die Meinungen auseinander. Manche Behandler wollen es überhaupt nicht angewendet wissen, »um die Krankheit nicht wieder zu wecken«. Andere wollen es nicht unter einer bestimmten Potenzhöhe verabfolgen, weil sie – wie z.B. Dr. NEBEL aus Montreux – »schreckliche Verschlimmerungen von der C30, C100 und C200 gesehen haben« (allerdings spricht NEBEL hier von der aktiven *Phthisis,* vergl. BOERICKES »*Materia medica*«, S.569) und er es deshalb nur von der C1000 an aufwärts gibt.

Entscheidend für meine Wahl war damals die Tatsache, daß gut gewählte Mittel keine (dauerhafte) Änderung zum Guten bewirken konnten und die Bronchitiden bei der geringsten Abkühlung wiederkehrten.

Nach Verordnung dieser Medizin hörte ich jedenfalls ein Jahr lang nichts mehr von dem Patienten. So etwas kann zweierlei Gründe haben: Entweder der Patient hat aufgegeben, weil es dem homöopathischen Behandler nach mehreren Versuchen nicht gelungen ist, die heilende Medizin zu finden, oder er fühlt sich gut und ist relativ gesund. Daß aber jemand anruft, um mitzuteilen, daß er sich gut fühlt, das ist wiederum relativ selten.

Hier aber war es der Fall. Der Mann beteuerte, er fühle sich einfach prächtig seit Einnahme der letzten Tropfen, wie neugeboren und er sei seither nie mehr, auch nicht im geringsten, krank gewesen. Er stehe tief in meiner Schuld und was er mir hierfür noch zu bezahlen habe. Ich sagte, das sei ganz in seinem Ermessen, und nach ein paar Tagen kam noch einmal ein ordentliches »Erfolgshonorar« in Form eines Schecks.

So etwas ist allerdings wirklich selten und zeugt von dem hohen Sinn für die Würdigung einer Leistung, wie sie der Homöopath tagtäglich zu erbringen hat – gleichgültig ob sie letzten Endes zum Erfolg führt. Denn, und das muß auch einmal gesagt werden: was der eifrige Adept HAHNEMANNS an Zeit, akribischer Tüftelei, Einfühlungsvermögen und Einfallsreichtum aufbringen muß, das geht weit über das hinaus, was der Patient bei seinem Besuch in der Praxis mitbekommt.

»Knieschnaggler«
(Kniegelenks-Arthritis)

Im Januar 1985 erscheint ein 45-jähriger Zollbeamter bei mir wegen einer Sportverletzung. Bei einem Skiunfall vor 24 Jahren hat er sich eine Innenbänderzerrung zugezogen. Man hatte ihn damals vom Knöchel bis zur Hüfte eingegipst und das lädierte Knie vorher mit Gewalt durchgedrückt (auch eine Behandlung!). Ganz los geworden war er in der Folgezeit den Schmerz nie mehr, aber er konnte wenigstens sein geliebtes Fußballspiel ausüben.

Ab 1980 war auch das unmöglich, denn während eines Spiels krachte es erneut im rechten Knie, und er bekam wiederum einen Gips, diesmal für sieben Wochen. Danach konnte er kaum noch zehn Meter im Laufschritt zurücklegen, ohne innehalten zu müssen.

Causa und Modalitäten sahen sehr nach **Rhus tox.** aus, und das bekam der Mann zunächst in einer LM12. Einen Monat später erschien er erneut in der Sprechstunde und erklärte, das Mittel hätte ihm eine Zeitlang recht gut geholfen, aber in letzter Zeit sei es wieder schlechter geworden. Daraufhin nahm ich die Gesamtsymptomatik auf, soweit sie in Erfahrung zu bringen war.

Das hörte sich so an: Zwischen 18. und 21. Lebensjahr mehrfach Furunkel zwischen den Pobacken. – Als Schuljunge 6 Wochen lang Kiefervereiterung. Jetzt häufig Blähungen, vor allem auf Zwiebeln und Sauerkraut. Koronare Durchblutungsstörungen. Der linke Arm fühlte sich eine Zeitlang pelzig an. »Blubbergefühl« in der Herzgegend bei Ärger. Ein »Tiroler Sportabzeichen« – so nannte der Mann seinen kleinen Kropf. Schrunden und Risse an den Fingerspitzen und Knöcheln. Knieschmerz stechend bei Bewegung. Knieschwellung rechtsseitig. Hämorrhoiden bluten bei Stuhlgang. Jucken daselbst, vor allem abends im Bett. Verlangen nach Bier, aber oft Sodbrennen danach. Wunden heilen nur langsam. Nach weiteren Modalitäten zum Knie befragt, fiel ihm noch ein: Krachen des Gelenks beim Laufen, beim Aufstehen nach Sitzen, beim Ausstrecken, »ein Schnaggeln, als ob sich die Kniescheibe nicht in den richtigen Bahnen bewegt«.

Wenn man das nacharbeitet – was jeder für sich übungshalber tun kann – kommt man unschwer auf Mittel wie **Sulphur, Bryonia** und **Causticum.**

In der Zeit bis Juni des gleichen Jahres verabfolgt, bewirkten diese Arzneien Besserungen in Teilgebieten. **Bryonia** brachte eine Erstverschlimmerung der Kniegelenksbeschwerde nach einer Bergwanderung und danach eine Besserung um ca. 50%. **Sulphur** besserte die Hämorrhoiden und die Fingerschrunden. **Causticum** bewirkte ein Nachlassen des Gelenkkrachens, aber »der wahre Jakob«, wie's in Bayern heißt, war das alles irgendwie noch nicht.

Bei einem Besuch im Oktober 1985 fragte ich den Mann, einer Eingebung folgend, nach Tuberkulosefällen in seiner Verwandt- und Vorfahrenschaft. Ihm war nichts bekannt, außer der Tatsache, daß eine PONNDORF[109]-Reaktion bei ihm früher einmal positiv verlaufen war. Ab Mitte Oktober nahm er **Tuberculinum** LM18 und dann LM30 ein. Daraufhin passierte Folgendes: Zwei Wochen nach Einnahme der Nosode bildeten sich eitrige Bläschen am betroffenen Kniegelenk. Die Besserung des Schmerzes vollzog sich in dem Maß, wie die Bläschen aufbrachen und eitrige Flüssigkeit entleerten.

Letzter Besuch Mitte Januar 1986: Die Bewegungsfähigkeit ist wieder voll da. Der Patient kann sein Knie ganz durchbiegen und wieder Bergsteigen, Skilaufen und Fußballspielen.

[109]Energetische Reizung der Haut bei TB-Impfung.

Die Unfallfolgen waren also deshalb nicht gänzlich von allein und unter der vorangegangenen Mittelwirkung ausgeheilt, weil sie auf den Boden eines hereditären Tuberkulinismus gefallen waren, der, wie man weiß, unter anderem die Gelenke affiziert.

Sieht man beispielsweise im nachhinein unter EXTREMITÄTEN/SCHWELLUNG/KNIE/RECHTS in II,532 nach, so findet man unter nur 7 Mitteln das zweiwertige **Tuberculinum.** War die rechtsseitige Verletzung hier nun nur Zufall oder »Zu-fall«? Die HÄMORRHOIDEN hat **Tuberculinum** zweiwertig (III,628), die BLUTUNG BEI STUHLGANG (III,623) ebenfalls zweiwertig, kleine aber feine Hinweise auf den Hintergrund der oberflächlichen Beschwerde – nur: auf Anhieb natürlich nicht erfaß- und einsehbar.

Sie sind chronisch verschnupft

Im Juli 1985 suchte mich ein Elternpaar mit ihrem damals 4-jährigen Töchterlein auf. Dieses wird von ständigen Erkältungen und »Bauchgrippen« geplagt. Nach der Geburt war das Baby sofort an einer *Ösophagus-Stenose*[110] und einer Luftröhrenfistel operiert worden. Neun Monate später bekam es eine Lungenentzündung, Kehlkopfentzündung und Darmentzündung. Es war mit **Penicillin** behandelt worden. Seitdem hat sich alles noch mehr »eingehängt«. Die Nasenlöcher des kleinen Mädchens sind stark entzündet und die Kieferhöhlen befallen.

Ich gebe dem Kind eine Dosis **Sulphur** C30, woraufhin es zum ersten Mal überhaupt eine Nacht durchschläft. Der **Sulphur** wird in einer LM12 weitergegeben. Alles bessert sich, aber die Wirkung hält nicht an. Immer wieder gibt es grippale Infekte, nächtliche Hustenanfälle und Heiserkeit tagsüber. Über Tbc in der Familie ist nichts bekannt. Verschiedene andere Mittel wie **Causticum, Chamomilla, Arsen, Coccus cacti** und **Calcium carbonicum** wirken auch nur vorübergehend. Da lasse ich die Mutter einen Fragebogen ihre eigene Situation betreffend ausfüllen.
Dieser fördert eine Unmenge an Zeichen und Modalitäten zutage, darunter eine Heuschnupfenneigung seit 1970.

---

[110] Speiseröhren-Verengung.

Bei der Frage nach Schweißneigung im Gesicht heißt es: »Schwitzen, ja, auf der Nase sehr häufig.« Das ist ein merkwürdiges Symptom, wenn jemand im ganzen Gesicht nicht schwitzt, aber häufig auf der Nase. Die nachgeschlagene Rubrik

ÄUSSERE NASE/SCHWEISS AUF DER NASE   (8 Mittel)   III,141

weist Arzneien auf, die überhaupt keinen Sinn machen zur sonstigen Geschichte der Frau, – bis auf ein einziges unter den insgesamt 8 Mitteln: **Tuberculinum.** Die weitere Fragebogen-Arbeit enthüllte aber ein so umfassendes Bild von **Silicea,** daß ich der Frau zuerst dieses verordne – mit großem und, wie es scheint, anhaltendem Erfolg. Ihr Töchterchen aber bekommt seit dieser Zeit **Tuberculinum,** und das rührt ihre ganze Problematik nunmehr endlich bis in die Grundfesten auf. So gelangen wir – manchmal auf Umwegen und mit etwas Kombinationsgeschick – eben doch noch ans Ziel.

Ein weiterer Fall, aus jüngster Vergangenheit:
Eine aufgeregte Mutter sucht mich mit ihrem 7-jährigen Sohn auf. Der soll in den nächsten Tagen an einer steinharten Drüse der linken Halsseite operiert werden. Auch dieses Kind hat ständig Husten und Schnupfen. Die Mutter hat seit Jahren Heuschnupfen und, wie sie im Fragebogen schreibt, eine »verstopfte Nase bei Problemsituationen«. Die Absonderungen sind gelb, blutig, krustig. Hier ist die Tbc in der Familie aktenkundig. Die Großmutter des kleinen Patienten hatte Tuberkulose.

ÄUSSERER HALS/SCHWELLUNG DRÜSEN

Hier steht **Tuberculinum** zweiwertig.

Etwas weiter unten heißt es

SCHWELLUNG/DRÜSEN/HART   (8 Mittel)

In dieser Zeile sind **Conium** und **Silicea** die fettest ausgedrückten Mittel. Der Junge bekommt **Silicea** in einer LM 12 und **Tuberculinum** als LM 18 in Reserve. Allein durch **Silicea** »erweicht« die Drüse nach einer Woche und nach einer weiteren ist die Schwellung gänzlich verschwunden. Das **Tuberculinum** steht immer noch einsatzbereit im Schrank. Von Operation ist nicht mehr die Rede.

Die Mutter bekommt das **Tuberculinum** sofort, wegen ihres Heuschnupfens, obwohl dieses in der entsprechenden Kolonne im »KENT« nicht als Heuschnupfenmittel vermerkt ist, was man aber ohne weiteres nachholen könnte. Wir dürfen auch nicht sklavisch an den Mittelangaben hängen, denn es muß jedem verständlich werden, daß man auch mit noch so gekonnter Symptomen-Auswertung bei einem Heuschnupfen mit den dort vermerkten Heilstoffen keine oder keine endgültige Lösung erzielen wird, solange ein tuberkulinischer Boden – so vorhanden – nicht bereinigt ist.
Unter
SCHNUPFEN/CHRONISCH   III,179
ist das **Tuberculinum** zweiwertig vermerkt.
Unter HEUSCHNUPFEN steht es, wie gesagt, nicht. Wohl aber **Psorinum** – auch ein vielleicht zu wenig beachtetes Heuschnupfenmittel.

»Lymphatische Diathese«

Auf Anraten ihrer Mutter kommt im Sommer 1976 ein 17-jähriges Mädchen in die Sprechstunde wegen rezidivierender Lymphknotenschwellungen. Die Vorgeschichte ergibt folgende Kinderkrankheiten: Windpocken, Masern, Röteln, Keuchhusten, sodann eine Entfernung der Rachenmandeln *(Tonsillektomie)* wegen ständiger Anginen, schließlich eine Entfernung des »Blinddarms« *(Appendektomie)*. 1969 war dann die operative Entfernung der rechten Leistendrüse erfolgt. Nach einer Zeit der Ruhe wurde die linke Leistendrüse rebellisch. Es folgte die übliche Suppresssionstherapie mit Mitteln, die der Patientin Übelkeit verursachten. Erfolg: keiner. Im Gegenteil, es begannen nunmehr auch die Unterkieferdrüsen anzuschwellen. Auf die verschriebenen Antibiotika stellte sich eine Allergie ein, sowie eine Verstopfung, die nach längerer Zeit von allein wieder abklang. Die Mutter hatte in jungen Jahren eine Hilus-Tuberkulose durchgemacht und einige Zeit in einem Sanatorium verbracht.

Auf **Tuberculinum Koch Alt** in einer LM18 und LM30 gingen sämtliche Drüsenschwellungen zurück, und das Mädchen begann von Stund an zu gesunden. Ich erspare dem Leser die Einzelheiten, denn kompliziert wurde diese Geschichte dadurch, daß sich hinter dem vererbten Tuberkulinismus noch eine Sykosis herausschälte.

Das sind, wie jeder einigermaßen in unserer Heilkunst Bewanderte weiß, schwierige Fälle, bei denen nach und nach die einzelnen Schichten und »Verkrustungen« abgetragen werden müssen.

Wie oft schon waren Restauratoren eines Freskos in einer alten Kirche vor der Notwendigkeit gestanden, das was sie restaurieren wollten, ganz abzutragen, um darunter ein Gemälde freizulegen, das aus einem noch früheren Jahrhundert datierte und das spätere Generationen mit neuen Ideen überprägt und mit anderen Farben übermalt hatten. Nur hinkt der Vergleich ein wenig, denn was darunter zum Vorschein kam, war meist das Wertvollere. Was der Homöopath aus dem Seelenballast früherer Inkarnationen mit seiner Therapie aufdeckt, ist weniger wertvoll.

Das Resumée dieser Geschichte: Auslöser für die ständigen Lymphdrüsenschwellungen war wohl die durch die Mutter weitergegebene Tuberculin-Information gewesen. Auf den bereits von Geburt an ungünstigen Boden trafen eine Reihe von Kinderkrankheiten mit dem Versuch, den Organismus von Toxinen zu befreien.

Diese Versuche waren jedoch seinerzeit auch schon mit entsprechenden Mitteln kupiert worden. Dann kamen die Anginen. Zuerst fiel unter dem Ansturm der toxischen Belastung die Hauptpolizeistation: der lymphatische Rachenring. Dann kam die nächste Barriere, die »Darmmandel« – der Appendix. Nun schlug eine Lymphstation im rechten Leistengebiet Alarm. Sie fiel ebenfalls dem Messer zum Opfer. Der Körper suchte sich ein anderes Ventil und wich auf die linke Leistendrüse aus. Als man deren Anstrengungen wiederum unterdrückte, wurden die Unterkieferdrüsen rebellisch.

In der Rubrik ÄUSSERER HALS/SCHWELLUNG DRÜSEN (III,308) findet sich – wie könnte es anders sein – schon fast zwangsläufig unser **Tuberculinum** im Kursivdruck wieder.
Wenn man den eigentlichen Urgrund der Störung einmal außer acht läßt, kann man diesen Fall auch als eine Kette von Unterdrückungsversuchen gegen den Aufstand eines Lymphsystems ansehen.

Eine im Ansatz ähnliche Geschichte erlebte ich im Jahr 1992, als mich eine damals 24-jährige Musikstudentin aufsuchte.

Der sorgfältig ausgefüllte Fragebogen förderte eine Unmenge an Zeichen und Symptomen zutage, darunter eine juvenile Akne (II,94 – **Tuberculinum** zweiwertig), sowie dreimal verödete Hämorrhoiden.
Danach setzten dann massive Darmbeschwerden im absteigenden Dickdarm ein, mit dick geschwollenen Drüsen. Die krampfartigen Schmerzen unter denen die Patientin litt, wurden von Monat zu Monat schlimmer. Als früher die HÄMORRHOIDEN (III,628 – **Tuberculinum** zweiwertig) beim Stuhlgang noch bluten konnten (III,623 **Tuberculinum** zweiwertig), fühlte sie sich immer besser danach (Prinzip: Besserung durch Absonderung).
Hier könnte man nun ohne weiteres versucht sein, zuerst einmal an **Sulphur** zu denken, wie das zwei andere Homöopathen vor mir auch schon getan hatten, bei denen die Patientin vorstellig geworden war.
Allein, der *Schwefel* hatte nichts, aber auch rein gar nichts bewirkt. Das gab mir zu denken und ich fragte das Mädchen, ob denn meinen Kollegen die tuberkulöse Großmutter nicht aufgefallen sei, welche meine Fragebogenaktion noch zutage gefördert hatte.

Sie meinte, der eine habe zwar nach Tbc gefragt, aber wohl nicht die richtigen Schlüsse daraus gezogen, denn die verordneten Mittel (es waren große antipsorische Arzneien wie **Sulphur, Phosphor, Calcium** gewesen) hätten alle nicht geholfen.
Ich sah sie mir an, wie sie so dastand: schmal, hochaufgeschossen, blond, vom Typ »schlechter Futterverwerter«, leicht hüstelnd, und da war es mir dann sonnenklar, welches die fehlende Arznei sein mußte. Ich verordnete ihr **Tuberculinum Koch Alt** in einer LM18.

Vier Tage später erhielt ich einen Anruf mit der Mitteilung, sie liege mit beinahe 40° Fieber zu Bett, es ginge ihr saumäßig, aber – sie sei begeistert: Derart rasant hätte noch nie ein homöopathisches Mittel bei ihr gewirkt. Ich entgegnete ihr: »Sie hatten aber auch viel Vertrauen in die Homöopathie, daß Sie nach zwei Fehlschlägen bei meinen Vorgängern mich schließlich auch noch aufsuchten.«
Das Fegefeuer des Fiebers räumte die gröbsten Barrieren beiseite. Danach ging es dann langsam, aber stetig bergauf. Auch die später verordneten Folgemittel taten nun ihre gewünschte und erwartete Wirkung.
Bei meinem Traum-Seminar im März 1995 stand mir eine voll erblühte junge Frau gegenüber, erfüllt von Tatendrang und neuen Ideen.

DIE MIASMEN – TUBERKULINISMUS

Die Bilder und Bild-Texte der nächsten Seiten sind der »Homöopathie-Fibel« von JOHANNES SCHÄUBLE entnommen und werden hier vorgestellt mit freundlicher Genehmigung des Verlags Müller & Steinicke, München.

Psorinum

Titel: Unschön, ungesund.
Hinweise: Schwäche, Angst, Niere.
Beschreibung: Eine dürre, frierende Gestalt hockt im Hochsommer, da alle halbnackt rumlaufen, in einem alten Pelzmantel da und kratzt sich. Große, ängstliche Augen starren ins Leere, Tränen. Er hat Zeiten völliger Geistesabwesenheit, ist hoffnungslos, fürchtet Krebs und hat Vorahnungen: Die vorbeistolzierende Frau sieht er schon als Gerippe, er macht sich und seiner Umgebung das Leben zur Hölle.
Hautkrankheiten aller Art, große Eiterungstendenz, ungesunde Erscheinung, abstoßend und foetider Geruch, rheumatische Diathese, Muskelschwäche, Heuschnupfen. Er kann von relativer Zufriedenheit schlagartig in Angstzustände fallen, daher die zwei Münder, ebenso von Betriebsamkeit plötzlich zu Apathie, Arbeitsunlust (die vorbeistolzierende Dame arbeitet sicher auch nicht in einer Fabrik). – Eines der wichtigsten Mittel Hahnemanns.

Tuberculinum Kochi

Titel: Aus allen möglichen Schrifttypen zusammengesetzt: Tuberculinum ist enorm unstet und rastlos, richtet sich plötzlich ganz neu ein – innerlich und äußerlich – und läßt dann alles wieder verkommen. Das T schwingt herunter in einer Welle zum Kopf und symbolisiert die Periodizität solcher Ausbrüche, aber auch der Beschwerden, z.B. Kopfweh.
Hinweise: Migräne, Angst, Niere, eigentlich fehlt noch ein Vögelchen.
Beschreibung: Ein hagerer Weltenbummler sitzt an der Straße und trampt. Vagabund und Kosmopolit, blond, blaß mit leuchtendem Pferdeauge wie Phosphor, schnell begeistert, sehr sensibel. Weint ohne Ursache oder beim Musikhören, schwitzt leicht und hüstelt. Sicher wenig angenehmer Reisebegleiter, man sollte sich überlegen, ob man mit dem Auto anhält: Er will offenbar nach Bangkok, und wenn man ihm sagt, daß man da nicht hinfährt, wirft er vielleicht vor Zorn mit Steinen. Er trägt in der Zeichnung die Uniform der Love-Generation (Sikh-Ring, Tigerzahn, Friedensrune, Blume usw.), aber aus Love wird leicht Haß. Oder er möchte plötzlich ein gepflegter Geschäftsmann sein oder Schafhirt oder Homöopath oder er legt sich ins Bett und räsoniert von dort nur noch – einige Zeit lang ... Sein durchgelaufener Schuh soll auch die große Unstetigkeit zeigen, die fliegende Untertasse mit dem kleinen Männlein, das eigentlich grün sein sollte, seine Anwandlungen von Fremdheitsgefühlen. Der große Hund zeigt seine Angst vor Hunden und Tieren. Auch sexuell ist er immer unterwegs, von Blume zu Blume, und verausgabt seine geringen Kräfte.

612

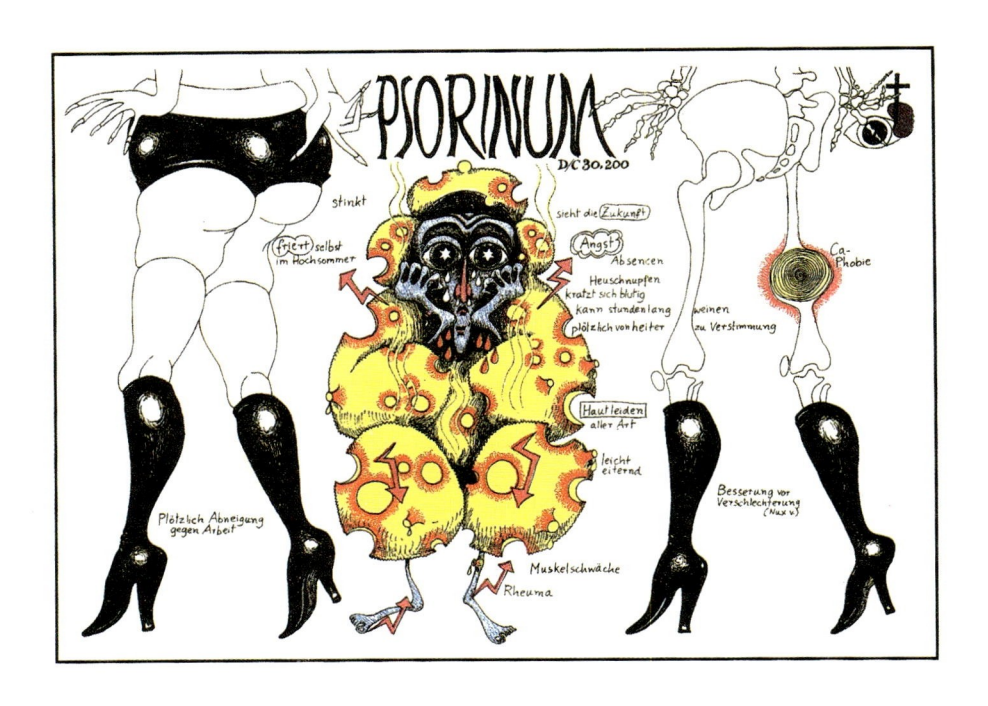

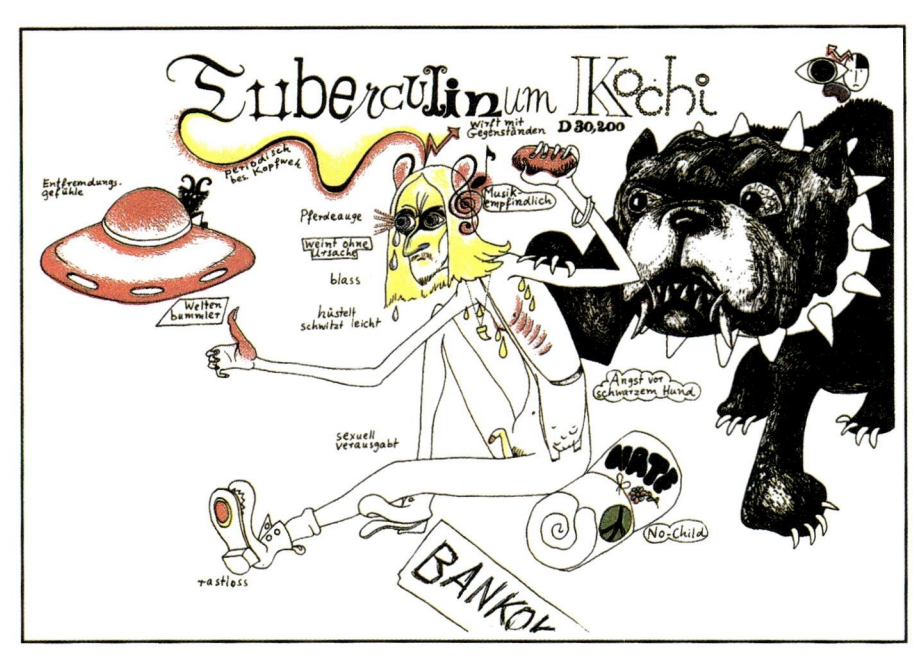

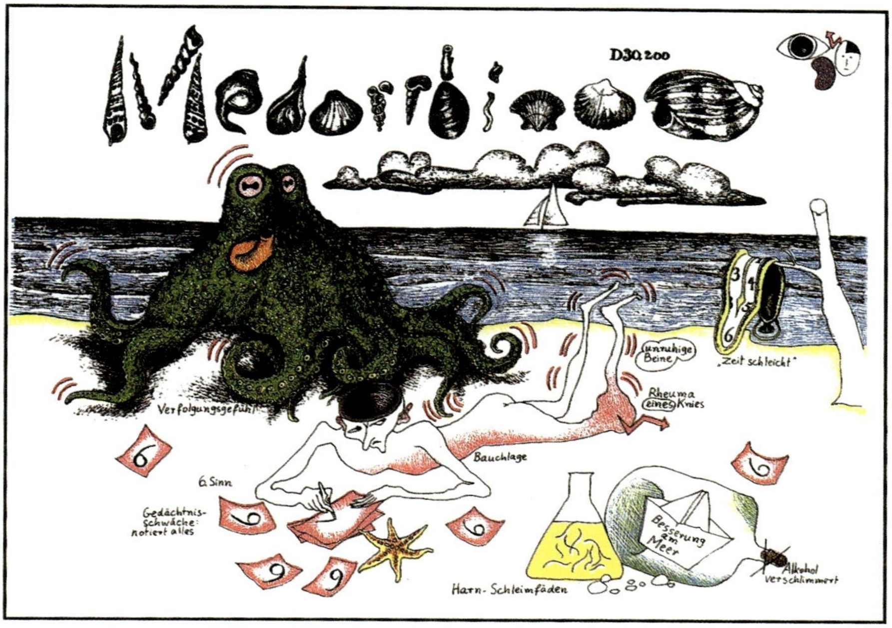

D30.200
unruhige Beine
„Zeit schleicht"
Rheuma eines Knies
Verfolgungsgefühl
Bauchlage
6. Sinn
Gedächtnis-schwäche: notiert alles
Besserung am Meer
Alkohol verschlimmert
Harn-Schleimfäden

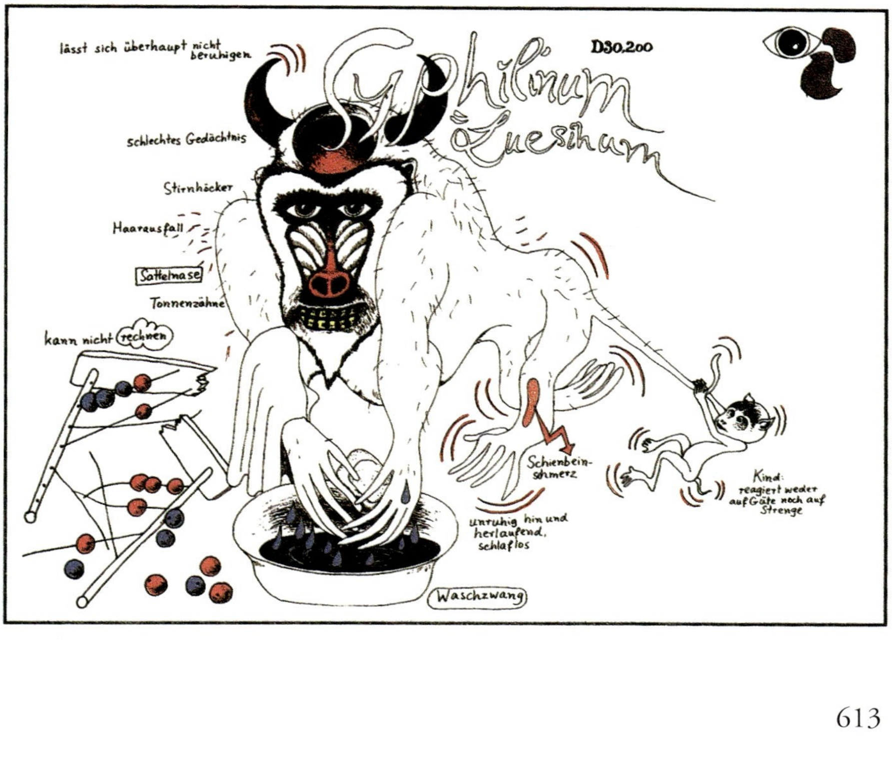

lässt sich überhaupt nicht beruhigen
Syphilinum Luesinum
D30.200
schlechtes Gedächtnis
Stirnhöcker
Haarausfall
Sattelnase
Tonnenzähne
kann nicht rechnen
Schienbein-schmerz
Kind: reagiert weder auf Güte noch auf Strenge
unruhig hin und herlaufend, schlaflos
Waschzwang

LEIDENSGESCHICHTEN UND HEILUNGSPROZESSE

Medorrhinum

Titel: Aus Muscheln wie an einer Sandburg geschrieben: Besserung am Meer.
Hinweise: Angst, Kopfweh, Urogenital, eigentlich fehlt noch das Sycosis-Zeichen.
Beschreibung: Medorrhinum hat Besserung aller Beschwerden am Meer, bevorzugt Bauchlage und hat auffallende Unruhe in Beinen und Füßen. Die Zeit scheint ihm viel zu langsam zu vergehen. Er spitzt die Ohren: Er wähnt jemand hinter sich, hat Verfolgungsgefühle, hört verdächtige Geräusche, fühlt sich von hinten zart gestreichelt etc. Er hat einen hohlen Kopf: vergeßlich und konzentrationsschwach, vergißt Namen von Freunden, muß sich alles auf viele Zettelchen notieren. Daß er immer die 6 schreibt, soll an seinen 6. Sinn erinnern: er hat Zukunftsahnungen. Rheuma in einem Knie (Trippergelenk). Urethralfäden oder ähnliche Schleimfäden im Harnsediment, empfindlich gegen Alkohol.

Syphilinum, Luesinum

Titel: Nervöse Schrift.
Hinweise: Psyche, Angst, Niere.
Beschreibung: Ein Affe, die Lues, kann wie die MS alle Krankheiten nachäffen. Er hat Hörner, d.h. er ist sehr reizbar und heftig und nervös-zappelig wie das Kind, das böse am Schwanz zieht: gar nicht zu beruhigen. Haarausfall, Stirnhöcker, Sattelnase, Tonnenzähne, Schienbeinschmerz. Waschzwang besonders der Hände und Schwierigkeiten mit dem Rechnen, auch schlechtes Gedächtnis für Namen, Buchtitel, daher der hohle Kopf. Ständig umherlaufend, schlaflos und aggressiv.

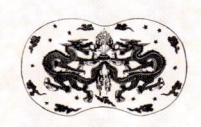

DAS SYPHILITISCHE MIASMA
Der Affe aller Krankheiten[111]

Es ist dieses sicher das tiefgründigste von den dreien. Je weiter die Entweihung der geistigen Gesetze fortgeschritten ist, um so fundamentaler die Zerstörung desjenigen, der so denkt und handelt, um so abgründiger die »Ver-zwei-flung«, um so tiefer die Umnachtung. Und so hat dieses Miasma in besonderem Maße zu tun mit der Nachtseite des Lebens, mit Gewalt, Vergewaltigung und Zerstörung. Da wir ernten, was wir säen, wendet sich die Saat der Gewalt immer auch gegen den, der sie sät, und entsprechend schreitet dessen Selbstzerstörung voran.

Viele schwere und schwerste Erkrankungen, unter denen manche Menschen scheinbar sinn- und schuldlos leiden, sind aus diesem, ihrem gerade ablaufenden Leben und ohne das Karma-Gesetz nicht zu verstehen. Und wenn auch nicht jeder solch tiefen Einblick erhält, daß er das Karma seines Nächsten intuitiv durchschauen darf, so heißt das noch lange nicht, daß er dann überheblich derartige Hintergründe und Zusammenhänge leugnen darf, nur weil ihm die »Ein-sicht« dahinein verwehrt ist.

THADDEUS GOLAS prägte den schönen Satz: »Der Erleuchtung ist es egal, wie du sie erlangst.«[112] Wir erlangen sie ganz sicher nicht, solange wir unseren jetzigen Zustand nicht lieben und umarmen lernen.

Beim syphilitischen Miasma ist die Nachtseite des Lebens stark ausgeprägt und so haben die ihr anverwandten homöopathischen Mittel – allen voran die Nosode selbst – die typische Verschlimmerung aller Symptome »von Sonnenuntergang bis Sonnenaufgang.«

»Was auch immer Du tust, lieb' Dich dafür, daß Du es tust«, sagt GOLAS. Wer das nicht kann und nicht mit sich ins Reine kommt, wird damit be-

---

[111] Die Syphilis hat die Fähigkeit, praktisch jede Krankheit »nachzuäffen« bzw. gut getarnt hinter einer anderen verborgen zu sein.
[112] Sphinx-Verlag, Basel.

ginnen, nach Mitteln zu suchen, um wegzudrücken, womit ihn seine Seele konfrontieren will.

Und womit könnte man das besser und schneller als mit Alkohol?

So finden wir das syphilitische Miasma bei notorischen Trinkern, und es heilt, umgekehrt, die Nosode **Syphilinum** – oder **Luesinum,** wie sie auch genannt wird – oft den hereditären Alkoholismus. Der homöopathische Praktiker möge sich daran erinnern, wenn er bei der Behandlung eines Trinkers nicht so recht weiter kommt.

MAGEN/VERLANGEN NACH ALKOHOL (III,482) mit **Syphilinum** im Kursivdruck (zweiwertig) heißt die entsprechende Zeile im »KENT«.

Die Syphilis zerstört in einem langsamen, schleichenden Prozeß Rückenmark, Knochen, Blutgefäße, Nerven und Gehirnmasse. Dementsprechend erscheint die Nosode zusammen mit drei anderen antisyphilitischen Arzneien (**Mercur, Nitricum acidum** und **Phytolacca**) in der höchsten Wertigkeit in der Rubrik

GLIEDERSCHMERZEN/UNTERSCHENKEL/NACHTS　　　　　　　　　　II,604

Ich erinnere mich des Falles einer vererbten syphilitischen Psoriasis bei einem kleinen Jungen, der immer darüber jammerte, daß nachts seine Beine so weh täten, und der darüber aufwachte. In der Rubrik

GLIEDERSCHMERZEN/BEINE/NACHTS　　　　　　　　　　　　　　II,588

stoßen wir außer auf antisykotische Mittel wie **Medorrhinum** und **Sepia** auch auf antisyphilitische wie **Mercur, Mezereum** und **Phytolacca.**

Es ist interessant zu wissen, daß **Mercur,** das *Quecksilber,* mit dem die »Lustseuche« Syphilis seinerzeit bekämpft wurde, diese keineswegs aufgrund seiner besonderen Metalleigenschaften heilen kann, sondern weil es in einer speziellen Art der Aufbereitung und Dosierung fähig war, ein heilendes Fieber zu erzeugen.

Nur wenn dieses sogenannte Mercurialfieber auftrat, bestand eine Chance, die Syphilis zu heilen. Das *Quecksilber* war also in dieser Form fähig,

DIE MIASMEN – SYPHILITISCHES MIASMA

durch eine Art »homöopathischer Kunstkrankheit« die krankmachenden Gifte zu stimulieren und auszuscheiden.

In dem 1789 erschienenen *»Unterricht für Wundärzte«*, stellte HAHNEMANN die von ihm entdeckte besondere Aufbereitung des **Quecksilbers** erstmals vor. Das heißt im Klartext, »daß sein Chinarindenversuch von 1790 nicht eine Sache war, die plötzlich vom Himmel fiel und einen völlig Unvorbereiteten traf, sondern auf die eine oder andere Weise schon lange in seinem Gehirn vorbereitet war.«[113]

Aus der Beschäftigung HAHNEMANNS mit den chronischen Krankheiten erwuchsen dann die Beobachtungen, welche in seiner berühmten Schrift *»Versuch über ein neues Prinzip zur Auffindung der Heilkräfte der Arzneisubstanzen, nebst einigen Blicken auf die bisherigen«* zum Ausdruck kommen. Dieser Aufsatz erschien 1796 in *Hufelands Journal der praktischen Arzneikunde* und gipfelt in der Formulierung des Ähnlichkeits-Gesetzes:

»Jedes wirksame Arzneimittel erregt im menschlichen Körper eine Art von eigner Krankheit, eine desto eigenthümlichere, ausgezeichnetere und heftigere Krankheit, je wirksamer die Arznei ist. Man ahme die Natur nach, welche zuweilen eine chronische Krankheit durch eine andre hinzukommende heilt, und wende in der zu heilenden (vorzüglich chronischen) Krankheit dasjenige Arzneimittel an, welches eine andere, möglichst ähnliche künstliche Krankheit zu erregen imstande ist, und jene wird geheilt werden; Similia similibus.«

Es ist mir aus Platzgründen nicht möglich, hier weiter auf die verschiedenen Ausdrucksformen speziell des syphilitischen Miasmas einzugehen.

---

[113] GERHARD RISCH: *»Die Anfänge der Miasmen-Lehre Hahnemanns«* in Zs. *Naturheilpraxis*, 2/95, Pflaum-Verlag, München. Dieses Buch – *»Unterricht für Wundärzte über die venerischen Krankheiten«*, Leipzig 1789 – ist heute in Deutschland nicht mehr erhältlich. Hier wird zitiert aus dem Aufsatz GERHARD RISCHS, der sich seinerseits bezieht auf einen bei Jain Publishers, New Delhi, erschienenen Nachdruck der Kleineren Schriften S. HAHNEMANNS, die unter dem Titel: *»The Lesser Writings of Samuel Hahnemann«*, 1851 in England erschienen sind, übersetzt von einem der besten Kenner HAHNEMANNS: R. E. DUDGEON. Der in den Schriften enthaltene oben zitierte Text entstammt dem Kapitel: *»Instructions for Surgeons respecting Veneral Diseases.«*

Der Verdacht liegt nahe, daß es sich vor allem bei chronischen Erkrankungen mit einer starken Neigung zu degenerativen Veränderungen im zerebrospinalen System (wie sie eben auch in den Spätstadien einer Syphilis auftreten) um Informationsübermittlungen eben dieses Miasmas auf das Erbgut des betreffenden und davon betroffenen Menschen handelt.

So gesehen erscheinen dem homöopathischen Behandler Erkrankungen wie die *Multiple Sklerose,* der *Morbus Parkinson,* die *Alzheimer'sche Krankheit* und andere Formen frühzeitiger Demenz vielleicht in einem neuen Licht.

Die bereits im frühkindlichen Stadium der Entwicklung auffallende Teilnahmslosigkeit und ein Mangel an Reaktion sowohl auf Güte wie gegenüber Strenge sowie die bekannte Schwäche im Rechnen bei Schulkindern können ebenfalls Hinweise hierauf sein.

Der manchmal beobachtete Waschzwang mit ständigem Waschen der Hände mag uns beinahe wie der Versuch des Ego erscheinen, »seine Hände in Unschuld zu waschen«.

Ich verzichte hier bewußt darauf, einzelne Fälle akribisch abzuhandeln. Sie müssen – jeder für sich – nach den Regeln der Reinen Lehre betrachtet und anamnestisch ausgewertet werden. Der Behandlung geht eine sorgfältige Repertorisationsarbeit voran, wie sie bereits vielfach vorgeführt wurde.

Dies soll uns zum Thema der »Klassischen Miasmen« genügen. Jedoch schreibt die Geschichte der »Geistigen Entweihung« längst neue Kapitel:

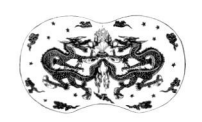

*Die gefährlichste Weltanschauung
ist die Weltanschauung
der Leute, die die Welt nie
angeschaut haben.*

ALEXANDER VON HUMBOLD

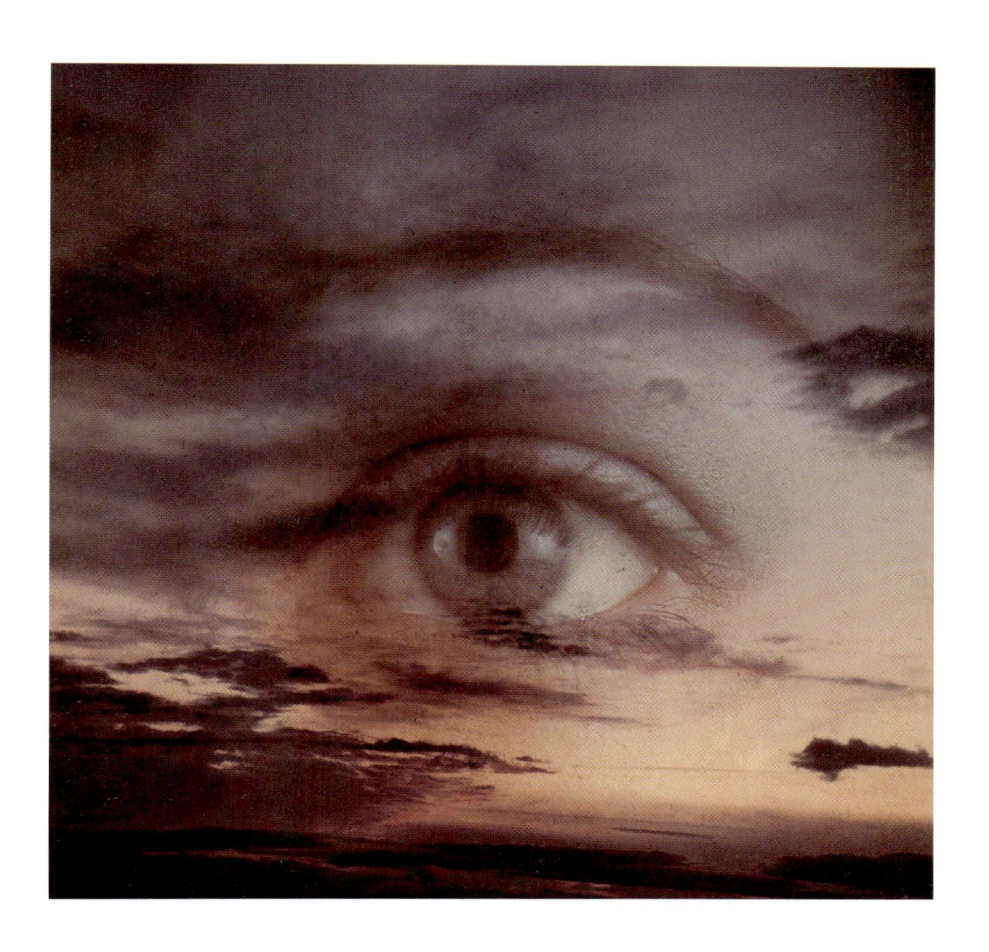

Das Miasma AIDS

So wie das pervertierte Denken im Mittelalter letztendlich in der Pest seine Entsprechung fand, haben wir heute in der als AIDS bezeichneten Immunschwäche das uns »zukommende« Übel. Über dieses Phänomen sind so viele halbwahre und falsche Informationen im Umlauf, die Ängste erzeugen und unüberlegtes Handeln provozieren, daß es mir ein Bedürfnis ist, vielleicht einige dieser Ängste abbauen zu können, damit die von der Diagnose AIDS betroffenen Menschen wieder handlungsfähig werden.

Es liegt eine gewisse Tragik darin, daß die Bezeichnung A.I.D.S tatsächlich ursprünglich gut gewählt war. Diese Abkürzung leitet sich nämlich her von dem englischen Ausdruck *Acquired Immune Deficiency Syndrome* (Syndrom: Verkettung diverser Einzelsymptome), das heißt »erworbene Immunschwäche«. Wodurch erworben? Hier muß nun ganz klar herausgestellt werden, daß es sich dabei wieder einmal nicht um die Auswirkungen eines Virus in Form einer neuen Krankheit handelt, sondern um *Endzustände miasmatischen Geschehens*.

Das heißt im Klartext: Nicht das von dem französischen Virologen LUC MONTAGNIER entdeckte Virus, ein Retrovirus,[114] zeichnet sich verantwortlich für das, was heute AIDS genannt wird.

Bereits MONTAGNIER war klar, daß das alleinige Vorhandensein des Virus keine Erkrankungen hervorrufen kann. Vielmehr muß ein chronisches Siechtum längst bestanden haben, das diesem Virus überhaupt erst den Boden zu seiner Existenz bereitete, was homöopathischen Ärzten schon lange bekannt ist. Bei diesen angesprochenen Krankheiten handelt es sich, wie sich immer wieder herausstellte, vor allem um frühere Erkrankungen, die suppressiv behandelt wurden und mit den heutzutage von der Schul-

---

[114] Das ist ein Virus mit Affinität zum Lymphsystem – sprich zum System der großen Abwehr – das, im Falle dieses geschwächt ist, dort mitunter gefunden werden kann. Tatsächlich findet sich nur jede 10 - 100.000ste T-4 Zelle des Lymphsystems in Begleitung eines solchen HIV-Virus. HIV = *Human Immunodeficiency Virus* = menschliches Immunschwächevirus.

medizin verwendeten Mitteln auch nicht ausgeheilt werden können. Vor allem der gedankenlose Umgang mit den die Darmflora vernichtenden Antibiotika führt zur Schwächung unseres Immunsystems. Die Folge ist jener toxisch verseuchte Boden, in dem dann unter anderem auch besagtes HIV-Virus bzw. die durch dieses induzierten Antikörper gefunden werden können. Das erinnert uns sehr an die Bemerkung von LOUIS PASTEUR: »Die Mikrobe ist nichts, das Terrain ist alles.«

Ja, es kommt noch besser: Bei den zu Tausenden verkauften HIV-Tests handelt es sich lediglich um Tests zur Feststellung von Antikörpern gegen dieses sporadisch auftretende Virus. Das heißt, wann immer jemand im Laufe seines Lebens in Kontakt mit jenem Virus gekommen war, wird sein Immunsystem auch Antikörper dagegen gebildet haben, und eben jene werden bei diesem Test festgestellt.

Das Virus selbst muß gar nicht mehr vorhanden sein. (Um einen etwas groben Vergleich zu gebrauchen: Wenn wir von einer Biene gestochen werden, bildet unser System Antikörper gegen das Bienengift. Diese befinden sich von nun an immer in unserem Blut und werden bei erneutem Kontakt mit Bienengift vom Erinnerungsvermögen unserer Zellen an den ersten Kontakt mit dem Gift wieder aktiviert. Das kann mitunter zu erheblichen allergischen Erscheinungen führen, aber eben auch nur bei Menschen, die im Sinne der HAHNEMANNschen Psora entsprechend vorbelastet sind.)

Was also durch einen positiv verlaufenen HIV-Test attestiert wird, ist letztlich nichts anderes, als daß ein Mensch besagtem Virus irgendwann einmal eine Heimstätte geboten hatte. Das führte den international anerkannten Virologen und Krebsforscher PETER DUISBERG zu dem berechtigten Ausspruch: »HIV und AIDS – wechselseitiger Bezug, aber nicht Ursache«.[115] In seiner Publikation »HIV und AIDS« führt er aus, daß die meisten Retroviren völlig harmlose Parasiten sind, die praktisch überall anzutreffen sind. Nur wenigen Retroviren kann eine sogenannte *onkogene*, das heißt krebserzeugende Information zugesprochen werden. Das HIV-Virus gehört zur

---

[115] DUISBERG, PETER: »*HIV und AIDS – Korrelation, aber nicht Ursache*«. In: *AIDS-Forschung* 3/1989, B. S. Schulz Verlag, München 1989 und »*HIV is not the cause of AIDS*«. in: *Science* 241, July 29, 1989, 514.

Kategorie der völlig harmlosen Retroviren ohne solch eine Information. Diese Art Viren verhalten sich niemals *lytisch,* das heißt zellauflösend. Diese Tatsache war bis zur Entdeckung des HIV-Retrovirus auch allgemein anerkannt.

Um es noch einmal ganz deutlich zu sagen: AIDS ist keine neue, immer tödlich verlaufende Krankheit, sondern ein Sammelbegriff für eine ganze Reihe seit langem bekannter Krankheitsbilder wie chronische Hepatitis, Krebs, Syphilis, Leukämie, Toxoplasmose, die zahlreichen Mykosen und andere in die Degeneration führende Erkrankungen, die wir bereits als *Imprägnations- und Neoplasmaphasen* kennengelernt haben.

Wenn nun seit der Entdeckung des »AIDS-Virus« jemand eines dieser Krankheitsbilder aufweist und dazu noch HIV-positiv ist, dann hat er in den Augen der zuständigen medizinischen Spezialisten keine Hepatitis und keine Toxoplasmose mehr, sondern er hat AIDS. Und wer diese Diagnose hört, ist vernichtet, nicht nur psychisch, sondern auch physisch, weil er sehr häufig mit Medikamenten behandelt wird, die so radikal wirken, daß auch noch die letzten Reste des Immunsystems zerstört werden.

Einsichtige haben schon längst das janusköpfige an AIDS und Krebs erkannt; es ist ein Phänomen mit zwei Gesichtern. Aber wahrscheinlich hat es noch mehr Gesichter: HARRIS L. COULTER[116] hat hochinteressante Zusammenhänge zwischen Syphilis und Immunschwäche aufgezeigt.

Die Spirochäten, die Erreger der Syphilis, lassen die Thymusdrüse schrumpfen. Diese aber ist das Organ, in dem sich die Lymphozyten, die »Polizisten« des Immunsystems, auch T-Helferzellen genannt, entwickeln. Dadurch, daß die Entwicklung dieser Zellen behindert wird, kommt es zur Immunschwäche. (Deshalb die inzwischen ziemlich verbreitete Behandlung vieler Krankheiten unterschiedlichster Genese mittels Thymuszellpräparaten.)

---

[116] Ein in Washington D.C. lebender Medizinhistoriker, Autor von *»AIDS and Syphilis – The Hidden Link«* (Der versteckte Zusammenhang), 1987, Center for Empirical Medicine, North Atlantic Books, Berkeley, Ca.

COULTER führt den Nachweis, daß AIDS vor allem als identisch zu gelten habe mit Formen nicht erkannter bzw. unzureichend behandelter oder gar antibiotisch unterdrückter Syphilis:

»Während des großen ›Penicillin-Fallouts‹ von 1945 bis 1960, als dieses Medikament dazu benützt wurde, um jeden Zustand von der Akne und versuchter Abtreibung bis zur Gürtelrose und dem Zambesi-Geschwür zu behandeln, stellten die Ärzte eine alarmierende Wandlung im typischen Verhalten der Syphilis fest. Die klassischen Symptome der Krankheit präsentierten sich viel weniger oft und schienen ›maskiert‹ oder irgendwie verkleidet durch diese Behandlung. ... Der Hauptgrund (Anm.: für AIDS) ist die fortschreitende Entmündigung des Immunsystems durch unbehandelte oder nur teilbehandelte Syphilis. Der andere Hauptgrund besteht in den für die Syphilis (und die meisten anderen Krankheiten) verwendeten Medikamenten. Die moderne ›wissenschaftliche‹ Medizin – auf der Suche nach ›antibiotischer Sterilisation‹ – vertraute auf Medikamente, deren letzter Effekt darin besteht, das Immunsystem des Patienten zu zerstören. Das Immunsystem kann nicht unentwegt unterdrückt und untergraben werden, ohne daß der Preis hierfür bezahlt wird. AIDS ist das letzte Glied in dieser Kette.«[117]

Auch der Zusammenhang zwischen Tuberkulose und AIDS – insbesondere in Afrika – ist offensichtlich. Daß sich AIDS im afrikanischen Armenhaus, also insbesondere in den zentralafrikanischen Staaten, besonders stark ausbreitet, liegt daran, daß dort aufgrund der Unterernährung der Menschen und der schlechten medizinischen Versorgung die Tuberkulose weit verbreitet ist.

Auf eventuell vorhandene politische wie auch kommerzielle Hintergründe des ganzen Geschehens wollen wir in diesem Rahmen nicht eingehen.

Da keine Entwicklung nur negative Seiten hat, sei zum Schluß gesagt, daß die Aufregung um AIDS und die empfohlenen HIV-Tests auch positive Nebeneffekte hervorbringt:

Viele Menschen werden wieder etwas nachdenklicher. Bei erotischen Kontakten steht – bewußt oder unbewußt – vielleicht nicht mehr ganz so sehr die sexuelle Ausbeutung des im Hinblick auf eigenen Lustgewinn oft schnell gewechselten Partners im Vordergrund. Werte wie Zärtlichkeit, Hingabefähigkeit, Selbstlosigkeit, auf Seelenresonanz gegründetes Vertrauen und Herzensliebe werden wieder vermehrt wachgerufen.

[117] »*AIDS and Syphilis – The Hidden Link*«, S. 24 und 97. Übersetzung des Autors.

Die Folge wird sein, daß persönliche Schwingungsmuster sich ändern. Ein neues Verantwortungsgefühl bildet sich heraus. Der Liebespartner wird nicht gleich bei der ersten Intimbegegnung mit dem eigenen miasmatischen Schutt überprägt. Denn »Ansteckung« findet – wie wir bereits im Abschnitt über die Sykosis gesehen haben – auf der viel subtileren Ebene zweier miteinander verschmelzender Energiekörper statt. Anders ausgedrückt: Der Ansteckung ist es egal, ob es Viren gibt.

Ein homöopathischer Pilz?

Bei einer Behandlung von *Imprägnations- und Neoplasma-Phasen* kann u.a. der sogenannte **Kombucha**-Teepilz[118] unterstützend mitwirken. Ich will kurz auf ihn eingehen, weil seine Wirksamkeit bei den, einem Krebsgeschehen vorausgehenden Stoffwechselanomalien auf der einfachen homöopathischen Formel »Pilz gegen Pilz« beruht.

Der **Kombucha** ist ein Sprossenpilz, der durch sein Säurebedürfnis die sich im alkalischen Milieu entwickelnden *Endobionten* am Wachstum hindert. Er entwickelt sich in einer Nährlösung von gezuckertem Tee zu einer gelatineartigen, zähen, weißlichen Membran. In ihm leben Hefezellen in Symbiose mit verschiedenen Bakterien, die sich unaufhörlich vermehren, ebenso wie der Wirt selbst, der Pilz, und zwar rein vegetativ durch *Sprossung*. Der Pilz »*metastasiert*«. Man beachte die Ähnlichkeit zum Krebsgeschehen:

»Die Symbionten des Kombuchapilzes leben von der Nährlösung. Durch ihre Lebenstätigkeit vergären sie den Zucker und erzeugen dabei verschiedene Stoffwechselprodukte, welche in das Getränk übergehen. Unter diesen werden vor allem Glukuronsäure, Milchsäure, Essigsäure und verschiedene Vitamine als wirksam angesehen. Der Alkoholgehalt beträgt durchschnittlich nur 0,5 Prozent, jedoch gibt die Kohlensäure dem Getränk seinen erfrischenden Charakter, und es wird von den Leuten als wahrer ›Durstlöscher‹ beschrieben. … Trotz etlicher Analysen konnte das Geheimnis dieses ›göttlichen Tsche‹ (Anm.: der Pilz kommt ans dem alten China und erfreute sich dort als Volks-Allheilmittel großer Beliebtheit) nicht vollständig gelüftet werden. Stets blieb ein ›Zuckerderivat unbekannter Zusammensetzung aus der Klasse der Glukonsäuren‹ übrig. Doch sind sich alle einig, daß die vorhandene Glukuronsäure eine eminente Entgiftung im Organismus bewirkt.«[119]

---

[118] Der *»göttliche Pilz«* (Ling-tsche) des koreanischen Arztes KUMBU, der im Jahr 414 nach Japan gerufen wurde, um Kaiser INKYO zu behandeln.
[119] FASCHING, ROSINA: *»Teepilz Kombucha – das Naturheilmittel und seine Bedeutung in der Krebsbehandlung«*, Verlag Wilhelm Ennsthaler, A-4402 Steyr, 1984.

Das wirksame Prinzip, das hier über die nicht bis ins Letzte entschlüsselbaren Zusammenhänge hinausgeht, ist die, wie ich einmal sagen möchte, ›Allround-Ähnlichkeit‹ dieses Sproßpilzes zu den wichtigsten Stoffwechselentgleisungen des menschlichen Organismus. Erinnern wir uns an die eingangs getroffene Feststellung: Mittel zur Umstimmung eines krankhaften Geschehens kann jedes nach Ursache oder Symptomatik ähnliche Agens mit Botschaftscharakter sein.

Bedeutsam für das Verständnis des Krebsgeschehens sind auch die zellbiologischen Abläufe, die RUDOLF SKLENAR bei Blutausstrichen unter dem Mikroskop beobachten konnte. Die das maligne Geschehen begleitenden »Erreger« – die *Siphonospora polymorpha* von BREHMER, WILHELM REICHS T-Zellen – befallen die Träger des Lebens, die roten Blutkörperchen, und verändern diese folgendermaßen:

»Anfangs sieht man nur vereinzelte Sporen und nur eine leichte Schädigung der Erythrozyten. Bei Präkanzerosen sind schon Jahre vor Auftreten eines Tumors Granula und Stechapfelformen zu sehen. Im Laufe der Erkrankung kommt es zu einer deutlichen Zunahme der Stechapfelformen und schließlich zur Bläschenbildung. Bei fortschreitenden Tumoren sind die Erythrozyten innen wie ausgefressen, und letztlich zeigen sich nur noch Ringformen.«[120]

Die Stechapfelformen der Blutkörperchen signalisieren deren Abwehr (Einigelung) gegen das eindringende lebensfeindliche Prinzip. Endstadium ist die Ringwallbildung, wie wir sie oft auch als äußere Entsprechung für innerseelische Isolation auf der Haut von an Herpes[121] erkrankten Personen beobachten können. Aufschlußreich sind die dreiwertigen Mittel, die in der entsprechenden »KENT«-Rubrik hierfür angeführt werden:

HAUTAUSSCHLÄGE/HERPES/RINGFÖRMIG   II,182

heißt diese Zeile, und die Hauptarzneien heißen: **Natrium muriaticum, Phytolacca** – die *Kermesbeere,* **Sepia,** das Metall **Tellurium** und last not least – **Tuberculinum.**

---

[120] Aus einer Publikation des Hauses Dr. RUDOLF SKLENAR, Bio-Produkte GmbH, Am Hohweg 3, 44879 Bochum, Telefon (02 34) 89 16 60. Anm.: Die Sklenar GmbH stellt ein qualitativ hochwertiges Kombucha-Teegetränk her, dessen Vorteil gegenüber der Selbstanfertigung u.a. darin besteht, daß bei vollkommen konstanter Temperatur produziert wird.
[121] Von griech.: *herpein* = »kriechen, schleichen«.

Bringen wir rote Blutkörperchen in eine hypertonische Kochsalzlösung ein, entstehen ebenfalls diese Stechapfelformen der Erythrozyten. Das Blutkörperchen wehrt sich gegen das unphysiologische **Natrium**-Angebot. Die Abgrenzung der **Sepia**-Frau gegenüber ihrer Umwelt ist bekannt. Der Tuberkulöse drängt sich durch die Art seiner Erkrankung ebenfalls von selbst in die Isolation. Das Lungensanatorium ist ein äußeres Abbild der inneren Ringwall-Situation.

Hier noch zwei etwas ausführlichere Bücher über den »göttlichen Tsche«:
1.: HARNISCH, GÜNTHER: »*Kombucha – geballte Heilkraft aus der Natur*«, Turm-Terlag, Friedrich Zluhan, 74308 Bietigheim.
2.: GOLZ, HELMUT: »*Kombucha – Ein altes Teeheilmittel schenkt neue Gesundheit*«, Ariston-Verlag, Genf.

Carcinosinum
Eine Arzneimittel-Charakterstudie

Es bietet sich an dieser Stelle an, ein paar Worte zum Krebsgeschehen zu sagen und zu dem geistig-gesellschaftlichen Hintergrund, der solche Entgleisungen eines einzelnen Organismus überhaupt erst möglich macht und auf feinstofflicheren seelischen Ebenen vorbereitet.

Carcinosinum oder **Carcinominum,** wie auch oft geschrieben wird, ist der Oberbegriff für eine Reihe von Nosoden aus krebskranken Geweben unterschiedlicher Herkunft und Beschaffenheit. Meist wird es potenziert aus dem malignen Gewebe eines Brusttumors.

Ich möchte nicht versäumen, darauf hinzuweisen, daß es engstirnig gedacht wäre, diese Nosode gegen ein bereits aktives Krebsgeschehen einzusetzen. Es geht mir darum, dem Leser bewußt zu machen, daß Nosoden vor allem dazu da sind, auf das mit einer Konstitution verbundene Vorfeld einer Erkrankung einzuwirken, das heißt, nötige Korrekturen im innerseelischen Milieu eines Menschen zu setzen, damit dieser eben nicht Jahre später Gefahr läuft, durch eine inzwischen eingefressene geistige Fehlhaltung einem bestimmten Siechtum zu erliegen. So gesehen erweist sich gerade dieses von KENT im Repertorium nicht ausgewiesene **Carcinosinum** als ein Heilmittel ersten Ranges – unter anderem und vor allem auch – für Kinder.

Was werden das nun für Kinder sein, die von diesem Mittel in Richtung der Entwicklung einer gesunden Seelenstruktur profitieren können? Logischerweise solche, die zum einen in zu starren vorgegebenen Gesellschaftsstrukturen aufwachsen mußten und zum anderen von strengen Erziehungsnormen zu früh in die Pflicht eines Erwachsenen genommen wurden und so ihre Kindheit nicht genießen und frei ausleben durften. (Vergleiche die Arzneimittelstudie von **Calcium carbonicum**).

Es sind häufig Kinder, die schon in frühen Jahren Verantwortung für die noch jüngeren Geschwister übernehmen mußten, die zu peinlicher Genauigkeit und Gewissenhaftigkeit erzogen wurden, die sich – demütig dienend – alles aufbürden lassen, ohne aufzubegehren, obwohl es oft ihre psychischen und physischen Kräfte übersteigt.

Solche Kinder sind scheu und behutsam, stets darauf bedacht, nur ja nichts kaputt zu machen. Sie verfügen über einen ausgeprägten Ordnungssinn und zeigen oft einen etwas übertriebenen Hang zur Sauberkeit, vor allem bei Tisch. Ob anerzogen oder aus freien Stücken, sie helfen der Mutter gern bei der Hausarbeit, putzen, ordnen Wäsche und dergleichen mehr.

Mein schon erwähnter Berliner Kollege HANS-JÜRGEN ACHTZEHN, nennt solche Kinder in einem hervorragenden Artikel über das Arzneimittelbild von **Carcinosum** »frühreif, aber nicht altklug!«[122]

Der Charakter eines **Carcinosinum**-Menschen wird von zwei Leitideen geprägt, deren eine aus der anderen direkt herrvorgeht: *Unterdrückung und Verzicht.* Die Unterdrückung, welche hier stattfindet, ist mitunter noch profunder als die, welche nach **Sulphur** verlangt.

---

[122] Zs. *Naturheilpraxis* 3/95.

Der Verzicht auf die Erfüllung einfachster Kinderwünsche erschafft eine Atmosphäre von unbewußter Frustration und abgeschnürter Lebenskraft, welche den Ausbruch einer Krebserkrankung in späteren Jahren enorm begünstigt, besonders wenn sich in der Vorgeschichte der Familie – vor allem mütterlicherseits – bereits Fälle von Krebs, Leukämie, Diabetes oder Tbc finden. Finden dann noch schwer verlaufende Krankheiten im Kindesalter statt: Keuchhusten, Lungenentzündungen, Hepatitis u.a., welche antibiotisch abgewürgt werden, kann es auch in jungen Jahren bereits zur Bildung von *Neoplasmen* kommen.

Auch das Mißverständnis einer zu großen Opferbereitschaft fördert das kanzerogene Prinzip. Ich erinnere mich einer sehr zarten, überaus gewissenhaften und ordnungsliebenden Frau, die – oft zitternd vor Anspannung – als Redakteurin ihre gesamte Familie, bestehend aus zwei Kindern und einem kriegsversehrten Mann, unterhielt, sich selbst nie etwas gönnte und schließlich in relativ jungen Jahren an Krebs verstarb.

Wir alle kennen Kinder, die besonders empfindlich auf Verbote reagieren und dann still werden, sich nicht widersetzen, sich aber auch nicht trösten lassen, die sich im wahrsten Sinn des Wortes »verschließen« (**Natrium muriaticum**). Ein Ausgleichsventil bildet lediglich Musik und vor allem Tanz. Indem sie tanzen, befreien sie sich von ihrem Schmerz. Würde man diesen natürlichen Bewegungsdrang auch noch unterdrücken, käme das einem Mord in Raten gleich.
Ein anderer Ausweg, um sich Lust zu verschaften, ist eine frühzeitige Neigung solcher Heranwachsenden zur Masturbation.

Ein weiteres Charakteristikum für die Wahl von **Carcinosum** als Heilmittel kann eine ausgeprägte frühkindliche Schlaflosigkeit sein. Diese Kinder sind oft todmüde und liegen trotzdem hellwach in ihren Betten. Sie wollen, ähnlich **Chamomilla,** immer gewiegt werden oder brauchen das Rütteln eines fahrenden Zuges, Autos oder Kinderwagens, um endlich Ruhe zu finden. Vergleichbar **Medorrhinum,** wälzen sie sich – wenn aus dem Säuglingsalter heraus – oft in Knie-Ellenbogenlage hin und her.

Ansonsten sind diese Kinder ausgesprochen »pflegeleicht«, eine wahre Freude für Eltern und Erzieher, da sie sich nicht erlauben, ihre eigene Individualität zu entwickeln. Ihr »Eigensinn« wurde gebrochen, ihre schöpferischen Ideen durch »eisige Blicke« im Ansatz abgeschnürt.

Wenn dieses Seeleneis von den Eltern erfolgreich auf das Kind übertragen wird, es also jenem nicht gelingt, das Eis durch gesteigerten Bewegungstrieb wie beim Tanzen oder durch eine künstlerische Begabung wie dem Malen, wieder zum Schmelzen zu bringen, dann wird durch die zunehmende innere Erstarrung der Boden für manifesten Krebs bereitet. Auffallend ist diese Ausstrahlung von Kälte, welche von krebsgefährdeten Menschen ausgeht.

Ein Manko des MARSischen Prinzips also, ein Mangel an Rigorosität[123] und Durchsetzungsvermögen gegenüber der sie unterdrückenden Gewalt kennzeichnet solche Menschen. Dementsprechend schlecht ist es oft um ihr Blutbild bestellt. Der Volksmund bezeichnet die perniziöse Anämie auch als »Blutkrebs«. Im Vorfeld der Neoplasmaphasen finden wir einen auffallenden Mangel an Hämoglobin, dem Farbstoff der roten Blutkörperchen.

Carcinosinum-Kinder zeigen bereits diesen Mangel an Streitsucht, was ihrem großen Bedürfnis nach Harmonie entspricht. Deshalb wird auch Streit zwischen den Elternteilen als unerträglich empfunden. Eine Neigung, dem als übergroß empfundenen Druck zu entfliehen, äußert sich ähnlich wie bei **Tuberculinum** in einem Verlangen nach Ortsveränderungen. **Carcinosinum** reist gerne. Das entspricht dem instinktiven Verlangen nach Bewegung, bei welchem das entleerte Energiereservoir ähnlich wie beim Tanzen oder durch zärtliche Brührungen wieder aufgetankt werden kann.

Auch ein Ausweichen der von Menschen enttäuschten Gefühle auf Tiere kann (ähnlich: **Aethusa**, die *Hundspetersilie*) typisch für das Mittel sein.

Der Kummer von **Carcinosinum** ist noch tiefgreifender als der von **Natrium muriaticum**. Beide Charaktere finden nicht mehr zu ihren Tränen. Bei **Carcinosinum** herrscht jedoch absolute Hoffnungslosigkeit vor, wo-

---

[123]Von lat.: *rigor* = »Härte, Unnachgiebigkeit«.

hingegen der **Natrium**-Bedürftige immer noch und immer wieder daran glaubt, daß seine Sehnsucht nach Zuwendung und Liebe vielleicht Erfüllung findet.

Suchen wir nach einer Symbolfigur im Märchen als Entsprechung zu **Carcinosinum,** so finden wir sie im *Aschenputtel:*

Dieses junge Mädchen, das ihren Vater verloren hat und von einer bösen Stiefmutter und zwei ebenso gehässigen Schwestern ausgenutzt und schikaniert wird, findet dank ihres reinen Herzens – die Vögel helfen ihr beim Sortieren der von der Stiefmutter in die Asche geschütteten Linsen – schließlich doch ihren Prinzen. Dieser Prinz steht für die Erfüllung ihrer geheimsten Wünsche.

So müssen also **Carcinosinum**-Menschen lernen, wieder an die Kraft zur Verwirklichung ihrer Wünsche zu glauben.

Interessant ist es, wie unter dem Einfluß dieser Nosode der starre Panzer aus Gleichgültigkeit, stiller Ergebenheit und Opferbereitschaft schmilzt und diese Menschen – vorzugsweise werden es Kinder sein – auftauen und ihre wahre Natur zu leben beginnen. Das heißt in der Praxis, daß sie dann eben keine Einser und Zweier mehr aus der Schule mit nach Hause bringen, sondern vielleicht nur noch Zweier und Dreier und vielleicht auch mal einen Vierer. Dafür aber verschwindet ihr unbewußter Glaube an ein Märtyrerdasein, sie lassen sich nicht mehr alles gefallen, kommen wieder zu ihrer Lebensfreude und beginnen ihre versäumte Kindheit nachzuholen, gemäß der heilsamen Erkenntnis: »Ich bin nicht auf der Welt, um so zu sein, wie du mich haben willst«.

Eine sehr schöne Zusammenstellung der **Carcinosinum**-Symptomatik inklusive einer gut ausgewählten Kasuistik enthält die kleine Broschüre *»Carcinosinum – Neue und bestätigte klinische Symptome«* von KARL JOSEF MÜLLER, erschienen im Selbstverlag K. J. Müller, Maxstraße 1, 66482 Zweibrücken, Telefon (0 63 32) 7 31 31.

In meiner *»Göttlichen Homöopathie«* habe ich mich ebenfalls eingehender mit dieser großartigen Arznei beschäftigt.

*Das sind die Weisen
Die durch Irrtum zur Wahrheit reisen,
die bei dem Irrtum verharren –
das sind die Narren.*

FRIEDRICH RÜCKERT

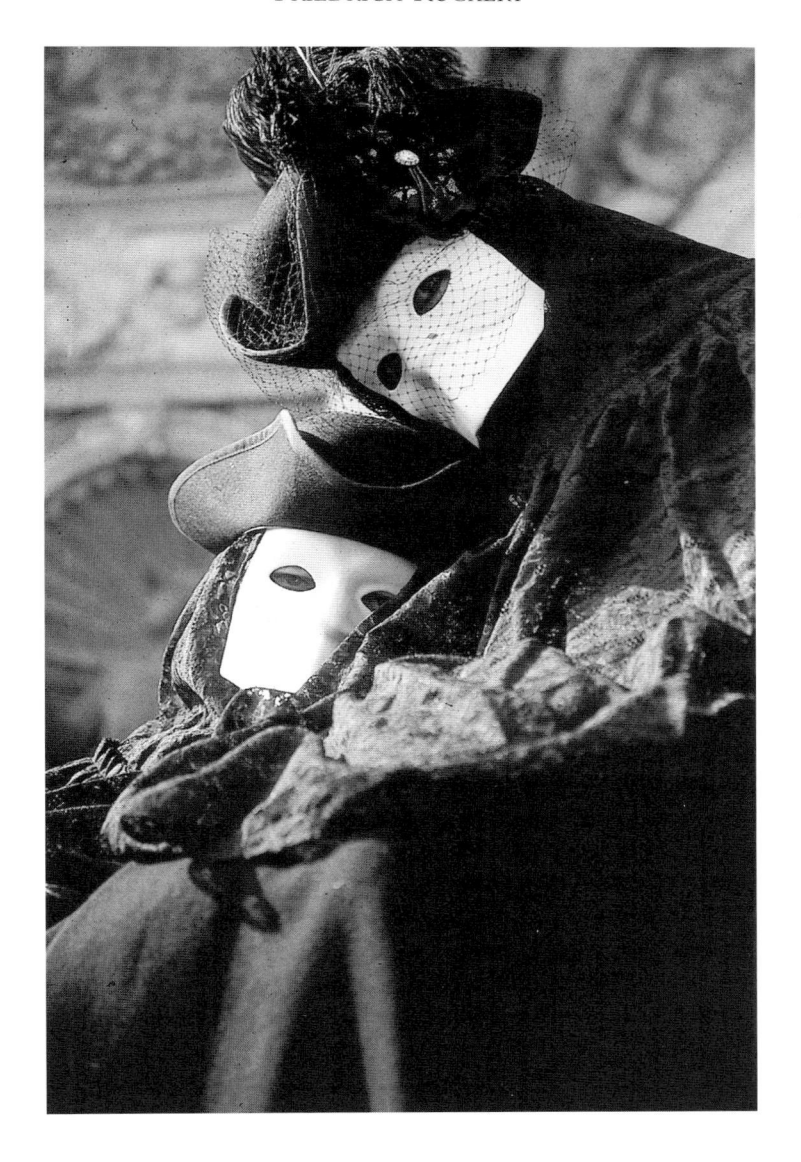

Homöopathie und Radioaktivität
Die Misere von Tschernobyl

Die Katastrophe von Tschernobyl ist wie eine letzte Mahnung an die Menschheit, endlich vom Tanz um diverse – nur scheinbar goldene – Kälber abzulassen und zur Vernunft zu kommen.

Da ist einmal der Irrglaube an unbegrenztes Wachstum, sodann die von Profitgier getriebene Vorstellung, persönliches Glück würde in der Anhäufung materieller Güter liegen, des weiteren der Wahn, dieses Lebewesen, das wir »Mutter Erde« zu nennen belieben, würde es sich auf Dauer gefallen lassen, bis ins Mark hinein ausgeschlachtet zu werden, ohne dem auf ihrem Rücken hin- und herfleuchenden Geschmeiß eine gehörige Lektion zu erteilen.

Letztendlich ist da noch die ungeheure Überheblichkeit der Verantwortlichen, die in der Annahme liegt, ihr derzeitiger Wissensstand allein würde sie befähigen, die Kernenergie unter Kontrolle zu halten. Jedoch bedarf es hierzu anderer Kontrollen, die begründet sind in einer neuen, von menschlicher Güte getragenen Ethik. Allein – das Hirndenken ist dem Herzdenken davongelaufen.

An Warnungen vor dem, was geschehen würde, wenn man überhaupt damit anfange, sich an die Kernspaltung heranzuwagen, hat es nicht gefehlt. Man denke nur an das bereits im Jahre 1937 zwischen dem als FULCANELLI[124] in die Geschichte der okkulten Wissenschaften eingegangenen Alchimisten und JACQUES BERGIER geführte Gespräch, in welchem ersterer zu seinem Gegenüber sagte:

»Monsieur André Helbronner, dessen Assistent Sie, soviel ich weiß, sind, beschäftigt sich mit der Erforschung der Atomenergie … Darf ich mir erlauben, Sie zu warnen? Die Arbeiten, denen Sie sich widmen, sind ungeheuer gefährlich. Und zwar sind nicht Sie allein die-

---

[124]Unter diesem Pseudonym sind in Frankreich in den Zwanziger Jahren des vorigen Jahrhunderts zwei erstaunliche Bücher unter der Obhut von EUGÈNE CANSELIETS herausgegeben worden: »*Les Demeures Philosophales*« und »*Le Mystère des Cathédrales*«. Der Herausgeber hat das Geheimnis um die Person des Autors niemals gelüftet.

ser Gefahr ausgesetzt. Die ganze Menschheit ist bedroht ... Ich will nicht erst versuchen, Ihnen zu beweisen, was ich Ihnen jetzt mitteilen werde, aber ich bitte Sie, es Monsieur Helbronner auszurichten: Es bedarf lediglich einer bestimmten geometrischen Anordnung außerordentlich reiner Stoffe, um die Atomkräfte zu entfesseln, und dabei ist weder die Anwendung der Elektrizität noch die der Vakuumtechnik nötig ... Ich bitte Sie, einmal über die Tatsache nachzudenken, daß die Alchimisten mit ihren Forschungen moralische und religiöse Zwecke verbanden, während die moderne Physik im 18. Jahrhundert aus dem spielerischen Amusement einiger vornehmer Herren und reicher Müßiggänger entstanden ist. Wissenschaft ohne Gewissen ... Ich hielt es für richtig, einige Forscher zu warnen, aber ich habe keine Hoffnung, daß diese Warnungen Früchte tragen werden. Im übrigen bin ich auf die Hoffnung nicht angewiesen. ... Trotz alledem kann ich Ihnen folgendes sagen: es ist Ihnen bekannt, daß in der offiziellen fortschrittlichen Wissenschaft dem Beobachter eine immer wichtigere Rolle zufällt. Das Relativitätsprinzip und die Unbestimmtheitsrelation zeigen Ihnen, wie weit der Beobachter heute selber gewissermaßen ein Teil der beobachteten Phänomene ist. Dies aber ist das Geheimnis der Alchimie: Es besteht eine Möglichkeit, mit der Materie und der Energie so zu verfahren, daß sich das bildet, was die heutigen Wissenschaftler als ein Kraftfeld bezeichnen würden. Dieses Kraftfeld wirkt auf den Beobachter ein und versetzt ihn dem Universum gegenüber in eine bevorzugte Lage. Von diesem privilegierten Punkt aus hat er Zugang zu Realitäten, die uns gewöhnlich durch Raum und Zeit, Materie und Energie verborgen sind. Die Erreichung dieses Zustands ist das, was wir das ›Große Werk‹ nennen.«[125]

FULCANELLI blieb nach diesem Gespräch für immer verschwunden. Man weiß, daß er den Krieg überstand und nach der Befreiung Frankreichs untertauchte.
Inzwischen hat der Zauberlehrling Mensch den Besen aus der Ecke geholt. Aber dieser Besen ist ihm aus der Hand gesprungen und droht ihn selbst hinwegzufegen.

Daß die Misere von Tschernobyl kein »zufälliges« Geschehen darstellt, sondern durchaus gesetzmäßigen Zusammenhängen unterworfen war, das ist selbständigen Denkern, die gewohnt sind die Dinge von einer höheren Warte aus zu betrachten, schon längst aufgegangen. Einer, der sich die Mühe gemacht hat, die ursprüngliche Bedeutung des Wortes *Tschernobyl* im »Wörterbuch der russischen Sprache« (Moskau, 1982) nachzuschlagen, war wieder einmal der unermüdliche OTTO EICHELBERGER. Demnach ist Tschernobyl ein Synonym für »Wermut«.

---

[125] BERGIER, JACQUES: »*Aufbruch ins dritte Jahrtausend*«, Goldmann-Verlag.

»Eigenartige Phänomene: **Wermut** ist eine sehr bittere Pflanze, wir kennen sie als **Artemisia vulgaris**. Nun findet sich in der Offenbarung des Johannes, ›Apokalypse‹, 8. Kapitel, Vers 11 der Begriff **Wermut**. Er ist der Prototyp des Giftigen, denn das Bittere meint hier das Giftige – das zieht sich so durch die ganze Offenbarung. In diesem Vers heißt es: ›Und der Name des Sterns (der vom Himmel fällt) lautet der **Wermut** – und der 3. Teil der Gewässer wurde zu **Wermut**, und viele der Menschen starben von den Gewässern, weil sie bitter geworden waren‹. C. G. Jung spricht in vergleichbaren Zusammenhängen von einer Synchronizität der Geschehnisse.«

Der »Stern, der vom Himmel fällt«, wird von wachen Beobachtern aus den Reihen der Anthroposophen und anderer Geisteswissenschaftler gleichgesetzt mit dem Halleyschen (Un-heilverkündenden) Kometen, der im Jahr 1986 der Erde so nahe war:

»Der Halleysche Komet, so die Angabe der modernen Geisteswissenschaft, hat die Aufgabe, die materialistische Entwicklung der Menschheit, horribile dictu est, zu fördern. Erstere spricht ja auch vom (notwendigen) ›Karma des Materialismus‹. Diese seit kurzer Zeit erst existierende Weltanschauung hat demnach ihre wohlplazierte Mission in der Evolution. Doch bereits heute stehen wir an einem Scheideweg. Das Festhalten an diesem Materialismus und ein Fortschreiten führen zur Vernichtung und Zerstörung. Dieses ›offenbare‹ Geheimnis liegt heute jedem einsichtigen Zeitgenossen vor. Die sich dazu gesellenden Kulturkatastrophen stellen die Menschheit vor Prüfungen größten Ausmaßes. Die Welt muß sich wieder den spirituellen Seinsbereichen zuwenden, das dunkle Zeitalter, jenes des Kalijuga ist Ende des 19. Jahrhunderts abgeklungen, das lichte ist angebrochen ...

Die im Grunde völlige Hilflosigkeit, die Verniedlichung der Schäden, die Pleite der Machbarkeit der ausgeschwitzten Gags bis zum Atommeiler hin, all das läßt darauf schließen, daß diese ganze materialistische Wissenschaft das Ergebnis eigentümlicher geistiger Defekte der Verantwortlichen ist, wo – die Moral, die Gesinnung, das menschliche Gewissen ausgeschaltet wird von einem pathologischen Intellektualismus. Wenn diese Menschen einmal ihre Gesundheit einbüßen, und das werden sie, wie alle ihre Mitbürger, bangen und zittern sie genauso um ihr Leben – wie jeder von uns. Woher nehmen sie nur ihren Mut, speziell ihren Übermut, ihre Unverfrorenheit, sie, die außer ihrem Fachwissen, als ›Fachidioten‹ welcher Provenienz auch immer, meist – so sagt man es – nicht einmal einen Intelligenzquotienten der normalen Sorte, sondern merklich unter dem Durchschnitt haben? Ausgestattet oft mit einem krankhaften Ehrgeiz, mit einem überzogenen Selbstbewußtsein und polar dazu mit einem kategorischen, beinahe schon pervertierten Durchsetzungsvermögen und Willensgehabe.

Ohne echten Witz und gesunden Verstand, »voraussetzungslos« und amoralisch figurieren sie als ein Geschlecht wildgewordener Gnome der Wissenschaft heutiger Provenienz. So oder so. Es darf darüber nachgedacht werden, was auf dieser Erde geschehen könnte, wenn künftig größere ›Super-Gau's‹ eintreten würden, etwa nach einem Muster, wie es Johannes oben im 7. Siegel gesehen hat. Der Apokalyptiker eröffnet ja seine Weissagungen so: ›Der Engel des Herrn hat mich beauftragt, zu schildern ... was in der Zukunft geschehen wird‹. Das weist ihn aus als ein Medium, einen Verkünder. Diese Belehrung ist göttlichen Ursprungs, sie entsprang nicht einem menschlichen Gehirn.«[126]

Das sind starke Worte, die aber ganz sicher auf weiter Strecke ihre Berechtigung haben. Deshalb habe ich auch Eichelbergers Äußerungen fast *in toto* und mit wenigen Umstellungen übernommen, um sie einer breiteren Leserschicht zugänglich zu machen.

Einer derjenigen, die sich dazu bekennen, daß die Belastung der Lebewesen durch künstlich erzeugte Radioaktivität im allgemeinen und die Strahlenemission von Tschernobyl im besonderen weit höher ist, als die Verniedlichung in den Medien uns seinerzeit glauben machen wollte, ist der durch seine Krebs-Forschungen bekannt gewordene Biokybernetiker FREDERIC VESTER. In einem Artikel der *Süddeutschen Zeitung* vom 14.5.1986 mit der Überschrift »*Wenn der Körper selbst zur Strahlenquelle wird*« äußerte er sich hierzu folgendermaßen:

»Die ständige und sehr schwache natürliche Strahlung, an die sich unser biologischer Reparaturmechanismus im Laufe der Entwicklungsgeschichte angepaßt hat, besteht bis auf wenige Ausnahmen aus immaterieller Strahlung, die von außen auf den Körper trifft, zum Teil gar nicht erst durch die Haut dringt und, wenn sie vom Körper einmal absorbiert ist, dort hinterher nicht mehr weiterstrahlt. Die Strahlenquelle liegt in der Sonne oder im Kosmos oder ist in Gesteinen der Erde fest gebunden. ... Aus Kernkraftwerken entwichene Radioaktivität, auch wenn sie nur wenig über dem natürlichen Strahlenpegel liegt, wirkt auf den Menschen prinzipiell anders. Denn sie besteht nicht aus immaterieller Strahlung, sondern aus radioaktiven Atomen, also der strahlenden Materie selber. Strahlende Materie aus einem Reaktorunfall kann vom Organismus aufgenommen werden, womit die Strahlenquelle selber im Körper sitzt und dort weiterstrahlt, auch wenn sie von außen nicht mehr meßbar ist. Sie kann sich dort allmählich auf einen mehrtausendfachen, über die Nahrungskette gar auf einen millionenfachen Wert anreichern, wenn die radioaktive Verseuchung der Umwelt anhält ... Wenn z.B. der aus einem Reaktor entwichene radioaktive Wasserstoff (das sogenannte Tritium mit seiner extrem schwachen beta-Strahlung) und damit die Strahlenquelle selber in den Körper gewandert ist, sich dort in eine sich teilende Zelle einbaut, kann er trotz seiner geringen Strahlenreichweite sehr wohl eine genetische Veränderung erzeugen, und zwar schon mit Mengen, die von außen gar nicht meßbar sind ... Außer dem gemessenen und inzwischen bekannten Fallout von Jod 131 gibt es noch gut

---

[126] *Rundbrief zur Weiterbildung in Klassischer Homöopathie* von 18.6.1986.

200 weitere Stoffe, die aus dem russischen Reaktor zu uns gelangen. Viele davon, wie z.B. das sich in Knochen anreichernde Strontium 90, sind jedoch mit den üblichen Meßgeräten nicht ohne weiteres erfaßbar, oder ihre Strahlung ist (wie beim radioaktiven Kohlenstoff und Wasserstoff) so energiearm, daß sie nicht einmal durch das Folienfenster der Meßgeräte dringt. Einmal in den Körper gelangt, richten sie dort jedoch genauso verheerende Zellschäden an wie andere ... Die langfristige Gefährdung, also Schädigung des Immunsystems, Krebsdisposition, Leukämieneigung, genetische Schäden usw. wird übergangen.

Doch sie ist selbst mit kleinsten Dosen gegeben. Contergan war für die Mutter ungefährlich, nicht für das Kind. Im übrigen ist viel zu wenig bekannt, daß sich alle empfangene Strahlung im Laufe des Lebens addiert... Die Hilflosigkeit der Experten angesichts der Komplexität der Situation war bezeichnend. Jeder konnte nur über sein Teilgebiet Auskunft geben, aber wie sich die Ereignisse im Gesamtsystem auswirken und aufschaukeln – bis hin zu psychosozialen Folgen – lag außerhalb der Zuständigkeiten.«

Hier zeigt sich der ganze Jammer von Wissenschaftlern, die in der Sackgasse ihres Spezialistentums stecken und lediglich analytisches Denken – ohne die Fähigkeit zur ganzheitlichen Synthese – gelernt haben. Sie können das wahre Wesen der Phänomene nicht »schauen«.

Selbstverständlich hat es nicht an Einwänden und »Richtigstellungen« anderer hochgelahrter Professores und Doktores gefehlt, die sich sofort wie die Geier über den zumindest mutigen Artikel hergemacht haben. Für all diese war VESTER eine gefundene Vesper, die nach allen Regeln naturwissenschaftlicher Kunst zerrissen wurde. (Leserbriefe der SZ vom 21.5. und 31./1.5.86).

Der Artikel schien mir jedenfalls wichtig genug, um ihn wenigstens auszugsweise wiedergegeben zu haben, damit sich der Leser hierzu seine eigenen Gedanken machen kann.

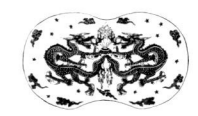

Was können wir tun?

Meine Einstellung aus der Sicht der Klassischen Homöopathie: Nachdem wir aus der Miasmenlehre wissen, daß toxische Belastungen in geringsten Mengen ihre Informationen dem Erbgut aufprägen können, steht es für mich außer Frage, daß alle Diskussionen über zulässige Bestrahlungs-Grenzwerte nicht mehr sind als dümmliches Geschwätz, das jeder tiefergehenden Einsicht in die wahren Wirkmechanismen entbehrt. »Wirk-lich-keit« verwirklicht sich immer zuerst auf immaterieller Ebene. Wirklichkeit hier: die Strahlenemission. Erster Angriffspunkt – schon von der Resonanz und dem Charakter der Feinstofflichkeit her – : der Ätherleib der Lebewesen, speziell des Menschen.

Von dort erfolgen die Rückmeldungen an den Organismus. Das heißt nicht, daß die Auswirkungen nur »negativ« sein müssen. Leben ist äußerst flexibel, wenn Veränderungen nicht zu schlagartig einsetzen und das Lebewesen nicht bereits zu sehr in einer bestimmten Richtung spezialisiert ist (wie beispielsweise ehemals die Saurier).

Die für uns alle unsichtbaren und unfühlbaren Gegenmaßnahmen innerhalb unseres menschlichen Organismus haben längst eingesetzt. Die Auswirkungen sind nicht abzusehen. Wir werden jedenfalls nicht nur mehr Leukämie- und Krebsfälle haben; wir werden auch widerstandsfähiger werden. Natürlich nicht von heute auf morgen. Das sind Prozesse, die über Generationen laufen. Aber die Natur kennt tausend Tricks, von denen wir keine Ahnung haben. Siehe Antibiotika: Die angegriffenen Mikroben sind sehr erfinderisch, wenn es darum geht, immun zu werden gegen die Attacken des Penicillin.

Die Strahlung hat aus unserer Sicht vor allem Informations-Charakter. Die Zellen werden auf diese Botschaften antworten. Wo der Boden bereits in starkem Maße miasmatisch untergraben ist, – entsprechend hin zum Schlechteren. Wo aber noch ein einigermaßen sauberes Terrain herrscht, sicher auch mit dem Versuch einer gesteigerten Immunabwehr und Neutralisation der Strahlungsprodukte, was wir mit den uns bekannten Mitteln entsprechend unterstützen können und sollen.

Da jede Erkrankung eine ihr innewohnende Botschaft überbringt, darf das Tschernobyl-Miasma auch als Aufforderung zur schnelleren Bewußtwerdung dessen gelten, was wahre Menschlichkeit und eigentliche Menschwerdung bedeutet. Die eigentümliche Natur der Strahlung beinhaltet auch die Möglichkeit einer Art Quantensprung hin zur Verwirklichung des *Homo spiritualis*.

Strahlenschutz durch Homöopathie?
Ein neues Seminar

Die erhöhte Radioaktivität auf unserer Erde können wir nicht einfach »wegmeditieren«. Sie trifft uns global und damit auch diejenigen, die sie nicht primär verursacht haben. Das gehört, wenn man so will, auch zum Völker-Karma.

Wenn wir Strahlung in erhöhter Dosierung »vertragen«[127] wollen, müssen wir uns ihr möglichst ähnlich machen. So wie ein Feuerläufer sich dem Feuer ähnlich macht, bevor er barfuß über die 800° C heiße Glut läuft.

Es gibt nun verschiedene Möglichkeiten, um zum Teilchenbeschleuniger all unserer Zellen und Organe zu werden und dabei jenes Kraftfeld zu erzeugen, was uns – wie FULCANELLI sagt – »dem Universum gegenüber in eine bevorzugte Lage versetzt«.

Von der Alchimie der eigenen Persönlichkeit wird also hier gesprochen. Unter anderem wird die Rede sein:

von   der verwandelnden Kraft bestimmter Meditationen,
von   gezielten Atem- und Körperübungen,
vom   Einsatz der Orgon-Energie in den verschiedensten Formen

---

[127] Vergl. hierzu die ursprüngliche Bedeutung des Wortes »vertragen«: Manche Haustiere, wie Hunde oder Katzen, legen sich zu ihren Herren oder Herrinnen, wenn diese krank sind, nehmen einen Teil ihrer Symptomatik in ihrem Ätherleib auf sich und suchen dann das Weite, sprich: sie wollen hinausgelassen werden, um den Ballast an eine andere Stelle zu tragen und dort abzuladen.

vom   Einsatz von Plocher-Energie-Trägern zur Aufladung
von   Lebensmitteln,
von   Reinwaschung durch Strahlenbelastung verseuchter Gartenpflanzen und Gemüse, mittels bestimmter energetisierender Maßnahmen.

Sodann wird die Rede sein von »Schutz-Nahrung«:

von   bestimmten Keimlingen mit lebensfördernder Wirkung
von   bestimmten eßbaren Algen, – gemäß Analysen sind es die besten ganzheitlich orientierten Mikrolaboratorien der Welt,
von   bestimmten strahlenresistenten Pflanzen,
von   der Bedeutung des Chlorophylls ganz allgemein,
von   der Wichtigkeit bestimmter physiologischer Schimmel- und Sprossenpilze,
von   sauerstoffaktivierenden Hefen,
von   speziellen Mischungen aus dem Dr. BACH-Blütensystem,
von   der Herstellung, Funktion und Anwendungsweise spagyrischer Präparate,
von   der Anwendung bestimmter von Tieren abgesonderter Stoffe (Tiere, welche eine erhöhte Strahlenresistenz zeigten),
von   Schutzölen.

Des weiteren werden wir uns zu beschäftigen haben, mit den verschiedenen Strahlungsarten und ihren Halbwertszeiten sowie den durch sie entstehenden akuten und chronischen Schäden.

Das zentrale Thema schließlich bildet die Besprechung der homöopathischen Arzneimittelbilder der einzelnen strahlenden Stoffe, soweit diese bereits erarbeitet sind bzw. es hierüber Erfahrungen gibt.

Spezielle Mittel bei Strahlenbrand und Strahlenkater

Gibt es Schutzmöglichkeiten gegenüber Unfruchtbarkeit und Mißbildungen bei Embryonen? Solange die Strahlung nicht völlig abnorme Intensitäten annimmt, verfügt die Natur über entsprechende Reaktionsweisen, die

wir vor allem durch gut gewählte homöopathische und isopathische Arzneien in hohen bis sehr hohen Potenzen entsprechend unterstützen können.
Dabei kann es bedeutsam sein, die Bestandteile der Strahlung genauer zu kennen, um näheren Aufschluß über die entsprechenden Antidote bzw. besser die »Strahlen-kompensierenden Mittel« zu bekommen.

FREDERIC VESTER deutet übrigens an, daß radioaktive Stoffe auch wieder ausgeschieden werden können. Er spricht dabei von einer *biologischen Halbwertszeit.* Hier liegt der Ansatzpunkt für unsere Therapie. So wie andere Stoffe, z.B. Schwermetalle, mittels des homöopathischen Eingriffs aus unseren Systemen wieder ausgeschieden werden können, so ist es gleichermaßen auch mit strahlenden Partikeln und radioaktiven Isotopen[128] möglich.

Die homöopathischen Mittel wirken dabei vor allem in Richtung einer Befreiung der Körperzellen. Die Zellen, die vor einer Behandlung nicht unterscheiden konnten zwischen radioaktiven und stabilen Isotopen, werden gewissermaßen »intelligenter« gemacht. Außerdem schaffen sie sich eine schützende Aura. Bereits sehr angegriffene Zellen werden schneller abgebaut und ausgeschieden.

Man kann hier sogar – ähnlich wie im Fall »homöopathischer Impfungen« – eine gewisse *Prophylaxe*[129] betreiben, indem man die Zellen in gewissen Abständen schon vorher durch geeignete Mittel widerstandsfähiger macht.

Sie regenerieren dann problemloser, da der Fluß der Lebensenergie weniger stark behindert ist. Im Fall einer akuten Katastrophe funktionieren die Ausscheidungsorgane besser: Absonderungen wie Schnupfen, Durchfälle und Hautausschläge fördern das Allgemeinbefinden.

---

[128]Elemente, deren Atomkerne dieselbe Anzahl von Protonen aufweisen, jedoch eine unterschiedliche Anzahl von Neutronen. So haben sie eine verschiedene Masse, bei gleichen chemischen Eigenschaften. Sie nehmen den gleichen Platz im »Periodischen System der Elemente« ein. Von griech.: *isos* = »gleich« und *topos* = »Ort«.
[129]Vorsorgliche Schutzmaßnahmen, von griech.: *pro* = »vor, voraus« und *phylax* = »Wächter, Beschützer«.

DIE MIASMEN – MISERE TSCHERNOBYL

Noch etwas ist zu bedenken: Ist die belastende Strahlendosis relativ gering, reagieren die Menschen entsprechend ihren unterschiedlichen Persönlichkeitsstrukturen individuell verschieden. Die Mittelwahl richtet sich dann nach den jeweils vorhandenen Symptomen. Ist die Überflutung mit Strahlen massiv, so haben mehr oder weniger alle Menschen die gleichen Symptome, so daß die Auswahl der Mittel stark eingeschränkt sein wird.

Es versteht sich von selbst, daß solche Feinheiten nur in einem Kurs gelehrt werden können.

Die homöopathische Behandlung im Fall einer Katastrophe wird sicher die Basis jeder therapeutischen Bemühung sein und bleiben. Das ist sie einmal aufgrund des Ähnlichkeitsgesetzes und zum anderen durch die Natur ihrer »geistartig gemachten Arzneien«.

Daß ihre Wirkungen beständig sind, selbst wenn der krankmachende Reiz weiterbesteht, zeigt sich sehr schön an einem Fall, den der französische Homöopath HENRY VOISIN schildert.[130]

In seiner Sprechstunde erschien eines Tages ein junger Ingenieur, der sich mühsam an zwei Krücken dorthin schleppte, weil er seit Monaten »wegen einer sehr deutlichen, fortschreitenden, lähmenden Schwäche der unteren Gliedmaßen kaum noch gehen« konnte. »Diese Schwäche widerstand aller bisher angewendeten offiziellen Therapie.«

Aufgrund der eigentümlichen und charakteristischen Symptome sagt VOISIN spontan zu einem bei ihm hospitierenden Kollegen: »**Kobalt**« woraufhin der Patient überrascht hochfährt: »Woher wissen Sie, daß ich in einem Kobaltwerk arbeite?« VOISIN verordnet daraufhin eine Gabe der 30sten Potenz, und acht Tage darauf kann der Patient zum Erstaunen der Nachbarschaft ohne Stock einen Spaziergang von 1,5 km machen. »Seit 6 Jahren geht er jetzt normal und kann seiner Arbeit ohne jede Beeinträchtigung durch die toxischen Wirkungen des Kobalt nachgehen.« Dieser Fall spricht für sich.

Nach dem Tschernobyl-Desaster gab es einige schlaue Homöopathen, welche offenbar schnell reagierten und unter Zuhilfenahme von Potenzierungsmaschinen den über München niedergegangenen radioaktiven Regen bis zur 1000sten Potenz dynamisierten.

Ohne daß wir im einzelnen wissen mußten, welche von den »gut 200 weiteren Stoffen«, von denen VESTER in seinem Artikel spricht, in dem Regenwasser verborgen waren, ging doch alles an Information in die Potenzierung mit über. Nach Einverleibung einer 200sten und 1000sten Potenz im Abstand von ein paar Tagen, fühlten sich damals einige »Eingeweihte« ziemlich schnell von ihrem Strahlenkater befreit.

Leider bleibt die Gefahr, der wir ausgesetzt sind, nicht beschränkt auf kleinere oder größere Unfälle in den Kernkraftwerken. Eine mindestens genauso tiefgreifende Dauergefährdung besteht in der sich ständig erhöhenden Strahlenbelastung durch den steigenden radioaktiven Abfall von eben jenen Werken, die heute bereits zu Hunderten die Landschaften dieser Erde verunzieren. Die weniger stark strahlenden Abfälle gehen jetzt schon in die -zig Millionen Kubikmeter, stark verstrahlte belaufen sich auf Zehntausende von Tonnen.

Die Lebensdauer eines Reaktors beträgt ca. 30 Jahre. Nach spätestens 40 Jahren ist eine totale Überholung notwendig, oder der Meiler muß stillgelegt werden.

Die Vorräte an Uran werden beim gegenwärtigen Stand des Energieverbrauchs in spätestens 30 Jahren aufgebraucht sein. Bis dahin wird der radioaktive Müllberg in die Millionen Tonnen gehen.

Gesundheitsvorsorge mit allen uns zur Verfügung stehenden Mitteln tut also not.

Wenden wir uns nun einem etwas erfreulicheren Kapitel zu, nämlich der homöopathischen Behandlung kranker Tiere.

Zum Geleit:

Gebet eines Pferdes

Gib mir zu fressen, gib mir zu trinken und sorg für mich, wenn des Tages Arbeit getan ist, gib mir Obdach, ein sauberes Lager und eine breite Box; sprich zu mir, oft ersetzt mir deine Stimme die Zügel; sei gut zu mir, und ich werde dir freudiger dienen und dich lieben.

Reiß nicht an den Zügeln, laß die Peitsche, wenn es aufwärts geht; schlage oder stoße mich nicht, wenn ich dich nicht verstehe, sondern gib mir Zeit, dich zu verstehen.

Halte es nicht für Ungehorsam, wenn ich deine Gebote nicht befolge, vielleicht sind Sattelzeug und Hufe nicht in Ordnung.

Prüfe meine Zähne, wenn ich nicht fresse, vielleicht habe ich einen kranken Zahn, du weißt, wie das schmerzt.
Halftere mich nicht zu kurz und kupiere meinen Schweif nicht, er ist meine einzige Waffe gegen Fliegen und Moskitos!

Und am Ende, geliebter Herr, wenn ich dir zu nichts mehr nütze bin, lasse mich nicht hungern oder frieren und verkaufe mich nicht.

*Gib mir nicht einen neuen Herrn,
der mich langsam zu Tode quält und mich verhungern läßt,
sondern sei gütig, mein Herr und Gebieter,
und bereite mir einen schnellen und barmherzigen Tod,
und dein Gott wird es dir lohnen,
hier und im Jenseits.*

Laß mich dies von dir erbitten und faß es nicht als unehrerbietig auf, wenn ich es im Namen dessen tue, der in einem Stall geboren wurde …

Amen

Willst Du das Tier ahnend erfühlen
in seiner Ewigkeit,
mußt Du dich in es hineinträumen
oder tanzend Dich ihm ähnlich machen.

PETER RABA

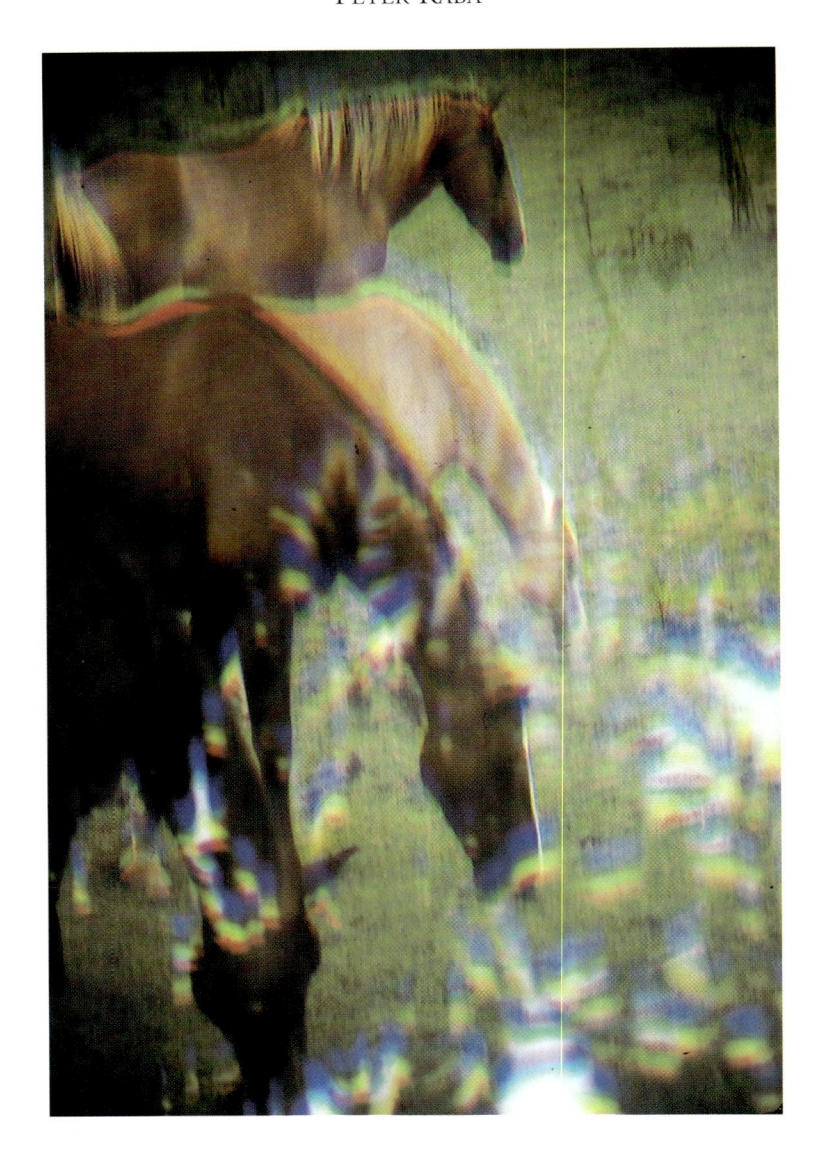

KAPITEL XI

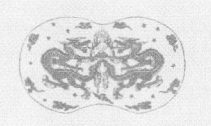

HOCHPOTENZ-HOMÖOPATHIE BEI KRANKEN TIEREN

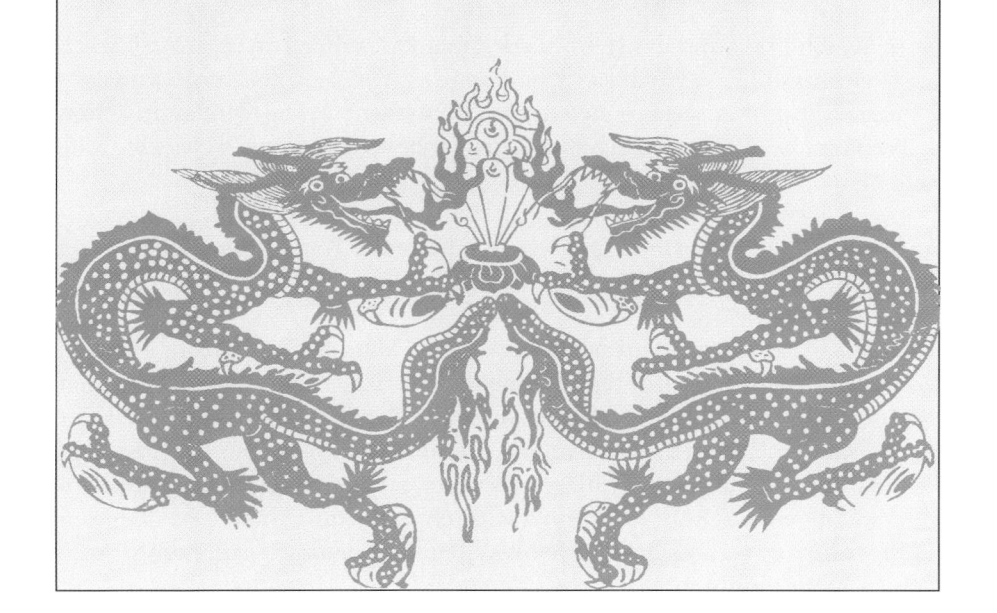

Er kann ihn nicht riechen
(Eine Katzenneurose)

Der Patient war eigentlich gar keiner, das heißt, er empfand sein Leiden nicht als solches, zumindest konnte er es nicht artikulieren, und er hätte auch von sich aus nie eine Praxis, gleichgültig welcher Provenienz, ob allopathisch oder homöopathisch, aufgesucht. Nun werden Sie entgegnen, dann war sein Leidensdruck eben nicht groß genug, beziehungsweise, er war gar nicht krank.

Objektiv gesehen war er aber doch »krank«, denn inzwischen ist er – es handelte sich um unseren Kater Moorus – von seinen merkwürdigen Leiden befreit.

Vorgeschichte: Es handelt sich um einen großen, kräftigen Bauernkater, kohlschwarz, grünäugig und von makellosem flauschigem Fell. Kurz, das »Bild« einer Katze, fleißig im Garten, bei jedem Wetter tätig, absoluter König in seinem Revier.

Vom Wesen her – und das steht in seltsamem Gegensatz zu seinem äußeren Erscheinungsbild – jedoch sanft und »gutherzig«, sehr anschmiegsam, liebebedürftig und ausgesprochen verspielt, auch noch im fortgeschrittenen Lebensalter, was nicht selbstverständlich ist bei einen ausgewachsenen Katzentier.

Viele dieser liebenswerten Eigenschaften hatte der Kater in den letzten drei Jahren eingebüßt.

Er mied in zunehmendem Maße das Haus, kam nur noch zum Fressen, verschlang mehrmals am Tage Unmengen von Fleisch, zusätzlich zu den Mäusen, die er fing und verspeiste, verlangte danach sofort klagend wieder nach draußen, vermied Berührungen, stemmte sich geradezu dagegen, legte die Ohren an, als ob er Schläge erwartete, zuckte verschreckt zusammen und sprang vom Schoß, wenn man versuchte, ihn zu halten. Das über den Hunger hinaus Genossene wurde bisweilen kurz danach wieder erbrochen. Seinen angestammten Platz am Ofen mied er und schlief »auswärts« in

Kuhställen oder Scheunen, wie am Geruch festzustellen war. Mit einem Wort, der Kater war seelisch verwahrlost.

Was war geschehen?

Kurz bevor diese zunächst unmerklichen Veränderungen mit dem Tier vor sich gingen, hatte ich einen zweiten schwarzen Kater, noch ganz jung, aus engen Wohnverhältnissen bei einer Bekannten in München »befreit« und mit aufs Land genommen. Der kleine Kerl war auch ganz demütig, anerkannte ohne weiteres die Vorherrschaft des »Alten« und legte sich, gewissermaßen um Aufnahme bittend, ihm zu Füßen. Es wollte jedoch keine rechte Zuneigung zwischen den beiden aufkommen.

Kurz darauf bekam unsere Haushälterin einen Dackel geschenkt, der sich ständig in Haus und Garten aufhielt, und dann bekam meine Frau ein Kind. Das war zuviel. Der Moorus wurde zwar nach wie vor mit Liebe umgeben und es gebrach ihm keineswegs an Fürsorge.

Einfacher konstruierte Katzen hätten das auch sicher ohne weiteres ›verkraftet‹. Nicht jedoch das höchst individuelle Gemüt des Moorus. Es reagierte einfach sauer, und die produzierten Symptome waren Ausdruck seines »eigenheitlichen« Wesens, um mit HAHNEMANN zu sprechen. Irgendwann wurde mir das Ganze zu dumm, und ich beschloß, den Kater wieder seiner Norm zuzuführen, so das homöopathisch möglich sein sollte. An Suggestionskraft hatte ich es zwei Jahre lang nicht fehlen lassen – ohne jeden Erfolg. Was war zu tun?

Therapie: Der Kater hatte offensichtlich Kummer. Ich ging also im Geiste unsere »Kummermittel« durch und gab ihm eines Tages ein paar Kügelchen **Natrium muriaticum** D30 in etwas Milch verrührt – ohne Reaktion, wie sich nach einer Woche der Beobachtung herausstellte.

Wo lag der Fehler? Nun, ich hatte einfach über den Daumen gepeilt und eines unserer großen »Kummermittel« mehr oder weniger ohne Sinn und Verstand gegeben. Nun kennzeichnet jedoch das **Natrium**-Bild oft einen Kummer durch Verlust, z.B. den einer geliebten Person. Unser Moorus hatte aber keineswegs etwas oder jemanden verloren. Bei einem Hund, der aus Trauer über den Verlust seines Herrn nicht mehr frißt, hätte ich da schon besser gelegen – vielleicht. Der Moorus hatte im Gegenteil etwas dazu bekommen, was ihm nicht paßte, und das nicht zu knapp, nämlich dreimal hintereinander, und er reagierte darauf nicht mit Eifersucht wie ein anderes Tier das etwa tun würde, sondern mit seinen »individuellen, eigenheitlichen und sonderlichen« Symptomen.

Welche sind dies und wo sind sie im »KENT« zu finden? Die Idealrubrik hierfür müßte etwa lauten: Kater, wegen unterdrücktem Ärger über den Hunger hinaus fressend und sich erbrechend, mit Abneigung gegen Berührung, schreckhaft, die Ohren anlegend und das eigene Bett meidend.

Eine solche Rubrik gibt es nicht. Wir müssen das Wesentliche herausholen, und das ist in diesem Fall vor allem einmal die *Causa*, der »Ärger«, den der Kater »schluckte«. Also her mit den »Ärgermitteln«. **Nux vomica**? Der Kater biß nicht, er kratzte kaum. **Chamomilla**? – sicher auch nicht. Das war kein zorniges Aufbegehren, das war stilles masochistisches Dulden und Beleidigtsein. Der Kater wurde nicht entthront, er hat sich gewissermaßen selbst entthront durch sein Verhalten. **Colocynthis** ist dreiwertig angegeben bei Verschlimmerung durch Ärger. Aber wand sich der Kater in Krämpfen und Koliken? Mitnichten ein solches. **Pulsatilla**? – das schien mir schon viel eher zu passen für dieses zarte Gemütchen. Aber irgend etwas störte mich noch.

Ich beschloß, es in Reserve zu halten, und setzte auf ein einziges Symptom, das gewissermaßen nicht »direkt« in Erscheinung trat, das aber doch ablesbar war, wenn man genau hinsah und ein wenig Einfühlungsvermögen mitbrachte: Der Kater fühlte sich sichtlich in seiner eigenen Haut nicht mehr wohl. Er war, wie man so schön sagt, »sich selber nicht mehr gut«. Hätte er sprechen können, wäre vermutlich irgendwann herausgekommen: »Ich geh mir selber auf die Nerven mit meinem Getue, aber ich kann es nicht ändern«. Das war das Schlüsselsymptom.

Nun mag manch einer kommen und sagen, das seien überzogene Spitzfindigkeiten, immerhin – der Erfolg gab der Mittelwahl recht.
Welches war das Mittel? Es wurde in der D30 gegeben, einmal, drei Kügelchen, dem Kater in den aufgezwängten Rachen geworfen.

Verlauf: Zwei Tage nach der Gabe bildete sich ein Abszeß an der Stirn des Tieres. Eine Kratzwunde durch Kampf konnte ausgeschlossen werden. Überdies hatte der Kater in verschiedenen Kämpfen mit anderen Katzen immer einmal wieder Kratzwunden oder Bisse davongetragen, aber keine einzige hatte je die Neigung zur Eiterung gezeigt. Alles war immer mit unglaublicher Geschwindigkeit und der Katzen eigenen Regenerationskraft verheilt.

Der Abszeß entleerte über Tage hinweg eine Menge übelriechenden Eiters. Der Kater bekam daraufhin am 5. Tage zweimal je 5 Tropfen **Myristica sebifera** LM 12, was als »homöopathisches Messer« bei Eiterungen gilt. Man hätte auch **Hepar sulphur** geben können. Man hätte auch gar nichts geben können. Das alles hätte den Gang des Geschehens sicher nicht wesentlich geändert.

Gleichzeitig mit der beginnenden Eiterung vollzog sich der Wesenswandel. Der Kater kam und sprang wieder – man höre und staune – von selbst auf meinen Schoß und schnurrte. Er schien irgendwie erlöst. Erlöst von sich selbst und seinem Gram. Der Eiterungsprozeß schien ihn nicht sonderlich zu stören. Im Gegenteil, es war, als ob die materialisierten bösen Gedanken mit diesem Eiter von ihm wichen. Viele gelehrte Herren, die gewohnt sind, die Dinge »rein wissenschaftlich« zu betrachten, werden das für Humbug halten. Mir ist jedoch an diesem Fall wieder einmal aufgegangen, daß wir tatsächlich das sind, was wir denken. Die Macht der Gedanken ist unendlich. Wenn wir immer nur Griesgrämiges denken, werden wir zum Griesgram. Im äußeren Erscheinungsbild und auch innerlich. Irgendwie bewirkt der energetische Vorgang des Denkens auf noch ungeklärte Weise chemische Umsetzungen im Körper – im positiven oder negativen Sinne. Sind sie ständig negativ, so können sie – wohlgemerkt: können sie – eines Tages als »materielle« Krankheitssymptome imponieren.

Weiterhin war zu verzeichnen, daß sich die Freßgewohnheiten des Tieres normalisierten. Es überfraß sich nicht mehr, hatte also offensichtlich keinen Kummer mehr durch Fressen zu kompensieren, ja es begann sogar, manchmal den halben Freßnapf voll ausgesprochener Leckerbissen stehenzulassen. Der Moorus kam wieder öfter ins Haus, nahm seinen angestammten Platz wieder ein, und der verlorengegangene Spieltrieb erwachte ebenfalls wieder. Nach und nach verschwand auch das Zusammenzucken und Ohrenanlegen. Der andere Kater räumt ihm nach wie vor das Vorrecht beim Fressen ein, und das wird nicht mehr beleidigt verschmäht, sondern selbstverständlich angenommen.

Das alles vollzog sich in einer Zeit von 14 Tagen, auf eine einzige Dosis des passenden Mittels. Welches?

Die Rubrik

ZORN, ÄRGER MIT STILLEM KUMMER UND ENTRÜSTUNG STEHT IN   I/151

Das »Sich-selber-nicht-mehr-gut-sein« müssen wir übersetzen in Zorn über die eigenen Fehler I/151.
Dort stehen drei Mittel.
Eines davon springt sofort als »verdächtig« ins Auge. Nehmen wir die BESCHWERDEN DURCH GEFÜHLSERREGUNG in I/32 hinzu, so ist unser Mittel im Fettdruck vertreten. Nimmt man daraufhin den »BOERICKE« zur Hand und studiert das dazugehörige Arzneimittelbild durch, so wird alles klar. Es heißt da unter anderem:

»Nervöse Beschwerden mit deutlicher Reizbarkeit. – Böse Folgen von Ärger und Beleidigungen. Sehr empfindlich. – Hypochondrisch, – zieht Einsamkeit vor. Heißhunger, selbst wenn der Magen voll ist. – Verschlimmerung durch: Ärger, Empörung, Kummer, Gewissensbisse, die geringste Berührung.«
Das Mittel war?[1]

Suggestion? Bei einem Tier, bei dem zwei Jahre lang alles gute Zureden nicht geholfen hatte und dann zwei Tage nach Einnahme des Mittels? Der Kater wurde gewissermaßen gegen seinen Willen geheilt. Er wußte nichts von meinen Bemühungen und sträubte sich eher gegen die Einnahme der Kügelchen.
Spontanremission? Auch der abgebrühteste Anti-Homöopath muß mir zugestehen, daß ich in diesem Fall nur ein müdes Lächeln für solche etwaige Behauptung übrig hätte.

---

[1] Wer's nicht findet, sehe im Register I DIE GESUCHTEN ERGÄNZUNGSARZNEIEN nach.

Derlei Überlegungen zum Schluß müssen leider immer mal wieder angestellt werden, denn die D30 ist immerhin eine sogenannte »Hochpotenz« und in der ist nach Ansicht der unverbesserlichen und fanatischen Homöopathie- und Hochpotenz-Gegner »nichts mehr drin«, was heilen könnte. Fanatiker sind, wie man weiß, Leute, die das Thema nicht ändern wollen und ihre Meinung nicht ändern können.

Ihm läuft das Wasser im Mund zusammen
(Katzenseuche)

Ein Jahr nach dem Ableben des Katers Moorus – dreizehn Jahre war er alt geworden, erkrankte sein ehemaliger Widersacher, – zu diesem Zeitpunkt ebenfalls 13 Jahre alt, an der Katzenseuche. Dieser war im Gegensatz zum Moorus ein Aristokrat, eine Mischung aus Siam- und schwarzer Hauskatze, der den siamesischen Ursprung nicht verleugnen konnte.

Dieser Kater war – seit wir auch noch den jungen schwarzen Mischlingshund aufgenommen hatten, von dem im Abschnitt über Impfungen schon die Rede war – ein wenig ins Hintertreffen geraten, was Liebesbezeugungen und »emotionale Versorgung« betraf. Das ansonsten sehr starke und geschmeidige Tier, das noch nie auch nur im geringsten krank gewesen war, wurde plötzlich anfällig. Hierdurch war jedenfalls sichergestellt, daß es ab sofort alle Zuwendung bekam, die es sich vielleicht insgeheim wünschte, ohne es äußerlich erkennen zu lassen. Das war auch bitter nötig, denn was anfangs nicht so recht beachtet wurde, weil es schleichend begann, nahm bald Formen an, die nicht mehr übersehen werden konnten: Der Kater konnte nicht mehr fressen. Das Schlucken schien ihm unsägliche Mühe zu machen. Vor allem die Aufnahme fester Nahrung war nach ein paar Tagen unmöglich geworden. Das Zahnfleisch entzündete sich geschwürig, und der Speichel floß ihm unaufhörlich aus dem Maul. Das Tier stank aus dem Rachen und bot ein Bild des Jammers.

Instinktiv hatte es sich auf den Orgon-Akkumulator zurückgezogen, um wenigstens den Haupt-Energieabfall zu kompensieren. Die mit Kork überzogene Deckplatte des Geräts verließ es in der Folge nur noch, um seine Notdurft zu verrichten.

Es bestand kaum Zweifel, der Kater litt an jener gefürchteten Erkrankung, welche man gemeinhin mit »Katzenseuche« bezeichnet. Das ist ein Sammelbegriff für diverse »Virusinfekte«, deren Auswirkungen sich vor allem im Magen-Darm-Kanal sowie an der Mundschleimhaut manifestieren. Gemeinsam ist allen Formen, daß sie mit einem Leukozytensturz einhergehen und somit die Abwehr sehr schnell zusammenbricht, so daß die davon befallenen Tiere üblicherweise in ein paar Tagen verenden. Meist werden jüngere Katzen von der Seuche befallen. Daß es einen relativ alten Kater erwischt, ist seltener.

Was war zu tun? Die Grundidee bei dieser Erkrankung ist die Toxinschwemme. Hohes Fieber versucht durch ein Anschüren der Stoffwechselvorgänge die anfallenden Schlacken zu verbrennen und die Situation zu meistern. Aber es ist zuwenig »Polizei« im Körper vorhanden, und so werden aus den vorhandenen Polizeistationen (Lymphknoten) schnell Verbrecherlokale (Giftdepots). Das heißt, wir haben einen generalisierten septischen Zustand vor uns. Dementsprechend benötigen wir Mittel, die dem gerecht werden können, und das können der Natur der Störung gemäß eben nur ziemlich »böse« sein.

Dabei fallen einem sofort einige Schlangengifte ein, wie **Lachesis** oder **Crotalus horridus** – die *Klapperschlange,* natürlich **Arsen** und **Pyrogenium,** nicht zu vergessen **Kreosot** und andere. Gott sei Dank haben wir unseren Köcher voll mit diesen giftigen Pfeilen, die schon so manches kleine Wunder bewirken konnten, – in dynamisierter Form, versteht sich.

Gleichzeitig ist unbedingt dafür zu sorgen, daß der enorme Flüssigkeitsverlust, den die Tiere durch Speichelfluß, Erbrechen und Durchfälle erleiden, ausgeglichen wird. In unserem Fall beschloß ich nicht zu sparen und erstand in der Apotheke **Boviserin** – *Rinderserum,* das reich an Proteinen ist. Dieses zog ich mit einer Injektionsspritze – unter Weglassung der Metallkanüle – auf und spritzte ihren Inhalt dem Kater tief in den Schlund. Das konnte er, wenn auch mühsam, schlucken und blieb so einigermaßen bei Kräften.

Nun zur eigentlichen Mittelwahl: Die Leitidee ist SEPSIS. Das finden wir in I,449 des Repertoriums. Relativ wenige fettgedruckte Mittel stehen hier, außerdem einige zweiwertige. Zu den oben genannten dreiwertigen gesellt sich noch **Carbo vegetabilis.**

Diese Heilstoffe sind jetzt zu differenzieren nach den Symptomen, die wir in unserem Fall vorfinden. Das Leitsymptom innerhalb der übergeordneten Idee ist sicher der enorme Speichelfluß sowie die Tatsache, daß der Kater feste Nahrung nicht mehr schlucken kann. Das steht unter:

INNERER HALS/SCHLUCKEN BEHINDERT/KANN NUR FLÜSSIGKEITEN TRINKEN, DIE GERINGSTE FESTE NAHRUNG WÜRGT   III,283

Es gibt 6 Mittel. Ein wenig weiter heißt es:
SCHLUCKEN ERSCHWERT/FESTE SPEISEN. In beiden Rubriken ist das von mir verwendete Pharmakon vertreten. In der ersteren zwei-, in der letzteren dreiwertig. Das ins Auge gefaßte Hauptmittel steht auch zweiwertig unter

MUND/GESCHWÜRE/GANGRÄNÖS   III,198

Es fehlt unter
MUND/SPEICHEL ÜBELRIECHEND/FÖTID   III,205

Dafür stoßen wir hier auf den fettgedruckten **Mercur,** welcher auch in der – allerdings riesigen – SPEICHELFLUSS-Rubrik (III,206) dreiwertig vertreten ist. Dieser paßt natürlich hervorragend zu der sonstigen Symptomatik (Durchfälle, ständig = Stuhlzwang = TENESMUS, in III,648) und dem Erbrechen.

Da nichts zu verlieren ist, beschließe ich, die beiden Mittel im Wechsel zu geben. Das waren **Baptisia,** der *wilde Indigo* – wohl die Hauptarznei von der Grundidee her – und das *Quecksilber.* Von dem einen hatte ich eine LM12 im Schrank stehen, von dem anderen eine LM18. Die Zeitintervalle der Einnahme betrugen 2 Stunden.

Unter dem Einfluß der Medizinen sowie der sonstigen Maßnahmen und viel liebevollen Zuspruchs genas der Kater allmählich. Es ging nicht schnell. Dazu war das Krankheitsbild zu ernst. Aber das Tier hielt sich wacker, und nach ein paar Tagen konnte man sagen, daß das Schlimmste überwunden war.

Selbst wenn das nicht funktioniert hätte – es gab da, wie wir gesehen haben immer noch andere Arzneien in der Hinterhand. Das ist das Schöne an dieser Heilkunst: das große Wirkungsspektrum dieser Medizinen bei gleichzeitig überschaubarer Menge an Einzel-Pharmaka.

Ohne die Homöopathie wäre unser Kater damals mit Sicherheit verendet. Die üblicherweise von den Tierärzten vorgenommene antibiotische Therapie schafft vielleicht vorübergehend Aufschub. Wenn es jedoch nicht gelingt, die solcherart massiv unterdrückten toxischen Belastungen anderweitig auszuschleusen, droht den Tieren praktisch immer chronisches Siechtum und früher Tod. Der Tittl[2] jedoch gewann seine strahlende Schönheit zurück und lebte noch weitere drei Jahre. Als es genug war und er seinen Körper loslassen wollte, verabschiedete er sich von jedem von uns und ging langsam und stolz in den winterlichen Obstgarten hinaus. Normalerweise findet man Katzen nicht, wenn sie sich zum Sterben zurückziehen, so gut verstecken sie sich. Nicht so der Tittl. Als im Frühjahr der Schnee schmolz, fanden wir ihn völlig entspannt, langausgestreckt in seinem geliebten, riesigen Gartenrevier – mitten auf der Wiese liegend.

Licht ins Dunkel
(Altersschwäche einer Katze)

In unserem Hause wohnt eine junge Schriftstellerin, welche im Herbst 1994 für zwei Monate nach Australien flog, um Material für ihr neues Buch über »Magisches Reisen« zu sammeln. Ihr gehört eine bereits 15-jährige Katze, welche schon des öfteren Anzeichen von Altersschwäche gezeigt hatte. Sie verfiel dann immer in eine durch Niereninsuffizienz erzeugte Apathie, welche sich jedoch bisher auf ein paar Globuli von **Arsenicum album** in der C30 oder C200 jedesmal wieder aufgelöst hatte. Katzen sind ja sehr aristokratische Tiere und so paßt, neben **Pulsatilla,** der *weiße Arsenik* besonders gut auf viele ihrer Beschwerden.

Als sie nun jedoch nach dem Abflug ihrer Herrin derart lange allein gelassen wurde, – der zurückgebliebene Ehemann war offenbar kein vollwertiger Ersatz, – fiel sie nach einiger Zeit doch sehr in sich zusammen.

---

[2] von »Tittipüh« – dem Geräusch, das diese Katze beim Ausatmen von sich gab, wenn sie »ihren« Platz gefunden hatte und sich genüßlich ausstreckte.

Natrium und **Ignatia** halfen vorübergehend, aber nicht überzeugend. Nach einiger Zeit konstatierte der Tierarzt wieder die gefürchtete Nierenschwäche mit Rückstau von Harnstoff und drohender Urämie. Die von ihm gespritzten Vitaminpräparate konnten das Tier nicht beleben, und auch das von mir verabfolgte **Berberis** wirkte lediglich ein wenig erleichternd.

Kurz vor der Heimkehr der Frau mußte auch noch ihr Ehemann verreisen, so daß das Tier ein paar Tage ganz alleine in der Wohnung war. Ich sah des öfteren nach ihm, versorgte es mit Nahrung, sprach mit ihm und bat es durchzuhalten. (Katzen sind ja wie viele andere Tiere auch und ohne Rücksicht auf Entfernungen in geistiger Verbundenheit mit ihren Besitzern und erahnen sogar oft den genauen Zeitpunkt von deren Rückkehr).

Als die Herrin dann wieder bei ihr war, ging eine Zeit lang alles gut. Schließlich aber stellte sich der traurige Zustand trotzdem wieder ein. Die Katze saß völlig apathisch in den Ecken herum und starrte die Wände an. Sie war kaum noch fähig, Wasser zu lassen. Die Frau meinte, daß sie sich nun wohl bald werde trennen müssen von dem Tier.

Da kam mir eine Idee. Ich erinnerte mich an das Arzneimittelbild von **Helleborus niger,** der *Christrose,* und an deren lähmende Wirkung auf Gehirn und Nieren, was sie ähnlich dem **Digitalis** in homöopathischer Aufbereitung zu einer großen Arznei beim urämischen Koma werden läßt. Auch fiel mir ein, daß PARACELSUS sie als einen wesentlichen Bestandteil seines speziell für den alten Menschen komponierten »*Arcanum per vitam longam*«[3] angesehen hatte. – Von der Signatur her einleuchtend: Die *Christrose* hat die Macht, Eis und Schnee, Kälte und Erstarrung zu durchbrechen.

Sie findet die Kraft zu erblühen, wenn alle anderen Pflanzen schlafen. Auf diese Weise ist ihr Genius fähig, Licht ins Dunkel eines absterbenden Organismus zu bringen, – in der gereinigten und veredelten oder potenzierten Zubereitung, versteht sich.

---

[3] Eine lebensverlängernde spagyrische Essenz aus diversen ausgewählten pflanzlichen und mineralischen Bestandteilen.

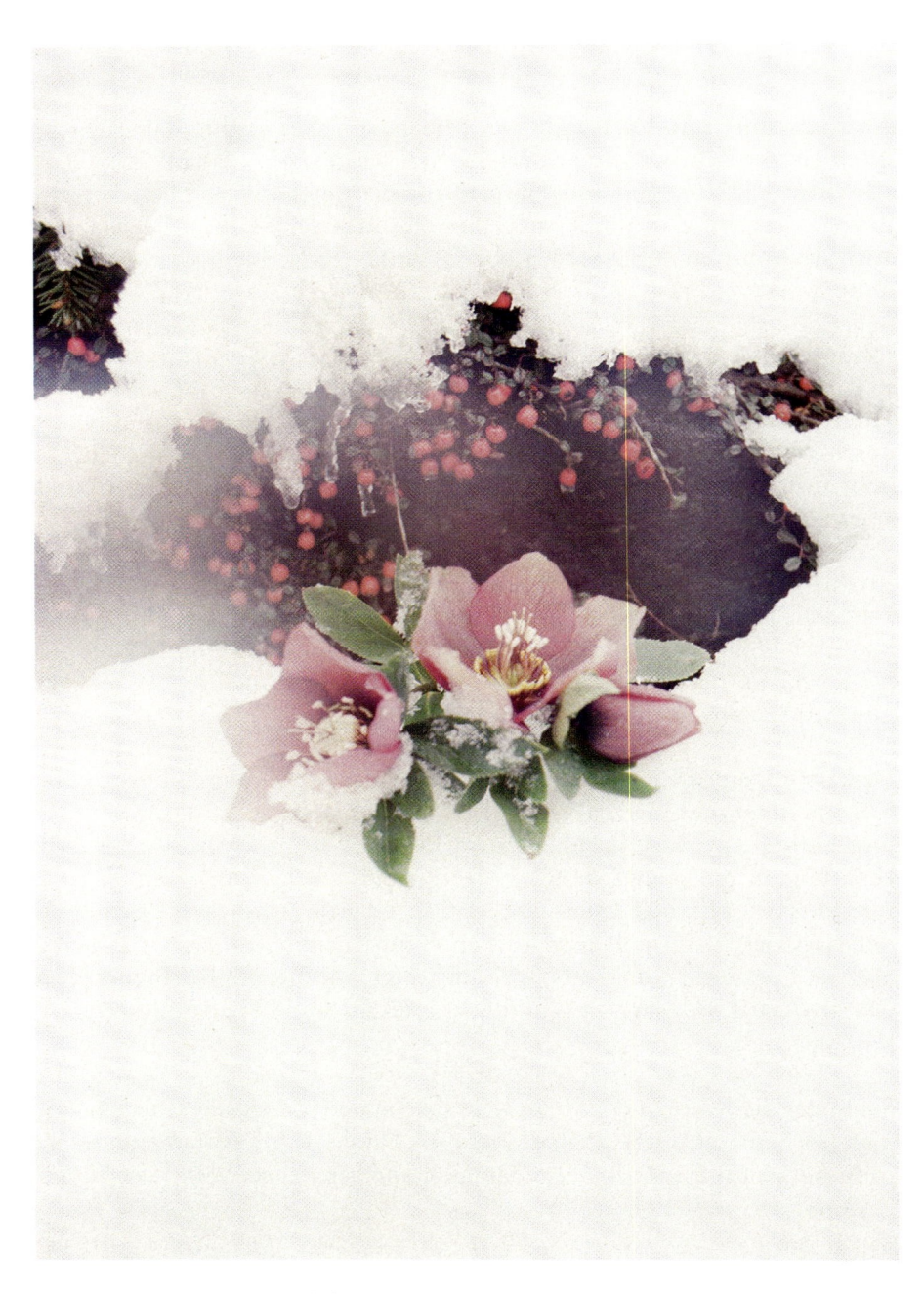

Helleborus niger – die *Christrose*

Gemeinsam bemühten wir uns also, ein einziges Kügelchen einer 200sten Potenz von **Helleborus** in den behutsam geöffneten Rachen der Katze fallen zu lassen.

Die Verwandlung geschah über Nacht. Die plötzliche Wiederbelebung wirkte auf ihre Besitzerin wie ein kleines Wunder. Sie berichtete anderntags, die Katze würde herumspringen »wie eine junge«. Die in Gang gekommene Verlebendigung besorgte eine Ankurbelung der Ausscheidungsorgane. Die Absonderungen waren von einem enormen Gestank begleitet. Der Erfolg war dauerhaft. Das Tier lebt immer noch, und es geht ihm gut, obwohl seine Herrin erneut für drei Monate nach Australien fliegen mußte. Diese Katze ist inzwischen 18 Jahre alt.

Sie kann ihnen die Brust nicht geben
(Milchstau einer Hündin)

Unsere Hündin von der Sorte kleiner schwarzer »bayerischer Urhund« hatte zweijährig zum ersten Mal unter offenbar ungünstigen Bedingungen »empfangen«. Die Kleinen, – es waren nur zwei – kamen tot auf die Welt. Das war für die Hündin schwieriger zu verkraften, als es gemeinhin hingestellt wird. Sie litt und suchte ihre Kinder, die wir unter einem Baum vergraben hatten, tagelang. Was aber noch schlimmer war: Die Milch war eingeschossen und plagte das Tier.

Die Zitzen waren prall gespannt, und wir mußten sie immer wieder ausdrücken. Das war aber ein Teufelskreis, denn wenn wir das taten, wurde natürlich die Produktion erneut angeregt, und so ging das immer weiter. Die Drüsen entzündeten sich, und ich zog das Mittel der Wahl für derlei »Störungen« aus dem Schrank: **Phytolacca**, die nordamerikanische ***Kermesbeere***.

Diese Medizin schaffte die Entzündung im Handumdrehen weg, aber das Hauptproblem blieb. Die Milch floß weiter, bzw. sie floß eben nicht, weil keine Welpen für ihre Verwertung sorgten. Was tun? Dieser Fall ist im »KENT« nicht vorgesehen. Mir mußte also selbst eine Idee kommen. Idee kommt von dem griechischen Wort *idein,* was soviel heißt wie »sehen, erblicken«. Es geht also um einen »Ein-fall«. Etwas soll aus der Ideenwelt einfallen. Ich habe – nicht allein – festgestellt, daß solche Einfälle am leichtesten vonstatten gehen, wenn wir die Augen schließen, um nach innen zu sehen. Also ging ich in mich und bat meinen innersten Kern um Hilfe. Und da kam auch prompt die Lösung. Sie war ebenso einfach wie wirkungsvoll, denn auf die Tropfen in der LM12 ebbte der Milchstrom ab, und nach drei Tagen bildeten sich die geschwollenen Zitzen langsam zurück.

In meinen Colloquien pflegte ich solche Fragezeichen-Situationen genüßlich auszukosten, – nicht um die Anwesenden zu ärgern, sondern um ihnen Gelegenheit zu geben, mit ein paar Hilfsschritten und Stützen allmählich selbst auf die gleiche Idee zu kommen. Dann ist der Lerneffekt wie auch die Freude, den Denkvorgang »eigen-mächtig« vollzogen zu haben, ungleich größer, als wenn ich das heilende Mittel gleich genannt hätte.

Die einfachste Art, jemanden dorthin zu führen, wäre z.B. die Frage: »Gibt es in unserem Arzneischatz irgendeine Arznei, die an sich schon Simile-Qualität für Hunde hat?«

Und für Leute, die dann immer noch auf ihrer eigenen »Leitung« stehen, kann man ergänzen: »... und die vielleicht noch einen besonderen Bezug zur Milchproduktion hat?« Wem dann **Lac caninum,** die *Hundemilch* nicht einfällt, der muß an diesem Tag schon sehr schwach bestrahlt sein oder ganz einfach seine Arzneimittelbilder besser studieren.

Die *Hundemilch* ist, nebenbei bemerkt, jener »merk-würdige« Heilstoff, der wechselweise beide Seiten des Organismus affiziert, die linke und die rechte Körperseite mit all ihren Organen und Gliedmaßen, d.h. über die linke und rechte Gehirnhemisphäre des jungen Welpen für eine ausgewogene Bewußtseinsentwicklung sorgt.

Die Frage erhob sich nun, ob man hier Teufel mit Beelzebub austreiben konnte, sprich *Hundemilch* mit hochpotenzierter »ähnlicher« Milch? Da ich dem Hund nicht seine eigene potenzierte Milch eingab, sondern die einer ganz anderen Hündin, war das nach wie vor »Homoio-pathie«, nicht Isopathie.

Ein Jahr später hatte die Hündin dann sechs gesunde Junge, die wir zum großen Gaudium der Kinder alle aufzogen und auch alle an begeisterte Hundeliebhaber loswurden. Liebhaber mußte man sein, denn an üblichen Rassevorstellungen, was Hunde betrifft, durfte man nicht kleben.

Dieses Mal war keine Not, die Milch loszuwerden, im Gegenteil, die Kleinen langten kräftig hin, und wir verfütterten pfundweise Kuheuter an die Hündin, die sie begierig zu sich nahm, gewissermaßen als eine Art organotroper Homöopathie in Substanzform.

Sie hat sich »über-geben«
(Läufigkeit einer Hündin nach Sterilisation)

Dies ist eine kleine, aber feine Geschichte mit einem Tip für Besitzer von Hündinnen, von dem ich aber nicht sagen kann, ob bzw. wie er funktioniert. Deshalb wäre ich dankbar für Informationen meiner Leser, welche Erfahrungen sie mit dem hier verwendeten Mittel gemacht haben.

Nachdem unsere Hündin im Frühjahr 1985 wie gesagt, sechs gesunde Welpen zur Welt gebracht hatte und noch sehr angestrengt von der Aufzucht der Kleinen war, ging das »Theater« im Herbst desselben Jahres schon wieder los. Also beschlossen wir nach langem Hin und Her, sie sterilisieren zu lassen, obwohl die Hündin zu diesem Zeitpunkt erst vier Jahre alt war. Der Eingriff würde zweifellos eine gewaltige Suppression natürlicher Abläufe bedeuten. Wir wußten uns aber keinen besseren Rat. Überdies war unser Garten von den ständigen Besuchen fremder Rüden immer ziemlich verwüstet. Wer eine Hündin sein eigen nennt, weiß, wovon ich spreche.

Also gingen wir den schweren Gang zum Tierarzt. Die Hündin bekam eine Vollnarkose und wurde wie ein Mensch auf dem Operationstisch angebunden. Eine der zwei Assistentinnen kontrollierte ständig Herzschlag, Kreislauf, Atmung und Narkosetiefe. Es war also für alles bestens gesorgt. Trotzdem kämpfte ich während des Eingriffs mehrere Male gegen eine Ohnmacht an.
Es war wohl weniger die Tatsache, daß meiner Hündin gerade der Bauch aufgeschnitten wurde, als vielmehr der Gedanke, daß hierbei in die Schöp-

fungsordnung eingegriffen wurde und daß wir in einem solchen Falle noch keine andere Wahl haben, als die Tiere zu verstümmeln. Da ich ohne Macht war, zu ändern, was sich vor meinen Augen abspielte, war ich dieser Ohnmacht nahe, zwang mich aber immer wieder dazu, hinzuschauen, denn ich hatte ja schließlich alles inszeniert.

Die Gebärmutter und ein Teil der Eierstöcke wurden entfernt. Der Rest sollte sicherstellen, daß die hormonellen Abläufe wenigstens einigermaßen erhalten blieben. Innerhalb von drei Tagen kam der Hund mit **Arnica** (Allgemeinverletzung) und **Staphisagria** (speziell für Schnittwunden) auf die Beine und lief sehr bald wieder völlig unbekümmert herum.

Zur üblichen Zeit im Februar versammelten sich nur einige Rüden vor dem Haus, während es im darauffolgenden Sommer allerdings wieder »wie in alten Zeiten« war. Offenbar hatten sich die Eierstöcke regeneriert, und die Hündin verschickte ihre Einladungen mit dem Wind wie eh und je. Der Vater ihrer Kinder, eine Art Hirtenhund, den sie als einzigen an sich heranließ – die großen Schäferhunde und Bernhardiner biß sie alle weg – kam auch diesmal wieder zum Zuge, einschließlich des eigenen Sohnes, der inzwischen heraus hatte, »wo's langgeht«.

In dem Bewußtsein, daß ja nun »nichts mehr passieren« könne, ließen wir das Tier laufen, waren aber einigermaßen erschrocken, in welch desolatem Zustand sie sich nach der Kopulation befand. Nachdem sie an einem Tag dreimal koitiert hatte, lag sie völlig erschöpft und hechelnd mit aufgetriebenem Bauch am Boden, wie bei einer Schwangerschaft im neunten Monat. Kurz danach erbrach sie sich, und ich bekam es ein wenig mit der Angst zu tun. Offensichtlich kam die Hypophyse mit diesem Überangebot an männlicher Energie bei gleichzeitiger Insuffizienz weiblicher Möglichkeiten nicht zurecht. Die Folge war ein »hysterischer« Zustand im wahrsten Sinne des Wortes (griech.: *hystera* = »Gebärmutter«).

Ich nehme den »KENT« zu Hilfe und sehe nach unter:

MAGEN/ÜBELKEIT/NACH COITUS	(2 Mittel)	III,475

Es gibt sogar noch die genauere Rubrik

Magen/Erbrechen/Nach Coitus	(nur 1 Mittel!)	III,455

Das Mittel ist identisch mit dem einen der erstgenannten Rubrik.

Sicherheitshalber ziehe ich noch die Allgemein-Rubrik Schwäche zu Rate. In dieser Kolonne

ALLGEMEINES/SCHWÄCHE/NACH COITUS   (23 Mittel)   III,442

findet sich wiederum die bereits ins Auge gefaßte Arznei. Ihre Idee leuchtet mir ein, denn es handelt sich dabei um **Moschus** (Drüsensekret des männlichen *Bisam*), das einen deutlichen Bezug zur Sexualsphäre hat.

Der aufgetriebene Bauch unter

ABDOMEN/FLATULENZ/AUFTREIBUNG DES BAUCHES   III,527

fällt ebenfalls noch unter den Wirkungsbereich dieser Medizin, wenngleich sie hier nur im Normaldruck erscheint.

Ich sehe in meinem Arzneischrank nach, in dem etwa 200 Pharmaka fein säuberlich alphabetisch und in den verschiedenen Potenzen aufgereiht stehen, und kann mir kaum vorstellen, daß dieser seltene Heilstoff darunter ist. Doch siehe da, es gibt ein einziges Fläschchen in der LM12.

Das Tier ließ sich die Tropfen willig in den aufgesperrten Rachen schütten, schleckte ein paarmal und dann geschah die Verwandlung. Innerhalb von wenigen Minuten schwoll der Bauch ab, und es kehrte Leben in das Tier zurück. Es schüttelte sich, bekam wieder klare Augen, erhob sich vom Boden und tat, als ob nichts gewesen wäre. **Moschus** hatte noch einen anderen Effekt:

Von Stund an blieben die Rüden aus. Entweder war die Zeit der Läufigkeit sowieso vorbei, oder das Drüsensekret des männlichen Moschustieres hatte gegen das der Rüden »angestunken« und unserer Hündin eine Ausstrahlung verschafft, die ihren Galanen signalisierte, daß sie schon gedeckt sei. Es wäre schön, wenn sich der Lauf der Natur auch in ähnlich gelagerten Fällen auf diese sanfte Weise beeinflussen ließe.

Er hat seinen Herrn verloren
(Trauer eines Hundes)

Eine Frau Mitte Dreißig kommt Mitte der 80er Jahre in die Sprechstunde. Begleitet wird sie von zwei schwarzen ungarischen Hirtenhunden. Das sind die, deren lange verfilzte Zottelhaare ihnen so über Augen und Schnauze hängen, daß man sich bei flüchtigem Hinsehen tatsächlich über das Vorne und Hinten des Hundes im unklaren sein könnte. Sozusagen die »Rastafarians« der Hunde – nur daß wir keine Reggae-Musik von ihnen zu hören bekommen. Die stolzen Besitzer derselben mögen mir meine respektlos erscheinende Ausdrucksweise verzeihen.

Mir fällt sofort auf, daß der eine von ihnen sehr lebhaft und guter Dinge ist. Er läuft aufgeregt im Zimmer hin und her, drängt dann zur Haustür und tollt, als wir ihn hinauslassen, fröhlich im Garten herum. Der andere, der ihm rein äußerlich wie ein Ei dem anderen gleicht, macht einen müden und traurigen Eindruck. Er läßt sich sofort zu Boden fallen und blickt dann kaum noch auf. Er ist magerer als der andere, und sein »Haarkleid« – von Fell kann man ja bei diesen Hunden kaum sprechen – sieht irgendwie glanzlos aus. Das alles ist Grund genug für einen Jünger HAHNEMANNS, um nachzufragen, was für eine Ursache hinter diesem auffälligen Gebaren stecken könnte.

Die Frau erklärt mir, daß es sich bei diesem Tier um den Hund ihres geschiedenen Mannes handle, den jener nach vollzogener Trennung aus beruflichen Gründen nicht mitnehmen konnte. Seitdem – das ginge nun schon einige Monate lang so – trauere der Hund um seinen verlorenen Herrn. Er nehme auch kaum Nahrung zu sich.

Ich bitte sie um ihr Einverständnis, den Hund mitbehandeln zu dürfen, welches sie mir bereitwillig erteilt. Meine Frage, ob er ein wenig Wasser trinken würde, wird bejaht und so gehen wir auch mit dem Hund in den Garten und dort an den Brunnen. (Hunde trinken immer lieber Quellwasser, als das aller energetischen Impulse beraubte Leitungswasser). Der Hund nimmt ein wenig Wasser aus einer Tonschale zu sich – nicht ohne, daß ich vorher das arzneigetränkte Kügelchen eines Mittels in 200ster Potenz darin aufgelöst hätte.

Wie die Frau mir später telephonisch mitteilte, habe das Tier bereits auf der Heimfahrt »etwas glänzendere Augen gehabt«, in den darauffolgenden Tagen habe es sich dann ganz wesentlich verändert und an Lebhaftigkeit gewonnen. Es würde jetzt auch wieder mehr fresssen. Offenbar hatte es sie als seine neue Herrin angenommen.

Bei ihrem nächsten Besuch, etwa 14 Tage später, kannte ich die beiden Hunde kaum noch auseinander. Vom Temperament her waren sie sich nunmehr sehr ähnlich geworden. Die äußere Ähnlichkeit war sowieso gegeben. Keine Spur von Trübsal mehr bei dem behandelten Tier. Offensichtlich war er in seiner Gedankenwelt nicht mehr verbunden mit der Vergangenheit, sondern lebte wieder ganz in der Gegenwart. Die Rubriken:

Gemüt/Stiller Kummer   I,66

Zwei dreiwertige Mittel und eine zweiwertige Arznei

Magen/Appetit fehlt   III,420
Allgemeines/Abmagerung   III,407

Ich hatte mich für das **Kochsalz** entschieden. **Ignatia** hätte vermutlich auch gute Dienste getan.

Ihm ist etwas über die Leber gelaufen
(Folgen einer Wurmkur)

»Ein Hund frißt Ihnen eine ganze Leber von einem Schwein mit Milzbrand. Er bekommt den Milzbrand nicht, – das ist für ihn das schönste Mittagessen. Auch Rindviecher und Hühner sind außerordentlich widerstandsfähig – Menschen nicht.«

Nun, ganz so widerstandsfähig, wie Adolf Voegeli das vor 25 Jahren im Seminarraum des Restaurants am Chinesischen Turm im Englischen Garten zu München von sich gab, sind sie heute auch nicht mehr, weder Hunde noch Rindviecher; wir sehen es am um sich greifenden Rinderwahnsinn.

Nur ein pervertiertes Denken kann auf die Idee kommen, reine Pflanzenfresser, deren Systeme auf Proteinverwertung nicht eingerichtet sind, mit tierischen Futtermehlen zu versorgen – und Rinder sind nun mal Vegetarier in Reinkultur. Ihre Gehirnstrukturen kommen mit dem artfremden Angebot, das zudem oft auch noch aus Kadavern gewonnen wird nicht zurecht.[4]

Dem an sich schon oftmals fragwürdigen »Kraftfutter« werden bisweilen noch Antibiotika und Wachstumshormone zugesetzt. Das geschieht bei Schweinen und Rindern im Prinzip nicht viel anders als auch bei Zuchtlachsen.

Chemische Arzneimittel werden bis zu einer gewissen Grenze von Tieren toleriert, aber ähnlich wie beim Menschen ist eben diese Grenze von Individuum zu Individuum verschieden. Sie hängt ab von der Kraft des einzelnen Tieres, und die wiederum hängt ab von seiner Herkunft und Vorbehandlung. Ein ständig mit Impfungen traktierter Hund wird weniger belastbar sein als ein ohne diese Noxen aufgewachsener gleich alter aus demselben Wurf.

Die folgende Geschichte handelt von einem Hund, den ich nie zu Gesicht bekam und dem ich trotzdem helfen konnte.

Es begann an einem Sonntag im März 1979. Eine ehemalige Patientin ruft mich in aller Herrgottsfrüh an und holt mich damit aus den Federn, so daß mir beinahe ein Fluch zu Beginn dieses heiligen Ruhetages über die Lippen gerutscht wäre.

Es ist eine verbreitete Unsitte bei Patienten, am Sonntag wegen einer Lappalie anzurufen.
Beispielsweise mit der Frage, ob die Tropfen am Morgen oder Abend eingenommen werden müßten, oder mit der Bitte, ein Rezept zugeschickt zu bekommen. Derlei muß man sich energisch verbitten, denn Patienten können auch Vampire sein. Vor allem Vampire zum verbilligten Nacht- oder Sonntagstarif. Geht es um einen akuten Fall, ist dagegen nichts einzuwenden.

---

[4] Aus der Sicht der klass. Homöopathie gibt das zu der Vermutung Anlaß, daß man die meisten der befallenen Tiere durch wechselseitige Gaben von **Arsenicum album** und **Pyrogenium,** in höheren Potenzen – (der Nosode aus verdorbenen Rindfleisch) würde retten können.

Hier fiel der Frau jedenfalls genau am Sonntag ein, den Homöopathen wegen der »Gelbsucht« ihres Hundes zu befragen. Der Tierarzt, der natürlich in so einem Fall zuerst konsultiert wird, habe sich die vergangenen drei Wochen vergeblich bemüht, das Tier mit Vitaminspritzen wieder auf die Beine zu bekommen.

Auch seine sonstigen Maßnahmen hätten keinerlei Ergebnis gezeigt, so daß er schon davon gesprochen habe, ihn einschläfern zu müssen, – den Hund! Die Frau ist ganz außer sich und sagt, sie müsse in zwei Wochen für längere Zeit ins Ausland verreisen, und wenn ihr Liebling bis dahin nicht gesund sei und so weiter und so weiter. Ich unterbreche den Redeschwall und frage nach Einzelheiten.

Mittel gegen *Ikterus*[5] gibt es viele, und von hier aus in den Fall einzusteigen, würde sicherlich nicht zum Ziel führen. Es mußte also, wenn möglich, eine Causa her. Bei einem Tier liegt es nahe, immer zuerst einmal daran zu denken, daß es unter Umständen etwas Falsches gefressen haben könnte. Also frage ich nach, wann denn das alles angefangen habe, und da schießt es auch schon aus der Frau heraus: Der Hund habe sich vor drei Wochen einer Wurmkur unterziehen müssen. Danach sei der Stuhl breiig gelb und der ganze Hund quittengelb geworden. Das Fell sei ihm stellenweise ausgegangen und dabei sei die darunterliegende Verfärbung der Haut zum Vorschein gekommen. Der Tierarzt stellte eine massive Leberverhärtung fest.

Und was stellt der Homöopath fest? Daß der Hund ganz offensichtlich an den Folgen eines nicht verkrafteten chemischen Mittels leidet: nicht anders jedenfalls ist das Wurmmittel chemischer Provenienz einzuordnen. Und dagegen geben wir unsere Haupt- und Staatsmedizin – inzwischen weiß es der belesene Adept bereits im voraus – **Nux vomica.**

Der Homöopath kann das in diesem Fall per Telephon erledigen, auch ohne den Hund gesehen zu haben, denn dabei könnte er auch nur feststellen,

---

[5] Von griech.: *ikteros* = »Pirol, – gelber Vogel«. Die Leber kommt mit dem Abbau aus den von der Milz für untauglich befundenen roten Blutkörperchen nicht mehr zurecht und staut die Abbauprodukte aus dem Hämoglobin, – das sogenannte *Bilirubin,* zurück an die Haut. Dabei färbt sich diese sowie die Lederhaut des Auges *(Sklera)* gelb.

was ihm sowieso gerade gesagt wurde, nämlich daß der Hund eine verhärtete Leber hat und daß er gelb ist und daß ihm die Haare ausgehen.
Da der Hund sich uns nicht mitteilen kann, kann er auch nicht sagen, ob er das Wurmmittel vertragen hat oder nicht. Das wird sich aber durch den Erfolg oder Nichterfolg der **Brechnuss** herausstellen. So einfach ist das. Erst das Versagen unserer Arznei zwingt zum Umdenken. Versagen heißt hier, wenn nicht innerhalb von einer Woche eine spürbare Umstimmung erreicht wird, nachdem das Tier vorher drei Wochen lang seinem Ende immer näher rückte.

Aber **Nux vomica** wirkte in der LM12 vorzüglich, jeden Tag zwei mal fünf Tropfen gegeben (ab Montag, notabene, da am Sonntag Apotheken bekanntlich geschlossen haben), womit die Wahrscheinlichkeit der Vergiftung durch das Wurmmittel zur Gewißheit wurde.

Die Frau berichtete, daß die Wende fast augenblicklich eintrat und daß der Hund ihr die Tropfen buchstäblich aus der Hand schleckte, so gierig war er danach gewesen, – als ob er instinktiv spürte, daß dies das ihn heilende Medikament war. Verrückt, bei einer substanzlosen Hochpotenz, wird manch einer sagen. Vielleicht verfügen Tiere aber auch, und besonders in Gefahrenmomenten, über ein gesteigertes Wahrnehmungsvermögen, von dem wir keine Ahnung haben, ähnlich einem Wünschelrutengänger, der selbst ohne das Anzeigeinstrument seiner Rute empfänglich genug ist, zu empfinden, ob er auf einer Wasserader steht.

Die Genesung des Hundes setzte bereits am Tag nach der erstmaligen Mittelnahme ein, wie mir die Frau – wiederum telephonisch – versicherte; denn er habe danach fast augenblicklich aufgehört, aus Ohren und Maul zu stinken. Nach einer Woche waren nur noch vereinzelt gelbe Flecken an der Haut zu sehen, und das Fell bekam wieder Glanz. Wo ihm das Fell ausgegangen war, bildete sich neuer Flaum.

Wenn wir nun nachträglich unter der Rubrik

Haut/Verfärbung/Gelb nachsehen, finden wir zwar die **Brechnuß** im Fettdruck vertreten, und darüber freuen wir uns natürlich. Die Wirkung dieses Mittels wäre aber auch nicht in Frage gestellt gewesen, wenn es in besagter Rubrik nicht verzeichnet wäre. Der *Ikterus* war, wie gesagt, kein Leitsymptom, wie er das wohl überhaupt nie sein wird – von homöopathischer Sicht aus.

Die Stimme seines Herrn verloren
(Innenohr-Tumor)

Im April 1986 erhalte ich den telephonischen Hilferuf einer Kollegin, die auf diesem Wege anfragt, ob mir spontan etwas einfällt zu einem Tumor des Hundes ihrer Eltern.
Das Tier ist 13 Jahre alt, die Geschwulst sitzt, so hat es der Tierarzt diagnostiziert, im Labyrinth des Ohres. Sie sei einwandfrei »bösartig«, und eine Operation würde sich »nicht mehr rentieren«. Ich frage nach der Symptomatik: Der Hund ist schwerhörig auf dem befallenen Ohr und fährt erschrocken zusammen, wenn man ihn von der nicht affizierten – rechten – Seite her anruft. Er mache einen depressiven Eindruck und belle sie bisweilen völlig unmotiviert an, obwohl er mit ihr vertraut ist.

Manchmal arte das in regelrechte »Anfälle« aus, wobei ihm der Schaum vor dem Maul stehe und er dann mit *tonisch-klonischen Krämpfen*[6] umfalle. Ein schweres Krankheitsbild also, das einen beginnenden Endzustand anzeigt. Die Anzahl der Anfälle habe in den letzten Monaten langsam und stetig zugenommen. Die Eltern der Kollegin lieben ihren Hund abgöttisch und wollen ihn, wenn irgend möglich, auf eine bevorstehende Spanienreise mitnehmen.

Ich frage, ob der Hund schon öfters auf solchen Reisen dabei war, was bejaht wird. Entsprechende Tollwut-Impfungen hat er jede Menge hinter sich – soeben wieder eine.

---

[6] Tonisch, von griech.: *tonos* = »Muskel, Spannung«. Tonische Krämpfe sind Muskelkontraktionen von starker Intensität und längerer Dauer. Klonisch, von griech.: *kloneo* = »sich heftig bewegen«. Klonische Krämpfe bestehen in rhythmischen Zuckungen der Extremitäten durch rasch aufeinanderfolgende gleichförmig ablaufende Muskelkontraktionen. Klonisch-tonische Krämpfe weisen auf Schädigungen der Leitungsbahnen im Hirn hin. Sie kommen u.a. vor bei *Epilepsie* und starken *Neurosen*.

Ich sage »spontan«, wie das gewünscht war, zwei Mittel durch und verifiziere hintennach meine Entscheidung durch Repertorisation. Das sieht dann so aus:

ALLGEMEINES/KREBSARTIGE LEIDEN   1,424
ALLGEMEINES/KREBSARTIGE LEIDEN/HIRNTUMOR   1,425

können wir in etwa noch mit dem Tumor im Labyrinth des Innenohrs gleichsetzen.
Sodann nehme ich ergänzend mit auf:

KONVULSIONEN/KLONISCH   1,421
      /TONISCH   1,423
      /TETANISCHE STEIFHEIT   1,422
      /NACH IMPFUNG   1,420

Letztgenannte Rubrik ist eine »hypothetische«. Ich habe aber schon öfters erlebt, daß Hunde nach fortgesetzten Impfungen zu Krämpfen neigen. Es gibt in dieser Rubrik nur eine einzige Medizin. (Welche?)
Sie wird mein Reservemittel sein, für den Fall, daß die beiden anderen nichts ausrichten sollten.

Wer kein Vergnügen dabei empfindet, sie im »KENT« nach den hier gemachten Angaben selbst zu suchen oder wem dieses Buch nicht oder noch nicht (man weiß ja nie) zur Verfügung steht, sehe einfach im Register nach.

Unter den KLONISCHEN KONVULSIONEN steht übrigens die Tollwut-Nosode dreiwertig. Ebenso steht sie zweiwertig unter der TETANISCHEN STEIFHEIT – ein indirekter Hinweis auf einen möglichen Zusammenhang zwischen dieser Impfung und einer auffallenden Krampfneigung bei Hunden.

Daß es möglich sein könnte, hier überhaupt noch etwas auszurichten, ist einigermaßen kühn, und der homöopathisch behandelnde Heilkünstler gehört sicher zu den wenigen, die sich solche Denkungsart überhaupt erlauben können, weil sie um die Macht ihrer Mittel wissen – wenn, ja wenn – dem homöopathischen Gesetz entsprochen wird.

Meine Stegreif-Wahl war auf **Thuja** und **Conium** gefallen. Ersteres aus der »globalen« Impfidee heraus, wobei wir den *Lebensbaum* durchaus auch als eine Krebs-Medizin ansprechen können. Letzteres, weil der **Schierling** eben ein erstrangiges Tumormittel ist und auf die Restriktion der Lebenskraft – in welchem Körperteil auch immer – speziell eines alten Organismus ganz hervorragend paßt.

Wie man leicht nachvollziehen kann, finden sich beide Arzneien auch in den oben angeführten Rubriken mehr oder weniger fett gedruckt.

Die Kolonne

Mund/Speichel/Schaumig   III,205

habe ich glatt vernachlässigt. Übrigens steht auch hier wieder einmal die Tollwut-Nosode, was für den Impfschaden sprechen könnte.

Das eine Mittel wird in der LM12 morgens, das andere in der LM18 abends eingegeben, indem der Hund es mit Trinkwasser zu sich nimmt, in das die Medizinen 5-Tropfen-weise eingebracht werden.

Bericht der Kollegin 6 Wochen nach Behandlungsbeginn: Die Eltern haben die beiden Mittel mit nach Spanien genommen und den Hund jeden Tag gewissenhaft damit versorgt. Vom Tag der Einnahme an hat das Tier keinen einzigen Anfall mehr gehabt. Der Tumor war, wie die tierärztliche Untersuchung nach der Rückkehr aus Spanien bestätigte, zurückgegangen.

Ich habe danach nichts mehr von der Kollegin gehört. Es darf aber als sicher angenommen werden, daß sie sich bei schlechteren Befunden noch einmal gemeldet hätte. Müßig zu fragen, welches der beiden Mittel hier geholfen hat oder in welcher Weise sie sich gegenseitig ergänzt haben mögen.

Auch dieser Fall zeigt, daß es mitunter mehrere gute Similia gibt. Wahrscheinlich hätte sogar **Lyssinum** – die *Tollwut-Nosode,* Gutes bewirken können oder die bewußte Arznei mit dem Symptomenbild von Krämpfen nach Impfungen.

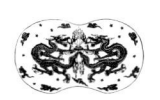

Er beißt – aber nicht ins Gras
(Folgen von Schreck mit unterdrückter Wut bei einem Rüden)

Im Januar 1983 berichtet mir unsere Zugehfrau von dem merkwürdigen Verhalten eines ihrer Hunde. Sie hat vor Jahren einen Schäferhund und einen halbhohen Mischling aus dem Tierheim übernommen. Es handelt sich um den Schäferhund. Dieser war weitgehend im Tierheim aufgewachsen und in der Zeit, wo das nicht der Fall war, offensichtlich von seinen Besitzern sehr schlecht behandelt worden. Er leide an einem Mangel an Selbstbewußtsein, verhalte sich Fremden gegenüber aggressiv und vertrage das Alleinsein überhaupt nicht. Er mache dann eine fürchterliche Unordnung in der Wohnung und, was das Schlimmste sei – er habe schon drei Mal die Sofakissen zerrissen und vollkommen zerbissen.
Auch andere Einrichtungsgegenstände seien, falls er eingesperrt auf seine jetzige Herrin warten müsse, vor seinen Zähnen nicht sicher. Offensichtlich machte sich der von Kindesbeinen angestaute Groll auf diese Weise Luft. Auch seinem Kumpanen gegenüber verhalte er sich reserviert und oftmals eifersüchtig.

Auffallend sei noch eine ungewöhnliche Schreckhaftigkeit. Wenn beispielsweise auf einem der täglichen Spaziergänge ein Fisch aus dem See schnalze, mache der Hund einen entsetzten Sprung vom Ufer weg und wenn ein Gewitter im Anzug sei, komme er auf allen Vieren angekrochen, lege den Kopf in ihren Schoß und würde bei jedem Donnerschlag winselnd zusammenzucken. Ziemlich oft bekomme er auch Anfälle von Herzrasen.

Soweit der Bericht. Zwei Mittel kamen für die Therapie in Frage. Ich wollte sie jedoch in diesem Fall nicht nebeneinander geben, sondern nacheinander, um ihre Wirkung besser studieren zu können.

Ein Leitsymptom ist sicherlich die Beißwut des Rüden sowie seine extreme Schreckhaftigkeit und die Gewitterangst. Am sonderlichsten ist zweifellos die Tatsache, daß der Hund Kissen zerbeißt und ihren Inhalt im ganzen Zimmer verstreut.

Da der »KENT« immer wieder für eine Überraschung gut ist, wenn es darum geht, seltsame Symptome zu entdecken, beschließe ich, erst einmal hiernach zu forschen. Es gibt in der Tat diese Rubriken und zwar einmal unter

GEMÜT/BEISSEN/NEIGUNG ZU   I,15

Hier stehen zwei Arzneien. Die eine drei-, die andere zweiwertig. Einige Zeilen weiter unten gibt es noch die genauere Spalte mit ebenfalls nur zwei Mitteln:

NEIGUNG ZUM BEISSEN VON KISSEN

Man höre und staune, so etwas gibt es tatsächlich in diesem dicken Buch. Das heißt also im Klartext, daß es auch ein Mittel geben muß, das so etwas zu erzeugen imstande ist – in Überdosis und Tinktur, versteht sich.

Eine ähnliche Rubrik findet sich noch unter

GEMÜT/ZERREISST SACHEN mit einer Unterrubrik:
GEMÜT/ZERREISST KISSEN MIT DEN ZÄHNEN   I,77

Hier tauchen aber auch wieder nur die gleichen Pharmaka auf. Routinemäßig kann man noch die übrigen Kolonnen nachschlagen:

GEMÜT/FOLGEN VON SCHRECK   I,87

als einer möglichen Causa in der Kindheit des Hundes. Beide in Aussicht genommenen Mittel sind dabei. Unter

GEMÜT/EIFERSUCHT   I,26

ist nur eines davon zweiwertig vertreten, das andere fehlt. In

GEMÜT/FURCHT VOR ALLEINSEIN   I,41

sind sie beide vertreten. In der Spalte

GEMÜT/FURCHT VOR GEWITTER   I,44

ist nur eines mit von der Partie.

Ich gebe **Stramonium** – dem *Stechapfel,* den Vorzug. Datura stramonium ist ja jene Droge, die durch die Bücher von CARLOS CASTAÑEDA über die Lehren des indianischen Schamanen *Don Juan* auch einem breiteren Publikum bekannt geworden ist. *Engelstrompete* heißt eine südamerikanische

Abart, wegen der großen meist weißen trompetenähnlichen Blüten. In Europa ist der **Stechapfel** nicht häufig anzutreffen. Wer Glück hat, kann ihm vielleicht noch auf warmen, südlich gelegenen Schutthalden begegnen. Aber er bleibt relativ klein. Im Samen- und Pflanzenhandel kann man eine großbuschige Abart einer der Datura sehr ähnlichen Gattung unter der Bezeichnung **Brugmansia floripondio** beziehen, deren bisweilen orangefarbene Riesenblüten sehr dekorativ sind.

Zurück zu unserer Hundegeschichte.
Stramonium LM12, jeden Tag 5 Tropfen ins Trinkwasser gegeben, brachte den Hund innerhalb der nächsten 4 Wochen weitgehend in Ordnung. Er beruhigte sich zusehends, und auch seine Drohgebärden gegenüber Fremden (I, 26, – nur drei Mittel, **Stramonium** zweiwertig) verloren sich allmählich. Ein Kissen hat er seither nie wieder zerrissen.

Als im Frühjahr die ersten Gewitter kamen, war jedoch noch Angst vorhanden, und das Herzklopfen bei Gewitter (II,224), mit nur zwei Mitteln, darunter **Phosphor** zweiwertig, verschwand dann erst unter **Phosphor** LM12. **Stramonium** hat keine Gewitterangst, wenngleich Dunkelangst, und ich möchte die Vermutung äußern, daß es neben **Arsenicum** und **Aconit** wohl *das* Mittel bei Todesangst ist, bzw. um einem Sterbenden den Übergang in die andere Seinssphäre zu erleichtern. Der geniale französische Homöopath PIERRE SCHMIDT gibt es als einziges Mittel unter der Rubrik TUNNELANGST an.[7]

Der **Stramonium**-Patient will ins Licht, obwohl seine Schwermut merkwürdigerweise im Sonnenschein schlechter ist (I,92). Es ist wohl eher das geistige innere Licht, das ersehnt wird. Aber wir finden dieses Licht nur, wenn wir bereit sind, durch unser eigenes Dunkel, durch unseren »Schatten« zu gehen. Man vergleiche die Tunnelerlebnisse von klinisch Toten und Wiederbelebten und betrachte sich daraufhin noch einmal die – vor allem bei den tropischen Formen – lange trompetenförmige Blüte der **Datura**-Pflanze, die sich nach innen zu trichterförmig immer mehr verengt. Wer ins geistige Zentrum dieser Pflanze vorstoßen will, muß durch diesen Tunnel.

---

[7] BARTHEL/KLUNKERS *»Synthetisches Repertorium«*, I,97, Verlag Barthel & Barthel.

Ein Schaf als »Rabenmutter«
(Ablehnung eines Lämmchens)

Vor Jahren, das genaue Datum ist mir entfallen, bekomme ich den Anruf einer jungen Frau, die auf einem Bauernhof lebt. Da sie die Möglichkeiten der Homöopathie aus eigener Erfahrung kennt, kommt sie auf die Idee, mich um Rat wegen eines Lammes zu fragen, mit dem sie Probleme hat. »Das Lämmchen trinkt nicht von der Mutter. Wir müssen es mit der Flasche ernähren, und das funktioniert nicht so gut.« Ich frage nach, wie sich das genau abspielt.

Wie man gleich sehen wird, sind solch einkreisende Fragen wichtig und nötig, sonst landet man in falschen »KENT«-Rubriken und damit bei falschen Mitteln. Begnügt man sich beispielsweise mit dieser Angabe, könnte man versucht sein, unter MAGEN/ABNEIGUNG GEGEN MUTTERMILCH (III,418) nachzuschlagen und sitzt dann mit insgesamt 7 wunderschönen Arzneien, deren Hauptmittel **Silicea** ist, trotzdem auf dem Trockenen, weil nämlich die Idee des Falles eine andere ist.

Auf mein Nachfragen kommt heraus, daß das Kleine sehr gerne bei der Mutter trinken würde und sich auch immer wieder darum bemüht, daß es aber von ihr weggestoßen wird, bzw. diese einfach wegläuft. Warum ein Schaf zu einem bestimmten Zeitpunkt seines Lebens so etwas macht, nachdem es sich vorher bei der Versorgung von Jungen immer ganz normal verhalten hat, ist nicht ohne weiteres zu ergründen. Aber wir sind nicht aufgerufen, zu urteilen, sondern die Phänomene zu beobachten und unsere Schlüsse daraus zu ziehen, was eine Arzneimittelwahl angeht.

Die Sache erwies sich beim ersten Hinsehen als ebenso schwierig, wie dann plötzlich verblüffend einfach. Wenn man versucht, solch ein Verhalten eines Muttertieres in Kurzfassung zu verbalisieren, dann ist das im Klartext nämlich nichts anderes als schlicht und einfach die ABNEIGUNG GEGEN EIN FAMILIENMITGLIED. Und wenn man dann seinen »KENT« ein klein wenig kennt, dann weiß man, daß es in I,1 genau diese Rubrik gibt, mit insgesamt 4 zwei- und einem dreiwertigen Heilstoff. Diesen letzteren ließ ich dem Schaf (dem Muttertier wohlgemerkt) verabfolgen, in einer LM12 und nach zwei Tagen war alles vorbei, will sagen, das Kleine trank friedlich an den Zitzen der Mutter, und diese hatte nicht mehr das geringste dagegen.

Sepia war die heilende Arznei. Warum ist gerade der *Tintenfisch* fähig, solch ein Verhalten zu korrigieren? Warum ist ein Verhalten der Abwendung von Familienmitgliedern ähnlich gewissen geistigen Strukturen der **Sepia,** wie wir sie schon an anderer Stelle beschrieben haben.[8]

Der *Tintenfisch* will nicht berührt werden, wendet sich ab und flieht. Auch unser Mutterschaf wollte nicht berührt werden von ihrem Jungen. Aus welchen Gründen immer, entzieht sich unserer Kenntnis. Und dieses eine einzige Symptom, ein Kardinalsymptom von **Sepia,** genügte für seine Wahl und sofortige Wirkung.

Man überlege einmal: Dieses Riesenmittel mit Tausenden von Einzelcharakteristika, die alle bei diesem Schaf nicht erkennbar, bzw. auch nicht vorhanden waren! Der Schlüssel paßte ins Schloß, weil die Leitidee stimmte. Natürlich gibt es in der fraglichen Rubrik noch vier zweiwertige Mittel. Aber in Ermangelung anderer Symptome, die für eines davon sprechen würden, versteifen wir uns eben einfach auf das einzige dreiwertige, dessen Mächtigkeit gerade in dem vorliegenden Bereich bekannt ist.

[8] Vergl. Chronische Fälle: Sie zerbricht sich den Kopf.

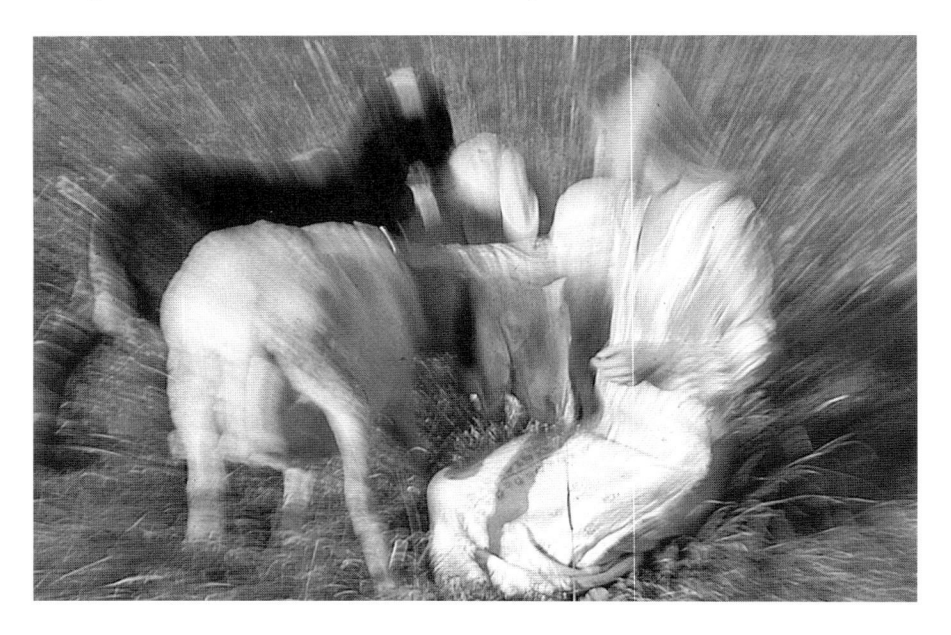

Hasengluckerbäuche
(Folgen von durchnäßtem Futter)

Ein junger Bauer unseres Dorfes, der neben anderem Getier auch Hasen züchtet und deren zur Zeit rund einhundertundzwanzig aufzieht, beklagt sich bei einem Besuch meinerseits darüber, daß ihm jedes Jahr ein bis zwei Dutzend dieser Tiere an der »Wassersucht« sterben würden. Es gebe kein Mittel dagegen, der Tierarzt würde die Achseln zucken, und er selbst würde sie neuerdings schon bei den ersten Anzeichen töten, weil »es sowieso vergebene Liebesmüh« sei. Jetzt sei es gerade wieder soweit, meint er und schimpft auf den Regen, der nun schon seit vielen Tagen ununterbrochen herunterströmt. (Es ist Juni – eine Zeit, in der es hier im Voralpenland mit schöner Regelmäßigkeit jedes Jahr sehr ausgiebig regnet).

Nach dem genauen Ablauf der Erkrankung bzw. deren Entstehung befragt, meint der Bauer, er könne bei diesem Wetter nicht verhindern, daß manche der Tiere nasses Gras bekommen, und das vertrügen sie eben nicht.

Ich möchte mir das gerne einmal anschauen, und so gehen wir zu den Ställen. Die fraglichen Hasen haben einen wäßrigen Durchfall von grünlicher Farbe. In ihren Bäuchen gluckert es wie von Wasser. Die Tiere sitzen ziemlich apathisch da. Ich sage, daß es einen Versuch wert wäre, zu zeigen, was Homöopathie kann bei einer Erkrankung, von der die gängige Meinung ist, daß »Hopfen und Malz verloren« sei.

Der Hof des Bauern liegt dem meinigen gegenüber. Ich brauche also lediglich über die Straße zu gehen und komme nach ein paar Minuten mit ein paar Kügelchen eines Mittels zurück. Der Einfachheit halber habe ich die Arznei in einer 200sten Potenz gewählt. Die Kügelchen wurden in einem Glas Wasser aufgelöst und dieses mit einer Injektionsspritze ohne aufgesetzte Nadel aufgesogen. Sodann wurde jedem der Hasen eine ordentlich Portion zwischen die Lefzen in den Schlund gespritzt.
Anderntags haben alle Hasen wieder normalen Stuhl, das heißt ihre arttypischen »Hasenböller«, und auch das Gluckern in den Bäuchen hat aufgehört. Der Bauer war natürlich hocherfreut und wollte wissen, was das für eine »Wundermedizin« sei.

Dasselbe interessiert uns hier auch, und deshalb also wie immer einige grundsätzliche Überlegungen hierzu. Welches sind die wahlanzeigenden Symptome?

Wollen wir uns nicht in einem Wald von Spekulationen und Möglichkeiten verlieren, müssen wir auf jeden Fall voranstellen, daß es bei der Entgleisung der Dynamis dieser Hasen um die Einwirkung von FEUCHTKALTEM WETTER ging.
Setzen wir das in Bezug zum vorhandenen Durchfall, dann liest sich das so:

REKTUM/DIARRHOE/NACH STEHEN AUF FEUCHTEM BODEN   III,607

mit einer Unterrubrik FEUCHTKALTES WETTER VERSCHLECHTERT.

Eine sehr begrenzte Anzahl von Mitteln steht hier, genau genommen sind es acht, darunter zwei zweiwertige und nur ein dreiwertiges.
Das genügt uns jedoch noch nicht, denn die Hasen haben ihre Wasserbäuche vor allem wohl wegen der naßkalten Nahrungsaufnahme. Die steht zwei Seiten weiter unter

RECTUM/DURCHFALL/KALTE SPEISEN VERSCHLECHTERN   III,609

Auch hier steht die heilende Medizin wieder im Fettdruck.
Der WÄSSRIGE STUHL findet sich in   III,659
Unser mutmaßliches Mittel ist auch hier dreiwertig vertreten.
Der GRÜNE STUHL unter: III,660
(das gesuchte Mittel ist einwertig dabei)

Eine gute Rubrik ist auch

ABDOMEN/BRODELN, GLUCKERN/ALS OB DIARRHOE KOMMEN WOLLTE   III,532

Hier steht unser Simile unter 16 Mitteln zweiwertig.

Geholfen hat **Dulcamara** – das *Bittersüss,* ein Nachtschattengewächs, das man auch bei uns in den Kalkalpen finden kann. Ich habe ein schönes Exemplar in einer Kiesgrube in der Nähe von Murnau entdeckt. **Dulcamara** hat eine Vorliebe für Wasser. Die Pflanze wächst gerne an Ufern von Seen und Bächen und kriecht geradezu ins Wasser hinein. Das ist Teil ihrer Signatur.

Dulcamara war sicher das Simile mit der höchsten Wertigkeit. Deshalb auch die schlagartige Wirkung der paar Kügelchen. Mit einem halben Glas des informierten Wassers konnten wir Dutzende von Hasen versorgen. Kostenpunkt: Pfennige. Verhinderter Verlust für den Bauern: Einige hundert Mark.

Es darf als fast sicher gelten, daß bei diesem Fall noch ein anderes Mittel zumindest noch ein »recht ordentliches« Simile gewesen wäre.

Wenn man sich die Mühe macht, die entsprechenden Rubriken nachzuschlagen, kann man feststellen, daß es noch eine weitere Arznei mit deutlichem Bezug zu naßkaltem Wetter und den beschriebenen Symptomen gibt.(Welche?) Sogar **Calcium carbonicum** zeigt noch gewisse Ähnlichkeiten zum Geschehen.

Tiere sind, was ihre Differenzierung in der Seelenstruktur angeht, noch nicht so auffallend individualisiert wie Menschen. Das gilt vor allem für Schweine und Rinder. Pferde, vor allem Rassepferde, und Hunde ebenso, auch Katzen sind schon wieder sehr eigene Persönlichkeiten. Trotzdem wird man bisweilen mit einer einzigen Arznei einer Vielzahl von Erkrankungen bestimmter Tiere gerecht.

Mein verehrter Lehrer VOEGELI, ein überragender homöopathischer Therapeut, hat sicher seine Gründe, wenn er sagt, daß man vielen verschiedenen Mißstimmungen bei Schweinen mit **Antimonium crudum** – dem *Grauen Spießglanz,* gerecht wird, wohingegen man Pferde wegen ihres aristokratischen Charakters bei vielen Erkrankungen gut mit **Arsenicum album** behandeln kann. Das gelang mir auch einmal ganz vorzüglich bei einem Pferd mit einer riesigen Flankenwunde welche eiterte und sich innerhalb von zwei Wochen mittels täglichen Gaben von **Arsenik** in der LM12 und LM18 vollkommen und sauber schloß.

PIERRE SCHMIDT beschreibt einen Fall von Schweinepest, bei der die Schweine schon kurz vor dem Hinscheiden waren. Er beachtete genau die Symptomatik sowie den pathologischen Befund eines bereits verendeten Schweines und kam auf **Belladonna,** als dem Mittel mit der größten Ähnlichkeit. Er ließ die befallenen Tiere in zwei Gruppen aufteilen. Der einen gab er **Belladonna** in einer C200, der anderen **Aconit** in ebendieser Potenz. Von beiden Gruppen genasen die meisten Tiere, nur ging es bei der Partie, welche die *Tollkirsche* erhalten hatte wesentlich schneller. Die meisten Tiere legten sich nach der Eingabe des Mittels hin bzw. fielen fast schlagartig um, schliefen mehrere Stunden lang und standen dann auf, als sei nichts gewesen. Bei einigen mußte nach Ablauf von zwei bis drei Wochen die Gabe noch einmal wiederholt werden und schlußendlich noch eine Gabe von **Sulphur** verabfolgt werden, aber es konnten fast alle Tiere des Bestandes gerettet werden – und das bei einer Erkrankung, bei welcher die Prognose unter Sachverständigen als *infaust*[9] gilt! Also selbst bei den so gering geachteten Schweinen lohnt es sich, das Bessere (Simile) zum Feind des Guten zu machen, wenn es im wahrsten Sinne des Wortes »um die Wurst geht«.

Bei geringfügigeren Disharmonien besteht allerdings eine Chance mit einer »Typen-Homöopathie« durchzukommen, wenn man vom Charakter oder der Konstitution der Tiere her denkt. Wenn es aber um Verdauungsbeschwerden durch chemische Arzneimittel im Futter geht – um nur ein Beispiel zu nennen, – wird uns die schönste verallgemeinerndste Homöopathie nach Charaktertypen nicht weiterbringen. Dann brauchen diese Tiere eben … Ja, was brauchen sie dann? (Siehe »KENT« oder das Register in diesem Buch.) Und das gleichgültig, ob es sich um Hasen, Rinder oder Schweine handelt. Beispielsweise habe ich einmal eine Katze vor dem Vergiftungstod durch Rattengift retten können, durch eben jenes Pharmakon, auf das hier angespielt wird.

Ich habe in diesem Fall mehr intuitiv gehandelt, bzw. die Arznei gewählt. Das kann man machen, wenn man die entsprechenden Rubriken und Kausalzusammenhänge weitgehend im Kopf hat. Bei langjähriger »Routine« im besten Sinne dieses Wortes und einem guten visuellen Gedächtnis prägen sich allmählich gewisse Seiten des »KENT« und anderer Bücher dem Bewußtsein ein, so daß man aus der Erinnerung darin blättern kann. Erst im Nachhinein habe ich mir hier noch einmal die Bestätigung für die richtige Mittelwahl geholt.

---

[9] Aussichtslos, von lat.: *faustus* = »glücklich«.

Der geschockte Kanarienvogel
(Schreckfolgen)

Im Mai 1986 kommt eine Patientin mehr oder weniger routinemäßig und erzählt beiläufig von ihrem Kanarienvogel. Derselbe benehme sich seit einiger Zeit sehr merkwürdig. Er sei ausgesprochen singfaul geworden und säße dösend, fast schlafend wie somnambul in seinem Käfig. Trotz geöffneter Käfigtür würde er auch nicht mehr im Zimmer umherfliegen, was er früher immer voll Freude getan hatte. Von seinem ehemals sprühenden Temperament sei jedenfalls nicht viel, um nicht zu sagen, gar nichts mehr übrig geblieben.

Ich frage, ob sie denn nicht glaube, daß der Kanari allmählich »in die Jahre« komme und ganz einfach seines Alters wegen nicht mehr so überschäumend sei. Das verneinte sie ganz entschieden.

Nach näheren Einzelheiten befragt, kommt noch heraus, daß der Vogel offensichtlich bisweilen Anstrengungen mache zu fliegen und zu diesem Zweck die Flügel anhöbe, dann aber immer wieder, wie von einer unsichtbaren Macht gehindert, sitzen blieb. Auch den Schnabel würde er öfters lautlos öffnen, wie um zum Singen anzusetzen, ihn dann aber ebenso lautlos wieder schließen, als säße ihm ein Kloß im Hals.

Diese Symptomatik ist so exzellent geschildert, daß mir ein ganz bestimmter Verdacht kommt. Ich frage die Frau, ob das merkwürdige Verhalten des Tieres mehr oder weniger plötzlich begonnen habe, woran sie sich zu erinnern glaubt. So etwa vor einem knappen halben Jahr im Winter habe alles angefangen. Meine Hypothese weiterverfolgend frage ich, ob sie glaube, daß der Vogel vielleicht durch irgendetwas maßlos erschrocken sein könne, vielleicht den Besuch einer Bekannten mit Katze oder dergleichen. Das wird verneint. Jedoch glaubt die Frau sich zu erinnern, daß der Beginn der Störung ziemlich genau mit dem Beginn des neuen Jahres zusammenfalle, und daß der Vogel in der Sylvesternacht unbeaufsichtigt und außerhalb des nicht abgedunkelten Käfigs im Schlafzimmer im achten Stock eines Hochhauses herumgeflattert sei, ja, und daß höchstwahrscheinlich der Schreck durch das Sylvestergeballer und die aus dieser Höhe eindrucksvoll zu beobachtenden Feuerwerkskörper ausgelöst wurde.

In der Tat paßt das seltsame Gebaren des Tiers gut zu der Annahme eines Schockerlebnisses, und ganz auf diese Hypothese bauend, wird ein einziges Korn der 200sten Potenz unseres Hauptschockmittels in etwas Wasser aufgelöst. Nachdem die Frau etwas von dieser Lösung mit einer Pipette aufgesogen und dem Kanari in den halbgeöffneten Schnabel bzw. Schlund gespritzt hat, bleibt dieser noch einen Augenblick ruhig sitzen, schüttelt sich dann und beginnt sein Gefieder zu putzen. Ein paar Minuten später fliegt er wieder auf seine geliebte Vorhangstange und singt die untergehende Sonne an.

Danach flatterte er ein wenig im Zimmer umher, und das noch dazu in der Abenddämmerung, was er vorher überhaupt noch niemals getan hatte! So der telephonische Bericht der Frau am Abend desselben Tages.

Eine ähnlich schnelle Wirkung dieser Arznei erlebte ich einmal bei einer Frau mit einem Phantomschmerz über dem rechten Auge. Sie war in ihrer Wohnung aussgerutscht und mit dem Gesicht in Richtung auf einen gußeisernen Ofen zu gefallen. Der im Bruchteil einer Sekunde durch ihren Kopf schießende Gedanke dabei war, daß sie sich im nächsten Moment das Auge ausschlagen würde.

Sie konnte jedoch gerade noch rechtzeitig im Fallen die Richtung ändern und das vermeiden. Es bildete sich aber fast augenblicklich danach jener Schmerz heraus, der ihr nun seit fast 6 Wochen den Kopf »vernebelte«, wie sie sich ausdrückte. In der Folgezeit war sie bei allen möglichen Spezialisten gewesen – ohne jeden Erfolg.

Das leuchtet dem mit unserer Materie Vertrauten auch ein, denn der Schmerz – und ganz speziell dieser – sitzt ja im Ätherleib, besteht gleichsam in einer Verzerrung desselben und kann eben auch nur mit »ätherisierten Mitteln« – die noch dazu zu seiner Ursache passen müssen – vertrieben werden.

Ironie des Schicksals: Die Frau hatte ihre Freundin mit in meine Praxis begleitet und gar nichts im Sinn gehabt mit Homöopathie. Ihr konnte ich sofort helfen – der Freundin nicht. Die Freundin war aber Zeuge, wie sich der Schmerz buchstäblich in Sekundenschnelle verlor. Spontaner Freudenausbruch der Frau: »Können Sie zaubern? – Das ist ja, als ob Nebelschleier aus meinem Kopf weggeblasen werden und die Sonne wieder scheint!«

Genauso schnell ging es einmal bei einem jungen Mann, der nach einem Autounfall zitternd mit defokussiertem Blick und halboffenem Mund am Straßenrand neben seinem Auto saß. Auch er war innerhalb von Sekunden nach Einnahme eines einzigen Kügelchens der bewußten Arznei wieder »da«.

Sogar aus komatösen Zuständen bei schweren Erkrankungen hat dieses Mittel schon den einen oder anderen zurückholen können.

Beschäftigen wir uns also ein wenig näher mit der Symptomatik, um aus den damit verbundenen Überlegungen heraus allmählich eine Vorstellung davon zu bekommen, welches Pharmakon ähnlich genug sein könnte, um bei einem Gesunden solche Erscheinungen zu produzieren.

Das seltsamste Symptom bei unserem Vogel ist zweifellos das Öffnen des Schnabels, ohne zu singen. Dieses Nicht-singen-Können kommt dem Unvermögen gleich, sich zu artikulieren. Das steht im »KENT« unter

MUND/SPRACHE/SCHWIERIG   III,208

Hier ist unser Mittel bereits dreiwertig vertreten. Allerdings gibt es noch mehrere andere fettgedruckte Heilstoffe in dieser Kolonne. Wenn man aber unterstellt, daß der Sprachverlust eine Folge des Schocks ist, bleiben nicht mehr viele Medizinen übrig.

Wer etwas weiter liest, findet sogar noch eine präzisere Rubrik, in der es heißt

MUND/SPRACHE VERLOREN/NACH SCHRECK   III,207

Hier steht ein einziges Mittel (welches?), das ebenfalls als ein Schockmittel bekannt ist. Synonym hierzu ist eine Rubrik unter

KEHLKOPF/TRACHEA (LUFTRÖHRE)   III,324

Hier stehen außer unserem in Aussicht genommenen Mittel auch noch **Aconit** und **Gelsemium** – der *wilde Jasmin,* zweiwertig.

Wir haben allerdings noch ein zweites wertvolles Syptom und das ist die merkwürdige Schlafsucht des Vogels, den Somnambulismus, wie die Frau das nennt. Und sowohl in der Rubrik

GEMÜT/SOMNAMBULISMUS = SCHLAFWANDELN III,86

wie unter

SCHLAF/COMATÖS III,371

muß unsere Arznei in möglichst hoher Wertstufe vertreten sein.
Auch in der synonymen Rubrik

GEMÜT/TEILNAHMSLOSIGKEIT III,102

können wir nachsehen.

Der aufmerksame Leser wird immer wieder bemerken, daß ein Homöopath ebenso wendig wie präzise sein muß, vergleichbar einem Kriminalisten, der an einem schwierigen Fall arbeitet.

Bleibt also noch der von der Frau beobachtete »Kloß im Hals« beim Öffnen des Schnabels, den man auch dahin deuten kann, daß dem Vogel vor Schreck ganz einfach »die Luft weggeblieben« ist, so daß er jetzt unter *Hypoxie*[10] leidet, was wiederum die Schlafsucht erklärt, wodurch erstere, die Hypoxie nämlich, jedoch nicht besser wird, wie man weiß.

Unter ATMUNG/UNTERBROCHEN III,350

ist unser Mittel ebenfalls dreiwertig vertreten, Jedoch bewegen wir uns hier schon auf dem Boden der Spekulation und interpretieren, was wir beobachten. Und das sollte man, genau genommen, natürlich nicht.

Das homöopathische Mittel muß auf Grund exakter Beobachtung gefunden werden. Persönliche Interpretationen, die hierüber hinausgehen, sind mit Vorsicht zu genießen. Allerdings muß man aus dem Beobachteten auch richtige Schlüsse ziehen können. Allein nach den Symptomen läßt sich nicht gut therapieren, – in den meisten Fällen wenigstens nicht. Und Tiere können ja nicht gut sagen, was ihnen fehlt.

---

[10] Sauerstoffmangel in den Körpergeweben, von griech.: *hypo* = »unter, wenig« und: *oxys* = »sauer«.

Wenn man im vorliegenden Fall die spärlichen Symptome in einen noch so gut programmierten Computer einspeist, um das Simile ausgeworfen zu bekommen, wird man entweder den Computer oder die Homöopathie verfluchen, welch letzteres natürlich unsinnig wäre. Das heilende Mittel für diesen Vogel wird niemals herauskommen. Es fehlt der ordnende Geist. Homöopathie behandelt die gestörte Seele, und das kann keine noch so schnell und exakt arbeitende, aber letzten Endes doch seelenlose Maschine.

Das heißt – worauf schon an anderer Stelle hingewiesen wurde – der Rechner wird immer nur so gut sein wie der Mensch, der hinter ihm sitzt. Daß man sich mit ihm die Arbeit, vor allem bei chronischen Fällen mit vielen Symptomen, erheblich erleichtern kann, steht auf einem anderen Blatt. Das heilende Mittel – der erst allmählich in die neue Denkungsart der Homöopathie Hineinwachsende wird bereits ungeduldig darauf warten – war der *Schlafmohn* – **Papaver somniferum**, im Volksmund **Opium**. Dieses ist das Haupt- und Staatsmittel der Homöopathie bei Folgen von Schreck, weil eben jene Folgen sehr ähnlich denen sind, die der Schlafmohn beim Gesunden erzeugt.

Vielleicht hat der eine oder andere Leser schon einmal anhand eines Spiel- oder Dokumentarfilms Einblick gewinnen können in die Atmosphäre jener »Opium-Höhlen« im Fernen Osten. Hier liegen die Drogensüchtigen tatsächlich auf ihren Pritschen herum wie schlaftrunken und völlig versunken in einer anderen Welt.

Das Groteske, man möchte sagen: Schizophrene an der Sache – was die Verordnung der Droge in homöopathischer Hochpotenz angeht – ist allerdings, daß uns die Behandlung mit ihr jahrelang untersagt war, da dieser Stoff natürlich dem Drogengesetz unterworfen ist.
Der Leser darf folgende Überlegung anstellen: Auf der einen Seite wird dem Homöopathen vorgeworfen, er behandle rein suggestiv, weil ja in den hohen Dynamisationen seiner Heilmittel sowieso »nichts mehr drin« sei. Auf der anderen Seite werden einzelne solcher Mittel auf den Index gesetzt, weil der zugrundeliegende Ausgangsstoff dem Drogengesetz unterliegt. Die *»Deutsche Gesellschaft für klassische Homöopathie«*[11] hat inzwischen dieses

---

[11] Anschrift siehe **Register III**, S. 731.

für uns unersetzlich wichtige Mittel wieder freigekämpft. Andere, ebenso wichtige, wie beispielsweise **Coca** – die göttliche Pflanze der Inkas, oder **Cannabis indica** – der *Indische Hanf,* sind auch in diesen hohen Potenzen immer noch nicht zugänglich.

Der vorliegende Fall – ein Tierversuch der ungewöhnlichen Art – war jedenfalls wieder einmal ein schöner Beweis für die Wirksamkeit der substanzfreien Hochpotenz am unbeeinflußten Tier.

Somit sind wir am Ende des kurzen Einblicks in die Möglichkeiten der Homöopathie beim kranken oder desorientierten Tier angelangt.

Wer selbst Tiere hat und homöopathisch mit gesundheitlichen Störungen beim Tier umgehen lernen will, dem empfehle ich folgende Bücher des bekannten Stuttgarter Tierarztes HANS GÜNTER WOLFF:

»*Unsere Katze – gesund durch Hömöopathie*« und
»*Unsere Hunde – gesund durch Homöopathie*«

beide erschienen im Hippokrates-Verlag, Stuttgart. (An die dort angegebenen Tiefpotenzen muß man sich nicht unbedingt halten).

Sowie ein kleines Veterinär-Repertorium von FERREOL im Verlag Barthel & Barthel.

Viele weitere Bücher zur Tier-Homöopathie findet der daran Interessierte im jährlich erscheinenden Katalog zur homöopathischen Literatur der Firma Peter Irl, 82131 Buchendorf bei München, Telefon (0 89) 89 35 63-0, Telefax (0 89) 89 30 53 21.

Natürlich lassen die dort gegebenen Ratschläge sich auf alle Tiere anwenden.

Nur so zum Spass

Zum Schluß noch etwas zur Erheiterung des Gemüts: In unserem Münchner Colloquium haben wir uns manchmal zur Entspannung erlaubt, nach Beendigung der Repertorisationsarbeit an knochenharten Fallgeschichten, fiktive Fälle zu lösen. Jeder Teilnehmer war aufgefordert, denk- und merkwürdige Geschichten zu sammeln, wie sie vor allem in der Tagespresse zu finden sind. Einer dieser Geschichten können wir den Titel geben

Nackt wie Gott sie schuf
(Exhibitionismus)

Vor einigen Jahren stand auf der letzten Seite einer Münchner Boulevardzeitung ein zweispaltiger Bericht, der zu einem Lacherfolg der Ortsansässigen und darüber hinaus wurde. Es hieß da unter anderem:

»Zuerst sah der Nachtportier Christian S. (20) durch das Hotelfenster nur einen nackten Po. Er rannte vor die Tür und konnte nun die Hausfrau Ingrid G. (28) in ihrer vollen Schönheit bewundern: Sie promenierte nackt über die Leopoldstraße ...«

»Ich kann nicht anders«, soll sie später auf der Polizeistation von sich gegeben haben, »ich muß mich zeigen. Das kann ich mir ja auch schließlich erlauben, bei meiner Figur! Hören Sie, Herr Wachtmeister, wollen Sie's nochmal sehen? Also ich kann's kaum erwarten, wieder unter Leute zu kommen!«

Bevor sie jedoch, in eine Dienst-Decke eingehüllt, dort ankam, soll sich, wie verlautet, folgendes zugetragen haben: Der Kellner Gerhard M. war nach des Tages Müh und Last auf dem Nachhauseweg, als ihm auf der gegenläufigen U-Bahn-Rolltreppe die nur mit Sandaletten und Parfum bekleidete Schöne buchstäblich entgegenrollte und ihn lächelnd aufforderte, sich ebenfalls zu entblößen und mit ihr zu kommen. Der Kellner handelte spontan, – wer kann es ihm verdenken – eilte der Dame nach und hängte ihr seinen Trenchcoat um. Er fragte: »Bei mir, bei dir, oder gleich hier?«

Man entschied sich für das »gleich hier«, suchte und fand ein kleines Hotel in der Nähe und ergab sich dem Drang der Natur. Nachdem Gerhard M., vom süßen Spiel ermattet, eingeschlafen war, schlich sich die offenbar nimmersatte Nymphe zu einer Feuertür an der Rückseite des Hotels hinaus und setzte ihren sexbesessenen Amoklauf durch München fort – wiederum splitterfaserpudelnackt – bis die Funkstreife sie schließlich aufgriff.

Auf der Wache erzählte sie, nach dem Grund ihrer Nacktheit befragt, eine tolle Geschichte von einem Mann, der sie ihrer Kleidung beraubt und vergewaltigt habe. Die Polizeiwache ist nicht eingestürzt, obwohl die bei solchen Lügen sprichwörtlichen Balken sich arg verbogen haben müssen. Um ihren Bericht glaubhafter erscheinen zu lassen, wies sie die Beamten auch gleich darauf hin, wo jener Mann zu finden sei, nämlich im Zimmer 112 des besagten Hotels, wo die Funkstreife ihn schließlich auch fand.

Im Gegensatz zu den schönen langen Beinen von Ingrid G. hatten ihre Lügen jedoch recht kurze Beine, und so glaubte man dem Kellner mehr als ihr. Da niemand zu Schaden gekommen war und auch niemand Anzeige wegen Erregung öffentlichen Ärgernisses gestellt hatte, ging die Geschichte für alle Beteiligten gut aus, und die mannstolle Ingrid wurde ihrem ahnungslosen Ehemann übergeben. Jener soll das einzig Richtige getan haben, er verabfolgte seiner nymphomanen Gattin ein hochwirksames homöopathisches Mittel, nämlich **Popopritsche Urtinktur.** In welcher Richtung dieses Mittel allerdings gewirkt hat, ist nicht mehr überliefert. Oft pflegen ja gerade solche Damen diese »Be-hand-lung« erst recht zu genießen.

Wollte man also eine Änderung ihrer Auffassung von Freikörperkultur in der Innenstadt vornehmen, wären wohl etwas »hoch-potenziertere« homöopathische Maßnahmen nötig, vorausgesetzt, die Dame wäre einverstanden, sich einer solchen Therapie überhaupt zu unterziehen, – was äußerst fragwürdig ist, da es ja aus ihrer Sicht nichts zu behandeln gibt; auch das ist berechtigte Panzerung gegen Heilung.

Der große französische Homöopath JEAN PIERRE GALLAVARDIN pflegte in solchen Fällen einem Familienmitglied ein homöopathisches Mittel zu geben, mit dem Auftrag, es dem »Patienten« heimlich zur Umstimmung seiner Dynamis in den Tee oder Wein zu tun, was ich allerdings für genauso fragwürdig halte. Trotzdem lesen sich GALLAVARDINS etwas genialisch hingehauene Fallgeschichten in dem kleinen Bändchen, das es von ihm gibt, recht gut. Der Band heißt: »*Homöopathische Beeinflussung von Charakter, Trunksucht und Sexualtrieb*« und ist im Haug-Verlag, Heidelberg, erschienen.

Spinnen wir unsere fiktive Mittelfindung zu obiger Geschichte weiter aus, dann können wir uns spaßeshalber die entsprechenden Rubriken heraussuchen, die heißen müßten:

GEMÜT/NACKT SEIN/MÖCHTE	(10 Mittel)	1,73
/MANNSTOLL	(50 Mittel)	1,70
/SCHAMLOS	(19 Mittel)	1,86
/UNZÜCHTIG	(18 Mittel	1,111
/WOLLÜSTIG/LÜSTERN	(46 Mittel)	1,148
/UNWAHR	(3 Mittel)	1,111
/LÜGE	(2 Mittel)	1,70

Bei genauer Überlegung hätten eigentlich nur zwei der angeführten Heilstoffe die Macht, hier wohltuend einzugreifen. Welche?[12]

Aber: »*Die Weisheit ist manchmal genau so langweilig wie die allzugroße Tugend.*« (ADOLF VOEGELI)

Noch eine Geschichte. Ich erzähle sie bisweilen gegen Ende meines Einführungsseminars zur Einrichtung einer Haus- und Reiseapotheke, mit der Aufforderung, mir aufgrund des bisher Gelernten das homöopathische Mittel zu benennen, das der hier vorgestellte Gutsherr gegen seine »ekelhafte morgendliche Übelkeit« wohl benötige. Leider war es mir trotz intensiver Nachforschungen nicht möglich, den Autor oder ursprünglichen Berichterstatter der Geschichte ausfindig zu machen. Es darf angenommen werden, daß es sich hierbei um einen waschechten *Maghrebinier*[13] handelt, der wahrscheinlich ein berechtigtes Interesse daran hat, unerkannt im Dunkel des Dreiländerecks zwischen Orient und Okzident zu verbleiben – ansonsten ich ihn hier gerne vorgestellt hätte.

---

[12] Band I der »*Kernelemente der Materia medica der Gemütssymptome*« von ANANDA ZAREN enthält eine hervorragende Darstellung des Hauptmittels an das hier gedacht ist.
[13] Man vergl. GREGOR VON REZZORI: »*Maghrebinische Geschichten*«.

Der Leser möge sich nun einfach nur ergötzen, oder auch zielgerichtete Überlegungen anstellen, die vielleicht dahinführen, den Geplagten von seinem Übel zu befreien. Man kann das hilfreiche Pharmakon fast erraten. Wer's ganz genau machen will, schlage folgende Rubriken im »KENT« oder das Register I in diesem Buch nach:

MAGEN/ÜBELKEIT MORGENS IM BETT	(8 Mittel)	III,454
MAGEN/ÜBELKEIT DURCH SCHWERE SPEISEN	(9 Mittel)	III,481
MAGEN/ÜBELKEIT MIT UNFÄHIGKEIT ZU ERBRECHEN	(1 Mittel)	III,476

und eventuell

MAGEN/ERBRECHEN/ALKOHOLVERGIFTUNG	(2 Mittel)	III,454

Hier also der Bericht des magyarischen Edelmannes mit der Überschrift

Die Karlsbader Kur

»Damals, in der guten alten Zeit«, erzählte ein magyarischer Edelmann aus Stock-Ungarn, Herr Geza von Juhasz-Bartafalfi, folgendermaßen: »Kérem szepem! Bitte schön, maine Herrschaften, war ich angekommen in Karlsbad, laß mir Doktor holen: ›Doktor‹, sag ich zu ihm, ›mir ist am Morgen immer ibbel – ekelhaft ibbel. Jeden Morgen wos Gott gibt!‹

›Na‹ sagt der Doktor, ›dann erzählen Sie, wie leben Sie den ganzen Tag über?‹– ›Sehr einfach‹, sag ich. ›Sehn Sie, Doktor‹, sag ich, ›um 9 Uhr steh ich auf, dann trink ich Tee mit Kognak, guten alten Kognak, ein, zwei, drei, vier Kognak, sonst nix. Dann setz ich mir auf Ferd und rait ich in Wirtschaft, auf Jagd. Erscht wann ich komm zurück, nehm ich Frühstück, aber warmes, dazu trink ich Flasche Ungarwein, kommt ein Fraind, zwei, drei vier Fraind, wie so ist. Nach Frühstück dann leg ich mir auf Diwan und les ich Zeitung, aber nicht zu ärgern, nein, zur Verdauung. – Dann geh ich zu Diner und trinke ich Flasche Bordeaux, guten alten, kommt ein Fraind, zwei, drei, vier Fraind, wie so ist, aber Fraind kommt immer. Bei Kaffee nimm ich ein Schnaps – auch zwei, drei, vier, aber bitte! guten alten Schnaps! Wann haben wir nach Diner geschlafen, laß ich anspannen und fahren wir auf Vorwerk.

Wann kommen wir zu Haus, dann trinken wir ein paar Glasel Grogk (macht main daitscher Nachbarfraind ausgezeichnet), sechs, acht, zwölf Glasel Grogk, aber mit Rum bitte, guten alten Rum! Dann nachher wird Karten gespielt, Ungarwein getrunken, aber ganz, ganz alten bitte. Zum Nachtmahl gewähnlich nur kalte Kiche: Mayonnaise mit Hummer, Aal, Lachs, kaltes Fleisch, Debrecziner, Paprikaspeck, rohen Schinken, gekochten Schinken, Indian, Prager Rauchfleisch, ganz frugal, bitte – und dazu ein Fassel, zwei Fassel Kulmbacher von daitschen Nachbarfraind, bitte, echtes Kulmbacher! Kurz vor Schlafengehn gehen wir noch in Keller und hab ich zum Zuspitzen Schampus echt französisch, werden drei, vier, fünf, zwölf Flaschel aufgemacht wie nix. Dann aber schlafen wir immer, muß ich schon sagen, ausgezeichnet – manchmal gleich in Keller unten – Einfachheit halber, kérem!

Sehn Sie, Doktor-bacsi, so leb ich – pinktlich, regelmäßig, wie sich für anständigen Menschen gehört, Tag für Tag! Aber was soll ich Ihnen sagen – am Morgen ist mir immer ibbel, eckelhaft ibbel. So hab ich`s auch Doktor geklagt in Karlsbad. Vier Wochen war ich in Karlsbad, keine 8 Täge bin ich wieder zu Haus. – Was soll ich Ihnen sagen? Alte Schweinerei pinktlich wieder da. Am Morgen ist mir immer ibbel – eckelhaft ibbel! – Karlsbad! Lassen's mich aus mit Karlsbad. Lauter Schwindel, maine Herrschaften!«

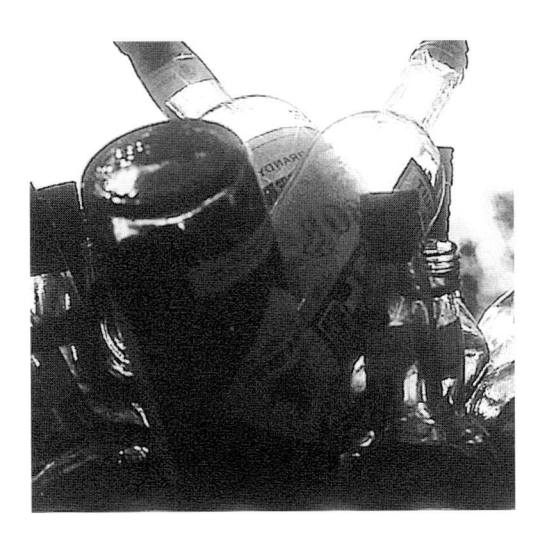

KAPITEL XII

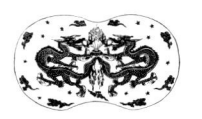

BIBLIOGRAPHIE

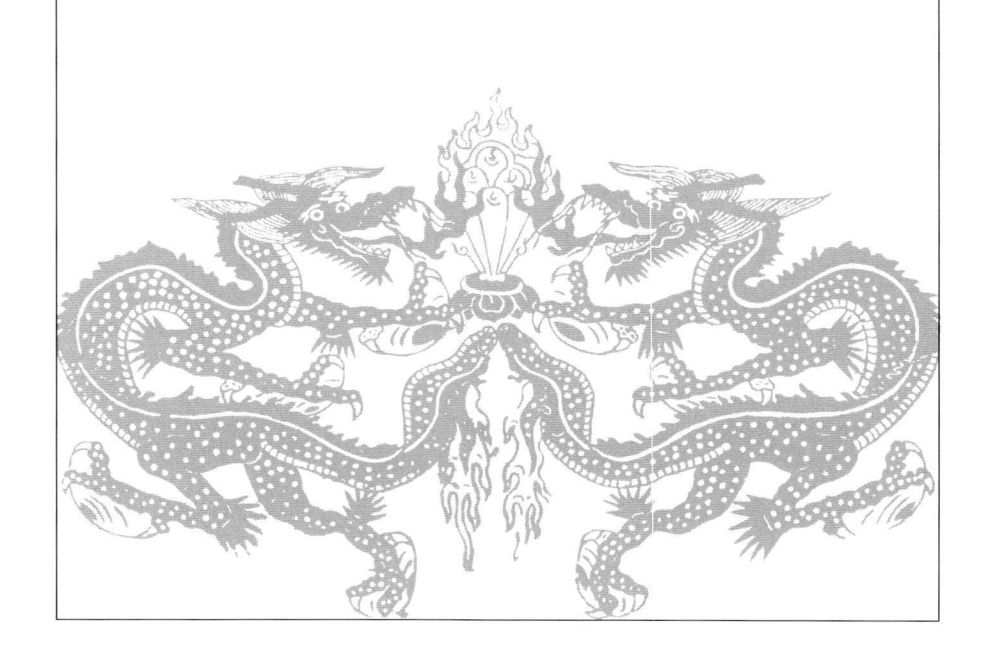

Bibliographie

1. **Homöopathie**
    - A. Grundlagen – Theorie und Philosophie
    - B. Forschung
    - C. Geschichte und Kunst
    - D. Arzneimittellehren und homöopathische Mittelbilder
    - E. Signaturenlehre
    - F. Repertorien
    - G. Schulung – Kasuistik – Praxis
    - H. Spezielle Gebiete

2. **Alchimie und Spagyrik**

3. **Anthroposophie**

4. **Blütentherapie nach Edward Bach**

5. **Farbenlehre und Farbtherapie**

6. **Psychotherapie**

7. **Träume und Traumarbeit**

8. **Krankheit und Heilung**

9. **Lebensenergie**
    - A. Autonom dynamische Phänomene
    - B. Die technisch gebändigte Energie

10. **Hermetische Philosophie und Religion**

Ich beschränke mich hier darauf, dem Leser aus der schier unübersehbaren Fülle an Fachliteratur zum Thema Homöopathie und artverwandter Gebiete, nur jeweils einige, mir als besonders wichtig oder geeignet erscheinende Werke zu benennen.

Fast die gesamte hier genannte Literatur kann über den Homöopathie-Vertrieb PETER IRL (Siehe Register III + IV) bestellt werden.

1. HOMÖOPATHIE

A. Grundlagen
Theorie und Philosophie der Homöopathie

ALLEN, JOHN HENRY	**Die Chronischen Krankheiten Die Miasmen.** 355 S., Verlag Renée von Schlick, Aachen. (Sehr gründliche und genaue Beschreibungen).
BÖNNINGHAUSEN, CLEMENS MARIA FRANZ VON	**Die Homöopathie** ein Lesebuch für das gebildete nichtärztliche Publikum. 234 S., Verlag Ulrich Burgdorf, Göttingen. Unveränderter Nachdruck der Ausgabe. Münster 1834.
EICHELBERGER, OTTO	**Klassische Homöopathie** Band 1: **Lehre und Praxis,** 4. erw. Aufl. 1989, 955 S. mit Fallschilderungen. Band 2: **Praxis und Forschung,** 2. verbesserte Aufl. 995 S., mit Fallschilderungen, 1987. Band 3: **Homöopathie und Anthroposophie I,** 840 S., 1987. Band 4: **Homöopathie und Anthroposophie II,** 900 S., Haug Verlag, Heidelberg 1993.
FRITSCHE HERBERT	**Die Erhöhung der Schlange – Mysterium, Menschenbild und Mirakel der Homöopathie.** 155 S., Verlag Ulrich Burgdorf, Göttingen. (Ein wundervolles und tiefsinniges Buch des deutschen Biologen, Psychologen und Geisteswissenschaftlers Fritsche, das die Homöopathie eingebettet sieht im gesamtkosmischen Geschehen).

DERSELBE	**Samuel Hahnemann – Idee und Wirklichkeit der Homöopathie.** 366 S., Verlag Ulrich Burgdorf, Göttingen. (Die wohl beste Hahnemann-Biographie. Der Inhalt geht weit über eine bloße Beschreibung des Lebenslaufs des großen Meisters hinaus und führt in erkenntnistheoretische und philosophische Bereiche hinein).
HAHNEMANN, SAMUEL	**Organon der Heilkunst.** Textkritische Ausgabe der von S. Hahnemann für die 6. Auflage vorgesehenen Fassung. Bearbeitet und herausgegeben von Dr. med., Dr. phil. Schmidt, 327 S., 9 Abb., Haug-Verlag, Heidelberg 1992.
DERSELBE	**Organon original.** 1994, Reprint der 6. Auflage von 1921, 283 S., Verlag Barthel & Barthel, 82069 Schäftlarn 1994.
DERSELBE	**Chronische Krankheiten – Theoretischer Teil.** (Dieser theoretische Teil ist der erste Band des 5-bändigen Gesamtwerks »Die chronischen Krankheiten – ihre eigentümliche Natur und homöopathische Heilung, der ohne die restlichen 4 Bände, welche die Arzneimittelbilder enthalten, erworben werden kann. Hier stellt Hahnemann seine Miasmenlehre vor.) Verlag Barthel & Barthel, Postfach 57, 82069 Schäftlarn.
DERSELBE	**Heilkunde der Erfahrung.** 75 S., Haug-Verlag, Heidelberg 1989.
KENT, JAMES TYLER	**Zur Theorie der Homöopathie.** 5. Aufl., 350 S., Verlag Grundlagen und Praxis, Margarete Harms, 26789 Leer, Ostfriesland 1994. (Grundlegende Vorlesungen zur Philosophie der Homöopathie, vermischt mit praktischen und nützlichen Hinweisen über die Natur der Miasmen und vieles andere.
KÖSTER, WALTER	**Hahnemann und C.G. Jung.** Ein Denkmodell der Homöopathie. 71 S., Haug-Verlag, Heidelberg 1992.
ORTEGA, PROCESO SANCHEZ	**Anmerkungen zu den Miasmen oder chronischen Krankheiten im Sinne Hahnemanns,** aus dem Spanischen übersetzt. 4. Aufl., 237 S., Haug-Verlag, Heidelberg 1991. (»Das, was diesen Keim des Leidens und des Todes ausmacht, ist konkret beweisbar und genau erkennbar. Das ist es, was Hahnemann ›Miasma‹ nannte. Das Verständnis der Miasmen ist die größte Aufgabe, der sich ein Arzt widmen muß, weil sie einfach die weitestgehende Erfassung des Menschen beinhaltet«).

Risch, Gerhard	**Homöopathik – Die Heilmethode Hahnemanns.** 344 S., Richard Pflaum-Verlag, München. (Im ›Organon‹ bezeichnete Hahnemann die von ihm entdeckte Methode der Krankheitsheilung als »Homöopathik«. Risch kehrt bewußt zu diesem altehrwürdigen Ausdruck zurück).
Derselbe	**Der sanfte Weg.** Verlag Müller und Steinicke, München 1994.
Derselbe	**Homöopathie ist (k)eine Kunst.** 1994, im gleichen Verlag. (Beide Bücher eignen sich in ihrer leicht verständlichen Art hervorragend als Einstieg in die Homöopathie).
Voegeli, Adolf	**Heilkunst in neuer Sicht.** Ein Praxisbuch. 7. Aufl., 1991, 300 S., Haug-Verlag, Heidelberg. (Ein Grundlagenwerk zum Verständnis homöopathischer Heilkunst. Für mich die Initialzündung, um im Jahr 1974 meinem Leben einen neuen Kurs zu geben).

B. Forschung

Gebhardt, Karl-Heinz	**Beweisbare Homöopathie.** 2. verbesserte und erweiterte Auflage 1986, 167 S., 23 Abb., 25 Tabellen, Haug-Verlag, Heidelberg.
Hacheney, Friedrich	**Levitiertes Wasser** – in Forschung und Anwendung, 125 S., mit zahlr. Abb., Dingfelder-Verlag, Andechs 1994 (Levitiertes Wasser als Vermittler von Information und Lebensenergie im Sinne der von V. Schauberger beobachteten Phänomene in erweiterter Sicht).
Institut für Strukturelle medizinische Forschung e.V. und physiologisches Institut der Universität Graz	**Wasser und Information.** Aspekte homöopatischer Forschung mit 44 Abb. und 5 Tabellen, Haug-Verlag, Heidelberg.
Prade, Ernstfried	**Das Plocher Energie-System.** Mit Beiträgen verschiedener Autoren u.a. mit einem Aufsatz von Peter Raba über das »Plocher Energie-System aus der Sicht der Hermetischen Philosophie und der Klassischen Homöopathie«. 155 S., Bioenergetik-Verlag, Ernstfried Prade, 86981 Kinsau.
Resch, Gerhard Gutmann, Viktor	**Wissenschaftliche Grundlagen der Homöopathie.** 3. Aufl., 551 S., viele Abb., Verlag Barthel & Barthel 1994, Schäftlarn. (Die Potenzierung von Arzneien vor

dem Hintergrund der Quantenphysik. Auch der Laie ohne spezielle Vorkenntnisse kann dem Text gut folgen. Gerhard Resch ist Internist, Viktor Gutmann Lehrstuhlinhaber und Leiter des Instituts für anorganische Chemie an der Technischen Universität Wien).

SCHWENK, THEODOR — **Das sensible Chaos. Strömendes Formenschaffen in Wasser und Luft.** 144 S., dabei 86 S. Fotos. 6. Aufl., Verlag Freies Geistesleben, Stuttgart 1984 (Ein wunderschönes Dokument für die Urbewegung schöpferischer Prinzipien).

SELAVRY, ALLA — **Ehrenfried Pfeiffer** – Pionier spiritueller Forschung und Praxis. 157 S., Philosophisch-antroposophischer Verlag Goetheanum, Dornach/Schweiz 1987.

DERSELBE U.A. — **Potenzierte Heilmittel.** Ursprung, Wesen und Wirkungsnachweis von dynamisierten Substanzen, Verlag Freies Geistesleben, Stuttgart.

WEINGÄRTNER, OTTO — **Forschung zum Nachweis von Wirkung und Wirksamkeit homöopathischer Arzneimittel.** 1985, 102 S., 83 größtenteils farb. Abb., Haug-Verlag, Heidelberg. (Das Buch versucht die Wirksamkeit der homöopathischen Potenzen mit dem Ablauf naturgesetzlicher Gegebenheiten in Einklang zu bringen).

C. Geschichte und Kunst

BUCHMANN, WERNER
GAWLIK, WILLIBALD — **Homöopathie in der Weltliteratur.** 1994, 5. wesentlich erweiterte Auflage, 416 S., viele Abb., Verlag Barthel & Barthel. (Symptome von Krankheitsbildern in von Dichtern geschilderten Charakteren).

GAWLIK, WILLIBALD — **Götter, Zauber und Arznei.** 1994, 704 S., Verlag Barthel & Barthel, Schäftlarn. (»Ein wenig vom Staunen, vom Wundern soll aufkommen, aber auch Ehrfurcht, Beklemmung und faustische Neugier geweckt werden vor unserer Welt und vor unserem Leben«).

KERNER, JUSTINUS — **Die Seherin von Prevorst** (1829). Eröffnungen über das innere Leben des Menschen und über das Hereinragen einer Geisterwelt in die unsere. 4. Aufl., 368 S., Steinkopf-Verlag, Stuttgart 1980. (Der Arzt und Schriftsteller J. Kerner war ein Zeitgenosse Hahnemanns. Er wird in der Literaturgeschichte bis heute als romantischer Schwärmer abgetan. Erst aus der Sicht des homöopathischen Mediziners wird er anerkannt als einer, der die dunklen Pfade der Seelenkunde beschritt).

Kottwitz, F. **Boenninghausens Leben. Der Lieblingsschüler Hahnemanns.** 304 S., Viele Abb. (Eine schöne Lektüre, auch für interessierte Laien, welche Einblick gibt in die Anfangszeit der Homöopathie. Zu den bekanntesten Patientinnen Clemens von Boenninghausens gehörte die romantische Dichterin Annette von Droste-Hülshoff).

D. Arzneimittellehren und homöopathische Mittelbilder

Aus dem enorm großen Angebot an homöopathischer Fachliteratur dieses speziellen Bereichs wird hier nur weniges genannt, was mir für den Anfänger geeignet erscheint:

Allen, H.C. **Leitsymptome wichtiger Arzneimittel der homöopathischen materia Medica.** 1982, 382 S., Verlag Ulrich Burgdorf, Göttingen. (»Der Anfänger kann daraus die Grundzüge der Arzneimittellehre erlernen, dem Praktiker dient es täglich zur schnellen Orientierung«).

Boericke, William **Homöopathische Mittel und ihre Wirkungen.** Materia Medica und Repertorium in einem Band. 1995, 5. Aufl., 1050 S., neu bearbeitet und erweitert von Heinrich Pennekamp. Verlag Grundlagen und Praxis, 26789 Leer. (Die »gängigste« AML für den Anfänger).

Derselbe **Handbuch der homöopathischen Materia Medica.** 1992, 845 S., Haug-Verlag, Heidelberg. (Es handelt sich um dasselbe Buch in einer neueren Übersetzung, aber ohne Repertorium, auch in einer handlichen Taschenbuchausgabe lieferbar).

Gerd-Witte, H. **Übersicht der homöopathischen Arzneimittel.** 1993, 2. Aufl., 832 S., Verlag Barthel & Barthel, Schäftlarn. (Eine Übersicht der wichtigsten Mittel. Die Symptome sind schlagwortartig aus dem »Kent« übernommen und mit den entsprechenden Wertigkeiten in Ziffernform versehen. Sehr praktisch).

JULIAN, OTHON-ANDRÉ	**Materia medica der Nosoden.** 7. Aufl., 1991, 171 S., Haug-Verlag, Heidelberg. (Ein relativ kleines, für den Anfänger gut überschaubares Buch).
KENT, JAMES TYLER	**Kents Arzneimittelbilder.** Vorlesungen zur homöopathischen Materia medica. 8. Aufl. 1991, 787 S., Haug-Verlag Heidelberg.
DERSELBE	**Neue Arzneimittelbilder der Materica medica homoeopathica.** 3. Aufl., 1992, 157 S., Haug-Verlag.
NASH, EUGENE B.	**Leitsymptome in der homöopathischen Therapie.** 17. Aufl., 1993, 360 S., Haug-Verlag, Heidelberg. (Das Einstiegsbuch in die Homöopathie. Nash führt durch den Vergleich mit anderen Mitteln in die homöopathische Denkweise ein). Dasselbe Buch gibt es in einer Ausgabe des Verlags Barthel & Barthel, Schäftlarn.

E. Signaturenlehre
(Zusammenhang zwischen äußerer Gestalt und Wirkkraft)

AMANN, MAX RIPPE, OLAF	**Natura Naturans** – Ausbildung in traditioneller abendländischer Medizin, 1993, 120 S., Im Selbstverlag Dr. Max Amann, Viktor Scheffelstr. 13, 80803 München.
GUTMAN, WILLIAM	**Grundlage der Homöopathie und das Wesen der Arznei.** Eine Neudarstellung von Arzneibildern. Haug-Verlag, Heidelberg.
HAUSCHKA, RUDOLF	**Substanzlehre Zum Verständnis der Physik, der Chemie und therapeutischer Wirkung der Stoffe.** 10. Aufl., 1990, Verlag Vittorio Klostermann, Frankfurt/Main. (Ein Buch, das mir sehr geholfen hat, zu einer tieferen Wesensschau der Phänomene vorzudringen. Es sollte eigentlich zur Pflichtlektüre der heutigen Schüler des naturwissenschaftlichen Zweiges an unseren Schulen gehören).
SCHLEGEL, EMIL	**Religion der Arznei – Signaturenlehre als Wissenschaft.** Hrsg. Ernst Schmeer, Verlag Johannes Sonntag, Regensburg 1987. 6., sehr vermehrte Auflage, 326 S. (Ein schönes Buch, das tiefgründige Einsichten in das Wesen der Heilpflanzen, Tiere und Mineralien beschert. Nur noch antiquarisch erhältlich).

SCHMEER, H.E.	**Homöopathie – Psychosomatik – Paramedizin. Grenzgebiete im Reiche des Simile,** 170 S., Verlag Margarete Harms, 26789 Leer/Ostfriesland. (Der Autor fährt auf dem Gleis Paracelsus – Hahnemann und betrachtet die Homöopathie aus ihren mythischen Ursprüngen heraus).
STEINER, RUDOLF	**Sämtliche Werke.** Rudolf Steiner-Verlag, Dornach, Schweiz. (Man beachte in diesem Zusammenhang auch andere anthroposophische Werke der im Verlag Freies Geistesleben, Stuttgart veröffentlichten Autoren).
STRINDBERG, AUGUST	»**Sylva Sylvarum**«. Verlag Hermann Seeman, Nachf. Berlin/Leipzig (nur noch antiquarisch).
DERSELBE	»**Die Blaubücher**«. Verlag Georg Müller, München/Leipzig (nur noch antiquarisch).
VONABURG, BRUNO	**Homöotanik, – Farbiger Arzneipflanzenführer der klassischen Homöopathie.** Bd. 1-4 (Frühjahr, Sommer, Herbst und Winter) mit vielen farbigen Abbildungen. 1997 - 2001, Haug-Verlag, Heidelberg.

F. Repertorien

KENT, JAMES TYLER	**Kents Repertorium der homöopathischen Arzneimittel.** Neu übersetzt und hrsg. von Dr. med. Georg von Keller und Dr. med. Künzli von Fimelsberg. Band I, 532 Seiten Band II, 728 Seiten Band III, 872 Seiten. Haug-Verlag, Heidelberg. (Die in meinem Buch gemachten Seitenangaben beziehen sich auf diese drei Bände).
DERSELBE	**Kent's Repertorium Generale.** Hrsg. von Jost Künzli von Fimelsberg und Michael Barthel, 1992, 3. erw. Auflage, 1218 S., Verlag Barthel & Barthel, Schäftlarn. (Es handelt sich um dasselbe Werk in einem einzigen Band, versehen mit Künzlis therapeutischen Hinweisen in Form schwarzer Punkte bei denjenigen Arzneien, die sich ihm bei der entsprechenden Symptomatik als besonders hilfreich erwiesen haben. Zusätzlich wurden Kents handschriftliche Korrekturen der letzten amerikanischen Ausgabe mit eingebracht).

BIBLIOGRAPHIE

DERSELBE **Repertory of the Homeopathic Materia Medica with Word-Index.** Indischer Nachdruck der Original amerikanischen Ausgabe, erschienen bei Jain-Publishers, New Delhi. (Mein »Lieblings-Kent«. Sehr hilfreich ist bisweilen das Stichwort-Verzeichnis. Für den auch nur einigermaßen mit der englischen Sprache Vertrauten ist dieser Kent – schon wegen des günstigen Preises – gegenüber den deutschen Ausgaben sehr zu empfehlen. Wie die dreibändige deutsche Ausgabe verfügt auch diese über ein Griffregister).

Die hier genannten Repertorien stellen die Basis dar. Natürlich gibt es eine Fülle anderer und auch spezieller Repertorien, auf die wir hier nicht weiter einzugehen brauchen. Dem intensiv forschenden Schüler möchte ich aber doch noch drei weitere Repertorien vorstellen, in denen die KENTschen Angaben über die Jahre hinweg ergänzt und erweitert wurden.

SRIVASTAVA, G.D. **Alphabetical Repertory of Charakteristics of Ho-**
UND CHANDRA, J. **moeopathic Materia medica.** 1571 S., 1. Ausgabe 1990 bei Jain-Publishers, New Delhi. (Wie die gesamte homöopathische Literatur ist auch dieses Buch erhältlich über den Homöopathie-Vertrieb Peter Irl).

Der deutsche homöopathische Arzt horst barthel und sein Schweizer Kollege will klunker haben unter Miteinbeziehung der Erfahrungen von 13 weiteren berühmten Autoren ein synthetisches Repertorium in drei Bänden herausgebracht:

BARTHEL, HORST **Synthetisches Repertorium Bd. 1: Gemütssymptome.** 1432 S., dreisprachig (dt.-engl.-frz.) mit ausführlichem Schlagwort- und Griffregister. 4. verb. Aufl., Haug-Verlag, Heidelberg, 1992.

DERSELBE **Allgemeinsymptome,** 826 S. mit Griffregister.

KLUNKER, WILL **Schlaf, Träume, Sexualität.** 809 S. mit Griffregister. Alle im Haug-Verlag, Heidelberg.

BOMHARDT, MARTIN **Symbolisches Repertorium.** 864 S., 3. erweiterte und neu gestaltete Auflage 2000, Verlag Homöopathie und Symbol, Berlin, Blissestraße 63, 10713 Berlin, Telefon (0 30) 85 72 96 74, Fax (0 30) 85 72 96 75.
(Eine empfehlenswerte Ergänzung zu anderen Repertorien. Das Buch enthält viele Stichworte und Hinweise, die in anderen Werken nicht zu finden sind).

PENNEKAMP, HEINRICH **Kinder-Repertorium.** 668 S., 1. Aufl. 1997, nebst pädagogischen und therapeutischen Hinweisen, Penne-

kamp MDT Verlag, Landstr. 24, 21756 Isensee (Osten), Telefon und Fax (0 47 76) 83 10 43.
(Ebenfalls sehr empfehlenswert, vor allem auch für homöopathieinteressierte Eltern, die gewohnt sind, ihre Kinder in eigener Verantwortung zu behandeln).

Den Gipfel der derzeitigen Bemühungen um eine möglichst vollständige Erfassung aller Symptome, Modalitäten unter Einbeziehung vieler neu geprüfter Mittel, stellt wohl das aus dem Computer-Repertorium *Synthesis* hervorgegangene Repertorium von SCHROYENS dar.

SCHROYENS, FREDERIK **Synthesis-Repertorium** in einem Band von 1720 S. Ein Griffregister und 5 Lesezeichen sorgen für gute Auffindbarkeit der Arzneien. Das Repertorium entstand in Zusammenarbeit mit anerkannten Homöopathen aus vielen Ländern. Es enthält rund 220.000 Nachträge zum KENTschen Nachschlagewerk, die mit der jeweiligen Quellenangabe versehen wurden (Über 300 Quellenangaben). Das Vorwort schrieb George Vithoulkas. Herausgeber: Hahnemann-Institut für homöopathische Dokumentation, 1995.

G. Schulung – Kasuistik – Praxis

Auch was diesen Bereich der homöopathischen Heilkunst angeht, ist die Fülle der Literatur überwältigend. Deshalb gebe ich für diesen Bereich nur einige wenige, nach meinem subjektiven Gutdünken ausgewählte Werke zur Kenntnis. Das gilt genauso für die nächste Sektion der **Speziellen Gebiete.** Da Homöopathie nirgends so gut wie im lebendigen Unterricht vermittelt wird, verweise ich auch hier wieder auf meine diesbezüglichen Seminare.

EICHELBERGER, OTTO **Klassische Homöopathie.** Bd. I - IV. Siehe unter A.
(Eichelbergers Bücher enthalten Hunderte von Fallgeschichten, an deren schrittweisem Nachvollzug Homöopathie erlernt werden kann).

GALLAVARDIN, JEAN-PIERRE **Homöopathische Beeinflussung von Charakter, Trunksucht und Sexualtrieb.** 8. Aufl., 110 S., Haug-Verlag. Heidelberg 1991 (Ein mit genialisch französischer Unbekümmertheit hingeschriebenes Praxisbuch. Sehr amüsant).

DERSELBE **Psyche und Homöopathie,** übersetzt von Horst Barthel. 3. verb. Aufl. 1991, 294 S., Verlag Barthel & Barthel, Schäftlarn. (Fallbeschreibungen, kurzgefaßte spezielle Materia medica, auch psychische Symptomatik bei Tieren).

BIBLIOGRAPHIE

JAHR, G.H.G. — **Die Geisteskrankheiten** von Dr. Jahr. Einzige Ausgabe mit der Erweiterung **Die Hauptgrundsätze der Homöopathie** als Faksimile-Nachdruck der 1854 vollendeten Originalfassung. Verlag Heino Schirm, Reutterstraße 14, 80687 München-Laim.

DERSELBE — **Jahr's Bewährte Indikationen.** 1995, Verlag Barthel & Barthel, Schäftlarn. (Das von Michael Barthel herausgegebene und mit Anmerkungen versehene Buch schöpft aus des Altmeisters JAHR über 40-jähriger Erfahrung und bietet auch dem Anfänger gute Möglichkeiten, um Fehler bei der Mittelwahl zu vermeiden.

VOEGELI, ADOLF — **Die korrekte homöopathische Behandlung in der täglichen Praxis** mit Repertorium. 10. Aufl., 1993, 100 S., Haug-Verlag, Heidelberg. (Gut als Einstieg für Anfänger geeignet).

DERSELBE — **Leit- und wahlanzeigende Symptome der Homöopathie.** 3. verbesserte Aufl., 1992, 108 S., Haug-Verlag, Heidelberg.

WRIGHT-HUBBARD, E. — **Kurzlehrgang der Homöopathie.** 1993, 2. Aufl., Verlag Barthel & Barthel. (Ein grundlegendes Schulungswerk, das vor allem dem Anfänger den Einstieg ermöglicht. Durch ihre großen Behandlungserfolge wurde Dr. Elisabeth Wright-Hubbard zu einer der berühmtesten amerikanischen Ärztinnen).

H. Spezielle Gebiete

Da diese Bereiche größtenteils als für den Laien zu speziell angesehen werden dürfen, beschränke ich mich hier lediglich auf Buchempfehlungen zu den Kinderkrankheiten und Erkrankungen bei Tieren sowie Wissenswertes über Impfungen.

Kinderkrankheiten

HERSCU, PAUL — **Die homöopathische Behandlung der Kinder.** 1993, 495 S., Verlag für homöopathische Literatur Kai Kröger, Rendsburger Straße 27, 24361 Groß-Wittensee.
(Ein ausgezeichnetes Buch mit einigen sehr ausführlichen und einfühlsamen Arzneimittel-Charakterstudien und einem hervorragenden Schlagwort-Verzeichnis).

Voegeli, Adolf	**Homöopathische Therapie der Kinderkrankheiten.** 6. Aufl. 1993, 346 S., Haug-Verlag, Heidelberg. (Ein nach klinischen Krankheitsbegriffen geordnetes Buch. Nach den Tabellen, auf denen die Leitsymptome für die einzelnen Mittel bzw. Krankheitsbegriffe angeführt sind, kann auch ein medizinischer Laie bald lernen, eine gute Similewahl zu bewerkstelligen).

Tiermedizin

Ferreol	**Veterinär-Repertorium.** 1993, 2. Aufl., Verlag Barthel & Barthel, 78 Seiten. (Ein kleines, mit speziellen Ausdrücken für den Tiermediziner und -Liebhaber versehenes Nachschlagebüchlein).
Rakow, Barbara Dieselbe Dieselbe	**Der homöopathische Katzendoktor,** 84 S. **Unsere Pferde – gesund durch Homöopathie,** 223 S. **Homöopathie in der Tiermedizin,** 400 S. Alle drei Werke bei Thieme-Verlag, Heidelberg.
Tiefenthaler	**Homöopathie für Haus- und Nutztiere.** 1994, 267 S., Haug-Verlag, Heidelberg. (Homöopathische Verschreibungen für Rind, Schwein, Pferd, Hund und Katze).
Wolff, Hans-Günter	**Unsere Katze – gesund durch Homöopathie.** Sonntag Verlag, Stuttgart, 6. Aufl. 1994, 160 S., Heilfibeln eines Tierarztes.
Derselbe	**Unsere Hunde – gesund durch Homöopathie.** 10. Auflage, 1994, 286 S., Sonntag Verlag.

Impfungen

Buchwald, Gerhard	**Impfen – Das Geschäft mit der Angst.** 380 S., Droemer/Knaur München, Reihe »Alternativ Heilen«.
Coulter, Harris L.	**Impfungen, der Großangriff auf Gehirn und Seele.** Mit einem Vorwort und Anhang für die deutsche Ausgabe von Dr. med. Gerhard Buchwald. Hirthammer Verlag, München.
Derselbe zusammen mit Fischer, B.	**Dreifach-Impfung – ein Schuß ins Dunkle.** 1991, 401S., Verlag Barthel & Barthel, Schäftlarn. (Die beiden Autoren stellen in eindrucksvoller Weise die Risiken und

	Kontraindikationen der Pertussis-Impfung vor Augen und präsentieren Geschichten über impfgeschädigte Kinder).
DELARUE, SIMONE	**Impfschutz – Irrtum oder Lüge?** Hirthammer Verlag, München.
DELARUE, F. UND S.	**Impfungen – der unglaubliche Irrtum.** Hirthammer Verlag, München.
GRÄTZ, J.-F.	**Sind Impfungen sinnvoll?** Ein Ratgeber aus der homöopathischen Praxis, 1994, 88 S., Hirthammer Verlag, München.
ROY, RAVI UND ROY, CAROLA	**Impffolgen und ihre Behandlung – Seelische und körperliche Auswirkungen.** 1995, 56 S., Müller & Steinicke, München.

2. ALCHIMIE UND SPAGYRIK
(Nur ein paar Schlaglichter)

ALBERTUS, FRATER	**Praktische Alchemie im 20. Jahrhundert.** 1970 by Paracelsus Research Society, Salt Lake Cuty, USA. **The Alchemist's Handbook.** Samuel Weiser, New York (Revised Edition).
ARCHARION	**Von wahrer Alchimie. Die Bereitung des Steins der Weisen im Innen und Außen, in Theorie und Praxis.** Mit dem »Testament der Bruderschaft des Gold- und Rosenkreuzers.« esotera-Taschenbücherei, Bauer-Verlag, Freiburg i. Br. 1983.
BERNUS, ALEXANDER VON	**Alchymie und Heilkunst.** Neu hrsg. von Marino Lazzeroni, (dem ehemaligen Vorstand des Laboratoriums SOLUNA in Donaumünster). 1994, 352 S., Lizenzausgabe des Philosophisch-Anthroposophischen Verlags am Goetheanum, CH-4143 Dornach.
HEINZ, JÜRGEN	**Spagyrik – die medizinische Alternative.** Diagnostik und Therapie in der spagyrischen Heilkunst, 411 S., u. 235 farb. Abb., Bauer Verlag, Freiburg i. Br. 1985.
DERSELBE	**Das Handbuch der modernen Pflanzenheilkunde.** Heil- und Arzneipflanzen, ihre Wirkung und Anwen-

dung in Medizin, Natur- und Volksheilkunde, Homöopathie und Spagyrik, 630 S., Bauer-Verlag, Freiburg i. Br.

HELMOND, JOHANNES **Die entschleierte Alchimie.** Das Geheimnis des Steins des Weisen erstmals offen erklärt, 1715 S., Karl-Rohm-Verlag, Bietigheim 1994.

HELMRICH, HERMANN **Spagyrik – Alter Wein in neuen Schläuchen.** 253 S., 12 Abb., Haug Verlag, Heidelberg 1977.

JUNIUS, MANFRED M. **Praktisches Handbuch der Pflanzen-Alchemie.** Wie man heilkräftige Essenzen, Tinkturen und Elixiere selbst zubereitet. 268 S. mit zahlreichen Abb., Ansata Verlag, CH 3800-Interlaken, 1982.

JUNG, C.G. **Gesammelte Werke.** Walter Verlag, Freiburg i. Br.

Bd. 12, Psychologie und Alchemie, 4. Aufl. 1984, 620 S., 271 Abb.

Bd. 13, Studien über alchimistische Vorstellungen, 1878, 450 S., 40 S. Abb.

Bd. 14, Mysterium conjunctionis. Untersuchung über die Trennung und Zusammensetzung der seelischen Gegensätze in der Alchemie. 2 Halbbde. 4. völlig überarb. Aufl. 1984, 735 S., 10 Abb.

Studien über alchemistische Vorstellungen, 1978, 450 S., 40 Bildtafeln.

PARACELSUS **Werke.** Hrsg. Will-Erich Peukert, 5 Bde., Darmstadt 1965, Schwabe und Co. Studienausgabe.

Sämtliche Werke, nach der 10-bändigen Huserschen Gesamtausgabe (1589 - 1591) zum ersten Mal in neuzeitliches Deutsch übersetzt. Mit Einleitung, Biographie und erklärenden Anmerkungen versehen von Bernhard Aschner, 4 Bde. Jena 1926 - 1932 (Nachdruck).

SCHELLER UND FRITZ, EMIL **Langlebigkeit mit Paracelsus-Arzneien.** Versuch einer Geriatrie nach Paracelsus. 2. erw. Aufl., 1979, 157 S., 17 Abb., 23 Tab., Haug Verlag, Heidelberg.

TETZLAFF, IRENE **Der Graf von Saint Germain.** 384 S., 20 Abb. Mellinger Verlag, Stuttgart.

3. ANTHROPOSOPHIE

STEINER, RUDOLF — **Sämtliche Werke.** Rudolf Steiner Verlag, CH-4143 Dornach. Speziell: **Geisteswissenschaft und Medizin.** 390 S., zwanzig Vorträge 1976. (Man beachte auch andere Autoren der im Verlag Freies Geistesleben, Stuttgart erschienenen Publikationen).

HAUSCHKA, RUDOLF — **Substanzlehre.** (Näheres: Siehe unter Punkt E dieser Bibliographie = Signaturenlehre).

4. BLÜTEN-THERAPIE NACH EDWARD BACH

Die Literatur zu diesem Nebenzweig homöopathischer Behandlungsmöglichkeiten ist mittlerweile enorm angewachsen. Hier lediglich ein paar Basiswerke

BLOME, GÖTZ — **Mit Blumen heilen – Die Blütentherapie nach Dr. Bach.** 6. Aufl. 1993, 383 S., Bauer Verlag, Freiburg i. Br.

DERSELBE — **Das neue Bach-Blüten-Buch.** 448 S., 4. Aufl., 1994, Bauer Verlag, Freiburg.

KNAPP, DIETER — **Die strahlende Kraft der Bach-Blüten.** 39 Karten mit Energiefeld-Photographien und Begleitbuch mit einem Vorwort von Mechthild Scheffer. Delphi-Verlag München, 1997.

SCHEFFER, MECHTHILD — **Bach-Blüten-Therapie** – Theorie und Praxis. 22. Aufl., 303 S., Hugendubel Verlag, München 1993.
(Das Basis-Werk mit der Beschreibung der charakteristischen Symptomenbilder der einzelnen Blüten).

DIESELBE — **Lehrbuch der Original Bach-Blütentherapie** mit über 100 Fallstudien. Jungjohann Verlagsges., Neckarsulm.

DIESELBE — **Seelische Gesundheitsvorsorge für unsere Haustiere,** 1995, über Dr. Edward Bach-Centre (Siehe Register III, Firmenverzeichnis). (Die gesammelten Erfahrungen und Empfehlungen von 7 Tierärzten und Tierheilpraktikern in einem handlichen Brevier).

5. FARBENLEHRE UND FARBTHERAPIE

ADAMSON, EDWARD — **Kunst als Heilungsprozeß.** 68 S., 126 Abb., Junfermann Verlag, Paderborn 1984.

GOETHE, JOHANN WOLFGANG VON	**Farbenlehre.** Mit Einleitungen und Kommentar von Rudolf Steiner. Hrsg. Gerhard Ott und H.O. Proskauer. 3 Bde. in Kassette, 2. Aufl., 896 S. mit 20 S. Farbtafeln.
JUNG, C. G.	**Mandala.** Bilder aus dem Unbewußten. 4. Aufl. 1981, 127 S. mit 24 Farb- und 54 s/w-Tafeln, Walter Verlag, Freiburg.
KANDINSKY, WASSILLY	**Über das Geistige in der Kunst.** Piper Verlag, 1912.
KARSTEN, HERMANN	**Der Einfluß der Duft-Farb-Ton-Therapie bei psychosomatischen Erkrankungen.** 3. erw. Aufl., 63 S., 6 Abb., 3 Tab., Haug Verlag, Heidelberg 1983.
MANDEL, PETER	**Praktisches Handbuch der Farbpunktur.** 1986, 300 S., 200 farbige Abb. Energetik Verlag, Hildastr. 8, Bruchsal. (Der Begründer der »Energetischen Terminalpunkt-Diagnose« stellt hier eine Beziehung zwischen Farbtherapie und Akupunktur her, wobei die Nadel durch den Farbfokus ersetzt wird. Die Wirkungsweise der Farbpunktur beruht auf dem homöopathischen Resonanzgesetz).
MÜLLER, HUGBALD VOLKER	**Die Farbe als Mittel zur Simillimumfindung in der Homöopathie.** 288 S., Bd. 1, 2. überarbeitete Auflage 1991, Haug Verlag, Heidelberg.
SCHIEGL, HEINZ	**Color-Therapie – Heilung durch Farbenkraft.** Bauer Verlag, Freiburg, 2. Aufl. 1982, 208 S.
WILSON, ANNI	**Farbtherapie. Farben als Schlüssel zur Seele und Mittel zur Heilung.** 224 S., 42 Abb., Scherz Verlag, München 1984.

6. PSYCHOTHERAPIE

Auch hier wieder nur einige wesentliche Schlaglichter. Der Interessierte sei vor allem darauf hingewiesen, die vom Junfermann Verlag, Paderborn und dem Pfeiffer Verlag, München herausgegebenen Neuerscheinungen zu beachten.

BANDLER, RICHARD GRINDER, JOHN	**Neue Wege der Kurzzeit-Therapie. Neurolinguistische Programme (NLP).** Junfermann Verlag, Paderborn, 232 S., 1984 (Titel der engl. Originalausgabe: »How to make Princes out of Frogs«).

DIESELBEN	**Reframing. Ein ökologischer Ansatz in der Psychotherapie (NLP).** 241 S., Junfermann Verlag, Paderborn 1985.
CAMERON-BANDLER, LESLIE	**Wieder zusammenfinden. NLP – Neue Wege der Paartherapie.** 179 S., Junfermann Verlag, Paderborn 1985.
ERICKSON, MILTON H.	**Meine Stimme begleitet Sie überall hin.** Ein Lehrseminar mit Milton H. Erickson. Hrsg. und kommentiert von Jeffrey Zeig, 377 S., Verlag Klett-Cotta, Stuttgart, 1985.
GORDON, D.	**Therapeutische Metaphern.** Junfermann Verlag, Paderborn 1985. (Erschaffung von Gleichnissen zu psychohomöopathischen Interventionen).
HALEY, JAY	**Die Psychotherapie Milton H. Ericksons.** 319 S., Pfeiffer Verlag, 1978 München, Reihe: Leben lernen 36.
PERLS, FREDERIC S.	**Gestalt, Wachstum, Integration.** Junfermann Verlag, Paderborn, 267 S.
ROBBINS, ANTHONY	**Grenzenlose Energie. Das Power Prinzip.** Wie Sie Ihre persönlichen Schwächen in positive Energie verwandeln. Das NLP-Handbuch für jedermann, 490 S., Heyne Verlag, München 1993, Reihe: Esoterik. (Umfassende und leicht verständliche Einführung in sämtliche NLP-Techniken für interessierte Laien).
SATIR, VIRGINIA	**Familienbehandlung. Kommunikation und Beziehungen.** Theorie, Erleben und Therapie. 4. Aufl., 223 S., Lambertus Verlag, Freiburg i. Br.
DIESELBE	**Selbstwert und Kommunikation. Familientherapie für Berater und zur Selbsthilfe.** 5. Aufl., 362 S., Pfeiffer Verlag, München 1982, Reihe: Leben lernen 18.
WHITMONT, EDWARD C.	**Psyche und Substanz.** Essays zur Homöopathie im Lichte der Psychologie C.G. Jungs. 270 S., Verlag Ulrich Burgdorf, Göttingen.
WOLINSKY, STEPHEN	**Quantenbewußtsein.** Das experimentelle Handbuch der Quantenpsychologie. 1. Auflage, 296 S., Verlag Alf Lüchow, Freiburg i. Br. 1994.

7. TRÄUME UND TRAUM-ARBEIT

AEPPLI, ERNST	**Der Traum und seine Deutung.** Mit über 500 Traumsymbolen. 7. Aufl., 407 S., Rentsch Verlag, Zürich/Konstanz.
ARISTOTELES	**Über Träume und Traumdeutung.** In: Kleine naturwissenschaftliche Schriften, Langenscheidt, Berlin-Schöneberg, Bd. 25.
EPSTEIN, GERALD	**Wachtraum-Therapie.** Der Traumprozeß als Imagination, 243 S., Klett-Cotta, Stuttgart 1985.
GARFIELD, PATRICIA	**Kreativ Träumen.** 273 S., Ansata-Verlag, Interlaken 1980.
DIESELBE	**Der Weg des Traum-Mandala.** 251 S., Ansata-Verlag 1981.
HALL, A. JAMES	**Arbeit mit Träumen in Klinik und Praxis.** 415 S., Junfermann-Verlag, Paderborn 1982.
HILLMANN, JAMES	**Pan und die natürliche Angst.** Über die Notwendigkeit der Alpträume für die Seele. Schweizer Spiegel-Verlag, Zürich 1981.
DERSELBE	**Am Anfang war das Bild. Unsere Träume, – Brücke der Seele zu den Mythen.** 238 S., Kösel Verlag, München 1983.
JACOBI, JOLANDE	**Vom Bilderreich der Seele. Wege und Umwege zu sich selbst.** 308 S. mit 103 farb. u. 114 S/W-Bildern. Sonderausgabe des Walter Verlags, Freiburg i. Br. 1983.
JANOV, ARTHUR	**Der Urschrei.** Fischer-Verlag, Frankfurt a. M. 1973 (Kap. 14: Schlaf, Träume und Symbole).
JUNG, JC.G.	**Sämtliche Werke.** Walter-Verlag, Freiburg i. Br. Hieraus vor allem: **Die Wirklichkeit der Seele. Über psychische Energetik und das Wesen der Träume. Von Traum und Selbsterkenntnis.**
KAST, VERENA	**Wege aus Angst und Symbiose.** Märchen, psychologisch gedeutet. 208 S., Walter Verlag, Freiburg 1982. (Man vergleiche auch andere Werke von Verena Kast, wie z.B. **Mann und Frau im Märchen. Familienkonflikte im Märchen. Wege zur Autonomie. Märchen**

	als Therapie wie überhaupt sämtliche Publikationen des Walter Verlags, z.B. die Serie: **Grimms Märchen – tiefenpsychologisch gedeutet** von Eugen Drewermann; oder die Serie: **Träume als Wegweiser** von Ingrid Neuhaus. Oder von Hermann Maass: **Der Therapeut in uns** Heilung durch aktive Imagination. Oder: **Der Seelenwolf.** Das Böse wandelt sich in positive Kraft. Erfahrungen aus der aktiven Imagination.
NEUMANN, ERICH	**Die große Mutter. Der Archetyp des großen Weiblichen.** Rhein Verlag, Zürich, 1956.
DERSELBE	**Tiefenpsychologie und neue Ethik.** 5. Aufl., 137 S,. Fischer Verlag, Frankfurt 1984, Reihe: Geist und Psyche.
PERLS, FREDERICK S.	**Gestalt-Therapie in Aktion.** 3. Aufl., 1979, 292 S., Verlag Klett-Cotta, Stuttgart (Tonbandprotokolle von Traum-Seminaren) Sehr zu empfehlen!
PETZOLD, H.	**Angewandtes Psychodrama.** Junfermann-Verlag, Paderborn.
DERSELBE	**Gestalttherapie und Psychodrama.** Verlag Nicol, Kassel, 1965.
SINGER, JEROME L.	**Phantasie und Tagtraum. Imaginative Methoden in der Psychotherapie.** 304 S., Pfeiffer Verlag, München, Reihe: Leben lernen 37.
TIETZE, HENRY G.	**Imagination und Symboldeutung. Wie innere Bilder heilen und vorbeugen helfen.** 342 S., mit 12 symbolischen Farbphotographien und 16 ebensolchen S/W-Bildern von Peter Raba. Ariston Verlag, Genf 1983.
WEINREB, FRIEDRICH	**Traumleben. Überlieferte Traumdeutung.** Bd. I - IV. Thauros Verlag, eine Lizenzausgabe ist erhältlich beim Diederichs Verlag, München unter dem Titel: **Kabbala im Traumleben des Menschen.** Diederichs, Gelbe Reihe 1994.
DERSELBE	**Selbstvertrauen, Aggression und Depression.** Geschichte des alten Testaments als Dramen der Seele, 117 S., Serie Piper 2150.
WHITMONT, EDWARD C.	**Träume – Eine Pforte zum Untergrund.** 270 S., Verlag Ulrich Burgdorf, Göttingen. (Eine der solidesten Handwerksbeschreibungen Jung'scher Traumtheorie und -deutung).

8. KRANKHEIT UND HEILUNG

BLÜHER, HANS — **Traktat über die Heilkunde.** 1. Aufl., 123 S., Hesse und Becker, im Weis Verlag, 1985.

DERBOLOWSKY, UDO — **Kränkung, Krankheit und Heilung in leiblicher, seelischer und geistiger Sicht.** 2. Aufl., 41 S., Haug Verlag, Heidelberg 1981.

DETHLEFSEN, THORWALD — **Krankheit als Weg. Deutung und Be-deutung der Krankheitsbilder.** 367 S., Bertelsmann Verlag, München 1983.

FRITSCHE, HERBERT — **Die Erhöhung der Schlange. Mysterium, Menschenbild und Mirakel der Homöopathie.**
DERSELBE — **Die unbekannten Gesundheiten.** 98 S.
DERSELBE — **Iatrosophia. Metabiologische Heilung und Selbstheilung.** 1993.
DERSELBE — **Der Erstgeborene. Ein Bild des Menschen.** 247 S., 6. Aufl., 1984.
DERSELBE — **Samuel Hahnemann.** Idee und Wirklichkeit der Homöopathie, 366 S.
Alle erschienen im Verlag Ulrich Burgdorf, Göttingen.

FURLENMEIER, MARTIN — **Mysterien der Heilkunde.** 358 S. reich bebildert. Verlag Th. Gut & Co., CH-8712 Stäfa, 1981.
Allopathie – Homöopathie
Aromatherapie – Osmotherapie
Phytotherapie – Spagyrik – Gemmotherapie
Darstellung der wissenschaftlichen Grundlagen und Prinzipien aller arzneilichen Therapieformen unter Einbeziehung dessen, was sich der Wissenschaft entzieht.

KOOB, OLAF — **Gesundheit – Krankheit – Heilung.** Grundbegriffe einer menschengemäßen Heilkunst in der Anthroposophie, 2. Aufl., Fischer TB, 1984.

MEES, L.F.C. — **Krankheit als Segen – Heilung als Aufgabe.** 241 S., Verlag Urachhaus.

RITZER, FRIEDRICH — **Heilung durch Ähnlichkeit in homöopathischer und theologischer Sicht.** 122 S., Verlag Müller u. Steinicke, München 1990.

SCHLEGEL, EMIL	**Heilkunst als Weltmitte.** 80 S., Grundriß einer physiognomischen Medizin. Verlag Grundlagen und Praxis, Margarete Harms, 26789 Leer/Ostfriesland.
SIEWEKE, HERBERT	**Gesundheit und Krankheit als Verwirklichungsformen menschlichen Daseins.** 480 S., Philosophisch-anthroposophischer Verlag Dornach/Schweiz 1967 (Teil II des Werks Anthroposophische Medizin. Teil I: Studien zu ihrer Grundlage, 2. Aufl. 365 S., 1982).
STEINER, RUDOLF	**Die Kunst des Heilens vom Gesichtspunkt der Geisteswissenschaft.** 6 Vorträge, 1923/24. Rudolf Steiner-Taschenbuch aus dem Gesamtwerk, im Rudolf Steiner Verlag Dornach/Schweiz.
WEINREB, FRIEDRICH	**Vom Sinn des Erkrankens.** 2. Aufl., 95 S., Origo Verlag, Bern 1979.
WHITMONT, EDWARD C.	**Die Alchimie des Heilens.** 304 S., Verlag Ulrich Burgdorf, Göttingen. (Die Transformation der Persönlichkeit als alchimistischer Prozeß).

9. LEBENSENERGIE
A. Autonom Dynamische Phänomene

ASH, DAVID	**Wissenschaft der Götter.** Zur Physik des Übernatürlichen. 5. Aufl., 216 S., Zweitausendeins-Verlag, Frankfurt a. M. 1992.
CHIA, MANTAK	**Tao Yoga. Die Erweckung der heilenden Urkraft Chi.** 220 S., mit vielen Illustrationen. Ansata-Verlag, Interlaken/Schweiz 1985.
DERSELBE	**Tao-Yoga der Liebe** der geheime Weg zur unverträglichen Liebeskraft, 408 S. mit 50 Illustrationen, 1986.
DISTEL, WOLFGANG WELLMAN, WOLFGANG	**Das Herz des Reiki. Dai Komio.** 187 S., Goldmann Verlag, München 1995.
GROSS, HUGO MAX	**Biorhythmik. Das Auf und Ab unserer Lebenskraft.** Einführung mit praktischer Anleitung zu Selbstherstellung eines Rhythmogramms. 7. Aufl., 236 S., Bauer Verlag, Freiburg.

Krishna, Gopi	**Kundalini. Erweckung der geistigen Kraft im Menschen.** 5. Aufl., 215 S., Otto Wilhelm Barth Verlag, 1993.
Lakhovsky, Georges	**Das Geheimnis des Lebens. Kosmische Wellen und vitale Schwingung. Wie Zellen miteinander reden.** Mit einer Einführung von F. A Popp. 240 S., 33 Fotos und Zeichnungen. VGM-Verlag für Ganzheitsmedizin, Essen 1981.
Lowen, Alexander	**Bioenergetik. Therapie der Seele durch Arbeit mit dem Körper.** 5. Aufl., 306 S., Rowohlt-Sachbuch 1981.
Derselbe und Lowen, Leslie	**Bioenergetik für Jeden.** Das vollständige Übungshandbuch mit einem Vorwort von Wolf Büntig (ZIST 3. Aufl. Peter Kirchheim Verlag 1980).
Derselbe	**Liebe und Orgasmus** ein Weg zu menschlicher Reife und sexueller Erfüllung, 415 S., Kösel Verlag, München.
Lütge, Lothar-Rüdiger	**Kundalini. Die Erweckung der Lebenskraft.** Theorie und Praxis des Kundalini Yoga. 280 S. mit 390 Abb., Bauer Verlag, Freiburg i. Br.
Naslednikov, Margo Anand	**Tantra oder die Kunst der sexuellen Ekstase.** Mit zahlreichen – (leider nicht sehr ansprechenden) – Zeichnungen. Goldmann Verlag, München 1990.
Reich, Wilhelm	**Die Entdeckung des Orgons I – Die Funktion des Orgasmus.** Sexualökonomische Grundprobleme der biologischen Energie. (Neuauflage). Kiepenheuer & Witsch 1994.
Derselbe	**Die Entdeckung des Orgons II – Der Krebs,** im selben Verlag.
Sabetti, Stephano	**Lebensenergie** – Wesen und Wirken jener Kraft, die unsere körperliche, geistige und seelische Verfassung steuert. 1. Aufl., 333 S., Scherz Verlag, Bern, München, Wien 1985.

B. Die technisch gebändigte Energie

De Meo, James	**Der Orgon-Akkumulator** – Ein Handbuch mit Bauanleitungen. Verlag und Versand 2001, Frankfurt a.M. oder über Orgon-Technik Jürgen Fischer, Worpswede.

BIBLIOGRAPHIE

FISCHER, JÜRGEN — **Orgon und DOR. Die Lebensenergie und ihre Zerstörung.** Mit genauen Angaben zum Nachbau von Orgon-Akkumulatoren, Verl. Simon & Leutner über: Orgon-Technik Jürgen Fischer, Schlußdorferstr. 52, 27726 Worpswede.

HACHENEY, FRIEDRICH — **Levitiertes Wasser in Forschung und Anwendung.** 2. Aufl., 125 S., mit zahlr. Abb. Dingfelder-Verlag, 82346 Andechs 1994.

HILSCHER, GOTTFRIED — **Energie im Überfluß. Ergebnisse unkonventionellen Denkens.** 2. erw. Aufl., 208 S., 74 Abb., Sponholtz-Verlag, Hameln (vergriffen).

DERSELBE — **Energie für das 3. Jahrtausend. – Innovation statt struktureller Ignoranz.** 230 S., 1. Aufl., 1996, VAP-Verlag für außergewöhnliche Perspektiven, 32352 Preußisch-Oldendorf.

MANNING, JEANE — **Freie Energie – die Revolution des 21. Jahrhunderts.** Omega-Verlag Gisela Bongart und Martin Meier (GbK), Krefelder Straße 81, 40549 Düsseldorf.

NIEPER, HANS A. — **Revolution in Technik, Medizin und Gesellschaft. Konversion von Schwerkraft-Feld-Energie.** 264 S., 46 Fotos, 26 Grafiken. (Erforschung der Tachyonen-Energie in allen Bereichen der Anwendbarkeit) raum & zeit Verlag, 82054 Sauerlach (Redaktion der Zeitschrift raum & zeit im Ehlers Verlag, 83623 Dietramszell). Was die Entwicklung auf diesem Sektor der Energieforschung betrifft, empfehle ich dem Leser, in Kontakt mit dieser Redaktion zu bleiben bzw. diese Zeitschrift zu abonnieren. Telefon (0 81 71) 4 18 71, Fax 41 84 66.

PRADE, ERNSTFRIED, HRSG. — **Das Plocher-Energie-System.** Anstoß zum Umdenken. 153 S., Bioenergetik-Verlag, 86981 Kinsau 1994. Mit einem 17-seitigen Beitrag von Peter Raba zum Thema: Das Plocher-Energie-System aus der Sicht der hermetischen Philosophie und der klassischen Homöopathie.

REICH, WILHELM — **Die Bion-Experimente** (über Orgon-Technik Jürgen Fischer, Worpswede, siehe oben).

SHELDRAKE, RUPERT — **Das schöpferische Universum.** Die Theorie des morphogenetischen Feldes, Ullstein Verlag, Berlin 1993.

DERSELBE — **Das Gedächtnis der Natur.** Das Geheimnis der Entstehung der Formen der Natur. 447 S., Serie Piper 1993.

10. HERMETISCHE PHILOSOPHIE U. RELIGION

DETHLEFSEN, THORWALD
Schicksal als Chance. Das Urwissen zur Vollkommenheit des Menschen. 271 S., Bertelsmann Verlag, München 1979. Goldmann TB-Ausgabe in Lizenz 1981.

EVANS-WENTZ, W.Y. HRSG.
Das Tibetanische Totenbuch – Oder die Nachtod-Erfahrungen auf der Bardo-Stufe. Im Auftrag des Herausgebers für die 7. Auflage neu bearbeitet, kommentiert und eingeleitet von Lama Anagarika Govinda, übersetzt von Louise Göpfert-March, mit einem Geleitwort und einem psychologischen Kommentar von C.G. Jung und einer Abhandlung von Sir John Woodroffe. 13. Aufl., Walter Verlag, Freiburg.

HALL, MANLY P.
The Secret Teachings of All Ages. Los Angeles 1988. The Philosophical Research Society, 3910 Los Feliz Blvd., L.A. Ca. 90027 USA.

HELMRICH, HERMANN E. HRSG.
Kybalion – Eine Studie über die hermetische Philosophie des alten Ägyptens und Griechenlands. Aus dem Englischen übertragen von H. E. Schwerin, mit einem Geleitwort von Hermann E. Helmrich. Akasha Verlagsgesellschaft, München 1981, in Lizenz des Arcana Verlags, Heidelberg.

LAO TSE
Tao te king eine neue Bearbeitung von Gia-Fu Feng und Jane English. Irisiana Verlag Haldenwang 1981, mit vielen S/W-Fotos von Jane English. Eine andere Ausgabe, hrsg. von Jan Ulenbrook gibt auf der linken Seite auch jeweils die direkte Übersetzung wieder. – Ullstein Verlag, 1980.

SCHÖNBERGER, MARTIN
Verborgener Schlüssel zum Leben. Weltformel I GING im genetischen Code. Otto Wilhelm Barth Verlag, München und Bern 1973, in einer Lizenzausgabe erschienen im Fischer TB Verlag, 1977. (Fundamentale Beobachtungen und Erkenntnisse eines Arztes zum Thema »Zu-fall« – als einem Gesetz höherer Ordnung).

WILHELM, RICHARD, HRSG.
I GING – Text und Materialien. 4. Aufl., 1978, Eugen Diederichs Verlag, München. (Wohl die beste Übersetzung des I GING. Wilhelm war erst zufrieden, als auch

die Rückübersetzung wieder identisch war mit dem chinesischen Original).

WEINREB, FRIEDRICH **Schöpfung im Wort.** Hrsg. von Christian Schneider. 960 S., Thauros Verlag, 88168 Weiler/Allgäu 1994. (Weinrebs Hauptwerk. Ein Teil davon war ursprünglich erschienen unter dem Titel: Der göttliche Bauplan der Welt. In der genauen Betrachtung der Struktur der Bibel in jüdischer Überlieferung, wird der Sinn unseres Daseins und der Bauplan der Welt erkennbar).

DERSELBE **Leiblichkeit. Der menschliche Körper und seine Organe als Ausdruck des ewigen Menschen.** 2. Aufl., 128 S., Thauros Verlag. (Es geht um die Grundlagen psychosomatischer Zusammenhänge und die Wiederentdeckung eines zukunftsweisenden Körperbewußtseins).

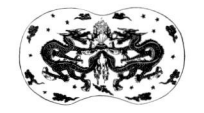

REGISTER I

Die in verschiedenen Fallgeschichten gesuchten Ergänzungsarzneien

Begegnung mit der dunklen Seite	S. 74ff.	**Arsenicum album** – *Weißer Arsenik* **Vipera berus** – *Kreuzotter*
Sie ist eine graue Maus	S. 259	**Cocculus** – *Ind. Kockelskörner*
Eine Leiche im Keller	S. 265	**Arsenicum album** – *Weißer Arsenik*
Sie ist geschockt	S. 341	**Papaver somniferum** – *Schlafmohn oder Opium*
Auf den Zahn gefühlt	S. 418	**Ipecacuanha** – *Brasilianische Brechwurzel*
Ein Unfall beim Holzfällen	S. 438	**Arnica** – *Berg-Wohlverleih*
Sie zerbricht sich den Kopf	S. 489	**Cocculus** – *Indische Kockelskörner*
Hirn-Verbrannt	S. 491	**Spigelia** – *Wurmkraut*
Sie ist kurzsichtig und hat Kummerspeck	S. 497	**Sulphur** – *Schwefel*
Die gleiche Luft mit anderen atmen	S. 516	**Phosphorus** – *gelber Phosphor*
Ihm ist der Bissen im Hals stecken geblieben	S. 519	**Natrium muriaticum** – *Kochsalz*
Er kann etwas nicht verdauen	S. 526	**Natrium carbonicum, Natrium sulfuricum**
Er hat Schiss	S. 533	**Arsenicum album** – *weißer Arsenik*
Da ist der Wurm drin	S. 537	**Cina** – *Turkestanische Zitwerblüten*
Sie ist verkrampft	S. 543	**Lycopodium** – *Sporen von Bärlapp*
Er hat das »Reissen«	S. 553	**Rhus toxicodendron** – *Giftsumach*
Sie hat sich verschlossen	S. 558	**Platinum** – *metallisches Platin*
Er kann ihn nicht riechen	S. 646	**Staphisagria** – *Samen von Stephanskraut, einem Hahnenfußgewächs*
Die Stimme seines Herrn verloren	S. 667	**Silicea** – *echter Feuerstein*
Hasengluckerbäuche	S. 675	**Nux vomica** – *Samen des Brechnussbaumes*
Der geschockte Kanarienvogel	S. 679	**Hyoscyamus** – *Bilsenkraut*
Nackt wie Gott sie schuf	S. 685	**Hyoscyamus** – *Bilsenkraut* **Veratrum album** – *Weisse Nieswurz*
Karlsbader Kur	S. 688	**Nux vomica** – *Samen des Brechnussbaumes*

REGISTER II

Zugangshinweise zu den Krankengeschichten über die jeweils heilende Arznei und den Charakteristica einzelner Mittel

Anmerkung: Die normal gedruckten Seitenangaben verweisen auf Stellen, an denen das entsprechende Arzneimittel innerhalb eines allgemeinen Zusammenhangs erwähnt ist. Die **fett** gedruckten Seitenangaben bezeichnen Stellen, welche eine eventuell für den Leser beachtens- oder merkenswerte Information in Verbindung mit dem angeführten Heilmittel enthalten. Die *fett-kursiv* gedruckten Seitenangaben stehen für jene Partien des Buches, in denen ein Pharmakon ausführlicher in Form einer Arzneimittel-Charakterstudie abgehandelt wird.

Arzneimittel	Seite
Aconitum napellus	**47, 68, 392,** 405, 420, **422,** 678, 681
Aesculus hippocastanus	**47**
Aethusa	629
Agaricus muscarius	**556f.**
Alumina	88, 446
Ambra grisea	**46,** 519
Anacardium occidentale	583
Antimonium crudum	125, 517, **532, 677**
Antimonium tartaricum	393
Apis mellifica	**46,** 273, **271, 588**
Arnica montana	**119,** 254, **271ff.,** 393, **422, 427ff.,** 428ff., 436, **461,** 496, 520, 557, 660
Argentum metallicum	**47, 49, 271f.,** 536
Argentum nitricum	**124, 271,** 366, 432, 476, **536,** 597
Arsenicum album	455, 464, 476, **529ff.,** 652, **654, 677**
Artemisia vulgaris	**634**
Ascophyllum nodosum	158

Asparagus officinalis **46**
Aurum metallicum **46, 50, 276ff., 276ff.,** 445, 463, **513**

Bacillus Alkaligenes 198
Bacillus Coli Mutabile 198
Bacillus Dysenterie 198
Bacillus Faecalis 198
Bacillus Gaertner 198
Bacillus Morgan 198
Bacillus Proteus 198
Baptisia 522, 653
Barium carbonicum 288, 522, 599
Belladonna **47, 68, 123f.,** 403f., 495, **678**
Bellis perennis **46**
Berberis 655
Boviserin **652**
Bromum 600
Brugmansia floripondio 672
Bryonia alba 403, 409, 605
Bufo rana **586**

Cactus grandiflorus **47,** 446, 473, **561f.**
Calcium carbonicum **47, 339ff.,** 395f, 433, 458, 472, **502, 503ff.,** 529, 557, **567, 582,** 599, 610, 627
Calcium fluoratum 430, 464
Cannabis indica 684
Cantharis **47,** 455, 574, 599
Capsicum **47**
Carbo animalis 400, 454, 473
Carbo vegetabilis **398ff.,** 653
Carcinosinum 359, ***626ff.***
Caulophyllum 392
Causticum 344, ***510ff.,*** 605f.
Cenchris 482
Chamomilla 394f., 416, 419f., **525,** 628, 648
Chelidonium **47, 453**
Chestnut-Bud 199

China officinalis	393, **538**
Cimicifuga	359f., 392
Cina	394
Clematis	365
Cobalt	641
Coca	684
Coccus cacti	588
Coffea cruda	410, 420
Colocynthis	**525**, 648
Conium maculatum	**339ff.**, 359ff., 361, 428, **484**, 518, **668f.**
Corallium rubrum	47
Crocus sativus	359
Crotalus cascavella	593
Crotalus horridus	652
Croton tiglium	395
Cucurbita pepo	47
Cuprum metallicum	**46, 49**
Cuprum arsenicosum	591
Cuprum sulfuricum	**46**
Cynara	47
Digitalis	**445**, 655
Dulcamara	408, 532, **676**
Equisetum arvensis	549
Fagus silvatica	**47**
Ferrum metallicum	**47, 49**, 157, 431, 546
Formica rufa	**47**
Fucus vesiculosus	158
Gelsemium	477, 492, 597, 681
Glonoinum (Amylum nitrosum)	447, **493**
Helianthus	**46**
Helleborus niger	**47**, **655f.**

Heloderma horridus	47
Hepar sulfur	649
Hydrocyanicum acidum	599
Hyoscyamus	47, 88, 405, 518, 583, 598, **685 ff.**
Hypericum perforatum	**435 ff.**, 496
Impatiens	199
Ignatia	254, 473, **479 f., 513,** 655, 663
Indigo	47
Ipecacuanha	529
Jalapa	397
Jodum	446 f., 516
Juglans regia	47
Kalium carbonicum	**438 ff., 603 f.**
Kalium sulfuricum	431
Kombucha–Teepilz	**624**
Kreosot	***376 ff.,*** 396, 487, 652
Lachesis	**69, 77 ff.,** 84, **424 ff.,** 453, 482, **513,** 600, 652
Lac caninum	259, 489, **558, 658**
Laurus nobilis	47
Ledum palustrae	403, 428
Lilium candida	47
Lilium trigrinum	46, 359 f., **433, 487 ff.**
Lypocodium	424, **473 ff.,** 514, **567 f.,** 599
Lyssinum (Hydrophobinum)	594, 668
Malaria-Nasode	413
Markasit	125
Medorrhinum	431, 472, 578, ***591 ff.,*** **613 f.,** 616, 628
Mercurius solubilis	507, 581, **616 f., 653**
Mercurius vivus	**46, 49,** 99
Mezereum	616
Millefolium	**46**
Moschus	**46, 661**

Murex	**46**
Myristica sebifera	649
Naja triputians	**46**
Natrium muriaticum	**47**, 97, 254, **262ff.**, **273f.**, 344, **479f.**, 483, 487f., 491, 496, 513, 516, 529, 567, 596, 600, 625, 628, 629, 647, 655, 663
Natrium sulfuricum	393, 431
Nitricum acidum	468, 593, 616
Nux moschata	594
Nux vomica	**47**, **288f.**, **445f.**, 448, ***449ff.***, 458, **461f.**, **523**, 531, 625, 648, **665f.**, **688f.**
Nymphea alba	47
Oenothera	103
Olive	365
Papaver somnif. (Opium)	496, **683**
Pel talpae	47
Phosphor	**46**, ***366ff.***, 398, 463, **496**, 513, 559, 594, 599, 610, 672f.
Phosphoricum acidum	344, **513**, **582**
Phytolacca	170, 394, 616, 625, 657
Platina	359f., 514, 598
Plumbum metallicum	**47**, **49**, 522, 559
Psorinum	453, 592, 602, 608, 611
Pulsatilla	195, 202, 265, 361, 397, **495**, 479, **484f.**, 526, 529, **546f.**, ***549ff.***, 596, 648f., 654
Pyrogenium	413, 430, 652, 664
Quercus	47
Rheum	397
Rhododendron	492
Rhus toxicodendron	**47**, **430ff.**, 438, 477f., 557, 604
Ruta graveolens	429
Salvia officinalis	47
Sambucus nigra	47

Sanicula	595
Scorpio	**47**
Selen	446
Sepia	**46**, 84, 88, 377, 453, ***489ff.***, 516, 616, 626, **673f.**
Silicea	**47**, 413, 433, 507, 522, **567, 582**, 602, 607
Spongia tosta	**124**
Stannum	**47, 49**, 600
Staphisagria	468, **513, 525**, 598, 660
Star of Bethlehem	365
Stramonium	**47**, 405, **671f.**
Sulphur	**46**, 98, 110, 333, **400**, 413f., 416, 425, 430, **452, 456, 458ff.**, ***462ff.***, 514, 517, **540, 567, 582**, 602, 603, 605f., 610, 678
Symphytum	**428**
Syphilinum (Luesinum)	472, 590, 601, **613f.**, 616
Tarantula hispanica	77, **487**, 590
Taraxacum officinalis	**47**, 207
Tellurium	625
Thuja occidentalis	**171, 182f.**, 413f., 472, **577ff.**, ***581ff.***, 593, 601, 668
Tuberculinum	415, 431, 502, 538, 557, 590, **601f.**, 603, **608ff., 611, 625**, 629
Urtica urens	264
Variolinum	172
Veratrum album	514
Verbena officinalis	**47**
Vespa crabro	**47**, 403
Xerophyllum	**474f.**
Zeckenfieber-Nosode	403
Zincum metallicum	478

REGISTER III

I HOMÖOPATHIE-PHARMAKOLOGIE
II HOMÖOPATHIE-ZUBEHÖR
III ANTHROPOSOPHIE
IV SPAGYRIK
V ARTVERWANDTE BEREICHE
VI LITERATUR-VERSAND
VII GESELLSCHAFTEN - VERBÄNDE - STIFTUNGEN - AUSBILDUNGSZENTREN
VIII IMPFAUFKLÄRUNG
IX PATIENTENINFORMATION

I
HOMÖOPATHIE

Hersteller homöopathischer Arzneien und Spagyrischer Essenzen

Wir machen darauf aufmerksam, daß die nachfolgend angeführten Firmen nicht befugt sind, Arzneimittel im Direktversand an den Endkunden zu vertreiben. Dieser ist gehalten, die von ihm angeforderten Arzneien bei seiner Apotheke unter Angabe der von ihm gewünschten Herstellerfirma zu bestellen.

Das gilt selbstverständlich nicht für das unter II. HOMÖOPATHIE-ZUBEHÖR genannte Ausstattungsmaterial wie z.B. die Taschenapotheken aus Leder. Werden diese jedoch in gefülltem Zustand angefordert, wie das z.B. bei den in meinen Einführungsseminaren empfohlenen Haus- und Reiseapotheken nach RABA der Fall ist, so können diese wiederum nur über die eigene Apotheke angefordert werden.

1. Arcana Arzneimittelherstellungn Dr. Sewerin GmbH & Co.KG, Austernbrede 7, 33330 Gütersloh, Telefon (0 52 41) 9 30 10, Fax (0 52 41) 3 86 03, E-Mail: info@arcana.de. (Nur handverschüttelte LM-Potenzen in flüssiger Form, unter Beachtung astrophysikalischer Gesetzmäßigkeiten).

2. Altstadt-Apotheke, Hans Peter Brandt, Am Paradeplatz, 92224 Amberg, Telefon (0 96 21) 4 72 80, Fax (0 96 21) 47 28 29. (Homöopathische Einzelmittel, auch in kleinen Zylindern zur Einrichtung einer Haus- und Reiseapotheke nach PETER RABA, mit 60 oder 120 Mitteln in Form von Globuli wahlweise in C30 oder C200, auch Einzelmittel in sehr hohen Dynamisationen).

3. Barthel & Barthel Homöopathische Arzneimittel, Postfach 57, 82069 Schäftlarn, Telefon (0 81 78) 80 91, Fax (0 81 78) 63 45. (Handverreibung der Substanzen bis C3 nach § 270 Organon aus frischen Pflanzen am natürlichen Fundort. Handverarbeitung bis C30. Hochpotenzen maschinell bis XM, teilweise bis MM).

4. DHU Deutsche Homöopathie-Union, Ottostraße 24, 76227 Karlsruhe, Telefon (07 21) 40 93 01, Fax (07 21) 4 09 32 10, Fax der Abt. für Presse- und Öffentlichkeitsarbeit: (07 21) 4 09 32 44. (D- und C-Potenzen, LM-Potenzen in liquider Form oder als Globuli).

5. Gudjons, handpotenzierte homöopathische Arzneien, Wankelstr. 1, 86391 Stadtbergen. Auftragstelefon (08 21) 4 44 78 55, Info-Telefon (08 21) 4 44 78 77, Fax (08 21) 43 84 44, Internet: www.Gudjons.com, E-Mail: Gudjons@online.de. (Verwendung von selbst ausgewählten Pflanzen und Mineralien zur Herstellung der Verreibungen direkt am Fundort).

6. Spagyros, Fritz Zilly GmbH Naturheilmittel, Eckbergstr. 18, 76534 Baden-Baden, Telefon (0 72 21) 73734, Fax (0 72 21) 7 37 33. Die Ausgangsstoffe für die homöopathischen Potenzen wurden zum Teil noch von Dr. Martin Furlenmeier gesammelt. (Vergl. Homöopathie – Das kosmische Heilgesetz, Bibliographie, unter 8. KRANKHEIT UND HEILUNG).

7. Staufen-Pharma GmbH & Co, Postfach 11 43, Göppigen, Telefon (0 71 61) 67 60, Fax (0 71 61) 2 89. Internet: www.staufen-pharma.de. Telefon Auftragsannahme: (0 71 61) 6 76 - 2 31. (D-Potenzen homöopathischer Einzelmittel und homöopathisch aufbereiteter chemischer Stoffe. Siehe auch unter Spagyrik).

ÖSTERREICH

1. SPAGYRA-Homöopathische Arzneimittel, A-5082 Grödig, Marktplatz 5 a, Telefon (00 43) 62 46 - 7 23 70, Fax (00 43) 62 46 - 7 31 65, E-Mail: office@spagyra.at.

2. HOMOEOCUR, Stadt-Apotheke Retz, A-2070 Retz, Telefon (00 43) 29 42 - 22 87, Fax (00 43) 29 42 - 22 87 20. E-Mail: Leisser@homoeocur.at. (C, D, LM bzw. Q-Potenzen und Hochpotenzen bis M (C1000) nach der Einglasmethode von Hand dynamisiert).

3. Apotheke zum Roten Krebs, Homöopathische Offizin, Frau Apotheker Lachmann, Lichtensteg 4, A-1011 Wien, Telefon (00 43) 1 - 53 36 79 10, Fax (00 43) 1 - 5 33 67 91 - 20.

SCHWEIZ

Laboratoire Homoeopathique Scientifique, Dora Schmidt-Nagel, Rue du Pré-Bouvier 4, CH 1217 Meyrin (Genève), Telefon (00 41) 22 - 7 19 19 19. Deutschsprachig besetztes Telefon (00 41) 22 - 7 19 19 - 10, Fax (00 41) 22 - 7 19 19 - 20. Internet: www.schmidt-nagel.ch, E-Mail: info@schmidt-nagel.ch.

II
HOMÖOPATHIE-ZUBEHÖR

1. Homöo-Set Taschen-Apotheken und mehr, Königstraße 92-94, 89165 Dietenheim, Telefon (0 73 47) 91 90 06, Fax (0 73 47) 91 90 07. Internet: www.homoeo-set.de, E-Mail: c.s.t@homoeo-set.de.

2. Homöopathie-Versand Gisela Holle, Dr. Carl von Lindestraße 21, 81479 München, Telefon (0 89) 7 91 17 17, Fax (0 89) 7 91 17 71. Internet: www.Holle-online.de, E-Mail: Homoeopathie@holle-online.de.

3. Homöopathie-Bedarf W. Wissing, Vennstraße 51, 41836 Hückelhoven, Telefon (0 24 33) 50 59, Internet: www.homoeopathiebedarf.com, E-Mail 024335566@-online.de.

III
ANTHROPOSOPHIE

1. WALA Heilmittel GmbH, 73087 Bad Boll Eckwälden Telefon (0 71 64) 9 30 -1 81, Fax (0 71 64) 9 30 - 2 96, Internet: www.wala.de. Die von Dr. Rudolf Hauschka begründete Firma erstellt und vertreibt potenzierte Einzelmittel sowie Komplex- und Organpräparate, die nach geisteswissenschaftlichen Gesichtspunkten ausgewählt, komponiert und rhythmisiert werden.

2. WELEDA AG Heilmittelbetriebe, Möhlerstraße 3 - 5, 73525 Schwäbisch Gmünd, Telefon (0 71 71) 9 19 - 0, Fax (0 71 71) 9 19 - 2 00 und 9 19 - 3 24. Internet: www.weleda.de. Potenzierte Einzel- und Mischpräparate nach der Anthroposophie Rudolf Steiners ausgewählt, zusammengestellt und rhythmisiert.

IV
SPAGYRIK

1. Aurora-Pharma, Josef Lüthi, Lagerstraße 11, CH-8910 Affoltern am Albis, Telefon (00 41) 1 - 7 76 19 01, Fax (00 41) 1 - 7 76 19 02.

Die Produkte der Firma Aurora-Pharma können in Deutschland über folgende Adresse bestellt werden:
Apotheke im EGM, Brixener Straße 11, D-86165 Augsburg, Telefon (08 21) 2 72 48 - 0, Fax (08 21) 2 72 48 - 48. Hier erhält der Interessierte auch Informationen zu Einführungs- und Weiterbildungsseminaren in der Kunst der Spagyrik.

2. HSI Labor für klinische und spagyrische Diagnostik, Spatzenstieg 1a, 38110 Braunschweig, Telefon (05 31) 2 56 47 25, Fax (05 31) 2 56 47 95. Internet: www. spagyrik.com, E-Mail: info@hsi-spagyrik.de. Exakte Befunderstellungen aus spagyrischen Blutkristallen (Patientenblut) mit Herstellung der entsprechenden Homodote, Antihomodote, Anadote etc. Gesamtauswertung unter Angabe passender spagyrischer Essenzen.

3. Laboratorium Soluna Heilmittel GmbH, Artur-Pröller-Straße 9, 86609 Donauwörth (Geschäftsführerin: Frau Karin Pröller). Labor: Schloß Donaumünster, Alexander von Bernusstraße 6, 86660 Donaumünster-Tapfheim, Telefon (09 06) 70 60 60 - 0, Fax (09 06) 7 06 06 78. Internet: www.Soluna.de, E-Mail: info@Soluna.de. Die Firma Soluna stellt spagyrische Präparate in der alchimistischen Tradition von PARACELSUS und ALEXANDER VON BERNUS her. Unter dieser Anschrift auch nach Seminaren zur Aus- und Weiterbildung in der spagyrischen Heilkunst gefragt werden.

4. Staufen-Pharma, Bahnhofstr. 35, 73033 Göppingen, Telefon (0 71 61) 6 76 - 0, Fax (07 61) 6 76 - 2 98. Internet: www.Staufen-Pharma.de. Spagyrische Essenzen in der Tradition von Dr. Zimpel sowie homöopathisch-spagyrische Komplex-Präparate.

V
ARTVERWANDTE BEREICHE

1. BACH-Blüten-Therapie. Institut für Bach-Blütentherapie Forschung und Lehre, Mechthild Scheffer. Eppendorfer Landstraße 32, 20249 Hamburg, Telefon (0 40) 43 25 77 10, Fax (0 40) 43 52 53. Internet: www.bachbluetentherapie.com, E-Mail: info@bachbluetentherapie.com.
Das Institut bietet Seminare zur Ausbildung in dieser Therapieform an. Anmerkung: BACH-Blüten sind in Deutschland apothekenpflichtig.

2. Info-Zentrum für Bach-Blüten-Therapie und natürliche Heilweisen für Mensch und Tier e.V. Renate Edelmann, Donndorferstraße 85, 95447 Bayreuth, Telefon (09 21) 5 30 45 42. Ausschließlich Information, Schulung, Seminare.

3. Johanna E. Friedrich Internationale Blütenessenzen, Grafenauerstraße 8, 90480 Nürnberg, Telefon (09 11) 9 40 07 41, Fax (09 11) 9 40 07 14. Die Firma beliefert nur Apotheken auf Anfrage: Original Bach-Blüten, Dt. Blüten-Mittel DBM, Australische Blüten, Aurin Essen, Hawai-Essenzen, Greenman-Baum-Essenzen, Niederländische Blüten-Essenzen, Petit-Fleur-Essenzen aus USA, Masters-Essenzen aus USA, Phytodor-Essenzen (Schweizer Blüten-Essenzen) sowie Korte-Phi-Essenzen (Wildpflanzen, Orchideen, Rosen und Edelsteine). Blüten-Essenzen aus nicht EG-Ländern sind in Deutschland verschreibungspflichtig.

4. GABA GmbH, elmex-Forschung, Bernerweg 7, 79539 Lörrach, Telefon (0 76 21) 90 70, Fax (0 76 21) 90 74 99. Internet: www.gaba-dent.de, E-Mail: info@gaba-dent.de. Die Firma vertreibt eine spezielle Homöopathieverträgliche Zahnpasta unter der Bezeichnung elmex-mentholfrei, nur über Apotheken).

VI
LITERATUR-VERSAND

1. ANDROMEDA-VERLAG für geisteswissenschaftliche und ganzheitsmedizinische Literatur Peter Raba, Bahnhofsweg 2, 82418 Murnau-Hechendorf, Telefon (0 88 41) 95 29, Fax (0 88 41) 4 70 55, Internet: www.andromeda-buch.de, E-Mail: info@andromeda-buch.de.

Weitere angeschlossene Internet-Domains finden Sie unter:
www.homoeothek.de – www.homoeovision.de
www.biopotenz.de – www.sexforhealth.de – www.sexforwellness.de

Informationen zu Sondereditionen erotischer Literatur unter:
www.aphrodisia.de

2. CHIRON-Versand Werner Schade, Obere Siedlung 9, 01796 Dohma, Telefon (0 35 01) 52 88 68, Fax (0 35 01) 44 19 18.

3. CKH-Centrum für Klassische Homöopathie Antonie Peppler, Klingenweg 12, 63920 Großheubach, Telefon (0 93 71) 20 58 oder - 20 59, Fax (0 93 71) 6 70 30. Internet: www.CKH.de.

4. Fabienne Gißler, Fachbuchvertrieb für Homöopathie und Naturheilkunde, Parkstraße 6, 77694 Kehl, Telefon (0 78 51) 48 38 03, E-Mail: fgfachbuch@aol.com.

5. Grundlagen und Praxis, GmbH & Co., Verlag und Versand für homöopathische Literatur, Bergmannstraße 20, 26789 Leer, Telefon (04 91) 6 18 86, Fax (04 91) 36 34.

6. Homöopathie-Vertrieb Peter Irl, Neuriederstraße 8, 82131 Buchendorf bei Gauting, (München). Telefon (0 89) 89 35 63 - 0, Fax (0 89) 89 30 53 21. Internet: www.irl.de. Deutsch- und englischsprachige Literatur und Zeitschriften. Der Interessierte kann einen jährlich erscheinenden Gesamtkatalog anfordern.

7. NATURMED-Fachbuchvertrieb Carola Gißler, Aldenbachstraße 78, Telefon (0 89) 7 49 91 56, Fax (0 89) 7 49 91 57. Internet: www.naturmed. de, E-Mail: info@naturmed.de.

8. Christine Riedel, Fachbuchversand, (speziell klass. Homöopathie und eine 3-jährige Ausbildung in dieser Disziplin). Neuer Weg 9A, 61197 Florstadt, Telefon und Fax (0 60 35) 8 91 56 oder (0 60 35) 8 91 31 und Fax (0 60 35) 97 18 16. Internet: www.christineriedel.de, E-Mail: christineriedel@web.de.

9. Lage & Roy Verlag und Versandbuchhandlung für homöopathische Literatur, Breite 2, 82418 Murnau, Telefon (0 88 41) 44 55, Fax (0 88 41) 42 98. Internet www.ravi-roy.de, E-Mail: www.bestellung@lage-roy.de.

10. Stefan Schulze, Fachbuchhandlung für Anthroposophie, Homöopathie & Naturheilverfahren, Versand, Antiquariat, Homöopathie-Insel. Schenkendorfstraße 13, 04275 Leipzig, Telefon (03 41) 3 91 05 43, Fax (03 41) 3 91 05 44. Internet: www.Buchhandel-kulturkostladen.purespace.de.

11. SUNRISE-Versand für homöopathische Literatur, Wolfgang Schmelzer, Jörgleweg 11, 79271 St. Peter, Telefon (0 76 60) 16 59, Fax (0 76 60) 13 98. E-Mail: Sunrise-Versand@online.de. Auch hier gibt es einen reichhaltigen Jahreskatalog.

SCHWEIZ

1. **HOMÖO-TECH & SUPPORT GmbH Franz Steiner,** Kirchstraße 42, CH-8807 Freienbach, Telefon (00 41) 55 - 4 22 23 65, Fax (00 41) 55 - 4 22 23 66. Internet: www.homoeotech.ch.

2. **VOELLMY-Versandbuchhandlung,** Schlifiweg 17, Postfach 57 37, CH-5737 Menziken, Telefon (00 41) 62 - 7 71 30 11, Fax (00 41) 62 - 7 71 73 09, E-Mail: voellmybuch@swissonline.ch.

ÖSTERREICH

BACOPA Handelsgesellschaft m.b.H, Verlag, Buch- und Zeitschriftenvertrieb, Zollamtstraße 20, A-Linz, Telefon (00 43) 7 32 - 77 08 70, Fax (00 43) 7 32 - 77 08 70 - 20.

VII
GESELLSCHAFTEN - VERBÄNDE - STIFTUNGEN - AUSBILDUNGSZENTREN

1. **BKHD Bund Klassischer Homöopathen Deutschlands** (Dachorganisation der nachfolgenden Vereine bis Ziffer 6). Geschäftsstelle: Andreas Zenner, Watzmannstraße 55 a, 85551 Kirchheim, Telefon (0 89) 9 03 23 84, Fax (0 89) 9 04 48 31, E-Mail: andreaszenner@gmx.net.

2. **Homöopathie-Forum e.V.,** Organisation klassisch homöopathisch arbeitender Heilpraktiker e.V. Grubmühlerfeldstraße 14 a + b, 82131 Gauting (München), Träger der »Schule der Homöopathie« Gauting. PR: Frau HP Renate Schmid, Telefon (0 89) 8 00 30 42. Diese Schule verbindet medizinische Stoffvermittlung mit homöopathischer Schulung in einer dreijährigen Ausbildung. Herausgeber: *Homöopathie Zeitschrift* (www.homoeopathie-zeitschrift.de) und Patientenzeitschrift *Globuli*. Telefon (0 89) 89 34 14 - 0, Fax (0 89) 89 34 14 - 66. Internet: www.Homoepathie-forum.de, E-Mail: homoeopathie-forum@az-online.net.

3. DGKH Deutsche Gesellschaft für Klassische Homöopathie
Geschäftsstelle: Edelweißstraße 11, 81541 München, Träger des Samuel-Hahnemann-Lehrinstitutes. Telefon (0 89) 62 00 13 05, Fax (0 89) 6 92 97 62. Sprechzeiten für Anrufer: Mo. - Do. 10 - 12 Uhr. Internet: www.dgkh-homoeopathie.de, E-mail: info@dgkh-homoeopathie.de.

4. Clemens von Bönninghausen Gesellschaft für Homöopathik e.V.,
Am Knill 7 e, 22147 Hamburg, Telefon/Fax (0 40) 6 45 47 95. Telefon Sprechzeiten: Mi. 16.30 Uhr bis 19.30 Uhr. Derzeitiger 2. Vorsitzender: Herr Axel Brinkmann, Telefon (0 53 03) 61 92. Internet: www.cvb-Gesellschaft.de, E-Mail: Verwaltung@cvb-Gesellschaft.de.

5. Samuel-Hahnemann-Stiftung
Förderung und wissenschaftliche Erforschung der Grundlagen klassisch-homöopathischer Gesetzmäßigkeiten. Leitung: Dr. Eckehard Eibl, Schilsbachstraße 34 b, 52152 Simmerath, Telefon (0 24 73) 93 93 40, Fax (0 24 73) 93 93 39. Internet: www.samuel-hahnemann-stiftung.de, E-Mail: shs@samuel-hahnemann-stiftung.de.

6. Similia
Verband klassisch homöopathisch arbeitender Heilpraktikerinnen. Träger: Schule für Klassische Homöopathie, Emilienstraße 48, 45128 Essen, Telefon (02 01) 75 14 48.

WEITERE VERBÄNDE

7. Forschungs-und Entwicklungszentrum FEZ Witten GmbH an der Universität Witten/Herdecke, Alfred-Herrhausen-Straße 44, 58455 Witten, Telefon (0 23 02) 9 15 - 0, Fax (0 23 02) 9 15 - 1 10. (Tagungsort der Rhein-Rhur-Akademie für Homöopathik).

8. Rhein-Ruhr-Akademie für Homöopathik und Miasmatik, Lehrinstitut Rolf H.Rogasch, Verwaltung: Hochstraße 100, 44866 Bochum-Wattenscheid, Anschrift: Postfach 60 04 42, 44844 Bochum, Telefon (0 23 27) 8 77 57, Fax (0 23 27) 2 04 96. (Mehrjährige Gesamtausbildung sowie Fachfortbildung in Klassischer Homöopathie).

9. Hahnemann-Institut, HIHD, Privatinstitut für homöopathische Dokumentation, Krottenkopfstraße 2, 86926 Greifenberg, Telefon (0 81 92) 9 30 60, Fax (0 81 92) 78 06. Internet: www.Hahnemann.com., E-Mail: hahnemann@-online.de. Grundlagenforschung und Förderung der Homöopathie im In- und Ausland (mit eigenem Verlag).

10. Verein der Stiftung Krankenhaus für Naturheilweisen, Harthauserstraße 127, 81545 München, Telefon (0 89) 64 40 70, Fax (0 89) 64 33 76.

11. VKHD Verband klassischer Homöopathen Deutschland e.V.
Geschäftsstelle: Monika Kindt, Thränstr. 29, 89077 Ulm, Telefon (07 31) 9 13 40 40, Fax (07 31) 9 31 40 41. Internet: www.vkhd.de.

12. Lachesis Berufsverband für Heilpraktikerinnen e.V
Entwicklung frauenspezifischer Therapieformen, Geschäftsstelle: Renate Lodtka, Forellensteig 4, 14542 Werder/Havel, Telefon (0 33 27) 66 84 80. Geschäftszeiten: Mo. Di. u. Do. von 11.00 - 13.00 Uhr, Fax (0 33 27) 66 84 90, Internet: www.Lachesis.de, E-Mail: info@lachesis.de.

13. Homöopathie in Aktion – ein caritatives Projekt schafft für Menschen in finanzieller Notlage die Möglichkeit, homöopathische Behandlung zu erhalten. Ein Projekt des Homöopathie-Forum e.V. Projektleiterin: Regina Mössner, Telefon (0 89) 6 01 15 63, Fax (0 89) 6 01 15 06. Internet: www.homoeopathie-forum.de.

14. Deutscher Zentralverein homöopathischer Ärzte e.V., Landesverband Bayern, Comeniusstraße 6, 81667 München, Telefon (0 89) 44 71 70 86, Fax (0 89) 48 00 25 72. Anerkannte Weiterbildungskurse zur Erlangung der Zusatzbezeichnung Homöopathie nach den Richtlinien der Bundesärztekammer.

15. Zentrum für Naturheilkunde, Hirtenstraße 26, 80335 München, Telefon (0 89) 54 59 31 - 0, Fax (0 89) 54 59 31 - 99, Internet: www.zfn.de, E-Mail: office@zfn.de. Vorträge, Seminare, Ausbildungen. Spezielle Bereiche: Homöopathie, Phytotherapie (Pflanzenheilkunde) Spagyrik, Chinesische Medizin, Akupunktur, Feng Shui, Kinesiologie, Psychologie und Ernährung). Leitung: HP Reinhold Thoma.

16. Redaktion Gesundheit/Homöopathie, HP Beatrix und Wolfgang Ruske, Seidenweberstr. 35, 41189 Mönchengladbach, Tel. (0 21 66) 95 01 99, Fax 95 00 07, Internet: www.mitwelt-online.de/custom/homoeopathie.html

ÖSTERREICH

1. Österreichische Gesellschaft für Homöopathische Medizin und **Ludwig Boltzmann-Institut für Homöopathie,** Maria-Hilferstraße 110, A-1070 Wien, Telefon (00 43) 1 - 5 26 75 75 oder (00 43) 1 - 5 24 07 81, Fax (00 43) 1 - 52 67 57 54. Sprechzeiten: Mo., Mi., Fr. von 9 - 16 Uhr.

2. Ärztegesellschaft für Klassische Homöopathie, Kirchengasse 21, A-5020 Salzburg, Telefon/Fax (00 43) 43 78 41. Internet: www.aekh.at, E-Mail: office@aekh.at.

SCHWEIZ

HVS Homöopathie Verband Schweiz
Poststraße 10, Postfach 1 14, CH-9410 Heiden, Telefon (00 41) 71- 8 90 09 30, Fax (00 41) 8 90 09 31, Internet: www.hvs.de, E-Mail: info@hvs.ch.

VIII
IMPF-AUFKLÄRUNG

EFI – Interessengemeinschaft Eltern für Impfaufklärung
Angelika Kögel-Schauz, Leharstraße 65 1/2, 86179 Augsburg, Telefon (01 90) 08 30 30, Fax (08 21) 8 15 35 76. Internet: www.efi-online.de, E-Mail: efi@augusta.de.

IX
PATIENTEN-INFORMATION

Patienteninformation für Naturheilkunde e.V. und Bernhard Harrer Wissenstransfer, Ufa-Fabrik, Viktoriastraße 10 - 18, 12105 Berlin, Telefon (0 30) 7 60 08 76 - 0, Fax (0 30) 7 60 08 76 - 1. Internet: www.datadiwan.de.

BILDNACHWEISE

Farbphotos: Überwiegend Eigenproduktion Peter Raba

Photo »Höhlenwanderung« (S. 270) und »Masken in Venedig« (S. 631) von Adrian Raba.

Photo des »Gemäldes der Tafeln von Chartres« (S. 223) mit freundlicher Genehmigung von Susanne Schick, 82418 Hofheim.

Farbreproduktionen der Steigbilder »Rose mit den 7 Planetenmetallen« (S. 49/50) mit freundlicher Genehmigung von Maja Mewes unter der Schirmherrschaft der Fa. Wala, 73087 Eckwälden/Bad Boll.

Bilder der spagyrischen Blutkristalle und Essenzen (S. 104/105) mit freundlicher Genehmigung der Firma HSI – Labor für klinische und spagyrische Diagnostik, 38110 Braunschweig.

Elekrolyt-Bilder von Trinkwasser und Arnica (S. 121) von Peter-Michael Pfeiffer, München.

Colorplate-Bilder von Belladonna u.a. (S. 122 - 124 f.) mit freundlicher Genehmigung von Dr. Dieter Knapp, Forschungsinstitut für Radiästhesie und Biophysik, Neuerdings: Javea Vidal Organiziacion, Calle Raffael Alberti 25, Espana-3730 Javea/Alicante, Telefon/Fax (00 43) 96-5 79 58 23.

Gemälde »Labyrinth« (S. 211) von Rudolf Hausner mit freundlicher Genehmigung von Frau Anne Hausner, Mödling, Österreich.

Impressionen zu homöopathischen Mittelbildern von Phosphor (S. 369), Nux vomica (S. 451), Pulsatilla (S. 548), mit freundlicher Genehmigung von Sonja Burger-Brandenburg, CH 8215 Hallau.

Farbige Karikaturen der Nosoden Psorinum, Tuberculinum, Medorrhinum und Syphilinum (S. 612 f.) von Johannes Schäuble mit freundlicher Genehmigung des Verlags Müller & Steinicke, München

S/W-Bilder

Die Kupferchlorid-Kristallisationsbilder von Hafer-Saatgut-Extrakten (S. 115) von Alla Selawry sind dem Buch »Potenzierte Heilmittel« hrsg. v. Viktor Itschner entnommen und wurden mit freundlicher Genehmigung des Verlags Freies Geistesleben, Stuttgart, abgedruckt.

Die philosophisch-alchimistischen Darstellungen entstammen alten alchimistischen Werken, die zum Teil nicht mehr eruierbar waren. Ein Teil davon wurde mir von Fa. Soluna (Laboratorium für spagyrische Heilmittel) in 86660 Donaumünster zur Verfügung gestellt.

Die Illustration zum »Buch der Wahrheit« (S. 244) stammt von Olav Dieter Klama, München.

Die Impressionen zu homöopathischen Mittelbildern von Carbo veg. (S. 401) und Sulphur (S. 460) stammen von Dr. Susanne Zimmerli-Haring, CH-4402 Frenkendorf.

Das »Höllentor« (S.440) steht im »Parco dei mostri« des Grafen Orsini, nördlich von Rom.

IN EIGENER SACHE

Seminare

Wollen Sie ein mündiger Patient werden
und dabei gleichzeitig Ihre Krankenkasse entlasten, indem Sie
diese nur noch im Notfall beanspruchen?

Besuchen Sie eines von Peter Rabas herz- und geisterfrischenden

Wochenend-Seminaren
zur Klassischen Homöopathie

Rufen Sie danach ihre eigene Haus- und Reiseapotheke
im Lederetui nach Raba in der Apotheke ab und lernen Sie,
mit den Mitteln richtig umzugehen.

Bedenken Sie: Sie bezahlen bereits jetzt einen Eigenanteil auf jedes Rezept in Höhe von 9 DM, 11 DM oder 13 DM, je nachdem, ob es sich dabei um eine kleine, mittlere oder große Packungsgröße handelt und gleichgültig, ob Sie ein allopathisches oder homöopathisches Pharmakon erwerben. Warum also nicht gleich in eigener Verantwortung tätig werden und Neues lernen:

Zu welcher Arznei greife ich im akuten Fall bei

einem Schock, einem Unfall, einem Sonnenstich, einer Fleisch- oder Fischvergiftung, um vielleicht den Urlaub zu retten, bei Brand-, Schürf- und Stich-wunden, Bissen giftiger Tiere, bei Schnupfen, Husten und grippalem Infekt mit seinen mannigfachen, unterschiedlichen Symptomen, bei Brechdurchfall, Alkoholkater, bei Liebes- und sonstigem Kummer, bei Schlaflosigkeit oder einem Herzanfall bis zum Eintreffen des Notarztes.
Lernen Sie die Signaturen und Leitsymptome der wichtigsten homöopathischen Heilstoffe kennen und prägen sich deren Indikationen anhand der anschaulich und humorvoll dargebotenen Fallgeschichten für immer ein.

IN EIGENER SACHE

Trotz aller damit verbundener Vorbehalte wird der Mensch von heute die Sorge um sein seelisches und leibliches Wohlbefinden immer mehr in die eigenen Hände nehmen und das kostbare Instrument seines Körpers entsprechend pflegen müssen. Positive Ansätze hierzu sind vorhanden. Immer öfter werden Anleitungen zur Selbsthilfe von den Menschen ergriffen. Das vorliegende Werk sowie die Einführungs- und Fortgeschrittenen-Seminare von Peter Raba zur angewandten Arzneimittellehre verstehen sich als ein Beitrag hierzu.

Und wenn Sie mehr über Ihre Träume erfahren wollen, mit deren Entzifferung Sie nicht zurecht kommen, verbringen Sie ein ebenso spannendes wie entspannendes Wochenende mit Peter Raba in einem seiner

Seminare zur aktiven Traumarbeit

und erfahren Sie an sich, wie relativ einfach es ist, sich diese Botschaften des Unbewußten selbst auszudeuten, um danach die erforderlichen Korrekturen in Ihrem Leben vorzunehmen.

Nutzen Sie also die unendliche Kapazität Ihres ureigenen Bordcomputers Gehirn, speichern Sie Neues – und erinnern Sie sich an uraltes Wissensgut:

Lernen Sie von, bei und mit Peter Raba und erzielen Sie Resultate!

Ausführliche Informationen im Internet unter:
www.Andromeda-Buch.de

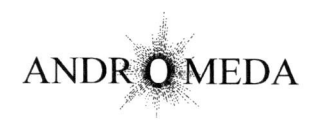

ANDROMEDA

Seminare können gebucht werden in

BAYERN

über Asklepios-Kreis, Freie Akademie für Homöopathie und Naturheilkunde, Gerhard Stöhr,
Ziegelei 4, 86865 Markt Wald, Telefon (0 82 68) 90 49 07, Fax 90 49 06

BADEN-WÜRTTEMBERG

Venta-Seminargruppen für interaktive Medizin, Rosentalstraße 56,
70563 Stuttgart, Telefon (07 11) 7 35 51 33, Fax 7 35 51 34

RHEINLAND-PFALZ

über Frau Gisela Kopetschny, Etangerstraße 3, 67480 Edenkoben
Telefon (0 63 23) 20 53, Fax 98 11 87

oder

MAHALO

Praxis für Klass. Homöopathie, Bachblüten und Yoga
HP Mechtilde Wiebelt
Jakobspfad 8, 76779 Scheibenhardt
Telefon (0 72 77) 91 92 83, Fax (0 72 77) 91 92 81

NORDDEUTSCHLAND

über Frau Heike Meyer, Windmühlenstraße 4 c, 26160 Bad Zwischenahn
Telefon (0 44 03) 6 45 65, Fax 6 45 75

TOSKANA

über den Kulturkreis: Toscana Arte e Cultura Seminarhaus Podere Bellaria
I-56045 Pomarance/Pisa, Telefon und Fax 00 39 - 05 88 - 6 56 00

oder

über Gerhard Heinrich, Murnauer Straße 15, 82449 Uffing am Staffelsee
Telefon (0 88 46) 12 02, Fax 6 37

IN EIGENER SACHE

Peter Raba

EROS UND SEXUELLE ENERGIE DURCH HOMÖOPATHIE

unter besonderer Berücksichtigung der sog. 7 Todsünden

2. Auflage 2001, 816 Seiten, 112 Farb- und S/W-Bilder aus älteren und neueren Quellen; bibliophile Ausstattung, gebunden, Balacron in Pompeijanisch-Rot mit Goldprägung und drei verschiedenfarbigen Lesebändchen.
Farbiger Schutzumschlag: Leda, nach einem Gemälde von Albert Belasco, London; Vorwort von Dr. med. Otto Eichelberger.

ISBN 3-932938-38-0 · 180 DM (90 €)

Alle nachfolgend angeführten Werke können direkt vom Andromeda-Verlag bezogen werden. Siehe Impressum Seite 2, oder Internet: www.andromeda-buch.de

»Gongschlag; Dieses Buch ist genial! Es wird sich als das vielleicht progressivste Werk zur Behandlung der von Rudolf Steiner bereits in den zwanziger Jahren prophezeiten Dämonisierung der Sexualität herausstellen. Eine Fundgrube für den mündigen Patienten, ebenso wie für den versierten homöopathischen Behandler.«
Dr. med. Otto Eichelberger, München
(Initiator und Ehrenvorsitzender der Deutschen Gesellschaft für »Klassische Homöopathie«)

»… eine gelungene Kombination aus fachlicher Kompetenz, poetischem Stil und ästhetischer Gestaltung. Ein Muß für die Bibliothek des Homöopathen, eine empfehlenswerte Bereicherung für Therapeuten aller Couleur und sogar eine genußvolle und gut verdauliche Kost für interessierte Laien. Die Fülle der Information erspart manche Potenzpille und kostspielige Seminare.«
Dr. med. Henning Alberts
(Facharzt für Psychiatry und Neurologie, Stuttgart)

»Ein ausgesprochen interessantes Buch! Ein unserer Gesellschaft weitgehend noch fehlender Ganzheitsgedanke durchzieht das gesamte Werk und führt zu ›bedenkens-werten‹ und ›merk-würdigen‹ ›Ein-Sichten‹ sowohl für Laien, als auch für Fachkreise.«
Prof. HP Hartmut Brasse, Unna

»Congratulations! Man liest und liest … Wie breit ist der Horizont dieses Autors, – es ist ein Genuß!«
Dr. med. Susanne Häring-Zimmerli, Frenkendorf, Schweiz

»Die beiden Bücher: Das kosmische Heilgesetz und Eros und Homöopathie sind wirklich ›Das Duo‹ der heutigen Homöopathie und der Medizin der Zukunft.«
Dr. Wolf Friederich, München

BÜCHER

»Ich freue mich, in Zukunft aus der Fülle des dargebotenen Wissens und Könnens in diesem Werk schöpfen zu dürfen und werde es meinen Schülern wärmstens ans Herz legen.«

HP Andreas Krüger (Weg und Wandlungsbegleitung, Berlin)

»Reich gefüllt mit Wissen, geschrieben mit glühendem Herz; Aphrodite und die Musen lenkten ihm Herz und Verstand, begeistert den Leser mit Bildern, Ideen von Weisen und Genien. Alles ein Rausch für die Sinne und heilt in der Liebe den Schmerz mit Homöopathie.«

Dr. med. Willibald Gawlik (Arzt für Allgemeinmedizin und Homöopathie, Greiling)

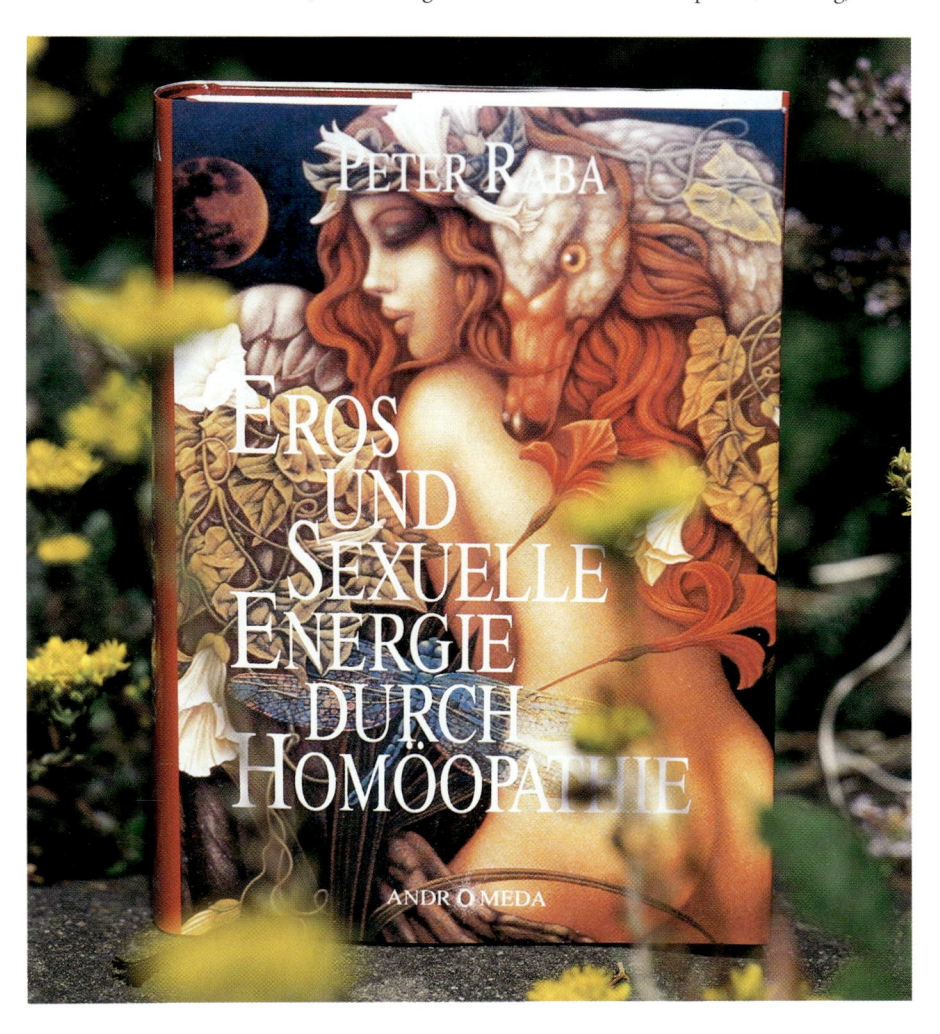

SCHENKEN SIE SICH
SELBST ODER
VERSCHENKEN SIE:

DAS MILLENNIUM-WERK
VON PETER RABA

PETER RABA

GÖTTLICHE
HOMÖOPATHIE

Vom notwendigen Erwachen
im 3. Jahrtausend

ANDROMEDA

mit Ein-Fällen zum Nach-Denken über die Natur
ausgewählter homöopathischer Arzneien und ihre
Beziehung zu archetypischen menschlichen
Fehlhaltungen verdichtet zu Worten und
Bildern von Peter Raba

Eine Sonder-Edition der Reihe
HOMÖOTHEK
Zur Feier der Jahrtausendwende

Großformat 24 x 28 cm, bibliophile Ausstattung,
Leinen mit Goldprägung und farbigem
Schutzumschlag nach einem Gemälde von
ALBERT BELASCO.

448 Seiten,
mit 150 Farbphotographien und
panoptischen Ideogrammen
zu den Arzneimittelbildern.

Lesebändchen

198 DM   (99 €)

ISBN 3-932938-03-8

Eine limitierte Teil-
auflage numeriert
und handsigniert,
im handgefertigten
Schmuckschuber
mit marmoriertem
Öltunkpapier und
Goldprägung zu
350 DM.

Holen Sie sich mehr
Informationen über
Peter Raba, seine
weiteren Bücher

»Eros und sexuelle
Energie durch Homöo-
pathie« 180 DM
und
»Homöopathie –
das kosmische Heilgesetz«
150 DM

sowie Seminare von und mit Peter Raba
im Internet unter:

www.Andromeda-Buch.de

Stimmen aus der Fachwelt:

Dr. med. Otto Eichelberger
Zweimalige Nominierung für den Alternativen Nobelpreis
KLASSISCHE HOMÖOPATHIE:

»Nach *Homöopathie – Das kosmische Heilgesetz* und *Eros und sexuelle Energie durch Homöopathie* ist dies nun das 3. Werk des Allround-Talents RABA, der hier alle Register seines Wissens, Könnens und seiner Erfahrung zieht, um den Leser und Betrachter dieser bibliophilen Kostbarkeit sowohl vom Text wie vom Bild her in seinen Bann zu schlagen.

Klare Wissenschaftlichkeit und Physik auf der einen Seite, Lyrik, Mystik und Naturerkenntnis auf der anderen: Welch wundervolles Kaleidoskop homöopathischer Heilkunst! Hinter der äußeren Ästhetik, offenbaren sich zeitlose Mandalas innerer Schönheit.

Man kann in diesem Werk lesen. Man kann daraus lernen. Man kann es aber auch einfach nur genießen. Von welcher Seite auch immer man sich seinem Inhalt nähert, es enthält für jeden faszinierende Facetten von eindringlicher Leuchtkraft. Der Versuch eines medizinisch-literarischen Gesamtkunstwerks, in dem eine global und universell gesehene Homöopathie einer beseelten Natur- und Geisteswissenschaft, Psychologie, Poesie und Photographie die Hand reicht.

Auch in diesem Werk schüttet Raba reichhaltige Arzneikenntnisse für jedermann aus dem Füllhorn seiner jahrzehntelangen Erfahrung aus. Die Lektüre selbst – und das ist überraschend – wird zu einem Stück ursächlich wirkender Therapie.

Wahrscheinlich die derzeit schönste, aufwendigste und sorgfältigst gearbeitete Publikation über die Homoeopathia divina – die ›Göttliche Heilkunst‹.«

Dr. med. Willibald Gawlik
(Arzt für Allgemeinmedizin, Homöopathie und Naturheilverfahren, Greiling):

»Sie müssen dieses Buch lesen, damit Sie wissen, was Sie wissen müssen, um den Menschen zu helfen, aus dem gehetzten Leben den Weg zurückzufinden zur Windstille der Seele. Eine denkwürdiger Abschluß dieses Jahrhunderts in punkto homöopathischer Heilkunst und ein hoffnungsvoller und weitreichender Ausblick ins nächste Jahrtausend.

Da ist im ersten Augenblick die äußere Form und Aufmachung, die schon erfreuliche Aspekte erwarten läßt. Dann die unglaublich schönen Bilder, die immer wieder erstaunlichen Hinweise auf literarische, philosophische, theologische und anthroposophische Texteinfälle und eigene Gedichte, die den Leser in die Tiefe des Weltgeschehens hineinführen und stets neue Weichen stellen im Gleiswerk der Gedanken. Und nicht zuletzt der eigentliche Inhalt und besonders der Gehalt der Texte, die mit unglaublicher Leichtigkeit Fenster und Türen der Seele öffnen können, ja noch mehr, nicht nur Licht in Hülle und Fülle hereinlassen, sondern auch dürrem Gedankenholz wieder Blätter wachsen lassen oder ein Feuer entfachen, an dem man sich nicht nur die Hände wärmen kann.«

Dr. med. Henning Alberts
(Facharzt für Psychiatrie und Neurologie, Stuttgart):

»Dieser Raba entwickelt sich allmählich zu einer Art Karajan der Homöopathie. Faszinierend, wie er die kosmische Partitur des Ähnlichkeitsgesetzes hinter den irdischen Phänomenen aufspürt, sie durchschaubar macht und mit den Mitteln von Sprache, Photographie und angewandter Signaturenlehre in den vorgestellten Arzneimittelbildern, zu einer Symphonie verdichtet.«

Dr. med.
Susanne Häring-Zimmerli
(Gynökologie und Homöopathie, Frenkendorf, Schweiz):

»Die ›Göttliche Homöopathie‹ ist in der Tat das Geschenk eines Genies an die Menschheit des 3. Jahrtausends.«

Das vierte und jüngste Werk von Peter Raba:

Ursachenbehandlung für Körper, Geist und Seele mit 150 symbolischen Photographien des Autors zur Verdeutlichung der Signatur der Arzneien.

Bibliophile Ausstattung, Balacron mit Goldprägung, Schutzumschlag nach dem Gemälde Merlin von Albert Belasco.

456 Seiten, beb., 150 DM (76 €)

ISBN 3-932938-33-X

Stimmen der Fachwelt:

»Endlich! Die Antwort der Klassischen Homöopathie auf die unzähligen Angebote zum Abnehmen durch unterschiedlichste Maßnahmen. Gewaltkuren und Diäten. Aber nicht nur das: Homöopathische Therapie sämtlicher gesellschaftlich akzeptierter und nicht akzeptierter Süchte wie Fettsucht (Adipositas), Magersucht (Anorexia nervosa) in Verbindung mit krankhafter Freßsucht (Bulimie), Alkoholismus, Rauchen und Drogenkonsum.
Der »Karajan der Homöopathie«, Autor des Hits *Eros und sexuelle Energie durch Homöopathie,* gibt hier sein in über 25 Jahren gesammeltes Wissen weiter an Therapeuten aller Couleur sowie an interessierte Laien und mündige Patienten. Sucht, gesehen und verstanden als die Suche der Seele nach Freiheit und Liebe. Ein überaus wichtiges Buch für Jedermann.«

Dr. med. Henning Alberts
(Facharzt für Neurologie und Psychiatrie, Stuttgart)

»Die größte Macht der Welt ist das pianissimo!« sagt uns Maurice Ravel. Also das Kleine, das Hochpotenzierte, wie wir es in unseren Arzneimitteln finden. Welch ein mächtiges Instrument schenkt uns hier die Schöpfung. Auch in diesem Buch fällt wieder die besondere Fähigkeit Rabas auf, über die Borderline der Homöopathie hinauszugehen und Puzzlesteine aus allen großen Wissensgebieten zu einer Einheit zusammenzufügen. Über die Fülle des Informationsgehalts hinaus wird dieses Buch zu einer äußerst spannenden Lektüre. Wie auch in anderen Büchern Rabas sind die eindrucksvollen symbolischen Photographien zur Signatur und besseren Einprägsamkeit der Arzneien ein wichtiger Bestandteil seines Werkes. Mit diesem Buch setzt Raba einen weiteren Meilenstein auf der via regia der Homöopathie im neuen Millenium.«

Dr. med. Willibald Gawlik
(Arzt für Allgemeinmedizin, Homöopathie und Naturheilverfahren, Greiling)

»Alljährlich ein neues Raba-Buch, geboren aus dem unerschöpflichen Füllhorn homöopathischer Möglichkeiten. Wie breit das therapeutische Spielfeld der Simile-Arzneien ist, wird uns hier wiederum eindringlich vor Augen und zu Gemüte geführt. Diesmal geht es um Süchte – die ›von der Gesellschaft legitimierten‹ und jene, welche ›gesellschaftlich nicht akzeptiert‹ und vom Gesetzgeber bekämpft werden. Hinausgehend über die ursprüngliche Wortbedeutung von Sucht als Siechtum, wird hier Sucht verstanden als die Suche nach dem Baum des Lebens über den Genuß der Früchte vom Baum der Erkenntnis. Viele eingestreute Fallgeschichten, sowie die in bewährter Manier photographierten ›pan-optischen-Signaturen‹, verleihen dem Buch sein unverwechselbares Flair. Eine würdige Ergänzung und Erweiterung der bisher vorgelegten Trilogie aus Rabas Feder.«

Dr. med. Otto Eichelberger
(Zweimalige Nominierung für den Alternativen Nobelpreis: Klassische Homöopathie)

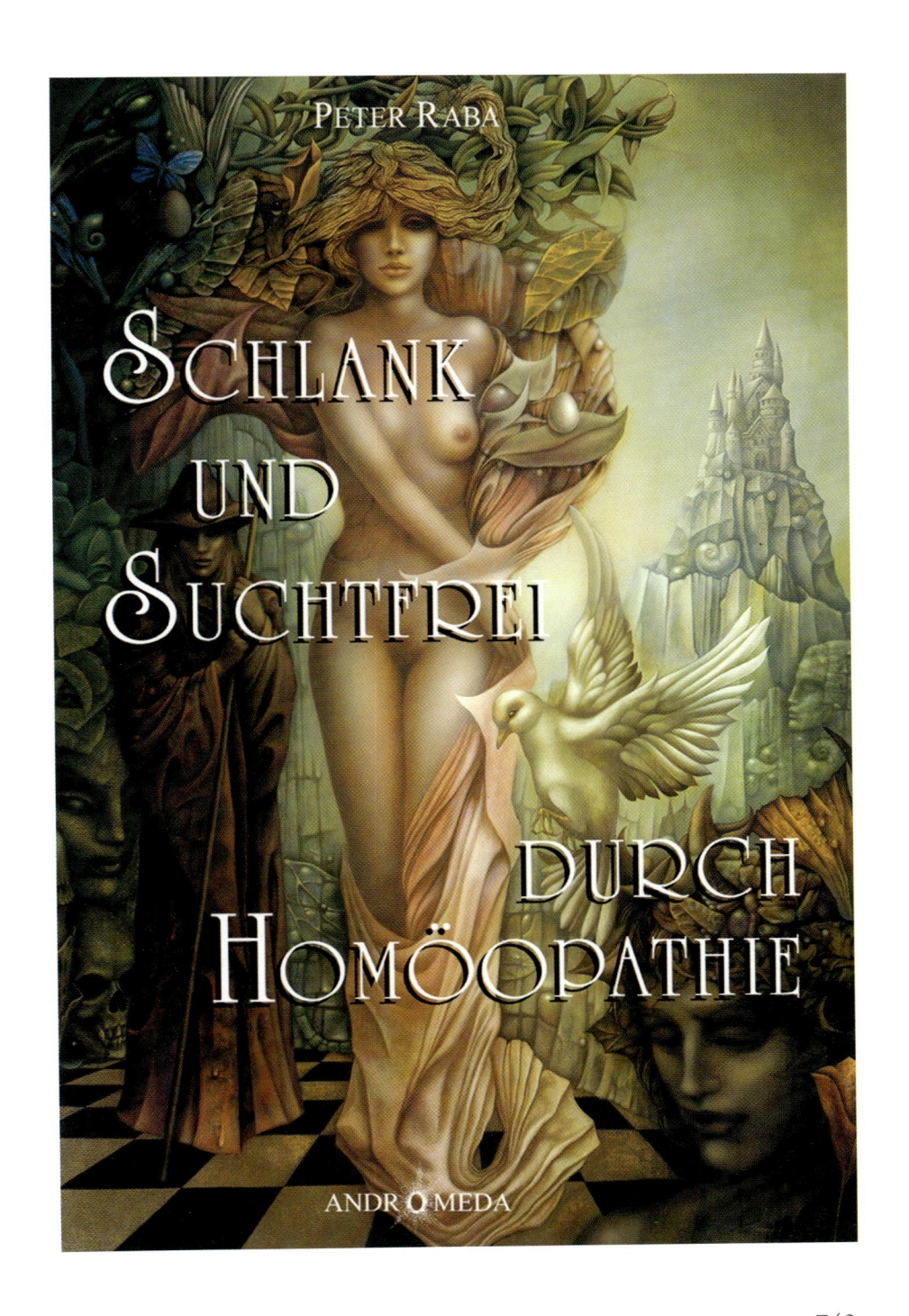

Peter Raba

Schlank und Suchtfrei durch Homöopathie

ANDROMEDA

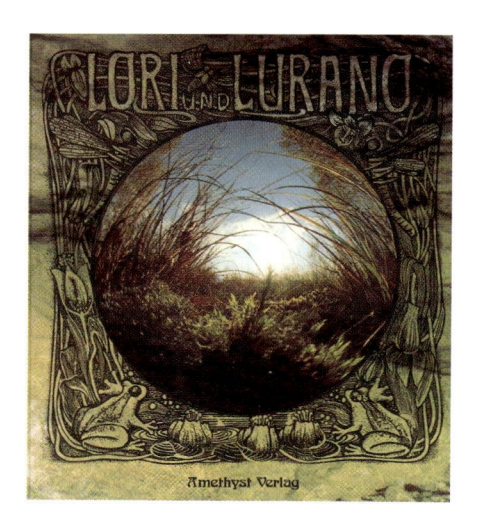

Peter Raba

Lori & Lurano

ein Märchen von Fröschen und Menschen für Kinder von 10 bis 110 Jahren und mehr

Schöne Ausstattung
mit 25 Farbphotographien,
115 Seiten,
Format ca. 21,5 x 24 cm.

ISBN 3-9801502-2-4

39,80 DM (20 €)

Im Jahr 1988 erschien die Erstausgabe dieses »Öko-Märchens« in Buchform. Einer Eingebung folgend, fertigte ich hiervon auch eine Bühnenfassung als Comedia-del-arte-artiges Maskenspiel in 4 Akten an. Vom tenor her eine heiter-besinnliche Groteske mit leicht esoterischem Einschlag, die auf verschiedenen Realitäts-Ebenen spielt: einer diesseitigen Wirklichkeit, einmal gesehen aus der Erlebniswelt der Frösche, – die hier als die letztlich weiseren dargestellt sind, sodann aus der – etwas beschränkteren – menschlichen Sicht, und darüber hinaus auch noch auf der Ebene der Träume und visionären Kraft. Die Dramaturgie lebt von der optischen und inhaltlichen Verflechtung dieser verschiedenen Ebenen.

Die Geschichte handelt von Fröschen und Menschen in einem kleinen verschlafenen Dorf, welches den Anschluß an die große Welt sucht. Dabei prallen unterschiedliche Meinungen und Interessen aufeinander. Die anstehenden Veränderungen bringen den Lebensraum der Frösche im nahen Moor durcheinander, aber altes Wissen um die Kraft der Imagination und die Macht der Liebe hilft ihnen, die Situation zu meistern, die unterschiedlichen Meinungen zu versöhnen und das ihnen drohende Unheil weitgehend abzuwenden.

Die zu Beginn noch kämpferische Haltung der Frösche weicht unter Anleitung des uralten Kaule, ihrem schon x-mal inkarnierten Meister, Magier und Propheten, einer einsichtigeren Haltung, geboren aus dem allmählichen Verständnis, daß Kampf kein Mittel ist, um zu siegen. Der ebenso »aufgeweckte« wie tagträumerische und der Sprache der Tiere kundige Schuljunge Lori korrespondiert auf telepathischem Wege mit Lurano, dem Anführer der Frösche, der diese Ideen in die Tat umsetzt.

Quintessenz des Ganzen: Ein Gleichnis für die unerkannte Schattenseite in jedem Menschen, verbunden mit der stillschweigenden Aufforderung: Willst Du den Prinz in Dir erlösen, mußt Du den Frosch in Dir umarmen!

Dieses moderne Märchen mit realem Hintergrund wurde vom ehemaligen bayerischen Umweltminister Alfred Dick mit einem besonderen Lob bedacht und als Lektüre für die bayerischen Schulen empfohlen.

Wer mehr wissen will über

Peter Raba

seinen Lebensweg, seine Ideen, seine Bücher, seine Seminare, kann eine stilvoll und farbig illustrierte 32-Seiten-Vita im DIN A4-Format beim ANDROMEDA-Verlag bestellen.

Sie beinhaltet eine komprimierte Zusammenschau über Peter Raba als Mensch, als Klassischer Homöopath, als Autor und Verleger, als Seminarleiter, als Photograph, als Maler und Bildhauer, als Dichter und schließlich auch als Dramaturg und Drehbuchautor.

Der edel gestaltete, handsignierte Kunstdruck enthält u.a. einige jener Bilder, durch die Raba bereits in den frühen 70er-Jahren des vorigen Jahrhunderts als Photograph über die Grenzen Deutschlands hinaus bekannt und berühmt wurde, sowie Auszüge aus Interviews mit diversen Zeitschriften und Journalisten, Gedichte und anderes.

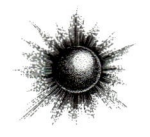

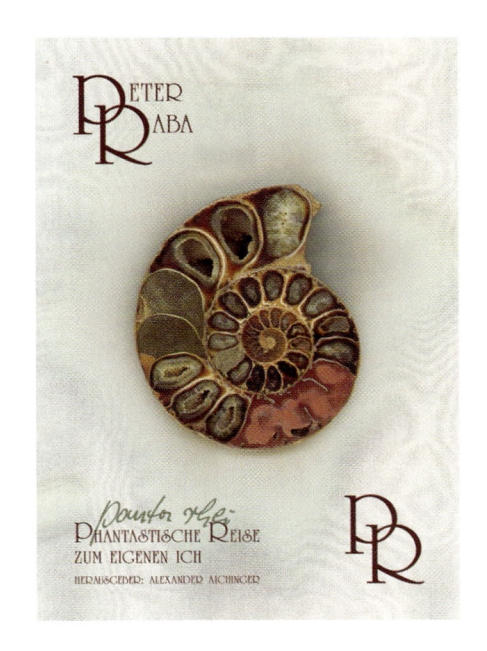

Stecken Sie einfach 20 DM (10 €) in Form eines Geldscheins oder Schecks in einen Briefumschlag, versehen mit Ihrer genauen Anschrift und Telefonnummer und Sie bekommen die Broschüre umgehend vom Verlag zugesandt.

ANDROMEDA-Verlag
für geisteswissenschaftliche und
ganzheitsmedizinische Literatur
Peter Raba
82418 Murnau-Hechendorf
Telefon (0 88 41) 95 29
Telefax (0 88 41) 4 70 55

Mehr Info im Internet:
www.**Andromeda-Buch.de**

> »Krankheitssymptome sind Leuchtfeuer
> der Seele
> im Konflikt von Gut und Böse,
> im Kampf mit unerträglicher Wirklichkeit.
> Krankheit ist der Schiffbruch des Körpers
> im Meer der Veränderung,
> Fieber das Fegefeuer
> auf dem Weg zur Erneuerung.
>
> Homöopathie ist Katalysator
> im Prozeß der Evolution alles Lebens.
> Der Unmündige kapituliert
> vor der Wucht selbsterzeugten Schicksals.
> Ein Künstler sucht und findet Lösungen
> aus der Verstrickung.
> Allein – wir sind alle Künstler!«
>
> PETER RABA

Wenn Sie am 48-seitigen Fragebogen zur homöopathischen Anamnese nach Peter Raba interessiert sind, stecken Sie einfach 20 DM (10 €) in Form eines Geldscheins oder Schecks in einen Briefumschlag, versehen mit Ihrer genauen Anschrift und Telefonnummer und Sie bekommen den Fragebogen (inkl. Patienteninformation) umgehend vom Verlag zugesandt.

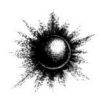

**ANDROMEDA-Verlag
für geisteswissenschaftliche und
ganzheitsmedizinische Literatur**

Peter Raba

**82418 Murnau-Hechendorf
Telefon (0 88 41) 95 29
Telefax (0 88 41) 4 70 55**

Auszüge aus einem Interview mit Peter Raba

Der Journalist Alexander Aichinger im Gespräch mit Peter Raba, über dessen jüngstes Werk: »Schlank und Suchtfrei durch Homöopathie«.

AICHINGER: Lieber Herr Raba, ich glaube, man kann Sie ohne zu übertreiben als einen der wohl begnadetsten Homöopathen ansprechen, welcher gegenwärtig diese Heilkunst nach der klassischen Methode Samuel Hahnemanns in Deutschland betreibt.

RABA: Sagen wir mal, ich stehe auf den Schultern von Homöopathie-Giganten wie Adolf Voegeli und Otto Eichelberger, von deren Wissen und Können ich das Glück hatte, jahrelang profitieren zu können.

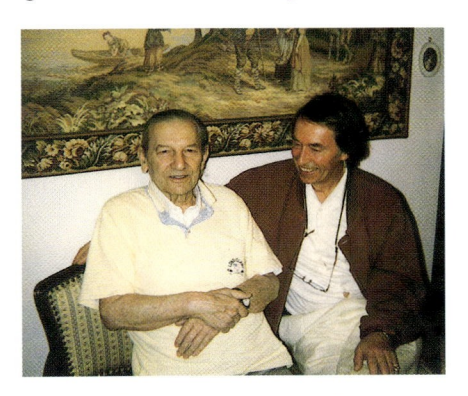

Raba im Gespräch mit seinem Mentor, dem zweimal für den Alternativen Nobelpreis »Klassische Homöopathie« nominierten Dr. Otto Eichelberger, München.

AICHINGER: Ich kenne Sie ja nun schon seit geraumer Zeit, aber vor allem in den letzten Jahren haben Sie sich durch Ihre Publikationen nicht nur in der Fachwelt, sondern auch beim interessierten Laien und mündigen Patienten einen Namen gemacht. Ihr Werk *Eros und sexuelle Energie durch Homöopathie* wurde zu einem Hit. Eichelberger nannte es »genial« und ein anderer der ganz Großen dieser Heilkunst, der mittlerweile 80-jährige Willibald Gawlik, sprach gar von einem »Göttergeschenk«. Wie kamen Sie auf die Idee dieses Buch zu schreiben?

RABA: Beim abendlichen Durchschalten des Fernsehers stolpert man ja überall über Sendungen und Talkshows, welche die lustbetonte Seite der Sexualität und Erotik in den Vordergrund rücken. Daß es auf diesem Gebiet auch unendlich viel Leid gibt, davon ist überhaupt nicht die Rede. Seit über 200 Jahren besitzt aber die Homöopathie ein ganzes Arsenal von Arzneien, welche in ursächlichem Zusammenhang stehen mit einer Unzahl von diesbezüglichen Beschwerden und Kümmernissen. Liegt es da nicht nahe, dieses Wissen einem größeren Personenkreis, an alternativen Heilweisen Interessierter, zugänglich zu machen? Darüber hinaus bezieht sich der Begriff des Eros ja nicht nur auf die Energie zur Vereinigung der Geschlechter im sexuellen Bereich. Nach antiker Auffassung dürfen wir ihn auch als geistige Triebkraft auffassen. Kein Wunder also, daß es mich interessierte, über die Beschreibung homöopathischer Mittel zur Behandlung sexueller Störungen wie Impotenz, Frigidität, Kinderlosigkeit oder Schwangerschaftsbeschwerden hinauszugehen. So war es unter anderem mein Bestreben, die oft unter Beweis gestellte Anwendbarkeit von homöopathischen Arzneien bei Begabungssperren oder Ängsten von Schulkindern einem breiteren Publikum vorzustellen, das von diesen Möglichkeiten weitgehend immer noch keine Ahnung hat.

AICHINGER: Nach Ihrem Erstling *Homöopathie – das Kosmische Heilgesetz* und dem großangelegten Millenniums-Werk *Göttliche Homöopathie,* in dem Ihnen eine Synthese von Homöopathie und Psychologie, im Verein mit Lyrik und wunderbaren Photographien zur Signatur einzelner Arzneimittel gelungen ist, legen Sie nun bereits wieder ein neues Werk mit dem brisanten Titel: *Schlank und suchtfrei durch Homöopathie* vor, welches Thema unsere Leser vermutlich in besonderem Maße interessieren dürfte.
Ist denn so etwas überhaupt möglich? Kann man tatsächlich schlank werden durch die Einnahme von ein paar homöopathischen Kügelchen oder Tröpfchen?

RABA: Das ist in der Tat möglich, da in vielen Fällen üblicher Abspeckversuche der seelische Aspekt eines verzweifelten Hungers nach Anerkennung und Liebe unberücksichtigt bleibt. So versucht ein Mensch mit wenig Selbstbewußtsein oftmals, die mangelnde innere Gewichtigkeit durch äußeres Gewicht auszugleichen. Verständlicherweise reagiert das Unterbewußtsein in solchen Fällen gegenüber jedem gewaltsamen Abspeck-Versuch, mit einer Gegenreaktion. Die hochpotenzierte homöopathische Arznei kann jedoch – bei guter Mittelwahl, versteht sich – eingreifen in jene unterbewußten Regionen, in denen Programme installiert werden. Sie provoziert den Probanden dazu, neue Verhaltens-Strategien zu entwickeln und dadurch über sich hinaus zu wachsen, mit der Folge, daß der unbewußte Teil der das Schutzprogramm für die Persönlichkeit aufgebaut hat, nunmehr im wahrsten Sinne des Wortes »entlastet« ist. Also beginnt die Person abzunehmen.
Im Verlauf solcher Veränderungen sieht sich der betreffende Mensch allerdings oft in gesteigerten nächtlichen Träumen seinen bisherigen Vermeidungen gegenüber. Er erhält aber auch Hilfestellung durch seine kreativen Anteile, um z.B. mit Situationen, gegenüber denen er sich bis-

her hilflos ausgeliefert sah, anders und gewandter umzugehen. Also können die schützenden Pfunde dahinschmelzen. Es versteht sich, daß die homöopathische Arznei aus einem Schwergewichtler kein Fliegengewicht machen wird. Aber sie kann einen jeden zu seiner persönlichen Norm führen, die natürlich auch abhängig ist von seiner Konstitution.

AICHINGER: Klingt logisch, erfordert aber sicher einigen Mut von seiten des Patienten?

RABA: Stimmt. Man muß wissen, was man will. Sonst geht es einem so, wie jener Patientin, die das Rauchen aufgeben wollte und ein homöopathisches Mittel für ihr ganz spezielles Problem von mir forderte. Diese Arznei bewirkte binnen drei Tagen, daß ihr die Zigaretten nicht mehr schmeckten. Das erschreckte sie so, daß sie danach schnell diesen Heilstoff wegließ und stattdessen ihre geheimen Sehnsüchte wiederum mit Glimmstengeln beschwichtigte.

AICHINGER: Was bedeutet das Wort »Sucht« für Sie?

RABA: Ich glaube, alle Menschen befinden sich – mehr oder weniger bewußt – auf der Suche nach Liebe und persönlicher Freiheit. Je eingeengter ein Mensch durch ihm auferlegte äußere Zwänge wird, je weniger Sinn er in seinem Erdendasein entdecken kann und je weniger er das Gefühl hat, geliebt und geborgen zu sein –, umso leichter kann aus seiner Suche eine Sucht nach Ersatzbefriedigungen werden. Das geht vom Schnuller des Erwachsenen – der Zigarette, bis zur harten Droge.

AICHINGER: Sie teilen die Süchte in Ihrem Buch ein in »gesellschaftlich akzeptierte« und »gesellschaftlich nicht akzeptierte« Süchte. Wie ist das zu verstehen?

RABA: Nun, innerhalb unserer Gesellschaft und der gesetzgebenden Autoritäten ist ein »fett-süchtiger« oder »mager-süchtiger« Mensch leichter zu tolerieren, auch wenn er nicht immer und von jedem akzeptiert wird. Es wird auch geduldet, daß jemand sich maßlos betrinkt, obwohl ihm das nicht gut tut. Die Alkohol-Lobby verdient gut daran. Außerdem bleibt dieser Mensch – wenigstens einigermaßen gut – kontrollierbar.
Die Gefahr bei den gesellschaftlich nicht akzeptierten Süchten, wie dem Konsum von halluzinogenen oder harten Drogen ist es, daß über den seelisch-körperlichen Verfall hinaus, sich solche Menschen durch ihr dezentralisiertes Verhalten einer Kontrolle entziehen. Über den Wert oder Unwert, psychedelische Drogen innerhalb einer Psychotherapie durch hierzu autorisierte Ärzte einzusetzen, wollen wir hier nicht diskutieren. Was mich interessierte, war, Möglichkei-

ten aufzuzeigen, durch den Einsatz homöopathischer Arzneien einem eventuell ausgelösten psychotischen Schub nach einem sogenannten Horrortrip zu begegnen sowie bei einer Entwöhnung mitzuhelfen und eventuellen Spätfolgen nach dem Dauergebrauch psychedelischer Drogen entgegenzuwirken.

AICHINGER: Sie behandeln in Ihrem Buch auch extreme Formen von Bulimie (Freßsucht) und Anorexia nervosa (Magersucht) sehr ausführlich und besprechen diese anhand von Fallgeschichten unter Miteinbeziehung der während einer homöopathischen Therapie sich häufenden, nächtlichen Träume der Patienten.

RABA: Es lag mir daran, auch einem Laien verständlich zu machen, welche Ängste vor dem Leben im allgemeinen und welche Sehnsucht nach Geborgenheit und Liebe im besonderen sich hinter jeder einzelnen Leidensgeschichte verbergen. Praktisch jedes Leiden beruht auf einer verzerrten Wahrnehmung der Realität. Der gut gewählte homöopathische Heilstoff ist imstande, nach und nach die verzerrenden oder beschönigenden Filter vom Bewußtsein wegzuziehen und dabei den Patienten zu lehren, die Verantwortung für sich, sein Leben und seine Entscheidungen im vollen Umfang selbst zu übernehmen. Im Zuge dieser Entwicklung lösen sich dann auch Krankheitssymptome und abnorme Verhaltensweisen auf. Menschen kommen zu ihren wahren Gefühlen. Hinter Venenbeschwerden, »Wasser-Sucht« – der vom weiblichen Geschlecht so gefürchteten »Orangenhaut«, verbirgt sich oftmals – wenn man den Fall bis zur letzten Konsequenz verfolgt – nichts anderes als ein Stau zurückgehaltener Gefühle. Homöopathie kann diese Schleusen öffnen.

AICHINGER: Wenn ich das richtig verstehe, geht also eine homöopathische Therapie weit über eine Symptombehandlung hinaus?

RABA: Das ist absolut korrekt. Der ganze Mensch verändert sich zu seinem Vorteil. Er wird toleranter, ehrlicher mit sich selbst und geschmeidiger im Umgang mit anderen, kurzum – liebenswerter. Wer zuerst – wenigstens durch einen Teil seiner eigenen Hölle gegangen ist –, der wirkt danach entspannter und jugendlicher. Der Satz »Wahre Schönheit kommt von innen«, wurde mir im besonderen erst durch eine Betrachtung im Licht der Homöopathie verständlich. So gesehen ist Homöopathie auch als Kosmetik von innen heraus zu verstehen.
Das durch die Arznei übertragene Prinzip des Ähnlichen, das auf Ähnliches einzuwirken imstande ist, arbeitet im Verborgenen an jenen Seelengiften, die wir als »die sieben Todsünden« kennen, also an Gefühlen

wie Zorn, Hochmut, Neid, Geiz, Völlerei und Trägheit.

AICHINGER: Wenn das homöopathische Gesetz stimmt, so müssen das in der Tat recht ätzende Ausgangsstoffe sein, aus denen solch homöopathische Potenzen gegen diese Seelengifte angefertigt werden?

RABA: Das ist vollkommen richtig.

AICHINGER: Was kann die Homöopathie bei Alkoholismus ausrichten und wie steht's mit dem Rauchen?

RABA: Man muß unterscheiden zwischen hereditärer – also vererbter Trunksucht – und einem Trinker, der gewohnheitsmäßig über den Durst hinaustrinkt.
In beiden Fällen kann die Homöopathie helfen, wobei man sich im ersteren Fall naturgemäß wesentlich schwerer tut. Überhaupt ist die Behandlung der Trunksucht und ihrer Folgen eine recht undankbare Aufgabe für den Homöopathen. Am besten gelingt das, wenn ein Mensch schon von sich aus den Wunsch hat, trocken zu werden.
Mein Buch enthält jedenfalls viele wertvolle Hinweise auf passende Arzneien für einzelne Charaktere von Trinkern.

AICHINGER: Ich nehme mal an, daß es sich bei den Rauchern ähnlich verhält. Kann man auch sie klassifizieren?

RABA: Ja, man kann schon bestimmte Charaktere von Rauchern herauskristallisieren. Rüdiger Dahlke hat das in einem sehr lesenswerten Buch über die *Psychologie des Blauen Dunstes* getan. Er stellt darin zwölf Grundtypen von Rauchern vor, zu denen ich bestimmte homöopathische Mittel als diesen ähnlich und womöglich passend gefunden habe.
Natürlich sind die Übergänge fließend und ich habe dieses System aus dem Blickwinkel der Homöopathie noch erweitert. Auch ging es mir darum, Mittel zu benennen, wie sie infrage kommen bei Folgen von übermäßigem Nikotin – und »Teergenuß« muß man schon sagen –, für Lunge und Arterien.
Manches Raucherbein könnte womöglich vor der Amputation gerettet und mancher Mensch vor Lungenkrebs bewahrt werden, wenn mehr Raucher von den diesbezüglichen Möglichkeiten der Homöopathie Kenntnis hätten.

AICHINGER: Wie sich das alles anhört, ein überaus wichtiges Buch für viele Menschen und im besonderen für unsere gesundheitsbewußten Leser. Ich danke Ihnen, lieber Herr Raba, für dieses überaus aufschlußreiche Gespräch und wünsche Ihnen viel Erfolg mit dieser neuen Publikation.

Schon nähert sich das große Werk dem Ende
Und aus der trüben Milch klärt sich der Stein.
Im nahen Augenblick der Sonnenwende
Muß mir das Gold gereift und zeitig sein.

Mich Jahr und Tag in Alchymie vergrabend,
hab ich mich nicht umsonst gequält, gemüht,
Nun endlich, wie ein Wunder, heute abend
der Pfauenschwanz in sieben Farben sprüht.

ALEXANDER VON BERNUS
(Alchymie)

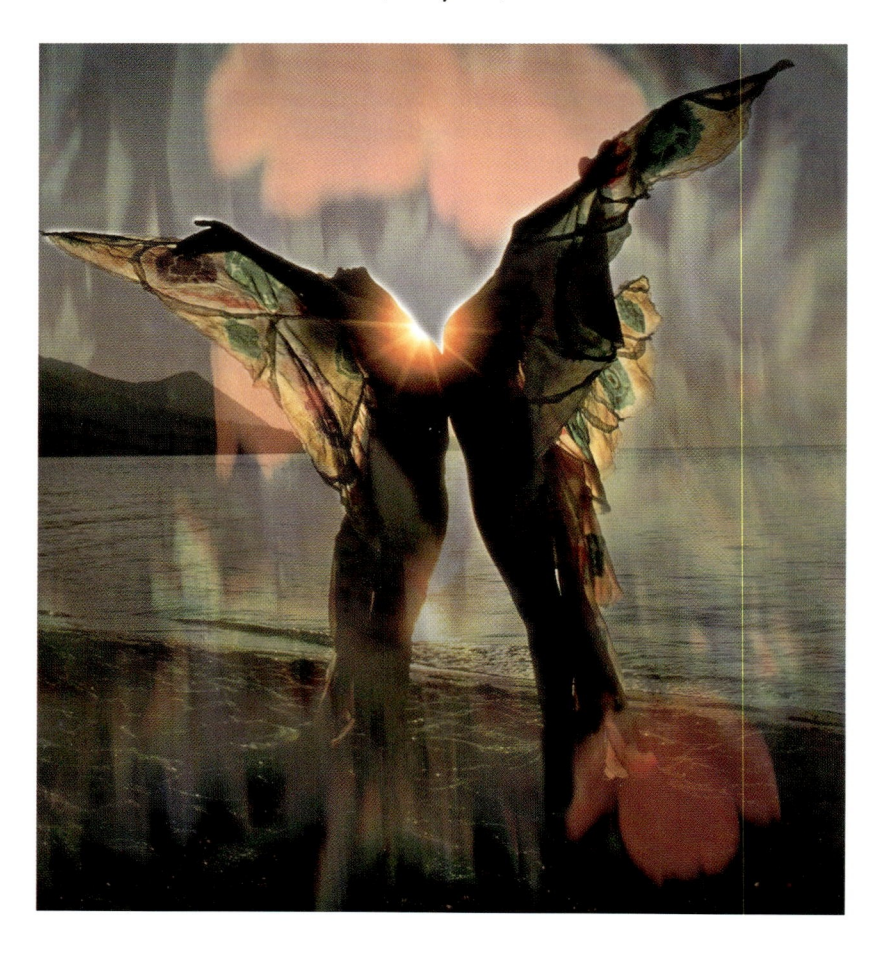

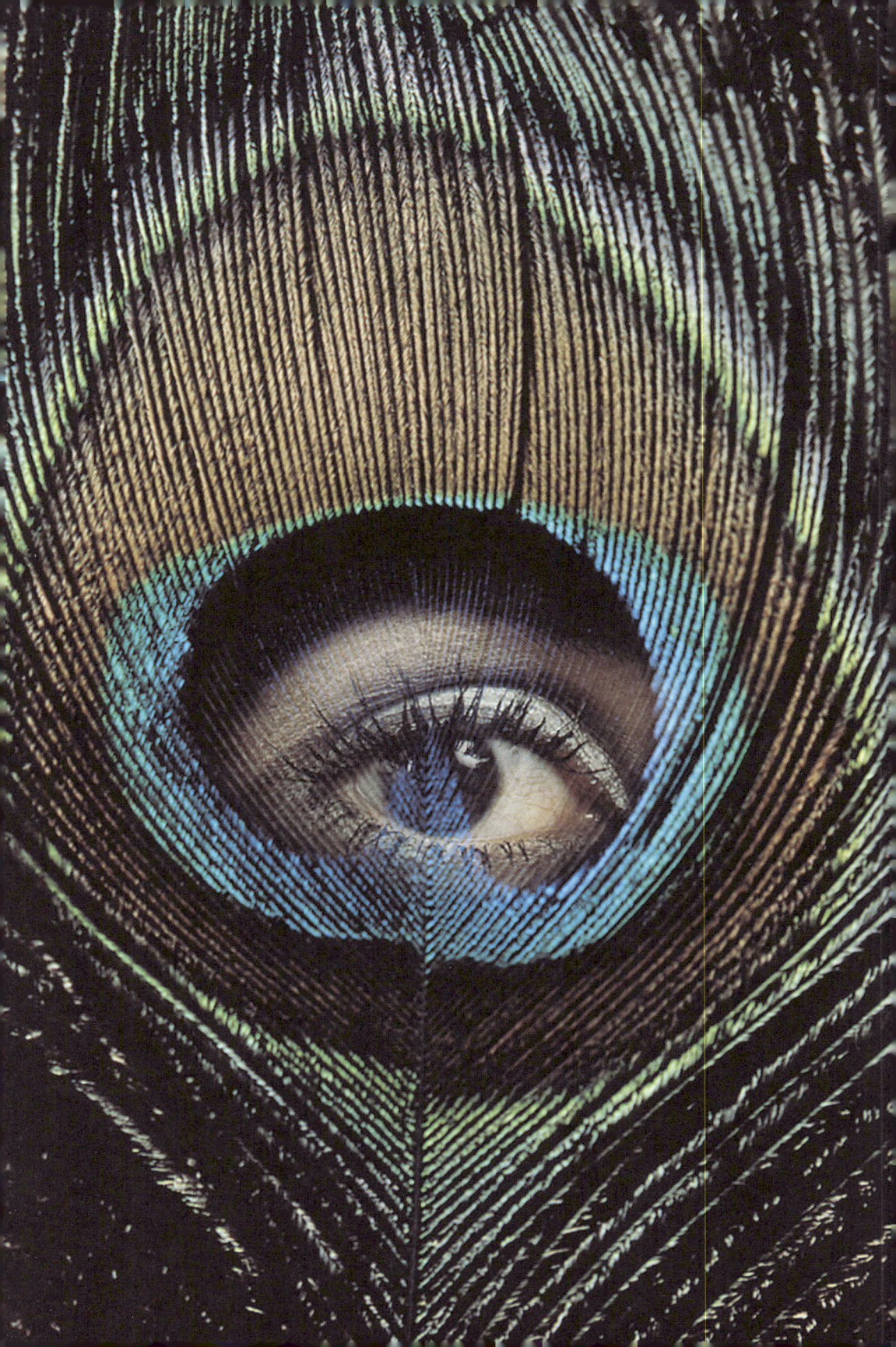